实用中医男科学

主编　戚广崇

上海科学技术出版社

图书在版编目(CIP)数据

实用中医男科学 / 戚广崇主编. —上海：上海科
学技术出版社，2018.3
  ISBN 978 - 7 - 5478 - 3910 - 2

Ⅰ.①实… Ⅱ.①戚… Ⅲ.①中医男科学 Ⅳ.
①R277.57

中国版本图书馆 CIP 数据核字(2018)第 020718 号

内 容 提 要

本书既保留了传统中医男科的学术精华和特色，又吸纳了近 40 年来中医在诊
治男科疾病方面的成果，是一部集众家经验、学说的中医男科学专著。

全书共分为总论、各论和附录。总论系统地阐述了中医男科学的基本理论，如
病因病机、诊断和治法等内容。各论共有 11 章，其中第八至第十六章阐述了 79 种
男科病症的病因病机、诊断、鉴别诊断、治疗、预防与调护、现代文献摘录，第十七章
简单介绍优生优育及相关检查。附录介绍了实验室诊断指标、勃起功能国际指数
问卷、附方等。

本书可供中医、中西医结合男科临床以及科研和教学人员参阅，也可作为中医
男科常用工具书。

本书出版受"上海科技专著出版资金"资助

实用中医男科学

主编　戚广崇

上海世纪出版(集团)有限公司
上海科学技术出版社　出版、发行
(上海钦州南路 71 号　邮政编码 200235　www.sstp.cn)
上海盛通时代印刷有限公司印刷
开本 889×1194　1/16　印张 21.5
字数 600 千字
2018 年 3 月第 1 版　2018 年 3 月第 1 次印刷
ISBN 978 - 7 - 5478 - 3910 - 2/R·1559
定价：198.00 元

编委会名单

主　编

戚广崇

副主编

秦国政　袁少英　王古道　李海松　曾庆琪　黄海波

编　委（以姓氏笔画为序）

王传航　王劲松　王祖龙　卜廷松　古炽明　毕焕洲　朱明芳　伦　新
孙自学　李其信　李　铮　李　斌　李湛民　吴文锋　何旭锋　邹　强
应　荐　冷方南　沈坚华　张　明　张　星　张　强　张春和　陈其华
陈金荣　陈德宁　袁晓明　崔　云　彭　煜　傅兆杰　温建余　翟亚春
薛慈民　戴　宁　魏明俊

前　言

　　从社会学的角度来说，存在着"重男轻女"的现象，而从医学的角度来讲，却是"重女轻男"。无论中医西医，临床妇科的历史源远流长，《史记·扁鹊仓公列传》中就有扁鹊"过邯郸，闻贵妇人，即为带下医"的记载，而临床设立中医男科则起始于 20 世纪 70 年代末，那时"文化大革命"结束，百废待兴，人们的思想得到解放，恰逢国际男科学的兴起，中医男科犹如星星之火，在各地燎原。很多临床医生纷纷设立了男性病专科及男性不育症专科等，并进行临床总结和文献研究。

　　1987 年在湖南沅陵举办了中国历史上首次男科学术会议——首届全国中医男性学学术研讨会，经与会代表一致同意，成立了中华中医药学会外科分会男性学专业委员会。1994 年，根据学科发展的需要，中华中医药学会将原来在外科分会下的男性学专业委员会升格为二级学会——中华中医药学会男科分会。1995 年在上海举办了中华中医药学会首届男科学术大会，并成立了性功能障碍、不育症、前列腺疾病三个专业委员会。继之中华医学会男科分会、中国中西医结合学会男科专业委员会纷纷成立。为了促进中国各民族男科医学的发展，2017 年 3 月在上海成立了中国民族医药学会男科分会。

　　随着临床研究的深入，不少中医男科学专著相继问世。中医男科学的临床、教学和科研工作也得到进一步的发展。专业队伍不断壮大，从早期的中医男科学习班到现在不少中医药大学开设了中医男科学课程、相继招收中医男科硕士、博士研究生；每年在专业期刊上发表的论文数以千计，有的中医男科研究成果还获得了各级政府颁发的科技成果奖。

　　经过近 40 年的发展，中医男科已苗壮成长，不少医院设立了男科或有专职的中医男科医生，为男科患者带来了专业诊治。为了提供给中医男科从业人员实用的中医男科临床专著，我们撰写了本书。

　　本书的编委主要以中华中医药学会男科分会及中国民族医药学会男科分会常委以上人员为主组成，编写人员大多为中医男科领域的知名专家，在中医男科临床及研究方面颇有成就。

本书分为总论、各论和附录三部分。总论包括中医男科学的发展概况、中医男科疾病的命名和病因病机、男科疾病的诊断、辨病与辨证治法以及男科诊疗技术操作。各论包括性功能障碍、男性不育症、前列腺、精囊疾病、阴茎疾病、阴囊疾病、睾丸疾病、附睾疾病、精索疾病、性传播性疾病以及男科杂病等内容。另外，附录中还收录了实验室诊断指标、勃起功能国际指数问卷、附方等。

本书的主要特点有：① 编写团队由中华中医药学会男科分会及中国民族医药学会男科分会领衔，集中了各省市中医男科界的精英。② 全面地撰写了中医男科学的发展史。③ 在学术思想上集众家学说之大成。④ 内容涵盖中医男科的基础理论与临床，基本包括所有男科疾病。

本书主要供中医男科学临床、教学、科研工作者和对中医男科感兴趣的医务人员及中医药院校的学生使用。由于本书作者编写经验有限，舛误之处在所难免，敬请专家和读者不吝赐教，以便再版时修订。

在编写过程中，上海中医药大学附属岳阳中西医结合医院囤荣梁、迮侃、华亮、郭菁怡，广东省中医院何超拔、耿立果、覃湛、金明昱、张兆磊、王伟光，北京中医药大学附属东直门医院王彬，上海市第七人民医院毛剑敏、梁国庆，广东丰顺中医院郑进福，江苏省中西医结合医院李协照、吴隽，广东省深圳宝安中医院游旭军、北京中日友好医院岳增宝，上海市闵行区中心医院潘明，广东佛山市中医院三水医院张绍伟，广东省茂名市慢性病医院卢玉忠等人对本书编写也做出了贡献，专此致谢！

今年恰好是中国历史上首次男科学术会议——"沅陵中医男科会议"召开30周年，谨以本书献给为中医男科事业奋斗的同行。

中国民族医药学会男科分会会长

中华中医药学会男科分会名誉主任委员 　戚广崇

上海中医药大学附属岳阳医院主任医师

于丁酉初秋沪上双万斋

目　录

总　论

各　论

总　　论

第 一 章
中医男科学的发展概况

中医男科学是运用中医学理论研究男性生殖泌尿系统的解剖、生理、疾病的病因病机、诊断与治疗规律、预防与优生、养生的一门临床学科，是一门基础与临床相结合，多个学科相互参透的学科。其研究范围包括男性性功能障碍、不育症、生殖器官疾病、男性节育与节育后疾病、性传播性疾病、男科肿瘤、男科老年病、男科急症和男科杂病等，是中医学的一个重要分科。这些疾病曾分属于内科、外科等范畴，随着医学的发展，分科愈来愈细，中医学、中西医临床专业的学者对男性疾病的研究也愈加深入，这些病种逐渐归入中医男科学范畴。

第一节　中医男科学的起源与发展

中医男科学作为一门独立的学科出现是最近40年的事，但追踪中医学发展史，可以看到中医男科学有着悠久的历史，2 000多年来，从起源、形成、发展到逐渐成熟，取得了巨大的成就。

一、起源

中医男科学脱胎于中医外科学，所以追溯男科学的起源，应从外科学开始。根据考古学的研究，在60万～80万年以前就有了人类。原始社会的人们，在日常劳动和生活中，在与野兽出没、严寒酷暑等大自然斗争中，受到了创伤就用草药、树叶、泥土外敷包扎伤口，压迫伤口止血，拔去体内的异物，逐渐学会用砭石、石针刺开排脓治疗脓肿，在实践中发现某些动物、植物对人体生育功能会产生影响，可以说这就是男科学的起源。《山海经·中山经》："青要之山……有鸟焉，名曰鹩，其状如凫，青身而朱目赤尾，食之宜子。"《山海经·西山经》："嶓冢之山……有草焉，其叶如蕙，其本如桔梗，黑华而不实，名曰蓇蓉，食之使人无子。"虽然提及的药物有待于进一步考察，但从殷墟发掘的甲骨文及商周著

作中发现，商周时代已认识到男女生殖器在结构和功能上存在不同，对某些男科用药已有所认识并对某些"种子"和"绝育"的药物有一定程度的了解。从公元前2070—公元前476年，经历了夏、商、西周和春秋，前后约1 600年期间，中医外科学不断积累了知识和经验。《山海经·东山经》中说："高氏之山……其下多咸石。"郭璞注说："砭针，治痈肿者。"在当时，砭是切开引流的工具，可以说是最早的外科手术器械。1973年马王堆汉墓出土的春秋时期成书的《五十二病方》，是我国目前发现最早的一部医学文献，记载了很多男科疾病，如癃闭、疝等，所列出的石韦、葵种等治疗癃闭的药物，一直沿用至今。马王堆汉墓出土的《十一脉灸经》是我国现存最早的针灸学文献，也记载了癫山（疝）、降（癃）、扁（偏）山（疝）等男科疾病的病因病机及灸法治疗。如以阴囊肿大为主的疝用布托疝，用瓢壶盛疝，外加叩击，使疝回复，其瓢壶与明代的疝气罩相似，开创疝托、疝罩疗法之先河。

二、形成

虽然很早就有关于中医男科的文字记载，但直到汉代《黄帝内经》成书，中医男科学才初步成形，并系统地构筑了中医男科学的理论框架，为中医男科学的形成和发展奠定了坚实的理论基础。《黄帝内经》系统地整理了战国以前的中医基本理论和临床实践，对男性解剖、生理发育以及男科病症的病因病机、临床诊断和治疗原则有极丰富和系统的认识。书中记载或论述有关男科内容共计20余篇，对男科以肾为中心，旁及五脏六腑、十二经络的论述较为详尽，尤其是运用针灸治疗男科疾病。书中提及的补肾固精法、阳痿从肝论治等法则至今仍是中医男科临床的重要治则。《黄帝内经》提倡恬淡虚无的养生之道，对现今人们的生活具有指导意义。

《黄帝内经》对男性解剖的明确认识，体现在对

男性性器官、男性第二性征的认识，认为男性的生殖器官有"茎"（阴茎）和"垂"（睾丸），两者合称为"阴"或"阴器"。"垂"又称为"卵"或"睾"，其功能是繁衍后代；"茎"又称为"宗筋"，宗筋不能正常勃起是为"阳萎"。关于排精，《黄帝内经》认为，男子16岁左右，性器官已发育成熟，性功能趋于完善，能够泄精，具有繁衍能力，"二八肾气盛，天癸至……故能有子"（《素问·上古天真论》）。《黄帝内经》还认识到男性另一个显著的性特征——胡须的生长，"宦者，去其宗筋，伤其冲脉，血泻不复，皮肤内结，口唇不荣，故须不生"，"先天之所不足也，其冲任不盛，宗筋不成，有气无血，口唇不荣，故须不生"（《灵枢·五音五味》）。这是对男子先天、后天因素引起第二性征发育异常的最早记载。《黄帝内经》提出了以肾为轴心的男科学说，论述男性生理特点及生长、发育和生殖规律，为中医男科学的发展奠定了理论基础，这个理论一直沿用至今。《素问·上古天真论》："丈夫八岁，肾气实，发长齿更。二八，肾气盛，天癸至，精气溢泻，阴阳和，故能有子……八八，则齿发去。肾者主水，受五脏六腑之精而藏之。"认为"肾为命门之火"，是生殖、发育的动力；"肾主水"，肾主持和调节人体的水液代谢；"肾司二阴"，肾直接控制着膀胱排尿、阴茎勃起与排精功能；强调肾藏精，肾所藏先天之精是男子生殖、生长、发育的根本物质。基于上述理论，补肾强精长期以来为治疗男科生殖泌尿系疾病的重要原则之一，对现代中医男科学的诊疗有着重要的指导作用。

《黄帝内经》对男科疾病的病因病机认识全面，从复杂的病情中分析归纳，其简便易行的辨证求因方法对现代中医男科学基础、临床研究有重要的指导作用。首先，《黄帝内经》充分认识到外淫、七情等均是导致男科疾病的重要致病因素。认为寒、热、湿均可致勃起功能障碍，如"足厥阴之经……伤于寒则阴缩入，伤于热则纵挺不收。治在行水清阴气"，"经筋之病……热则筋弛纵不收，阴痿不用"（《灵枢·经筋》）。伤于湿则"太阴司天，湿气下临，肾气上从……胸中不利，阴痿，气大衰，而不起不用"（《素问·五常政要大论》）。七情过度则是男科疾病发生发展的重要因素。"恐惧而不解则伤精，精伤则骨酸痿厥，精时自下"，"思恐惧而不解则伤精，精伤则骨酸痿阙，精时自下"（《灵枢·本神》）。其次，《黄帝内经》认识到男性生殖器官处于人体下

部，湿性重浊最易侵袭下焦，所以湿邪容易导致男性生殖器官疾病。"伤于湿者，下先受之"（《灵枢·邪气脏腑病形》）。"下焦湿则闭癃"（《灵枢·本输》）。此外，先天异禀、房事太过、饮食不节、久病大病、金石外伤等也是导致男科疾病的重要原因。例如，"入房太甚，宗筋弛纵"（《素问·痿论》），"若醉入房中，气竭肝伤"（《素问·腹中论》），"用力过度，若入房汗出浴则伤肾"（《灵枢·百病始生》）。《黄帝内经》提出了多种男科病名，部分至今仍在沿用，如生殖器官的病症，阴缩、卵上缩、睾肿、茎痛、卵痛及阴茎、阴囊外伤等；性与生殖功能方面的病症，如精少、精时自下、白淫、出白、梦交、阴痿等。其中阴缩入、茎中痛、筋痿、阴挺长、暴痒等这些病名与现代中医病症房事茎痛、睾丸附睾炎、淋症、阴茎痰核、生殖器结核病、阳强、阴囊湿疹等的描述极相似。这些中医病名既简明，又反映疾病特点和内容，是现代中医男科学病名的始源。

《黄帝内经》详尽论述了男性生殖器官与经脉关系，为运用针灸治疗男科病提供了理论和治疗基础。"前阴者，宗筋之所聚，太阴阳明之所合也"（《素问·厥论》）。"阳明者，五脏六腑之海，主润宗筋"（《素枢·痿论》）。"循股阴入毛中，过阴器，抵小腹"，"是动则病腰痛不可俯仰，丈夫癫疝，妇人少腹肿，甚则嗌干，面尘脱色。是主肝所生病者，胸满呕逆飧泄，狐疝，遗溺闭癃"，"足少阴之别，名曰大钟，当踝后绕跟，别走太阳；其别者，并经上走于心包下，外贯腰脊，其病气逆则烦闷；实则癃闭，虚则腰痛"（《灵枢·经脉》）。

中医学另一本经典著作——秦汉时期出书的《难经》，创立了左肾右命门学说，首论命门功能。《难经·三十六难》曰："肾两者，非皆肾也，其左者为肾，右者为命门。命门者，诸神精之所舍，原气之所系也；男子以藏精，女子以系胞。"另外，《难经·三十九难》曰："五脏亦有六脏者，谓肾有两脏也，其左为肾，右为命门。命门者，精神之所舍也，男子以藏精，女子以系胞，其气与肾通。"指出男子命门有藏精作用，对男子精室与精液病变的发生与发展至关重要，对治疗也有指导意义。在脉诊方面，《难经》开创了男科脉诊之先河，《难经·十六难》曰："脉有三部九候，有阴阳，有轻重，有六十首，一脉变为四时……假令得肝脉，其外证，善洁，面青，善怒；其内证，脐左有动气，按之牢若痛；其病，四肢满，闭淋、溲便难、转筋。"

《神农本草经》是我国现存最早的药物学专著，共收集药物365种，其中注明治疗男科疾病的药物约有83种，以四气五味概括药物性能和作用。如"杜仲味辛，平。主……小便余沥。""冬葵子味甘，寒。主……五癃，利小便。""阳起石味咸，微温。主……无子，阴痿不起。""巴戟天味辛，微温。主……阴痿不起。""白石英味甘，微温。主……阴痿不足。""蒲黄味甘，平。主……膀胱寒热，利小便。""蛇床子味苦，平。主……男子阳痿。"这些药物均标明可用于治疗男科疾病，是治疗中医男科疾病药物、方剂的基础。

东汉杰出医学家张仲景继承了《黄帝内经》《难经》等典籍的基本理论，所著《伤寒杂病论》一书，奠定了中医辨证论治的基础。其中，对阴阳易、失精、精冷无子、阴痛、劳复、狐惑、阴狐疝病等多种男科疾病，从病名、病因、诊断到治疗进行了精辟的论述。"男子脉浮弱而涩，为无子，精气清冷。""脉弦而大，弦则为减，大则为芤；减则为寒，芤则为虚，虚寒相搏，此名为革。妇人则半产漏下，男子则亡血失精。""虚劳里急，悸，衄，腹中痛，梦失精，四肢疼，手足烦热，咽干口燥，小建中汤主之。""夫失精家，少腹弦急，阴头寒，目眩，发落，脉极虚，芤、迟，为清谷亡血失精。脉得诸芤动微紧，男子失精，女子梦交，桂枝龙骨牡蛎汤主之。"并认识到男科疾病多虚的特色，对其进行了详细的论述，为后世男科诊治奠定了基础。"虚劳腰痛，少腹拘急，小便不利者，八味肾气丸主之。""虚劳里急，诸不足，黄芪建中汤主之。"其所创男科名方如真武汤、肾气丸、黄芪建中汤等，千百年来，历验不衰。

三、发展

1. 魏晋隋唐时代　两晋南北朝、隋唐五代时期，中医男科疾病的诊疗有了进一步的发展。中国第一部针灸专著是晋代皇甫谧所著的《针灸甲乙经》，运用经络辨证来诊断与治疗男科疾病颇有创见，详尽记述了窍中热、疝、茎中痛、卒阴跳、阴痿、阴上入腹中（阴缩）、阴挺长、阴下纵、阴暴痛、阴暴痒等男科疾病针灸疗法。尊崇辨证原则，将阴器病症分虚实寒热。若热犯肝经，证属盛实则阴器"挺长"；热闭则"少腹中满，不得溺"；阴胞有寒则"小便不利"；正气不足则外阴"暴痒、气逆、睾肿"；"实则癃闭，腋下肿，虚则遗溺"。准确描述阴囊水肿、睾丸鞘膜积液的病因、病机、症状，认为是"饮食不节，喜怒不时，津液内流，而下溢于睾，水道不通，日大

不休，仰俯不便"。在针灸治疗学方面，辨证取穴，简易明了，"小便难，水胀满，出少，转胞不得溺，曲骨主之""少腹中满，热闭不得溺，足五里主之""阴胞有寒，小便不利，承扶主之"。"阴跳遗溺，小便难而痛，阴上下入腹中，寒疝，阴挺出，偏大肿，腹脐痛，腹中悒悒不乐，大敦主之。""劳瘅，小便赤难，前谷主之。"根据辨证来选取相应穴位，填补了腧穴理论的空白，充分体现了中医学的辨证施治特点，完善了针灸治疗学，对后世针灸治疗男科疾病有重大的指导作用。东晋葛洪《肘后备急方》对男科疾病也记载甚多，其组方治疗"腰疼痛阴萎""卒阴肿痛颓卵""男子阴卒肿""阴丸卒缩入""阴茎中卒痛不可忍""男子阴疮损烂""阴囊下湿痒皮剥""小腹急，小便不利"等，说明其对男科疾病的病因病机、治疗防护有充分的认识。南北朝陶弘景著《本草经集注》记载了用滑石、阳起石、猪苓、茯苓、琥珀、杜仲、淫羊藿等数十味中药治疗男科疾病，沿用至今。

隋代由巢元方等集体编写的《诸病源候论》是我国第一部病原病理学专书，有不少内容涉及男科，对中医男科学的发展有很大贡献，涉及男科相关疾病有27卷，29门，210候之多。一些对病因、病机的认识，已显示出较高的水平，其病名也沿用至今，如虚劳无子、虚劳小便不利、虚劳小便余沥、虚劳小便白浊、梦泄精、虚劳精血、虚劳阴萎、强中、五淋等。我国最早的一部临床实用百科全书是唐代孙思邈所著《千金方》，记载了丰富的男科学内容，如葱管导尿法，"凡尿不在胞中，为胞屈僻，津液不通。以葱叶除尖头，纳阴茎孔中深三寸，微用口吹之，胞胀，津液大通即愈"。这个导尿方法比1860年法国医生发明橡皮管导尿法早1200多年。书中增加了男科疾病的种类，充分认识男科疾病的病因病机，详细记载内服、外用、针法、灸法等各种切实可行的治法。如"杜仲散，益气补虚，治男子羸瘦短气，五脏痿损、腰痛不能房室方。""男子失精，尿有余沥，刺足少阴经。""丈夫梦失精及男子小便浊难，灸肾俞百壮。""男子阴中疼痛，溺血精出，灸列缺五十壮。"书中还有不少养生内容，提倡房室保健，不强行纵欲泄精，免受损伤。如"不可忍小便交合，使人淋茎中痛，面失血色。及远行疲乏来入房，五劳虚损，少子。"根据年龄控制房室次数，如"年至四十，须识房中之术。""四十者，十六日一泄。五十者，二十一日一泄。六十者，闭精勿泄。若体力强壮者，一月一泄也。"同时也强调性生活是正常生活

中不可缺少的一部分,如"男不可无女,女不可无男。无女则意动,意动则神劳,神劳则损寿。若念真正无可思者,则大佳长生也。然而万无一有,强抑郁闭之,难持易失,使人漏精尿浊。"对后世男科疾病治疗有很大影响。《千金方》还擅长用外治法治疗男科疾病,生甘草煎水治"丈夫阴下痒湿",鳖甲烧炭研末调鸡蛋清外涂治疗"丈夫阴头痛肿",黄连、栀子、甘草、蛇床子、黄柏研末调猪胆汁外涂尿道口治"阴中生疮",蛇床子研末调菟丝子汁外涂阴茎治阳痿等。唐代王焘集唐以前医学大成,所著的《外台秘要》中,对男科疾病分门专列医方,详细记载了男子五劳六极七伤病的病因、病机及症状与治则,记载了虚劳失精、梦泄精、尿精、无子、男子痿弱、小便利、遗尿等中药与针灸方法及治病的宜忌,如"疗男子虚失精。三物天雄散方。天雄(三两炮)、白术(八分)、桂心(六分)。上药捣下筛。服半钱匕。日三稍稍增之。忌猪肉冷水桃李雀肉生葱。""男子虚劳失精阴上缩,茎中痛方。灸大赫三十壮。""病源诸淋者,由肾虚而膀胱热故也。"以热淋、五淋、石淋、气淋、血淋、膏淋、劳淋等分门阐述具体的治法。如"灸五淋法,灸大敦三十壮。""血淋法,灸丹田穴。""淋痛法,灸中封穴三十壮,亦随年壮。"不少药物与针灸方法现仍在使用。

2. 宋金元时代　宋代男科的治疗方剂和治法的研究有了进一步的发展,其中极具代表性的著作是宋代太平惠民和剂局编撰的《太平惠民和剂局方》,其中收录的八正散、五淋散、青娥丸、龙胆泻肝汤、菟丝子丸等至今仍在男科临床上使用。后世治疗肾阴不足诸病证的首选方剂——六味地黄丸出自宋代钱乙《小儿药证直诀》。该方成为滋补肾阴的祖方,是在《金匮》肾气丸的基础上衍化出一系列广泛应用于男科疾病的治疗方剂。龙胆泻肝汤后世广泛应用于子痈、阴痒、下疳、淋证、外阴杂病等,为中医男科药物治疗学做出了贡献。在针灸治疗方面,宋代也有相当高的成就,庄绰著《灸膏肓腧穴法》,详细记录了宋代以前运用灸膏肓穴的作用以及详细的取穴法。如"膏肓腧穴,无所不治,主羸瘦虚损,梦中失精,上气咳逆,狂惑忘误。"《黄帝明堂灸法》(著者不详)记载了与男科疾病如小便淋沥、小便不利、五淋、失精绝子、卒疝等的取穴与灸法。

金元时期出现了以刘完素、李东垣、张子和、朱丹溪为代表的"金元四大家",形成了寒凉、攻下、补土和滋阴四大流派,各具独特见解和临床经验,丰

富了男科学内容,对后世男科诸多治法的确立做出了开创性的贡献。刘完素指出"六气皆从火化,治主寒凉"。认为风、湿、燥、寒诸气为病,在病理过程中大多能化热或与火热相兼同化,其多部医书记载了小便不利、淋闭、闭癃、遗尿、梦泄、白淫、遗精的方剂、治疗男科疾病的常用药物,有白茯苓、栀子、肉苁蓉、泽泻等。其创制的防风通圣散现今广泛应用于阴痒、下疳、淋证、梅毒等。"火热论"的代表李东垣认为内伤病的形成就是人体内部气不足的结果,"内伤脾胃,百病由生",因而倡导内伤学说。其升发脾胃阳气的理论对虚劳而致的阳痿、失精、不育以及精室、精液病变具有指导意义。其描述阴囊随气温冷暖变化而伸缩的现象与现代生理学的观点不谋而合,如"以平康不病之人论之,夏暑大热,囊卵累垂;冬天大寒,急缩收上。""冬日阳气在内,阴气在外,人亦应之,故寒在外则皮急,皮急则囊缩。夏日阴气在内,阳气在外,人亦应之,故热在外则皮缓,皮缓则囊垂。"朱丹溪主张滋阴降火,节欲保精以养生。创"阳常有余,阴常不足"论,认为阳主动,阴生静,精血阴气最易耗损,平素应清心寡欲,保阴养精,时刻注意阴气,强调滋阴降火的重要性。如"因梦交而出精者谓之梦遗。不因梦而自泄精者,谓之精滑。皆相火所动,久则有虚而无寒者也。"后世常用其大补阴丸,滋肾水,降相火,治疗阴虚火旺之早泄、遗精、性欲亢进、不射精、精液不液化、血精、赤白浊等男科疾病,疗效卓著。张子和善用汗、吐下三法,认为"养生当论食补,治病当论药攻"。其下法的理论对运用清热除湿、滋阴清热、软坚消结、淡渗利水、活血化瘀、化痰祛浊等治疗精浊、子痈、癃闭、不育、痰核等具有极重要的指导作用。

何若愚撰、阎明广注的《子午流注针经》运用子午流注理论治疗各种疾病,涉及小便不利、遗溺、淋沥、癃闭、寒疝等,如"至阴为井是膀胱,目生翳膜头风狂,胸胁痛时根据法用,小便不利热中伤。""足厥阴之经,少气多血,是动则病。腰痛不可俯仰,丈夫疝,妇人少腹肿。甚则嗌干,面尘脱色,是主肝所生病者,胸满呕逆,洞泄狐疝,遗溺,癃闭。""太冲肝俞本节后,腰引少腹小便脓,淋沥足寒并呕血,漏下女子本中疼。""中封为经内踝前,振寒疝色苍苍,脐腹痛时兼足冷,寒疝相缠针下康。"元代王国瑞《扁鹊神应针灸玉龙经》、滑寿《十四经发挥》记载了十二经脉男科疾病常用穴位的取穴与主治病症,并详述

了穴位的针灸宜忌,其运用歌诀的形式,简便易记,朗朗上口。如"膏肓二穴不易求,虚惫失精并上气……复溜偏治五淋病……夜间遗尿觅阴包……两丸牵痛阴痿缩,四满中封要忖量。四直脐心灸便沥,胞转葱吹溺出良"。

四、成熟

至明代,中医学术分科日趋完善,编撰了大量的医学典籍,男科学有了进一步的发展,逐渐成熟。岳嘉甫《男科证治全编》是我国第一本男科专著,惜已佚失。明代最具代表性的医家张景岳著《景岳全书》,是集明代以前诸家之大成,创立"阳非有余而阴常不足"论。根据《黄帝内经》"阴阳互根"的理论,强调"善补阳者,必于阴中求阳,则阳得阴助而生化无穷,善补阴者,须于阳中求阴,则阴得阳升而泉源不竭"的理论,这种"肾学说"的理论和实践日臻深化和完善,至今仍指导中医学各科临床,"治遗精之法,凡心火盛者,当清心降火。相火盛者,当壮水滋阴。气陷者,当升举。滑泄者,当固涩。湿热相乘者,当分利。虚寒冷利者,当温补。下元元阳不足、精气两虚者,当专培根本"。其以仲景之肾气丸与钱乙之地黄丸为基础,化裁出左归丸滋阴、右归丸温肾,用以治疗阴阳两虚的男科病症,并对遗溺、闭癃、溺血、淋证、溺白证、梦遗精滑等创制了许多流传后世的方剂如左归丸、右归丸、归脾汤、滋阴八味丸等沿用至今。此外,其在《类经图翼》运用针灸疗法治疗梦遗、精滑、鬼交、失精等病证的方法,仍在指导着现代针灸临床。如"小便不利不通,三焦俞、小肠俞、阴交、中极""小便不禁,气海、命门""遗精不禁者,五壮,立效"。

陈实功著的《外科正宗》其学术思想尤为重视脾胃,其主要成就是以外治和手术方面为突出。其中清肝导滞汤、龙胆泻肝汤、清心莲子饮、八正散仍是男科常用方剂。武之望编纂《济阴纲目》《济阳纲目》二书为利济于女性、男性的医书,合成双璧,全面总结明代以前治疗内、外、妇科杂证的理论和经验,在养生学、老年病学、预防医学、性医学、生殖医学等方面的记述,内容丰富,论赅而精,其中有关男科生育方面的内容尤为全面。如"求子须知先天之气""求子贵养精血""合男女必当其年""男女精血盛衰"等,并对种子、遗精、赤白浊、淋证等涉及男科的多种疾病的证治均作了较为详尽的描述。对现代的优生优育、婚育胎产具有指导意义。

陈司成著《霉疮秘录》,该书论述了梅毒的传染

途径,首创用减毒无机砷剂治疗梅毒的方法,是世界上最早应用砷剂治疗梅毒的记载。对梅毒的硬下疳、扁平湿疣、梅毒性斑疹、环形丘疹、白斑、鳞屑损害、晚期树胶肿损害,骨关节和神经系统受累症状,胎传梅毒的特殊表现,都有相当准确的描述。如"一感其毒,酷烈非常,入髓流肌,流经走络……或攻脏腑,或巡孔窍……可致形损骨枯,口鼻俱废,甚则传染妻孥,丧身绝育,移患于子女"。并阐述了梅毒的传染源、遗传性及预防梅毒的意义,梅毒治疗的药物和方法以及治疗梅毒不彻底的危害性等,为防治梅毒做出了重大的贡献。

明代在针灸治疗男科病方面有长足的发展,如徐凤著《针灸大全》、高武著《针灸聚英》《针灸节要》、汪机著《针灸问对》、陈言著《杨敬斋针灸全书》、陈会著《神应经》等。其中杨继洲《针灸大成》最具代表性,其总结了明代以前中国针灸的主要学术经验,收载了众多的针灸歌赋;如《百症赋》"针三阴于气海,专司白浊遗精","且如肓俞横骨,泻五淋之久积,阴郄后溪,治盗汗之复出"。重新考订了穴位的名称和位置,阐述、整理及归纳了历代针灸的操作手法,其中记载了多种男科疾病如少腹满、小便不利、遗溲、癃、小便赤涩、五淋、遗精、阴痛、淋癃、阴痿丸骞、梦遗失精、白浊的配穴处方和治疗验案。该书重视辨证,主张针灸、药物、按摩并用,丰富了针灸的配穴、补泻手法,是针灸治疗男科疾病的又一次重要总结。

清代至民国初期,随着对疾病的认识更加深入,不少大型类书的编撰将男科学的内容进行了汇集、整理、分类,使之更加系统,男科诊断和治疗均取得了很大的进展,为男科学成为一门专门学科打下了基础。《傅青主男科》这是我国现存的以男科命名的第一部著作,其内容虽以内科杂病为主,但其中亦有对精滑、梦遗、小便不通、遗精、淋证、阳强不倒、浊证、阳痿不举、疝气、肾子痛、偏坠等多种男科疾病的病因病机、治则方药的论述,并为男科临床提供了有效的方药。此外,在种子门中,论述了"身瘦不孕""胸满不思饮食不孕""下部冰冷不受孕""嫉妒不孕"等10种不同类型不孕症的病因病机、治法与方药,进一步提高了不孕不育的疗效。

清代医家对不少男科疾病的研究更趋深入,不断总结前人经验,与各自临床经验相结合。吴师机著有我国最早的外治专著《理瀹骈文》,其外治方法主要是膏药疗法,该书详细论述了膏药治病原理,

指出了膏药的应用和配制方法。作者把所有接触到的病都用膏药治疗,涉及的男科疾病有尿血、热淋、梦遗、夜多溲溺、茎痿精寒、遗尿不禁、精滑等。罗美精选古今常用名方及方论编撰而成《古今名医方论》,详细论述了药物的性味、功能、方剂之君臣佐使配伍,其析疑解惑,又比类诸方之异同,列举各方之治证。涉及男科常用方有导赤散、《济生》肾气丸、六味地黄丸、封髓丹等。其另外的医著《古今名医汇粹》,收辑元至清代医家医论、治法、治验,分门别类整理而成。涉及的男科疾病有五淋、遗溺、赤白浊、遗精、小便自遗、淋涩。阐述医理论点简明精要,发前人之未发,对后世男科疾病诊治影响颇大,有重要参考价值。程国彭撰著的《医学心悟》明确提出八纲辨证,以首创"医门八法"而著称于世,所载许多验方,涉及男科病证,如狐惑、遗溺、囊缩、小便不利、疝气、关格、热淋、遗精、小便不禁、赤白浊等,书中所列举代抵当丸、滋肾丸、安神定志丸、橘核丸、柴胡疏肝散、十灰散、菟丝子丸、萆薢分清饮、五苓散、补中益气汤、益元散等,至今广泛应用于男科疾病的治疗。

在针灸学方面,《针灸集成》(清代廖润鸿)、《针灸逢源》(清代李学川)、《针灸易学》(清代李守先)、《神灸经纶》(清代吴亦鼎)、《灸法秘传》(清代金冶田)、《灸法秘传》(清代金冶田)等一批针灸学著作,阐述了经络辨证,涉及了多种男科疾病,如淋证、淋痛、前阴痛、精冷无子、阴汗、偏坠、尿血精出、小便不利、小便淋沥、阴痿、小便失禁、阴挺、阴缩、茎中痛、阴汗、遗精白浊、偏坠、狐疝、遗尿、癃闭等。

唐容川著《血证论》从生理、病理、男子精的生成及精、血、水、气之间的关系和相互转化,阐明了男女之差别,为男科疾病的生理、病理进行了补充和发展。张锡纯汇通中西学派,著《医学衷中参西录》,对一些男科疾病的病因提出新的见解,明确了精不足是不育的重要原因之一,如"是以欲求嗣续者,固当调养女子之经血,尤宜补益男子之精髓,以为作强之根基。""梦遗之病……此乃脑筋轻动妄行之病,惟西药若臭剥抱水诸品,岁为麻醉脑筋之药,而少用之实可以安静脑筋。若再与龙骨、牡蛎诸药同用,则奏效不难矣。"此外,《外科全生集》(清代王洪绪)、《医学源流论》(清代徐大椿)、《疡医大全》(清代顾世澄)、《疡科纲要》(清代张山雷)《跌打损伤回生集》(清代胡启万、胡青昆)等一大批中医外科著作的出版,为男科疾病的诊断和治法,增添了

不少有参考价值的内容。

综上所述,中医男科学有着悠久的历史,具有丰富的理论和实践经验,在中医学及世界医学中占有重要的地位,为中华民族的健康事业做出了巨大的贡献。

(戚广崇、袁少英、冷方南)

第二节　现代中医男科学及男科专业组织的建立与发展

从社会学的角度来说,存在着"重男轻女"的现象,然而从医学的角度来讲,却是"重女轻男",无论中医、西医,临床妇科的存在源远流长,《史记·扁鹊仓公列传》中就有扁鹊"过邯郸,闻贵妇人,即为带下医"的记载。中医男科临床的设立起始于20世纪70年代末,"文化大革命"结束,百废待兴,人们的思想得到解放,恰逢国际男科学的兴起,中医男科犹如星星之火,在各地燎原。当时的男科以男性不育症的临床诊治特色较为突出,在男科的理论方面,由于马王堆竹简的发掘,厘清了不少似是而非的问题。很多有志于中医男科的学者纷纷设立男性病专科及男性不育症专科等,进行临床总结和文献研究。

西医男科学出现于1951年,它是一门新兴的独立学科,其研究范围包括男性生殖结构与功能、男性生殖与病理、男性节育与不育、男性性功能障碍、男性生殖系统疾病和性传播疾病。学科领域涉及基础医学的生殖解剖、生理、生化、胚胎、遗传、微生物、免疫、病理、细胞生物学、分子生物学和临床医学的泌尿外科、内分泌科、精神心理科和皮肤性病科等。

一、男科专业设立

由于中医男科学的发展,各地纷纷设立了中医男科、中医不育症专科、前列腺专科等,开始时由于没有统一的名称,有称男性学科的,有称男性病学的,有称男性科的,不一而足。最早的男科医院创立于20世纪80年代,1984年黄海波在呼和浩特市中蒙医学研究所创建了内蒙古自治区第一家中医男性学科医院,1985年由刘明汉担任院长的湖南沅陵中医男性病医院成立。此外,1983年5月戚广崇创立了中医男性不育症专科,后该专科被上海市卫生局评为上海市医学领先专业特色专科。在此基础上于1991年成立了上海市中医男性病研究中

心，1996 年成立了上海市中医不育症医疗协作中心。

由于男科设置专科的时间短，很多本应属于男科诊治范畴的疾病，大多散见于其他专科，如前列腺疾病患者多求诊于泌尿外科，阴囊湿疹患者多就诊于皮肤科，而大多数男科仅限于性功能障碍、不育症等少数几个病种。这就需要我们不断努力，扩大男科的病种范围。也因为病种的限制，使得男科的同行们对性功能障碍、不育症等系统疾病的临床与研究进行了深入了解。因此在这方面有了较大的进展，每次男科学术会议交流的文章，也是以这方面的文章为多。

二、男科学术交流

在研究前人学术经验的基础上，不少男科学先行者将自己临床经验进行了总结，并且有了进一步互相交流学习的基础和愿望。于是，在江西中医学院附属医院金之刚为首的男科先行者的筹备下，于 1987 年 5 月在湖南沅陵举办了我国男科历史上最早的学术会议——首届全国中医男性学学术研讨会。随着有志于男科的学者的努力，又于 1989 年、1991 年、1993 年、1995 年、1997 年、1999 年分别在河北唐山、江西庐山、浙江奉化、上海、北京、陕西西安相继召开了第二、第三、第四、第五、第六、第七届学术研讨会。

1994 年 6 月由戚广崇发起主办的全国青年中医性医学学术研讨会在上海举办，这是中医历史上首次举办的中医性医学学术会议。大会论文汇集为《中医性医学临床与研究》一书，由上海科学教育出版社出版。1996 年在广东汕头举办了第二届全国青年中医性医学学术研讨会。

1995 年 5 月在上海召开了由中华中医药学会男科分会主办的中国首届中医男科学术大会。大会论文汇集为《中医男科研究与进展》一书，由上海科学文献出版社出版。此后，分别在南京、成都、天津、洛阳、昆明、成都、南京、上海、深圳、天津、腾冲、珠海、长沙、济南、哈尔滨等地召开了第二届至第十七届中医男科学术大会。

中华中医药学会男科分会不育症专业委员会在戚广崇主任委员的带领下，于 1997 年 10 月在上海举办了中国首届中医不育症学术大会。2000 年 6 月在扬州举办了中国第二届中医不育症学术大会。

三、专业学会成立

在湖南沅陵召开"首届全国中医男性学学术研讨会"期间，在与会代表的一致要求下组成了我国男科历史上最早的学术组织——中华中医药学会外科分会男性学专业委员会。大会推选金之刚为主任委员，陈文伯、刘超凡、刘明汉为副主任委员，王少金、卢大林、安崇辰、张宝兴、李彪、周智恒、罗任波、金维新、郭振营、崔兴发、崔学教、戚广崇、黄海波、鲍严钟为委员。这次学术会议的召开和男性学专业委员会的成立，是男科学术界的首次盛会和首个学术团体，引起了国内外医学界的极大关注。就此以后，中医男科学的学术有了进一步的发展，各地纷纷成立了男科（性）学分会。

随着中医男科的不断发展，原来置于外科分会下面的男性学专业委员会显然不适合中医男科蓬勃发展的需要，中国中医药学会同意将男性学专业委员会升级为男科分会，成为独立于其他学科的专门学会，于 1994 年 6 月在天津成立了中国中医药学会男科分会。首届中医男科分会由曹开镛担任主任委员，华良才、陈文伯、徐福松、戚广崇当选为副主任委员。此外，1995 年在上海举办的中国首届中医男科学术大会上成立了由华良才为主任委员的性功能障碍专业委员会；由戚广崇为主任委员的不育症专业委员会和以徐福松为主任委员的前列腺疾病专业委员会。

2000 年在天津举行中华中医药学会第二届男科分会改选，徐福松当选为主任委员。2005 年在四川成都举行第三届男科分会改选，曹开镛当选为主任委员。2010 年在上海举行第四届男科分会改选，戚广崇当选为主任委员。2014 年在广东珠海举行了第五届男科分会改选，秦国政当选为主任委员。

2003 年 9 月在泰国曼谷成立了世界中医药学会联合会男科专业委员会，曹开镛当选主席。副主席：李曰庆、戚广崇、王久源、黄海波、张宝兴、徐元诚、沈留成、陈德宁、谢承（中国香港）、陈建生（新加坡）、吴奇（美国）。秘书长：王润和。这标志着中医男科临床学科的形成和成熟，其学科体系得以构建，这一切都推进了中医男科学向世界各地发展。

为了培育中医男科的新生力量，促进中医男科青年人才学术交流，戚广崇积极倡议设立青年专业委员会，经中华中医药学会同意，于 2013 年在云南腾冲正式成立中华中医药学会男科分会青年委员会。

为了促进中华各民族男科医学的发展，2017 年

3月在上海成立了中国民族医药学会男科分会，王琦当选为名誉会长，戚广崇当选为会长。黄海波、袁少英、王古道、曾庆琪、孙自学、谭凤森、陈德宁、李海松、王忠、戴继灿、李湛民、宾彬、李晓阳当选为副会长。

从湖南沅陵算起匆匆间已经30年，喜悦的是新一代中医男科学者苗壮成长，中医药大学毕业的中医男科硕士、博士研究生不断涌现，成为中医男科事业的新生力量。

四、男科专著出版

最早的中医男科专著为明代岳嘉甫的《男科病证全编》，惜已佚失。后明末清初的傅青主撰写了《傅青主男科》一书，沉寂了300余年。

20世纪80—90年代是中国中医男科发展最快的时期，可以说是中医男科的春天，这期间出版了大量中医男科方面专著。1980年由河北丰润县中医院内部出版了一本男科学方面的书籍，是为现代最早的中医男科专著。1983年6月王自立、李树楷等编著《生殖疾病的中医治疗》，1984年3月李日庆、赵树森著《男子不育》，1984年12月李家振、庞国荣编著《中医男科证治》，1989年由王琦、曹开镛主编出版了较为全面介绍男科病的《中医男科学》一书，1990年黄海波、黄平治主编《男性不育的诊断与治疗》，1991年冷方南主编《中医男科临床治疗学》，1993年徐福松、黄馥华著《男科纲目》，安崇辰主编《中国男科学》，1994年戚广崇编著《中医性医学临床与研究》《实用中医男科手册》。

五、专科人才培养

1988年6月18日，戚广崇在上海举办了全国中医、中西医结合男性学培训班，为中国最早举办的中医、中西医结合男科学习班。至今已经举办了19期，海内外的2 100余位学员参加了学习班，不少人已经成为全国或各省市中医、中西医结合男科学会的学科带头人。

后来，北京、南京、天津等地纷纷举办了中医男科学习班，为早期中医男科人才的培育做出了贡献，不少人已成为活跃在中医男科临床与研究的主力军。随着中医男科的深入研究于发展，短期学习班显然不能适应学科专业人才的深入培养，南京中医药大学、北京中医药大学、上海中医药大学等纷纷开设了研究生培养，有的还开设了中医男科本科专业，为中医男科的发展打下了扎实的基础。

总之，中医男科学的建立和发展是时代发展的

要求，是医学分科的趋势，是科学发展的必然结果。

（戚广崇、黄海波）

第三节　现代中医男科学基础与临床研究的发展

一、中医药治疗性功能障碍

性功能障碍包括勃起功能障碍（阳痿）、早泄、遗精、不射精、性欲亢进、性欲低下、阴茎异常勃起（阳强）、逆行射精、射精疼痛、性快感低下（射精无力）、性厌恶等。自20世纪50年代特别是改革开放以来，中医药在治疗男性性功能障碍方面取得了一定的进展。

（一）勃起功能障碍（阳痿）

关于中医药治疗勃起功能障碍（阳痿）的研究较多，经方化裁、单方、经验方、中成药、针灸、按摩、外治、食疗及心理疏导、性技巧指导等诸多治疗方法被广泛运用。宋广林（1960）针灸补法治愈7例阳痿者，疗效显著，主穴取关元、三阴交，配穴取中极、大赫。徐湘亭（1961）根据《黄帝内经》"阴在内，阳之守也；阳在外，阴之使也"的理论指出，阴阳本互根，如果无内守之阴，阳何以独兴哉。后人不解此理，泥于阳痿一名，不补肝肾精血，但只用蛇床子、阳起石、仙茅、巴戟天、肉苁蓉、海狗肾等兴阳药物治之，其收效往往不大。试观《千金方》与《外台秘要》各方，必以干地黄、麦冬、远志、葳蕤、山药、石斛、山茱萸、菟丝子、枸杞子、茯神、羊肾等补养肝肾药，配合附子、桂心、细辛、鹿茸、人参、当归、巴戟天、肉苁蓉、蛇床子、牛膝、续断、杜仲之类，补阳助气，然后才能收全功。若偏重于助阳，而不培共本，这是竭泽而渔，决非善策。姜子维（1964）对于一名经壮阳药久治不愈的阳痿患者改用养胃阴、泻伏火之剂（胡黄连、阿胶珠、杭白芍、粉甘草、肥知母、川黄柏、大生地、炙龟甲、女贞子、墨旱莲、九节菖蒲、莲子心），未及半月，阴器竟然能兴能举。雷伦（1980）用狗睾丸水解提取制成30%壮阳注射液，肌内或穴位（肾俞或关元）交替注射，每次2~4 ml，每日或隔日1次，10次为1个疗程，一般阳痿1~2个疗程生效。王琦（1993）认为70%以上功能性阳痿与肝气郁结、脉络不通有关，治疗以疏肝解郁、通络振痿为主，并配合针刺和心理疏导。戚广崇（1994）将阳痿分为命门火衰、心脾两虚、肝郁气滞、恐惧伤肾、湿热下注和瘀血阻滞六型，分别治以温肾补阳、

补益心脾、疏肝解郁、补肾安神、清利湿热、活血祛瘀法，选用自拟乾灵胶囊（雄蚕蛾、鹿角胶、鱼鳔胶、山羊睾丸、杜仲、制附子、枸杞子、肉桂、龟甲、鳖甲）、归脾汤、沈氏达郁汤、安神定志丸（汤）、龙胆泻肝汤和少腹逐瘀汤加减。傅兆杰（1997）结合现代医学理论，阐明了中医治疗阳痿的机制，认为补肾强精即调节性轴，行气活血即改善血运，解郁安神即调节情志，为中医药临床和科研提供了一条思路。张太君等（2001）介绍，王久源主要选用达肝强肾、清热利湿、交通心肾、健脾益肾、益肾兴阳、益肾宁心等法，分别以逍遥散或柴胡疏肝散合五子衍宗丸、龙胆泻肝汤或四妙散、还少丹合交泰丸、脾肾两助丸和大补元煎和以桂附地黄丸合五子衍宗丸加减治疗阳痿。秦国政（2001）通过对文献的初步分类，总结了现代中医从病因论治阳痿的研究现状，从病邪论治者，主要有从瘀、从痰、从湿、从热、从酒毒、从郁、从情志等论治方法。王传航（2004）对阳痿从肾论治、从肝论治的历史沿革进行了分析，指出应该在辨证论治的基础上，努力继承和发展已有的成就，并借鉴和吸收现代先进的手段和方法，进行有益的探索。袁少英（2008）用自拟益肾活血方（淫羊藿、巴戟天、水蛭、紫河车、红景天、红花、熟地、山茱萸、女贞子、素馨花）治疗勃起功能障碍，应用国际勃起功能指数问卷（IIEF-5）积分评估性功能的改善情况，发现治疗后患者的 IIEF-5 积分较治疗前有明显上升，与对照组相比差异有显著性。吴强（2012）总结了戴宁治疗阳痿的经验，主要有标本兼治、调肾理精，辨证施针、针灸并用，明确病因、中西并重，药食同源、以食助药等，除了给予心理、药物和针灸推拿治疗外，辅以保健酒效果会更好（常用药为：当归、党参、鹿茸、枸杞子、淫羊藿、熟地、何首乌、海马等）。毕焕洲（2013）通过文献检索采集证据，依据 Delphi 分级方法确定推荐级别及推荐强度，从定义、诊断、辨证、治疗、调摄及预防六个方面进行证据比较及选择，将阳痿分成肝气郁结、湿热下注、瘀血阻络、心脾两虚、心肾惊恐、肾阳不足、阴虚精亏、脾胃虚弱等八个证型，分别推荐应用逍遥散、龙胆泻肝汤、少腹逐瘀汤、归脾汤、安神定志丸合六味地黄丸、右归丸、二地鳖甲煎、加味保和九治之，并配以中成药、外用药、针灸等疗法，嘱以调摄及预防方法。薛建国等（2014）查阅古今文献，借助所查资料分析李曰庆治疗阳痿之道，从中医心、肝、脾、肾出发阐述阳痿病机，收集有代表性的

案例分析其治疗效果。结果表明中医以心肝脾肾为本，调理脏腑功能；西医以短效改善性功能药配合心理治疗；中西合璧，身心并重，治疗阳痿效果显著。李曰庆之身心同治及中西医并用原则在阳痿疗效上有事半功倍的效果。李海松（2015）提出了阴茎中风学说，从证候表现、病因病机、现代研究、治疗方法等多角度阐明了阳痿与心、脑中风的本质相同而表现部位各异。指出血瘀状态为阳痿的主要病机，贯穿于疾病始终，同时也是中风的根本病机。治疗策略上指出阳痿应从络论治，当以活血通络、化瘀熄风为基本治法，并贯穿治疗始终，根据临床上不同证候表现随症加减，为临床上提高阳痿的疗效提供了新的思维模式。

（二）早泄

中医药治疗早泄的研究在 20 世纪 90 年代以前极少，但此后便逐渐增多，治疗方法包括经方化裁、单方、经验方、中成药、针灸、按摩、外治、食疗及心理疏导、性技巧指导等。方药中等（1981）指出治早泄、阳痿要慎用壮阳药。薛军岳等（1986）介绍了早泄食疗 19 方，包括肉苁蓉、核桃仁、羊肉、狗肾、鸡肠、猪肚、狗肉、鹿肉等。郭振营（1990）将早泄分为肾阴虚、肾阳虚和相火旺三型，分别治以固肾气、益肾精，滋阴补阳和清泻相火，选用《金匮》肾气丸、知柏地黄丸及龙胆泻肝汤加减。戚广崇（1994）将早泄分为阴虚火旺、肾虚不固、肝失疏泄、心脾亏虚、心肾不交和湿蕴精关六型，分别予以滋阴潜阳、益肾固精、疏肝解郁、补心益脾、交通心肾和清泻湿火，选用三才封髓丹合大补阴丸加味、桂枝加龙骨牡蛎汤加味、自拟疏精煎（柴胡、枳壳、郁金、苏梗、制香附、陈皮、白芍、甘草、淮小麦、大枣）、归脾汤加减、黄连阿胶鸡子黄汤合交泰丸、自拟清精煎（萆薢、红藤、丹参、白花蛇舌草、车前子、黄柏、知母、柴胡、制大黄、牡丹皮、王不留行、碧玉散）等治疗。华良才（1997）将早泄分为湿热下注、肝气郁结、肾阴虚亏、肾气不固、心脾两虚、精瘀精室六种证型，分别治以清热解毒、洁腑化湿，舒肝解郁、理气止泄，滋补肾阴、清火固泄，补益肾气、摄精止泄，养心健脾、强身止泄及活血通精、益精固泄，选用自拟清热洁腑汤（知母、黄柏、瞿麦、萹蓄、金银花、连翘、泽兰、佩兰、白花蛇舌草、薏苡仁、滑石、生甘草）、柴胡疏肝散、知柏地黄汤、自拟参芪地黄汤［六味地黄丸加人参（党参、太子参亦可）、黄芪］、自拟养心健脾汤［红人参（党参、太子参亦可）、生黄芪、五味子、当

归、炒山药、五倍子、母丁香、桑螵蛸、龙眼肉]及自拟活血通精汤(当归、鸡血藤、怀牛膝、益母草、血竭、黄酒)加减。宾彬等(2000)用知柏地黄丸和天王补心丸治疗阴虚阳亢型早泄,取得了较好的疗效。王劲松等(2005)采用降心火、滋肾水、交通心肾,滋肝肾、引相火、秘固精室,益肾气、填精血、温肾固涩,补心脾、化气血、充养阳道,疏肝郁、悦情欲、濡肝宁神,养阴血、舒经络、畅达筋道,化湿浊、去热毒、洁净精室等七法,分别以黄连清心饮、导赤散合黄连阿胶汤,大补元煎、知柏地黄丸合三才封髓丹,菟丝子丸、桑螵蛸散合金锁固精丸,归脾汤、酸枣仁汤合麦味地黄,柴胡疏肝散、达郁汤合宣志汤,生脉饮、温胆汤合补阳还五汤及萆薢分清饮、苍白二陈汤合四妙丸加减治疗早泄。贾海骅等(2005)将早泄分为性欲亢进、心理胆怯、性欲减退、过度敏感四个类型,结合患者的体质特征,综合辨证施治、心理疏导和行为治疗等,取得了较好的疗效。王明辉(2008)将早泄分为肾虚阳亏、阴虚阳亢、相火妄炽三型,指出在辨证施药的同时,还可酌情选用温肾壮阳或滋补肾阴的药物或食物,如羊肉、猪腰子、狗肉、虾、核桃肉、麻雀肉(蛋)、芡实、龟甲、韭菜、枸杞子等,但一般忌用辛辣、刺激、温燥过度的食品和药物。王古道(2010)提出运用提肛运动、分段排尿、淋浴按摩、辅剂减敏、乳胶脱敏、延迟插入、转动为主、动停结合和九浅一深等简易疗法结合药物、心理疏导和性技巧指导等综合治疗早泄,效果事半功倍。毕焕洲等(2013)应用循证医学方法,通过文献检索采集证据,依据 Delphi 分级方法确定推荐级别及推荐强度,从定义、诊断、辨证、治疗、调摄及预防六个方面进行证据比较及选择,将早泄分成湿热下注、阴虚火旺、肾气不固、心脾两虚和肝郁化火五个证型,分别推荐应用龙胆泻肝汤、三才封髓丹合知柏地黄丸、金锁固精丸、归脾汤和丹栀逍遥散治之,并配以中成药、外用药、针灸等疗法,嘱以调摄及预防方法。赵家有等(2013)介绍,郭军常用协定处方翘芍合剂(连翘、白芍、柴胡、石菖蒲、巴戟天、生黄芪)以疏肝补气固精,结合针灸、心理行为疗法治疗早泄,取得较好的疗效。朱勇等(2013)总结了中国古代房中术之早泄行为疗法,主要有意念转移法、抑阴提气法、中断或间断性交法、特殊姿势法及三采嬉戏法等,说明中医自古就重视性功能障碍的行为疗法。谢作钢(2015)介绍,冯世纶用经方治疗早泄取得较好的效果,主张

先辨六经再辨方证,以求方证对应。如辨六经属少阴阳明合病,辨方证为二加龙骨汤证;辨六经属太阳太阴阳明合病,辨方证为肾着汤合五苓散加狗脊汤证;辨六经属厥阴太阴合病,辨方证为甘草泻心汤合赤小豆当归散加苍术薏苡仁汤证。尹静等(2015)运用中药外敷联合微短波渗透治疗原发性早泄,将复方中药微细粉早泄灵(主要药物有细辛、蟾蜍、冰片等)溶液涂抹于阴茎头、系带、冠状沟等部位,然后将上述涂药部位置于体外微短波治疗系统下治疗,结果治疗后的平均阴道内射精潜伏期(IELT)较治疗前均有明显延长。

(三)其他性功能障碍

相比于阳痿和早泄,在遗精、不射精、性欲亢进、性欲低下(性欲减退)、阴茎异常勃起(阳强)、逆行射精、射精疼痛、性快感低下(射精无力)、性厌恶等方面中医药治疗的研究相对性较少,而且主要是近年来的研究。

李竹芳(1962)采用三阴交夜留针治愈遗精症取得较好的效果。王明华(1981)在临床上发现跌打丸可治遗精,甚至是顽固性的遗精,不少患者经治疗后获得痊愈。马小平(1986)以针刺会阴穴为主并随证加减先后治疗了 12 例顽固性遗精,均获得了满意的疗效。李广振(1991)将遗精分为心肾不交、肾不藏精和湿热下注三型,在辨证与辨病、传统的中药性味归经与现代药理研究相结合的基础上,对各型的治疗均配用知母、黄柏,取得十分满意的疗效。唐士成(1991)对叶天士《临症指南医案》卷三收载的"遗精案"四十则作了分析,认为其辨证施治的特点是重视固涩、调理脾胃、清心戒欲。孙志兴(2011)介绍,徐福松将遗精分为心肾不交、阴虚火旺、肾气不固、湿热下注和心脾两虚五型,分别治以滋阴降火、壮水制火,佐以固涩、补肾滋阴、固涩精关、清热化湿和补益心脾,选用黄连清心饮和封髓丹、大补阴丸、济生秘精丸、萆薢汤和归脾汤治疗。高瞻等(2013)将遗精分为肾阴亏虚、心肾不交、湿热下注和脾肾不足三型,分别治以滋阴补肾、清心泻火、养阴安神,清利湿热、分清泄浊、益精温阳、补脾益气、固摄止遗,选用天王补心丹合知柏地黄汤、程氏萆薢分清饮合龙胆泻肝汤和金锁固精丸合补中益气汤加减。

罗家聪(1979)采用新针治疗功能性不射精症取得成功。方法:取关元穴注射胎盘组织液并留针艾灸,配针刺内关(神门)、三阴交并留针,出针后用

中强刺激手法针刺骶丛神经(相当于次髎部位)。戚广崇(1987)认为功能性不射精症大多系阴阳失调、精关开阖失灵所致,治疗当以调理阴阳,运用加味桂枝龙牡汤为主,配合性知识教育,治愈率达80.5%。袁少英(1991)运用针刺治疗功能性不射精症,以关元、归来、大赫为主穴,根据辨证分型选取配穴,治愈率达89.7%。戚广崇(1994)将不射精症分为肾气亏虚、心脾两虚、瘀精阻窍、肝气郁结、湿热下注、心肾不交六型,分别治以补益肾气、养心健脾、疏肝解郁、清利湿热、活血通精,选用桂枝加龙骨牡蛎汤、归脾汤、柴胡疏肝散、自拟通精煎(川牛膝、三棱、莪术、赤芍、当归、川芎、桃仁、红花、丹参、紫河车、生牡蛎、大枣)治疗。陈利生(1997)将不射精症分为禀赋不足、肾阳衰微,情志失调、肝气郁结,阴虚火旺、心肾不交及心脾两虚、气血不足四型,分别治以温肾壮阳、疏肝理气、清心定志、滋阴降火、交通心肾及健脾养心、益精通窍,选用《金匮》肾气丸、柴胡疏肝散、知柏地黄丸和归脾汤加减。李基锡等(2012)介绍,郭军认为功能性不射精症的病因病机以肝郁肾虚为本,治疗应以疏肝补肾为重,开窍贯彻始终,虫类药能入窍络、性峻力猛而专,配合精神心理治疗效果更佳。陈其华(2014)采用桂枝茯苓丸加减治疗功能性不射精症42例,痊愈为50.0%,总有效率为83.3%。

刘昌青(1993)用礞石知柏黄泽汤治疗性欲亢进症12例,治愈率为33.33%,总有效率为100%。戚广崇(1994)将性欲亢进症分为阴虚火旺和相火亢盛两型,分别治以滋阴降火和清肝泻火,选用大补阴丸和龙胆泻肝汤加减。方慧丽等(1995)从"下丘脑-垂体-性腺轴"理论及血管活性肠多肽(VIP)、胆碱能神经兴奋等方面对肺阴虚、肝肾阴亏、胃阴不足及气血不足等各种阴虚导致的性欲亢进症作了分析,指出在治疗原发病的同时,长期服用知柏地黄丸可以缓解。

张春亭等(2009)介绍徐福松从肾、从心、肝、虚、实、阴、阳,多角度、多方位,采用温补肾阳、滋阴添精、交通心肾和解郁调气四法治疗性欲低下,具有较好的效果。丘勇超(2012)采用中西医结合方法治疗性欲低下,除心理辅导、行为疗法和西药治疗外,将性欲低下分为命门火衰、肾阴亏损、心脾两虚、肝郁血瘀和痰湿扰心五型,分别治以温补命门、滋阴补肾、交通心肾、健脾补心、益气养血、疏肝活血、化痰祛湿、行气,选用右归丸或赞育丹、左归丸

加交泰丸、归脾汤、逍遥散加通窍活血汤及二陈汤加减治疗。

史道生(1982)认为阴茎异常勃起的治疗首须祛逐厥阴湿热之毒,佐以消散阴茎血脉瘀阻,终必养血益肾,庶可全功,方用龙胆泻肝汤加黑豆等。乔艾乐(1986)运用龙胆泻肝汤加知母、黄柏治愈阴茎异常勃起5例,最多服12剂,服3剂即可见效。戚广崇(1994)将阴茎异常勃起分为阴虚火旺、肝阳亢盛、湿热下注和瘀阻肝络四型,分别治以滋阴潜阳、清肝泻火、清利湿火和活血通络,选用大补阴丸、龙胆泻肝汤、导赤散和红花散瘀汤加减。刘建国等(2009)介绍,徐福松从整体出发,审证求因,辨证论治,根据阴虚、肝火、血瘀、内实外虚、怪病多痰等辨证学说,采用滋阴济阳、清肝泻火、化瘀通窍、化痰疏络等法治疗阴茎异常勃起,取得了很好的临床效果。王付(2010)将阳强分为阴虚瘀血、阴虚热结、阴虚肝火、心肾虚热和心火内扰五型,分别治以清热育阴、活血化瘀,滋补阴津、泻热制阳,滋阴降火、制阳入阴,清心泻火、育阴益肾及清心泻火、和调宗筋,选用知柏抵当汤、大承大补汤、四逆知柏汤、黄阿大补汤和泻心导赤汤加减。王昭辉等(2015)认为,阴茎异常勃起经手术治疗后运用中药辨证施治可降低其复发,减少勃起功能障碍的发生率。

王忠民(2001)运用麻黄连翘赤小豆汤治疗逆行射精87例,痊愈56例,总有效率为93.1%。王宏志(2005)采用金锁固精丸加减治疗前列腺电气切术后逆行射精20例,总有效率为55%。冯保华(2008)用逍遥散随症加减治疗逆行射精98例,1~4个月后治愈85例,好转11例,无效2例。尤耀东等(2015)介绍王久源主张以虚补、瘀通、郁疏的治疗原则对逆行射精进行临床辨证,将其分为肝郁气滞、湿热瘀阻和脾肾阳虚三型,分别治以疏肝解郁、通络开窍,清利湿热、活血通窍及温肾散寒、健脾固摄,选用相应的汤剂及中成药。

戚广崇(1994)将射精疼痛分为精室湿热、痰瘀交阻和肾气不足三型,分别治以清利湿热、祛痰逐瘀和补益肾气,选用龙胆泻肝汤、少腹逐瘀汤合猪苓汤、补肾强身片加减。王祖贤(2004)将射精疼痛分为湿热蕴积、精道不通,肝肾阴虚、精室失养,寒凝厥阴、肝脉阻滞及肝气郁结气滞瘀阻四型,分别治以清利湿热、补肾填精,以温阳散寒、佐以通络和以疏肝解郁、理气通络,选用相应的药物煎服。皇

甫予苏(2004)辨证治疗射精痛症 69 例,分为肾精亏虚、湿热下注和精道瘀滞三型,分别治以滋肾填精止痛、清热利湿止痛和活血化瘀止痛,选用左归丸、龙胆泻肝汤及王不留行汤加减,结果痊愈率为 76.81%,总有效率为 95.65%。

王新志等(1991)将射精无力症分为肾阳不足、命门火衰,中气不足、心脾两虚和惊恐伤肾、气乱精却三型,分别治以温肾壮阳、佐补肾阴,补中益气、温养心脾和益肾宁神,选用右归丸、补中益气汤及斑龙丸和安神定志丸加减。戚广崇(1994)将射精无力症分为阳虚肾亏、阴虚精亏、中气不足、湿浊扰精、气滞肝郁和瘀阻精道六型,分别治以温阳燮精、滋阴毓精、益气鼓精、祛浊清精、理气畅精和祛瘀通精,选用自拟乾灵胶囊(方见"阳痿")、大补阴丸、举元煎、自拟通精煎(方见"早泄")、解郁煎(制香附、川楝子、广郁金、乌药、柴胡、青皮、当归、白芍、绿萼梅、淮小麦、甘草、大枣)和自拟通精煎(方见"不射精症")加减。郑继成等(2010)采用中西医结合治疗慢性前列腺炎并发射精无力,用中药理气祛瘀,清热利湿的方法和西药平滑肌和骨骼肌兴奋药新斯的明、肌注或吡啶斯的明片口服,取得了理想的效果。

汪润生(1994)将性厌恶症分为心虚胆怯、肝郁脾虚和肾亏阳弱三型,运用磁珠贴耳穴法,分别取穴神门、心、皮质下、脑干、胆、敏感点、交感、肝、内分泌、脾、外生殖器及肾、精宫、神门、脑、下屏,取得了较好的疗效。

王古道(1997)认为男子常见的阳痿、早泄、不射精、性欲减退等性功能障碍的发病原因除了自身因素外,来自女方的因素亦不可忽视。主要有女方不配合、女方嘲弄、女方魅力下降、女方孕娩、女方患病等,上述因素往往不是单一的,而是错综复杂的。概括地说,凡是能引起男方不快的女方因素都可能导致男方性功能障碍。因此,其防治措施主要有:加强婚前性教育,使青年男女掌握必要的性知识;引导夫妻双方认识到性生活的重要性,加强相互间的理解与信任;病患者夫妻双方同时就诊,以客观地了解病情,从而给予详细的心理咨询或性技巧指导;必要时给予药物等辅助治疗。

诸多作者根据中医理论,或以单方、专方、经验方,或从肝、肾、心、脾胃,或从瘀、痰、湿热等方面对男性性功能障碍作了广泛的研究,但多为临床观察,而实验室研究甚少。

(王古道)

二、中医药治疗男性不育症

世界卫生组织(WHO)规定,夫妇未采用任何避孕措施同居生活 1 年以上,由于男方因素造成女方不孕者,称为男性不育症。男性不育症不是一种独立的疾病,而是由某一种或很多疾病与因素造成的结果。据 WHO 调查,15%的育龄夫妇存在着不育的问题,而发展中国家的某些地区可高达 30%,男女双方原因各占 50%。WHO 把男性不育症简要分为 4 大类 16 小类。

(1)性交和(或)射精功能障碍。

(2)精子和精浆检查异常与否:① 不明原因性不育。② 单纯精浆异常。③ 男性免疫性不育。

(3)病因明确的:① 医源性因素。② 全身性因素。③ 先天性异常。④ 获得性睾丸损伤。⑤ 精索静脉曲张。⑥ 附属性腺感染性不育。⑦ 内分泌原因。

(4)其他病因:① 特发性少精子症。② 特发性弱精子症。③ 特发性畸形精子症。④ 梗阻性无精子症。⑤ 特发性无精子症。

中医古籍中称不育症为"无子""绝育",并记载了相应的治疗药物。中医学治疗男性不育症,讲究辨证论治,根据医者的望、闻、问、切来辨别患者的气血、阴阳、表里、虚实的异常,从而选择温阳补肾、滋阴养精、益气补血、活血化瘀等方法进行治疗,除了中药治疗外,针灸疗法也有独特的疗效。近 60 年以来,关于男性不育的中医药研究逐年增多,尤其近 20 多年来成为男科临床研究的热门之一。

(一)性功能障碍所致男性不育症

针对引起男性不育症的疾病,采取不同的治疗方法,以去除病因,使得患者恢复生育功能。引起男性不育症的性功能障碍主要为阳痿、不射精症和逆行射精症等,有关中医药的治疗研究见前述性功能障碍部分的论述。王义智(1985)运用针挑治疗不射精、阳痿引起的男性不育症,治愈率达 50%以上。常用的针挑点有骶丛神经刺激点、第一腰神经刺激点、第十胸神经刺激点、第七颈椎旁点、枕孔点、百会点和生殖点。冯穗生(1987)采用中西医结合以针挑为主治疗不射精、阳痿、单纯精子数下降或死精多引起的男性不育症 132 例,有效率达到 77.3%。需要注意的是,如果伴有精液和(或)精子质量问题,在治疗性功能障碍的同时酌情加用改善精液和(或)精子质量的药物;或在性功能康复后,治疗精液和(或)精子质量差时,注意适当加用维持性功能的药物。

（二）免疫因素所致男性不育症

林新钰等（1995）认为治疗男性免疫性不育症时，在辨证上应注意宏观与微观辨证、辨证与辨病相结合。王古道等（2001）采用自行研制的麒麟茶治疗男性免疫性不育 186 例，结果中药治疗组转阴率及妻子怀孕率均明显高于泼尼松对照组。邱明星等（2007）制订高敏感检索策略，发现中药复方在提高患者配偶妊娠率方面优于泼尼松，中药复方联合泼尼松优于单用泼尼松；在降低患者抗精子抗体滴度，中药优于泼尼松。然而，由于现有试验的方法学质量普遍较低，且该类补肾清热中药复方使用的变异性大，目前尚无足够证据支持其治疗应用，尚需更多高质量的临床随机对照试验。

（三）精索静脉曲张所致男性不育症

参见"七、中医治疗精索疾病"。

（四）副性腺及生殖道感染所致男性不育症

男性副性腺感染对生育功能影响较大的主要是前列腺炎和精囊炎。苗庆斌等（2005）采用中西医结合的方法治疗慢性前列腺炎合并男性不育症 112 例，在运用抗生素、理疗等治疗的同时，根据精液和精子的质量，以中药改善精液液化或精子质量。结果经治疗 1～4 个月后，精液恢复正常 95 例，无效 17 例。程军等（2005）运用清毒助育汤治疗解脲支原体（Uu）感染所致的男性不育症 62 例，总有效率达 85.48%。梁棉胜等（2011）采用中西医结合分步治疗耐药性解脲支原体感染男性不育症 92 例，第一步两组均采用消支饮改善耐药性，第二步治疗组采用自拟消支益精汤结合盐酸多西环素进行治疗，对照组服用盐酸多西环素治疗。结果治疗组治愈率、总有效率、精子浓度、精子活率及 a 级精子均高于对照组。

（五）精液及精子异常所致男性不育症

导致男性不育的精液及精子异常包括混合性精子异常症、少精子症、弱精子症、畸形精子症、无精子症、多精子症、精液不液化症、白细胞精液症（脓精症）、少精液症、多精液症等，其中以混合性精子异常症最为多见。罗殿俊（1959）运用针灸治疗精子质量差引起的男性不育症取得较好的疗效。以关元、肾俞、三阴交为主穴，以地机、然谷、足三里、阴陵泉、气海为副穴，每次取主穴二三个，副穴一二个。梁国卿（1980）用四君六味合剂治愈数例

精子数少、活动力弱而导致的男性不育症，具有较好的疗效。钱嘉颖（1983）以六味地黄丸加淫羊藿、海狗肾、白鲜皮为基础方加减治疗精液及精子异常引起的男性不育症有较好的疗效，但对无精子者疗效差，对不射精者无效。金维新（1984）采用液化升精汤治疗男性不育症，总有效率为 80%（受孕率为 60%），无效率为 20%。黎斌（1984）采用中西结合、辨证施治的方法治疗精液及精子异常引起的男性不育症 16 例，以枸杞子、菟丝子、五味子、覆盆子、车前子、韭菜子等为基本方，根据情况应用抗生素或人绒毛膜促性腺激素（HCG），经治疗后有 11 例配偶怀孕。黄海波（1989）遵循中医辨证论治法则，以增精丸加减治疗精液及精子异常引起的男性不育症 376 例，结果治愈（女方受孕生育，或精液检查恢复正常）214 例，有效（临床症状或精液检查好转）103 例。翟亚春等（1989）以经验方聚精散治疗精液异常导致男性不育症 82 例，患者平均治疗 121 日，平均服药 68 剂，临床症状与体征均获消失或基本消失；其中女方妊娠者 14 例，总有效率为 85.4%。戚广崇（1994）将混合性精子异常症分为肾精不足、气血两虚、肝郁气滞、瘀血内阻、痰浊内阻、精室湿热和寒滞肝脉七型，分别治以补肾强精、温肾强精、滋肾填精、益气养血、疏肝解郁、活血通精、祛痰化浊，方选强精煎、乾灵胶囊、左归丸、十全大补汤、解郁煎、通精煎及温胆汤加减。郭军（2007）治疗男性不育症从四个方面辨证施治：少、弱精子症不育，用六五生精汤补肾填精、温阳补气；精液不液化症不育，用液化汤滋补肝肾、清热利湿、活血化瘀；免疫性不育，用抗体汤滋补肾阴、清热解毒、活血化瘀；精索静脉曲张性不育，用活血生精汤行气活血、化瘀通络、补肾生精。张春和等（2013）对临床上符合少、弱精子症诊断的 150 例男性不育患者运用黄地助育汤进行治疗，采用治疗前后自身对照的方法，观察治疗后精液量、精子浓度、精子活力（a 级和 b 级）及精子活率等相关指标的变化并判断疗效，总有效率为 89.3%。徐福松（2015）辨治男性不育症的特色方药有：聚精丸滋肾填精、助脾化运，治疗男性少弱精子症；精泰来颗粒滋肾养肝、补肺健脾，治疗男性精液免疫异常；聚精枸橘颗粒补肾活血、兼清湿热，治疗梗阻性、混合性无精子症。

（六）其他病因

毕焕洲（2008）选用黄精饮治疗肾精亏虚型电磁辐射性男性不育症患者 120 例，结果提示黄精饮

能治疗电磁辐射性生精功能障碍,提高精液及精子质量,疗效优于五子衍宗丸,未见毒副作用。马凰富等(2015)运用中医药治疗睾丸微石症致男性不育症,以辨证论治为基础,结合辨病论治、辨精论治、辨体质论治、从虚瘀论治等方法综合治疗,经过中药调理,其中1例患者配偶自然怀孕,另1例患者精液质量明显改善,接近正常水平。中医药对先天性及遗传性疾病所致男性不育症的治疗效果不佳。

（王古道）

三、中医药治疗前列腺、精囊疾病

前列腺疾病常见的有急性前列腺炎、慢性前列腺炎、良性前列腺增生症、前列腺癌等,精囊疾病以精囊炎最为常见,前来求治中医的以慢性前列腺炎、前列腺癌晚期及精囊炎为多见。中医药治疗这些疾病具有一定的特色与优势。

（一）前列腺炎

1. 急性前列腺炎 戚广崇(1994)将急性前列腺炎分为湿热下注、热毒蕴盛、肝经寒滞三型,分别治以清热利湿、清热解毒和暖肝散寒,方选龙胆泻肝汤、黄连解毒汤和暖肝煎加减;同时对以上疾病分别推荐了相关的中成药、经验方等,并交代了注意事项。张蜀武(2002)根据急性前列腺炎的病程不同选择合适的中西药治疗。在选用合适抗生素的同时,病浅选用清热解毒、利尿通淋之品,病深选用清泻肝经湿热之品。

2. 慢性前列腺炎 北京医学院系统外科教研组报告(1961)运用中西医结合方法综合治疗慢性前列腺炎79例,恢复正常63%以上,显著进步15%,进步19%,无效2.5%。李长茂(1976)总结对于主诉滑精、腰痛、阳痿、早泄等性功能障碍表现的慢性前列腺炎,一般被认为是"肾亏",多用补肾法治疗,常少有成效,经用活血化瘀为主法,却能收到较好的效果。徐福松(1982)将80例慢性前列腺炎分为湿热、瘀血、中虚、肾虚和混合五型,分别治以清利湿热、活血化瘀、补中益气、补肾涩精和补虚祛实,方选程氏萆薢分清饮、验方王不留行汤(王不留行、赤芍、延胡索、丹参、穿山甲、皂角刺、红花、三棱、莪术、苏木、川芎、牛膝等)、补中益气汤、程氏菟丝子丸、菟丝子丸加减。崔学教(1987)将慢性前列腺炎分为肾气不固、阴虚火旺、脾虚气陷、肝气郁结、气滞血瘀、湿热下注和脾肾阳虚七型,分别治以温补肾阳、滋阴降火、升阳补气、利气疏导、行血破

瘀、清利湿热和温补脾肾,方选金匮肾气丸、大补阴丸、补中益气汤、沉香散、桃仁承气、程氏萆薢分清饮、丹溪萆薢分清饮为主治疗。戚广崇(1994)将慢性前列腺炎分为湿热下注、瘀阻精室、肾气亏虚三型,分别治以清热利湿、活血通络和补肾益气,方选程氏萆薢分清饮、复元活血汤和济生圣气丸加减。袁晓明(2000)以桃仁、桂枝、制大黄、天花粉、甘草、石菖蒲为主治疗慢性前列腺炎85例,结果痊愈53例、好转21例、无效12例。张明德(2007)采用六味地黄丸、妇科千金片、普乐安片联合用药治疗慢性前列腺炎,取得良好疗效。张敏建等(2008)分析了慢性前列腺炎辨证论治质量控制的若干难点,包括证候稳定性和易变性、疗程的判定、疗效评价体系;提出了其解决出路,包括确立在辨病基础上的辨证、判定疗程的依据、结合EBM确立疗效评价体系、临床科研中的辨证论治如何准确地采集信息等。秦国政(2009)在立论疮疡辨病治疗的基础上,应综合辨证、分期论治,整合"三法",重在"消、托",重视局部兼顾整体,重视微观兼顾宏观,衷中参西以增疗效。常用古方有五味消毒饮、枸橘汤、柴胡胜湿汤,常用验方有秦氏四妙散(生黄芪、金银花、玄参、生甘草)、前列腺消毒方(生黄芪、玄参、连翘、金银花、紫花地丁、蒲公英、野菊花、炒皂角刺、红藤、败酱草、金钱草)、前列腺托毒方(生黄芪、炙黄芪、连翘、白芷、川芎、穿山甲粉、炒皂角刺、陈皮、当归、川楝子等)、前列腺扶正方(生黄芪、白芍、党参、白芷、茯苓、川芎、醋柴胡、当归、白术、炒皂角刺、麦冬、炙远志)、通精活血汤(当归、益母草、牛膝、鸡血藤、制何首乌、狗脊),常用中药除上述方剂中使用药物外还有常用炒皂刺、败酱草、红藤、连翘等。临床中可按初、中、后"三期"辨治,也可相对分急性发作、慢性发作"两期"辨治。在具体应用中应注意顾护患者脾胃、提高患者依从性,详细介绍了饮食起居事项,以期提高临床疗效。陈国宏等(2010)采用多中心随机对照临床试验研究方法,将符合慢性前列腺炎诊断的患者按1.5：1：1的比例随机分为中药组、中西医结合组和西药组。中药组辨证治疗给予中药汤剂,西药组口服阿奇霉素治疗,中西医结合组同时使用以上两种方法治疗。三组疗程均为4周。结果中药组和中西医结合组治疗后中医证候总评分及各分项评分、NIH-CPSI评分及各分项评分均显著下降,尿流率升高、EPS中白细胞数下降,提示中医辨证治疗慢性前列腺炎有较好的疗

效。陈伟杰等(2014)根据慢性前列腺炎的发病机制与治疗现状,分析 UPOINTS[慢性前列腺炎常见的 4 个表型,即泌尿(U)、社会心理(P)、自身免疫性疾病(器官特异性)(O)、感染(I)、神经/系统性(N)和疼痛不适(T)、性功能(S)]分类系统及其临床价值,结合中医学对慢性前列腺炎的认识与辨治特点,探讨 UPOINTS 与中医辨证论治结合的具体方法和意义。认为根据前列腺炎 UPOINTS 的分类体系,将现有的中医辨证分型和方剂归类,有利于促进中西医结合治疗慢性前列腺炎的规范化,达到有序治疗的目的。曾庆琪(2015)对用现代医学方法研究慢性前列腺炎的中医辨证方法进行文献整理和分析,对慢性前列腺炎的微观辨证研究进行了综述,从而为慢性前列腺炎的中医诊断提供文献参考。

丘勇超(2002)对于慢性细菌性前列腺炎根据药敏试验选用敏感抗生素外,将其分为湿热壅阻、气滞血瘀、湿浊下注证、肝肾阴虚和肾阳虚五型施治。何丽清等(2010、2012、2013)运用当归贝母苦参丸药物煎剂(当归、浙贝母、苦参)治疗大鼠实验性慢性细菌性前列腺炎,结果大鼠前列腺 IL-2 含量均明显升高,IL-8 含量均明显降低,ICAM-1 阳性表达明显减少,DHT(双氢睾酮)明显减低。

戚广崇(1994)将非细菌性前列腺炎分为阴虚火旺、瘀血阻络两型,分别治以滋阴降火、活血通络,方选知柏地黄丸、少腹逐瘀汤加减。陈乃光(1995)根据文献统计分析了非细菌性前列腺炎中医药治疗的预后与转归,认为中医药治疗慢性前列腺炎的近期疗效较好而远期疗效不佳,同时归纳了影响疗效的因素和影响评价疗效的因素。陈磊等(2002)运用中医"久病必瘀"的理论,采用活血清热法,治疗慢性非细菌性前列腺炎 60 例。结果临床治愈 12 例,显效 16 例,有效 17 例,无效 15 例,总有效率 78.33%,并能显著缓解临床症状和减少前列腺液中白细胞数。提示活血清热疗法对慢性非细菌性前列腺炎有显著疗效。杨文涛等(2008)选择符合美国国立卫生研究院(NIH)诊断的慢性非细菌性前列腺炎(CNP)标准患者 220 例,予消补清三法统方的萆薢分清饮加味水煎服,每日 1 剂,分 2 次服,疗程 3 个月,对治疗前后疗效及症状改善情况进行对比观察。结果完成治疗的 200 例患者中,NIH-CPSI 总评分平均降低 12.1 分,症状评分平均降低 6.6 分,生活质量评分平均降低 4.9

分。临床近期治愈 54 例(27.0%),显效者 86 例(43.0%),有效者 44 例(22.0%),无效者 16 例(8%),总有效率为 92.0%。未见肝肾功能异常及不良事件发生。认为消补清三法治疗慢性非细菌性前列腺炎安全、有效,无明显不良反应。夏金鑫等(2011)参考 Robinette 的方法选取 25～35 g 昆明种小鼠,于第 1、第 14 日分别用小鼠前列腺匀浆＋免疫佐剂(饱和氢氧化铝)溶液 0.5 mg/只皮下注射,观察实验小鼠前列腺组织的大体病理表现。给药组每日浙贝母灌胃,每只 0.1 ml/10 g 给药,7 日后观察浙贝母对大鼠病理学与血清 NO 的影响。结果:建模 14 日后,模型组小鼠前列腺出现不同程度的干湿重增加、组织粘连等大体病理学改变。与模型组相比,给药组小鼠则具有较轻的炎症表现,NO 含量亦呈相同趋势变化。提示运用小鼠前列腺匀浆＋免疫佐剂饱和氢氧化铝溶液方法建立了慢性非细菌性前列腺炎模型,为以后进一步研究慢性非细菌性前列腺炎的发病机制以及临床用药提供了另一种方法。浙贝母则有减轻慢性非细菌性前列腺炎动物模型炎症表现的作用。周青等(2012)将 48 只大鼠随机分为麝香配伍乳香＋虎杖提取物组、虎杖提取物、模型组、正常对照组共 4 组。除正常对照组外,应用大鼠前列腺蛋白提纯液辅以免疫佐剂制备实验性慢性非细菌性前列腺炎大鼠模型,造模 60 日时正常对照组、模型组予生理盐水,虎杖提取物、麝香配伍乳香＋虎杖提取物组分别予生药量虎杖 1.575 g/(kg·d)、麝香 0.021 g/(kg·d)、乳香 1.05 g/(kg·d)按组别选用连续灌胃,各组给药 14 日时处死,检测指标包括病理学、ELISA 法检测前列腺组织匀浆 TNF-α、IL-18、IL-6、IL-8 水平,RT-PCR 及 Western 印迹方法检测炎症因子 MCP-1(CCL2)、CCR2 mRNA 及蛋白表达。结果麝香配伍乳香＋虎杖提取物组前列腺组织结构改善,无明显炎性细胞浸润,虎杖提取物组可见炎性细胞浸润。麝香配伍乳香＋虎杖提取物组明显降低前列腺组织炎症因子 TNF-α、IL-1p、IL-6、IL-8,优于单纯虎杖提取物组。麝香配伍乳香＋虎杖提取物组大鼠前列腺组织炎症趋化因子 MCP-1(CCL2)及其受体 CCR2 的 mRNA 及蛋白表达水平与模型组比较显著降低,显著优于虎杖提取物组。提示麝香乳香配伍组合的应用具有促进虎杖提取物对慢性前列腺炎的治疗,降低炎症反应程度,从而促进前列腺组织结构修复的作用。

张敏建（2002）认为前列腺痛的最主要病机是肝郁气滞瘀阻，湿热、气滞、瘀阻为本病的三大特征，处方用药应着重考虑三个病机的侧重点。王古道等（2009）将 97 例慢性前列腺炎/慢性骨盆疼痛综合征（CP/CPPS）患者随机分为观察组和对照组，分别采用自拟清泉茶（知母、黄柏、白花蛇舌草、生地、葛根、天花粉、三棱、莪术、丹参、延胡索、益智仁、甘草等）联合体外高频热疗法和体外高频热疗法进行治疗。结果观察组 NIH - CPSI 总评分平均下降及总有效率更显著。提示清泉茶联合高频热疗仪综合治疗 CP/CPPS，可显著改善患者的临床症状，不良反应少，是临床上治疗 CP/CPPS 的一种理想选择。袁少英等（2010）采用千雪清精方（槐花、千里光、败酱草、荷包草、野葡萄根、藤梨根、蛇莓、积雪草、琥珀、荔枝草、六月雪、车前草、灯心草、瞿麦、六一散）治疗 CPPSⅢb 型，治疗前后进行疼痛症状评分，检测患者前列腺液（EPS）中 IL - 4、IL - 6、IL - 10 水平，分析细胞因子变化与疼痛症状评分的相关性。提示 IL - 4，IL - 10 水平和疼痛评分正相关（$P < 0.05$）；IL - 6 水平和疼痛评分负相关（$JP < 0.05$）。认为千雪清精方治疗 CPPSⅢb 型的总有效率为 88.68%，止痛的作用机制主要是下调 IL - 4、IL - 10 水平，上调 IL - 6 水平可明显缓解疼痛症状，检测结果有助于 CPPSⅢb 型的诊断，并可作为了解病情、治疗效果评价的一个有价值的指标。

仇美思等（2015）对《伤寒论》治疗淋证的方剂作了整理，并介绍了运用经方治疗淋证的体会，如热淋（湿热下注）用白头翁汤、劳淋（肾阳虚）用薏苡附子败酱散、劳淋（肾虚湿热）用乌梅丸、气淋用柴胡加龙骨牡蛎汤等。

不少作者先后报道了运用针刺、芒针、温针灸、热敏灸、药油灸、蜂针、电针、穴位埋线及中药穴位贴敷、敷脐、热熨、灌肠、离子导入等方法治疗慢性前列腺炎，均有较好疗效。

（二）良性前列腺增生症

杨建中（1959）辨证施治癃闭 5 例取得较好疗效。袁维森（1963）采用中西医结合方法治疗癃闭 1 例，西药用青霉素等，中医以清热、解毒、泻火、利尿为主，用五苓散加减而愈。董少仲（1966）采用滋肾丸为主治疗癃闭效果良好。王承忠（1978）采用滋肾通关丸加味治疗老年性前列腺肥大取得较好疗效。曹赫基（1985）在临床上采用仲景方猪苓汤、瓜蒌瞿麦丸和桃核承气汤治疗癃闭，取得一定疗效。

林天授等（1987）以 5 个病例的治验，阐明在治疗立法用药过程中，在常法的基础上，采用形象的"提壶揭盖""疏通渠道""釜底抽薪""高原引水""开冰解冻"等类比思维，从而取得较好的疗效。戚广崇（1994）将前列腺增生症分为膀胱积热、肺脾两虚、痰瘀阻窍、阴虚火旺和肾阳不振五型，分别治以清利湿热、益肺补中、活血利水、滋阴降火及温阳补肾，方选八正散、百合固金汤合补中益气汤、桃仁散、二海地黄汤和济生圣气丸加减。王继贤等（1994）采用消痔灵局部注射治疗前列腺肥大，治疗组效果明显优于对照组（口服己烯雌酚或前列通），所有有效患者治疗 1 年后随访，巩固率达 75%。成爱光等（1999）采用静脉滴注鱼腥草注射液治疗前列腺增生症 52 例，结果痊愈 11 例（21.2%）、有效 41 例（78.8%）。郝朝军等（1999）将中医药诊治慢性前列腺炎、前列腺增生中的偏差归纳为：误认"炎"为火，堆积应用泻火解毒之品；错当"增生"为瘀，大量投入破血动血之药；将"尿潴留"与一般"水饮内停"等同看待，施以重剂利尿之品；单纯辨证施治，缺乏针对性；大多采用汤剂口服，局部难以达到有效治疗浓度，副作用多。同时提出了纠偏办法：标本兼治，综合立法；辨证结合辨病，既照顾共性又有针对性；下病取上，提壶启盖；多途径给药，杂合以治。史江峰等（2005）对历代有关针灸治疗"癃闭"的有关文献进行了分析，试图从时代的动态变化中，把握前人治疗"癃闭"选经用穴特点，为进一步的研究和应用提供文献基础。先秦两汉时期在取治经穴上呈现多样化，不局限于足厥阴，还涉及足太阴、足少阴、足太阳等；取穴部位以下肢为主，较少在腹部和腰骶部近道取穴。晋代以近道取穴较远道取穴为多，近道多取用小腹部和腰骶部经穴，远道取穴多集中在膝以下。唐代以近道取穴为主，远道取穴涉及足厥阴、足太阳、足少阴、足阳明、足太阴经穴等。宋代在取治上仍以近道（腹、腰骶）和下肢远道经穴为主。金元时期近道取穴较多，涉及的经脉主要是任脉；远道取穴足厥阴经穴的频次与足少阴、足太阴经相比明显减少，居于次要地位。明代仍多用近道和远道取穴，近道取穴多集中在小腹部；远道则集中在膝以下足经，多用足太阴、足少阴经穴；足厥阴经穴相对足太阴、少阴经穴使用较少。彭培初等（2005）将前列腺增生患者 65 例随机分为两组，治疗组服生甘遂肠溶胶囊，对照组予安慰剂，观察 6 小时内疗效；离体实验观察甘遂乙醇提取物与生理盐水对大鼠膀胱逼尿肌收缩的影响及甘遂粉混悬液、生理盐水与地塞米松对小鼠巴豆油耳郭炎症的影响。结果治疗组 25 例有效，对照组 3 例有效，两组差异有显著性；有效病例 1 个月、3 个月随访，两组分别有 4 例、3 例再发尿潴留；实验观察表明甘遂组大鼠膀胱收缩幅度明显强于生理盐水组，甘遂组小鼠巴豆油致耳郭炎症明显小于地塞米松及生理盐水组。提示生甘遂能快速有效解除前列腺增生急性尿潴留；有明显增强离体大鼠膀胱逼尿肌收缩、抑制巴豆油致小鼠耳郭炎症作用。王志强等（2009）根据中医治疗良性前列腺增生症（BPH）的辨证施治理论，对临床实践证明有效的方剂中不同功能类型的中药，采用血清药理学方法以及离体实验和动物模型相结合的方法筛选出抑制 BPH 能力最强的种类，然后运用中医理论和直接实验设计技术找出最佳配方。以中医理论为指导，利用现代化科学研究方法精选其中最有效的药物，组成一个治疗 BPH 的有效方剂。认为本方法有助于研究开发控制前列腺增生的新药，提高中医药治疗 BPH 的效果。张宇静（2009）对《景岳全书·杂证谟·癃闭》作了研究。篇中专论癃闭，首次将"癃""淋"两病分而论述；明确了癃闭的病因病机；提出了从"气"论治癃闭，包括宣降肺气、清热利湿、清热攻下、疏肝利水、祛瘀行气、培补中气、滋阴化气、温肾化气等治癃八法，极具特色；记录了猪溲胞法、鹅翎水银通导法、皂角葱头王不留行熏洗通便法等 3 种通闭之外治法；完善了癃闭的辨证论治理论体系。后世治疗癃闭者多宗此法，对现代治疗癃闭仍具有一定临床指导意义。张春和（2009）采用保列治联合前列通窍颗粒（炙黄芪、水蛭、菟丝子、乌药、益智仁、肉桂、怀牛膝等）治疗良性前列腺增生症（BPH）65 例，经治疗 3 个月后，IPSS 评分、QOL 评分均显著降低，PVR 显著减少，Q_{max} 显著升高，前列腺体积能明显缩小。由此证实中西医结合方法治疗 BPH 能明显减轻患者的排尿症状，改善患者的生存质量，缩小前列腺体积，且整个治疗期间未发现有明显的不良反应，说明保列治联合前列通窍颗粒治疗 BPH 患者是安全、有效的，但其长期疗效及具体作用机制还需进一步深入研究。卓沛元（2013）认为该病病机本质为本虚，临床证候以标实为多见。对临床上常见的肾虚湿热下注、脾肾气虚水湿不运、肝郁血滞、肾虚血瘀四种证型病因病机进行了分析，并将几位名老中医治疗各种证型

的有效经验方进行了详细介绍。王燕等（2014）探讨了子午流注指导下不同按压时间耳穴压豆方法对预防前列腺等离子切除（TUPKP）术后便秘的疗效。将 TUPKP 术后患者 60 例随机分为两组，实验组 30 例、对照组 30 例。对照组在常规护理基础上加用耳穴压豆（取穴便秘点、大肠、直肠、皮质下），按压的时间点为 11：00（午时）、16：30（申时）、19：30（戌时）；实验组常规护理及耳穴取穴同对照组，按压时间为 06：30（卯时）、14：30（未时）、21：30（亥时）。观察两组在便秘的发生率、便秘评分、首次排便时间、膀胱痉挛发生率等。结果实验组首次排便时间较对照组明显缩短。提示子午流注理论指导下的耳穴压豆择时护理与常规耳穴压豆相比疗效显著。朱文雄等（2015）采用数据挖掘软件统计分析贺菊乔治疗良性前列腺增生症的用药经验。方法：共选择贺菊乔治疗 BPH 患者 296 例，共计 1 127 诊次的处方资料，采用 Excel 建立数据库，运用 SPSS 17.0 和 Clementine 12.0 软件进行统计，分析贺菊乔治疗 BPH 的学术经验。结果统计出各味中药、常用方剂的使用频次，并根据中药的性味功效进行归类统计，利用关联规则整理出 7 个核心药对。提示常用中药、方剂的频次频率和两味中药的关联结果均符合贺菊乔创益气利水、活血散结法治疗 BPH 的学术经验，具有较好的临床指导意义。亦有作者运用推拿、电针、热敏灸、雷火灸、微火针、穴位敷贴、穴位埋线等方法治疗良性前列腺增生症取得了良好疗效。

前列腺增生症的手术疗法：董俊友（1963）采用经骶骨前列腺切除术治疗前列腺增生症，认为极度肥胖患者，经耻骨上或耻骨后手术途径进行手术确有一定困难，加之术后因腹部切口影响换气量，对老年人尤以有慢性呼吸道感染者易引发肺炎；而经骶骨前列腺切除术无腹部切口，术后不影响呼吸及咯痰，离床早。万伯钧（1979）采用耻骨上经膀胱前列腺切除术治疗前列腺增生症，手术效果良好，但手术死亡率为 4%。术后并发症有：大量出血、附睾炎、切口感染、后尿道梗阻等。黄奋人（1980）使用经尿道前列腺电切术前列腺增生症，认为只要是前列腺增生引起排尿困难，无后尿道广泛狭窄而患者情况估计可以耐受单纯性膀胱造瘘者，即为本手术的适应证。卫恭（1980）采用改良前列腺切除手术方法治疗前列腺增生症，具有手术时间短、出血量少、住院时间短、并发症少等优点。靳风烁

（1990）认为耻骨上前列腺摘除术是治疗前列腺增生的主要方法之一，但手术时间长、失血多、术后长时间带引流管仍是其主要问题。靳风烁改良了膀胱颈缝合方法，并把三腔气囊尿管用于前列腺摘除术，就解决上述 3 个问题，取得了满意疗效。王晓雄（1998）采用保留膀胱颈环状肌和前列腺侧旁神经血管束的前列腺癌根治术，前列腺癌膀胱颈无浸润者适宜做本式式，术后保留括约肌功能、尿失禁发生率低，对癌前病变及术前难以定性的高危患者可扩大手术适应证。温晖（2005）采用经尿道前列腺电切术加膀胱颈环状纤维 U 形切开治疗前列腺增生症，可有效地预防前列腺切除术后膀胱颈梗阻。李海皓（2015）经尿道前列腺钬激光剜除术治疗前列腺增生症，与经尿道前列腺电切术相比较，具有疗效安全可靠、并发症少、剜除彻底、适应范围广等优点。

（三）前列腺癌

戚广崇（1994）将前列腺癌分为肾虚瘀阻、肝肾阴虚和气血亏败三型，分别治以益肾化瘀、滋阴降火及大补气血，方选血府逐瘀汤合五子衍宗丸、二海地黄汤和人参养荣汤加减。厉将斌等（2002）介绍了王沛治疗前列腺癌的思路与方法。认为本病的治疗，根据急则治其标、缓则治其本的原则，以治本为先、标本兼顾。具体治则以祛毒补肾、活血散结、清利湿热、益气养阴为其法，以自制前列腺癌方（龙葵、生首乌、女贞子、生黄芪、干蟾皮、莪术、夏枯草、菟丝子、补骨脂、猪苓、茯苓等）为主加减。马国花等（2008）介绍了魏睦新采用中医待机疗法治疗早期前列腺癌的经验。主张前列腺癌早期只需定期观察并按医嘱服用中药就可以避免手术，即针对符合西医待机治疗条件的早期肿瘤患者，加以中医辨证论治干预和生活指导，以提高生存质量，最大限度延长待机期。郁超等（2015）将 68 例晚期前列腺癌骨转移患者随机分为治疗组和对照组各 34 例，所有患者均行全雄激素阻断治疗，治疗组在此基础上给予加味芪凌骨转方（生炙黄芪、冬凌草、蜀羊泉、益母草、姜黄、党参、熟地、补骨脂、骨碎补、炙甘草等）加减结合针灸治疗。结果两组临床总有效率无明显差异，但治疗组的生存质量明显提高，临床症状明显改善。程剑华（2015）从等待观察期干预，中草药治疗前列腺肥大伴结节或前列腺炎伴钙化，干预围手术期前列腺癌术后综合征及放射治疗后综合征，治疗前列腺癌 PSA 升高，晚期、内分泌

治疗无效及化疗失败者等为切入点探讨了中医药治疗前列腺癌的作用与优势，认为中医药整体辨证治疗或辅助治疗前列腺癌的前景广阔。袁少英等（2015）根据前列腺癌术后不同的时间段，采取中医辨证论治。认为前列腺癌根治术后采用中医药调理主要有以下几个方面的辅助作用：一是扶正，调节机体免疫功能，增强机体抵抗力；二是祛邪，抑制残留的肿瘤细胞；三是增效，增加放疗、化疗敏感性；四是减毒，降低放疗、化疗毒副作用。前列腺癌术后临床表现多为虚实夹杂，邪去正虚，以虚为主。因此，临床用药必须遵循扶正补虚、攻补兼施原则，兼清热解毒、活血化瘀、利水渗湿、化痰散结等法祛邪。而其中最主要的是：注意以扶正为主，兼顾祛邪；注意保护脾胃；注意调畅患者情志，心理疏导和疏肝解郁法当贯穿治疗始终。有作者从免疫学、细胞凋亡等方面对中医药治疗前列腺癌作了研究，并发现中医药有助于前列腺癌的康复。

（四）精囊炎

李石青（1980）用圣愈汤加味治疗血精症获得良效。钱菁（1990）认为血精的辨证施治不必拘泥于古人"虚劳伤肾"之说而施以滋补厚腻之剂，可根据肝经从实论治，采用清热解毒、清热泻火或清热凉血治之，疗效更为理想。戚广崇（1994）将精囊炎分为精室湿热、瘀血阻滞、阴虚火旺和气不摄血四型，分别治以清利精室、活血祛瘀止血、养阴降火止血及益气摄血，方选小蓟饮子合三妙丸、血府逐瘀汤、二至地黄丸和归脾汤加减。肖洲南（1996）采用金黄散治疗血精效果好。谢作钢（1999）将血精症 52 例随机分为治疗组 32 例、对照组 20 例。治疗组采用中西医结合方法，口服环丙沙星配合中药滋阴补肾、清热利湿、化瘀止血基础方［生地、怀山药、山茱萸、女贞子、知母、黄柏、车前子（布包）、蒲公英、墨旱莲、茜草、海螵蛸、三七（冲服）等］；对照组仅口服环丙沙星。结果治疗组有效率 93.8%，对照组有效率 75.0%，差异有显著性。戴宁等（2000）采用院内制剂滋肾清精糖浆（知母、黄柏、生地、熟地、牡丹皮、赤苓、泽泻、山茱萸、山药、莲子、蒲公英、金银花、红茜草等）治疗血精症 30 例，治愈 18 例，有效 10 例，无效 2 例。王劲松等（2003）将血精论治归纳为五法，即滋肝肾，养阴精，引火归元；补脾肾，益气血，敛血涩精；温肾阳，逐痰浊，散寒止血；清心肝，泄火毒，导热下行；洁精室，化湿热，去瘀通络。徐士勇（2005）采用自拟清精止血方（黄芪、黄柏、牡丹

皮、丹参、白茅根、女贞子、墨旱莲、覆盆子、仙鹤草、小蓟炭、茜草根、蒲公英等）治疗血精症30例，治愈13例，显效16例，无效1例，总有效率96.7％。王志勇等（2014）介绍卢太坤治疗血精首先查明病因以辨病治疗，进而辨证论治，同时强调生活方式及排精时间选择的重要性。张春生（2014）选取糖尿病并发症血精患者65例，采用六味地黄丸加减治疗。结果治愈38例，有效21例，无效6例，总有效率为90.77％。认为清热化湿是治疗血精之变，补益气血是治疗血精之本，凉血止血是治血精之标；中医治疗糖尿病血精患者，以凉血止血、滋阴清热为关键，并强调中医药"标本兼治"，符合辨证与辨病相结合、标本同治的原则，可以提高临床治疗效果。

总之，中医药在治疗前列腺炎、良性前列腺增生症、前列腺癌和精囊炎方面具有较好的疗效。早期的研究主要是个案报道，进入21世纪后，尤其在慢性前列腺炎方面，实验室研究骤然增多，表明中医药治疗前列腺疾病、精囊疾病具有广阔的前景。

（王古道）

四、中医药治疗阴茎疾病

（一）阴茎包皮炎

包皮龟头炎是指龟头和包皮黏膜的炎症，是男性常见病。中医学理论认为，本病属"阴头疱""阴头风"范畴，不洁性交致湿热毒邪瘀滞下焦；或包皮过长，局部不洁，又感染秽浊淫毒之邪，淫邪毒热蕴积于阴茎肌腠之间是本病发生的基本病机。

刘岩等（1971）用一效散（煅炉甘石、滑石、朱砂、冰片、片栗粉等）治疗包皮龟头炎100例。以棉签外涂适量，早晚各1次，7日为1个疗程。显效83例，有效10例，好转5例，无效2例；总有效率为98％。庄田畋（1998）采用三黄疗毒汤（生大黄、黄连、黄柏、重楼）洗浸及珠黄散（黄连、冰片、珍珠粉）外敷治疗35例龟头炎及伴有溃疡者，病程为5日至4个月。35例全部治愈，其中治疗1周者24例，治疗2周者10例，治疗3周者1例。赖火龙等（2004）报道治疗60例念珠菌性包皮龟头炎患者，平均病程24日。采用蛇参合剂外洗治疗（苦参60g，蛇床子30g，地肤子30g，鱼腥草30g，白鲜皮30g，野菊花30g等）。用药后1周随访，痊愈41例（68.3％），显效11例（18.3％），总有效率为86.6％。马全庆（2007）用龟炎洗剂（土茯苓、苦参、蛇床子、黄柏、枯矾等）外洗治疗龟头炎86例。痊

愈59例（68.61％），显效19例（22.1％），好转5例（5.81％），无效3例（3.49％），总有效率为96.51％。对全部患者进行随访，痊愈患者中无一例复发。魏民等（2015）报道治疗念珠菌性龟头炎538例，病程平均2.7个月。用生大黄30g，黄柏30g，苦参30g，蛇床子30g，败酱草30g，地肤子30g，蒲公英30g，鱼腥草30g，枯矾10g，煎汤外洗治疗。结果痊愈506例，好转32例，无效0例，总有效率为100％，无不良反应。田惠迪（2015）报道治疗39例念珠菌性包皮龟头炎患者，治疗组20例，对照组19例。治疗组病程3～6日；对照组病程2～7日。入选病例均有典型临床症状，全部患者均为真菌涂片阳性者，就诊前未做其他治疗。治疗组给予白鲜皮30g，姜黄20g，苦参20g，蛇床子15g，黄柏15g，地榆20g，水煎外洗，7日为1个疗程。对照组口服氟康唑片，每日150mg，1次顿服。两组均连续服用3周。治疗组痊愈19例，显效1例，治愈率为95％，显效率为100％。对照组痊愈18例，显效1例。

（二）阳强

西医学称阴茎异常勃起，是指阴茎经常持续性勃起，久久不易疲软的病症，多在夜间睡觉时出现。中医学又称阳强为内消、女石精、强中、阴纵、阳强不倒等病名。《灵枢·经脉》："足厥阴之别……其别者，循茎上睾结于茎，其病……实则挺长""肝主筋""肝经循股，入毛中，过阴器，抵少腹""足厥阴之筋病……伤于内则不起，伤于寒则阴缩入，伤于热则纵挺不收。"清代何梦瑶《医碥·卷四杂证·阴缩阴纵》："阴受寒则缩，受热则纵。"《傅山男女科全集·肾病门》曰："阳强不倒，此虚火炎上而肺气不能下行故耳。"《临证会要》："有时因初劳阴亏，湿热乘虚客于下焦成为阴纵，致阳强不倒。"秦伯未："平时阳事易举，多由相火偏旺，多从热、从火论治。"一般都认为房事过度，肾阴耗损，阳气亢盛；或湿热下注；或过服壮阳之品；或跌打损伤，瘀血停积阴部而致。其病理机制：① 肝胆火旺，湿热下注，熏蒸充盈脉道，血脉瘀阻，阴茎纵长。② 肝气郁结，情志不畅，肝之疏泄功能异常，人体血量不得正常调节，或郁而化火，下扰宗筋；或热盛阴伤，筋脉拘挛，阳强不倒。③ 交会无制，阴精亏损，则相火易动；或好酒，恣食辛辣厚味，痰火内灼，暗耗真阴，充斥肝经不解，阳坚不萎。④ 房事不节，纵欲无度，或过食壮阳之物，肝肾阴液亏损，阳亢而相火

易动。⑤ 外伤或久病不愈，血瘀脉络，死血难去，阴茎络脉受损。

病因病机复杂，临床证型治法颇多。王友明（1982）以芍药甘草汤（芍药 30 g，甘草 15 g）治疗本病 1 例，5 剂痊愈，取其酸甘相配，化阴敛阳，药专力宏得效。戴嘉诚（1983）以加味知柏地黄汤（知母、山药、茯苓各 12 g，山茱萸、麦冬各 15 g，黄柏、牡丹皮、酸枣仁各 10 g，生地 20 g，牡蛎 30 g，泽泻、淡竹叶各 6 g）治愈本病证属心肾阴亏，相火妄动者 1 例。陈若崑（1984）以中医辨证治疗本病 2 例，效果满意。1 例肝肾阴虚，相火亢盛，仿知柏地黄汤（熟地 20 g，山茱萸 20 g，女贞子 10 g，知母 10 g，黄柏 10 g，茯苓 10 g，牡丹皮 10 g，泽泻 10 g，玄参 90 g，麦冬 90 g，天冬 90 g，生龙牡各 15 g，黄连 10 g，肉桂 3 g，淡盐水 30 ml，童便 20 ml，冲服朴硝粉 1 g）；1 例心肾不交，以知柏地黄汤、阿胶黄连汤合交泰丸化裁（熟地 20 g，山茱萸 20 g，女贞子 20 g，泽泻 10 g，茯苓 10 g，牡丹皮 10 g，知母 10 g，黄柏 10 g，阿胶 10 g，玄参、天冬、麦冬各 90 g，鸡子黄 2 个，黄连 10 g，肉桂 3 g，淡盐水 30 ml，童便 20 ml，冲服朴硝粉 3 g）。金谷城（1984）以中医药治疗本病 2 例，取得满意效果。1 例肾阴亏损，相火过旺型（知母、黄柏各 15 g，牡丹皮、泽泻、茯苓各 9 g）；1 例阴亏火旺，瘀血阻络型（龟甲 30 g，鳖甲、熟地、知母、黄柏各 15 g，熟大黄、泽泻、土鳖虫各 10 g，肉桂 3 g）。朱天忠（1984）治愈阳强 2 例，其中 1 例阴虚火旺，以知柏地黄汤合水陆二仙汤（知母、山茱萸各 12 g，生地、芡实各 15 g，金樱子、麦冬各 10 g，牡丹皮 6 g，茯苓 9 g，泽泻 20 g，龟甲 30 g）；另 1 例为肝经湿热下注，复因相火扰动（胆南星 5 g，白芥子 6 g，栀子 10 g，生地、怀牛膝各 30 g，当归、生大黄各 9 g，泽泻、车前子各 30 g，柴胡、生甘草各 3 g，吞服磁朱丸 10 g）。严育斌（1985）认为痰火充斥者易治，代表方以龙胆泻肝汤、黄连温胆汤化裁；肝肾阴亏者难治，代表方用知柏地黄汤加减。周萃英以知柏地黄汤加味（知母、黄柏、黄芩、赤芍各 12 g，生地、牡丹皮、茯苓、夏枯草各 15 g，龙胆草、红花各 9 g，山药 24 g，泽泻 18 g，山茱萸 6 g，肉桂 3 g，水煎服，每日 1 剂；并配服复方丹参片）治愈证属阴虚火旺，湿热内蕴兼有血瘀致本病 1 例。王勇毅（1988）辨证分型治疗本病 10 例，疗效满意。其中肝胆实热型 5 例，用龙胆泻肝汤加减；阴虚火旺型 3 例，用知柏地黄汤加减；阴虚气郁型 2 例，用一贯煎和甘

麦大枣汤加减。其中年龄最小者 25 岁，最大者 51 岁；病程长者 1 年，短者 15 日；其中已婚者 5 例。汤清明（1991）从肝论治，辅以活血化瘀之法，取得满意疗效。临床分 3 型：① 肝气郁结型，疏肝活血，代表方柴胡疏肝散。② 肝阴亏虚型，滋补肝阴，代表方一贯煎。③ 肝经湿热型，清热利湿，代表方龙胆泻肝汤。

（三）阴茎硬结症

本病属中医学"阴茎痰核""玉茎结疽"等范畴，其病理机制乃痰湿瘀阻、凝结成块所为，属于有形之邪瘀积而致。其治则当以化痰软坚、行气活血为主。《外科理例》中有此病的描述："一弱人茎根结核，如大豆许，劳则肿痛。"若阴器受伤，血瘀宗筋脉络不畅，聚而成结；或肝肾不足，感受寒湿，入于厥阴之络；或脾虚生痰，痰浊凝聚于宗筋，经络阻隔亦可成结。所以阴茎结块乃痰瘀互结成之。

本病国内早期报道不多，近年陆续有临床治疗报道。张宝兴（2001）认为本病当责之肝、脾、肾三经相合为患。情志不遂令肝郁气滞，血行不畅，气滞血瘀于阴器；纵欲无度，伤耗肾精，致阴虚而血行迟缓，血瘀于阴器；喜食肥甘，饮酒过度，损伤脾胃，蕴生痰湿，痰湿下注，凝结于阴器。采用祛湿除痰、化瘀软坚、理气通络法。予自拟阴茎除结汤。药用：陈皮 12 g，半夏 10 g，茯苓 12 g，莪术 15 g，三棱 15 g，夏枯草 20 g，猫爪草 20 g，白芥子 15 g，浙贝母 12 g，制乳香 10 g，制没药 10 g，川楝子 12 g，柴胡 10 g，牛膝 12 g，白术 10 g，丝瓜络 15 g。每日 1 剂，水煎服。1 个月为 1 个疗程，连续治疗 3 个疗程。方中陈皮、半夏、茯苓、白芥子、浙贝母、白术健脾祛湿除痰，三棱、莪术、夏枯草、猫爪草、制乳香、制没药活血化瘀、软坚散结，川楝子、柴胡、丝瓜络疏肝理气通络，牛膝引药下行直达阴器。诸药共奏祛湿除痰、理气通络、化瘀软坚之效。治疗期间禁食辛辣及肥甘之品，保持心情舒畅，性生活适度。邵吉庆（2009）从搜络逐痰入手治疗该病，采取整体与局部治疗相结合。自拟搜络逐痰汤，药用：炙水蛭 6 g，炙蜈蚣 2 条，丹参、莪术各 15 g，红花、当归尾、白芥子、大贝母、制半夏、海藻、昆布各 10 g。随症加减：有阳痿早泄者加仙茅、淫羊藿、锁阳、金樱子；有便溏、畏寒者加炒白术、云茯苓、肉桂；有小腹会阴部胀痛，尿后余沥不尽者加益智仁、台乌药、川木通；硬结疼痛明显选加延胡索、失笑散。每日 1 剂，水煎服，每日 2 次。1 个月为 1 个疗程。外治用消

结外洗方,三棱、莪术各 30 g,红花、桃仁、皂角刺各 20 g,夏枯草、白芥子各 15 g。以上中药加水 2 000 ml 浸泡 45 分钟,煎沸 30 分钟后取 600 ml,倒入盆中,局部外洗浸泡或用药布浸汁缠渍阴茎 30 分钟,每日 2 次,药汁可反复加热使用,每剂用两周。以蜈蚣、莪术、红花加强搜络化瘀之功效,丹参、当归尾活血养血化瘀散结。白芥子祛经络及皮里膜外之痰,为祛痰之良药;制半夏、大贝母祛湿。络逐痰汤,方中以水蛭为君药要药,能化痰,海藻、昆布软坚化痰散结,诸药合用共司搜络逐痰之功。局部使用的消结外洗方中三棱、莪术、桃仁、红花、皂角刺搜络散结,白芥子、夏枯草化痰散结。孙自学(2013)自拟茎核消汤治疗阴茎痰核,每多见效。茎核消汤药物组成:丹参 15 g,赤芍 12 g,玄参 12 g,橘核 15 g,白芥子 12 g,三棱 15 g,莪术 15 g,穿山甲 6 g,肉桂 6 g,鸡血藤 25 g,路路通 15 g。隔日 1 剂,水煎服,服用 45 剂,药渣热敷阴茎。勃起功能障碍者加续断、仙茅、淫羊藿;小腹胀者加乌药、小茴香、制乳香、制没药。方中丹参善能通行血脉,祛瘀止痛;赤芍散瘀止痛,破坚积;穿山甲软坚散结、消肿止痛为君药。臣以三棱、莪术、橘核行气理血止痛。佐以白芥子、肉桂化痰利气,温经止痛;玄参、鸡血藤、路路通共奏清热活血,通经活络之功。全方以行气活血止痛为主,化痰活络为辅,组方严谨,效果显著,且煎煮后的药渣热敷患处,更有利于药效进一步发挥。从观察结果可以看出,茎核消汤较传统维生素 E 和秋水仙碱疗效更佳。

(李湛民)

五、中医药治疗阴囊疾病

(一)水疝

水疝是指睾丸或精索鞘膜积液引起阴囊或精索部囊形肿物的一种疾病。其特点是阴囊无痛无热、皮色正常、内有囊性感的卵圆形肿物。《外科正宗》云:"又有一种水疝,皮色光亮,无红无热,肿痛有时,内有聚水,宜用针从便处引去水气则安。"水疝可分为先天性水疝与继发性水疝两种,前者多见于婴儿,也称偏坠;后者多见于成人。相当于西医的睾丸鞘膜积液或精索鞘膜积液。

福建南安县医院(1960)用小茴香治疗鞘膜积液有较好的疗效。方用小茴香 15 g,食盐 4.5 g,同炒焦,研为细末,青壳鸭蛋 2 个(去壳)合煎为饼。每晚临睡前以温米酒配蛋饼服下,连服 4 日为 1 个疗程,休息 2 日,再服第 2 个疗程,如需要可续服数

疗程。朱大年(1981)治疗小儿鞘膜积液采用《济生》肾气丸 9 g(包),党参 9 g,白术 9 g,茯苓 9 g,泽泻 9 g,川桂枝 4.5 g,炙甘草 4.5 g。复诊:服上方 5 剂后纳食增进,面色转润,阴囊处肿胀感改替,舌淡,苔薄白腻,脉濡。再以温化,上方加鹿角霜 9 g,巴戟天 9 g,淫羊藿 9 g,菟丝子 9 g,葫芦巴 9 g。共服上方 17 剂,阴囊肿大渐见缩小,行走正常。后又加入当归、桃仁、红花活血化瘀之品,再服 14 剂,阴囊肿胀完全消失,皮肤收缩,透光试验(一)。终以四君子汤加味 5 剂,调理收功。吕树田(1988)用五苓散合橘核丸加减治疗水疝患者。方用药茯苓、猪苓、白术、橘核各 10 g,泽泻、海藻、昆布各 12 g,桂枝 6 g,水煎服。气虚者加黄芪 10~20 g,党参 10~15 g;饮食不振者加神曲、鸡内金各 10 g;咳嗽者加紫菀、大贝母各 10 g;阴囊寒坠感加小茴香 6 g,木香 10 g,升麻 3 g;阴囊壁较硬者加益母草 15 g,三棱、莪术各 3 g。陈国华(1988)用柴胡 6 g,青皮、台乌、陈皮、白芍各 9 g,泽泻、茯苓等治疗本病。张国瑞(1988)拟舒肝和络,清利湿热之法,投方:冬葵子 15 g,炒枳实、滑石、川木通、猪苓、荔枝核、川楝子青皮各 10 g,水煎服。沈宇明等(2014)对肾虚寒湿型水疝,以益气活血利水法治疗,方用黄芪 30 g,人参 15 g,山药 30 g,猪苓 15 g,茯苓 20 g,泽泻 15 g,白术 15 g,上肉桂 8 g,山茱萸 15 g,菟丝子 15 g,柴胡 15 g,炒枳壳 15 g,郁金 15 g,茵陈 10 g,麻黄 5 g,甘草 10 g。加减:兼见少腹坠痛者加炒荔枝核,炒橘核,炙升麻;或病久挟瘀,应佐以软坚、活血祛瘀之品如牡蛎、三棱、莪术;腰膝酸软者加用淫羊藿、肉苁蓉等壮腰补肾中药。用法:每日 1 剂,水煎取汁 800 ml,分 3 次温服,7 日为 1 个疗程。外治法久治不愈者,可用吴茱萸 30 g,小茴香 30 g,橘核 50 g,五倍子 15 g,加水煎煮 30 分钟,待药液温度适中时,将阴囊放入药液中浸泡,同时可用纱布湿敷患处,每次 20~30 分钟,每日 2~3 次,每剂 2 日,再换药,疗程与内服药同步。俞景茂(2015)诊治小儿鞘膜积液治以健脾利湿、温阳疏肝,方用五苓散合六君子汤加减。处方:太子参 6 g,白术 6 g,茯苓 6 g,陈皮 4.5 g,制半夏 4.5 g,泽泻 6 g,猪苓 6 g,桂枝 2 g,车前子 9 g,黄芪 6 g,生山楂 6 g,炒赤芍 6 g,青皮 2 g,荔枝核 6 g,小茴香 4.5 g,炙甘草 3 g,7 剂。二诊:右侧阴囊明显缩小,鞘膜积液减少,仍纳差,大便正常,鼻衄,舌红,苔薄白,脉浮数。上方去桂枝,加鸡内金 6 g,砂仁 6 g,7 剂口服。三诊:右侧

阴囊进一步缩小，胃纳改善，鼻衄，遂予以太子参6 g，白术6 g，茯苓6 g，泽泻6 g，车前子9 g，猪苓6 g，荔枝核6 g，小茴香4.5 g，青皮3 g，怀牛膝4.5 g，牡丹皮4.5 g，白茅根12 g，生山楂6 g，鸡内金4.5 g，炙甘草3 g，7剂。四诊：鼻衄未发，大便溏薄又起，上方遂去牡丹皮、白茅根，加菟丝子6 g，大便转正常后，守方治疗1周。共治疗5周后，两侧阴囊大小基本对称，透光试验（−），嘱其停药观察，随访3个月未复发。

外治法：婴儿水疝或继发性水疝属肾虚寒湿证者，用小茴香、橘核各100 g，研成粗末，炒热，装布袋内温熨局部，每次20～30分钟，每日2～3次。下次使用时仍需炒热，可连用3～5日再换药。继发性水疝属湿热下注者，可用朴硝250 g装布袋内罨敷。或用五倍子、枯矾各10 g，每日1剂，加水300 ml，煎0.5小时，待适当温度，将阴囊置入药液中浸泡，每次20～30分钟，每日2～3次，下次浸泡时需将药液加温。

（二）囊痈

囊痈是发于睾丸以外阴囊部位的急性化脓性疾病。其特点是阴囊红肿疼痛，寒热交作，继则皮紧光亮，形如瓢状，痛剧。《外科大成》云："囊痈与病气相类，但痈则阴囊红、肿、热、痛，内热口干，小便赤涩。"《外科证治全生集》谓："子痈与囊痈有别，睾丸不肿而囊肿者为囊痈。"本病在临床上较常见，相当于西医的阴囊脓肿、阴囊蜂窝织炎。

何映（2010）报道许履和对男子前阴病辨治特色。囊痈初起，其见症是：阴囊红肿，灼热疼痛，同时伴有全身症状；治宜清利解毒，龙胆泻肝汤甚妙，外用马氏青敷药（大黄、姜黄、黄柏各240 g，白及180 g，白芷、赤芍、花粉、青黛、生草各120 g，共研糊末），用蜂蜜调敷；如不消散，破溃后用五虎（黄连30 g，青粉30 g，黄升75 g，熟石膏180 g，冰片15 g，共研极细末）提脓拔毒，外以太乙膏盖贴之，每日换药两次；脓尽后改用桃花散收口；若溃后脓水清稀，久不收放，形成瘘管者，宜服十全大补合六味地黄以补气血、益肝肾，并服七味胎元丸以消瘘管，缓缓取效。温梦春（1986）用柴胡15 g，胆草15 g，栀子15 g，黄芩15 g，泽泻15 g，生地15 g，车前20 g，当归15 g，大黄10 g，甘草15 g，川木通15 g，木香10 g。外用水调散，治疗半个月后，阴囊肿胀已消，但睾丸肿大、硬。前方又加苏木15 g，桃仁15 g，赤芍20 g，三棱15 g，莪术15 g，加大活血散瘀之效并

继续外用水调散外敷。

广东惠阳地区医院门诊皮肤科（1981）报道，用龙胆泻肝汤治疗阴囊湿疹20例，其中丘疹结节10例，痊愈8例，好转2例；水疱溃疡6例，痊愈4例，好转2例；苔藓化4例，痊愈1例，好转2例，无效1例。潘淑红（2006）用小柴胡汤加减治疗囊痈独具特色。小柴胡汤源于张仲景《伤寒论》，为和解少阳之代表方剂。本方有清肝利胆、升清降浊、疏导三焦气滞、通调经腑等功用。处方用柴胡10～15 g，黄芩6～10 g，党参10～15 g，法半夏4～10 g，甘草6～8 g，金银花15～30 g，连翘10～30 g，泽泻10～12 g，川木通3～6 g，石韦10～15 g，川牛膝10～15 g。每日1剂，水煎服。肿痛明显者，加生薏苡仁20 g，蒲公英15 g；恶寒发热者，加生石膏15～20 g，减金银花、木通；脾胃虚弱、老年体弱者，加太子参15～20 g，陈皮10 g。②外用方：威灵仙30 g（鲜药50 g），马齿苋30～50 g（鲜药50～100 g），加水1 000 ml浓煎半小时，待温后洗阴囊，每日2～3次，儿童酌减。一般用药5～7日。方中，大枣甘腻、生姜辛温，对湿热之证不宜，故减去；加金银花、连翘，配以柴胡、黄芩，有解表清里、去毒除热之功；加泽泻、木通、石韦，以清利下焦湿热；川牛膝引药下行，且有活血散结、通淋解毒之用；党参、甘草辅正和中；法半夏降湿和逆，增强机体抗病能力。外用威灵仙、马齿苋浓煎浴洗，可行气祛风、宁通五脏，治久积瘀痕之块，故有加速肿痛消退的作用。临床实践表明，此法较龙胆泻肝汤疗效更佳，收效更速。杨仁昆（2011）对于感受风毒者采用清热解毒，行血祛风，方用五味消毒饮加减，风重，加防风；毒甚，加黄连、黄芩、栀子、牡丹皮；痒剧，加地肤子、蛇床子、川芎。

外治法：未成脓者，用玉露散、金黄散或双柏散凉水调糊冷敷。若红肿范围较大者，用三黄汤（大黄、黄柏、黄芩）煎汤作冷湿敷，频换敷料，保持冷湿，有利于消炎退肿止痛。已成脓者，及时切开排脓引流，切口选择以最接近脓肿灶并有利于引流为原则。宜卧刀直切，注意避免损伤鞘膜与睾丸，引流一般以乳胶片或半边胶管为常用。

（三）阴囊湿疹

阴囊湿疹是发生于男性阴囊部位的一种湿疹，脾胃虚弱、饮食失常或过食肥甘厚腻、辛辣刺激，有时延及肛门周围，少数可延至阴茎。中医治疗阴囊湿疹历史悠久并且疗效良好，在治疗方面积累了丰

富的经验。

姜远蓉(1975)采用口服中药治疗阴囊湿疹取得较好疗效。方药:金银花12g,连翘12g,蒲公英15g,生地15g,泽泻6g,车前9g,云茯神15g,地肤子15g,白鲜皮12g。每日1剂,每日2次口服。叶文伟等(2009)运用龙胆泻肝汤加减治疗本病,治疗组52例中,治愈28例,显效10例,好转13例。龙胆泻肝汤可以使火降热清,湿浊得清,瘙痒得止,有利于皮疹的消退及好转。吉久春(2009)认为急性阴囊湿疹当清热利湿,解毒止痒,以蛇床子、黄连、黄柏、苦参、土茯苓、百部、花椒等熏洗外阴治疗94例,治愈72例,显效11例,好转8例。刘锦森(2011)对中医治疗本病的研究进行分析归纳总结。认为急性阴囊湿疹系湿热浸淫,下注会阴,予二妙丸加减:苍术、黄柏、茯苓、败酱草、牡丹皮、生地、泽泻、陈皮、苦参、地肤子。治疗2周,总有效率为93.75%。汪卫平(2012)认为慢性阴囊湿疹病久伤阴耗血,血虚风燥,用当归饮子加味治疗48例,总有效率达93.8%。崔关花等(2009)认为肝血亏虚是本病慢性期病机关键,予荆防四物汤加减(生地、当归、川芎、赤芍、荆芥、防风、牡丹皮、甘草、白鲜皮、刺蒺藜、地肤子)以养血凉血,祛风止痒。李长江(2012)认为血虚风燥证是慢性阴囊湿疹的主要证型,"治风先治血,血行风自灭",予四物消风散加减滋阴养血、祛风止痒,临床疗效显著。马宝佳等(2013)运用中药方(苦参、蛇床子、蝉蜕、川椒、黄柏、苍术、地骨皮、五倍子、防风、白矾)熏洗阴囊,治疗本病疗效显著。陈勇(2015)予苦参汤(苦参、两面针、蛇床子、大黄、百部、芒硝、花椒、苍术、乙醇)熏洗,配合石黄粉外扑治疗慢性阴囊湿疹136例,治愈116例,好转6例。

(李湛民)

六、中医药治疗睾丸、附睾疾病

男性生殖系统包括睾丸、附睾、输精管、前列腺、精囊、阴囊、阴茎,以及尿道等。泌尿系统功能的外在表现,中医学称为溺窍;男性生殖系统功能的外在表现,中医学称为精窍。精、溺二窍由肾所主,但与其他脏器的生理功能亦密切相关。《外科真诠》是这样划分的:玉茎(阴茎)属肝,马口(尿道口)属小肠,阴囊属肝,肾子(附睾、睾丸)属肾,子系(精索)属肝。

中医称睾丸和附睾为肾子,肾子疾病的发生与脏腑生理功能密切相关。睾丸疾病临床常见有子痈、子痰。

(一)子痈

子痈是指睾丸或附睾的感染性疾病。子痈分急性子痈与慢性子痈,两者都有睾丸或附睾肿胀疼痛的特点。《外科全生集》云:"子痈,肾子作痛下坠不能升上,外观红色者是也。迟则成患,溃烂致命;其未成脓者,用枸橘汤一服即愈。"急性子痈发病时,睾丸或附睾红肿热痛,并伴有全身热证表现;慢性子痈多继发于急性子痈后,或并发于慢性前列腺炎、慢性精囊炎,仅表现为睾丸或附睾的硬结,微痛或微胀,轻度触痛等。

康文芳(1955)采用中药煎剂内服治疗睾丸炎30余例取得良好的疗效,方用当归12g,白芷9g,连翘15g,川芎12g,防风9g,没药6g,红花9g,细辛2.4g,乳香6g,甘草6g。许履和(2010)治以《全生集》枸橘汤,疗效甚佳。寒热往来加柴胡、黄芩;痛甚加延胡索;小便短少加车前子、滑石、猪苓、赤芍等。治疗及时,1周左右即可消散,如过期而肿痛加重,寒热不退,便有化脓趋势。周安方(1994)采用归芍延楝汤治疗睾丸疼痛,将本病分三型:湿热下注型治宜清热解毒利湿,基本方加黄柏、土茯苓、车前草、蒲公英、白花蛇舌草、败酱草。气滞血瘀型治宜行气活血止痛,基本方加广木香、小茴香、橘核、荔枝核、炮山甲、制乳香、制没药。寒凝气滞型治宜散寒行气止痛,基本方加制附子、肉桂、小茴香、乌药、橘核、荔枝核、制香附。王小平(2002)以柴胡桂枝汤加味治疗睾丸疼痛。睾丸虽为阳具,但纳于阴囊之内,属足厥阴肝经循行所过。他认为:"阳常不足,阴常有余,多因损伤阳气功能而致病。"据此医理立论,确立辛温升阳散结之治法。睾丸疼痛一症,主症有三:疼痛、下坠、肿硬。其发病机制可为:寒侵而痛,浊着而坠,络阻而肿硬。以柴胡桂枝汤加味为主,随证化裁。若阴囊红肿、疼痛而热,皮肤紧张光亮者,加黄柏、苍术、牛膝各10g,生薏苡仁30g;精索静脉曲张,舌质紫或有瘀点,加血竭5g,红花10g,木香6g;兼有乏困者,重用党参30g,生黄芪30g。杨志辉(2001)采用二妙散合橘核丸加减治疗急性附睾、睾丸炎,基本治愈率为86.7%。湿热重者,倍车前子、龙胆草,加栀子、蒲公英、紫花地丁、黄芩;肝郁火旺者,去昆布、海藻,倍乌药、延胡索、川楝子、车前子、龙胆草、橘核、荔枝核,加黄芩、泽泻;瘀热交结瘀块硬肿者,去车前子、龙胆草、川楝子、乌药,加红花、三棱、莪术,倍橘核、荔枝核、昆布、海藻。水煎服,取药汁冲泡芒硝,每日1剂,每日3次,5日为1个疗程。二妙散首见于《丹溪心法》,主治湿热下注所致下部湿疮。方中黄柏苦寒清热,苍术苦温燥湿。两药相伍,具有清热燥湿之功。橘核丸首见于《严氏济生方》,主要功效行气止痛,软坚散结。两方合用,既能清热燥湿、软坚散结、行气化瘀,以损既生之病;又能疏肝理气,断致病之源,使邪无所生,体现了中医标本兼治的治疗原则。赵创(2001)根据中医辨证分型治疗睾丸炎。主要分为湿热不注型、瘀血内阻型、寒湿凝滞型。治法宜清热解毒,利湿消肿,龙胆泻肝汤加减。瘀血内阻型常有外伤或急性睾丸炎史,睾丸肿痛,触痛明显,阴囊、睾丸肿胀,常牵引致少腹、腰部,活动后可加重,舌质暗红,舌苔薄,脉弦涩。治法宜活血化瘀,软坚散结,血府逐瘀汤加减。寒湿凝滞型常表现为阴囊发凉,睾丸坠胀隐痛,得热则减,遇寒加剧,会阴及腰部酸痛,面色不华,下肢乏力,舌质暗,脉弦紧等。治法宜温经散寒,软坚散结,消肿止痛,暖肝煎加减。郑文郁(2013)用天台乌药散口服联合金黄膏外敷治疗急性睾丸炎,认为本病病机多为肝胆湿热下注,气血瘀滞,湿热蕴结。治宜疏肝利胆,清热利湿,理气活血。内服天台乌药散疏肝行气、散寒止痛,外敷金黄膏清热解毒、消肿止痛,促进炎症水肿吸收、消散。现代药理表明,金黄膏外敷药物渗透性好,有整体抗感染作用,极少产生细菌耐药,是外用治疗体表感染疾病较理想的药物。宫东尧(1977)采用胡椒糊剂外用治疗急性附睾睾丸炎,将7~10粒胡椒压制成粉,加适量面粉调成糊状,平摊于纱布或软纸上,敷于患侧阴囊,每日或隔日外敷1次,5次为1个疗程。若局部外敷5次后,症状不见好转或有加重者,应加服清肝利湿、解毒止痛的中药汤剂,每日1剂,治愈停服。李斯炽(1981)用青皮、荔枝核、熟地、枸杞子、牡丹皮、泽泻、知母、茯苓各9g,金铃炭、菟丝子、怀山药各12g,小茴香6g等,治疗肝肾阴亏型慢性附睾炎取得良好的疗效。赵炳南(2009)用夏枯草、紫草、牡丹皮、红花、桃仁、泽兰叶、三棱、莪术各9g,赤芍、白芍各12g,川木通、小茴香各6g,治疗湿热下注、气血壅滞型附睾、睾丸炎。症见一侧睾丸、附睾硬肿,阵阵抽痛,发热,伴全身不适。每日1剂,水煎分3次服。祝伯芳用加味枸橘汤治疗附睾炎,急性期加知母、黄柏各12g;慢性期去龙胆草、车前子、泽泻,加三棱12g,小茴香10g,瓦楞子30g。

李彪等将本病分为急性期、慢性期。急性期分为初、中、后3期,初期为热郁肝经,失于疏泄,治以清热利湿,疏肝理气,方用枸橘汤加减;中期乃湿热下注肝经,治以清热解毒,利湿疏肝,龙胆泻肝汤加紫花地丁、皂角刺;后期乃余毒湿热留滞,仍需疏肝解毒,五神汤和枸橘汤加减。慢性期气血凝结,余热未消,宜活血散结,清解余热,方用金铃子散加少腹逐瘀汤加减。郭军(1994)用附睾汤治疗附睾炎,舌苔腻,脉滑或数,加滑石10g,瞿麦10g,金银花10g;肾阴不足者,原方去草薢、夏枯草,加熟地20g,石斛10g,川续断10g。郑东利(1996)用抗炎活血汤治疗本病,疼痛较重者加延胡索、川楝子、乳香、没药;大便秘结者加大黄;有尿路刺激症者加金钱草、萹蓄、瞿麦;伴早泄遗精者加知母、黄柏、金樱子、芡实;附睾坚硬者加三棱、莪术、夏枯草、穿山甲等。周剑平用大补阴丸加减治疗附睾炎。睾丸肿大而痛加玄参、海藻、牡丹皮;胀痛甚者加橘核丸15粒;微痛甚者加赤芍12g,生甘草6g;少腹痛者加川楝子、延胡索各6g;肿痛硬结者加海藻15g,川楝子20g;发热加败酱草20g。徐福松等(2014)将本病分为四型,肝经湿热型治以清热泻火,疏泻厥阴,龙胆泻肝汤去甘草加连翘组方;阳明积热型治以清肠泻热,活血化瘀,大黄牡丹汤加川楝子、黄芩、枳实、赤芍组方;肝络失和型治以疏肝和络,清理余邪,枸橘汤加小茴香、车前子、延胡索;肝肾不足型治以补益肝肾,佐以清理湿热,六味地黄汤加生地、白芍、枸杞子、制何首乌、紫河车。安崇辰等(2001)将本病分为五型,寒湿子痈,以补益肝肾、温经散寒为治则,方选暖肝煎;湿热子痈,以清利肝经湿热为治则,方选龙胆泻肝汤;气滞子痈,以疏肝理气为治则,方选橘核丸;气凝血瘀子痈,以活血化瘀、疏肝理气为治则,方选复元活血汤;气虚子痈,以补中益气、疏肝通络为治则,方选补中益气汤合橘核丸。蒋政余(2001)认为本病病机主要在于足厥阴肝经气郁血滞、湿热或湿浊结聚成痰,阻塞经络。故采用以疏肝解郁为主要功效的四逆散加味进行治疗,方中柴胡、白芍疏肝柔肝,宣畅气机;枳实、荔核、橘核、浙贝母行气化痰散结;郁金、桃仁开郁化瘀通络;蒲公英解毒消肿;炙甘草缓急和中。诸药合用,共达病所而获满意疗效。《本草纲目》载:"乳香活血、没药散血,皆能消肿生肌,故二药每每相兼而用。"刘建国(2002)以三黄二香散外敷治疗急性附睾炎,阴囊皮肤血液循环丰富,药物通过皮肤吸收直达病所,能取得较为满意的效果。取大黄、黄连、黄柏各 2 份,乳香、没药各 1 份,共研极细末,加米醋适量调为糊状,涂敷于患侧阴囊,厚 0.3～0.5 cm,以纱布覆盖,每日换药 1 次。方中以大黄泻火解毒、祛瘀通络;黄连、黄柏清热燥湿,泻火解毒;乳香、没药活血行气,消肿止痛。同时结合病情轻重,适量给予静脉输液或口服抗生素。汪明德(2003)用荔橘汤治疗本病,急性发作加金银花、连翘各 15 g,败酱草 15 g,六神丸 15 粒(保留灌肠用);发热者柴胡加至 30 g;慢性日久加黄芪 15 g;伴附睾硬结者加穿山甲 10 g,三棱 15 g,莪术 15 g,海藻 15 g,昆布 15 g。宾彬(2012)治以柴橘汤疏肝理气、活血止痛为主,结节肿大明显、质地较硬加三棱、莪术、昆布;阴囊坠胀、舌淡胖、气虚明显加黄芪 30 g。水煎内服,每日 1 剂,早晚饭后分服,4 周为 1 个疗程。橘核、荔枝核入肝经,疏肝行气散结止痛;延胡索理气止痛、活血化瘀,配柴胡可加强疏肝理气止痛,又可引诸药入肝经;芍药、甘草酸甘化阴,缓急止痛;夏枯草、牡蛎软坚散结;青皮破气平肝,引诸药至肝经;蒲公英、泽兰清热利湿解毒;陈皮疏肝行滞,理气调中,燥湿化痰;甘草清热解毒,兼调和诸药。诸药共奏疏肝理气、行气活血、软坚散结、清热利湿之效,使气行瘀去结散,通则不痛。药理研究表明,柴胡、白芍有效成分有抗炎镇痛作用,延胡索中含有多种生物碱,有较强的抗炎、解痉镇痛、镇静麻醉和抗焦虑的作用;夏枯草、蒲公英及泽兰均有抗菌抗炎作用;荔枝核及橘核均有抗炎、止痛作用;泽兰还有抗凝、改善微循环、镇痛、镇静作用。柴橘汤所含主要药物均有不同程度的抗炎镇痛作用,部分药物同时有抗菌、抗焦虑、镇静麻醉、调节免疫等多种作用,从而发挥多靶点作用。袁轶峰(2012)用三橘荔核汤治疗慢性附睾炎。患者或为饮食所伤,造成湿热内蕴,日久湿热下注睾络,阻滞气机;或为房室所伤,如房事无度,气血壅滞,瘀血与湿热之邪相搏;或为跌打损伤,睾丸络伤血瘀,若瘀血不能消散,兼感邪毒亦可发为本病;或为起居不慎,外感风寒湿之邪,如久居湿地、冒雨涉水等致湿邪侵犯人体,造成机体气血运行不畅。总之,各种致病因素作用于机体,导致局部气滞血瘀,不通则痛。而肝脉循会阴,络阴器,因此,本病的治疗当以疏肝理气、活血止痛为主。方中橘核、荔枝核均入肝经,功能行气散结止痛,共为君药;橘络、橘皮行气通络,加强君药止痛之功;桃仁、红花活血化

瘀,行气止痛,共为臣药。柴胡、延胡索疏肝理气止痛,又可引诸药入肝经;芍药酸甘化阴,缓急止痛;穿山甲活血止痛、软坚散结;干地龙性善走窜,通达血脉;红藤、白花蛇舌草清热利湿消肿,又可制约荔枝核温热之性。以上共为佐使。诸药共奏疏肝理气、行气活血、软坚散结、清热利湿之效,使气行瘀去结散,通则不痛。现代药理研究证明,大多数活血化瘀药具有改善附睾局部微循环、促进纤维蛋白溶解以及抗纤维化作用,能促使炎症吸收,并可改善附睾管腔闭塞梗阻。

睾丸鞘膜积液的手术疗法:赵干岭(1980)为了简化操作程序,防止常规手术后出现的一些不良反应,采用"扇形"切除睾丸鞘膜壁的手术方法,该法具有操作简便、止血完善、自行翻转、术后并发症少等优点。江少波(1992)采用鞘膜开窗术治疗睾丸鞘膜积液,该方法不需做阴囊广泛剥离,组织创伤小,术后阴囊发生水肿、血肿或感染的可能性明显减少,手术时间也有所缩短。采用此法可使鞘膜腔与鞘膜外阴囊组织保持相通,虽然鞘膜仍有分泌功能,但其分泌液可经阴囊皮下组织吸收。长时间的鞘膜相贴近,亦可出现鞘膜的萎缩而丧失分泌功能。张国强(1995)采用睾丸鞘膜切除术治疗睾丸鞘膜积液,效果满意,与传统睾丸鞘膜切开翻转术比较,具有手术简单、术后反应小、并发症少等优点。赵高高(2003)使用吸引术及消痔灵注入法治疗睾丸鞘膜积液,对害怕手术治疗的老年、儿童患者容易使其接受,加上本治疗法治疗时间短,基本上无疼痛,方法简单,亦能在门诊治疗,是一种替代手术治疗睾丸鞘膜积液的有效方法。

(二)子痰(附睾结核)

子痰发生于附睾部,属于疮痨性质的慢性化脓性疾病。中医文献中亦称为肾漏、穿囊漏。其特点是患病的附睾有慢性肿块,最后化脓破溃,溃破后脓液稀薄如痰,并夹有败絮样物质,易成窦道,经久不愈。相当于西医的附睾结核。

本病病因病机主要因肝肾亏损,脉络空虚,浊痰乘虚下注,结于肾子;或阴虚内热,虚火上炎,灼津为痰,阻于经络,痰瘀互结而成。浊痰日久,郁而化热,热胜肉腐化脓。若脓水淋漓日久,而脓乃气血所化,故又可出现气阴两虚证候,甚则阴损及阳,而出现肾阳不足的表现。

徐福松(2011)在临床上治疗附睾结核,强调辨证论治,标本同治,以结核散、五味龙虎散等内服,

调理三阴，软坚化痰毒。五味龙虎散最早出自《许履和外科医案医话集》，由许履和首创，系由黑龙江省中医研究院之结核散（蜈蚣、全蝎、土鳖虫）加参三七、血竭而成，功用为化痰毒、散瘀血，治痰气凝滞兼有瘀血停留之证。许履和将其用于肠系膜淋巴结核患者、腹腔结核患者，用此方通治之，具有较好的临床效果。徐福松又创造性地用五味龙虎散或结核散治疗附睾结核的患者，临床效果也非常显著。崔世耀（2013）以抗痨丸治疗附睾结核，治愈率为90.3%，总有效率为97.6%。

（三）腮腺炎性睾丸炎

腮腺炎性睾丸炎，中医称为"卵子瘟""肾子瘟"，多在疳腮消退之后，瘟毒下注与于肾，气血壅阻，经络不畅，灼伤精血，导致生精乏力而不育。因外感风温邪毒，从口鼻而入，壅阻少阳经脉，郁而不散，经脉壅滞，气血流行受阻，故腮颊漫肿疼痛。厥阴经与少阳经互为表里，足厥阴经绕阴器，邪毒传及厥阴肝经，可并发睾丸炎。

杨开济（1960）用加减普济消毒欲治疗流行性腮腺炎合并睾丸炎，取得良好的疗效。许履和（2010）认为由疳腮引起者，多见于青年人发育之后，往往先患疳腮，疳腮将退，身热不解，忽然一侧睾丸剧痛，迅即肿大，阴囊鲜红灼热，治宜清泄肝火，如龙胆泻肝汤加金铃子、延胡索等，1周左右肿可消散，此证大都不会化脓。由寒湿化热而发者，多系素患偏坠，忽然睾丸肿痛，阴囊皮色发杠，身发寒热，治疗方法可与湿热引起者互参。均可用如意金黄散和蜜调敷，并将睾丸兜起，卧床休息。如已成脓，应予切开排脓，溃后按照一般清疮处理。赵润璞（2006）用中西医结合方法治疗47例儿童流行性腮腺炎性睾丸炎患者。采用如意金黄膏外敷，清热解毒、化瘀消肿中药煎剂内服，结合西药抗病毒治疗的方法治疗。李雪梅等（2013）用疏肝解毒方配合西药治疗小儿流行性腮腺炎并发睾丸炎50例，另用中药外敷。其方法是用阴囊托将睾丸抬高减轻疼痛，纱布蘸取药液外敷患处30分钟，每日2次。刘杰（2014）采用口服普济消毒饮加外用大青膏治疗腮腺炎性睾丸炎33例，取得满意疗效。普济消毒饮方中重用黄连、黄芩清热泻火为君药。以牛蒡子、连翘、薄荷、僵蚕辛凉疏散风热为臣药。玄参、马勃、板蓝根有加强清热解毒之功；配甘草、桔梗以清利咽喉；陈皮理气疏壅，以散邪热郁结，共为佐药。升麻、柴胡疏散风热，并引诸药上达头面，且

寓"火郁发之"之意，功兼佐使之用。诸药配伍，共奏清热解毒，消肿散结之功。马国琦（2014）采用龙胆泻肝汤加减熏洗治疗腮腺炎并发睾丸炎，收到了良好的效果。

（李湛民）

七、中医治疗精索疾病

精索疾病或精道疾病属中医子系疾病范畴，指由于先天不足，血行不畅，脉络失养；或过度劳累，暴力外伤；或肝气郁结，湿热下注厥阴；或寒凝经脉，气血凝滞阴器等导致子系功能障碍的疾病，主要包括精索静脉曲张、精索炎、精索肿瘤、精索扭转、精索鞘膜积液、输精管疾病及节育术后并发症等。子系主要指精索、输精管，在中医古籍中有睾系之称。近60年来经过历代中西医医家的努力，在精索疾病的治疗上取得了较大成就。

（一）精索静脉曲张

精索静脉曲张是指精索的蔓状静脉丛因各种原因引起回流不畅，从而形成局部静脉扩张、迂曲、伸长的病理现象。精索静脉曲张的总的病因病机为瘀血蕴结，肾亏精弱，中医予以调补肝肾，行气活血为主。江间湘等（1958）用仙方活命饮治疗精索静脉曲张，得到下列一些体会：① 中医治病不能越离辨证的原则，如阴囊下垂、皮肤松弛等见症，此乃"受热刚援纵不收"，宜与寒疝有所分别，故禁用辛温辛热之品。若仍以温经散寒之剂论治，必然导致不良的后果。② 精索静脉曲张症，由于该部静脉瘀血而引起的，病因很多。即以疝症而言，亦复如此，前贤丹溪氏曾指出："若只作塞论，恐为未备；盖劳则火起于筋，醉则火起于胃，房劳刚火起于臀，大怒则火起于肝……"前人盖言之已详，在临床选方择药应多加思考，才能提高疗效。戚广崇等（1987）用活血补肾法治疗精索静脉曲张所致的男子不育。在不育专科门诊试用活血祛瘀、补肾填精法治疗精索静脉曲张所致的男子不育症，取得了一定的效果。谭志祥、徐福松（1988）中西医结合治疗精索静脉曲张所致不育症3例。对本病一般主张以手术治疗为主，曲张之静脉块切除术后，精索动静脉血流通畅，蔓状静脉丛回流良好，睾丸营养改善，造精功能恢复，即通过此法获愈。术后仍未奏效，继续给予中医中药治疗后精液常规得以恢复正常。亦有患者单以中医中药治疗而获愈，中医中药或中西医结合为本病的治疗开辟了新的途径。治则均为补肾活血，活血是为精索静脉曲张或术后瘀血凝滞

而设,补肾是为精液异常而设。中医学认为"肾藏精""主生殖",肾亏精少则不育。由于精为血之所化,血行则精生,肾强则精充,所以获得较为满意的效果。蒋学士等(1989)运用中医辨证结合手术治疗精索静脉曲张引起的男性不育,采取中西医结合的治疗方法,于手术前和手术后加用中药滋阴补肾或温补肾阳,并兼以活血化瘀,结果,致孕率及精液质量改善率优于单纯手术治疗的方法,致孕率达60%。根据不同证型进行辨证论治,肾阴虚型,治宜滋阴补肾,益气养血。方用自拟方育精阴合剂加减(熟地、当归、黄芪、枸杞子、女贞子、菟丝子等)。肾阳虚型,治宜温补肾阳,补益气血。方用自拟方育精阳合剂加减(肉桂、黄芪、黄精、熟地、淫羊藿、巴戟天等),手术采用将曲张之精索内静脉高位切断结扎术,临床应用补肾阴或温肾阳药物,能促进精子与性激素水平的升高。对本病除以补肾法治疗外,还必须兼用活血化瘀法治疗,再加上手术治疗,才能真正达到纠正睾丸损害,故在手术前与手术后加用中医补肾法兼活血化瘀法治疗的效果优于单纯手术治疗。贾彦波(1990)中医治疗精索静脉曲张所致男性不育症,认为本病瘀毒蕴结、肾亏精弱是基本病理,治疗以化瘀解毒,益肾填精,注重继服法,以利早嗣。中医药保守疗法治疗精索静脉曲张所致男性不育症,具有理想的改善精液异常的作用。周礼卿等(1990)用精索内静脉栓塞加二仙汤治疗原发性精索静脉曲张不育症16例,3个疗程的治疗结果表明,用栓塞加二仙汤治疗原发性精索静脉曲张不育症比单纯用栓塞效果好。安立文等(1993)手术配合中药治疗精索静脉曲张引起的男性不育症,精索静脉曲张在男性不育的病因分类中占重要地位,其造成不育的确切原因虽未完全阐明,但多数学者认为精索静脉的持续反流携带的毒性物质和睾丸血液的回流障碍造成睾丸乏氧及温度增高等是导致生精障碍或生精不全的主要因素。在精液检查中则表现为精子数目减少,精子活率下降、未成熟和尖头精子增多。先行精索静脉高位结扎术后服用中药生精汤加减(枸杞子、菟丝子、覆盆子、当归、熟地、丹参、黄芪、党参、五味子、牛膝、桑椹子、陈皮等)。程春柱(1992)采用辨证用中药加离子透入治疗精索静脉曲张合并不育症,并分为四型辨证论治:瘀血阻络证,治宜活血通络,方药以丹参、莪术、川牛膝、当归、桃仁、红花等为主。湿热下注证,治宜清热利湿,化瘀通络,方药以苍术、滑石、

薏苡仁、车前子、丹参、赤芍、地龙等为主。寒滞厥阴证,治以温经散寒,活血通络,方药以肉桂、吴茱萸、细辛、乌药、丹参、地龙、当归、赤芍等为主。气虚血瘀证,治宜补气活血,化瘀通络,方药以黄芪、柴胡、党参、丹参、当归、地龙、赤芍等为主。外用药物以穿山甲、水蛭、地龙、麻黄、蜈蚣等为主配合红外线治疗灯隔药照射。其基本病机为瘀血阻滞,精道不通。通过药物抑制曲细精管基变膜增殖和睾丸间质细胞增生,促进氧及二氧化碳等气体扩散,对改善睾丸缺氧状态有肯定的作用。在辨证应用内服药的同时,选用中药进行局部离子透入,作用直接,可进一步提高疗效。特别是对一些年龄偏大、精索静脉曲张Ⅰ级以上、病程较长、久治不愈的患者,更是一种可选择的治疗方法。沈建华、许日平(1994)中西医结合治疗精索静脉曲张合并精液异常症,采用精索静脉高位结扎术及人绒毛膜促性腺激素治疗,加中药保元生精汤加减治疗(白芍、白术、黄芪、枸杞子、党参、山药、附子、菟丝子等)。精索静脉高位结扎有助于改善睾丸生精的内环境,人绒毛膜促性腺激素治疗则有助于提高睾丸的生精能力。因此对精索静脉曲张合并精液异常症所致的不育症有一定的疗效。保元生精汤温肾补气,填精益髓,和西医疗法配合应用,更能提高疗效。吴少玲(1995)自拟化瘀通精汤加减(水蛭、蜈蚣、莪术、大黄、乳香、荔枝核、牛膝等)治疗30例精索静脉曲张患者,疗效满意。徐德伟、徐祖辉(1996)总结出了一套精索静脉曲张所致不育症的治疗方法,可以加快睾丸功能的恢复,提高不育症的治疗效果。分为七型辨证论治:气滞血瘀证,治宜疏肝理气,活血化瘀,方用柴胡疏肝散加减。痰结血瘀证,治宜活血涤痰,方用苍附导痰汤加减。湿热血瘀证,治宜清热燥湿,活血化瘀,方用四妙散加减。寒凝血瘀证,治宜散寒止痛,理气活血,方用导气汤加减。气虚血瘀证,治宜益气活血,方用补阳还五汤加减。肾阳虚血瘀证,治宜温补肾阳,活血化瘀,方用右归丸加减。肾阴虚血瘀证,治宜滋阴补血,活血化瘀,方用自拟滋阴活血汤加减。程军(1998)用活血补肾法治疗精索静脉曲张合并不育症120例,总有效率为86.67%,取得了较好的疗效。赵云鹏(1998)用活血化瘀法治疗原发性精索静脉曲张,中药治疗症状及体征改善明显,治疗期间未见不良反应,患者易于接受。黄长青(1998)用桃红八珍汤加味对精索静脉曲张术后精子功能、形态及致孕率的

影响,中医学认为,肾气盛则有子,肾气衰则不育。精索静脉曲张属血瘀之症,为筋瘤范畴,所以治疗上以补肾益精、调和阴阳、活血化瘀为原则。桃红四物汤见于《医垒元戎》,合四君子汤成桃红八珍汤,有气血双补,活血化瘀之功效,很多补肾中药能提高精子成活率、活动率和精子浓度,活血化瘀中药具有改善血液微循环作用,促进组织缺血、缺氧的恢复。结果显示,服中药组致孕率77.8%,对照组37.0%,两组比较,差异有显著($P<0.05$),说明本方剂桃红八珍汤加味对精索静脉曲张患者睾丸功能有恢复作用,可使致孕率提高。林宏益等(1998)以中药通育丹治疗精索静脉曲张不育,药用:穿山甲、蜈蚣、全虫、地龙、水蛭、三棱、莪木、桃仁、红花、路路通、海藻、昆布、赤芍、牛膝、枸杞子、广木香等。通育丹的主要功效是活血化瘀、益气生精,能够改善局部的血液运行状况,对于由精索静脉曲张造成的精子活动力低具有明显疗效,在提高精子数目上亦有较好的作用。屈治学、向巧玲(1999)通过中药内服外洗治疗精索静脉曲张,内服方中拟黄芪、升麻、柴胡、党参补气升提;川芎、当归、丹参、红花、丝瓜络活血化瘀通络;小茴香、荔枝核、橘核、乌药、香附行厥阴肝经之气,温经祛寒,使气畅血行。外用药中五倍子酸涩收敛以皱其皮,使阴囊收缩,有利静脉回流;鸡血藤、三棱活血通络,破血消瘀,小茴香理气祛寒共促使血液回流增快。外用药熏洗后,用布带托住阴囊,意在巩固药物疗效。本法简便易行,安全可靠,患者可免于手术之苦,乐于接受。经随访观察未见复发病例,但对继发性精索静脉曲张无效,对此要积极治疗原发病。王均贵(1999)用通法为主治疗精索静脉曲张合并不育症,运用提出的肾精瘀理论,采用通法为主、益肾为辅的方法自拟神通赞育汤加减(当归、生地、川芎、丹参、通草、王不留行、路路通、枸杞子、淫羊藿等)治疗本病80例,总有效率为82.5%,取得了较好的疗效。吴玉芙、艾军杰(1999)采用温元祛瘀散结法治疗精索静脉曲张致不育30例,治愈10例,占33.3%;好转15例,占50.0%;无效5例,占16.7%。总有效率为83.3%。方药为当归、青皮、红花、苏木、牛黄、穿山甲、酒大黄、荔枝核、桃仁、丹参、土鳖虫、蜈蚣、壁虎、小茴香、黄芪、巴戟天。全方配伍,攻补兼施,标本并治,即可祛除病因,改善局部血液循环,达到治疗不育的目的。裘军、王君龙(1999)应用加味少腹逐瘀汤治疗男科疾病验案,

治宜温经通络,血行瘀散,经和精充,故而获效。赵斌等(1999)用当归注射液穴位注射治疗精索静脉曲张30例,近期治愈9例,显效好转11例,无效10例,总有效率为67%。平均治疗时间30日。当归有活血行血之功效,穴位注射后可使肝经的气血得以通调,气畅血行,则瘀结得去,积聚得消,团块得化。用当归注射于肌肉可加强局部血液循环,改善微循环的灌流,减少血小板凝集,使血管内壁变光滑。当归注射液注射局部不会产生局部硬结和疼痛的副作用。安立文等(2000)用手术配合中药治疗精索静脉曲张不育症,采用手术加中药的治疗方法,通过手术结扎精索内静脉及其分支,以消除致病因素对睾丸、附睾的持续作用,术后继续服用中药以促进睾丸生精功能的恢复。本方药是治疗原发性男性不育的经验方加活血化瘀药而成,方中丹参、当归、桃仁、红花等活血化瘀以助生新血;枸杞子、菟丝子、熟地、黄芪、党参、覆盆子、五味子、桑椹子等益气养血,补肾填精。结果显示,手术后继续服用中药将有助于对该病术后生精功能的恢复与改善,其中药的作用机制有待深入研究。陈韬等(2001)用中药结合手术治疗精索静脉曲张不育症临床观察,认为主要病机是先天肾气不足或肝郁气滞血瘀。故治疗上以滋肾温肾与理气活血化瘀。徐新建等(2001)用生精化瘀汤(二仙汤)治疗精索静脉曲张性不育症42例,运用二仙汤加减,以活血化瘀为基础,酌情配以补肾益精。方中淫羊藿、仙茅、菟丝子补肾填精,鼓动肾气,提高生精功能;肉苁蓉、龟甲、熟地填补肾精,为生精提供物质基础;桃仁、红花活血化瘀。全方化瘀通络,调补阴阳,既可作为临床非手术患者治疗,也可作为手术后的恢复性治疗。孙自学(2002)用益肾通络方治疗精索静脉曲张不育65例,依据该病的基本病机,以益肾活血,化瘀通络为法,组成了益肾通络方。经过3个月的治疗,显效率达55.38%。其机制可能与该方改善精索睾丸局部血液循环,增加睾丸和附睾的动脉血供应,改善内分泌,提高睾丸的生精功能有关。杨家辉(2002)用通补结合治疗精索静脉曲张合并不育症,其病因病机是先天禀赋不足,脉络畸形,瘀血内阻,而致新血不布,外肾(睾丸)失养,精亏无子。瘀血阻络是本病的始发病因,而外肾失养则是其继发的病理变化,所以通与补应为本病的治疗大法。本文基本方中当归尾、生地、熟地、川芎、丹参、莪术、王不留行等活血化瘀,破积通络,使瘀

血祛,新血布,外肾得养;制何首乌、黄精、菟丝子、枸杞子、淫羊藿、五味子等皆有补肾生精之功。两法相辅相成,则改善血液循环,提高精液质量。徐吉祥(2003)用加味桂枝茯苓丸治疗精索静脉曲张型不育症269例,此方剂能促进其局部血液循环,改善生精环境,明显地提高精液及精子质量。提示本方有祛瘀生新,补肾强精之功效,可使患者免除手术治疗之苦,同样也适用于术后的辅助治疗。皇甫予苏等(2004)用祛瘀八法治疗精索静脉曲张,祛瘀八法为祛瘀活血法、祛瘀行气法、祛瘀凉血法、祛瘀利湿法、祛瘀补肾法、祛瘀温阳法、祛瘀通络法、祛瘀化痰法。本文审因论治,以瘀为主,抓住局部临床表现特点,结合四诊情况,详细辨证分型,总结出八种治法以便临床应用。另外,对伴有不育者,要适当加入固肾生精之品,坚持用药,方可取效。刘涛(2004)用温针灸治疗原发性精索静脉曲张94例,94例患者中,痊愈38例,显效18例,好转20例,无效18例,总有效率为85%。临床证明,温针灸对于病程较短的原发性精索静脉曲张患者有较好效果;对于病程较长患者则有效率明显降低,疗程延长。赵淑艳、赵德柱(2005)用温经汤治疗精索静脉曲张不育症。《金匮要略》之温经汤原本为妇科调经方剂,但根据足厥阴肝经循少腹络阴器理论,中医异病同治原则,经临床实践证明本方治疗精索静脉曲张所致男性不育症也有明显疗效。陈栋(2005)用针挑治疗精索静脉曲张不育术后的临床观察,针挑刺激交感干,调节了内分泌以及腹部动脉、静脉,使血运增加,改善微循环,以达到祛瘀生新、减少和消除精索静脉曲张的目的。何方敏(2006)用桃红四物汤加减治疗精索静脉曲张性不育,补益肝肾、滋髓生精、行气活血、化瘀通络,从而使瘀血去,精髓生,精液恢复正常,达到治疗目的。张振卿等(2007)用桃红十子延宗散配合西药治疗精索静脉曲张不育症,临床观察提示本方法具有中西互补,标本兼治,相辅相佐的协同作用,可使部分患者免除手术之苦。孙自学(2007)益肾通络方联合手术治疗精索静脉曲张性不育27例,益肾通络颗粒方联合手术治疗该病,在对配偶受孕率、临床症状的改善、提高精子的密度、活力、活动率以及降低畸形率等方面,均优于仅使用中药组和手术组($P<0.05$)。其作用机制可能与改善睾丸的缺血缺氧、加快有毒物质的代谢,以及改变睾丸的病理变化等有关。益肾通络方采用现代中药颗粒剂,服用

方便,携带便利,便于临床大规模推广应用。冯奕等(2009)采用中药结合手术治疗精索静脉曲张不育症78例临床观察,手术能去除精索静脉曲张引起不育的原因,但对已遭受损害的生精组织功能的逆转恢复则效果不佳,加入祛瘀通络强精之中药结合治疗,则能促进睾丸血液循环,改善睾丸缺血缺氧,促进睾丸生精,使精子数量升高,提高精子活动率。王景阁(2009)用血府逐瘀胶囊治疗精索静脉曲张性不育症,血府逐瘀胶囊取方于血府逐瘀汤。此方源自清代王清任的《医林改错》上卷,原书指出此方能治疗头痛、胸痛等多种病症。方中药物以活血化瘀为主,并有理气止痛的功效。目前临床上是治疗血瘀证的常用方剂之一。精索静脉曲张的血瘀症也是引起男性不育症的原因之一。王琼梅(2010)用针灸治疗精索静脉曲张致男性不育症,根据认识本病的病机上制订了"攻补兼施,补气活血,补肾填精,疏肝祛瘀"的治疗方案,穴取关元,关元加灸大补元气;中极为膀胱募穴,肾与膀胱相表里,与肾俞共奏补肾填精之功;血海、气海为活血化瘀要穴;关元、中极、水道又近阴部,取之亦有活血化瘀之效,配合足三里补脾胃调气血;太冲疏肝理气,三阴交调肝、脾、肾。诸穴配合先后天共济,攻补兼施,既增强了体质,又促进了局部血液循环,筋瘤得消,疾患得愈。苗斌(2011)用通脉益精汤治疗精索静脉曲张不育症,本方中丹参、红花、川芎、赤芍、当归等活血化瘀通脉,淫羊藿、仙茅、菟丝子、五味子、枸杞子、沙苑子等补肾生精,黄芪补气,气足以健血行而不滞,柴胡行气,意在气行血也行,牛膝活血引药下行直达病所,诸药合用共奏活血通脉,补肾生精之功。对患者及家属实施心理干预,疏导其焦虑、抑郁、紧张等负面情绪,使其保持心情舒畅,积极配合治疗,与药物治疗相得益彰。张若申等(2011)用温针灸配新加橘核丸治疗精索静脉曲张的临床观察。针刺可以疏通经气,艾灸可温中散寒通络,温针灸把两者功能结合在一起,可以更好地达到行气通络的作用。古方橘核丸原为治疗寒湿疝气、癫疝、癥瘕而设。现代多用此方治疗睾丸鞘膜积液、急慢性睾丸炎、睾丸结核、附睾炎等属寒湿者。陈乐仲等(2012)用五子衍宗丸加生精胶囊联合手术治疗精索静脉曲张不育症,五子衍宗丸与生精胶囊均为中成药。五子衍宗丸用于补肾阳,改善精液质量,治疗不育症,被誉为"古今种子第一方"。男子服此药,填精补髓,疏利肾气。现代医学研究

发现，五子衍宗丸有保护及促进睾丸生精功能，调节下丘脑-垂体-性腺轴功能，增强免疫等多种功能。生精胶囊补肾益精，滋阴壮阳，活血化瘀，通过促进生精上皮细胞发育，从而促进睾丸生精功能的作用，治疗男子无精、少精、弱精、精液不液化等症。五子衍宗丸与生精胶囊两药联合使用多靶点提高生殖系统功能，改善精液质量的作用。张雄文等（2013）用强精煎联合前列通瘀胶囊治疗精索静脉曲张并弱精子症的观察，强精煎具有补肾填精、益气健脾兼活血清热之功，可明显提高精子质量；配合前列通瘀胶囊可增强活血化瘀之功，促进生殖系统血液循环，改善睾丸局部微环境。柴科远（2014）用补肾还五汤治疗精索静脉曲张 100 例临床观察，采用自拟补肾还五汤（黄芪、山茱萸、忍冬藤、路路通、荔枝核、杜仲、当归、川芎、赤芍、川牛膝、延胡索、牡丹皮、地龙、党参、升麻、清甘草等）。气为血之帅，气行则血行。若气虚不用，鼓血无力必致血行不畅而发生瘀滞。所谓"元气既虚，必不能达于血管，血管无力，必停留而瘀"。本观察结果表明，轻、中度精索静脉曲张在症状和体征上都得以改善，而重度精索静脉曲张患者体征上的改善不理想，可能影响生育，建议尽快手术。郭晓辉等（2015）疏精汤治疗 Ⅰ～Ⅱ 度精索静脉曲张不育症疗效观察，服用自拟中药疏精汤加减（丹参、莪术、川牛膝、当归、桃仁、柴胡、小茴香、生黄芪、枸杞子、菟丝子、覆盆子等）。根据不同患者，采用辨证施治的方针，适当增加其他药物，如湿热加栀子、草薢、车前子；肾虚加淫羊藿、肉苁蓉；肝郁加香附、川楝子、白芍。寒凝肝经则合暖肝煎化裁加减，该方剂治疗能促进睾丸的血循环，改善缺血缺氧及有毒物质的代谢排泄，促进造精功能及精液品质的改善，加强精子的活力。

精索静脉曲张的手术疗法：李慎勤（1985）使用精索静脉转流术治疗精索静脉曲张，采用的精索静脉与腹壁下静脉（或大隐静脉）转流术，既可阻断精索静脉血逆流，又能重建新的血液回路。绝大部分患者症状消失，效果满意。黄书堤（1992）采用超高位结扎精索内静脉加大隐静脉属支转流术治疗精索静脉曲张，与单纯的高位结扎术相比，本法具有复发率低，能有效地阻止肾上腺、肾静脉血液反流，解除了睾丸淤血，缺氧和毒素刺激，能有效解决肾静脉血的反流及多增加 1 条睾丸血回流途径。郑国有（2000）使用腹腔镜行精索静脉曲张结扎术，与

开放性手术相比主要优点是：创伤小、恢复快及效果可靠。杨林斌（2005）采用小切口 Palomo 术治疗单侧精索静脉曲张，此术式的优点是万一精索动脉受损，仍存在充足的侧支循环。张胜茹（2015）分析显微镜下和腹腔镜下精索静脉结扎术治疗精索静脉曲张的临床疗效，腹腔镜下精索内高位结扎术具有多种优点：可以对视野进行放大，避免遗漏现象发生，无需对患者提睾肌进行解剖。对于双侧精索静脉曲张患者实施腹腔镜下精索内静脉高位结扎术，治疗可在同一操作孔内进行，无需另外做切口，可显著减少对患者的损伤。显微镜下行精索内静脉高位结扎术的优点：可帮助操作者对精索淋巴管进行准确辨认，进而可显著降低术后阴囊肿胀、睾丸鞘膜积液等并发症发生，可显著改善患者精液质量，减少术后复发。

（二）精索肿瘤

精索肿瘤是阴囊内睾丸外肿瘤中最常见者，但临床罕见。精索肿瘤有良性与恶性之分。精索良性肿瘤多为脂肪瘤，其发病率占精索肿瘤的 70%。精索恶性肿瘤占精索肿瘤的 30%。精索恶性肿瘤几乎为原发性；继发性多同时伴有睾丸、附睾的转移病灶，常由前列腺、肾、肺、胃等部位的恶性肿瘤经输精管、淋巴管或血循环转移而来。精索肿瘤中医文献无此病名，属于中医学的"子岩""癫疝"的范畴。也可参考"癥瘕""积聚"论治。

中医学认为本病的病因不外乎外因和内因两个方面，外因多为六淫的感伤、饮食失节、局部创伤，内因则为情志所伤、脏腑气血的虚损。外因与内因结合致病，所谓"邪之所凑，其气必虚"。目前有关精索肿瘤的中医药研究报道少见。王国友（1993）曾报道治疗了一名左侧精索肿物患者。结合患者症状、体征、舌苔脉象，中医辨证为寒湿凝滞，痰血互结。治法为温经活血，化痰软坚。自拟方（乌药、肉桂、浙贝母、夏枯草、昆布、牡蛎、桃仁、红花、五灵脂）水煎服 16 剂后痊愈。王琦（1997）认为本病的治疗原则为初期属实证，以化痰软坚，消瘀散结为主，兼疏肝理气；中、后期属本虚标实证，当以培补为主，或补益肝肾，或益气养血，并根据痰、湿、瘀的不同表现，兼顾化痰、除湿、祛瘀之法。根据疾病的发展过程、临床表现，结合病因、脏腑辨证，可按早期（痰瘀交阻）、中期（热毒蕴结、阴虚火旺）、晚期（气血两虚）论治。痰瘀交阻治法为清肝解郁，软坚化痰。方药选散肿溃坚汤加减，方中包

括柴胡、白芍、法半夏、陈皮、昆布、海藻、龙胆草、黄芩等。热毒蕴结证治法为清热解毒，化瘀散结。方药选桃红四物汤加味。阴虚火旺证治法为滋阴清热，解毒散结。方药选知柏地黄汤加味。气血两虚证治法为补益气血，佐以解毒。方药选人参养荣汤加味，方中包括党参、黄芪、白术、茯苓、陈皮、当归、熟地、白芍、五味子、远志等。

（三）中医治疗精索炎

精索炎是精索中除输精管以外的组织感染性疾病，病变组织包括血管、淋巴管和结缔组织等。绝大部分是急性发作，亦有转变成慢性者。病原体为普通细菌或结核杆菌，常同时伴有附睾炎等疾患。另外还有丝虫、梅毒螺旋体等致病病原体感染。病原体侵入淋巴管而累及整个精索组织，表现为沿精索走向的疼痛，并向阴囊、阴茎与会阴部放射，全身可有发热、畏寒等症。本病临床少见。中医学认为肝经湿热、气滞血瘀为本病的基本病因病机。临证多以"囊痈"论治，常以清利肝胆湿热为主，佐以活血化瘀、理气止痛。中医古籍对此病论述较少，近几十年相关研究和报道，特别是关于中医药治疗本病的论述也较少。

陈克勤（1989）依据《内经》"足厥阴肝之脉……循股阴，入毛中，环阴器，抵少腹……是动则病……丈夫疝……""任脉……起于中极之下，以上毛际，循腹里，上关元……任脉为病，男子癞疝"，认为精索炎与肝、任二经有关。故取任脉之穴关元，病患附近之穴归来，刺之使两穴之气直抵阴中，肝、任二经病邪得以疏泄，其病速愈。王琦（1997）认为精索炎本病病因病机多由肝经湿热所致，伴有气滞血瘀证，治则以清利肝胆湿热为主，佐以理气活血、补益肝肾为大法。中医辨证论治：肝肾亏虚证，治宜滋补肝肾，佐以理气活血通络，方药以左归丸加减。湿热下注证，治宜清热利湿为主，方药以龙胆泻肝汤加减。气滞血瘀证，治宜理气活血为主，方药以血府逐瘀汤加减。孙建明（2000）依据精索炎属中医"筋疝"，认为其病位在肝，多为肝经湿热而致气血凝滞、络脉失和。治以清热利湿、疏肝理气法，方选龙胆泻肝汤加减（龙胆草、柴胡、黄柏、赤芍、泽泻、生栀子、蒲公英、连翘、橘核、荔枝核等）。

（四）输精管梗阻

谢俊明（2003）使用人造血管替代治疗输精管梗阻性不育，人造血管桥在处理长段输精管梗阻患者中的成功运用，为进一步行附睾管与输精管、附睾管与附睾管之间的搭桥手术奠定了基础。刘毅东（2008）认为腹股沟区手术损伤后的输精管再通手术难度较大，显微镜下精微对位多层吻合输精管再通术是治疗腹股沟区输精管损伤的首选方案。

（五）输精管结扎术后并发症

输精管结扎术作为最有效的节育方式，曾在我国广泛应用，通过阻断精子输送通道而达到节育目的，具有简单易行、安全有效和经济等优点。输精管结扎术后常见并发症有痛性结节和附睾郁积症。痛性结节临床常见，主要表现为结扎部位疼痛，且有结节及压痛。附睾郁积症也是输精管结扎术后的并发症之一，较难治愈。患者一般表现为双侧或单侧腰骶部酸痛和睾丸坠胀痛，检查触及附睾肿大质较硬，且压痛明显。有关节育术后并发症的中医药治疗研究报道少见。

陈忠杰（1980）对于患者附睾胀满、疼痛，解小便时阴囊及阴茎有灼痛感，并牵连少腹隐隐作痛等输精管结扎术后综合征，采用活血化瘀法治疗，获得较好疗效。用活血化瘀、清热利湿的方法治疗。处方：小茵陈、赤芍、延胡索、没药、当归、川芎、柴胡、桃仁、猪苓、泽泻、木通、黄柏、郁金、白芷。四川省乳倍膏治疗痛性结节临床组在借鉴赵炳南用黑布膏治疗瘢痕疙瘩的经验的基础上，于1977年5月至1981年2月，在黑布膏基础上重组处方，以镇痛、消炎、散结药为主。乳倍膏以镇痛、消炎、散结的中药为主，主要成分为乳香、五倍子、没药、大黄等，配制成外用药膏，临床应用有一定疗效。万孝才（1987）对于附睾郁积症的治疗，每日取干品白花蛇舌草30g煎水（亦可用开水冲服），分3次服用，15日为1个疗程，间隔5～7日后服用第2个疗程，一般即可治愈。顽固性病例可继续服用3～4个疗程。陶平（1987）认为输精管结扎后，患者出现少腹和腰痛，阴部不适，结扎处有小硬节，每持重、久行走，或性交后诸症反复。其基本病机为瘀热互结，阻于下焦，在血分。治宜釜底抽薪，逐瘀泻热，选桃核承气汤加味治疗。欧之阳（1988）多应用独活寄生汤加味治疗输精管结扎术后，局部肿痛，甚至形成结节的患者。结节的疼痛程度与硬结大小无直接关系，往往在劳动后加重，常伴有腰痛、膝痛、阳痿等症状。李武忠（1990）认为痛性结节的病机为瘀，以活血化瘀治疗原则为主。对于该病多选用桂枝茯苓丸加味，并局部采用贴敷乳倍膏（乳香末、五倍子末、凡士林,以1:3:5比例调制)。张连城(1991)临证运用阳和汤治疗男性不育、男性输精管结扎术后皆收大功。阳和汤是《外科全生集》为阴疽而设的方剂。牛化龙(1991)治疗输精管结扎术后的阴囊坠胀以暖肝煎化裁,阴囊血肿以少腹逐瘀汤加味,输精管硬结多以龙胆泻肝汤合柴胡疏肝散加减。吴兆玉、宋广运(1992)观察输精管结扎术后遗症患者与精神因素有密切关系。辨证多属肝郁气滞血瘀,久治不愈者多伴有气虚血亏的兼证。自拟解郁活血汤治疗,方中柴胡、枳壳、青皮疏肝解郁理气,郁金、合欢皮活血解郁安神,桃仁、红花活血化瘀,当归、白芍活血补血、柔肝止痛,黄芪、炙甘草补气。"气行则血行",黄芪补气行滞,柴胡疏肝升举,枳壳下气,青皮破气,四药合用,对"气滞证"的治疗有很好的协同作用,能显著提高疗效。张生平(1993)在西医药疗效不佳的情况下,大量采用了中医中药疗法治疗该症,取得较好疗效。张生平认为该症与瘀血阻络肝经湿热有关。具体病机为由于手术损伤脉络,血瘀脉外,经脉受阻,气血不得宣通,痛而化热;或素体阳盛,过食辛辣,房劳早频,损阴耗精;或起居不慎,感受湿热,瘀热湿邪蕴于肝经、结于阴器,引起局部红肿、坠胀、疼痛、结节等症状,连及少腹,拘挛酸胀。甚至肝病及肾,侵及肾府。腰痛连及股膝,影响生活起居。总之,阴器络属肝经,该症虽属局部病变,然也连及全身,尤以肝经为著。根据临床症状和体征,将该症分四型辨证施治:痛热型(相当于皮下血肿、伤口感染等),治疗宜清肝泻火,活血去痛。用龙胆泻肝汤加味可酌加大黄、牡丹皮、赤芍、牛膝、金银花等。湿热型(相当于伤口感染、精索炎),以龙胆泻肝汤加味治之。结节型(相当于痛性结节、附睾郁积症等),治疗应活血理气止痛,用金铃子散加味,有热象者可合用龙胆泻肝汤。虚劳型(相当于部分痛性结节、附睾郁积症、神经症等),治疗以右归丸加味或用壮腰健肾丸缓服。王广见(1993)古方今用,大黄甘遂汤原为《金匮要略》治妇人产后水与血结于血室,少腹满如敦状,小便微涩而不渴方。诊为附睾郁积症,中医辨证属气滞血瘀型。治宜活血化瘀,散结导浊。投仲景大黄甘遂汤,继治半月,疼痛全息,房事如常,附睾肿消变软,压痛消失,神清气和,起居有时,舌脉趋平。温宝林、温楷等(1994)近年来用此方治疗附睾郁积24例,疗效颇佳,痛向腰部放射者加牛膝、续断;腿软无力,性欲减退者加杜仲、巴戟天;烦

躁失眠者加鸡血藤、夜交藤;胀痛严重者加夏天无。李奕长(1994)认为补肾为主治疗痛性结节,这是基于肾的生理功能和病理变化以及肾经的循行定位与本病的发生有着密切的联系。肾主人体生长发育和生殖功能,是脏腑间的调节中心。"五脏之真,唯肾为根",它是"元气之所系",生命之根本。肾经的循行,从脊背、腰、少腹以及四肢、外阴部等均为肾的定位。《金匮要略·血痹虚劳》云:"虚劳腰痛,少腹拘急,小便不利,八味肾气丸主之。"其病机是肾气虚,这与痛性结节所表现的症状和病机是相似的。由于患者先天禀赋不足(肾虚)或个体体质的差异,输精管结扎之后精子成熟后的通路受阻,使"精满不得溢",造成精子对机体的不良刺激而出现特殊反应导致本病。通过调补肾阴肾阳,增强机体的免疫功能和抗病能力,从而达到扭转病机的作用。治疗本病以补肾为主辅,以清热燥湿兼活血祛瘀,常能奏效。张宝玉(1995)认为该病为正气虚弱,气机不畅,气滞血瘀,瘀血阻络不痛。选用中药自拟方(川楝子、山楂、木香、延胡索、青皮、车前子、茵陈、橘核、大黄、附子、蒲公英)外敷治疗输精管结扎术后附睾郁积症。用法:上药晒干粉碎成面,以砂锅炒热后,加40°白酒,再炒干,最后加食醋适量,以湿润为度。令患者仰卧,以纱布包裹,每晚睡觉前固定于患者阴囊部,次晨除掉,连用20日为1个疗程,休息7日后重复应用,共用4个疗程。或将上药水煎煮沸15分钟,滤掉药渣,纱布包裹热敷患侧阴囊,每次约1小时,早晚各1次。川楝子、山楂散瘀消积,木香、延胡索行气消瘀,青皮破气消滞,车前子、茵陈降浊阴之气,合大黄、附子、蒲公英起到散寒、祛湿、软坚、消结肿痛之功效。将药物制成糊剂湿敷患处,或煎煮沸后热敷患处,使局部湿度及温度均升高,毛孔张开,以利药物渗透吸收,达到通经活络、活血化瘀、消炎止痛、缓解痉挛、松解粘连之功。徐龙君、王华俊(1996)常用中医自拟方(蒲公英、紫花地丁、金银花、生地、川楝子、丹参、橘核、小茵陈、荔枝核、桃仁、山楂、延胡索)配合T-宽频谱治疗仪治疗疗效较佳。T-宽频谱治疗仪方法:令患者取合适体位,暴露阴囊及会阴部。把频谱治疗仪对准阴囊部位,照射点距照射部位20 cm左右或患者有舒适感的位置。每次治疗30~40分钟。每日1次,15次为1个疗程。黄朝晖(1996)认为本病当属中医血瘀证范畴,系结扎术后正气虚弱,气机不畅,痰瘀互结,阻于下焦,壅塞不通变生

有形之邪所致。附睾为人之外肾,阴部为足厥阴肝经循行部位。故治宜益气活血,疏肝理气,消解散肿。自拟益气活血消积饮方(黄芪、当归、川楝子、延胡索、水蛭、王不留行、皂角刺、泽兰、夏枯草、白芍、甘草)煎服,更兼药渣局部湿敷,使药力直达病所。汪蓉、吴志修等(1998)将输精管结扎后形成的痛性结节的治疗分为湿热型和气虚血瘀型。湿热型以活血化瘀、解毒利湿为主,以牛膝膏加减(丹参、赤芍、王不留行、败酱草、归尾、牛膝、红花、黄柏、泽兰、琥珀)。气滞血瘀型以行气导滞、活血化瘀之法,自拟方(生地、鸡血藤、山药、当归、玄参、白芥子、牡丹皮、莪术、忍冬藤、橘核等)。李玉平、付信利(2000)治疗本病时,在常用的精索封闭及中西药物治疗的基础上,加用白花蛇舌草(每日50 g煎服,一般3~4周为1个疗程)可提高疗效,特别对单纯性附睾郁积症效果更为明显。雷延风(2000)认为本病分为湿热型和气虚血瘀型,可中药内服配合局部封闭治疗。湿热型治宜活血化瘀,清热化湿;气虚血瘀型治宜温经痛络,活血散结。如结节较大,坚硬疼痛不消,可加夏枯草、鳖甲、乳香、没药、五灵脂、延胡索。局部封闭非炎性痛性结节用10%普鲁卡因3 ml,泼尼松12.5 mg,在结节内与结节周围组织内浸润封闭。对炎性结节,用庆大霉素4万U,泼尼松12.5 mg,普鲁卡因3 ml,亦可加入糜蛋白酶5 mg做局部封闭,每周1次。还可配合红外线局部照射,每次15分钟,每日1次。用泼尼松、普鲁卡因局部封闭,能起到止痛及促进局部炎症吸收作用;红外线治疗能促进消炎止痛,改善局部血液循环,增强白细胞吞噬作用,促进白细胞再生、修复;庆大霉素抗菌消炎;糜蛋白酶促进局部炎症消退和硬结软化吸收。总之,上药局部封闭能促进炎症的吸收,瘢痕软化,以达治标目的。郑天贵、张玉兰(2002)认为本病是肝经有实火而热毒壅滞。治则宜泻肝经实火,清下焦湿热。方用龙胆泻肝汤加减。方中龙胆草泻肝经实火,除下焦湿热,柴胡疏肝泻热,并引诸药归于肝经,龙胆草与柴胡同用,一泻一疏,相得益彰;黄芩、栀子苦寒泻火,助龙胆草以清肝经湿热;泽泻、木通、车前子清利退热,引火从小便而出;黄连、连翘清热燥湿、泻火解毒、消痈散结;当归、生地养血益阴;甘草调中和药。全方泻中有补,疏中有养,既能泻肝火,清湿热,又能滋阴养阴。中药内服加外用,意在加强阴囊病灶之湿热毒邪径从皮肤消散。陈敏等(2006)认为,

"六淫"之邪阻于经络,导致气血失和,脉络瘀阻,不通则痛。复因个体禀赋、饮食劳倦、心理环境不同,初为气结在经,症见胀痛无形,久则血伤入络,症见刺痛有形。故临床有气滞血瘀、寒凝气滞、湿痰瘀阻等不同表现。然"瘀血"既是病理产物,又是主要致病因素,故治疗当以活血化瘀、软坚散结、通络止痛为要。选用张锡纯《医学衷中参西录》中活络效灵丹为主方,药物组成为当归、丹参、乳香、没药,乃因该方为活血化瘀、理气止痛之良方,广泛用于瘀血凝滞、通络止痛、癥瘕积聚。陈敏等于该方中加入桃仁、土鳖虫、红花之属,更加强了该方的活血化瘀之功;加枳壳、延胡索、瓜蒌、桔梗、香附更增强了理气活血之效。气滞则血瘀,气旺则血行。阳复寒去,瘀浊能祛,瘀化血行畅,血脉能通畅,积聚则消,经脉血行,络通痛止,其病则愈。胡献国(2009)取当归、丹参、生乳香、生没药药渣捣烂外敷患处,敷料包扎治疗输精管结扎术后痛性结节。

(陈其华)

八、中医治疗性传播性疾病

性传播疾病是指以性行为为主要传播途径的一组传染病。中医又称之为"花柳病"。性病有20多种,常见性病有淋病、梅毒、尖锐湿疣、沙眼衣原体、软下疳、生殖器疱疹、滴虫病、艾滋病等。其中梅毒、淋病、生殖器疱疹、非淋菌性尿道炎、尖锐湿疣、软下疳、性病性淋巴肉芽肿和艾滋病等8种性病被列为我国重点防治的性病。性传播疾病的病原体种类繁多,包括细菌、螺旋体、病毒、衣原体、支原体、寄生虫、原虫、真菌等。由病毒引起的性病有尖锐湿疣、乙型肝炎和生殖器疱疹等,由细菌引起的性病有淋病等,由寄生虫和真菌引起的性病有疥疮、滴虫病、阴虱和股癣。

(一)梅毒

梅毒是由苍白螺旋体引起的一种慢性经典性传播疾病。根据病变的形状、部位、性质及地域不同,又有"杨梅疮""花柳毒淋""霉疮""广疮""时疮""棉花疮"之称。本病总的治疗原则是清热解毒,全身治疗与局部治疗相结合,但因各期临床症状不同,治疗方法有异。关于中医药治疗的研究较多,经方化裁、经验方、中成药、外治、食疗等诸多治疗方法被广泛运用。盛子(1957)用清血搜毒丸和三仙丹治疗梅毒。毛慧人(1960)祖传七代治疗梅毒的秘方九龙丹,不仅疗效高,疗程短,价廉易得,而且反应低,患者易于接受。马宽玉等(1980)报道,

采用驱梅汤（土茯苓、马齿苋、忍冬藤、半枝莲、黄柏、滑石、萆薢、苦参、甘草）治疗梅毒，水煎服，每日1剂，取得较好疗效。陈勇飞等（2010）回顾性分析2006年3月至2010年2月收治的50例梅毒患者的情况，探讨中医辨证治疗梅毒血清抵抗的临床价值。50例患者由于病机和临床特征不同，分为毒热深伏型和肝脾两虚、余毒未清型两个证型，分别服用土茯苓汤和扶正解毒汤。王凤娥（2012）选取梅毒Ⅰ、Ⅱ期患者，分为两组，两组患者均进行常规西医治疗，注射普鲁卡因青霉素，或盐酸四环素口服或多西环素口服。观察组在治疗组的基础上进行黄芪注射液进行治疗，以黄芪注射液与葡萄糖注射液充分混合后，以静脉滴注的方式给药，结果：治疗12个月后，观察组复发3例，与对照组相比明显降低（$P < 0.05$）；初次治疗观察组患者出现吉海反应5例，与对照组相比明显较低（$P < 0.05$）。

（二）尖锐湿疣

尖锐湿疣是一种由人乳头瘤病毒（HPV）引起的性病，多由性接触传染。中医学称之为"疣目""臊疣""臊瘊"。中医学认为本病多由于肝经湿热下注，气血失和，腠理不密，复感淫秽邪毒，湿毒与秽浊凝聚，郁结肛门和会阴等处，而成本病。治疗上以清热解毒、利湿消肿、化瘀散结为基本治则。张文雄（1987）用痱子粉（氧化锌、明矾、硼酸、水杨酸、滑石粉等）配合中药（山栀、酒制黄芩各12g，龙胆草、泽泻、苍术、黄柏、柴胡、土茯苓各9g，生甘草6g）治疗本病，取得较好疗效。痱子粉有清洁、干燥、消炎、止痒之效，嘱患者每日用1:4000的高锰酸钾溶液清洗后涂搽痱子粉2次。杨英等（1989）用竹签蘸五妙水仙膏药液（原汁）在整个疣体上点涂，多数局部有轻微灼痛感，待药液干固后以生理盐水棉球将药擦去，可见皮肤剥蚀面，若有少量渗血渗液，以干棉球压迫片刻，即可继续点涂（操作同前）2~4次，直至疣体变平为止。创面不需包扎。赵少山（1992）用苍术、黄柏、土槿皮、百部、白鲜皮、紫草、鸦胆子、生马钱子、雄黄、狼毒，共研成末，加凡士林调成糊状，局部涂敷，治愈率较高，复发率明显降低。宋文英等（1999）用马齿苋合剂（马齿苋、大青叶、紫草、白花蛇舌草、毛冬青、木贼草、板蓝根、薏苡仁、贯众、香附）内服外洗治疗本病，降低了尖锐湿疣的复发率。辛建国等（2001）采用疣舒宁局部涂搽治疗尖锐湿疣，将药液涂于疣体各部，涂药后暴露患处5分钟左右，使药液自然晾干，反复

用2次。同时加用全身抗病毒类药治疗，以达到根治的目的。郑文彬（2002）用微波点灼破病灶组织后，当晚即行中药坐浴，药用地肤子、白鲜皮、苦参、虎杖、椒目、蛇床子、防风。治疗57例患者，有效率为100%。马玉昕（2003）用液氮喷涂疣体使疣体消失，同时内服中药：党参、当归、皂角刺、白术、白芍、白芷、黄芪、金银花、连翘、薏苡仁、生甘草。有效率为94.9%，疗效明显优于单纯冷冻组，复发率为5%，明显低于单纯冷冻组。周聪和（2004）用CO_2激光进行碳化治疗，除掉疣体后再嘱患者服用扶正解毒汤（黄芪、土茯苓、大青叶、板蓝根、紫草、薏苡仁、甘草）。临床治愈43例，复发7例，复发率为16.3%。郑遵法（2004）自拟湿疣灵治疗尖锐湿疣80例，湿疣灵由湿疣灵擦剂（苦参、板蓝根、木贼、蜂房）加坐浴液（乌梅、明矾、土茯苓、薄荷、五倍子）组成。轻度患者共50例，使用湿疣灵1~2个疗程全部治愈；中度患者共26例，效果良好；重度者共4例，切除病灶，止血消炎后，用湿疣灵继续治疗，均治愈且无复发。陈其华（2005）用黄芪甘草汤（黄芪、甘草等）为主治疗尖锐湿疣150例，取得满意疗效。刘雅慧（2014）自拟基本方（板蓝根、大青叶、生薏苡仁、蒲公英、黄柏、紫草、赤芍、炒皂角刺、浙贝母）治疗本病，湿毒聚结型治以除湿清热、解毒散结，基本方加土茯苓、白花蛇舌草、桃仁、红花；脾虚毒蕴型治以益气健脾、祛湿解毒，基本方去大青叶、蒲公英，加黄芪、白术、山药、白花蛇舌草，对病程3个月以上者，每日加服玉屏风颗粒，效果显著，复发率低。刘福英、张其鹏（2015）将80例尖锐湿疣患者随机分成两组，治疗组40例用CO_2激光灼除疣体后，口服扶正祛疣汤、外用清疣洗剂治疗，对照组40例用CO_2激光灼除疣体后，外涂土槿皮酊治疗。两组均治疗3个月，疗效较好。陈其华等（2015）用CO_2激光术切除疣体后，并自制解毒生肌膏治疗，取得较好疗效。

（三）生殖器疱疹

生殖器疱疹是单纯疱疹病毒所引起的一种性病，多由接触传染，常常可以反复发作。它类似于中医学的"天疱疮""火燎疮""登豆疮""蜘蛛疮"，是由湿热与秽毒相合而成。治疗以滋阴除热、清解余毒为基本治疗原则。叶之龙（1988）以内服金钱草汤，外用代赭石、枯矾、冰片研末敷患处，疗效显著。司在和（1992）将本病分为三型论治：邪毒炽盛型选龙胆泻肝汤加减；湿热下注型选八正散加减；脾虚

血瘀型选参苓白术散合桃红四物汤加减。贺伟等（1994）采用口服阿昔洛韦片（每日 0.2 g，每日 5次，连服 10 日），同时服用补中益气汤加减治疗本病，取得较好疗效。王更生等（2001）自制中药儿茶外用剂治疗生殖器疱疹。张剑等（2004）用口服养阴祛邪汤治疗本病获得较好疗效，药物组成：熟地、山茱萸、山药、紫草、大青叶、白花蛇舌草、虎杖、泽泻、牡丹皮、茯苓、薏苡仁、甘草。每日 1 剂，水煎服，共服 3 个月。禤国维（2005）将本病分为两型治疗。湿热毒盛型，治宜清热解毒利湿，予解毒祛湿汤加减。药用：板蓝根、牛蒡子、诃子、蒲公英、虎杖、重楼、生地、牡丹皮、赤芍、柴胡、乌梅、紫草、泽泻、甘草。正虚邪恋型，治宜益气养阴、清热祛湿，予知柏地黄汤加减。药用：北黄芪、太子参、生地、薏苡仁、知母、黄柏、土茯苓、柴胡、山茱萸、泽泻、牡丹皮、赤芍、怀山药、茯苓、沙参、甘草。欧阳恒等（2006）将本病分为三型论治：湿热下注型选用龙胆泻肝汤加减治疗；热毒蕴结型选用黄连解毒汤加减治疗；肝肾阴虚型选用知柏地黄汤加减治疗。张小可（2006）运用中药（雄黄、黄连、黄柏、百部、大黄、冰片）熏洗治疗生殖器疱疹，取得了较好效果。王琦（2007）认为本病分为秽毒积聚证和邪热伤阴证，分别用龙胆泻肝汤加减和知柏地黄丸加减。唐定书（2007）认为，反复发作的生殖器疱疹以湿热蕴结为标，气阴亏虚为本，治疗宜健脾益气，除湿解毒。药用：黄芪、白术、北沙参、薏苡仁、猪苓、土茯苓、生地、牡丹皮、板蓝根。卢俊明等（2007）将复发性生殖器疱疹患者分为 3 组：中西医结合组用中药自拟方（黄芪、板蓝根、大青叶、白花蛇舌草、虎杖、白术、知母、黄柏、西洋参、甘草）口服结合西药万乃洛韦与卡介菌多糖核酸肌内注射进行治疗；西药组用万乃洛韦与卡介菌多糖核酸治疗；中药组用中药自拟方口服治疗，发现中西医结合组疗效最佳。薛建国（2014）用经验方解毒扶正汤治疗本病获得较好疗效。处方：黄芩、黄连、金银花、连翘、板蓝根、白花蛇舌草、生地、牡丹皮、茯苓、泽泻、六一散、柴胡、生甘草。陈其华等（2015）用黄甘颗粒对复发性生殖器疱疹 HSV-2 病毒的潜伏相关转录体的干预作用及对病毒滴度的影响取得满意结果。程甘露（2015）用知柏地黄汤加减联合伐昔洛韦治疗女性生殖器疱疹，疗效较好。贺菊乔等（2015）用自拟黄白汤加减（黄芪、白花蛇舌草、金银花、蒲公英、鱼腥草、茯苓、板蓝根、大青叶、当归、车前草、生甘草），

同时以喷昔洛韦软膏外涂，阿昔洛韦片口服治疗本病，取得良好疗效。

（四）淋病

淋病是由淋病奈瑟菌引起，造成泌尿生殖系统黏膜表面感染的炎症性疾病。以尿路涩痛、排尿不畅及尿道脓性分泌物为主要表现。本病属中医学"淋证""尿浊""精浊"等范畴。近年来报道中医药治疗淋病的文献较少。曹艺（1990）将淋病分为湿热下注型、气滞血瘀与湿热并见型、肾阴虚加湿热蕴结型三个证型，用自拟克淋灵（龙胆草、山豆根、桃仁、地龙、苦杏仁、萆薢、紫花地丁、鱼腥草、桔梗、石菖蒲、白豆蔻、生甘草），并配合外洗方（苦参、蛇床子、白花蛇舌草、地肤子、山豆根、苏叶、海螵蛸）治疗，取得较好疗效。吴春潮等（1993）选取 7 种治疗淋病有效方剂进行中药复方抗淋菌作用实验研究。实验选用的 7 首方剂分别是：萆薢分清饮、五淋散、海金砂散、自拟解毒通淋汤（黄柏、黄芩、萹蓄、虎杖、连翘、黄连、木通、甘草）、龙胆泻肝汤、黄连解毒汤、八正散。实验结果表明，黄连解毒汤抗淋球菌作用最强，八正散、自拟解毒通淋汤抗淋球菌作用次之，其余药效不明显。邬斌梅（1996）自拟清淋汤（白花蛇舌草、鬼针草、败酱草、土茯苓、马齿苋、苦参、赤芍、黄柏、萆薢、车前子、牡丹皮、甘草），随症加减煎服，同时用苦参、鬼针草、黄柏、蛇床子、白蒺藜、明矾煎液冲洗阴道，治疗 38 例淋病患者，显效 14 例，有效 21 例，无效 3 例。郑青松（1997）自拟清化淋带汤（土茯苓、鱼腥草、马齿苋、车前草、木通、滑石、萆薢、鸭跖草、黄柏、赤芍、蒲公英、生大黄）随症加减煎服，另药渣浓煎坐浴，治疗 68 例淋病患者，痊愈 62 例，显效 5 例，无效 1 例。张云鹏（1998）应用青霉素 800 万～1 600 万 U，氧氟沙星200～400 mg 静脉滴注（青霉素过敏者改予红霉素静脉滴注），同时予中药熏洗外阴（蛇床子、苦参、明矾、川椒、百部），治疗 50 例淋病，1 周后均治愈。朱成彬（1999）将慢性淋病分两型论治：湿热留滞，肝脾失调型，方用丹栀逍遥散加减；淫毒留恋，肝肾阴亏型，方用自拟毒灵清汤（土茯苓、金银花、白花蛇舌草、虎杖、木通、知母、生地、山药、枸杞子、黄芪、甘草梢）。同时配合针灸治疗，主穴取足三里、三阴交、关元、肾俞、气海、长强，取得满意疗效。占盛青（2000）以复方八正散治疗 41 例淋病患者，痊愈 29例，显效 9 效。朱源北（2006）用龙胆泻肝汤加味治疗下焦湿热型淋病，获得满意疗效。李长如等

（2011）淋病急性期以清热、除湿、解毒、化瘀为主，基本药物：黄柏、泽泻、蒲公英、白花蛇舌草、萆薢、土茯苓、赤芍、桃仁、红花、泽兰、龙胆草。慢性期以滋阴补肾、活血利湿、化瘀通络为主，基本药物：生地、枸杞子、苍术、黄柏、茯苓、薏苡仁、赤芍、玄参、天冬、桃仁、红花、路路通、土茯苓。并联合头孢曲松钠（头孢三嗪）肌内或静脉注射，疗效显著。薛梅、杨颖（2015）在给予利福平、氧氟沙星的基础上给予清热、利湿、活血中药汤剂治疗本病，常用药为栀子、鱼腥草、车前子、泽泻、萹蓄、滑石、苦参、延胡索、川芎等。热邪重适量加蒲公英，湿邪重适量加薏苡仁，水煎至 400 ml，早晚分 2 次服用，取得满意疗效。

（五）性病性淋巴肉芽肿

本病是由性病性淋巴肉芽肿衣原体感染引起的一种传染病，主要通过性接触传播，偶尔因接触污染物传播。中医学认为本病类似"横痃疳""阴疽"。中医药治疗本病的文献报道较少。李彪、张魁等（1995）将本病分为两型进行辨证论治：下焦热毒证治宜清热解毒利湿，方选萆薢分清饮加减；痰热蕴结证宜清热解毒，化痰散结，方选仙方活命饮加减。王琦（1997）将本病分为两型进行辨证论治：湿热瘀浊型治宜解毒散结，行气化痰，方选土茯苓合剂（土茯苓、金银花、夏枯草、连翘、浙贝母、柴胡、川芎、郁金、陈皮、半夏）加减；血瘀络阻型治宜益气活血，托里解毒，方选托里透脓散加减。并用中药进行外治，未溃时用五倍子炒黄研末，与百草霜和匀醋调敷；已溃者则用月白珍珠散掺布。

（六）软下疳

软下疳是一种由感染革兰阴性杜克雷嗜血杆菌引起的性传播疾病。中医学以"疳""疮"命名。有关本病的中医治疗方法报道甚少。李彪等（1991）将本病分为四型进行辨证论治，肝经湿热证宜清热利湿，选用龙胆泻肝汤加减；毒火郁结证宜清热解毒，选用黄连解毒汤加减；气血两虚证宜补益气血，活血通络，选用八珍汤加减。并配合《医宗金鉴》的大豆甘草汤局部外洗。吴光烈（1993）采用内服清里解毒汤（大黄、生地、金银花、连翘各 15 g，穿山甲、皂刺、黄连、升麻各 9 g，白花蛇舌草、土茯苓各 30 g，甘草 6 g），外敷四味扫毒散（煅番木鳖仁 5 g，煅儿茶 9 g，三仙丹 6 g，冰片 3 g。合为细末，调鸡蛋油外搽）治疗本病。王琦（2007）将本病分为湿热下注证、毒热内蕴证、阴虚火燥证、脾虚气陷证，

分别用龙胆泻肝汤加减、黄连解毒汤合五味消毒饮加减、知柏地黄丸加减、补中益气汤加减。

（七）股癣、疥疮、滴虫病、阴虱病

股癣是一种发于腹股沟、大腿内侧或会阴、臀部的真菌感染性皮肤病。中医古籍称之为铜钱癣、园癣等。疥疮、滴虫病、阴虱病则分别因疥虫、滴虫、阴虱感染所致。这些疾病多以外治为主，内治法一般较少用。对个别病情较重或泛发全身或引起并发症者的亦可配合中药内服。如康泰通等（1995）用复方马钱膏（马钱子、铜绿、三仙丹、硫黄、五倍子、儿茶水粉、炉甘石、冰片、蛇床子等）治疗 162 例股癣患者，疗效满意。潘琪龙等（1998）应用癣快好（丁香、大黄、百部、冰片等）药液外搽治疗股癣 108 例，疗效佳。李彪等（1999）认为股癣有糜烂渗液者宜除湿止痒，方选二妙散加味（黄柏、苍术、苦参、白鲜皮、萆薢、薏苡仁、泽泻等）内服。外用土槿皮酊、桑皮汁等涂擦患处，疗效较好。对于疥疮和阴虱，历代医家多用硫黄膏外搽且疗效可靠，但对于疥疮泛发全身或继发感染的宜配合中药内服。如李彪等提出疥疮继发感染者采用疏风清热，利湿法，选用消风散合黄连解毒汤加减；形成疥疮结节时宜清肝化痰，除湿散结，用柴胡、郁金、川楝子、浙贝母、徐长卿等煎服；疥疮引起感染性肾炎者，宜清热解毒，利湿消肿，方选五味消毒饮和八正散加减治疗。吴碧娣（2003）用自制复方土槿皮酊（土槿皮、花椒、蝉蜕、全蝎、木通、百部、槟榔、芒硝、樟脑等，浓度为 50% 的乙醇浸泡 2 个月以上）涂抹患处，治疗股癣 183 例，取得满意疗效。罗文峰（2005）用黄散（密陀僧、轻粉、硫黄、雄黄、蛇床子、枯矾、梅片等，将药材制成细末，加蒸馏水涂搽于患处）治疗体股癣 45 例，疗效较好。宫志华（2008）以百冰消癣酊（白鲜皮、百部、白芷、大黄、地肤子、苦参、斑蝥、冰片、樟脑、密陀僧、羊蹄根等，用浓度为 75% 的乙醇浸泡 3 日）外用，治疗 310 例股癣，全部治愈。

（八）艾滋病

艾滋病是 20 世纪 80 年代首先在非洲发现的一种由人类免疫缺陷病毒感染引起的严重的临床综合征。中医文献中无艾滋病病名，根据艾滋病的发病过程和临床表现，艾滋病似属于中医学"伏气瘟疫""虚劳"等的范畴。中医药治疗艾滋病的研究始于 20 世纪 80 年代末。周建伟（1996）针灸治疗艾滋病的常用穴位包括：足三里、曲池、外关、内关、气海、关元、大椎、百会、神阙、石门、命门、中府、列

缺、太渊、肺俞、大白、公孙、商丘、三阴交、水分、太溪、肾俞、太冲、血海、膈俞、神门、尺泽、脾俞、胃俞等，针刺方法以补法为主。罗士德等（1998）对1000多种中草药进行抗HIV的筛选后，发现140余种中草药具有抑制、拮抗HIV活性的作用，如甘草、天花粉、桑白皮、紫草、夏枯草、穿心莲、金银花、黄连、白头翁、淫羊藿、紫花地丁、黄芪、虎杖、丹参、柴胡、灵芝、马兜铃、杜仲、大青叶、女贞子、三七、白术、当归、虫草、芦荟、雷公藤等。这些中草药具有清热解毒、补脾益气等功效，从而可调节、增强人体免疫功能，抑制HIV。吕乃达、王禄林（2004）对单味中药的研究显示，近几十年来，我国已经对超过800种中药进行了抗HIV的体外筛选，其中100余种具有较为明确的抗HIV的作用以及提高艾滋病患者机体免疫力，并且已有20余种中药作为科研用药进行过临床观察。王建等（2005）对抗HIV酶类的中药筛选研究显示，黄连、紫草、丹参、五味子、黄芩等22种中草药有抗HIV逆转录酶作用，知母、黄连、淫羊藿、白花蛇舌草、黄柏、桔梗、乌梅、黄芩、牡丹皮等19种中药有抗HIV蛋白酶作用。危剑安等（2006）研究发现，中成药制剂艾灵颗粒能显著改善HIV感染者/AIDS患者的临床症状，提高生存质量，在一定程度上维护免疫功能，稳定病毒载量，并且在人的体外研究和动物的体内研究表明，艾灵颗粒对抗HIV蛋白酶抑制剂茚地那韦具有代谢性增效的潜力。罗士德（2007）及其研究组奋斗15个春秋调制成功的"中式鸡尾酒"，以桑白皮为主，包括艾叶、紫云英等5种中药。"中式鸡尾酒"所含活性成分桑根皮素及其二聚体具有抗HIV的活性，主要作用是抑制HIV蛋白水解酶和逆转录酶的活性，可增强NK细胞的活性，具有免疫调节作用，并且无毒副作用。黄艳平等（2009）研究小柴胡汤治疗艾滋病，发现小柴胡汤能抑制70%艾滋病患者体内逆转录酶活性，抑制能力和剂量成正相关，还可抑制PGE2和过氧化物的产生，抑制HIV复制，毒性较小。周超杰等（2012）应用古代名方定喘汤治疗艾滋病之咳嗽，取得满意的疗效。刘明等（2013）自拟抗艾扶正胶囊治疗艾滋病，可以明显改善艾滋病患者的乏力、腹泻、发热、皮疹等临床症状；可以减少抗病毒药物的毒副作用；改善肝功能，降低转氨酶；改善患者骨髓造血功能，升高红细胞及血小板；提高患者服药的依从性；提高和改善患者免疫重建功能，减少了机会感染的发生。刘恭智

等（2013）在常规抗病毒治疗的基础上联合中医辨证用药治疗艾滋病及其并发症，结果发现疗效优于常规抗病毒治疗。杨玲、王志良（2014）通过临床观察发现，益艾康胶囊合连朴饮加减治疗艾滋病HAART疗法所致消化道反应疗效确切。马秀霞等（2014）根据临床实践发现清肺培元微丸对艾滋病肺部感染（痰热壅肺证）患者有一定的辅助治疗效果，明显优于单纯西药治疗。

（陈其华）

九、中医治疗男科杂病

中医男科杂病包括男性亚健康状态、男性乳房发育、男性更年期综合征、男子性早熟、房劳伤、缩阳症、阴冷症等。男科杂病在临床上虽少见，但治疗难度大、病程长、病情复杂，给患者带来了巨大的心理负担，影响其身心健康。

（一）男性乳房发育症

男性乳房异常发育属于中医学"乳疬"范畴。《诸病源候论》中有"男子乳头属肝，乳房属肾"，说明男性乳腺疾病与肝肾两脏关系最为密切。陈实功《外科正宗·乳痈第二十六论》："男子乳疾与妇人微异，女损肝胃，男损肝肾，盖怒火本病房欲过度，以致肝虚血燥，肾虚精亏，血脉不得上行，肝经无以荣养，遂结肿痛。"本病总的病机为肾气不充、肝失所养。近代中医治疗从基本病机出发，重在辨证施治，采用疏肝解郁、补肾养肝（治本）为基本法则，取得了不错的进展。郭沈旺（1979）采用疏肝溃坚汤治疗男性乳房发育症，汤剂系按《医宗金鉴》疏肝溃坚汤合《医林改错》血府逐瘀汤二方化裁而成。全方由夏枯草、柴胡、赤芍、白芍、当归、穿山甲片、青皮、乳香、没药、桃仁、红花等组成。皮巨川（1979）根据乳疬为气郁痰凝所发这一理论，给以舒肝解郁化痰之剂治疗，效果良好，用药有柴胡、白芍、枳壳、三棱、莪术、瓜蒌、木香、穿山甲、木通、白芥子、青陈皮、法半夏、茯苓、薤白、牡蛎、白花蛇舌草、甘草。杨文光（1981）根据中医对男性乳房发育症病因病机的认识，可将本病分为两型，采用分型论治及手术治疗。冲任不调型，病因病机是冲任不调，气滞痰郁。临床上此型最常见，治以调理冲任，开郁化痰，中药组成：柴胡、当归、赤芍、王不留行、制香附、橘皮核、丝瓜络、巴戟天、鹿角片（先煎，如用鹿角粉则冲服）。血亏肝郁型，病因病机是血亏肝郁，气滞夹痰凝结。临床此型较少见治以养血疏肝，理气化痰。中药组成：当归、白芍、川芎、制半

夏、青皮、橘叶核、香附、贝母、合欢皮、全瓜蒌（打）等。手术治疗：将肿大乳房行手术切除。陈效莲（1984）用重楼研末外敷治疗男性乳房发育症。李国才（1985）采用生鹿角治疗该病。杨堃（1987）用疏肝软坚法治疗男性乳房发育。施裕新（1988）将本病分两型：肝郁痰凝型用疏肝解郁，化痰散结法；肾阳亏虚型用温补肾阳，化痰通络法。罗次星（1989）采用内外合治法治疗该病，内治用赤芍、川芎、桃仁、当归、桔梗、瓜蒌实、夏枯草、浙贝母、柴胡、甘草、枳壳、牛膝。外治用天仙子、橘叶、桃仁，上药共研细，过 100 目筛，醋调如糊状，外敷患处。马新生（1994）用《金匮》肾气丸加减治疗本病，用肉桂、赤芍、白芍、丹参、熟地、怀山药、山茱萸、茯苓、牡丹皮、柴胡、制附片。乳房胀痛明显者加香附、川楝子、郁金理气疏肝止痛；肿块较大、质硬者加夏枯草、浙贝母、玄参化痰软坚散结；腰膝酸软，阳事不用者加鹿角霜、续断、桑寄生温阳补肾；食欲不佳，舌苔厚腻者加砂仁、神曲、槟榔醒脾开胃。服药期间忌食生冷、辛辣之品，保持心情舒畅。邹定华（1994）认为该病病位在肝，病机为肝失条达，气机阻滞。治以疏肝理气，用逍遥散加味（柴胡、当归、白芍、白术、炙甘草、薄荷、黄药子、白药子、生牡蛎、枸杞子、墨旱莲），并随症加减。孙红君（1996）以补肾消核汤治疗，用熟地、山茱萸、鹿角片、鳖甲、牡丹皮、香附、浙贝母、橘叶、橘核，并随症加减。全方以补肾疏肝，理气行瘀，化痰散结并行。陈英等（1996）主张疏肝温肾法治疗本病，用柴胡、炒白术、炒白芍、橘络、肉苁蓉、菟丝子、仙茅、淫羊藿、鹿衔草、制大黄、枸杞子、生地、熟地、杜仲、炙甘草，并随症加减。曾平安（1996）自拟乳疬清消汤（柴胡、当归、茯苓、赤芍、白芍、白术、女贞子、枸杞子、夏枯草、猫爪草、半夏、丹参）治疗本病，并随症加减。功效为补益肝肾，养血柔肝，理气化痰，散结消核。周欣甫（1997）用自拟柴胡汤（柴胡、青陈皮、夏枯草、白芥子、大贝母、牡蛎、黄药子、山慈菇、丝瓜络）治疗本病。张春香（1997）等用乌鸡白凤丸治疗肝硬化致乳房发育症，均收到良好效果。罗跃东（1999）用淫羊藿为主治疗男性乳房发育症。肝郁脾虚型，用逍遥散；肾精不足型，用六味地黄丸；气滞血瘀型，用血府逐瘀汤；痰阻气滞型，用三子养亲汤。张宗建等（1999）以疏肝化痰法治疗该病，用柴胡、香附、橘核、淫羊藿、鹿角霜、陈皮、半夏、海藻、昆布、浙贝母、生牡蛎、穿山甲、生山楂、生麦芽，并随症加

减。钱小强（1999）认为此症多由肾气不充，肝气郁结，结阻乳络而成，用消疬汤（仙茅、淫羊藿、巴戟天、鹿角粉、柴胡、青皮、白芍、当归、大贝母、王不留行、全瓜蒌），并随症加减。陈长宽（2000）认为本病病机为肾虚痰瘀，用乳疬汤（淫羊藿、仙茅、菟丝子、怀山药、夏枯草、海藻、制半夏、炒延胡索、桃仁、生牡蛎）以补肾祛瘀，化痰散结。周兴忠（2001）用羊藿消瘰疬汤（淫羊藿、玄参、川贝母、牡蛎）治疗本病，并随症加减，以调补阴阳，化痰活血，软坚散结。许志萍（2005）用温肾化痰法治疗男性乳房发育症，自拟温肾汤，用药：郁金、浙贝母、橘叶、橘核各 10 g，淫羊藿、肉苁蓉各 12 g，山慈菇、三棱、莪术各 15 g，生牡蛎（先煎）、海藻各 30 g。每日 1 剂，水煎，早晚分 2 次服。10 剂为 1 个疗程。路平（2006）根据中医对男性乳房发育症进行辨证施治，肝郁气滞、痰核凝聚型，治宜疏肝解郁，化痰散结。方药：柴胡、夏枯草、青陈皮、丝瓜络、桃仁、黄芩、半夏、生牡蛎。肝肾阴虚，痰湿气结型，治宜调补肝肾，化痰散结。方药：生地、怀山药、白芍、玄参、泽泻、山茱萸、淫羊藿、牡丹皮、盐知柏、丝瓜络。王晓静（2014）用康乳散结汤治疗 30 例男性乳房发育症患者，有效率高达 88%。汪良庭（2014）用柴归消疬方（柴胡、茯苓、薄荷、甘草、当归、芍药、白术）治疗本病。程甘露（2015）自拟解郁散结汤（柴胡、郁金、延胡索、当归、丹参、紫草、浙贝母、桔梗、牡蛎、穿山甲、甘草）治疗该病。治疗组经自拟解郁散结汤治疗，绝大多数症状得到有效控制，有效率高达 88.23%。纪太芳（2015）用手术联合乳癖散结片治疗该病。赵涛（2015）用消乳散结胶囊治疗本病。

有学者认为，内分泌失衡是发生本病的病理基础，是机体对性激素反应性发生改变及其他因素综合作用的结果。临床除采取手术治疗外，药物治疗以雌激素拮抗药为主，首选他莫昔芬，但其副作用尚不确定，须进一步前瞻性研究观察。

（二）男性更年期综合征

男性更年期综合征是指男性由中年期过渡到老年期（一般指 40～70 岁）的一个特定的年龄阶段，因机体代谢和性腺功能发生生理性衰退，引起以精神神经症状、自主神经功能紊乱和性功能障碍为主要表现的一组证候群。中医虽无男性更年期的提法，但古医籍有类似本病的描述，《素问·阴阳应象大论》曰："年四十，而阴气自半也，起居衰矣。年五十，体重耳目不聪明矣……"据男性更年期综

合征的临床表现,中医学多从"阳痿""郁证""虚劳""心悸""不寐""脏躁""眩晕""心下痞""奔豚气"等范畴论治。所以,中医对男性更年期综合征性的病因病机、治则的研究也多围绕肾、肝进行。杨更生(1986)认为本病病机为肾气渐衰,天癸将竭,阴阳不和,冲任失调,其治疗大法应是补肾精,调阴阳,理冲任。杨更生认为,在众多补肾调冲任的方剂中,以三仙汤(淫羊藿、仙茅、当归、巴戟天、黄柏、知母)效果最佳。该方具有补肾精、清虚火、温肾阳、益肾阴、调阴阳、理冲任之功。朱宝贵(1990)采用甘温调补法治疗男性更年期综合征,认为甘温调补法为治本之法,对延迟更年期的到来,改善更年期功能状态有着积极意义。脾肾阳虚型治宜甘温调补脾肾之阳为主。方用天雄散合八味肾气丸加减,也可用附子理中汤加味。阴阳两虚型治宜调补阴阳,方用小建中汤合二仙汤加味。肝气虚衰型治宜温肝益气,方用仲景桂枝加桂汤加味。心肾不交型治宜交通心肾,调和阴阳,方用《金匮》桂枝加龙骨牡蛎汤加味。刘喆(1992)采用针灸疗法治疗该病25例,获得满意疗效,肝肾阴亏型治以滋养肝肾,取穴:太溪、三阴交、肝俞、肾俞(补)、行间、神门、内关(泻)。脾肾阳虚型治以温补脾肾,取穴:关元、中极、肾俞、脾俞、足三里、三阴交,纳呆便溏者酌配中脘、天枢,治以补法,或针后加灸关元、肾俞、足三里。心肾不交型治以交通心肾,取穴:神门、内关、百会、足三里、三阴交、肾俞、太溪,治以平补平泻法。针刺各组穴位留针20～30分钟,隔日治疗1次,10次为1个疗程。姬云海(1995)用地黄汤加减治疗该病80例,获得满意疗效,基本方:生地、山药、山茱萸、泽泻、茯苓、牡丹皮、枸杞子、当归、远志、五味子、石菖蒲、龙骨、牡蛎、甘草。阴虚内热加知母、黄柏;肝肾阴虚加菊花、龟甲;心肾不交加黄连、肉桂;脾肾阳虚加淫羊藿、肉苁蓉;情绪激动易怒者加百合、白头翁;耳鸣甚者加磁石;自汗甚加浮小麦。李广彬(2002)以中医"从肾论治"基础理论为依据,综合经典处方、临床用药经验及现代药理研究,经大量临床筛选而成康隆胶囊,治疗该病50例,总有效率达88%。吴国良(2010)治疗男性更年期失眠症状采用加味二仙汤,治疗有效率高达90%。尚坤(2014)用宁心更年片治疗男性更年期综合征68例,认为"天癸竭"在本病的发病过程中起到了决定性的作用,肝郁为标,肾虚为本,属于本虚标实之证,故治疗时应肝肾同调,养血活血,宁心安神。宁心更年片能够有效减轻患者紧张及焦虑情绪,改善心慌失眠症状,提高睡眠质量,增强体力,明显改善男性更年期综合征的各种症状。

(三)男性亚健康状态

中医首先强调"上工治未病",指的是未雨绸缪,《素问·四气调神大论》云:"是故圣人不治已病治未病,不治已乱治未乱,此之谓也,夫病已成而后药之,乱已成而后治之,譬犹渴穿井,斗而铸锥,不亦晚乎?"中医学认为健康的生活、行为、工作方式是提高生命质量、预防亚健康和疾病的根本方法,主张饮食有节、起居有常、情志条畅、劳逸适度等养生之术。如《素问·上古天真论》云:"……虚邪贼风,避之有时;恬淡虚无,真气从之;精神内守,病安从来?"告知人们养生之道应注意生活起居,保持良好的心境状态,则可防病保健。武维屏(2000)对已经出现的亚健康状态进行辨证论治。肝气郁结:治宜疏肝理气解郁,可予四逆散、逍遥散类加减。瘀血内阻:若血虚血瘀者可予四物汤、当归芍药散类养血活血;若瘀血阻络者,可选《医林改错》逐瘀汤类化瘀通络。痰湿内生:若脾虚生湿者可予香砂六君子汤、苓桂术甘汤类健脾化痰;湿浊内盛者可予二陈汤、平胃散类理气化湿。湿热内蕴:可分别选用三仁汤、藿朴夏苓类清热化湿,王氏连朴饮、二妙丸类清热燥湿,八正散、六一散等清热利湿。阴虚火旺:治宜养阴清热,偏肝肾阴虚者可予大补阴丸、知柏地黄丸、秦艽鳖甲散等;偏肺肾阴虚者可选养阴清肺汤、百合固金汤类化裁。气血亏虚(劳伤心脾):治宜补脾益气养血,予人参归脾丸、归芍六君子汤等加减。脾肾阳虚:治宜温肾健脾,偏脾虚者予附子理中丸、吴茱萸类加减;偏肾虚者予《金匮》肾气丸、右归丸等化裁。马其江(2002)用足反射疗法治疗该病,采取全足按摩、重点加强的方法进行足底按摩。基本反射区:肾、肾上腺、大脑、安眠、心、肝、脾、胃、大肠、输尿管、膀胱,根据中医辨证分型选择相关的反射区加强按摩。如肝郁化火重点加强肝、脾、肾、安眠、大肠,以疏肝健脾,清心除烦;痰热内扰重点加强脾、胃、大肠,以健脾胃祛痰,泻热于大肠;阴虚火旺重点加强心、肝、肾、小肠,以滋补肝肾,清心安神,泻热于小肠;心脾两虚重点加强心、脾、肾、肝、胃,以补养心脾,化生气血,温补肝肾,壮命门之火。操作手法:按揉法、拇指推法、撮法、摇法。手法补泻原则:补法,手法宜轻柔,时间宜长久;泻法,手法宜重,时间宜短。每次按摩治疗

30 分钟左右，每日 1 次，10 次为 1 个疗程，每次疗程结束，休息 3 日，继续下一个疗程。何清湖（2008）以肾为本，干预男子亚健康，认为治肾为男子亚健康第一大治法。

（四）房劳伤

房劳，又称"房室劳"，是指由于房事过度而导致的劳损症。《素问·上古天真论》说："女子……二七而天癸至，任脉通，太冲脉盛，月事以时下，故有子……丈夫二八肾气盛，天癸至，精气溢泻，阴阳和，故能有子。"此阴阳和，即指男女两性的正常交合。若房事不节，或房事太过，超出了男女双方的适应能力，就会损伤脾肾而成房劳伤。焦达操（1986）认为房事太过虽然不能直接导致疾病，但日久天长，耗伤真气，使人体抵抗力下降，病邪就会乘虚而入，以致疾病。这正谓《黄帝内经》所说："邪之所凑，其气必虚。"因此，必须适当节制房事，以固先天之根本，以充后天之化源。做到思想健康、精力充沛、谨守时期，从而保持身体健康。王劲松（1997）认为房劳伤对人体健康影响甚大，其治疗靠防治结合，提出几点预防保健法：① 当初现房劳伤症状时，应当分居静养，暂禁性生活。② 保持愉快心情，积极参加户外活动。③ 房劳伤治疗，须中医辨证论治，不可滥投滋补壮阳之品，应适当进行体育锻炼，增强体质，有助于提高药效。④ 大病后体力未复，不宜过早房事，以免旧病复发，更难医治。⑤ 性生活要有节制，因人而异。⑥ 饮食宜清补，不宜温补，尤以高蛋白饮食为佳，不宜进食膏粱厚味。

（五）房事晕厥

房事昏厥，亦称"色厥"，系指男女交合而发生昏厥，又名"脱阳"。《医方考》："凡男女交感而死，在男子名曰脱阳。"本病多见于中年 50 岁以上的男性，大多在男女交合时发生，亦有其后 1～2 日出现，轻者为一过性昏厥，重者可出现面色苍白，汗出肢冷，昏不知人，甚则抢救未及，神失身亡。发作时虽四肢逆厥，昏不知人，然醒后不留后遗症。其总的病机为素体本虚，房事失节而致。治疗总则为急则治其标，缓则治其本。根据不同证型，辨证论治。宁在兰（1997）提出发生晕厥时应立即停止性生活，并镇静地采取以下应急措施：让晕厥者头偏向一侧平卧于床，下肢抬高些许，然后用指尖用力按掐人中、十宣穴，农民家中有化肥时也可用氨水让其闻一下，促使晕厥者尽快醒过来。事后，应及时到医院就诊，以便查明原因，最好用中医调治，使患者尽

早恢复体质。广秀（1999）提出如果经常发生房事晕厥，又无器质性病变，可参照以下中医方法治疗：精气暴脱型，治当益气回阳，用人参、黄芪、熟地、麦冬、制附子、五味子，水煎服；火旺血逆型，治当滋阴补肾，用知母、黄柏、生地、山药、牡丹皮、泽泻、茯苓、山茱萸、牛膝，水煎服；肝气郁闭型，治当行气通络，用沉香水煎，再加麝香 0.1 g 冲服。翟亚春（1999）用桂枝龙骨牡蛎汤加味治疗 1 例反复发作的患者，其证属肾精匮乏，阴阳俱损。治从仲景虚劳梦失精法，方以桂枝加龙骨牡蛎汤加味，药用：炒桂枝、炒白芍、煅龙牡（先煎）、山茱萸、淫羊藿、肉苁蓉、龟甲（先煎）、鹿角胶、生姜、大枣。1 个疗程后自觉精神转佳，平素头晕耳鸣、腰膝酸软、夜寐不实等症亦明显好转。自行房事 1 次，感觉甚好，为近年所未有，并未出现心慌、汗出、肢凉等症，身体劲强，其妻并喜得孕。曲周（2012）认为房事晕厥可分为四型进行论治。精气暴脱型，治当益气回阳，先用西洋参 30 g，附子 3 g，急煎趁热灌服。平时可服人参、黄芪、熟地、麦冬、制附子、五味子。火旺血逆型，治当滋阴补肾，可服知母、黄柏、生地、山药、牡丹皮、泽泻、茯苓、山茱萸、牛膝。肝气郁闭型，治当行气通络，可服柴胡、白芍、炒枳实、甘草、麝香。

（六）阴阳易

阴阳易，系指与初愈患者交媾得病。中医对阴阳易的认识源远流长，在《伤寒论》中首次出现阴阳易病名，并作为一种传染性疾病被论述，后代解说《伤寒论》的医家对阴阳易的病机及治疗方药均有不同的阐述，《诸病源候论》把阴阳易作为一个正式的病因记载下来，宋金元时期发展了对阴阳易的治疗方药。现代医家对阴阳易的病机探讨主要有两种说法：一是伤寒愈后调摄不当并进行性生活所致的疾病；二是认为阴阳易是一种以湿毒秽浊的特殊病邪为病因，以性交为传播途径的一类传染性疾病。何复东（1987）用烧裈散治疗阴阳易差后劳复病，治愈率高达 97%。虽本方是一个有争议的方剂，已有部分《伤寒论》版本将本方删去。而美国有人试用男子腋窝下的汗液治疗妇女病取得成功，早此 2 000 年的烧裈散，只不过是将腋窝的汗换成了"内裤近隐处"而已。戴海安（1998）亦用烧裈散治疗，疗效甚佳。原合英（1999）根据中医基本理论，辨证施治，分四型论治：阴虚内热型，治疗宜补益肾精，滋阴清热，方用六味地黄丸合烧裈散。阳衰寒凝型，治疗宜温阳补肾，散寒止痛，方用《金匮》肾气

丸加韭菜子、益智仁、肉苁蓉、锁阳、巴戟天、阳起石。精亏气衰型，治疗宜补肾益精，大补元气，方用独参汤调烧裈散。正虚邪恋型，治疗宜补气扶正，温经散寒或滋阴清热，方用四君子汤合烧裈散加减治之。韩贵周（2006）认为阴阳易是女或男机体素虚，正感伤寒，邪气正盛，男女交媾，正气骤虚，邪气乘虚弥漫三阳而内陷少阴，造成表里俱邪，里虚重于表证的急重变证，不是传染病及大病新瘦后女劳复，或者怪病。阴阳易表汤：麻黄、桂枝、生姜解表散寒；葛根、麻黄、甘草散寒解痉；桂枝、白芍调和营卫；柴胡、黄芩和解少阳；麻黄、附子、细辛托少阴之邪达三阳，诸药合用除少阴及三阳之邪。附子鼓动肾中阳气，人参、米粥、大枣补胃中阳气，桂枝、芍药益营卫之阳气，正气合力，借解表之诸药透邪外出之力更强，药中肯繁，如鼓应桴。阴阳易里汤：附子补肾阳，生脉益阴敛阳，人参、附子、生脉合之滋阴补阳气，益肾脾肺之虚损而复正，桂枝、芍药调和营卫，解表之余邪，泽泻、猪苓、茯苓淡渗利水，清理下窍秽浊之邪，诸药共奏扶正祛邪之功效。梁铨（2012）认为本病可分期论治。急性期，生五灵脂散治疗。迁延期，热证治宜白虎汤，辛寒折热；若为有形热结，治宜大柴胡汤，泄热荡实。寒证治宜四逆汤回阳救逆。水阻胃阳证治宜茯苓甘草汤。少阴阳郁证治宜四逆散，畅达气机，通达阳气。血虚寒证治宜当归四逆汤养血温经散寒。寒热错杂证治宜乌梅丸，清上温下，安蛔。潘超（2014）提出临证不必拘于烧裈散一方一药，而应据证立法，据法选方，灵活权变为是。

（七）缩阳症

缩阳症又称缩阴症，主要表现阴茎抽痛缩入，或反复发作，伴睾丸上体内缩，阴囊皱缩，少腹冷痛等。《灵枢·经脉》："肝者筋之合也，筋者聚于阴气，而脉络与舌本也，故脉弗荣则筋急，筋急则引舌与卵，故唇青舌卷卵缩则筋先死。""足厥阴之筋，其病……阴器不用，伤与内则不起，伤与寒则阴缩入。"《诸病源候论·虚劳阴疝肿缩候》载云："众筋会于阴器，邪客于厥阴少阴之经，与冷气相搏，则阴痛肿而挛缩。"可见本病所发，病位主要在肝，且与肾脾相关。从病因论，本病由阳虚寒盛所致。近年来中医治疗缩阳症有了较大进展。多数医者根据发病原因和临床症状，辨证立法，拟定主方、加减用药，取得良好疗效。程益春（1980）治疗心肝火旺、肝肾阴亏型，用知柏地黄丸加减：生地、生白芍、柴胡、茯苓、牡丹皮、生龙骨、五味子、知母、黄柏、泽泻。肾阳亏虚、复感寒邪型，拟《金匮》肾气丸加减：制附子、桂枝、熟地、女贞子、山药、茯苓、小茴香、葫芦巴、甘草、生姜。林宏益（1982）曾以滋肾丸（黄柏、知母、肉桂）治疗 3 例均愈。认为本病病因以肾虚为本，肾阴亏耗为甚，应用滋肾丸引火归元温养命门真阳，切忌投附子、肉桂等品更燥肾阴。陈永起（1982）用暖肝煎治疗寒邪侵犯肝肾二经所致的缩阳症。蔡教璧（1982）治疗缩阳症主要着重心理治疗，解除其顾虑，经针灸或药物暗示（如葡萄糖酸钙）、弱地西泮剂治疗，2～7 日均痊愈。邱友文（1984）以桂枝、附片、干姜、白术、炙甘草、韭菜子、益智仁、肉苁蓉、锁阳、巴戟天、阳起石、硫黄配伍治疗本病，并随症加减。治疗阳虚寒凝型缩阳症常见的方剂有《金匮》肾气丸、四逆汤、十补丸等，临床上根据症状随症加减。于天河（1986）用柴胡、木香、青皮、吴茱萸、葫芦巴、荔枝核、肉桂配伍治疗本病。李寿山（1986）用吴茱萸汤治疗缩阳症寒凝肝脉患者，祛除寒湿之邪，以复肝肾之阳。对于平素嗜酒，有阳痿病史，因复加服用滋肾壮阳药而致此疾的患者，田润芝（1987）以龙胆泻肝汤治疗该病。包高文（1987）以知柏地黄丸合三妙散加味治疗本病。李玉明（1988）认为缩阳症没有解剖、生理上的依据，却能形成散发及流行，发病者都有一定的社会心理因素，亦属心理学疾病范畴，治疗应当兼顾心理疏导。汤清明（1989）认为本病可分证论治，邪中三阴，真阳亏损证用麻黄附子细辛汤；血虚寒凝，阴寒内盛证用当归四逆汤加吴茱萸生姜汤加味；外伤血瘀证用桃核承气汤加减。张荣（1989）采用针灸疗法治疗该病，针刺中极穴处，配以艾炷灸。王明辉（1994）认为本病可分为两型论治，肝经寒凝型，治宜温经散寒，理气止痛，可用暖肝煎。肾阳虚衰型，治宜温阳补肾，可用《金匮》肾气丸。若病情紧急，可即用鲜葱一大撮（或姜、椒适量），捣烂以酒炒热，敷脐部与小腹，覆以盛热水之杯（或热水袋）于上熨之，以救其急。胡献国（1999）认为本病当以温阳补肾、暖肝散寒、舒经活络为主。可选用药膳食疗疗法，在食材里加上适宜中药材。常用药膳有三绝汤、羊肉壮阳汤、壮阳狗肉汤、苁蓉酒虾、山椒面粉粥、香茱大枣粥、茴香椒姜粥、生地鹿茸酒、杞参羊肉汤、杞药狗肉汤。刘志恒（2001）采用中药内治法与针灸治疗相结合治疗该病。肾阳虚衰型，治宜温肾壮阳，药用：附子、肉桂、巴戟天、补骨脂、葫芦巴、吴茱萸、川楝子、延胡索、木香、小茴香。寒凝肝脉型，治宜温肝散寒，理气止痛，药用：当归、枸杞子、小茴香、茯苓、肉桂、乌药、沉香、生姜、吴茱萸、白芍、橘核、甘草。针灸治疗该病先取关元、三阴交；灸气海、百会。潘忠平（2003）治疗缩阳症肝经寒者，采用温经散寒，通阳化气法，用当归四逆加吴茱萸生姜汤（当归、桂枝、白芍、细辛、通草、吴茱萸、生姜、大枣、葱白、甘草）。孟庆林（2004）用《金匮》肾气丸结合心理疏导治疗该病。治疗以温阳补虚，投以《金匮》肾气丸助阴阳，阳蒸阴化。另外，针对患者的心理因素，即对中医有关肾、精学说的误解，以及不良性行为、性生活过频导致缩阳症的恐惧心理等，给予适当的心理疏导，以消除错误认识及对某些精神神经症状的恐惧。心理疏导可以及时消除患者的心理压力，药物治疗可迅速缓解躯体症状，两者相得益彰，从而获得理想的效果。张振卿（2005）用中药内外合治结合心理疏导治疗缩阳症。寒凝肝脉型，治以温经散寒，理气止痛，方予暖肝煎合吴茱萸汤加减；肾阳不足型，治以温补肾阳，散寒舒筋，方予《金匮》肾气丸合吴茱萸汤加减。外敷方：硫黄、川椒，加入捣碎的大葱，炒至温度适宜，热敷外阴。若有心理因素者，予以心理辅导和治疗，以消除错误认识及对某些精神神经症状的恐惧。陈占雄（2012）用当归二妙汤治疗缩阳症，总有效率达100%。用药组方：当归、白芍、桂枝、炙甘草、木通、吴茱萸、蜀椒、小茴香、苍术、黄柏、大枣。伴小腹拘急疼痛明显者加木瓜、制附片、台乌；每因情绪波动而诱发者加柴胡、香附；五心烦热，盗汗明显，腰膝酸软者加生地、五味子；气短乏力明显者加人参、生黄芪；小便频数，淋漓不尽涩痛者加瞿麦、萹蓄；精神紧张焦虑不安者，可予镇静剂地西泮。

（八）阴冷症

阴冷症，指自觉前阴寒冷为主证的疾病。阴冷又名阴寒，阴寒见于《金匮要略》《脉经》及《杂病源流犀烛》等。不少古书中记载了治疗阴冷的方法，如《金匮要略》及《脉经》中提出阴寒病用温阴中坐药蛇床子散，《备急千金要方》有生椒用布帛裹丸囊的外治法，《医学纲目》进一步丰富了治疗内容，载有固真汤、补肝汤、清震汤等。李广文（1991）总结古人用药特点，结合临床实际，根据八纲辨证与脏腑辨证的方法，将本病分为肾阳虚证和寒犯前阴证两个类型：肾阳虚证用石英温肾汤；寒犯前阴证用五积散加附子。

近20年，中医治疗男科杂病有了很大发展，但基础研究仍然很薄弱，由于中医男科临床诊断标准不一，即使同一种疾病的辨证分类的差异也很大，而且疗效标准也不统一，呈现各行其是的局面。所以一些临床研究成果不易被专家重视，得不到其他同道的认可，影响中医男科学的深入发展。今后，中医男科临床研究中心，应该建立男科疾病的临床诊断、治疗、评价的规范化、标准化体系，从而使中医男科学的临床实践性和科学性不断提高。

（陈其华）

参考文献

[1] 宋广林.针灸治愈7例阳痿者疗效显著[J].哈尔滨中医,1960(5):35-36.

[2] 徐湘亭.我对阴痿与阳痿的管见[J].江苏中医药杂志,1961(2):29.

[3] 姜子维.介绍阳痿证治验[J].江苏中医,1964(10):31.

[4] 周志良,潘毓嵩.针刺"阴部穴"治疗阳痿初步观察[J].科技简报(医药卫生部分),1975(5):29.

[5] 雷伦."壮阳"注射液治疗性功能障碍[J].陕西中医杂志,1980(4):30.

[6] 王琦.阳痿病的中医治疗[J].中国健康月刊,1993(10):24.

[7] 戚广崇.实用中医男科手册[M].上海:知识出版社,1994:95-101.

[8] 傅兆杰.中医治疗阳痿的机制探析[J].光明中医杂志,1997(2):4-7.

[9] 张太君,杜位良.王久源教授治阳痿6法[J].国医论坛,2001(4):16-17.

[10] 秦国政.现代中医从病因论治阳痿研究现状述评[J].中医药学刊,2001,19(5):435-437.

[11] 王传航.中医药治疗阳痿的历史沿革与展望[J].中国医药学报,2004,19(7):436-437.

[12] 袁少英.益肾活血方治疗男性勃起功能障碍110例临床观察[J].江苏中医药,2008,40(10):27-28.

[13] 吴强,戴宁.治疗阳痿经验探微[J].中医药临床杂志,2012,24(8):705-708.

[14] 毕焕洲.阳痿中医诊治的循证医学研究[J].中国性科学,2013,22(1):47-51.

[15] 薛建国,樊千,周玉春,等.勃起功能障碍病机证素分布、组合及演变规律的临床研究[J].中华男科学杂志,2014,20(9):830-833.

[16] 李海松.阴茎中风探讨[J].中医杂志,2015,56(3):2064-2066.

[17] 方药中.治早泄、阳痿要慎用壮阳药[J].吉林中医药,1981(2):25,60.

[18] 薛军岳.早泄食疗 19 方[J].中国食品,1986(5):26-27.

[19] 郭振营.早泄三型辨治[J].医学文选,1990(3):32.

[20] 华良才.早泄辨治心得[J].中医杂志,1997,38(3):141-143.

[21] 宾彬,徐杰新.知柏地黄丸合天王补心丸治疗早泄临床观察[J].广西中医学院学报,2000,17(3):62-64.

[22] 王劲松,曾庆琪,徐福松.早泄辨治七法[J].四川中医,2005(1):11-12.

[23] 贾海骅,王仑.早泄类型与体质特征及综合治疗[J].中国中医基础医学杂志,2005(6):460-461.

[24] 王明辉.早泄要辨证施治[J].家庭医学,2008(9):21.

[25] 王古道.早泄的简易治疗方法[C].中华中医药学会第十届男科学术大会论文集,2010:215.

[26] 毕焕洲,赵永厚.中医诊治早泄的循证医学研究[J].辽宁中医杂志,2013(7):1327-1330.

[27] 赵家有,王福,余国今,等.郭军治疗早泄辨证思路和临床经验[J].北京中医药,2013(11):848-849.

[28] 朱勇,牛培宁,焦刚亮,等.中国古代房中术之早泄行为疗法[J].中国男科学杂志,2013,27(10):63-72.

[29] 谢作钢.冯世纶教授运用经方治疗早泄验案举隅[J].中华中医药杂志,2015(1):110-112.

[30] 尹静,王超,张蜀武,等.中药外敷联合微短波渗透治疗原发性早泄的临床研究[J].中国男科学杂志,2015(5):47-50.

[31] 李竹芳.三阴交夜留针治愈遗精症的经验[J].哈尔滨中医,1962(8):28-29.

[32] 王明华.跌打丸治疗遗精[J].江苏中医杂志,1981(4):45.

[33] 马小平.针刺会阴穴为主治疗顽固性遗精 12 例[J].江苏中医杂志,1986(11):27.

[34] 李广振.遗精证治体会[J].山东中医杂志,1991(04):32-33.

[35] 唐士成.叶天士"遗精案"初探[J].甘肃中医杂志,1991(3):17-18.

[36] 孙志兴.徐福松教授治疗遗精的学术思想初探[J].云南中医中药杂志,2011,32(4):7-8.

[37] 高瞻,曾凡雄,邵魁卿,等.浅谈遗精的基本病机及中医辨证治疗经验总结[J].国际中医中药杂志,2013,35(3):282-283.

[38] 罗家聪.新针治疗机能性不射精初步临床体会[J].广东医药资料,1979(05):40-41.

[39] 戚广崇.加味桂枝龙牡汤治疗功能性不射精 123 例小结[J].中医杂志,1987(11):19.

[40] 袁少英.针刺治疗功能性不射精 39 例[J].上海中医药杂志,1991(03):25.

[41] 陈利生.中医治疗不射精症析议[J].辽宁中医杂志,1997(05):29.

[42] 李基锡,耿强,张强,等.郭军治疗功能性不射精症临证经验[J].中国中医基础医学杂志,2012(03):342-343.

[43] 陈其华.桂枝茯苓丸加减治疗功能性不射精症 42 例临床观察[J].中国中医药科技,2014(05):580-581.

[44] 刘昌青.礞石知柏泽泻汤治疗性欲亢进症 12 例[J].浙江中医杂志,1993(9):399-400.

[45] 方慧丽,沈有庸.浅谈男性性欲亢进的病机(附四十二例报告)[J].浙江中医学院学报,1995(06):19.

[46] 张春亭,刘建国,金保方,等.徐福松教授辨治性欲低下证治经验[J].南京中医药大学学报,2009(2):143-144.

[47] 丘勇超,杨槐,陈铭,等.性欲低下的中西医结合诊断与治疗[J].中国性科学,2012(07):3-8.

[48] 史道生.治疗阴茎异常勃起的临床体会[J].湖北中医杂志,1982(02):30-32.

[49] 乔艾乐.中医治疗阴茎异常勃起 5 例[J].中西医结合杂志,1986(09):566.

[50] 刘建国,金保方,李相如,等.徐福松教授辨治阴茎异常勃起经验[J].南京中医药大学学报,2009(3):21.

[51] 王付.怎样分型辨治阳强[J].中医杂志,2010(08):680.

[52] 王昭辉,潘俊,白遵光,等.阴茎异常勃起的中西医诊疗策略——附 6 例临床报道[J].新中医,2015(01):90-91.

[53] 王忠民.麻黄连翘赤小豆汤治疗逆行射精 87 例[J].新中医,2001(01):55.

[54] 王宏志.金锁固精丸加减治疗前列腺电气切术后逆行射精 20 例[J].湖南中医杂志,2005(06):50.

[55] 冯保华.逍遥散加减治疗逆行射精 98 例[J].中国社区医师(医学专业半月刊),2008(12):81.

[56] 尤耀东,黄晓朋,俞旭君.王久源治疗逆行射精辨证心法要诀[J].实用中医药杂志,2015(09):861-862.

[57] 王祖贤.射精疼痛治疗体会[J].中华现代中西医杂志,2004,2(8):726.

[58] 皇甫予苏.辨证治疗射精痛症 69 例[J].新中医,2004(11):56-57.

[59] 王新志,郭选贤.谈射精无力症的治疗[J].中原医刊,1991(01):36-37.

[60] 郑继成,刘成选,张自修,等.中西医结合治疗慢性前列腺炎,并发射精无力(附 37 例治疗报告)[J].按摩与康复医学,2010(5):89.

[61] 汪润生.磁珠贴耳穴治疗男子性厌恶证[J].安徽中医临床杂志,1994(02):32-33.

[62] 王古道.男子性功能障碍的女方因素及其防治措施[J].性学,1997(02):28.

[63] 王义智.针挑治疗男性不育症[J].广东医学,1985 (08):33-35.

[64] 冯穗生.针挑治疗男性不育症 132 例的疗效分析[J]. 广西医学,1987(03):131-132.

[65] 林新钰,应义平.免疫性男性不育证治规律探讨[J].辽宁中医杂志,1995(01):22-23.

[66] 王古道,陈富山,焦瑞宝."麒麟茶"治疗男性免疫性不育疗效观察[J].上海中医杂志,2001(11):31-32.

[67] 邱明星,王东,熊国兵,等.补肾清热类中药复方治疗免疫性男性不育的系统评价[J].中国男科学杂志,2007 (06):37-42.

[68] 苗庆斌,魏金星,赵明义.中西医结合治疗慢性前列腺炎合并男性不育 112 例体会[J].郑州大学学报(医学版),2005(05):953-954.

[69] 程军,金保方.清毒助育汤治疗解脲支原体致男性不育 62 例[J].中医研究,2005(12):28-30.

[70] 梁棉胜,肖晓明,徐志荣,等.中西医结合治疗耐药性解脲支原体感染男性不育症 92 例[J].实用中西医结合临床,2011(06):33-35.

[71] 罗殿俊.针灸治愈男性不育症[J].江苏中医,1959 (03):12.

[72] 梁国卿.四君六味合剂治愈男性不育症[J].辽宁中医杂志,1980(09):31.

[73] 钱嘉颖.中医药治疗男性不育症[J].陕西中医,1983 (01):13.

[74] 金维新.液化升精汤治疗男性不育症 30 例[J].山东中医学院学报,1984(02):29-30.

[75] 黎斌.中西结合治疗男性不育[J].江西医药,1984 (04):53.

[76] 黄海波."增精丸"治疗男性不育症 376 例临床观察 [J].江西中医药,1989(02):10-11.

[77] 翟亚春,许履和,徐福松,等.精液异常所致男性不育症的中医治疗——附 82 例临床观察[J].中医杂志,1989 (02):39-41.

[78] 曹开镛.男性不育症的治疗[J].男科学报,1998(04): 224-230.

[79] 冯德海.郭军教授治疗男性不育症经验总结[J].四川中医,2007(06):7-8.

[80] 张春和,李焱风,秦国政,等.自拟黄地助育汤治疗少弱精症男性不育 150 例疗效观察[J].云南中医中药杂志,2013(04):33-34.

[81] 欧卓荣,唐志安.徐福松教授辨治男性不育症的特色方药及应用[J].福建中医药,2015(2):19-20,25.

[82] 毕焕洲.黄精饮治疗电磁辐射性男性不育症临床研究 [J].中医药学报,2008(05):55-56.

[83] 马凰富,李海松,赵冰,等.中医治疗睾丸微石症致男性不育验案 2 则[J].环球中医药,2015(06):722-724.

[84] 史延超,张子州,白锋凯.中西医结合治疗特发性弱精子症性男性不育症[J].中国性科学,2005(08):30-41.

[85] 康照鹏,王丽欣,谢胜,等.中频脉冲穴位刺激联合药物治疗特发性男性不育症[J].湖北医药学院学报,2014 (4):387-389.

[86] 陈文伯,刘沈秋,江玉文,等.男性不育证治研讨[J].北京中医,1988(02):12-13.

[87] 戚广崇.男子不育证治八法[J].上海中医药杂志,1989 (07):16-18.

[88] 陈武山.男性不育治疗四法[J].辽宁中医杂志,1992 (06):15-17.

[89] 孟庆余.男性不育症的微观辨证[J].山东中医杂志, 1994(06):243-244.

[90] 王炳炎.陈士铎男性不育证治九法[J].河北中医杂志, 1990(2):37-38.

[91] 傅兆杰.《医学正印种子编》男性不育论治特色[J].新中医,1994(09):40-41.

[92] 秦国政,李日庆.从方药分析探讨岳甫嘉治疗男性不育经验[J].河南中医,1995(06):345-347.

[93] 尚博文,陈生.陈文伯治疗男性不育症的学术特点[J].北京中医,1993(05):15-17.

[94] 孙自学,陈建设.王琦教授治疗男性不育经验介绍[J].四川中医,2004(01):7-8.

[95] 盖德美.金维新辨治男性不育症的经验[J].江苏中医药,2010(09):11-12.

[96] 王古道,袁少英,傅兆杰,等.戚广崇治疗男性不育症经验举隅[J].中医药临床杂志,2011(12):1084-1085.

[97] 谢作钢.鲍严钟治疗男性不育症临床经验[J].浙江中西医结合杂志,2012(3):161-162.

[98] 黄智峰.崔学教教授治疗男性不育症经验[J].中医研究,2012(05):45-47.

[99] 宣志华,王彬,李日庆.李日庆教授治疗男性不育症临床经验[J].中国性科学,2014(02):84-86.

[100] 王庆,黄健,孙志兴.徐福松治疗男性不育症学术思想探讨[J].江苏中医药,2015(06):15-16.

[101] 王树荣,孙志广,李广文,等.男性不育Ⅰ号的药理实验研究[J].上海中医药杂志,1990(04):20-22.

[102] 王树荣,孙志广,李广文,等.男性不育Ⅱ号方的动物实验研究[J].上海中医药杂志,1991(02):17-19.

[103] 刘秀德,李广义,隋义壮.中药对男性不育症患者精子质膜的影响[J].中西医结合杂志,1990(09):519-521.

[104] 戴宁.中医药治疗男性不育症的作用机制研究[J].生殖与避孕,1997(04):200-203.

[105] 蔡新,王礼文,何映.男性不育症中医证型与精液参数及血清性激素关系的初步探讨[J].中华男科学,2003

（05）：396－397,399.

[106] 戴继灿,李铮,刘勇,等.生精胶囊治疗男性不育症安全性和有效性探讨[J].中国男科学杂志,2007(09)：44－45.

[107] 卞廷松,徐福松,杨光,等.中药治疗精子核蛋白组型异常男性不育症59例[J].辽宁中医杂志,2007(12)：1721－1723.

[108] 卞廷松,徐福松,杨光,等.中药治疗顶体酶异常男性不育症41例疗效观察[J].辽宁中医杂志,2008(01)：78－79.

[109] 李丽,卢卫国,程涌江.男性不育肾虚症不同证型治疗前后的精液酶学检测[J].现代中西医结合杂志,2012(24)：2635－2637.

[110] 冼峰.淫羊藿颗粒对男性不育症精子活动及激素水平的影响[J].当代医学,2015(81)：42－143.

[111] 庞保珍,赵焕云.男性不育常用动物类药考[J].陕西中医函授,1994(5)：10－11.

[112] 谢秀瑛,孙素芳,陈建芳.中医药酒疗法治疗男性不育体会[J].中医杂志,2000(10)：594－595.

[113] 李海松,李曰庆.男性不育症中医诊治的思路与方法[J].中国医药学报,2000(01)：63－65.

[114] 沈坚华,杨洪伟.清热法在治疗男性不育中的临床运用[J].河北中医药学报,2002(01)：13－16.

[115] 陈健安.非内服疗法在男性不育症中的运用体会[J].吉林中医药,2003(12)：12－13.

[116] 王旭初.四子种王胶囊治疗男性不育症160例[J].陕西中医,2010(11)：1493－1495.

[117] 陈志强.男性不育症的中西医结合论治策略[J].中国中西医结合杂志,2013(09)：1163－1165.

[118] 李海松,马凰富,莫旭威.中医辨治男性不育症模式浅析[J].中国男科学杂志,2014(2)：65－67.

[119] 戴继灿,王天芳,李兰群,等.男性不育不同证型用药规律分析[J].湖南中医药大学学报,2014(04)：46－49.

[120] 安琪,邹练.五子衍宗丸治疗男性不育症的Meta分析[J].中国性科学,2015(01)：84－89.

[121] 邓泽军,蔡娟.建立中医男性不育症三级预防体系[J].中外健康文摘(临床医师版),2007(2)：56－58.

[122] 唐志安."治未病"理论在男性不育中的运用[J].内蒙古中医药,2011(18)：136.

[123] 张敏建,郭军,陈磊,等.男性不育症中西医结合诊疗指南(试行版)[J].中国中西医结合杂志,2015(9)：1034－1038.

[124] 张蜀武.急性前列腺炎的中西医结合治疗[J].中国中西医结合杂志,2002(03)：218－219.

[125] 北京医学院系统外科教研组.慢性前列腺炎中西医结合综合治疗初步报告[J].中华外科杂志,1961(7)：31－35.

[126] 李长茂.活血化瘀为主法治疗慢性前列腺炎的点滴体会[J].重庆医药,1976(06)：17－20.

[127] 徐福松.中医治疗80例慢性前列腺炎的初步体会[J].南京中医药大学学报(自然科学版),1982(1)：38－40.

[128] 崔学教.慢性前列腺炎的辨证治疗(附50例疗效分析)[J].广州中医学院学报,1987(02)：12－16.

[129] 袁晓明.桃核承气汤加减治疗慢性前列腺炎85例临床观察[J].上海中医药杂志,2000(05)：30－31.

[130] 张明德,皮业军,李更先.中成药联合治疗慢性前列腺炎40例疗效观察[J].中国中医药信息杂志,2007(07)：64－65.

[131] 张敏建,程宛钧,史亚磊.慢性前列腺炎辨证论治若干环节的质量控制[J].中国中西医结合杂志,2008,28(10)：952－954.

[132] 秦国政,张富刚,董保福.从疮疡论治慢性前列腺炎简论[J].中华中医药杂志,2009(12)：1597－1601.

[133] 陈国宏,宋竖旗,李海松,等.中医辨证治疗慢性前列腺炎的多中心随机对照临床研究[J].中医杂志,2010(05)：419－422.

[134] 陈伟杰,江宁东,张清,等.基于UPOINTS的中西医结合治疗慢性前列腺炎的规范化思考[J].上海中医药杂志,2014(04)：5－7.

[135] 曾庆琪,朱勇,杨凯,等.慢性前列腺炎微观辨证[J].辽宁中医药大学学报,2015(07)：5－7.

[136] 丘勇超.慢性细菌性前列腺炎的中西医结合治疗[J].中国中西医结合杂志,2002(03)：219－220.

[137] 何丽清,傅延龄,马艳红,等.当归贝母苦参煎剂对慢性细菌性前列腺炎大鼠前列腺IL-2和IL-8的影响[J].中国中医药科技,2010(06)：505－506.

[138] 何丽清,傅延龄,张林.当归贝母苦参煎剂对实验性慢性细菌性前列腺炎大鼠前列腺中ICAM-1的影响[J].山西中医学院学报,2012(06)：20－21.

[139] 何丽清,傅延龄,张林.当归贝母苦参煎剂对实验性慢性细菌性前列腺炎大鼠前列腺中双氢睾酮的影响[J].光明中医,2013(03)：483－484.

[140] 陈乃光.非细菌性前列腺炎中医药治疗的预后与转归.实用男科杂志,1995(1)：65－69.

[141] 陈磊,夏卫平,周智恒.活血清热法治疗慢性非细菌性前列腺炎60例[J].湖南中医药导报,2002(05)：260－261.

[142] 杨文涛,李锡主,王英俊.消补清三法治疗慢性非细菌性前列腺炎的临床研究[J].辽宁中医药大学学报,2008(05)：86－87.

[143] 夏金鑫,韩蕾,周晓辉,等.浙贝母对免疫原性慢性非细菌性前列腺炎的作用[J].中华中医药学刊,2011(05)：1023－1025.

[144] 周青,何清湖,田雪飞,等.麝香配伍乳香促虎杖提取物治疗慢性非细菌性前列腺炎的动物实验研究[J].中华男科学杂志,2012(05):460-465.

[145] 张敏建.前列腺痛的中西医结合防与治[J].中国中西医结合杂志,2002(3):219.

[146] 王古道,陈富山,焦瑞宝.清泉茶联合体外高频热疗法治疗慢性前列腺炎/慢性骨盆疼痛综合征的临床研究[J].中国性科学,2009(11):16-17.

[147] 袁少英,覃湛,伊伟强,等.中药调节慢性非细菌性前列腺炎患者前列腺液中IFN-γ、IL-2、IL-6、IL-18水平及其与临床症状的相关性[J].光明中医,2010(08):1376-1378.

[148] 江海身.叶天士治疗精浊(慢性前列腺炎)思路探析[J].中国性科学,2003(02):38-39.

[149] 仇美思,王怡.活用经方治疗淋证[J].上海中医药杂志,2015(08):25-27.

[150] 翟亚春.中西医治疗慢性前列腺炎误区辨识[J].中国临床医生,2002(11):54-55.

[151] 宣志华,王彬,轩立华,等.中医治未病思想在慢性前列腺炎治疗中的应用[J].河北中医,2013(10):1536-1537.

[152] 杨建中.癃闭验案五则[J].上海中医药杂志,1959(09):33.

[153] 袁维森.中西医结合治疗癃闭一例[J].福建中医药,1963(04):42-43.

[154] 董少仲.滋肾丸为主治疗癃闭[J].上海中医药杂志,1966(04):145.

[155] 王承忠.滋肾通关丸加味治疗老年性前列腺肥大[J].江苏医药(中医分册),1978(02):25.

[156] 曹赫基.仲景方治疗癃闭[J].浙江中医学院学报,1985(05):31-32.

[157] 林天授,刘烈.癃闭治疗的类比思维[J].福建中医药,1987(03):26.

[158] 王继贤,周永生,肖宇龙,等.消痔灵局部注射治疗前列腺肥大[J].实用中医药杂志,1994(03):39.

[159] 成爱光,傅满茹,张宏志.中药注射液静脉滴注治疗前列腺增生症52例[J].上海中医药杂志,1999(02):20.

[160] 郝朝军,张喜奎.试论慢性前列腺炎、前列腺增生中医药诊治的偏差及纠偏[J].四川中医杂志,1999(1):6-8.

[161] 史江峰,赵京生.癃闭选经取穴的历代文献分析[J].江西中医学院学报,2005(06):18-19.

[162] 彭培初,要全保,彭煜,等.生甘遂快速解除前列腺增生急性尿潴留临床观察与实验研究[J].中国中医急症,2005(09):841-842.

[163] 王志强,莫曾南,潘宇政.应用中西结合方法筛选抑制前列腺增生有效中药复方的研究[J].广西医学,2009(02):171-173.

[164] 张宇静.张景岳从气论治癃闭学术思想探微[J].广州中医药大学学报,2009(5):510-511,514.

[165] 张春和,李焱风,陈天波,等.前列通窍颗粒联合保列治治疗良性前列腺增生65例疗效观察[J].世界中西医结合杂志,2009(11):797-798.

[166] 卓沛元.中医药探本溯源防治良性前列腺增生症[J].长江大学学报(自科版),2013(21):49-51.

[167] 王燕,周萍,徐素萍,等.子午流注指导下耳穴贴压在预防前列腺增生术后便秘中应用[J].辽宁中医药大学学报,2014(05):191-193.

[168] 朱文雄,杨晶,贺哲淳,等.贺菊乔教授治疗良性前列腺增生症用药规律研究[J].中医学报,2015(01):57-58.

[169] 厉将斌,王沛,那彦群,等.前列腺癌中医药治疗的经验与思路[J].中国中西医结合杂志,2002(06):425.

[170] 马国花,吴燕敏,魏睦新.魏睦新采用中医待机疗法治疗早期前列腺癌经验[J].中国中医药信息杂志,2008(09):88-89.

[171] 郁超,曹宏文,何晓锋,等.中医综合疗法治疗前列腺癌骨转移的临床观察[J].上海中医药大学学报,2015(02):26-30.

[172] 程剑华.中医药治疗前列腺癌的切入点和优势[J].按摩与康复医学,2015,6(1):1-4.

[173] 袁少英,郑进福,何超拔,等.前列腺癌术后的中医辨证论治[J].辽宁中医杂志,2015(09):1671-1673.

[174] 李石青.圣愈汤加味治疗血精[J].江苏中医杂志,1980(06):35.

[175] 钱菁.血精论治之我见[J].江西中医药,1990(01):16.

[176] 肖洲南,高包初.金黄散治疗慢性前列腺炎96例[J].辽宁中医杂志,1996(06):266-267.

[177] 谢作钢.中西医结合治疗血精症32例[J].福建中医药,1999(03):41.

[178] 戴宁.滋肾清糖糖浆治血精症30例[J].江西中医药,2000,31(1):15.

[179] 王劲松,曾庆琪,徐福松.血精论治五法[J].现代中医药,2003(01):51-52.

[180] 徐士勇.自拟清精止血方治疗血精症30例[J].江西中医药,2005(08):44.

[181] 王志勇,金冠羽,卢太坤,等.卢太坤教授辨病辨证相结合治疗血精症经验[J].光明中医,2014(10):2052-2054.

[182] 张春生.中医治疗糖尿病患者血精临床探讨[J].糖尿病新世界,2014(24):81.

[183] 杨瑾,蔡念宁,张广中.包皮龟头炎的中药外治概况

[J].北京中医,2007(1):25.

[184] 庄田畋.三黄疗毒汤合珠黄散外治龟头炎 35 例[J].安徽中医学院学报,1998(11):27.

[185] 赖火龙.蛇参合剂外洗治疗包皮龟头炎 60 例疗效观察[J].湖南中医药导报,2004(5):28.

[186] 马全庆.龟炎洗剂治疗龟头炎 86 例[J].中国民间疗法,2001(2):28.

[187] 魏民.中药外洗治疗念珠菌性包皮龟头炎[J].河南中医药学刊,2001(9):20.

[188] 田惠迪.中药外洗治疗念珠菌性龟头炎 20 例[J].中国民间疗法,2002(10):28.

[189] 王友明.经方治阳强一得[J].湖北中医杂志,1982(03):47.

[190] 戴嘉诚.阳举重症[J].四川中医,1983(5):31.

[191] 张庆昌.陈若昆老中医从"痰"论治疑难病十法[J].辽宁中医杂志,1986(1):31.

[192] 金谷城.强中治验[J].新中医,1984(4):30.

[193] 朱天忠.阳强治案二则[J].江苏中医杂志,1983(3):02.

[194] 严育斌.阳强治验举隅[J].陕西中医,1985(12):27.

[195] 王勇毅.阴茎异常勃起 10 例治验[J].云南中医杂志,1988(4):30.

[196] 汤清明.强中症从肝论治体会[J].湖南中医学院学报,1990(7):02.

[197] 张宝兴,张海.除结汤治疗阴茎硬结症 30 例[J].山西中医,2001(8):30.

[198] 邵吉庆.内外合治阴茎硬结症 36 例[J].山西中医,2012(10):05.

[199] 翟照永,孙自学.茎核消汤治疗阴茎硬结症临床研究[J].中医学报,2013(3):01.

[200] 南安县医院.中药小茴香治疗 64 例鞘膜积液疗效观察[J].中级医刊,1960(5):30.

[201] 朱大年.温肾利水法治疗小儿鞘膜积液[J].上海中医药杂志,1981(8):29.

[202] 吕树田.中药治愈水疝 5 例[J].河北中医,1988(6):29.

[203] 侯桂莉.五苓散加味治水疝[J].四川中医,1989(04):14-15.

[204] 陈国华.小儿睾丸鞘膜积液治验两则[J].云南中医杂志,1988(4):30.

[205] 张国瑞.睾丸肿痛的辨治[J].黑龙江中医药,1988(12):26.

[206] 沈宇明.益气活血利水法治疗肾虚寒湿型水疝 36 例临床观察[J].云南中医药杂志,2014(10):20.

[207] 邬思远,李岚.俞景茂教授诊治小儿鞘膜积液经验[J].中医儿科杂志,2015(5):25.

[208] 何映.《许履和外科医案医话集》男子前阴病辨治特色

[J].山东中医药大学学报,2010(1):20-23.

[209] 温梦春.囊痈的辨证施治[J].中医函授通讯,1986(8):29.

[210] 陈如泉.龙胆泻肝汤临床运用[J].云南中医杂志,1981(8):29.

[211] 潘淑红.小柴胡汤加减治疗囊痈 11 例[J].中国实用乡村医生杂志,2006(8):18.

[212] 韩瑞玲.五味消毒饮加减治疗湿疹的疗效观察[J].广东医学,2014(9):22.

[213] 姜远蓉.中医药治疗急性阴囊湿疹一例[J].医学资料选编,1975(2):33.

[214] 叶文伟.龙胆泻肝汤治疗阴囊湿疹疗效观察[J].浙江中西医结合杂志,2009(6):12.

[215] 吉久春.外用熏洗剂治疗急性阴囊湿疹 94 例[J].中医外治杂志,2009(01):32.

[216] 刘锦森.二妙丸加味治疗亚急性阴囊湿疹 32 例[J].中国中医急症,2011(9):33.

[217] 汪卫平.当归饮子加味治疗慢性阴囊湿疹 48 例——附西药治疗 24 例对照[J].浙江中医杂志,2004(7):18.

[218] 崔关花,朱竹焕.中药治疗阴囊湿疹 37 例临床观察[J].云南中医中药杂志,2009(12):31.

[219] 李长江.四物消风散联合青鹏软膏治疗血虚风燥型慢性阴囊湿疹疗效观察[J].河北中医,2012(07):5.

[220] 马宝佳.中西医结合治疗阴囊湿疹 98 例[J].人民军医,2009(05):16.

[221] 陈勇.苦参汤合石黄粉治疗慢性阴囊湿疹[J].吉林中医药,2015(3):10.

[222] 康文芳.用中药煎剂内服后消除睾丸炎所引起的症状的报告[J].上海中医药杂志,1955(10):17-18.

[223] 周安方.自拟归芍延棣汤治疗睾丸疼痛 108 例疗效观察[J].新中医,1994(9):26-27.

[224] 王小平.柴胡桂枝汤加味治疗睾丸疼痛 32 例[J].四川中医,2002,20(7):39-40.

[225] 杨志辉.二妙散合橘核丸治疗急性附睾睾丸炎[J].湖北中医杂志,2001,23(2):25.

[226] 赵创.辨证治疗睾丸炎 45 例临床观察[J].时珍国医国药,2001,12(8):724.

[227] 郑文郁,孔祥运,王朝阳,等.天台乌药散口服联合金黄膏外敷治疗急性睾丸炎 36 例[J].河南中医,2013,33(8):1280-1281.

[228] 杨开济."加减普济消毒饮"治疗流行性腮腺炎时对睾丸炎并发症的预防效果[J].人民军医,1960(10):15.

[229] 赵润璞.中西医结合治疗儿童流行性腮腺炎并发睾丸炎 47 例[J].陕西中医,2006(10):12.

[230] 李雪梅.疏肝解毒方配合西药治疗小儿流行性腮腺炎

并睾丸炎疗效观察[J].陕西中医,2013(8):12.

[231] 刘杰.口服普济消毒饮加外用大青膏治疗腮腺炎性睾丸炎33例[J].河南中医,2014,34(6):1074.

[232] 马国琦.龙胆泻肝汤加减熏洗治疗腮腺炎并发睾丸炎35例疗效观察[J].浙江中医杂志,2014,46(2):114.

[233] 赵乐,裴晓华.王沛治疗肿瘤运用引经药经验[J].中医杂志,2013(12):17.

[234] 李东,王琦.王琦教授基于"辨体论治"的三辨诊疗模式临床应用探析[J].中华中医药杂志,2012(9):1.

[235] 章茂森.徐福松教授学术思想探讨[J].中医学报,2014(8):4.

[236] 宫东尧.胡椒糊剂治疗急性副睾丸炎10例小结[J].山东医药,1977(5):54.

[237] 李克淦.李斯炽老中医对阴虚湿热的治疗经验[J].成都中医学院学报,1981(3):33-34.

[238] 赵恩道.赵炳南学术经验浅谈[I].北京中医药,2009(6):20.

[239] 张凯.中医药治疗附睾炎的概况[J].中医药临床杂志,2006(2):1.

[240] 郭军.附睾汤治疗慢性附睾炎27例临床观察[J].江西中医药,1994(10):21.

[241] 郑东利.抗炎活血汤治疗慢性附睾炎54例[J].四川中医,1996(6):15.

[242] 马永江,安崇辰.中西医结合男科学[M].北京:中国中医药出版社,2001:256.

[243] 蒋政余.四逆散加味治疗慢性附睾炎32例[J].湖南中医杂志,2001(4):5.

[244] 刘建国.三黄二香散外敷治疗急性附睾炎37例[J].中医外治杂志,2002(4):20.

[245] 汪明德.荔橘汤治疗附睾炎92例[J].中国中医药科技,2003(1):23.

[246] 宾彬.柴橘汤治疗慢性附睾炎200例观察[J].实用中医药杂志,2012(12):5.

[247] 崔世耀.自拟"抗痨丸"治疗肾结核、附睾结核、结核性腹膜炎、肠结核82例临床疗效观察[C].全国高等中医院校骨伤教育研究会建会三十周年会议论文汇编,2013:8.

[248] 江间湘,黄其波,戚筱昌.用中药治疗"精索静脉曲张"证的体会[J].江西中医药,1958(2):29-30.

[249] 戚广崇.活血补肾法治疗精索静脉曲张所致的男子不育举隅[J].北京中医杂志,1987(3):58.

[250] 谭志祥,徐福松.中西医结合治疗精索静脉曲张所致不育症3例[J].南京中医学院学报,1988,02(18):27.

[251] 蒋学士,夏卫平,周智恒.精索静脉曲张引起的男性不育[J].上海中医药杂志,1989(5):1-3.

[252] 贾彦波.中医治疗精索静脉曲张所致男性不育症的中

医治疗[J].河北中医杂志,1990,12(2):31-32.

[253] 周礼卿,罗逸群,罗正益,等.精索内静脉栓塞加二仙汤治疗原发性精索静脉曲张不育症16例[J].中国中西医结合杂志,1990(11):692-693.

[254] 安立文,郁荫德,刘胜利,等.手术配合中药治疗精索静脉曲张引起的男性不育症[J].中医药学报,1992(1):33.

[255] 程春柱.采用辨证用中药加离子透入治疗精索静脉曲张合并不育症[J].实用中医内科杂志,1993,4(7):39-40.

[256] 沈建华,许日平.中西医结合治疗精索静脉曲张并精液异常症[J].中国中西医结合杂志,1994(4):238.

[257] 吴少玲.化瘀通精汤治疗精索静脉曲张疗效观察[J].实用中医内科杂志,1995,9(2):42.

[258] 徐德伟,徐祖辉.论治精索静脉曲张所致不育症经验[J].陕西中医学报,1996,17(4):168-169.

[259] 程军.用活血补肾法治疗精索静脉曲张合并不育症120例[J].河北中医学报,1998,20(5):304.

[260] 赵云鹏.活血化瘀法治疗原发性精索静脉曲张[J].实用中医内科杂志,1998,12(4):8.

[261] 黄长青,杨水华,高绍青,等.用桃红八珍汤加味对精索静脉曲张术后精子功能、形态及致孕率的影响[J].广东医学院学报,1998,16(4):347-348.

[262] 林宏益,曲锡萍,冯谓滨,等.中药通育丹治疗精索静脉曲张不育[J].生殖医学杂志,1998,7(3):171-172.

[263] 屈治学,向巧玲.中药内服外洗治疗精索静脉曲张[J].四川中医杂志,1999,17(7):41.

[264] 王均贵.通法为主治疗精索静脉曲张合并不育——附神通赞育汤治疗80例疗效观察[J].北京中医杂志,1999(1):46-47.

[265] 吴玉芙,艾军杰.温元祛瘀散结法治疗精索静脉曲张致不育30例[J].河北中医杂志,1999,21(6):369.

[266] 裘军,王君龙.应用加味少腹逐瘀汤治疗男科疾病验案[J].黑龙江中医药,1999(3):46.

[267] 赵斌,傅毅敏,刘桂兰.用当归注射液穴位注射治疗精索静脉曲张30例[J].针灸临床杂志,1999,15(2):36.

[268] 安立文,邹杰,刘胜利,等.用手术配合中药治疗精索静脉曲张不育症50例[J].中国中西医结合杂志,2000,20(5):382.

[269] 陈韬,李坤寅.用中药结合手术治疗精索静脉曲张不育症临床观察[J].河南中医药学刊,2001,16(4):32-33.

[270] 徐新建,陈磊,周智恒.用生精化瘀汤(二仙汤)治疗精索静脉曲张性不育症42例[J].中国中西医结合外科杂志,2001,7(4):269.

[271] 孙自学.用益肾通络方治疗精索静脉曲张不育65例[J].河北中医杂志,2002(3):475.

[272] 杨家辉,开兴亮.用通补结合治疗精索静脉曲张合并不育症[J].中华男科学,2002,8(4):310-311.

[273] 徐吉祥.用加味桂枝茯苓丸治疗精索静脉曲张型不育症269例[J].陕西中医杂志,2003,24(9):783-784.

[274] 皇甫予苏.用祛瘀八法治疗精索静脉曲张[J].中医研究,2004,17(6):44-45.

[275] 刘涛,刘菊秀.温针灸治疗原发性精索静脉曲张94例[J].中医杂志,2004,45(10):766-767.

[276] 赵淑艳,赵德柱.用温经汤治疗精索静脉曲张不育症[J].中医杂志,2005,26(8):389.

[277] 陈栋,徐宏贵,洪衍波,等.针挑治疗精索静脉曲张不育术后的临床观察[J].中国针灸,2005,25(7):454-455.

[278] 何方敏.桃红四物汤加减治疗精索静脉曲张性不育[J].现代中西医结合杂志,2006,15(13):1797-1798.

[279] 张振卿,刘新军,张二峰.桃红十子延宗散配合西药治疗精索静脉曲张不育症[J].陕西中医杂志,2007,28(3):300-301.

[280] 孙自学,门波,曹永贺,等.益肾通络方联合手术治疗精索静脉曲张性不育27例[J].中医研究,2007,20(3):33-35.

[281] 冯奕,崔云,郑武.中药结合手术治疗精索静脉曲张不育症78例临床观察[J].浙江中医杂志,2009,44(5):339.

[282] 王景阁.血府逐瘀胶囊治疗精索静脉曲张性不育症[J].北京中医药,2009,28(6):451.

[283] 王琼梅.针灸治疗精索静脉曲张致男性不育症32例[J].中国针灸,2010,30(3):251-252.

[284] 苗斌,郑东利.通脉益精汤治疗精索静脉曲张不育85例临床观察[J].河北医科大学学报,2011,32(1):107-108.

[285] 张若申,孙兴亮,李淑霞.温针灸配新加橘核丸治疗精索静脉曲张的临床观察[J].内外兼治中国民间疗法,2011,19(12):46-47.

[286] 陈乐仲,陈海苑,杜江滨,等.五子衍宗丸加生精胶囊联合手术治疗精索静脉曲张不育症[J].岭南现代临床外科,2012,12(2):141-146.

[287] 张雄文,黄联荣.强精煎联合前列通瘀胶囊治疗精索静脉曲张并弱精子症65例观察[J].实用中医药杂志,2013,29(7):526-527.

[288] 柴科远.补肾还五汤治疗精索静脉曲张100例临床观察[J].浙江中医杂志,2014,49(2):115.

[289] 郭晓辉,卢运田,曹朝晖,等.疏精汤治疗Ⅰ~Ⅱ度精索静脉曲张不育症疗效观察[J].四川中医杂志,2015,33(4):129-130.

[290] 王国友.精索良性瘤治验[J].内蒙古中医药,1993(1):47-48.

[291] 王琦.王琦男科学[M].郑州:河南科学技术出版社,1997:15.

[292] 陈克勤.针刺治疗精索炎[J].四川中医,1989(02):48.

[293] 孙建明.龙胆泻肝汤治疗男科病举隅[J].湖北中医杂志,2000,22(5):20-21.

[294] 陈忠杰.活血化瘀法治疗输精管结扎术后综合征[J].中医杂志,1980(02):21.

[295] 潘慈康,彭德先,李守明.乳倍膏治疗输精管结扎术后痛性结节337例临床报告[J].中医杂志,1984(09):56-57.

[296] 万孝才.白花蛇舌草治疗副睾郁积症38例疗效观察[J].中国农村医学,1987(02):11.

[297] 陶平.治验三则[J].辽宁中医杂志,1987(04):18-19.

[298] 李武忠.桂枝茯苓丸治疗男扎术后痛性结节[J].四川中医,1990(12):38.

[299] 欧之洋.独活寄生汤加味治疗输精管结扎术后痛性结节12例[J].辽宁中医杂志,1988(04):32.

[300] 张连城.阳和汤治验四则[J].北京中医,1991(01):56.

[301] 屠守林,牛德民,王世彪.牛化龙老中医治疗男扎术后并发症经验介绍[J].甘肃中医,1991(03):35-36.

[302] 吴兆玉,宋广运.舒郁汤治愈输精管结扎术后并发附睾郁积20例[J].山东中医杂志,1992(05):25-26.

[303] 王广见,王淑瑞,刘玉章.大黄甘遂汤加味治疗附睾淤积症[J].四川中医,1993(10):40.

[304] 张生平.治疗输精管结扎术后遗症[J].河北中医,1993(01):15-16.

[305] 李奕长.补肾为主治疗痛性结节[J].实用医学杂志,1994(S1):209-210.

[306] 温宝林,温锴,李廷霞.活血化瘀法治疗附睾瘀积症[J].中医药学报,1994(06):25-26.

[307] 张宝玉.中药外敷治疗输精管结扎术后附睾郁积症[J].中医外治杂志,1995(03):11.

[308] 徐龙君,王华俊.中西医结合治疗输精管结扎后痛性结节[J].江西中医药,1996(03):24.

[309] 黄朝晖.益气活血消积饮治疗附睾郁积症50例[J].实用中医药杂志,1996(04):12-13.

[310] 汪蓉,吴志修,吴多英.中西医结合治疗痛性结节[J].中国计划生育学杂志,1998(04):177-178.

[311] 李玉平,付信利.白花蛇舌草的临床新用途[J].职业与健康,2000(06):113.

[312] 雷延风.中西医结合治疗输精管结扎术后痛性结节

68 例[J].河北中医,2000(03):221.

[313] 郑天贵,张玉兰.龙胆泻肝汤治疗输精管结扎术并发阴囊急性坏疽[J].北京中医,2002(03):164-165.

[314] 陈敏,余景仁,韩学舜.活络效灵丹加味方治疗输精管结扎术后痛性结节 58 例疗效观察[J].安徽中医学院学报,2006(02):9-10.

[315] 盛子章.治疗梅毒秘方"清血搜毒丸"和"三仙丹"的方剂及治疗方法[J].中级医刊,1958(11):24-25.

[316] 毛惠人.中医秘方九龙丹治疗梅毒 45 例疗效报告[J].江西中医药,1960(10):6-7.

[317] 马宽玉,李治牢,朱国平.性传播疾病 100 例分析报道[J].陕西中医函授,1990(04):41-43.

[318] 陈勇飞,卢万清,黄捷,等.中医辨证治疗梅毒血清抵抗 50 例分析[J].中医临床研究,2012(14):15-16.

[319] 王凤娥.中西医结合治疗梅毒临床分析[J].中国实用医药,2012(26):162-163.

[320] 张文雄.尖锐湿疣的简易疗法[J].中西医结合杂志,1987(12):766.

[321] 杨英,张秉正.五妙水仙膏治疗尖锐湿疣的体会[J].中国皮肤性病学杂志,1989,3(02):76.

[322] 赵少山.中药二妙散加味治疗 10 例尖锐湿疣[J].中国中西医结合杂志,1992(10):632.

[323] 宋文英,丘勇超.马齿苋合剂加减降低尖锐湿疣复发率的临床观察[J].广州中医药大学学报,1999,16(2):105-107.

[324] 辛建国,陈宝琦.疣舒宁局部治疗尖锐湿疣 158 例[J].第四军医大学学报,2001,22(19):1786.

[325] 郑文彬,邓晓彤,刘勇.中西医结合治疗肛门尖锐湿疣 57 例[J].福建中医学院学报,2002,12(2):22.

[326] 马玉昕,崔东斌.冷冻加中药内服治疗尖锐湿疣 89 例[J].中医药学报,2003,31(1):47.

[327] 周聪和.中西医结合治疗尖锐湿疣 43 例临床观察[J].中国中西医结合皮肤性病学杂志,2003,2(1):41.

[328] 郑遵法,勾慧.自拟湿疣灵治疗尖锐湿疣 80 例[J].吉林中医药,2004,24(04):28.

[329] 陈其华.黄芪甘草汤为主治疗尖锐湿疣 150 例临床观察[J].中国中医药科技,2005,12(2):117-118.

[330] 刘雅慧.中西医结合治疗尖锐湿疣 60 例[J].福建中医药,2014,45(6):47.

[331] 陈其华,易倩.自制解毒生肌膏治疗尖锐湿疣 CO_2 激光术后 39 例[J].湖南中医杂志,2015,31(4):75-76.

[332] 刘福英,张其鹏.中药联合激光治疗尖锐湿疣 40 例疗效观察[J].湖南中医杂志,2015,31(11):82-83.

[333] 叶之龙.生殖器疱疹的临床治疗[J].云南中医杂志,1988(5):19.

[334] 司在和.生殖器疱疹证治浅说[J].吉林中医药,1992(3):324.

[335] 贺伟,孙彩梅,温海,等.中西医结合治疗生殖器疱疹 24 例[J].中国中西医结合杂志,1994,29(2):109.

[336] 王更生,漆永平,徐学武,等.儿茶外用治疗初发性生殖器疱疹 39 例[J].中医外治杂志,2001,10(6):42-43.

[337] 张剑,杨文信,叶田.养阴祛邪汤治疗复发性生殖器疱疹临床观察[J].中国皮肤性病学杂志,2004,18(9):565.

[338] 梁瑞,范瑞强.禤国维教授治疗生殖器疱疹经验浅谈[J].现代中西医结合杂志,2005,14(17):2246-2247.

[339] 欧柏生,欧阳恒,杨志波.中医药治疗生殖器疱疹进展[J].中国医刊,2001(05):21.

[340] 张小可.中药熏洗治疗生殖器疱疹 27 例[J].中医外治杂志,2006,10(15):17.

[341] 代军.唐定书治疗复发性生殖器疱疹经验[J].河南中医,2007,27(7):14.

[342] 卢俊明,沈一山.中西医结合治疗复发性生殖器疱疹 58 例[J].医学导报,2007(06):634-635.

[343] 薛建国.治疗复发性生殖器疱疹经验[J].山东中医杂志,2014(2):142-143.

[344] 陈其华,姜立伟,杨赛.黄甘颗粒对复发性生殖器疱疹 HSV-2 病毒的潜伏相关转录体(Latency-associated transcripts,LATs)的干预作用及对病毒滴度的影响[J].中医临床研究,2015(33):26-28.

[345] 程甘露.观察知柏地黄汤加减联合伐昔洛韦治疗女性生殖器疱疹的临床疗效[J].内蒙古中医药,2015(8):76-77.

[346] 周青.贺菊乔教授治疗男科疾病验案三则[J].湖南中医药大学学报,2015(10):41-46.

[347] 曹艺.再谈淋病的辨证施治[J].新中医,1990(3):42.

[348] 吴春潮.中药复方抗淋球菌作用的实验研究[J].浙江中医杂志,1993(6):281.

[349] 邬斌梅.清淋汤治疗淋菌性尿道炎 38 例[J].四川中医杂志,1996,14(7):30.

[350] 郑青松,卓儒杰.清化淋带汤治疗淋病 68 例[J].湖南中医药导报,1997,3(4):61.

[351] 张云鹏,关新梅,袁铁珍.中西医结合治疗女性生殖器淋病 50 例[J].中医研究,1998,11(5):36.

[352] 朱成彬.中医药治疗慢性淋病的体会[J].江苏中医杂志,1999,20(8):13-15.

[353] 占盛青.复方八正散治疗 41 例[J].江苏中医杂志,2000,21(1):23.

[354] 朱源北.龙胆泻肝汤加味治疗下焦湿热型淋病 40 例[J].黑龙江中医药,2006(7):14.

[355] 李长如,陈灵敏,曾秋林.中西医结合治疗淋球菌感染性淋病96例临床观察[J].临床医学与检验,2011,8(9):1120-1121.

[356] 薛梅,杨颖.中西医结合治疗淋病性前列腺炎[J].内蒙古中医药,2015(9):33-34.

[357] 李彪,张魁.实用男科临床手册[M].北京:人民军医出版社,1995:115.

[358] 王琦.王琦男科学.[M].2版.郑州:河南科学技术出版社,2007:75.

[359] 吴盛荣.吴光烈老中医治疗软性下疳45例总结[J].国医论坛,1994(1):24-25.

[360] 康泰通,余惠扬.林氏复方马钱膏治疗股癣162例[J].福建中医药,1995,26(05):26.

[361] 宁蔚夏,李成林,潘琪龙,等.癣快好药液治疗体股癣108例[J].中国中西医结合杂志,1999,19(8):499.

[362] 李彪.中国传统性治疗学[M].海口:海南出版社,1991.

[363] 吴碧娣.自制复方土槿皮酊治疗股癣183例[J].浙江中医杂志,2003,38(4):162.

[364] 罗文峰.中药黄散治疗体股癣疗效观察[J].中国中医药信息杂志,2005,12(7):73-74.

[365] 宫志华.百冰消癣酊治疗股癣310例[J].中医外治杂志,2008,17(6):20-21.

[366] 周建伟.针灸防治艾滋病的国内外研究进展[J].中国针灸,1996(09):54-56.

[367] 吕乃达,王禄林.艾滋病的中医药治疗研究[J].中医药临床杂志,2005(04):409-410.

[368] 王健,刘颖.中医药治疗艾滋病的现状及展望[J].科技导报,2005(07):29-31.

[369] 危剑安,金燕,陈宇霞,等.艾灵颗粒治疗HIV/AIDS患者19例临床总结[J].中国艾滋病性病,2006(3):105-107.

[370] 罗士德,鞠鹏."中式鸡尾酒疗法"防治艾滋病[J].医学研究杂志,2007,36(1):3-7.

[371] 黄艳平,邢爱华,王媛,等.抗人体免疫缺陷病毒中药研究进展[J].第四军医大学学报,2009,30(3):285-287.

[372] 周超杰,姜枫.定喘汤治疗艾滋病患者咳嗽的临床研究[J].中医学报,2012(07):783-792.

[373] 刘明,余花,孟伟民,等.抗艾扶正胶囊联合抗逆转录病毒(HAART)治疗青海地区艾滋病的临床疗效观察[J].青海医药杂志,2013(09):66-70.

[374] 刘恭智,欧阳厚淦.中医药对艾滋病抗病毒治疗辅助疗效观察[J].山西中医,2013(02):24-29.

[375] 杨玲,王志良.益艾康胶囊合连朴饮加减治疗艾滋病HAART疗法所致消化道反应临床研究[J].中医学报,2014(09):1241-1242.

[376] 马秀霞,徐立然,郑志攀,等.清肺培元微丸对艾滋病肺部感染痰热壅肺证患者主要症状的影响[J].世界科学技术——中医药现代化,2014(5):1127-1132.

[377] 郭沈旺,沈延澄.加减疏肝溃坚汤治疗男子乳房发育症[J].浙江中医药大学学报,1979(5):17-18.

[378] 皮巨川.乳疬治验[J].贵阳中医学院学报,1979.

[379] 杨文光.中西医结合治疗男性乳房发育症(40例分析)[J].新疆医科大学学报,1981(4):37-39.

[380] 陈效莲."重楼"研末外敷治疗男性乳腺肿块9例[J].广州医药,1984(3):57.

[381] 李国才.生鹿角治疗男性乳房发育症一例[J].内蒙古中医药,1985(11):19.

[382] 杨塈,谢兆虹.疏肝软坚法治疗男性乳房发育症[J].中西医结合杂志,1987(7):105-106.

[383] 施裕新.辨证分型治疗男性乳腺异常发育症12例[J].江苏中医,1988(10):55.

[384] 罗次星.男性乳房发育症25例[J].湖南中医杂志,1990(8):72-73.

[385] 马新生.金匮肾气丸加减治疗男性乳房发育症32例[J].新中医,1994(3):31.

[386] 邹定华.逍遥散加味治疗男性乳房发育症[J].西部中医药,1994(5):35-36.

[387] 孙红君.补肾消核汤治疗男性乳房发育症29例[J].浙江中医杂志,1996(9):45-46.

[388] 楼丽华,陈英,沃兴德,等.乳腺纤维囊性病性激素周期节律的变化[J].中华内分泌代谢杂志,1996(3):215-217.

[389] 曾平安.男性乳房发育症治验[J].河南中医,1996(7):57-58.

[390] 周欣甫.自拟柴牡汤治疗男性乳房发育症74例[J].南京中医药大学学报,1997(3):62-64.

[391] 张春香,吴恒举.乌鸡白凤丸治疗肝硬化者男性乳房发育症3则[J].新中医,1997(5):50-51.

[392] 罗跃东.淫羊藿为主治疗男性乳房发育症[J].浙江中医杂志,1999(11):73.

[393] 张宗建,童家祥.疏肝化痰法治疗男性乳房发育症[J].山东中医杂志,1999(7):72.

[394] 钱小强.消疬汤治疗男性乳房发育症30例[J].实用中医药杂志,1999(6):33.

[395] 陈长宽.中西医结合治疗男性乳房发育症52例[J].实用中医药杂志,2000(7):23.

[396] 周兴忠.羊藿消瘰汤治疗男性乳房发育症疗效观察[J].河北中医,2001,23(9):685.

[397] 许志萍.温肾化痰法治疗男性乳房发育症38例[J].辽宁中医杂志,2005(11):1036.

[398] 路平.男性乳房发育症的诊断和治疗[J].中国实用乡村医生杂志,2006(12):19.

[399] 王晓静,史增友,翟庚新,等."康乳散结汤"治疗男性乳房发育症 30 例临床观察[J].江苏中医药,2014(1):48.

[400] 汪良庭.柴归消沥方治疗男性乳腺增生 48 例[J].中国中医药现代远程教育,2014(8):23.

[401] 程甘露.自拟解郁散结汤治疗男性乳房发育异常症临床观察[J].中医临床研究,2015(11):66-67.

[402] 纪太芳,刘德华.手术联合乳癖散结片治疗乳腺增生结节 40 例临床观察[J].中国民族民间医药,2015(10):75.

[403] 赵涛,赵步长,施志军.消乳散结胶囊治疗乳腺增生症的研究进展[J].中国医药指南,2015(3):52-54.

[404] 杨更生.二仙汤治疗男性更年期综合征 14 例[J].辽宁中医杂志,1986.

[405] 朱宝贵.甘温调补法治疗男性更年期综合征的探讨[J].新中医,1990(12):15-16.

[406] 刘喆,梁水源.针灸治疗男性更年期综合征 25 例[J].江苏中医药,1992(8):19.

[407] 姬云海.地黄汤加减治疗男性更年期综合征 80 例[J].江西中医药,1995(5):16.

[408] 李广彬,赵洪波,赵凤霞,等.康隆胶囊治疗男性更年期综合征 50 例临床观察[J].河北中医,2002,24(9):700-701.

[409] 吴国良.加味二仙汤对男性更年期失眠的干预研究[J].中国医学创新,2010(5):62-63.

[410] 尚坤,姚金福,王德友,等.宁心更年片治疗男性更年期综合征的临床疗效[J].中国老年学杂志,2014.

[411] 武维屏,边永君.亚健康状态的中医治疗[J].中医杂志,2000(7):59.

[412] 马其江,冯树军.足反射疗法治疗亚健康[C]//第三次全国中西医结合养生学与康复医学学术研讨会.2002:78.

[413] 何清湖,李天宇,周兴.以肾为本干预男子亚健康[J].Chinese Medicine Modern Distance Education of China,2008(5):110-111.

[414] 焦达操.房劳与疾病[J].湖北民族学院学报(医学版),2002(2):46-47.

[415] 王劲松,徐桂云.谈谈房劳伤的预防保健[J].家庭中医药,1997(11):42.

[416] 宁在兰.房事意外的急救[J].医药与保健,1997(3):19.

[417] 广秀.房事中乐极防生悲[J].中国保健营养,1999(10):29.

[418] 翟亚春.男科急症验案四则[J].江苏中医,1999(7):33-34.

[419] 曲周.房事晕厥怎么办[J].健康生活月刊,2012(3):27.

[420] 何复东.烧裈散验案三例[J].陕西中医学院学报,1983(1).

[421] 戴海安,杨宇玲.烧裈散治疗阴阳易[J].四川中医,1998(7):80.

[422] 原合英."阴阳易"证治发挥[J].河南中医,1999(7):14-15.

[423] 韩贵周.《伤寒论·阴阳易》之管见[J].International Journal of Traditional Chinese Medicine,2006(7):369-370.

[424] 梁铨.浅析阴阳易病[J].云南中医学院学报,2012,35(2):43-45.

[425] 潘超,郑丰杰.再论《伤寒论》"阴阳易"病证治[J].环球中医药,2014(7):53.

[426] 程益春.缩阳症[J].山东中医学院学报,1980(4):32.

[427] 林宏益,曲锡萍.滋肾丸治愈缩阴症[J].辽宁中医杂志,1982(7):33.

[428] 陈永起.暖肝煎治愈阴茎缩入 2 例[J].中医杂志,1982(6):63.

[429] 蔡教璧.缩阳症 5 例报告[J].神经精神疾病杂志,1982(2):33.

[430] 邱友文.盗汗二例治验[J].河北中医,1984(1):64.

[431] 于天河.针灸治疗缩阳证验案[J].河北中医,1986(9):12.

[432] 李寿山.吴茱萸汤治缩阳症[J].新中医,1986(10):67.

[433] 田润芝,田志勇.阴缩症治验二则[J].河北中医,1987(3):25.

[434] 包高文.阴缩治验[J].四川中医,1987(9):63.

[435] 李玉明,周海斌.缩阳症继发焦虑心理咨询一例[J].中国心理卫生杂志,1988(3):112-141.

[436] 汤清明,陈国林.缩阳症治验[J].四川中医,1989(4):52.

[437] 张喜报.张荣针灸治疗奇症 4 则[J].内蒙古中医药,1996(2):49-50.

[438] 王明辉,王风雷.缩阳证的中医证治[J].湖南中医杂志,1994(4):19-21.

[439] 胡献国.药膳调理缩阳症[J].中国食品,1999(9):22.

[440] 刘志恒.阳缩症的中医调治[J].开卷有益:求医问药,2001(3):17.

[441] 潘忠平.缩阳症治验 1 则[J].疑难病杂志,2003(3):9.

[442] 孟庆林.金匮肾气丸结合心理疏导治疗缩阳症临床分析[J].上海中医药杂志,2004,38(9):23.

[443] 张振卿.中药内外合用结合心理疏导治疗缩阳症[J].中国性科学,2005,14(7):45-46.

[444] 陈占雄,董调红.归逆二妙汤治疗缩阳症 11 例的体会

[J].中外医学研究,2012(5):106.

[445] 李广文.阴冷[J].山东中医学院学报,1991(5):15.

[446] 王元甫.前列腺增生辨证论治浅探[J].新中医,1987(6):7.

[447] 钱垠.热熨法治疗慢性前列腺炎体会[J].时珍国医国药,1999,10(12):20.

[448] 杨延青,杨晨宙.中药热熨合内服治疗慢性前列腺炎150例[J].亚太传统医药,2008,4(1):71-72.

[449] 迟鹏,李占玲,鹿英强,等.中药热熨治疗慢性前列腺炎临床观察[J].辽宁中医药大学学报,2013,15(6):168-169.

[450] 肖振辉.五倍子煎汤法熏洗治疗早泄[J].江西中医药,1982(9):53.

[451] 张灵芝.中药熏洗治疗阳痿40例[J].河北中西医结合杂志,1998,7(3):373-374.

[452] 黄智峰,赖海标,钟亮,等.熏洗疗法治疗慢性非细菌性前列腺炎68例[J].新中医,2001,33(3):56.

[453] 许增宝,杨玉英,庄连奎,等.金黄散治疗慢性前列腺炎疗效分析[J].浙江中西医结合杂志,2005,15(1):18-19.

[454] 李志娜,李春秋,邱建华.地龙车前子汤熏洗治疗慢性前列腺炎33例[J].中国民间疗法,2010,18(1):14-15.

[455] 亢海荣.前列腺肥大验案三则[J].陕西中医,1985(04):167-168.

[456] 吴焕娣,曾淑云.应用⁹⁰锶-⁹⁰钇敷贴治疗前列腺增生75例[J].内蒙古医学杂志,1992(3):37.

[457] 陈胜辉,陈伊,姚文亮,等.长强敷贴治疗慢性前列腺炎疗效观察[J].辽宁中医杂志,2009,36(2):229-231.

[458] 匡琳,贺菊乔,邹芝香.前列清巴布贴神阙穴敷贴治疗慢性非细菌性前列腺炎的临床研究[J].中医药导报,2012,18(4):15-18.

[459] 汪由浩.贴脐散治疗慢性前列腺炎[J].江西中医药,1984(2):24.

[460] 吴乃桐.神阙穴敷贴治疗前列腺肥大36例[J].上海针灸杂志,1994,13(3):117.

[461] 李海松,王彬.脐疗治疗慢性前列腺炎综述[J].世界中西医结合杂志,2009,4(1):71-72.

[462] 李海松,李曰庆,刘福鼎,等.脐疗联合栓剂治疗Ⅲ型前列腺炎气滞血瘀证48例临床观察[J].北京中医药大学学报(中医临床版),2010,17(4):5.

[463] 黄明一.局部应用5-氟尿嘧啶治疗尖锐湿疣的临床疗效观察[J].国际皮肤性病学杂志,1977(1):21.

[464] 梁钧鹤.锂软膏治疗生殖器疱疹[J].国外医学皮肤病学分册,1984(4):13.

[465] 杨英,张秉正.五妙水仙膏治疗尖锐湿疣的体会[J].中国皮肤性病学杂志,1989(3):71.

[466] 秦云峰.固阳液喷涂治早泄[J].浙江中医杂志,1994(8):27.

[467] 王永恒,李翠萍."早泄玉液"外治早泄59例临床观察[J].中医外治杂志,1997,6(1):32.

[468] 戚广崇,应义平.双欢神露治疗早泄78例[J].中医外治杂志,1998,7(5):45.

[469] 张士更,吕伯东,黄晓军,等.淫羊藿苷复合物外涂治疗早泄的疗效观察[J].中国男科学杂志,2010(7):58-59.

[470] 陈国源.坐浴治疗老年前列腺肥大症[J].四川中医,1989(10):32.

[471] 李洪林.中药水煎坐浴治疗前列腺增生症34例[J].实用中医药杂志,1995(1):27.

[472] 张莉,赵庆利,韩东亮,等.中草药煎剂坐浴等治疗尖锐湿疣临床疗效观察[J].中国麻风皮肤病杂志,2006,22(8):699-700.

[473] 董武刚.毛冬青煎剂直肠保留灌肠治疗慢性前列腺炎[J].人民军医,1983(9):40.

[474] 陈其华.自拟五圣汤灌肠治疗慢性前列腺炎[J].四川中医,1992(7):46.

[475] 张慎仰,聂峰.直肠中药滴注治疗慢性前列腺炎45例[J].九江医学,1995,10(3):135-137.

[476] 张春和,李曰庆.直肠给药法在泌尿系统及男科疾病中的应用(综述)[J].北京中医药大学学报,1999,22(2):55-57.

[477] 石长珍,郭保全.加味黄连解毒汤直肠点滴治疗慢性前列腺炎73例[J].光明中医,2010(9):1212.

[478] 吴跃鹏.中药保留灌肠结合直肠微波治疗慢性前列腺炎65例临床观察[J].实用中医内科杂志,2015(12):47-49.

[479] 孙杰,邵桂云.经直肠微波与药物离子导入同步治疗慢性前列腺炎[J].临床泌尿外科杂志,1998,13(4):183-184.

[480] 武儒波,李强,艾力江·阿不力克木.药物离子导入电磁振治疗慢性前列腺炎疗效观察[J].新疆医科大学学报,2006,29(3):262-263.

[481] 董俊友,冯雁忱.经骶骨前列腺切除术[J].山东医药,1963(8):15.

[482] 万伯钧.良性前列腺肥大症外科手术治疗100例分析[J].铁道医学,1979(04):222-223.

[483] 黄奋人,王瑞东,申东亮,等.经尿道前列腺电切术7例分析[J].青岛大学医学院学报,1980(1):14.

[484] 卫焘,亢铨寅,杨楷.改良前列腺切除手术方法介绍(附153例分析)[J].山西医药杂志,1980(1):008.

[485] 王晓雄,洪宝发.保留膀胱颈环状肌和前列腺侧旁神经血管束的前列腺癌根治术[J].中华泌尿外科杂志,

1998,19(12)：743 - 745.

[486] 温晖,黄炳福,陈少雄,等.改良经尿道前列腺电切术预防术后膀胱颈梗阻疗效观察[J].临床泌尿外科杂志,2005,20(6)：355 - 356.

[487] 李海皓,丁明霞,王剑松,等.经尿道前列腺钬激光剜除术治疗 BPH220 例疗效观察[J].临床泌尿外科杂志,2015(09)：772 - 775.

[488] 谢俊明,江少波.人造血管替代治疗输精管梗阻性不育 6 例报告[J].中国中西医结合外科杂志,2003,9(1)：32 - 33.

[489] 刘毅东,陈向锋,平萍,等.显微外科吻合术治疗医源性腹股沟输精管梗阻[J].中国男科学杂志,2008,22(9)：35 - 36.

[490] 李慎勤,葛宏发,程继义,等.精索静脉转流术治疗精索静脉曲张(附 22 例报告)[J].山东医药,1985(3)：6.

[491] 黄书堤,师龙生,朱晓玲,等.超高位结扎精索内静脉加大隐静脉属支转流术治疗精索静脉曲张 30 例[J].实用医学杂志,1992(3)：11.

[492] 郑国有,石天峰.腹腔镜精索静脉曲张结扎术(附七例报告)[J].白求恩医科大学学报,2000,26(1)：59 - 60.

[493] 杨林斌,俞增福,蒋振华,等.小切口 Palomo 术治疗单侧精索静脉曲张 6 例报告[J].中国微创外科杂志,2005,5(4)：335.

[494] 张胜茹,唐明忠,江铎,等.显微镜下和腹腔镜下精索静脉结扎术的疗效比较[J].中国临床研究,2015,28(11)：1482 - 1484.

[495] 赵干岭.睾丸鞘膜积液的"扇形"切除术[J].中级医刊,1980(11)：9.

[496] 江少波,裘顺安.鞘膜开窗术治疗睾丸鞘膜积液[J].临床泌尿外科杂志,1992(3)：39.

[497] 张国强,蒋跃庆,蔡志康,等.应用鞘膜切除术治疗睾丸鞘膜积液[J].临床泌尿外科杂志,1995(3)：26.

[498] 赵高高,吕伯东,杨克冰,等.吸引术及消痔灵注入法治疗睾丸鞘膜积液[C]//中国中西医结合泌尿外科专业委员会第四次学术会议,浙江省中西医结合泌尿外科男科专业委员会第三次学术会议暨泌尿外科男科疾病中西医研究新进展学习班资料汇编.2003：72.

[499] 陶正新.针灸治疗慢性前列腺炎[J].中医杂志,1982,23(8)：55.

[500] 张钦,周荣林,朱兰秀,等.针灸治疗 212 例男子性功能障碍[J].上海针灸杂志,1985(3)：1.

[501] 刘喆.针灸治疗精液不液化症 32 例临床小结[J].江苏中医,1990(2)：16.

第 二 章
中医男科疾病的命名和病因病机

第一节 疾病的命名

中医男科疾病虽然名目繁多,但研究主要涉及男性生殖与泌尿系统,部分研究涉及全身,从它的命名含义来看,一般是依据部位、脏腑、病因、症状、形态、颜色、疾病特性、范围大小等一种或几种特性分别加以命名。为此,现将中医男科病名的命名方法,归纳简述于下。

(1)以部位命名:如子痈、囊痈、卵子瘟、子痰、子岩、子隐。

(2)以脏腑命名:如小肠气、肾痈、肾垂、肾痨。

(3)以病因命名:如子痰,股癣、疥疮、狐惑、夹色伤寒、色厥、下马风、马上风。

(4)以症状命名:如阳痿、阴萎、鸡精、精浊病、精癃病、翻花下疳、穿囊漏,缩遗尿、遗尿、遗精、梦遗、滑精、不射精、不育、精少、精薄、精冷、精凝、脓精、无精、血精、白淫、淋、淋痛、热淋、石淋、血淋、溺血、膏淋、劳淋、淋闭、闭、癃、赤白浊、绣球风。

(5)以形态命名:如肾岩、翻花下疳、霉疮、袖口疮、蛀疳、蜡烛疳、鸡瞪疳、旋螺风、脱囊。

第二节 致病因素

所谓病因,即致病的因素,也就是破坏人体相对平衡状态而引起疾病的原因。男科疾病与其他疾病一样,具有大致相同的致病因素。《医学源流论·病同因别论》说:"凡人之所苦,谓之病,所以致此病者,谓之因。"男科疾病的致病因素,主要为六淫外感、七情内伤、不洁性交、房欲失度、饮食不节、劳逸失常等。此外,在疾病过程中,原因与结果相互作用着,在某一阶段为结果的东西,又可能成为另一阶段的病因,例如子痈、筋瘤、阳痿、精浊是脏腑气血功能失调或外邪内侵的结果,反过来又能成

为不育、性欲低下、射精疼痛的原因。中医学的发病学很重视人体的正气,认为在一般情况下,人体的正气旺盛,邪气就不易侵入,人体就不会得病,《素问遗篇·刺法论》所谓"正气存内,邪不可干",是指只有人体的正气相对虚弱,不足以抵抗外邪时,邪气才能乘虚而入,侵犯人体,发生疾病,即《素问·评热病论》所谓"今邪之所凑,其气必虚"。在正常情况下,人体的生理活动处于对立而又统一的相对平衡状态中,即所谓"阴平阳秘"。在致病因素的作用下,人体的相对平衡被打破,即"阴阳失调",也就是疾病的发生。疾病的发生可以归结到一点,就是人体的正常生理活动在某种程度上的破坏。

中医学认为,疾病是在致病因素的作用下,引起了机体阴阳的偏盛偏衰,脏腑气血的功能紊乱所致。它既重视外因条件,更强调机体的内在因素。这种具有辩证法思想的发病学,对于认识疾病和指导男科临床实践起到了积极的作用。

(一)外感六淫邪毒

风、寒、暑、湿、燥、火在正常情况下,一般称为"六气",是自然界的产物,并与四时有着密切联系,其太过或不及则变成邪气而致病,就称为"六淫",或称"六邪",人们在长期生活劳动中,对其产生了适应能力。只有在人体抗病能力低下的情况下,六淫致病因素才能成为发病的条件,如《灵枢·百病始生》:"风雨寒暑不得虚,邪不能独伤人。"《外科启玄》说:"天地有六淫之气,乃风、寒、暑、湿、燥、火,人感受之则营气不从,变生痈肿疔疖。"中国古代医家在长期医疗实践中,认识到六淫邪毒,均能直接或间接地侵害人体,发生各类疾病。由于六淫性质不同,其致病过程中各有特点。六淫之邪所致男科疾病中,以湿、热、火、寒为最常见。

1. 湿邪　湿为阴邪,为水气所化,其性黏滞重浊趋下,男性病多在下焦;故湿邪为患,以囊痒、小便赤浊、淋沥不净、会阴胀滞、性欲淡漠等为特征,

湿邪易阻遏气机,困遏清阳,清阳不升,故常伴有肢体沉重、胸腹痞闷、舌苔黏腻等症状。常导致水疝、阴囊湿疹、前列腺炎、脓精症、血精症、淋病、尖锐湿疣等疾病。

2. 热(火)邪 热(火)为阳邪,火邪的特征是属热,热较火为轻,火为热之极,其为病大多由于直接感受温热之邪所引起,其性炎上,易耗气伤阴,生风动血,易致肿疡。故热邪为患,阳证居多,患部之特点,多表现为发病迅速,来势猛急,娇红灼热,以睾丸、附睾肿痛、阳强、小便短赤,甚至灼痛、红肿、腐烂等为特征。常伴有发热、口渴喜饮、大便干结、舌红、脉数等全身症状。火热炽盛,迫血妄行出现各种出血症状,如尿血、血精等。常与湿邪相混而致睾丸炎、附睾炎、阴囊部脓肿、囊痈、脱囊、阳强、性欲亢进等疾病。

3. 寒邪 寒为阴邪,其性收引凝聚,易致经脉阻滞,影响气血津液的流行,导致气血运行不畅,涩滞不通而发生疼痛,以阴证居多,故寒邪为患,以阴囊收缩、睾丸冷痛、龟头寒、少腹冷痛、精冷等为特征,寒邪易阻遏气机,损伤阳气,故常伴有面色苍白或发青、形寒肢冷、拘急牵痛、得热则舒、舌淡、苔薄腻、脉沉迟等全身症状。常导致鞘膜积液、斜疝、结核性附睾炎、慢性前列腺炎、阳痿、缩阳症等疾病。

4. 风 风邪为阳邪,性善动不居,为百病之长。风邪致病善行而数变,其变化迅速多端,常见有阴囊燥痒、瘾疹等。

5. 燥 燥性肃敛,其性干涩,故致病最易耗伤阴津,伤及肺脏,造成咽干口燥、皮肤皲裂、毛发不荣、大便秘结、小便短少的等症状。

6. 暑 暑邪为阳邪,其致病可致高热、烦渴、汗出、脉洪大等症状,性炎热升散,能伤精耗气故可见口渴喜饮、心烦溺赤短少等症状。暑邪多夹湿为病,在发热、烦渴时,常见肢体沉重、胸腹痞闷、舌苔黏腻等症状。可引起性欲及生育能力下降、卵子瘟等症。

六淫邪毒为病大多与季节有关,因六淫为四时主气太过淫胜之故。夏季多暑热,且暑多夹湿,由于暑热外受,蕴蒸肌肤,阴囊潮湿,汗出过多,或汗出不畅,以致湿热逗留,复经搔抓,破伤染毒,即可形成绣球风。又如外感湿热火毒之邪,下传精室,火盛肉腐,可致子痈。此外《疡科心得集》中亦明确指出:"如夏令暑蒸炎热,肌体易疏,遇凉饮冷,逼热最易内入……客于肌表者则为暗为瘰,为暑热疮,

为串毒,为丹毒游火,客于肉里者,则为痈为疡,客于脉络者,为流注,为腿痈……"故夏季暑邪致病特点,多为阳证,患部娇红肿胀灼热,糜烂流脓或伴滋水,或痒或痛,其痛遇冷则减,常伴口渴胸闷、神疲乏力等全身症状。此外,在同一季节里,感受同一外邪由于入侵部位的不同,可以发生不同的疾病,如外邪客于皮肤可致阴囊湿疹、骚瘊,外邪内侵,可致囊痈,直入精室,可致精浊、子痈、子痰等,进一步可致不育症。

淫邪毒为病大多与环境有关,如西北多风寒,南方多湿热,以及居处潮湿,以水为事易致湿邪外候,高温作业容易中暑等,缘于地域或环境失宜也能导致六淫邪气偏胜。六淫邪毒可以互相影响,在一定条件下还可以相互转化,如寒邪化热,湿邪化燥,如绣球风早期多见湿热,日久缠绵难愈,可化燥生风。又如急性前列腺炎早期可见湿热型,误治不当,复感寒邪,日久可转化为肝经寒滞等。《素问·水热穴论》所云:"人伤于寒而传为热,何也……夫寒盛,则生热也。"后世刘完素提出的"六气皆从火化"理论,就是对六淫邪气转化性的充分论证。

六淫邪气致病有时并不立即发病,而是内伏体内,适时致病,因而具有伏邪的特点。如精浊,往往没有急性的过程,子痰感受邪毒后初多无症状,日久发生精道阻塞致不育才得以发现。如《素问·生气通天论》所说:"因于露风,乃生寒热。是以春伤于风,邪气留连,乃为洞泄;夏伤于暑,秋为痎疟;秋伤于湿,上逆而咳,发为痿厥,冬伤于寒,春必温病。"

(二)感受特殊之毒

特殊之毒包括蛇毒、虫毒、漆毒、疯犬毒、淫毒、食物毒、药毒之外,另有一种疫病之毒。男科疾病中,可因拈花惹草,不洁性交,感受淫毒,如梅毒、淋菌等致病菌及支原体、衣原体及病毒乘虚而入,发为淋病,症见尿痛、尿急、尿频、浊脓溢出;或外袭肌肤,邪毒蕴结而发为尖锐湿疣、疱疹等;或蕴热化火,内伤脏腑,直入精室,外攻肌肤,血毒腐肉而发为疳疮、横痃、杨梅疮、艾滋病等。此外,还有一类具有强烈传染性的致病邪气——瘟疫,瘟疫流窜,突患痄腮,火毒下注,肝经受之,可致卵子瘟等。《素问遗篇·刺法论》所说:"五疫之至,皆相染易,无问大小,病状相似。"药物可治病,但滥用或药证不符就会引起副作用。如服春药以求增加性欲,过量久服会致阴精耗损,出现阴茎异常勃起、不射精,

日久物极必反，出现早泄、阳痿等症。另外，药物可致过敏或中毒。过敏分局部与全身两方面，轻可出现阴茎包皮过敏性水肿，或阴茎、阴囊局部过敏性炎症，重者溃烂，经久不收，疼痛日甚。毒副反应常因药过量或不注意毒副作用而致，如使用某些降压药、胃病药、精神神经类药物可致性功能下降，甚或阳痿、早泄、不射精、性欲下降等。使用某些抗癌药会损伤睾丸生精功能和雄性激素分泌功能而出现少精子、弱精子、畸形精子，甚至无精子等，导致不育症及性功能障碍。

（三）外来伤害

跌仆损伤、持重努伤、刀枪弹伤、烧烫伤、冻伤和虫兽伤等外伤及手术误伤均可直接损伤内外生殖器及腰腹部，引起局部气血凝滞，热胜肉腐等，常见阴囊血肿，阴茎折断，输精管、尿道断裂，睾丸破裂等病症，或因损伤后，以致筋脉瘀阻，气血运行失常，精血失养，从而影响性功能与生育功能。

（四）情志内伤

七情指喜、怒、忧、思、悲、恐、惊等精神因素，是人的正常情志活动，大多属于生理活动的范畴，不足以致病。突然受到强烈的精神创伤或长期处于不良的精神刺激，超过了人体生理活动所能调节的范围，可使体内的经络、气血、脏腑的功能失调，就会发生疾病，其中尤以怒、恐、惊、忧、思、悲为多。《医宗金鉴》曰："忧思恚怒，气郁血热与火凝结而成。"由情志内伤所致的男科疾病，其患部大多在乳房、会阴、精室等肝经部位，患处肿胀或软如馒，或坚硬如石，常皮色不变，疼痛剧烈，或伴精神抑郁、性情急躁、时易郁怒、喉间梗塞等症。

七情内伤致病多伤及相应内脏，从内而发，其损伤内脏气血是直接损伤。按五行理论，肝、心、脾、肺、肾五脏，对应于怒、喜、思、悲、恐五志，而忧同悲，惊同恐，因此，当七情内伤致病时，首及相应之内脏。《灵枢·五阅五使》云："五气者，五脏之使也。"如郁怒伤肝，情志抑郁，肝气失疏，郁结不舒，气机不利可致阳痿。情志不遂，肝失条达，气郁化火，扰动精室而致阳亢，如阴挺、阳强。郁久化火，肝郁伤脾，脾失健运，痰湿内生，以致气郁、火郁、痰湿阻滞于经络，气血凝滞，结聚成块，如乳疬、乳癖等。凝聚玉茎，形成玉茎痰核；凝聚精室可致子痰、前列腺结核。《外科启玄》曰："人有七情，喜怒忧思悲恐惊，有一伤之，脏腑不和，营气不从，逆于肉里，则为痈肿。"情志怫郁，忧思过度，肝郁气滞，肾气不振，可致性欲低下等。欲望不遂，失意失恋、夫妇不睦、房事不谐，久之会出现性欲淡漠、阳痿、早泄、不射精。又如惊恐伤肾，性交或自慰时意外受惊，恐则气下，肾气受伤，气机逆乱，心虚胆怯可致阳痿，肾失摄纳，可致不射精、遗精等。再如思虑伤脾，思虑过度，用心太苦，心脾两虚，脾失健运，生化乏源，常见心悸怔忡、健忘失眠、多梦易惊、食少体倦、面色萎黄、不育、阳痿等症。悲哀过甚，痛心疾首、悲哀欲绝，或女方重病、久病或去世，致性欲淡漠、阳痿、早泄等疾病。

临床上不少男科病因久治不愈而导致七情变化，而七情变化更会影响男科病的转归。故常"因郁致病"，久治不愈则"因病致郁"，因此在治病时，应对患者循循诱导，多做解释，让患者正确认识疾病，如此治疗疾病才能收到更好的疗效。

（五）房室损伤

由于性生活不节或不洁而导致的各种损害，早婚早育、房劳过度，致肾精耗伤，肾气亏损，冲任失调，或沉湎声色，恣情纵欲，或手淫频繁，损伤肾精，可见头晕目眩，失眠多梦，情绪抑郁，潮热盗汗，心悸耳鸣，腰膝酸软，食欲减退等症状，由于过度消耗而使真气散失，使元神、精气受到严重损耗，乃至枯竭，导致房劳伤、性欲下降、早泄、梦遗、血精、精浊、阳痿、不育等病症，重者或有其他基础疾病者，甚或导致色厥、色脱等。《素问·上古天真论》曰："醉以入房，以欲竭其精，以耗散其真，不知持满，不时卸神，务快其心，逆于生乐，起居无节，故半百而衰也。"肆意行房，房事不洁，易感受毒邪花柳，致阴痒、淋证、疳疮、骚痒等。

（六）饮食不节与不洁

以往特别是兵荒马乱的年代，由于食物匮乏、营养不足多导致羸瘦虚弱，改革开放以来，生活条件大为改善，饮食丰富、营养过度，易导致代谢综合征。饮食不节，损伤脾胃，运化失职，气血生化乏源，血不能化精，症见胸脘痞满，嗳腐吞酸，食少难消，或大便溏泄，可致不育、阳痿；过食辛辣炙煿肥甘之品，湿热火毒内生，可致精浊、子痈；酗酒嗜烟，烟毒由鼻喉而入，最易耗伤肺津。酒烟之毒蓄积，熏灼脏腑，化热生湿，阴亏津伤，损害肾气精血也可致性欲下降、阳痿、不育。由饮食不节引起的男科疾病，常伴大便秘结或溏泄、胸腹饱胀、胃纳不佳、舌苔黄腻等全身症状。

（七）劳逸失常

劳逸失常指过度疲劳和过度安逸。过度劳倦，剧烈持重努伤，会耗伤气血，久之精气不足，气力衰少，筋肉松弛，四肢困倦，懒于言语，动则气急，甚则性功能障碍、不育。另外，过度劳累，外伤筋脉，经久站立、运行，以致筋脉不和，气血不畅，瘀血内阻，而致阴萎、性欲淡漠、筋瘤等。《素问·宣明五气》曰："五劳所伤，久视伤血，久卧伤气，久坐伤肉，久立伤骨，久行伤筋。"安逸太过，好逸恶劳形成习惯，令人意志消沉，精神衰退，形体疲乏，气血郁滞，脏腑虚弱，血脉不畅，食积难消，脘腹痞胀，大便溏薄。脾运失健，饮食减少，气血化源不足，精血生化不足而致性欲下降、不育等，多见形体虚胖，筋骨痿软，肌肉松弛，动则气短，神疲自汗，身体劳倦。此外，劳神过度也是一个重要致病因素，脾在志为思，且心主血藏神，肝主疏泄、藏血，若劳神太过，忧思郁结，积思不解，心血受损，血不荣筋，朝暮不息，失却节制，或者妄欲为己，邪念缠心，以致心、肝、脾俱损，可致强中、阳痿、不育等。

（八）其他因素

其他常见的致病因素包括先天不足、疾病伤精、增龄、药物因素等。

父母体质虚弱，或近亲婚配，早婚多育，老而得子；母亲经期劳逸不节，恣情纵欲，或营养不良，患病服药，接触放射线及毒物，临盆难产，子痫等均可致婴儿先天不足，禀赋不充，出现生殖器畸形、染色体异常、无睾症、隐睾、小睾丸等天宦之征。久病大病，气血耗伤，脏腑功能失调，不能生精及藏精于肾；或久病积瘀，瘀阻精室，精气受损，症见面色无华，肢倦神疲，动则气短，自汗盗汗，出现性欲下降、不育等。

人至老年，肾气逐渐衰退，各种组织器官老化衰退，常表现为脏腑功能不足、气血亏虚、肝肾耗伤等生理病理变化。老眼昏花、步履缓慢、性功能减退、房事间隔时间延长等，常与肾精不足、气血瘀滞有关。另外，人至老年，有些人阳常有余，阴常不足，较易出现阳亢风动的表现，如房事昏厥。滥用药物或辨证不准，药证不符就可能出现不良的反应，服壮阳回春之品以增强性欲与性功能，久服会耗损阴精，虚阳上升，可出现异常勃起，日久阴损及阳，可导致阳痿、早泄；某些降压药物、制酸药可致性功能障碍、性欲下降、精液量减少；某些中药可对精液质量有影响等。

（咸广崇、袁少英、黄海波）

第三节　发病机制

一、男科疾病总的发病机制

病机即疾病发生、发展和变化的机制。主要与患病机体的体质强弱及致病因素的性质相关。病邪内侵于人体，正气奋起抗邪，正邪相斗，破坏了人体的阴阳平衡，导致阴阳失调，气血紊乱，脏腑气机升降失常，从而产生一系列的病理变化。从总体来说不外以下三个方面：邪正斗争、阴阳失衡、升降失常。所以男科疾病的总病机是，当人体为六淫邪气、特殊之毒、外伤、七情过极、房事所伤、饮食不节、劳逸失常及其他致病因素等破坏了气血的正常运行，阻塞经络，气血瘀阻，脏腑气机升降失调，才产生各种各样疾病。

二、脏腑与男科疾病的发生及其预后

男科疾病脏腑病机特点，常表现为五脏六腑功能失常为主。

1. **肾与膀胱**　肾为先天之本，主藏情，主骨生髓通于脑，又主水液，主纳气，开窍于耳与二阴，其华在发，与膀胱相为表里。故凡有关生长发育、生殖功能、水液代谢的异常均应从肾与膀胱进行分析。肾藏精，主生殖。男科疾病大多与肾有关，或肾病在先，旁及他脏，或他脏之病，病久及肾，常见的有以下几种。

（1）肾精不足：禀赋不足，先天发育不良，或后天失养，或劳倦过度，久病伤肾，或过服温燥之品，耗伤阴精。相火亢盛，欲火内炽，阴不制阳，出现早泄、性欲亢进、异常勃起等。

（2）肾气亏虚：肾为"作强之官，伎巧出焉"，若肾气（阴、阳）不足，而出现性欲低下、阳痿、早泄、遗精。

（3）肾阳不足：多因素体阳虚，年高肾亏，或久病及肾、房劳过度损耗肾阳所致。阳虚不能温煦形体振奋精神，故形寒肢冷，面色㿠白，神疲倦怠。腰为肾之府，肾阳衰弱，下元虚惫，故腰膝酸冷。肾主生殖，阳虚火衰，生殖功能衰减，故男子阳痿、不育、性欲低下、癃闭。

（4）封藏失职：房事过度、精室受扰或年高体弱、久病劳损，肾气不充，精关不固所致。精室受扰，大多因心肝（君、相）之火，或湿热之邪下注，扰动精室，影响封藏功能，以致精液不安其宅而外泄，多见于性功能障碍、前列腺炎溢液等。肾气不足，封藏失司,精关失固,精不能固守其位,出现遗精、滑精、漏精、早泄等症状。

(5)开阖失度:肾虚阴阳相乘,应开不开、当阖不阖,性生活时不射精,而夜间出现遗精现象,或手淫可射精,但性生活时不射精或逆行射精等。

(6)肾阴不足:久病伤肾,或房事不节,或失血耗液,或过服温燥劫阴之品,或情志内伤,暗耗肾阴所致。阴虚不能制阳,虚火内动,则五心烦热,易于阳亢,或午后潮热、颧红盗汗,火扰心神,故不寐,火扰精室,故遗精。

(7)膀胱湿热:多由外感湿热之邪,蕴结膀胱,或饮食不节,湿热内生,下注膀胱所致。湿热蕴结,膀胱气化失常,故小便短涩不利,淋沥不尽;湿热下迫尿道,可致热淋,伤及阴络则尿血,可致血淋;热灼湿聚日久而成砂石,可致石淋;湿热郁蒸,久郁精室,可致精浊、子痈;膀胱与肾为表里,腑病及脏,湿热阻滞肾府,故见腰痛。

2. 肝与胆　肝主藏血又主疏泄,喜条达而恶抑郁,主筋,开窍于目,其华在爪,与胆相表里。故风气内动,头目眩晕,筋脉拘急,疏泄失职,气滞血瘀,胀闷疼痛,抑郁不舒或烦躁易怒,肝的病证有虚实之分,虚证多见肝阴、肝血不足,实证则是气火有余,或为湿热等邪气所犯。而风阳内动上扰之证,则属本虚标实。从肝胆病变相互影响来看,凡内伤之病,多由肝而及于胆,外感之病,则多由胆而及于肝。

(1)肝气郁结:肝之疏泄功能,主要是疏畅气血,调节情志,促进胆汁分泌、排泄,协助脾胃消化。如心情不畅,情志拂逆,恼怒急躁,或湿热邪气阻滞,肝气郁结、疏泄不及而抑郁寡欢,意志消沉,胸胁苦满,而致性欲下降、阳痿、早泄、乳癖、阴茎痰核、不射精等。

(2)肝胆湿热:直接从前阴感染湿热,或从他处感受湿热传入肝经,或嗜酒肥甘,化生湿热,或运化异常,湿浊内生,化生湿热,外阴为肝经循行之处,故除头痛目赤、耳鸣口苦、小溲短赤淋漓,还可出现阳痿、早泄、不育、子痈、阴囊湿疹、阴囊脓肿等。

(3)肝阳亢盛:恼怒急躁,情志不畅,肝阳亢盛,水不涵木,或气郁化火,内耗阴血,阴不制阳及致阳强不倒,而出现性欲亢进、阴茎异常勃起、不射精等。

(4)肝血不足:营养不良,气血来源不足,或失血过多,或久病耗伤肝血,致肝血不足,头目眩晕,疲倦乏力,两目干涩,血虚精亏,故可出现不育、阳痿、性欲低下等。

(5)寒滞肝脉:肝之经脉络阴器,若因寒邪侵袭,滞留肝经,阳气受郁,肝经气血凝滞,则可出现面色发青,形寒畏冷,阴囊冷缩,小便清长,以及斜疝、水疝、阳痿、阴冷、不育等症。

(6)胆郁痰扰:情志郁结,胆失疏泄,气郁痰生,痰浊化热,循经上扰,气不得守,烦躁不寐,惊悸不宁;下注阴器,可致阴茎痰核、前列腺及附睾结核、不育;阴于宗筋,可致阳痿。

3. 心与小肠　心藏神,主血脉而司血液的运行,故神明失主和血脉不利,为心的基本病理变化,与肾、脾、胆关系密切。

(1)心神不宁:心之神志活动,赖气血以养,如劳倦伤脾,气血生化不足;或思虑过度,血液暗耗,气血不足以养心,心虚则神不守舍,而出现心悸怔忡、眩晕、失眠、阳痿、早泄、遗精等。

(2)心肾不交:心属火,主血;肾属水,藏精。两脏互相作用,互相制约,以维持正常的生理活动。肾中真阳上升,以温养心火,心火能制肾水泛滥而助真阳;肾水又能制心火,使不致过亢而益心阴,肾水不足,不能上济心阴,则心火独亢,水火失济而致心烦失眠、健忘梦遗、心悸怔忡、遗精等病症。

(3)心脾两虚:心主血脉藏神,脾主运化统血,心血赖于脾传输的水谷精微以化生,又赖于脾气统摄的作用,使血不致溢出脉外,而脾的运化功能也赖于心血的滋养,并在心神统管下正常运行。如病后失调,慢性失血,或思虑过度,劳倦耗伤心血,脾气虚弱,可以导致心血不足,出现心悸怔忡、失眠多梦、健忘、食少便溏、倦怠乏力、阳痿、早泄、不育等症。

(4)心虚胆怯:多因心血不足,心气衰弱,加之猝然惊吓致心中空虚、恐惧;胆寄附于肝,以通降为顺,多表现为火旺之证。因火热可煎灼津液而为痰,故胆病多兼痰,痰火郁遏常扰心神,所以可出现头晕欲吐、易惊少寐、阳痿、早泄、不射精等症。

(5)小肠实火:过食辛辣温补之品,火热内生或情志郁结,久郁化火,或六气郁而化火,心火移热于小肠,可致尿刺痛,见热淋,伤及血络可见血淋。

4. 脾与胃　脾主运化,胃主受纳腐熟,共同消化饮食和输布精微,滋养全身组织器官。为气血化生之源,后天之本,脾主升,胃主降,燥温相济。脾之病证,主要与饮食、水湿有关,如饮食不节,水湿停滞,可形成实证;饮久转而伤脾,致脾虚不能运化,还会进一步产生内热。常与肝、肾密切。

(1)脾胃气虚:多因饮食失调,水湿困阻,或思虑劳倦过度,或久病损伤脾气,以致中气不足,运化乏力,营养不良,精血来源不足,出现纳呆食少,语言气短,四肢乏力,大便溏薄,肌肉消瘦,动则气喘,可见于早泄、血精、更年期综合征、性功能下降等。中气下陷可见疝气、脱肛等。

(2)脾阳不振:脾胃气虚进一步加深而来,也可因饮食不节,过食生冷,损伤脾胃阳气所致。脾虚日久伤及肾阳,可致肾阳不振,阳气虚弱。脾为阴,喜燥恶湿。脾虚久水湿不化,湿盛则脾土更困,脾阳不振,阴寒偏胜,面黄少华,纳少腹胀,少气懒言,喜热饮,大便溏泻常见不育、阳痿、早泄、鞘膜积液等。

(3)寒湿困脾:淋雨受寒,多食生冷,或住处潮湿等,寒湿内侵或内湿素盛,中阳被困,寒湿内生,湿之邪内侵于脾,气机不畅,阻碍了脾的运化功能而出现脘闷胃满,食减口黏,头重身困,大便不实或泄泻、阴囊水肿、鞘膜积液等症。

(4)湿热困脾:嗜食肥甘,湿热内生,或湿热之邪内侵,脾胃受困,口苦口腻,脘腹痞胀,不思饮食,面目身黄,皮肤发痒,小便色赤不利,可见鞘膜积液、精液不液化、阴囊湿疹等症。

5.肺与大肠　肺主气,司肃降,肺气虚损导致肾气衰弱,肺气失降易致喘逆、小便不利。肃降正常,使上焦水液下注膀胱,通调水道。常与肾关系密切。

(1)肺肾两虚:素体肺阴不足,久患肺疾,肺虚阴液不足,不断消耗肾阴,肾阴亦亏;或房事过度,耗伤肾阴,肾阴虚不能滋养肺脏,阴虚火旺,炼液为痰,下注肝肾之络而为结核性附睾炎、睾丸炎等症;或肺气不足,久而及肾,肺肾不足,生精不良,而为精子无力。

(2)肺失肃降:感受风热,肺热壅盛,肺失宣肃,气机不利,三焦失于气化,水道阻塞,可致癃闭。

三、气血津液与男科疾病的发生及其预后

气血津液是人体生命活动的重要物质基础,气血不足,影响脏腑、经络等的功能,但脏腑、经络的病变也会影响气血生化的运行,故气血病变也是脏腑变化的一个组成部分,常见有气血不足与气血瘀

滞。津液的生成、输布、排泄,任何一个代谢环节失常,均可引起相应的病变,常见的有津液不足及水液停聚。

1.气　指充养脏腑的精华,推动生命活动的物质,与肾之精气不可分割。

(1)气虚失固:气虚卫表不固,倦怠懒言,声音低怯,畏风形寒,自汗,感冒,日久影响肺肾功能。

(2)固摄失职:气虚日久,不能固摄阴液,少气懒言,语声低微,心悸怔忡,倦怠乏力,而出现自汗、溲频、滑精、遗精、血精等症。

(3)气机失常:多见有气滞血瘀、气逆之变,以胀痛与满闷为特征。胀痛时轻时重,痛无定处,胸闷胁满,腹胀、嗳气或矢气后好转,多与肝经有关,常见于斜疝、精索静脉曲张、慢性附睾丸、睾丸炎等。

2.血　血本源于先天之精,其再生源于饮食,吸收精微,营养身体组织。

(1)血虚不足:脾胃虚弱或营养不良,致化源不足,或耗血过多,或肾气衰惫,精少不足以化血,也有因瘀血不去,新血不生所致。精血同源,血不足则精亦亏,可见头目眩晕,面色不华,爪甲淡白,神疲肢倦,可致不育、性欲低下、阳痿、更年期综合征等症。

(2)瘀血不通:外邪或气滞、气虚、痰湿、水饮停滞和外伤均可引起血液瘀滞,局部红肿或青紫,疼痛固定或刺痛,舌暗或有瘀斑,舌下络脉青紫。如气滞血瘀,可见精索静脉曲张、附睾炎;血虚夹痰,可见不育、睾丸结核、更年期综合征;寒客血脉,可见疝气、阴缩、阴冷;血热搏结可见阴囊脓肿、急性附睾炎、急性睾丸炎、生殖器官癌等。

(3)血溢脉外:多因脉络损伤,血液受扰,气血失调或瘀血阻滞,引起血液不循常道,溢出脉外,常见有血精、阴囊血肿、睾丸、附睾、精索及阴茎损伤等。

3.津液　津液的生成、输布、排泄失常,均可引起相应的病变,常见的有津液不足及水液停聚。

(1)津液不足:化源不足或耗损过多,是造成津液不足的两个方面,如体失充养,或高热大病、久病津液耗伤,津液不能进入肾中与肾精化合为精,故可见于高热后的不育症、性欲减退等。

(2)水液停聚:肺失宣肃,气不布津,脾失运化,水不化津,肾失开阖,水气泛滥,均可导致水液停聚,多见于鞘膜积液、阴囊水肿、癃闭等。

四、经络与男科疾病的发生及其预后

经络遍布全身,把人体联络成一个有机的整体,在疾病过程中,邪气传变、脏腑病变的相互影响,以及内部病变形诸于外,均由经络参与。男科病多与肝、肾、脾、小肠、任、督、冲等经脉有密切关系,阴囊、睾丸、附睾主要与肝肾两经有关,精索主要与肝经有关,会阴主要与任脉、肾经、肝经有关,男性不育与性功能障碍多与肾经、肝经、脾经、任脉、督脉、冲脉、带脉关系密切。

五、邪气侵袭与男科疾病的发生及其预后

(1)湿热下注:外感湿热火毒,蕴结于内,湿热秽浊之邪下注,如扰动精室,则见梦遗、滑精;或下阴不洁,藏污纳垢,蒸郁成毒;或湿毒内盛,蚀于下阴,则为狐惑病、淋病、杨梅疮;或性交不洁,邪毒内侵,滞留精室,清浊不分精浊混淆,扰乱精室,精离其位,以致升清降浊功能失常,清浊不分,窍闭不通而发精浊、不育证。湿热下注,壮火食气,宗筋弛纵,可致阳痿;湿火搏结,湿毒下注,血败肉腐而成囊痈、子痈。如《景岳全书·淋浊》中指出:“有浊在精者,必由相火妄动,淫欲逆精,以致精离其位,不能闭藏,则源流相继流溢而下,移热膀胱,则溺窍涩痛,精浊并至,此皆白浊之固热也。”

(2)寒邪凝滞:寒性凝滞,主收引,寒湿内盛;或居处寒冷潮湿,坐卧湿地,气血经脉流行不利,或寒冷作业,以水为事;均可致寒邪凝滞肝脉,影响宗筋的勃起。可见阳痿、阴冷、囊缩、缩阳等证。

(3)淫毒侵染:外阴不洁或不洁性交,秽浊内积,淫毒侵染,或感受风热、疫毒、风寒之邪,邪毒下注,可致梅毒、淋浊、血精、脓精、疳疮等症,这些病症均可导致不育症。

(4)风热流注:先患痄腮,风热痰火之邪流注肝经,结于睾丸,化热化火,血败肉腐而成卵子瘟。

六、情志劳伤与男科疾病的发生及其预后

情志活动是人体精神活动的外在表现,如精神刺激过重或持续时间过长,造成情志的过度兴奋或抑制,常常引起五脏气机失调而致病。情志抑郁,肝气失疏;或郁怒伤肝,肝气郁结,气机不利而致阳痿。怒则气上,气郁化火,肝失条达,相火失位,每见色厥、色脱、色欲伤;又如喜伤心,喜则气缓,神明失主而失精;恐惧伤肾,猝暴惊恐,恐则气下,伤及肾气,气机逆乱而致阳痿。阳弱、性欲低下;或忧思伤脾,脾失健运、气血化生不足,宗筋失养可致阳痿不举或举而不坚;精失所养可致无子。房劳不节,恣情纵欲,元阴元阳亏损,则可出现阳痿、早泄、遗精、滑精、精液异常、性欲异常等多种男科疾病。

(袁少英、咸广崇、沈坚华)

第 三 章
男科疾病的诊断

中医男科疾病的诊断,是通过临症诊察,收集人体的局部症状和全身症状等有关疾病的材料并加以综合分类,运用中医学特有的辨证思维方法,依据阴阳五行学说、脏腑学说、病因病机学说、经络学说等基本理论,进行推理分析,了解疾病的发生、发展、转归、预后,加以综合归纳分析,最后作出判断,为治疗提供依据,从而使患者得到正确的治疗。因此,男科疾病的诊断是临床工作中十分重要的一环。

男性因其生理与女子不同,在病因病机等方面有其特殊性,临症时应该从错综复杂的体征中探求病因、病位、病性,以明确诊断,同时需借助现代医学的诊断手段,以补中医之不足。

第一节　四诊的运用

望、闻、问、切四诊,是诊断男科疾病的主要手段。四诊的内容虽有不同,但彼此之间又是互相联系而不可分割,必须互相参合,进行综合分析。

一、望诊

望诊是通过医者之视觉、观察患者的局部和全身情况,主要有望容貌形态、望精神、望面色、望目、望舌、望阴部、望二便、精液等几个方面。

1. 望容貌形态　要注意患者的体型、毛发分布、肥胖程度及异常的脂肪分布。成年男性一般肌肉坚实,皮肤相对粗糙,肩宽胸平,臀部较窄,口周、颊下有胡须,颔下颈前有喉结。若超过 18 岁仍未见上述特征,则可能为性成熟延迟或性腺发育不全;若小于 10 岁而出现第二性征及阴茎等发育,则可能为性早熟。若超过 18 岁以上无男子第二性征外现,尚伴声音尖细、乳房发育,皮肤细腻,皮下脂肪丰满及胡须、腋毛、阴毛稀疏,臀部肥大,甚或手距大于身高等体征者可能为染色体异常,如克兰费尔特综合征。

2. 望精神　可了解患者机体精气的盛衰和病情的轻重,如精神饱满、行动快捷、目光明亮,则正气未伤;若萎靡不振、行走缓慢、目光呆滞,则病重正气已伤。

3. 望面色　色为五脏气血的外荣,如气血旺盛,则色泽荣润;如气血衰减,则色泽枯槁。黄色主血虚、湿病,见于脾虚阳痿、不育;白色主虚证、寒证,见于肾阳不振之不育、性欲低下、早泄、阳痿;红色主热病,见于急性前列腺炎、睾丸炎、附睾炎、性病急性期;青色主寒证、痛证,常见于阴冷、阴缩等;黑色主寒证、痛证及血瘀、肾虚证,常见于筋瘤、阴冷、不育等。

4. 望目　五脏精气皆上注于目,若精气内夺则目陷无光,子岩、艾滋病及梅毒晚期可见之。精气旺则目炯有神,或虽有病患,未伤正气;目眦淡白,属气血不足;目周边晦暗无光,属肾阳衰微,可见于房劳过度、酒色之徒、阳痿、性欲低下;目赤眦肿,为热盛火旺,可见阳亢患者。

5. 望舌　舌质主要反映脏腑气血的盛衰,舌苔主要反映病位的深浅、病变的性质、邪正的消长,在男性病的诊断上有一定的意义。

(1)望舌色:舌质淡白为气血两虚,多见于血虚型不育、阳痿、性欲低下、更年期综合征等;舌红多为血热或阴虚火旺,多见于急性前列腺炎、睾丸炎、附睾炎、遗精、附睾睾丸结核等;舌红绛,多为热盛,见于梅毒、阴囊坏疽、阴囊脓肿、艾滋病等发作期;舌暗或有瘀斑为气滞血瘀,多为精索静脉曲张、慢性前列腺炎、慢性附睾炎、输精管结扎后综合征等;舌红少津为阴虚火旺,多见于阴囊脓肿、阴囊坏疽中后期。

(2)望舌苔:薄白苔多见于正常者或病轻者;苔少或光剥,为阴虚火旺;苔白而腻为寒湿;苔黄腻为湿热;黄苔干焦有芒刺为湿毒热盛;黑苔滑润为肾虚有寒。

6. 望阴部 主要观察阴毛的分布状况、有无外生殖器畸形、阴茎的发育情况、阴囊是否肿大、一侧或两侧阴囊皮肤有无炎症改变。

(1)望阴茎：有无尿道上、下裂，包皮是否过长，有无包茎或嵌顿；阴茎的发育是否与年龄相符，尿道口是否有炎症、粘连、狭窄或囊肿，是否有黏液或脓液，阴茎及其附近有无溃疡，并注意其颜色、形状，以便及时发现性传播疾病；溃疡焮红、肿大者属阳、属实、属热，色暗干塌者属阴属虚、属寒；渗液浸淫者为挟湿，青紫肿胀或有结节为瘀血或痰核。

(2)望阴囊：一般与天气寒热有关，寒则收引，热则松弛。而常态下阴囊紧缩者属寒，松弛者为热。色淡而嫩者为虚，色深而暗者属实；阴囊皮肤青筋暴露，甚或如蚯蚓结团，阴囊下坠者为瘀血阻滞的筋瘤（精索静脉曲张）；阴囊肿大，状若水晶，透光试验阳性者为鞘膜积液；阴囊偏坠，肿物卧则入腹，立则入囊者为斜疝。

(3)望肛门：应注意肛门及肛门周围是否有红肿、脓瘘、痔赘及是否有肛裂及粪便残留。

7. 望小便 小便清长属寒，短少赤涩为热症，小便混浊不清为湿热；尿如膏脂者为膏淋或小便挟精；小便余沥不尽，时时欲小便者，多属肾气虚；尿频、尿急、尿痛为湿热。

8. 望大便 大便溏薄为虚为寒；大便干结为实为热或阴虚；大便先干后溏为脾胃阳虚或肝郁；大便稀薄难禁，便次增多，腹胀肛坠，属中气下陷；黄色水样便，暴注下迫为湿热。

9. 望精液 正常精液呈半透明或灰白色，禁欲时间较长者，可呈淡黄色，质均匀，室温下15分钟开始液化，若超过60分钟不液化，或精液中出现黏液丝呈不完全液化的征象，则属异常，并可能影响精子计数。但正常精液中含有不液化胶冻状颗粒，当生殖系统感染严重时可呈黄脓色；生殖系统有出血病变时，精液可呈红色、粉红色或褐色；一般精子浓度太低的精液显得清澈；同时需观察精液的量，量少、量太多均属异常。

二、闻诊

闻诊包括听声音与嗅气味两个方面的内容，一是以听觉来听辨患者的声音，如语言、呼吸等；二是以嗅觉来辨患者分泌物的气味，如脓液、精液等。

1. 听声音 语音高亢洪亮，多言而动为实、热证；言语低微无力，少言而静者为虚证、寒证，时时叹息多为情志抑郁，肝失疏泄；呼吸气微，主虚羸不足，呼吸短促而微弱，不能自续，为中气不足，男性声音以粗重为特点，尖细如女声或儿童者多为异常。

2. 闻气味 口气臭秽为脾胃湿热或积食；小便骚臭为膀胱湿热；大便恶臭为下焦湿热；乳房流脓，气味臭秽，可见乳房脓肿，乳癌溃烂；阴茎局部溃烂伴有秽臭的分泌物，可见于阴茎癌；阴囊骚臭者，主湿热下注；精液味为类似粟米花样的气味，该气味由前列腺分泌液产生。若缺乏该气味，可能为前列腺功能受损害或前列腺分泌物缺乏，若臭秽多为精室（道）湿热。

三、问诊

问诊可以全面地掌握疾病的发生、发展、发病因素、诊治经过及既往健康状况等全过程，从所得的资料中可以进一步选择相关检查，作出明确诊断。对于问诊，古人云：一问寒热二问汗，三问头身四问便，五问饮食六胸腹，七聋八渴俱当辨，九问旧病十问因，再兼服药参机变，妇人尤必问经期，迟速闭崩皆可见，再添片语告儿科，天花麻疹全占验。问诊是通过询问患者或了解患者的家属，以得知疾病的发生经过和症状，这是诊断疾病最为重要的方法之一，问诊内容包括问寒热、问汗液、饮食、二便、问病因或诱因、年龄、性生活与婚姻史、过去史、生活史、药物史、家族史、精神状态等。男科疾病的问诊，应根据病情需要尊重患者的隐私权，可单独与患者交流必要时可与其妻子或与其家人一同交谈。

1. 问寒热 恶寒发热是人体与疾病抗争的反应，男科疾病有寒热，标志着病邪亢盛。如急性子痈初起体温逐渐上升，可达39℃以上，多因火毒亢盛所致。后期，脓毒已泄，发热逐渐下降。又如房事后感冒风寒，寒邪凝滞肝肾而成缩阳症、阴冷症，往往有畏寒或恶寒的症状。

2. 问汗液 常见有自汗、盗汗，往往是气虚或阴虚之象，多见于男科虚证。如痈症而见汗出热退，是邪随汗泄，有消散的现象；如汗出热不退，是邪盛难消，有酿脓的表现。如暑湿流注，汗出热不退，除有酿脓之变外，还当考虑有续发的可能。如子痰等症而兼潮热盗汗或自汗，这多是阴虚火旺或气血不足的现象，而且两者常相互为患。

3. 问饮食 渴喜引饮，多为热重；渴不多饮，多为湿重。纳食有味，为脾胃无恙，病情较轻；纳食不思，为脾胃已衰，病情较重或疮疡病势进展。瘾疹块常与食海鲜或其他动物蛋白等有关，也有与服用中药如水蛭、全蝎、地龙、蚂蚁等过敏有关。

4. 问二便　大便秘结,小便短赤黄浊,为火毒湿热内盛的现象;如大便溏薄,小便清长,为寒湿内蕴的表现。如大小便疼痛或不畅,大便秘结,小便滞留,可能为急性前列腺炎;尿频,屏气排尿,见残余尿,可能前列腺增生症;排尿时突然尿流中断和剧烈疼痛,体位改变时尿流通畅,疼痛缓解为膀胱结石。

5. 问病因或诱因　如见乳房结块,经久不散,因情志所伤而引起的,每易成为乳岩。如因感受疫毒特殊之毒,每易发生痄腮后子痈。因服用某些药物,每易发生药物性皮炎、龟头固定性药疹。

6. 年龄　男科疾病与年龄关系密切,青春期肾气初盛,易发生包茎、外生殖器损伤、阴茎头包皮炎、性欲亢进、遗精及因过度手淫或对手淫的不正确认识引起的恐惧心理症状。青壮年期易出现功能性阳痿、早泄、不射精等性功能障碍以及不育症、性传播疾病等。老年易发生前列腺炎、前列腺增生、更年期综合征、性欲低下、器质性阳痿等症。

7. 性生活及婚姻史　包括青春期发育、性欲、性交频率、勃起能力、射精时间以及是否能把精液射入阴道、结婚日期、双方是否再婚、以往是否流产及生育、是否采用避孕措施及采用什么避孕方法、女方是否做过有关不育的检查等。

8. 过去史　应尽可能详尽,包括各种慢性感染及幼年时的疾病,因为精子的发生可受麻疹、肺炎、伤寒、结核、腮腺炎等疾病的影响,患病期间的高热及持续发热均可影响精子的发生。还有是否患过糖尿病、甲状腺功能亢进、甲状腺功能减退。患病时的年龄也很重要,儿童期以前的腮腺炎等引起的睾丸损伤,常为可逆性;青春期以后的发热或中毒性损害则可会造成永久性损害。有无生殖器官的损伤史,是否做过隐睾下降术、精索静脉曲张手术、疝气修补术、鞘膜积液手术、输精管结扎术,或可干扰射精的交感神经切除术、腹膜后淋巴清扫术、膀胱颈手术、前列腺手术等,都可能影响生育及性功能。另外,是否有性传播疾病史也需问清楚。

9. 生活史　是否抽烟酗酒、数量多少,注意是否生长、生活在产棉区,是否食用过粗制棉籽油,是否经常穿紧身裤子及洗热水澡,职业方面是否接触放射线、化学品,或高温作业史等。

10. 药物史　有无引起男性病的各种药物的服药史,如某些降压药、胃病药会引起性功能障碍,某些抗癌药及激素会引起不育、性欲低下、阳痿等症。

11. 家族史　父母是否为近亲结婚,是否生育过畸形儿,兄弟间是否有不育史等。

12. 问精神状态　七情六欲人之常情,过度则易为患。不少男科疾病与此有关,如恐惧、紧张、缺乏信心、过度兴奋及夫妇间的关系不协调,均可引起性功能障碍与不育等症,不育、前列腺炎、性功能障碍等慢性病,病程长,往往经久不愈,也会引起精神抑郁。

四、切诊

切诊包括脉诊与按诊两部分,是用手指在患者的一定部位进行触、摸、按、压,以了解病情的一种方法。男科疾病的发生与全身脏腑气血等有密切的关系,虽有局部症状可以作辨证,但通过切脉,就可进一步辨识病情的变化。

1. 脉诊　脉诊是了解病情的一种方法,男科疾病一般常见的脉象有以下数种。

(1) 常脉:一息四至,脉象和缓有力、从容有节、不快不慢,并随生理活动和气候环境的不同而有相对的正常变化。

(2) 实脉:脉来去俱盛,三部举按皆较大而坚实有力,是有力脉的总称。一般主实证。

(3) 虚脉:三部脉举按皆无力,隐隐蠕动于指下,令人有一种软而空虚的感觉,是无力脉的总称。主气血两虚,或肾气不足。

(4) 数脉:一息五至以上。主热证,有力主实热,无力主虚热。

(5) 迟脉:脉来迟缓,一息不足四至。主寒证,有力为冷积,无力为阳虚。

(6) 滑脉:指下有一种圆滑感。主痰饮、食积、实热等。

(7) 涩脉:脉来艰涩不畅。主气滞血瘀,血亏精伤之证。

(8) 细脉:脉来如线、软弱无力,但应指明显。主气血虚、肾精虚。

(9) 洪脉:脉体阔大、充实有力,来的力量较去的力量为大。主邪热亢盛、内热炽盛。

(10) 弦脉:端直以长,如按琴弦。主痛证、肝胆病。

(11) 沉脉:轻取不应,重按始得。主里证,有力为里实,无力为里虚。

(12) 浮脉:轻取即得,重取则无。主表证,有力为表实,无力为表虚。

2. 按诊　按诊主要是外生殖器的检查,应考虑到引起不育症的可能原因。严重的尿道下裂常使精液不能射入阴道。

(1) 外生殖器按诊:睾丸的检查应测定其大小、质地,有无硬节、鞘膜积液及肿瘤。睾丸大小的测定有:① 刻有不同大小、椭圆形孔面积的有机玻璃或塑料板,以此测量睾丸的容积。② 用已知容积的睾丸模型与睾丸比较,以测睾丸的大小。正常中国成年男性的睾丸容积平均 15～25 ml,如小于 12 ml,常表示睾丸的功能受到损害,如睾丸小于 8 ml,质地软,且无精子发现,性激素 LH、FSH 很高,睾酮很低,预后不良,大多无法治愈。睾丸质地软者,大多为睾丸生精功能受损;睾丸质地硬者,多为瘀血积滞,如睾丸炎、睾丸癌等。若阴囊内睾丸缺如,应进一步检查腹股沟内外环处有无隐睾,必要时需做 B 超及 CT 检查。检查输精管是否缺如或增粗,是否光滑,有无结节,附睾头、体、尾是否肿大,结节、质地如何,有无压痛。附睾"空虚"感者多为原发性睾丸生精障碍或睾丸网阻塞,而附睾"饱满"感则提示附睾尾或输精管阻塞,也常见于慢性附睾炎。精索静脉丛是否曲张,如曲张可根据曲张重、中、轻程度分为三度,对一般不明显的精索静脉曲张,可采用 Vasalva 动作(站立控鼻屏气)能使曲张静脉更为明显,可疑者可做多普勒超声检查或同位素检查。另外,性病的触诊是通过触摸病变部位来辨明疾病的性质,通过挤压特定部位获取分泌物用于检查,如触摸腹下两侧有无痞块(横痃),高肿焮热痛剧为阳证,平坦、不热不痛为阴证。

(2) 按前列腺:前列腺正常者如栗子大小,检查时应注意其大小、质地、有无压痛及结节、中央沟是否存在。前列腺肿大根据其大小分为:Ⅰ级如鸡蛋大,Ⅱ级似鸭蛋大,Ⅲ级似鹅蛋大。前列腺不能扪及或极小,提示睾丸功能低下的可能。

(3) 按肌肤:手足不温,多为肾阳不振;手足心热多为阴虚火旺;皮肤干燥起糙多属津液不足或风燥;肌肤干涩、甲错者多主瘀血。

(咸广崇、袁少英、黄海波)

第二节　辨阴证阳证

中医学阴阳是八纲辨证中的纲领,辨清男科疾病的阴阳属性,方能正确诊断疾病。故《素问·阴阳应象大论》曰:"善诊者,察色,按脉,先别阴阳。"阴证、阳证的辨别要点,分述于下。

(1) 发病缓急:急性发作的病多属阳;慢性发作长期存在的病属阴。

(2) 病位深浅:病发于皮肉的属阳;发于筋骨的属阴。

(3) 皮肤颜色:赤的多属阳;瘀暗或皮色淡白甚或不变色不变的属阴。

(4) 皮肤温度:明显升高、焮热烫手者多属阳;不热或微热的多属阴。

(5) 肿形高度:肿热高胀的多属阳;无肿平坦,甚至塌陷者多属阴。

(6) 肿胀范围:肿胀局限,根脚收束的多属阳;肿胀范围不局限,根脚散漫的多属阴。

(7) 肿块硬度:肿块软硬适中,溃后易消的多属阳;坚如石,或软如棉的多属阴。

(8) 疼痛感觉:疼痛剧烈的多属阳;不痛、隐痛、酸痛或掣痛的多属阴。

(9) 脓液稀稠:溃后脓液脓黄稠厚的多属阳;清稀薄白或纯血水的多属阴。

(10) 病程长短:阳证的病程比较短;阴证的病程比较长。

(11) 全身症状:阳证初起常伴有形寒发热、口渴、纳呆、大便秘结、小便短赤,便后症状逐渐消失;阴证初起一般无明显症状,酿脓期常有骨蒸潮热、颧红,或面色苍白、神疲自汗、盗汗等症状,溃脓后尤甚。

(咸广崇、袁少英、黄海波)

第三节　辨经络部位

一、人体各部所属经络

男科疾病常见于前阴部,经过该处的经脉较多,前阴有足三阴经、足阳明胃经、任脉冲脉、带脉、阴跷脉、阴维脉等,后阴有足太阳膀胱经、督脉。两侧有足少阳胆经、阳跷脉、阳维脉等。

头顶:正中属督脉,两旁属足太阳膀胱经。

面部、乳部:属足阳明胃经(乳房属胃经、乳外属足少阳胆经、乳头属足厥阴肝经)。

耳部前后:属足少阳胆经和手少阳三焦经。

手足心部:手心属手厥阴心包经,足心属足少阴肾经。

背部:总属阳经(因背为阳,中行为督脉之所主,两旁为足太阳膀胱经)。

下肢部外侧属足三阳经、阳维脉、阳跷脉;内侧属足三阴经、阴维脉、阴跷脉。

腹部:总属阴经(因腹为阴、中行为任脉之所主)。

其他如生于目部的为肝经所主,生于耳内的为肾经所主;生于鼻内为肺经所主,生于舌部为心经所主;生于口唇的为脾经所主。

二、十二经脉气血之多少

手足十二经脉有气血多少之分,手阳明大肠经、足阳明胃经为多气多血之经;手太阳小肠经、足太阳膀胱经、手厥阴心包经、足厥阴肝经为多血少气之经;手少阳三焦经、足少阳胆经、手少阴心经、足少阴肾经、手太阴肺经、足太阴脾经为多气少血之经。

(袁少英、咸广崇、黄海波)

第四节　辨男科疾病常见证候

男科疾病,局部多有不同程度的自觉症状与他觉症状,主要包括肿、痛、痒、尿道分泌液、血精、性功能障碍以及皮肤病的各种损害,引起这些症状的原因不同,程度相异。因此,根据这些不同的情况,可以分辨疾病的性质,便于诊断和治疗。必须把这些症状综合起来进行辨证,抓住引起这种证候的主要因素,才能为治疗提供依据。

一、辨疼痛

男科疾病的疼痛多发生于阴囊、阴茎、下腹部、会阴部、腹股沟及大腿内侧。疼痛可来自病变的所在处,也可以是放射性痛。疼痛的性质、程度、时间长短、局限和是否放射等,对于鉴别引起疼痛的原因均有一定帮助,一般可分为以下几种。

(1)感染性疼痛:如睾丸、附睾、精索、前列腺、精囊的感染等。

(2)外伤性疼痛:跌仆损伤,或开放性损伤(刺伤、枪伤、裂伤、撕脱伤等)。

(3)肿瘤性疼痛:睾丸、附睾、阴茎、前列腺肿瘤发展到一定程度会出现疼痛。

(4)睾丸鞘膜:积液严重的有时会伴疼痛。

(5)精索静脉曲张:部分患者可有下坠、疼痛感。

(6)腹股沟病:斜疝可有坠胀感和胀痛,嵌顿性病可有剧痛。

(7)输精管结扎术后的阴囊疼痛:多因痛性结

节或附睾瘀积所致,性交后可加重。

(8)其他:睾丸扭转。

疼痛的发生是由感受内、外邪气引起局部经络阻塞,气血凝滞所致。局部高肿,皮色焮红,灼热疼痛,遇冷则痛减为火热型;化脓肿则势急胀,痛无止时,如有鸡啄,按之中软应指;皮色不红,不热,酸痛,得暖则痛缓为虚寒型;时感抽掣,喜缓怒甚为肝郁气滞型;肿块硬似馒或漫肿,局部不红不热,木痛有垂胀感,为痰湿型;肿块坚硬如石不移,不痛或微痛,日久逐渐肿胀时觉掣痛者,常为癌症;瘀血初起隐痛,微胀,微热,皮色暗褐,继则皮色青紫而胀痛。虚证喜按,按则痛减。实证拒按,按则痛剧。

二、辨肿胀与包块

阴囊常见肿块为精索静脉曲张、疝、鞘膜积液、附睾结节、精液囊肿、精索静脉曲张、睾丸肿瘤等;前列腺常见的肿块有前列腺增生、前列腺结核、前列腺癌、前列腺结石;精囊硬性肿块多见于结核,软性肿块多见于囊肿;阴茎头部硬性肿块多为阴茎癌,阴茎体部硬性肿块多为阴茎海绵体硬结症。浅部肿块高突坚硬,中有软陷,皮薄灼热焮红,轻按便痛而应指;深部肿块散漫坚硬,按之隐隐软陷,皮厚不热或微热,不红或微红,重按方痛而应指。

由感染引起的肿块分为以下两种。

(1)急性感染:包块有明显压痛,皮肤有红、肿、热、痛,并易化脓和全身寒战等,见于湿热下注、淫毒内传的阴囊感染、急性睾丸炎、附睾炎、化脓性鞘膜积液等。

(2)慢性感染:包块质地中等、轻度疼痛和压痛,无明显全身症状。见于血瘀痰阻,如附睾头部结节,多为慢性附睾炎;附睾尾部的结节,多为附睾结核;或虫邪作祟,附睾和精索肿大或有结节而输精管正常者,多为血丝虫病;或水湿停聚,如一侧睾丸明显肿大而无疼痛、透光试验阳性者,多为睾丸鞘膜积液。

三、辨瘙痒

瘙痒是发生在皮肤上的一种不适的感觉,犹如虫虱游行。瘙痒的发生与虫、湿、风、热、血虚有关。瘙痒为主症的疾病很多,临床较为常见的阴囊湿疹、疥疮、阴虱病、滴虫病、生殖器念珠菌病等。瘙痒一般采用病因辨证,熟悉瘙痒的病因特点,是正确辨证的前提与重点所在。

(1)虫淫作痒:虫淫瘙痒的证候是奇痒难忍,彻夜难眠,黄水频流,如虫行皮中,浸淫漫延,多发于生殖器,肛门周围或皮肤皱褶处,最易传染。

(2)湿胜作痒:湿胜疹痒的证候为痒感较剧,浸淫四窜,黄水淋漓,水过之处,即发糜烂,病好发于下部,易传染,病程迁延反复。

(3)风胜作痒:痒无定处,常走窜四注,遍体作痒,抓破自溢,随破随收,皮损干性。"风为百病之长",风常夹热、夹湿、夹寒致痒。若夹热者,皮疹焮红、痛痒,同时兼有灼热疼痛;夹湿者,皮疹抓破,血与水相渗而溢;夹寒者,皮疹色白或淡红,遇冷而发或加重。

(4)热胜作痒:热胜作痒的证候为痒痛相兼,得暖尤甚,皮损鲜红灼热,或见化脓及脓性结痂。

(5)血虚作痒:血虚则生风化燥,风燥邪气搏击血分,外发皮肤而成痒。血虚作痒的证候是病证日久,瘙痒不甚,瘙痒相兼,常伴皮肤干燥与脱屑。多见于某些疾病皮肤损害的后期,由血虚生风生燥,内风致使皮肤失润泽引起,一般没有传染性。

四、辨分泌物

男科疾病常见尿道分泌物,一般分为脓性、血性、黏液性三种。

(1)脓性分泌物:一般见于尿道损伤感染、淋病性尿道炎及前列腺炎,镜检可见大量白细胞及脓细炮。

(2)血性分泌物:多见于尿道损伤、感染、尿道结石感染等。

(3)黏液性分泌物:如混浊或清亮,多见于非淋菌性尿道炎、慢性淋病性尿道炎、滴虫性尿道炎、前列腺炎、精囊炎等。性兴奋时可有尿道分泌液泌出,系由尿道球腺分泌,如蛋清样无臭,乃正常现象。

五、辨疣

疣,即指皮肤疣状赘生物。性病疣包括扁平湿疣(二期梅毒疹)、尖锐湿疣和传染性软疣。性病疣的发生多由于不洁性交或气血失和,感受秽浊之邪,凝聚肌肤而形成。性病疣均可以通过性关系传染,其皮损特点为出现疣状赘生物,形态不甚规则,无明显自觉症状,发病部位以肛门、生殖器部的皮肤、黏膜交界处为多(传染性软疣除外)。由于性病疣包括三种,在诊断、治疗、预后方面都有所不同,而它们在皮肤损害的形态上又有诸多类似之处,特别是扁平湿疣和尖锐湿疣,两者容易混淆,在辨证时应予以鉴别。

(1)尖锐湿疣:皮损表现为菜花状、基底小、表面不平、棘刺状颗粒、淡红色或灰褐色,易出血。病原体为人类乳头瘤病毒,好发于生殖器及肛门。

(2)扁平湿疣:皮损表现为扁平、片状隆起,其中含有许多梅毒螺旋体,如做梅毒螺旋体暗视野检查以及梅毒血清反应阳性等,即可辨别。

(3)传染性软疣:皮损表现为圆形丘疹,表面光滑,中央有脐窝,颜色似皮色,可挤出白色渣状物,好发于颜面、躯干、四肢部。

六、辨排尿异常

尿路刺激症状是指尿频、尿急、尿痛,是泌尿生殖系统最常见的症状之一。

1. 尿频 是指排尿次数较正常为多。

(1)排尿次数,成人白天超过6次,夜间超过1次,婴儿昼夜超过二三十次者,皆可称为尿频。

(2)尿频仅见于夜间者为夜尿症,仅见于白昼或夜间入睡前属精神因素。

(3)尿频而尿量减少者,多见于急性膀胱炎、小儿阴茎头包皮炎、尿道炎、尿道狭窄等。

(4)男性年逾五十而夜尿增多者,多见于前列腺增生症早期。

(5)尿频而尿量增多者常见于糖尿病、尿崩症等。

2. 尿急 是指有尿意时不能等待,需立即排尿。

(1)尿急常与尿频、尿痛并存,常提示有尿路感染,或其他异物刺激。

(2)仅有尿急而无尿痛者多属精神因素,每因迫不及待而出现尿失禁。

3. 尿痛 指排尿时疼痛。重则刺痛,湿重则胀痛,痛愈剧则热愈重,如尿路结石、淋病等。

尿痛偶见于虚证,即由劳役过度所致,其痛隐隐,尿后空痛。

七、辨尿液异常

小便清长色白者为寒,黄者为热,尿色白而混浊为湿热,尿后流出白色如精液状分泌物为白淫,尿中有砂石状物为石淋,有血为血淋,有膏状物为膏淋。

八、辨精液异常

精液中如含有血液,外观呈红色、粉红色、褐红色或显微镜下发现较多红细胞,称为血精。为精囊炎的特征之一。应询问血精发生的时间,颜色为鲜红、暗红或粉红,是否带有血丝或血块,精液是否减少,有无射精痛及不育。其他如前列腺结核或结石、精囊结石、精囊囊肿、精囊癌、淋病性精囊炎、淋病性尿道炎严重时见血性分泌物时也会出现血精。

精液稠厚不液化多见于慢性前列腺炎；精液清稀、量少，多见于生殖器发育不全、精囊缺如等；精液呈黄色，多见于生殖器炎症，若久未行房射精液也可呈淡黄色。

九、辨性功能改变

对男子性功能障碍的诊断，除了询问其有关病史及对生殖系统仔细检查外，必须对患者同情体贴，耐心细致地与其交谈（必要时要女方一同参加）。详细了解有关性生活史，多作解释，减少患者顾虑，树立信心，增加患者对医生的信任，如此才能正确诊断、顺利治疗。

性功能改变包括性欲、勃起、性交、射精、性欲高潮以及性的满足等环节的改变。除器质性原因外，应特别注意精神因素的影响。性功能障碍系指其中某一环节发生障碍，具体表现为性欲减退、阳痿、早泄、遗精、不射精等。如阳痿常可分为功能性阳痿与器质性阳痿，功能性阳痿多由精神与心理因素而致大脑皮质的性兴奋中枢呈抑制状态引起，而在阴茎勃起的各种环节上多无器质性病变，在阳痿的发病原因中高居首位。其原因主要有社会心理原因如在成长发育过程中受家庭的影响；或幼年遭受精神创伤，对性问题持消极态度；或因夫妻关系不睦，对女方缺乏爱情及信任；或工作紧张，人际关系复杂，性交环境不良，精神压力过重；或遇有重大变故，对性爱失去兴趣等。

器质性阳痿主要包括血管性阳痿、神经性阳痿与内分泌性阳痿三大类。血管性阳痿的原因常见阴茎海绵体血流灌注不足，其次为血液在阴茎海绵体内滞留不足。神经性阳痿多发生于中枢或周围神经损伤，使阴茎勃起的控制功能失调，阻断了阴茎勃起的神经反射，如脑血管意外、脑脊髓损伤、糖尿病、酒精中毒、盆腔或会阴部手术损伤神经等疾病。内分泌性阳痿多继发于下丘脑垂体肿瘤、甲状腺功能亢进或低下、高催乳素血症、原发性睾丸功能低下，以及皮质醇增多症、肾上腺功能不足等疾病。上述疾病导致雄激素（睾酮）分泌不足，不能有效地启动勃起反射。如缩阳症是临床少见的性功能障碍，以阴茎、睾丸内缩，并伴剧烈的抽痛为特征。一般发病多与受寒及心理、情志因素有关，经过心理疏导和适当的药物治疗均能治愈，少有严重后果，但有复发的可能。遗精一般属正常现象，只有在梦遗过频，或清醒时精液自流，并有头昏、精神萎靡、腰酸腿软、失眠等症，或在色情思维及与异性的一般接触时出现遗精，可以适当干预。对于阴茎异常勃起，阴茎持久极度勃起、肿胀，多伴疼痛，触诊阴茎海绵体明显胀满、张力大，而龟头和尿道海绵体也胀满，则可能是由于炎症性（如后尿道前列腺炎）或神经性原因（如损伤性截瘫）引起。部分患者伴见排尿困难和尿潴留，晚期因纤维化而阴茎呈木状，并中度增大。如为继发性异常勃起，可有原发病变之症状和体征。如局部损伤可见瘀血斑；血液病可有贫血、发热、皮下出血点、淋巴结肿大或脾肿大等；神经性病变则神经系统检查异常。

（戚广崇、袁少英、冷方南）

第 四 章
辨 病 与 辨 证

第一节　对辨病、辨证的认识

一、辨病与辨证

疾病是在病因作用和正虚邪凑的条件下,体内出现的具有一定发展规律的邪正交争、阴阳失调的全部演变过程,具体表现为若干特定的症状和各阶段相应的证候。证是疾病发展到某一阶段的病因、病位、病性、病势等的高度概括,反映了疾病发展过程中某一阶段的实质,是各种致病因素作用于不同个体后所引起的生理和病理的综合反应,并可随着各影响因素的变化而改变,它比症状更全面、更深刻、更正确地反映着疾病的本质。

辨证就是将四诊(望、闻、问、切)所收集的有关疾病的各种现象和体征,加以分析、综合、概括判断为某种性质的证候,从而确定相应的治疗方法,也就是进行论治。辨证论治作为中医指导临床诊治疾病的基本法则,由于它能辨证地看待病和证的关系,既看到一种病可以包括几种不同的证,又看到不同的病在其发展过程中可以出现同一证候,所以在临床治疗时,就可以在辨证论治的原则指导下,采取"同病异治"或"异病同治"的方法来处理。中医以多种辨证方法从不同角度来分析、归纳和辨识这种状态,并且运用药物、针灸等不同治疗手段来调整这种状态,使其恢复正常,此即辨证论治的主要精神。辨病就是辨识具体的疾病。任何疾病都有一定的临床特点,其发生发展、转归及预后也有一定的规律。辨病的目的在于揭示疾病的本质,掌握疾病发生发展的规律,并与相关疾病进行鉴别诊断,进而决定治疗决策。

综上所述,辨病与辨证,都是中医学认识疾病的一种方法,但是切入的角度不一样。辨病注重的是整个病程的病理变化,客观地和概括性地了解疾病的本质和发生、发展规律,注重疾病本身的个性。

辨证注重的是疾病某个阶段、某个特定环境的证候群,针对疾病某个阶段的主要矛盾,从而确立基本的干预手段,体现了疾病的共性。

二、中医辨病论治的实质

传统中医学辨病的理论有悠久的历史,早在《黄帝内经》时代,医学家即十分重视辨病论治,如《黄帝内经》中关于病证的论述即有热论、咳论、疾论、痹论、厥论、风论、疟论、癫狂、痈疽等名,并以之为病名。以后历代男科学有关内容中,亦见大量病名,如阴痿、筋瘤、卵子瘟、子痈、癃闭、淋证、狐惑、梅毒、子岩等。

传统中医学"辨病"的"病"是中医的病名。在中医学理论中,疾病或以病因为病名,如房劳伤、色厥、疥、癣;或以证候为病名,如五淋等;或以症状为病名,如绣球风、梅毒、骚痕、下疳、闭、癃、血精等;或以部位为病名,如子痰、子痈、囊痈等。虽然所用标准不同,但其基本原则是一致的,即以患者的主诉最痛苦的症状或体征,或其产生的病因、病机为命名依据。传统中医学"辨病"方法其实只能反映疾病的某些特征,很难反映疾病的本质和预后。

同样的疾病,由于不同的体质与病因,不同人会出现不同的证候,每一阶段也会有不同的证候规律,而且就算同一时间点,亦可能出现不同证候,因而遣方下药必须根据具体时段的辨证类型实施不同的诊疗手段,这就是"同病异治"。同时,不同的疾病在其发展变化过程中出现了大致相同的病机,通过四诊分析、综合,获得大致相同的辨证类型,即可使用相同的方药或手段来治疗这几种疾病,这就是"异病同治"。

辨病是对疾病的辨析,以确定疾病的诊断为目的,从而为治疗提供依据。辨证是对证候的辨析,以确定证候为目的,从而根据证候来确立治法,据法处方以治疗疾病。两者有机结合,才能对疾病的诊治既有原则性,又有灵活性。辨证论治主要用于病因繁多、病情复杂，且影响到气血津液或多脏腑同病的全身性病证，需要对其病证进行细化分类，或随时间、地点的变化而采用不同的治疗。辨病论治强调的是治病的原则性，而辨证论治突出的是治病的灵活性，是个体化治疗，两者各具特色，因而需要配合应用。辨病论治适用于病因特异、表现单纯的病证，其治疗以去除特异性病因为目的。

三、中医男科学辨病论治特色

中医男科学脱胎于中医外科学、中医内科学，和临床其他学科一样，辨病论治是疾病治疗的根本。由于研究对象不同，中医男科学辨病论治有不同于其他学科的特点和优势，同时也还存在着明显不足，为顺应社会发展与科学进步，我们可以吸收与利用现代医学的理论精华，发展现代中医，建立现代中医男科学的辨病方法，这有利于对疾病的性质和预后有更加明确的认识，充实中医学的内涵，能够达到新的疗效优势，将更有利于中医学的发展，只有不断深化对疾病的认识，包括对病因性质、病位、病情、病程以及功能影响等系统规范的诊断，实行辨病论治与辨证论治相结合，才有可能使男科学发展与适应社会需求达到高度的统一。

（一）中医男科辨病论治源远流长

中医男科对于疾病的辨识，源远流长，马王堆出土文物、春秋时期所写的《五十二病方》，是我国目前发现现存最早的一部医学文献，记载癃闭、疝等一些男科疾病的病名和治法，所列出的治疗癃闭的药物，可以认为是最早的辨病论治的记载，如石韦、葵种等，有的一直沿用至今，"膏弱（溺），是胃（谓）内复，以水与弱（溺）煮陈葵种而饮之，有（又）（商、齑）阳□而羹之"。又如以阴囊肿大为主的疝和疝气，提出用布托疝，用瓢壶盛疝，外加叩击，使疝回复的治疗方法，其瓢壶与明代的疝气罩相似，开疝托、疝罩疗法之先河。自从《黄帝内经》提出了以肾为轴心的男科学说（天癸学说），论述男性生理特点及生长，发育和生殖规律，为中医男科学的发展奠定了理论基础。

《灵枢·经脉》："肝足厥阴之脉，起于大指丛毛之际，上循足跗上廉，去内踝一寸，上踝八寸，交出太阴之后，上腘内廉，循股阴入毛中，过阴器，抵小腹，挟胃，属肝络胆，上贯膈，布胁肋，循喉咙之后，上入颃颡，连目系，上出额，与督脉会于巅；其支者，从目系下颊里，环唇内；其支者，复从肝别贯膈，上注肺。是动则病腰痛不可以俯仰，丈夫𤻊疝，妇人少腹肿，甚则嗌干，面尘脱色。是肝所生病者，胸满呕逆飧泄，狐疝，遗溺闭癃。为此诸病，盛则泻之，虚则补之，热则疾之，寒则留之，陷下则灸之，不盛不虚，以经取之。盛者寸口大一倍于人迎，虚者寸口反小于人迎也。"详细阐明了足厥阴经脉的循行走向、生理功能，其得病，包括𤻊疝、狐疝、遗溺、闭癃等男科疾病的病机、治疗原则与针灸疗法。又《灵枢·经筋》："足厥阴之筋，起于大指之上，结于内踝之前，上循胫，上结内辅之下，上循阴股，结于阴器，络诸筋。其病足大指支内踝之前痛，内辅痛，阴股痛转筋，阴器不用，伤于内则不起，伤于寒则阴缩入，伤于热则纵挺不收。治在行水清阴气。其病转筋者，治在燔针劫刺，以知为数，以痛为输，命曰季秋痹。""手少阳之筋，起于小指次指之端，结于腕，上循臂，结于肘，上绕臑外廉，上肩走颈，合手太阳；其支者，当曲颊入系舌本；其支者，上曲牙，循耳前，属目外眦，上乘颔，结于角。其病当所过者即支转筋，舌卷。治在燔针劫刺，以知为数，以痛为输，名曰季夏痹。"《灵枢·四时气》："小腹痛肿，不得小便，邪在三焦约，取之太阳大络，视其络脉与厥阴小络结而血者，肿上及胃脘，取三里。"《灵枢·癫狂》："内闭不得溲，刺足少阴、太阳与骶上以长针，气逆则取其太阴、阳明、厥阴，甚取少阴、阳明动者之经也。"详细列出厥阴经的循行走向、生理、其得病（包括阴股骨痛、阴器不用、阴缩、纵挺不收等常见男科疾病）的症状、病机、疗法、治则与针灸疗法。

七情也是男科疾病的重要病因，《灵枢·本神》曰："恐惧而不解则伤精，精伤则骨酸痿厥，精时自下。"《素问·痿论》曰："思想无穷，所愿不得，意淫于外，入房太甚，宗筋弛纵，发为筋痿，及为白淫。"此外，房劳、饮食不节、久病、先天因素、外伤等也是重要原因，《素问·腹中论》曰："若醉入房中，气竭肝伤。"从上可见，《黄帝内经》记载了多种男科疾病，并对其病因病机、临床表现、鉴别诊断、治疗和预后等方面进行了论述，是中医男科辨病论治的雏形。

《神农本草经》注明了治疗男科疾病的药物有83种，如"白石英味甘，微温。主……阴痿不足""蒲黄味甘，平。主……膀胱寒热，利小便""蛇床子味苦，平。主……男子阳痿""五味子味酸，温，主益气……强阴,益男子精""冬葵子味甘,寒,主……五癃,利小便""阳起石,味咸,微温,主……无子"。这些都是男科临床方剂药物的基础,沿用至今。

晋代皇甫谧《针灸甲乙经·三焦膀胱受病发少腹肿不得小便》有:"胞转不得溺,少腹满,关元主之。小便难,水胀满,出少,转胞不得溺,曲骨主之。少腹胀急,小便不利,厥气上头巅,漏谷主之""少腹中满,热闭不得溺,足五里主之""少腹痛,溺难,阴下纵,横骨主之。"《针灸甲乙经·足厥阴脉动喜怒不时发癩疝遗溺癃》有:"阴跳遗溺,小便难而痛,阴上入腹中,寒疝,阴挺出,偏大肿,脐腹痛,腹中悒悒不乐,大敦主之""阴跳腰痛,实则挺长,寒热,挛,阴暴痛,遗溺,偏大,虚则暴痒,气逆,肿睾卒疝,小便不利如癃状,数噫恐悸,气不足,腹中悒悒,少腹痛,嗌中有热,如有息肉状,背挛不可俯仰,蠡沟主之。"详尽记述了疝、茎中痛、窍中热、阴痿、卒阴跳、阴上入腹中(阴缩)、阴下纵、阴挺长、两丸痛、阴暴痛、阴暴痒等男科疾病的针灸疗法。根据辨病来选取相应穴位,充分体现了中医学的辨病施治特点,对后世针灸治疗男科病有重大的指导作用。

《霉疮秘录》专论梅毒,而且有专病专方专药记载:"患阴囊破烂五年,日流臭水无度……余曰:结毒也。壮年必犯疳疮、便毒,服药虽愈,余毒蓄而不散,至血衰所作,非佗药可疗。当用加味益气汤,早晚吞化毒壬字丸,不用敷药,至三十余日,肉长结痂而愈""误染霉毒,前阴发疮,临溺惨痛,诸药无效,且腐至根……余曰:此名卷心蛀疮疮。当用牛膝、枸杞子、忍冬花、黄芪、熟地、当归、首乌、泽泻、石斛等大料熬膏,加人参、鹿胶日饵,早晚服化毒癸字丸,半月后疮肉始长,又服戊字丸,后用独参汤吞八味丸,精神复长而愈""患疮疮半载,沿烂疼痛不止,敷药不效,多用草药单方,甚至呕逆不食,危笃欲毙。余诊其脉,两尺沉涩,寸关俱微。盖因草药损胃,遂令脾愈不食。故毒气不能升散。以加减六君子汤十余剂,兼进化毒癸字丸;至七日始纳谷,其痛稍减,更用乙字丸;至半月身发细疮,随生随褪;至三十余日全愈。"从上可见历代医家都强调自身的辨病论治,都是力求先"辨病",然后针对各个病的不同阶段进行辨证论治。正如徐灵胎在《兰台轨范》中指出的那样:"欲治病者,必先识病之名,能识病之名,而后求其病所由生,知其所由生,又当辨其所生之因各不同,而病状所由异,然后考虑其治之法,一病必有主方,一病必有主药。"

(二)中医男科从传统的中医辨病论治上升到现代中医辨证论治体系

古代医家限于条件,只能根据中医望、闻、问、切四诊来诊断疾病,也就是只能用直观的方法诊察疾病表现于人体外部的特征,这导致了辨证缺乏客观性与准确性,但经过数千年历代医家的积累与总结,中医男科对不少疾病的本质及发生发展的规律都有深刻的见解,对男科疾病的病因病机、症状、诊断、治则方药及预后都有了详尽记录,至今仍指导着男科临床,并且发挥着重要作用,这是中医男科的优势所在。由于传统的中医辨病存在着主观性,并缺乏客观的量化指标,因此中医辨病论治对于疾病的认识缺乏严密性、准确性。对一些疾病本质和发生发展规律认识不够全面,或概念模糊或命名笼统,使得传统中医辨病已不能完全满足现代男科临床发展的需要。

目前,许多临床医生认识到继承传统中医学,发展现代中医学,是中医学发展的必然。现代中医学有别于传统中医学的标志之一是,除了继承传统中医学辨证论治优势以外,更加重视对病的认识,实行辨病论治与辨证论治相结合;另外一个重要特征就是除了继承传统中医学以整体辨证和局部辨证的论治特色以外,引进现代科技手段,发展微观辨证,所谓微观辨证。就是将建立在生物学、解剖学、微生物学,尤其是生物化学、影像学等学科基础上的现代医学的实验室、影像等检验指标纳入到中医辨证论治体系中,运用现代医学科技将传统辨证体系渗透到细胞、分子水平,以阐明疾病证候实质及其传变规律。这种利用现代医学理化检查结果融入现代中医辨证论治体系的辨证方法即微观辨证。例如,对于慢性睾丸肿大,我们通过彩色多普勒、CT、MRI或活检可清晰分辨出该患者属于炎症或者肿瘤,避免误诊、漏诊,这无论是实现以患者为中心的社会需求,最大限度解决患者痛苦,还是适应法律法规的角度,抑或中医药走向世界的高度,都很有必要。又如中医学的精浊病,相当于现代医学慢性前列腺炎的范畴,但是我们现在可以根据实验室检查,如前列腺液常规检查、细菌学检查,甚至影像学及病理学检查,可将该病分为Ⅰ型(急性细菌性前列腺炎)、Ⅱ型(慢性细菌性前列腺炎)、Ⅲ型(慢性非细菌性前列腺炎/慢性骨盆疼痛综合征)、

Ⅳ型(无症状的炎证性前列腺炎),详尽的分型对于该病的辨证论治、医学科研都有裨益。

现代中医辨证论治体系是辨病论治与辨证论治相结合,先辨病,后辨证,并将整体辨证、局部辨证和微观辨证相结合,积极把现代科学的检测技术、诊疗手段纳入中医学治病求本、扶正祛邪、调整阴阳的范畴。通过现代大批男科专家的努力探索,带动了男科学的迅猛发展,加快了病证规范和疗效标准的制定,提高中医男科临床诊断水平,实施传统中医"四诊"标准化、客观化,促进男科临床疗效迅速提高。

(袁少英、咸广崇、黄海波)

第二节 辨病论治和辨证论治在中医男科临床的运用

一、辨病论治

历代医家对于男科疾病历来强调辨病治疗,男科辨病必须具备扎实的基础理论知识。临床上首先抓住疾病的特殊表现,详细、全面、认真对待患者是辨病的重要一环。如果没有掌握好各种疾病的基础知识,将不能抓住疾病的特殊表现,诊疗过程将茫然不知如何辨病。实际临床上,一般具有典型表现的疾病多可迅速简洁地进行辨病诊断,而疑似的疾病则需不放过一点细微之处,详细、全面、认真地诊察,这是辨病的关键。其次,作为现代中医学工作者,必须熟悉现代西医学及相关检查,这是准确辨病的重要参考,不可否认,西医长于辨病,若不熟悉西医基础知识,是绝对不能准确辨病的。

在此基础上,结合现代中医辨证论治体系进行诊断。现代中医辨证论治体系应该是辨病论治与辨证论治相结合,先辨病,后辨证。无论是辨病论治,还是辨证论治,都必须将整体辨证、局部辨证和微观辨证相结合,都必须坚持整体观念、系统思维、辨证分析。

1. 询问病史 从疾病的诱因、起病特点、发展变化中,重点抓住决定诊断的关键线索和特征,从而进一步明确诊断、辨别疾病。

2. 与整体辨证结合 在观察患者在询问病史的同时,仔细观察患者,增加分析、判断的资料。

3. 与局部辨证结合 男科每一种疾病,都有其独特的局部症状,也是辨病的关键,因此准确、全面、细致的局部检查是辨病中极重要的步骤,要熟悉解剖知识,对每个部位可能发生的疾病了然于心。根据患者主诉及患病部位进行细致检查,确定病位是在皮肤、肌肉、血脉、筋骨,还是脏腑之间,结合局部的表现从温度、形态、质地、活动情况、触痛、变化快慢等方面逐一加以分析,从而将疾病逐渐缩小到一定范围,明晰患处。

4. 与微观辨证结合 结合现代医学技术,特别是借助实验室检查、影像学、病理学等检查,通过微观辨证,这才能达到准确辨病的目的,这也是时代的要求、进步的标志。

5. 鉴别诊断 根据上述步骤得出的诊断,多数能得到准确的最终诊断,但是临床中也有许多疾病相似,其共同点很多,不同之处却不易察觉,有的也受客观条件的限制,甚至需要从疾病的变化中进一步辨病,因此,鉴别诊断就成为辨病时最终的验证和排除方法。

二、辨证论治

辨证,就是分析、辨认疾病的证候,是认识和诊断疾病的主要过程与方法。辨,即辨认、辨别,也就是分析。证,即证候,是机体在致病原因和条件作用下,机体与周围环境之间,脏腑、经络、气血津液之间相互关系紊乱的综合表现,是生命物质在疾病过程中具有时相性的本质性的反映。因此,凡明确了的某一证候,都是对疾病发展阶段中的病因、病位、邪正斗争的强弱、阴阳的偏盛偏衰等病理情况的概括。辨证的过程,就是以脏腑经络、气血津液、病因等理论为依据,对通过望、闻、问、切四诊所取得的症状、体征等资料进行综合、分析、归纳,辨明其内在联系,以及各种病变相互间的关系,从而认识疾病的本质,作出正确的诊断。

根据辨证的结果,确定相应的治疗方法。辨证是决定治疗的前提和依据,论治是治疗疾病的手段和方法,也是对辨证是否正确的检验。辨证论治的过程,就是认识疾病和治疗疾病的过程。辨证和论治,是诊治疾病过程中相互联系不可分割的两部分,是理论和实践相结合的体现,是指导中医临床工作的基本法则。辨证论治作为指导临床诊治疾病的基本法则,它能辨证地看待病和证的关系,既看到一种病可以包括几种不同的证,又看到不同的病在其发展过程中可以出现同一证候。

辨证是在长期临床实践中形成的,它的方法有多种,除八纲辨证、脏腑辨证、气血津液辨证、六经辨证、卫气营血与三焦辨证以外,还有部位辨证、病程辨证、局部辨证、善恶顺逆辨证等。这些辨证方法，虽各有特点，对不同疾病的诊断各有侧重，但又是互相联系和互相补充的。就其内容论，八纲辨证是各种辨证的总纲，也可以说是从各种辨证方法的个性中概括出来的共性，脏腑辨证主要应用于杂病，又是其他各种辨证的基础，六经、卫气营血和三焦辨证，主要应用于外感热性病，气血津液辨证是与脏腑辨证密切相关、互相补充的一种辨证方法。以上几种辨证方法，在男科临床上最为常用。

（袁少英、戚广崇、黄海波）

第 五 章
治　法

男科疾病的治疗一般分为内治与外治两大类。具体分为辨证施治、单方验方、局部处理、针灸、气功、按摩、心理疗法、手术疗法等，其中辨证施治与局部处理占相当重要的地位。男科疾病治疗方法的选择或配合，应该以疾病治疗的效果而定，或一法独用，或数法共举。在临床上，必须根据患者的体质，不同的疾病因素，确立疾病的性质，然后决定治疗原则，运用相应的诊疗方法，才能收到满意的效果。

由于中医对某些疾病（如梅毒、艾滋病等）虽有认识及治疗手段，但尚未形成明显的优势，因此在治疗时为了确保疗效，应采用综合疗法，即在中药内服外治的同时，采用现代医学有明确疗效的治疗方法。由于某些性病的治疗，不仅关系到患者本人，有的还影响到性伴侣、子女和社会，所以除治疗本人的疾患以外，也应同时治疗性伴侣及有关人员，以免治疗愈后再次感染。男科疾病的治疗总以减轻或解除患者的痛苦为目的，尽量改善与恢复功能为宗旨。

第一节　治　则

治则，即治疗疾病的法则，男科疾病的治则跟其他疾病一样，都是在整体观念和辨证论治基本精神指导下制订的，对临床治疗、立法处方用药，具有普遍指导意义的治疗规律。由于疾病的证候表现是多种多样的，病理变化是极为复杂的，病变过程有轻重缓急的差别，不同的时间、地点与个体发病，对病情变化有不同的影响，因此，需要医者从复杂多变的疾病现象中，抓住病变的本质，治病求本，采取相应的措施扶正祛邪，调整阴阳，并针对病变轻重缓急以及病变个体和时间、地点的不同，而治有先后，因人、因时、因地制宜，才能获得满意的治疗效果。男科疾病的治疗原则，既具有中医治疗学的

一般原则，又具有男科本身的特色。

1. **治病求本**　是治疗疾病时必须要寻求疾病的根本原因，并针对其根本原因进行治疗，这是辨证论治的一个根本原则。"本"是对"标"而言的。标本是一个相对的概念，有多种含义，可用以说明病变过程中各种矛盾双方的主次关系。如从正邪双方来说，正气是本，邪气是标；从病因与症状来说，病因是本，症状是标；从病变部位来说，内脏是本，体表是标；从疾病先后来说，旧病是本，新病是标，原发病是本，继发病是标。

任何疾病的发生、发展，总是要通过若干症状而显示出来的，但这些症状只是疾病的现象，还不是疾病的本质。只有在充分搜集、了解疾病的各个方面、包括症状表现在内的全部情况，并通过综合分析，才能透过现象看到本质，找出疾病的根本原因，从而确立恰当的治疗方法。比如盆底疼痛综合征，可由湿热、寒湿、瘀血、痰湿、血虚、肾虚等多种原因引起，治疗时就不能简单地采取对症止痛的疗法，而应该通过全面地综合分析，找出致病的原因，分别用利湿清热、温寒化湿、活血化瘀、燥湿化痰、养血补肾等方法进行治疗，才能收到满意的治疗效果。这就是"治病必求于本"的意义所在。如梅毒一病，是通过气化传染或精化传染，感受毒邪之气而成，这种毒病之气便为病之本，所以古代医家治疗用汞、砒等清血解毒，祛其毒气而治本。又如《景岳全书·阳萎》认为阳痿"火衰者十居七八，火盛者仅有之耳"，其治疗原则为，属虚者宜补，属实者宜泻，有火者宜清，无火者宜温。具体运用时，要注意正治与反治疗、治标与治本两个方面。

《素问·至真要大论》提出"逆者正治，从者反治"两种治法，就其原则来说，都是治病求本这一治疗法则的具体运用。所谓"正治"，就是通过分析临床证候，即疾病表现出来的现象，辨明病变本质的寒热虚实，然后分别采用"寒者热之""热者寒之"

"虚则补之""实则泻之"的不同治疗方法去解决。但是,有些疾病特别是一些复杂、严重的疾病,表现的某些症象与病变的性质不符,也就是出现一些假象。这在治疗时就不能简单地见寒治寒,见热治热,而应透过假象,明真伪,治其本质。"寒因寒用""热因热用""塞因塞用""通因通用",都是顺从疾病证候而治的不同于一般的治疗方法,故称之为"从者反治",又叫"从治"。但其所从的证候是假象,因此,所谓"反治",实质上还是"正治",还是在治病求本法则指导下,针对疾病内在本质而治的方法。在复杂多变的病证中,常有标本主次的不同,因而在治疗上就应有先后缓急的区分。

一般情况下,治本是一个根本法则。但在某些情况下,标病甚急,不及时解决可危及患者生命或影响本病的治疗时,则应采取"急则治标,缓则治本"的法则,先治其标病,后治本病。

综上所述,可以看出,治标只是在应急情况下的权宜之计,而治本才是治病的根本之图。急则治标,是为了更好地治本。所以说,标本缓急是从属于治病求本这一根本法则,并与之相辅相成的。病有标本缓急,所以治有先后。若标本并重,则应标本兼顾,标本同治。最后还应指出,标本的关系并不是绝对的、一成不变的,而是在一定条件下可以相互转化。因此,临证时还要注意掌握标本转化的规律,以便始终抓住疾病的主要矛盾,做到治病求本。

2. 扶正祛邪 疾病的过程,在一定意义上,可以说是正气与邪气矛盾双方互相斗争的过程,邪胜于正则病进,正胜于邪则病退。因而,治疗疾病就是要扶助正气,祛除邪气,改变邪正双方的力量对比,使之有利于疾病向痊愈方面转化。所以,扶正祛邪也是指导临床治疗的一条重要法则。

"邪气盛则实,精气夺则虚",邪正盛衰决定着病变的虚实。"虚则补之,实则泻之",所以,补虚泻实就是扶正法邪法则的具体应用。扶正即是补法,用于虚证,祛邪即是泻用于实证。用于扶正的补法有益气、养血、滋阴、助阳用于祛邪的泻法有发表、泻下、渗湿、利水、消导、破血法等。

祛邪与扶正,一虽然是具有不同内容的两种治疗方法,但它们也是相互为用、相辅相成的。扶正,使正气加强,有助于抗御和驱逐病邪,而祛邪,排除了病邪的侵犯、干扰和对正气的损伤,有利于保存正气和正气的恢复。

在临床运用扶正祛邪法则时,要认真细致地观察和分析正邪双方相互消长盛衰的情况,根据正邪在矛盾斗争中所占的地位,决定扶正与法邪的主次、先后。正邪的消长决定疾病的发展与转归。扶正适用于虚证,祛邪适用于实证。在临证时,或扶正,或祛邪,或扶正与祛邪兼施,以扶正不留邪、祛邪不伤正为要。并分清正虚与邪实之孰轻孰重,孰缓孰急,决定扶正与祛邪的主次和先后。如癃闭的治疗,根据"六腑以通为用"的原则,着眼于通。但通之法又有补虚与泻实之分。实者宜清热化湿,利水通淋,化瘀散结,疏利气机,以求通调水道;虚者宜补脾肾,助气化,气化得行,则小便自通。又如,囊痈已溃,用滋阴除湿汤以滋阴除湿清热,实属扶正祛邪并用。

3. 调整阴阳 疾病的发生,从根本上说是阴阳的相对平衡遭到破坏,即阴阳的偏盛偏衰代替了正常的阴阳消长。所以调整阴阳,也是临床治疗的根本法则之一。阴阳偏盛,即阴或阳的过盛有余。由于阳胜则阴病,阴盛则阳病,阳热盛易损伤阴液,阴寒盛易损伤阳气,故在调整阴或阳的偏盛时,应注意有没有相应的阴或阳偏衰的情况存在。若阴或阳偏盛而其相对的一方并没有构成虚衰时,即可采用"损其有余"的方法,清泻阳热或温散阴寒。而如其相对一方有偏衰时,则当兼顾其不足,配合以扶阳或益阴之法。如对于子痈一症,若属于湿热下注则应用利湿清热执法,属于寒滞肝脉则应用温经散寒之法,以损其有余。

阴阳偏衰,即阴或阳的虚损不足,或为阴虚,或为阳虚。阴虚则不能制阳,常表现为阴虚阳亢的虚热证;阳虚则不能制阴,多表现为阳虚阴盛的虚寒证。阳病治阴,阴病治阳,因阴虚而致阳热亢盛者,应滋阴以制阳,即所谓"壮水之主,以制阳光";因阳虚而致阴寒偏盛者,应补阳以制阴,即所谓"益火之源,以消阴翳"。若属阴阳两虚,则应阴阳双补。由于阴阳是相互依存的,故在治疗阴阳偏衰的病证时,应注意"阴中求阳""阳中求阴",也就是在补阴时,适当用些补阳药,补阳时,适当配以补阴药,从而使"阳得阴助而生化无穷,阴得阳升而泉源不渴"。

4. 调理气血与脏腑 男科疾病无不与气血有关。气之与血,密不可分,气为血帅,血为气母,临证时应综观全局,调理阴阳。但凡因气病而及血者,先治其气;因血病而及气者,先治其血,使阴平阳秘,气调血和,其病自愈。男科疾病的发生、发展与五脏六腑密切关联,在临证时,不能单纯、孤立地考虑一脏一腑,而应注意调整各脏腑间的关系。既注意局部,更重视整体,通过调节以促进局部病变的恢复。

5. 三因制宜,治贵权变 三因制宜,即因时、因地、因人制宜,也就是说,治疗疾病要根据季节、地区以及人体的体质、年龄等不同而制订适宜的治疗方法。这是由于疾病的发生、发展,是受多方面因素影响的,如时令气候、地理环境等,尤其是患者个体的体质因素,对疾病的影响更大。因此,在治疗疾病时,必须考虑各个方面的因素,对具体情况作具体分析,区别对待,以制订出适宜的治疗方法。

四时气候的变化,对人体的生理功能、病理病化均产生一定的影响。根据不同季节气候的特点,来考虑治疗用药的原则,就是"因时制宜"。根据不同地区的地理环境特点,来考虑治疗用药的原则,即"因地制宜"。不同地区,由于气候条件及生活习惯不同,人的生理活动和病变特点也不尽相同,所以治疗用药亦应有所差异。如对于慢性前列腺炎,南方地区多湿热型,北方地区多虚寒型,较南方明显偏多,因而治疗上应考虑不同地区的差别。根据患者年龄、性别、体质、生活习惯等不同特点,来考虑治疗用药的原则,叫作"因人制宜"。例如老人与小儿年龄不同,生理功能及病变特点亦不同,老年人气血衰少,生机减退,病多虚证或正虚邪实,治疗时,虚证宜补,而邪实须攻者亦应慎重,以免损伤正气。小儿稚阴稚阳之体,生机旺盛,但气血未充,脏腑娇嫩,阳常有余,阴常不足,且婴幼儿生活不能自理,病多饥饱不匀,寒温失调,故治小儿,忌投峻剂,尤当慎用补剂。

一般用药剂量,亦必须根据年龄加以区别,药量太小则不足以祛病,太大则反伤正气。在体质方面,由于每个人的先天禀赋和后天调养不同,个体素质不但强弱不等,而且还有偏寒偏热以及素有某种慢性疾病等不同情况,所以虽患同样疾病,治疗用药亦当有所区别,如阳热之体慎用温热,阴寒之体慎用寒凉等。其他如患者的职业、工作条件等亦与某些疾病的发生有关,在诊治时也应注意。男科疾病可不断发展变化,形成了不同的传变、转归趋势。因此,我们必须用发展的观点、动态的观点去观察处理疾病。既要把握疾病发展变化的阶段性,又要重视同一阶段中疾病所发生的细微的或显著

的变化,依据新的情况,随时易方易药,以期药证相合,以取得良好疗效。

(戚广崇、袁少英、黄海波)

第二节 内治法的具体运用

男科内治法,基本与内科相同,从整体观念出发,进行辨证施治。在具体应用时,必须根据患者的体质情况和不同的致病因素,辨别阴阳及经络部位,确定疾病的性质,然后立出治疗法则,运用相应的方药,才能获得满意的治疗效果。

一、补益肾气法

肾藏精,精能化气,即肾气,肾精与肾气紧密相关,肾气不足可致阳痿、早泄、遗精、不射精、性欲低下不育等症,往往伴有神疲乏力,气短懒言,舌淡脉虚等。

1. 方剂举例 金匮肾气丸、补肾强身丸等。

2. 常用药物 黄芪、人参、党参、太子参、白术、山药、茯苓、桑螵蛸、沙苑子、菟丝子、桑寄生等。

3. 治疗法则 补益肾气。

二、补肾强精法

肾主生殖,若因先天或后天的因素导致肾阳虚衰而精亏者,临床上可见隐睾、睾丸下降不全、不育、阳痿、性欲淡漠、腰膝酸冷等。

1. 方剂举例 龟鹿二仙膏、右归丸、强精煎、赞育丹、聚精丸。

2. 常用药物 枸杞子、肉苁蓉、制首乌、菟丝子、沙苑子、胡桃肉、桑椹子、锁阳、补骨脂、熟地、紫河车等。

3. 治疗法则 补肾强精。

三、温补肾阳法

肾阳为一身之元阳,为人体阳气之根,若肾阳不振,命门火衰可致阳痿、早泄、不育、不射精、性欲低下、阴缩、阴寒、更年期综合征等。其他症见畏寒肢冷,腰膝酸软冷痛,或小便频数清长,或尿后余沥,舌淡,脉沉细两尺尤甚。

1. 方剂举例 金匮肾气丸、右归丸、赞育丹、龟鹿补肾丸等。

2. 常用药物 附子、肉桂、仙茅、淫羊藿、鹿角片、补骨脂、川续断、肉苁蓉、胡桃肉、狗脊等温补肾阳药。若性功能低下较显著者,多选用仙茅、淫羊藿、巴戟天、葫芦巴、蛇床子、韭子、锁阳等温肾壮阳

之品,根据"阴中求阳"的原理,可适当配滋阴补肾的药物,如枸杞子、制首乌、桑椹子、黄精等。

3. 治疗法则 温补肾阳。

四、滋肾养阴法

肾阴不足,肾精亏耗,虚火上炎,影响人体的发育与生殖,导致早泄、遗精、不射精、不育症、性欲亢进、阳强等。其他可见形体消瘦,咽干口燥,头晕眼花,腰膝酸软,颧红唇赤,五心烦热,多梦不寐,潮热盗汗,舌红少苔,脉细数。

1. 方剂举例 六味地黄丸、左归丸、大补阴丸、知柏地黄丸、二至丸等。

2. 常用药物 熟地、山茱萸、天冬、麦冬、知母、黄柏、鳖甲、龟甲、枸杞子等。

3. 治疗法则 滋肾养阴。

五、固精止遗法

肾不藏精,精关失固而出现早泄、遗精、滑精、前列腺溢液等症。或合并下焦虚寒,肾虚不固,膀胱失约而致尿频、夜尿、遗尿、小便清长、淋漓不断。

1. 方剂举例 金锁固精丸、水陆二仙丹、三才封髓丹、缩泉丸、桑螵蛸散等。

2. 常用药物 金樱子、覆盆子、益智仁、芡实、桑螵蛸、莲须、山茱萸、山药、沙苑子等。

3. 治疗法则 固精止遗。

六、疏肝解郁法

抑郁忿怒,气机不畅,肝气郁结,致疝气、乳癖、阳痿、不育等症。其他可见情志抑郁,胸闷不舒,胸胁胀满,急躁易怒,或抑郁少言,夜寐不安,舌淡红或边尖红,苔薄白,脉弦细。

1. 方剂举例 柴胡疏肝散、逍遥散、解郁煎、四逆散、金铃子散等。

2. 常用药物 柴胡、香附、延胡索、苏梗、川楝子、枳实、青皮、陈皮、素馨花、梅花、郁金等。

3. 治疗法则 疏肝解郁。

七、清肝泻火法

肝郁化火,肝火炽盛,或湿热外侵,内蕴肝经,下扰精室,致精浊、淋病、梅毒、睾丸炎、附睾炎、阴囊脓肿、阳痿、不育等症。其他可见急躁易怒,胸闷胁痛,头晕目眩,口苦咽干,苔黄,舌边尖红,脉弦数。

1. 方剂举例 龙胆泻肝丸、当归龙荟丸、丹栀逍遥散、解郁煎等。

2. 常用药物 龙胆草、栀子、黄柏、知母、柴胡、黄芩、木通、泽泻、茵陈、田基黄等。

3. 治疗法则 清肝泻火。

八、平肝潜阳法

忿怒急躁,情志不畅,虚阳上亢,致相火炽盛,不射精、阴茎异常勃起,甚至房事昏厥等。

1. 方剂举例 羚角钩藤汤、天麻钩藤饮、镇肝熄风汤、羚羊角汤等。

2. 常用药物 天麻、钩藤、代赭石、羚羊角、珍珠母、石决明、龙骨、牡蛎、龟甲、玄参等。

3. 治疗法则 平肝潜阳。

九、滋养肝血法

营养不良,失血过多,或脾胃运化失调,精血乏源,肝血不足,可出现阳痿、早泄、遗精、不育、性欲淡漠、更年期综合征等。其他可见精子稀少,面色淡白不华或萎黄,眩晕,口唇、爪甲淡白,舌淡,脉细弱等。

1. 方剂举例 杞菊地黄丸、一贯煎、八珍汤等。

2. 常用药物 熟地、制首乌、当归、白芍、阿胶、龙眼肉、桑椹子等。

3. 治疗法则 滋养肝血。

十、暖肝散寒法

肝之经脉络阴器,抵小腹,若因素体阳虚,寒邪侵袭,滞留肝脉,阳气被郁,则可出现疝气、缩阳、阴冷、阳痿、性欲淡漠、不育等症。其他可见前阴寒冷,甚或阴缩囊皱,形寒肢冷,畏寒恶风,腰部沉重,少腹拘挛疼痛,颜面发青,苔白薄,舌质淡,脉沉弦或紧。

1. 方剂举例 天台乌药散、茴香橘核丸、三层茴香丸、暖肝煎、当归四逆汤等。

2. 常用药物 吴茱萸、橘核、丁香、肉桂、川椒、川楝子、小茴香、延胡索、肉豆蔻、大茴香、乌药等。

3. 治疗法则 暖肝散寒,畅达阳气。

十一、补益肝肾法

肝藏血,肾藏精,精血同源,若精血不足,则可出现性欲减退、阳痿、早泄、遗精、不射精、更年期综合征、不育等症。其他可见精液稀少,面色淡白不华或萎黄,眩晕,口唇、爪甲淡白,腰膝酸软,五心烦热,舌淡,脉细弱等。

1. 方剂举例 六味地黄丸、一贯煎、七宝美髯丹、青娥丸、龟鹿补肾丸等

2. 常用药物 熟地、山茱萸、枸杞子、女贞子、制首乌、楮实子、当归、肉苁蓉、山药、紫河车、黄

精等。

3. 治疗法则 补益肝肾,填充精血。

十二、养心安神法

阴血不足,心失所养,出现遗精、早泄、阳痿、更年期综合征等。其他可见心悸怔忡、虚烦不寐、健忘多梦。

1. 方剂举例 天王补心丹、柏子养心丸、酸枣仁汤、安神定志丸、朱砂安神丸等。

2. 常用药物 酸枣仁、柏子仁、远志、灵芝、大枣、夜交藤、龙眼肉、当归、五味子、合欢皮、淮小麦、甘草等。

3. 治疗法则 养心安神,滋养阴血。

十三、交通心肾法

心位于上焦,肾位于下焦,心属火,肾属水,心火必须下降于肾,使肾水不寒,肾水必须上滋于心,使心火不亢。若久病失治,思虑过度,心情抑郁,心火亢盛,致心神不宁。心火亢于上,肾水寒于下,则出现性欲减退、遗精、早泄、更年期综合征等。其他可见心烦失眠,心悸怔忡等。

1. 方剂举例 黄连阿胶鸡子黄汤、交泰丸等。

2. 常用药物 黄连、黄芩、肉桂、阿胶、鸡子黄、白芍等。

3. 治疗法则 交通心肾。

十四、补益心脾法

心脾两虚,气血不足,症见性欲低下、遗精、早泄、阳痿、不育、血精、更年期综合征等。其他可见面色萎黄,多梦易惊,健忘失眠,食少体倦,舌淡白,脉细弱。

1. 方剂举例 八珍汤、归脾丸、人参养营汤等。

2. 常用药物 黄芪、党参、人参、白术、五味子、天冬、柏子仁、酸枣仁、麦冬、龙眼肉、大枣、甘草等。

3. 治疗法则 补益心脾。

十五、宁神化痰法

心血不足,痰热内扰,致心虚胆怯,症见阳痿、早泄、不射精、滑精、梦遗等。其他可见心悸不宁,心烦不眠,短气乏力,遇事易惊。

1. 方剂举例 温胆汤、清气化痰汤等。

2. 常用药物 竹茹、制半夏、枳实、陈皮、远志、茯苓、五味子、人参、酸枣仁、合欢皮等。

3. 治疗法则 养心安神,健脾祛痰。

十六、补中益气法

脾胃气虚,中气下陷,症见不育、血精、精索静

脉曲张、斜疝、不射精等。其他可见少气懒言,体倦肢软,饮食乏味,大便溏薄,舌淡白,脉细弱。

1. 方剂举例 补中益气汤、举元煎、四君子汤等。

2. 常用药物 人参、党参、黄芪、白术、升麻、柴胡、陈皮、当归、大枣、甘草等。

3. 治疗法则 补中益气。

十七、健脾温中法

脾胃虚寒,中焦阳气不足,则清浊升降失常,症见阳痿、不育、缩阳、阴冷、子痰等。其他可见畏寒肢冷,纳呆胃胀,便溏泄泻。

1. 方剂举例 附子理中丸、理中丸、桂枝人参汤等。

2. 常用药物 附子、肉桂、干姜、人参、白术、党参、川椒、高良姜、吴茱萸等。

3. 治疗法则 温中散,寒健脾益气。

十八、健脾温肾法

脾为后天之本,肾为先天之本,脾肾阳虚,症见阳痿、早泄、遗精、不育、血精、更年期综合征等。其他可见头目眩晕,纳呆便溏,腰酸肢冷,性欲下降等。

1. 方剂举例 四神丸、脾肾双补丸等。

2. 常用药物 人参、党参、白术、益智仁、大枣、茯苓、肉豆蔻、补骨脂、吴茱萸等。

3. 治疗法则 健脾温肾。

十九、温化脾湿法

中焦阳虚,脾运失健,聚湿而成痰成饮,症见鞘膜积液、前列腺溢液等。其他可见心悸气短,头晕目眩等。

1. 方剂举例 五苓散、苓桂术甘汤等。

2. 常用药物 肉桂、白术、茯苓、薏苡仁、泽泻、车前子、桂枝、苍术、厚朴、白豆蔻、补骨脂、益智仁、肉豆蔻、吴茱萸等。

3. 治疗法则 温化脾湿。

二十、补肺益肾法

肺司呼吸,肾主纳气。肺肾气虚常见于前列腺增生症、精子鞭毛缺乏综合征、无精子症。其他可见形寒肢冷,或咳嗽多痰,喘促短气,自汗易汗。

1. 方剂举例 温肺汤、人参胡桃汤等。

2. 常用药物 人参、蛤蚧、胡桃肉、紫河车、党参、白术、黄芪、灵芝、冬虫夏草等。

3. 治疗法则 补肺益肾。

二十一、滋补肺肾法

元气不足,肺肾阴虚,虚火灼津,肺失清肃,可见早泄、遗精、子痰、精囊结核等。其他可见形体消瘦,唇赤颧红,气短乏力,气喘干咳,口干咽燥,心烦不寐,舌红少苔,脉细数。

1. 方剂举例　沙参麦冬汤、清燥救肺汤、百合固金汤等。

2. 常用药物　石斛、玉竹、沙参、西洋参、百合、鳖甲、龟甲、女贞子、墨旱莲、冬虫草等。

3. 治疗法则　滋肾润肺。

二十二、理气止痛法

气机郁滞,升降失常,可见局部胀痛、走窜不定,见于疝气、睾丸炎、附睾炎、精索静脉曲张、男性节育术后并发症(痛性结节、附睾精子郁结症)、睾丸外伤等。

1. 方剂举例　橘核丸、延胡索散、金铃子散、六香丸等。

2. 常用药物　乌药、川楝子、荔枝核、延胡索、香橼、茴香、制香附、橘核、素馨花等。

3. 治疗法则　理气止痛,疏畅气机。

二十三、益气养血法

气血不足,症见不育、阳痿、早泄、阴囊湿疹、更年期综合征等。其他可见面色苍白或萎黄,气短懒言,心悸征仲,头目眩晕,纳呆疲倦等。

1. 方剂举例　十全大补丸、八珍汤、人参养荣汤等。

2. 常用药物　当归、阿胶、熟地、白芍、川芎、人参、党参、白术、茯苓、黄芪、制黄精、桑椹子、山药、大枣等。

3. 治疗法则　益气养血。

二十四、活血化瘀法

血行不畅瘀滞,可见少腹胀满,疼痛固定,甚或局部肿块,刺痛及放射痛,或跌仆损伤,局部青紫瘀块,或青筋暴露,舌暗或有瘀斑,见于精索静脉曲张、阴囊睾丸血肿、阴茎外伤、睾丸炎、附睾炎、附睾精子郁结症、精液囊肿、阴茎硬结症、阴茎异常勃起、生殖器肿瘤、不射精、不育等症。

1. 方剂举例　血府逐瘀汤、大黄䗪虫丸、通精煎、少腹逐瘀汤、活络效灵丹、补阳还五汤、复元活血汤等。

2. 常用药物　丹参、水蛭、全蝎、穿山甲、蒲黄、五灵脂、川牛膝、桃仁、红花、三棱、莪术、乳香、没药、土鳖虫、皂角刺、川芎、马鞭草、延胡索等。

3. 治疗法则　活血化瘀。

二十五、增液润燥法

热病后阴津不足,症见性欲减退、不育症等。其他可见口渴欲饮,大便秘结,舌红少津。

1. 方剂举例　增液汤、益胃汤、沙参玉竹汤、五汁饮等。

2. 常用药物　石斛、玄参、麦冬、沙参、太子参、生玉竹、生地、天花粉、五味子等。

3. 治疗法则　增液润燥。

二十六、清利湿热法

嗜食肥甘厚味,聚湿久而生热,或湿热之邪入侵下注,症见于精浊、血精、阴囊湿疹、生殖器疱疹、淋病、龟头炎、阴茎头包皮炎、脓精症等。其他可见尿痛,尿急,浑浊短赤,淋漓不尽,舌红苔黄腻,脉滑数。

1. 方剂举例　龙胆泻肝汤、草薢分清饮、甘露消毒丹、茵陈蒿汤、黄连解毒汤、清精煎、草薢胜湿汤等。

2. 常用药物　根据湿热所在之部位和病势轻重,分别选用苦寒燥湿药,如茵陈、黄连、黄芩、黄柏、栀子、龙胆草等;苦温燥湿药,如厚朴、苍术、半夏、乌药等;芳香化湿药,如藿香、白菖蒲、佩兰、白豆蔻等;淡渗利湿药,如茯苓、猪苓、滑石、薏苡仁等。热淋加瞿麦、萹蓄、石韦;皮肤病中的湿热证则宜选用土茯苓、苦参、白鲜皮、地肤子、蛇床子等。

3. 治疗法则　清利湿热。

二十七、清热解毒法

感受瘟疫、温毒及火毒之邪,症见于腮腺炎合并睾丸炎、前列腺脓肿、阴囊脓肿、阴囊坏疽、梅毒、淋病等症。其他可见发热烦躁,口干咽燥,疮疡热毒,红肿热痛,舌红苔黄腻,脉洪大或滑数、弦数。

1. 方剂举例　黄连解毒汤、五味消毒饮、犀角地黄汤、普济消毒饮、清瘟败毒饮等。

2. 常用药物　黄连、黄芩、黄柏、栀子、金银花、白花蛇舌草、茵陈、土茯苓、大青叶、板蓝根、红藤、苦参、夏枯草、赤芍、牡丹皮、生地、水牛角、野菊花、连翘、蒲公英、紫花地丁、龙胆草等。

3. 治疗法则　清热解毒。

二十八、托毒透脓法

痈疡肿毒,内已成脓,无力外溃,症见漫肿无头,或酸胀热痛,见于性传播疾病的慢性期,如横疬,以及热毒所致的各种实热证,如囊痈、子痈、卵子瘟、前列腺炎等。

1. 方剂举例　托里透脓散、透脓散等。

2. 常用药物　生黄芪、连翘、金银花、紫花地丁、野菊花、蒲公英、穿山甲、乳香、没药、皂角刺、川芎、白芷、升麻、当归等。

3. 治疗法则　托毒透脓。

二十九、软坚散结法

痰核瘰疬、癥瘕内结,局部结块肿大、无色,见于阴茎硬结症、慢性附睾炎、男性生殖器肿瘤、结核等。

1. 方剂举例　消瘰丸、鳖甲煎丸、海藻玉壶汤等。

2. 常用药物　浙贝母、半夏、瓜蒌、昆布、海藻、海浮石、生牡蛎、夏枯草、穿山甲、皂角刺、陈皮等。配以理气药如青皮、枳实、香附等和活血化瘀药如赤芍、红花、三棱、莪术等,可加强软坚散结之效。

3. 治疗法则　软坚散结。

三十、渗湿利水法

脾虚水不运化,或水湿内聚停留,如小便不利或癃闭、水疝、水肿、淋浊、泄泻等,常见于阴囊水肿、鞘膜积液、前列腺增生症。

1. 方剂举例　五苓散、五皮饮等。

2. 常用药物　泽泻、猪苓、车前子、木通、茯苓、通草、冬瓜皮、玉米须、赤小豆等。配合桂枝等通阳化气,白术等健脾运湿。淡渗药与化湿药常结合使用。

3. 治疗法则　渗湿利水。

三十一、温阳利水法

肾阳不振,阳虚气不化水或久湿从寒化,症见阴囊水肿、鞘膜积液、前列腺增生症。其他可见小便不利,四肢沉重,阳虚水肿,肢体浮肿。

1. 方剂举例　真武汤、济生肾气丸等。

2. 常用药物　肉桂、附子、干姜、茯苓、白术、桂枝、泽泻等。

3. 治疗法则　温阳利水。

三十二、祛湿止痒法

湿热蕴结肌肤,局部瘙痒、红肿、丘疹、渗水等,常见于阴囊湿疹、阴虱、疥疮等。

1. 方剂举例　消风散、土茯苓汤、全虫方等。

2. 常用药物　土茯苓、苦参、地肤子、白鲜皮、蛇床子、鹤虱等。

3. 治疗法则　祛湿止痒。

三十三、杀虫止痒法

不洁性交,虫邪侵犯肌肤或下焦,或风湿热之邪久而化生为虫,虫淫为患,其症为瘙痒、痒疹,常见于疥疮、滴虫、阴虱、生殖器念珠菌等病。

1. 方剂举例　消风散、土茯苓汤等。

2. 常用药物　苦参、白鲜皮、地肤子、防风、蝉蜕、蛇床子、雷丸、鹤虱等。

3. 治疗法则　杀虫止痒。

三十四、祛风胜湿法

风为百病之长,风性善行而数变,易侵犯人体上部、肌肤,其肿宣浮,患部皮色红或不变、疼痒不舒;湿邪客于肌表则浸淫湿痒,黄水淋漓,糜烂;风湿相搏,血与水相渗而溢,常见于阴囊湿疹、股癣等。

1. 方剂举例　羌活胜湿汤、大羌活汤等。

2. 常用药物　羌活、独活、荆芥、防风、蔓荆子、泽泻、苍术、白术、白鲜皮、地肤子、苦参、徐长卿、薏苡仁、车前子等。

3. 治疗法则　祛风胜湿。

三十五、养血祛风法

脾失健运,气血化生乏源,或老年气血衰弱,或失血过多,血虚易生风化燥,或风燥邪气,搏击血分,外发于肌肤而成干燥、鳞屑、疹痒,见于阴囊湿疹,疥疮等病。

1. 方剂举例　消风散、四物消风饮等。

2. 常用药物　生地、熟地、当归、白芍、白鲜皮、地肤子、蛇床子、赤芍、茯苓皮、甘草等。

3. 治疗法则　养血祛风。

(戚广崇、袁少英)

第三节　针灸疗法

针灸疗法起源于石器时代的砭石和灸焫,是我国人民在医疗实践过程中,长期经验积累,它脱离了简单的经验医学层次,形成了一套独特的经络腧穴理论体系,逐渐发展形成既有丰富临床实践又有理论指导的一门学科——针灸学,而针灸学的这些宝贵知识,蕴含着丰实的男科学的内容,包括男性的解剖、生理、男科疾病的病因病机、临床症状与鉴别诊断、治疗与预防、养生的内容,其中针灸治疗的内容占了相当大部分。在古代,人们缺乏对药物的认识,针灸在临床治疗上有着重要的地位,经过历代医家不断总结和发挥,形成了伟大的男科疾病针灸文献宝库。

针灸疗法是在人体一定的部位(包括经络、穴位)进行针刺或灸法,以疏通经络,调节阴阳,调和气血,调理脏腑,祛除病邪达到治疗疾病目的的一种疗法。在现代男科理论的指导下,针灸治疗男科疾病有了较大发展,在辨病的基础上根据针灸理论辨证治疗,治疗前列腺疾病、不育症、性功能障碍等获得了良好的效果,在继承古代针灸方法的基础上,涌现了大量行之有效的针灸方法。男科常用的针灸疗法包括毫针刺法、灸法、耳针、针挑、穴位注射、火针、天灸等。最常用的是毫针刺法与灸法。

一、毫针

毫针针法主要使用各种不同型号的毫针,刺入人体特定部位,施以适当的操作手法,使患者产生针感,以激发脏腑经络之气,调节体内的营卫气血,从而达到调整阴阳、祛邪扶正、恢复健康的目的。

1. 适应证 除了部分恶性肿瘤外,针灸疗法可用于大部分男科疾病,对前列腺疾病、不育症、性功能障碍、性传播疾病、男科杂病及其他内外生殖器官疾病都有独特的疗效。

2. 用法

(1)针灸取穴的原则:以中医学脏腑经络的生理、病理为理论基础,根据临床表现辨明疾病的阴阳、表里、寒热、虚实,并根据腧穴的主治规律,进行取穴,按照疾病的辨证分型,选用适当的补泻手法进行运针。男科疾病与其他科的疾病选穴一样,有近部取穴法、循经取穴法(包括本经取穴法、异经取穴法、同名经取穴法)、对症取穴等。

(2)消毒:针具应和一般手术器械一样,严格按照规定消毒,现在提倡使用一次性针灸针,以免引起交叉感染和疾病传播。医者在施术前用洗擦干净双手或用酒精棉球拭擦手指后,方可持针操作,或应用进针管操作。

(3)进针方法:临床常用的进针方法有单手进针法和双手进针法。单手进针法适用于较短的毫针,以拇、示指持针,中指紧靠穴位,指腹抵住针身下段,拇、示指用力下按,中指随之弯曲,针乃刺入穴位。双手进针法,有指切进针法,适用于短针进针,左拇指爪甲切按在穴位上,右手持针紧靠指甲面入针。夹持进针法,适用于长针的进针,左手拇、示指夹持针尖,右手持针柄刺入穴位。舒张进针

法,此法主要适用于皮肤松弛或有皱褶部位(如腹部)的进针,左手将皮肤撑开绷紧,右手进针。提捏进针法,适用于皮肤松薄部位的进针,左手将皮肤捏起,右手持针刺入。

(4)行针与得气:进针后,为了使患者产生针刺感应,而行使一定的手法,称为行针。针刺部位产生了经气感应,称为"得气",也称"针感"。得气以后,患者会出现酸、麻、胀、重感觉,部分患者尚有不同程度的感应扩散及传导;医者则有针下沉紧的感觉,如未得气,则医者感觉针下虚滑。《标幽赋》:"气未至也,如闲处幽堂之深邃,气之至也,如鱼吞钩饵之沉浮。"

(5)针刺补泻:男科疾病针刺补泻原则与内治法相同,是根据《黄帝内经》"实则泻之,虚则补之"的理论确立的两种不同的治疗原则和方法。《千金方》指出:"凡用针之法,以补泻为先。"凡是能鼓舞人体正气,使低下的功能恢复旺盛的称为补法;凡是能疏泄病邪,使亢进的功能恢复正常的称为泻法。它们都是通过刺激腧穴、激发经气来调节脏腑功能,促进阴阳平衡。为了达到补泻的目的,进针以后,往往需要配合运用一定的手法。常用的单式补泻手法有提插法、捻转法、徐疾法、迎随法、呼吸法、开阖法等。复式补泻手法有烧山火、透天凉,此外还有飞经走气四法等。

(6)留针与出针:一般病证,只要针下得气,施术完毕后,即可出针,或按疾病的需要予留针10～20分钟,留针是指进针施术完毕以后,将针留置穴内不动,或间歇运针,以加强针感和针刺的持续作用。留针与否和留针时间的长短,主要依病情而定。对一些慢性、顽固性、疼痛性、痉挛性病证,如少弱精子症、慢性盆腔疼痛综合征、附睾-睾丸炎、睾丸扭转等可适当增加留针时间,并在留针过程中间歇行针,保持一定的刺激量,以增强疗效。对针感较差的患者,留针还可起到候气的作用。出针时,先以左手拇、示两指按住针孔周围皮肤,右手持针轻微捻转并慢慢提至皮下,对于补法,出针后揉按针孔,若施行泻法,出针时摇大针孔以泄邪气。最后检查针数,防止遗漏。

3. 注意事项 针灸治疗应把握时机,争取早期治疗,防止随着病程的迁延而使病情加重。某些疾病的发作具有周期性,必须抓住关键时刻针灸。治疗急性病,如睾丸炎、附睾炎等无疗程可言,可以每日针灸一次或数次,至病愈为止。至于不育症、性

功能障碍等一般收效慢,对于这类疾病,应该先制订治疗方案,尽可能采用两组以上腧穴轮换使用,或隔日针刺的方法,以15次为1个疗程;1个疗程完毕后,休息1周,待穴位消除"疲劳",恢复一定敏感性后,再进行第2个疗程,如此可以持续数个疗程,才能达到预期的效果。

二、灸法

灸法是用艾绒或配合其他药物,制成艾炷或艾条,燃点后灼烧或熏烤一定的部位,使这种温热的刺激,借助于艾叶的性能或垫隔的药物(如隔姜灸、隔蒜灸等),以起到温经通络、逐寒祛湿、行气活血、补虚升陷、温煦内脏、回阳救逆、保健强身的作用,从而达到治疗疾病与预防疾病目的的一种方法。

1. **适应证** 艾灸在男科临床应用范围比较广泛,尤其对慢性虚弱性及风寒湿邪为患的男科病证最为适宜。艾灸有温经通络、祛湿散寒、行气活血的作用,可用来治疗风、寒、湿邪为患的精浊病、缩阳症以及气血虚弱引起的少弱精子症、阳痿、性欲低下等。其有温补中气、回阳固脱的作用,故可用来治疗遗尿、房事昏厥、阴冷症、疝气等。其有消瘀散结的作用,用于疮痈初起、瘰疬、慢性附睾炎、阴茎硬结症、阻塞性淋巴管炎、疖肿未化脓者,也有一定疗效。常灸大椎、关元、气海、足三里等腧穴,可鼓舞人体正气,增强抗病能力,起到防病保健的作用。隔姜灸有解表散寒、温中止痛的作用,可用于寒聚肝脉之精浊病、阳痿、子痈等。隔蒜灸有清热、解毒、杀虫的作用,可用于阴囊疮疡、疥疮等。附子饼灸有温肾壮阳的作用,常用于命门火衰而致的遗精、阳痿、男性迟发型性腺功能低下等。温针灸具有针刺和艾灸的双重作用,一般针刺和艾灸的共同适应证均可运用。

2. **用法**

(1)悬灸:使用清艾条或药艾条,分温和灸、雀啄灸两类。温和灸将艾条的一端点燃,对准施灸部位,距0.5～1寸进行熏烤,使患者局部有温热感而无灼痛,一般每处灸3～5分钟,至皮肤稍起红晕为度。

(2)艾炷灸:将纯净的艾绒放在平板上,用手指搓捏成圆锥状,小者如麦粒大,中等如半截枣核大,大者如半截橄榄大,称之为艾炷。艾炷灸又分直接灸和间接灸两类。直接灸是将艾炷直接放在皮肤上施灸,间接灸是艾炷不直接放在皮肤上,而用其他药物隔开,其名称由间隔的药物不同而异,

隔姜灸、隔附子灸、隔蒜灸、隔盐灸等。

3. **注意事项** 施灸时应注意安全,防止艾绒脱落,烧损皮肤或衣物。凡实证、热证及阴虚发热者,一般不宜用灸法。颜面五官和有大血管的部位不宜施瘢痕灸。如因施灸过量、时间过长,局部出现小水疱,只要注意不擦破,可任其自然吸收。如水疱较大,可用消毒的毫针刺破水疱,放出水液,或用注射器抽出水液,再涂以龙胆紫,并以纱布包敷,防止感染。

三、针挑疗法

针挑技术属于古代针法中毛刺的范畴,是挑刺皮肤,挑断皮下纤维以治疗疾病的一种方法,挑刺使用的针具属于古代九针中的"镵针",此法在民间广为流传,对多种病证均有良好的疗效。

1. **适应证** 挑刺可用于大部分男科疾病,常用于少、弱精症、精索静脉曲张致不育症、气滞血瘀型阳痿、遗尿、慢性附睾炎等。

2. **用法**

(1)挑治点选择:有多种方法取挑治点,如根据中医辨证取穴,选阳性反应点挑治,选背俞穴、夹脊穴,以痛为腧取穴,以脊髓神经节段分布取点等。

(2)操作方法:① 挑筋法,先在穴位做个记号,用碘酒常规消毒2次,2%利多卡因做表皮麻醉,部分能耐受而且自愿不使用局部麻醉者,可不用麻醉。左手固定挑治点,右手持消毒后的挑刺针沿麻醉皮丘处刺入达皮下,按照患者辨证分型,采用"勾""提""摇""旋"等4种手法。"勾""提"用于虚证,"摇""旋"用于实证。操作要领:勾法为单纯挑动,提法为上下提放,摇法为平行移动,旋法为左右旋转。挑断皮下白色纤维样物数根,以挑尽为止,将针刺入皮下后旋转勾住数根纤维样物后再将其挑断。术后用碘酒消毒,敷盖无菌纱布用胶布固定。一般对于壮实患者采用强刺激,针挑频率较高(60～80次/分),甚至可以适当少量放血;对虚弱患者采用弱刺激,针挑频率较低(30～40次/分),挑断纤维后迅速按压挑治点。② 挑点法,以右手拇指和示指捏住针柄,中指扶持针体的一侧,左手中指或示指轻微按压皮肤挑刺的部位。右手操作时针体与皮肤成30°～60°角,右手小指固定部位,使拇指示指进针平稳,快速将针尖压向皮肤挑刺部位,当压出凹陷时,针尖刺入皮肤后,快速将针尖挑起。如此在所挑刺的部位连续挑刺。

3. **注意事项** 术前严格消毒,术后必须保持局

部清洁,3~5日注意经常消毒伤口,以防感染。操作时尽量采用卧位,根据病情和患者体质选取适当的治疗量,以免晕针发生。有出血倾向和严重心、肝、肾病者忌用本法。

四、耳针疗法

耳针疗法是通过观察或刺激耳部穴位来诊断疾病,用针刺或其他方法刺激耳穴以防治疾病的一种方法。它具有操作简便、奏效迅速等特点。

1. 适应证　耳穴来源于几千年来广大医务工作者的实践,有固定的位置、功能及主治,临床多应用于需要久留针的慢性或疼痛性疾病,男科常用的耳穴及位置、主治如下。

(1) 神门:在三角窝内,对耳轮上脚的下、中1/3交界处。可调节大脑皮层兴奋与抑制过程,有镇痛、镇静、抗过敏、消炎等功能。用于治疗疼痛性疾病,如睾丸炎、附睾炎、阴囊血肿、阴囊脓肿所致的疼痛;精神类疾患,如性神经衰弱、阳痿、早泄、不射精、遗精、失眠、多梦、烦躁等;过敏性、炎症性病变,如阴囊湿疹、股癣、过敏性包皮龟头水肿等。

(2) 交感:在对耳轮下脚与耳轮内侧交界处。对自主神经系统有调节作用;解痉镇痛,可用于前列腺痛、尿道痛;对血管有舒张作用,可用于精索静脉曲张等。

(3) 皮质下:在对耳屏内侧面。具有调节大脑皮层和皮层下自主神经中枢的兴奋和抑制过程的作用。可用于治疗精神、神经系统有关的病症,如性欲下降、遗精、早泄、阳痿、失眠、多梦、疼痛、炎症性疾病、记忆力减退等。

(4) 垂前:在耳垂正面第四区。具有镇静安神、健脑等功效。可用于性神经衰弱、失眠、多梦、头晕、健忘等。

(5) 内分泌:在屏间切迹底部。是调节内分泌系统功能的经验穴,对生殖功能等有良好的调节作用。可用于治疗生殖系统病症,如性功能低下、阳痿、早泄、不射精、不育症、更年期综合征;过敏性和变态反应病症,如龟头固定性药疹、阴囊湿疹等。

(6) 肾上腺:在耳屏下部外侧缘。是调节肾上腺功能的经验穴,具有增强机体应激能力、抗过敏、消炎等作用。可用于腮腺炎合并睾丸炎、瘾疹、阴囊湿疹阴冷、缩阳症、房事昏厥等。

(7) 脑点:在对耳屏尖与轮屏切迹间的中点。是调节脑垂体功能的经验穴,对人体的生长发育、生育功能等有调节作用。可用于第二性征发育迟缓、阳痿、遗精、不育症、遗尿、房事昏厥等。

(8) 耳尖:将耳轮向耳屏对折时,耳郭上尖端处。具有消炎、退热、抗过敏、镇静醒脑、止痛等功效。可用于腮腺炎、睾丸炎、附睾炎、阴囊脓肿、急性前列腺炎等的发热,也可用于阴囊湿疹等。

(9) 肝阳:在耳轮结节处。有平肝熄风、疏肝止痛等功效。可用于肝气郁结,肝阳上亢之房事昏厥,或艾滋病后期,属肝风内动型。

(10) 风溪:耳舟指、腕两穴之间。抗过敏的经验穴。可用于阴囊湿疹、包皮阴茎水肿等。

(11) 屏尖:耳屏上部外侧缘。具有祛风止痒、清热解毒、泻热止痛等功能,是退热要穴。可用于腮腺炎合并睾丸炎、附睾炎、阴囊脓肿等发热、疼痛性疾病及阴囊湿疹、包皮龟头过敏性水肿等。

(12) 对屏尖(平喘):对耳屏的尖端。有祛风止痒、清热解毒等功效。可用于治疗阴囊湿疹、包皮龟头过敏性水肿、睾丸炎、附睾炎等。

(13) 心:在耳甲腔中心最凹陷处。有宁心安神、通脉止痛、清火退热之功效。可用于失眠、多梦、心悸怔忡、阳痿、早泄、遗精、不射精、房事昏厥、缩阳症、不育及心血管疾病等。

(14) 肺:在心穴的上、下、外三面。有宣肺通脉、疏风解表的功效。可用于阴囊湿疹、传染性软疣、湿疣、疱疹及其他皮肤病等。

(15) 肝:耳甲艇的后下部、胃、十二指肠穴的后方。有疏肝理气、清肝明目、养肝益血等功效。可用于睾丸炎、附睾炎、精索静脉曲张、疝气、阴囊湿疹、血精、迟发性性腺功能低下、性神经衰弱、肝病、眼病等。

(16) 脾:在肝穴下方,耳甲腔的外上方。有健脾利湿、化生气血等功效。可用于血精、尿血、不育症、消化系统疾病如消化不良、腹胀、慢性腹泻、胃痛等。

(17) 肾:对耳轮上、下脚分叉处下方,小肠穴直上方。有补肾固精、滋阴壮阳、调理膀胱等功能。可用于泌尿系患疾,如尿道炎、前列腺炎、精索炎、尿失禁;生殖系疾病,如阳痿、早泄、遗精、滑精、阴冷、不育、精索静脉曲张;还可用于腰痛、耳鸣、失眠、眩晕,颈、腰椎肥大、妇科疾病等。

(18) 小肠:在耳轮脚上方中1/3处。有清利湿热之功。可用于尿道炎、尿频、尿急、尿痛、尿血及心悸心慌等。

(19) 膀胱:在耳轮下脚的下缘,大肠穴直上方。有通条水道、补肾益气等功效。可用于膀胱炎、尿道炎、尿潴留、血尿、前列腺炎、性神经衰弱、遗尿、癃闭等。

（20）三焦：耳甲腔底部内分泌穴上方。有通利水道的功能。可用于癃闭、阴囊水肿、遗尿等。

（21）精宫（子宫）：在三角窝耳轮内侧缘的中点。具有补肾养肝、调理冲任等功能。可用于性功能障碍、遗精、不育、前列腺炎、精索静脉曲张，以及妇科疾病如月经不调、白带、痛经、盆腔炎等。

（22）外耳：屏上切迹前方近耳轮部。有滋肾潜阳、泻火止痛等功效。可用于阳强。

（23）外生殖器：在对耳轮下脚上缘相平的耳轮处，与交感穴同水平。可用于阳痿，外生殖器炎症如附睾炎、睾丸炎、尿道炎等，会阴部皮肤病如包皮龟头炎、囊痈、阴囊湿疹、阴茎硬结症等。

（24）尿道：在对耳轮下脚下缘相平的耳轮处，与膀胱穴同水平，可用于尿道炎见尿频、尿急、尿痛等。

（25）腹：在对耳轮上，与对耳轮下脚下缘同水平处。可用于腹腔、盆腔如前列腺炎、慢性盆底疼痛综合征、精囊炎等疾病，还可用于消化系统、妇科疾病。

（26）盆腔：在对耳轮上，下脚分叉处。可用于前列腺炎、慢性盆底疼痛综合征、精囊炎等疾病。

（27）丘脑：在对耳屏内侧面正中线底部与睾丸穴之间。可提高大脑皮层兴奋性。阳痿、早泄、不射精、遗精、不育等。

（28）热穴：腰骶椎、腹、臀三穴的中间。具有镇痛、退热、扩张血管作用。用于睾丸炎、附睾炎、睾丸血肿、睾丸脓肿、睾丸坏疽。

（29）睾丸（卵巢）：在对耳屏内侧前下方，是皮质下穴的一部分。可用于生殖系统如性欲下降、遗精、早泄、阳痿、迟发性性腺功能低下等疾病，还可用于头痛、失眠、多梦、记忆力减退和疼痛性、炎症性疾病等。

（30）枕：在对耳屏外侧面的后上方。可用于房事昏厥、阴囊皮肤病、神经系统疾病如后头痛、失眠等。

2. 用法

（1）选穴原则：耳针穴位的治疗处方有多种选择方法，如根据中医理论选穴、根据病变部位选穴、根据病变的部位、根据现代医学知识选穴，以上方法可单独使用，亦可两种或两种以上方法配合使用，力求少而精，多用同侧，亦可取对侧或双侧。

（2）操作：根据辨病或辨证确定耳针治疗处方之后，对全耳郭进行消毒，先用碘酒，后用75％乙醇脱碘。耳穴揿针：用镊子持针柄，对准穴位，垂直刺入，使环状的针柄平整地留在皮肤上，用胶布固定。针刺：根据需要选用0.5寸短柄毫针。毫针进针时以左手固定耳郭，右手进针。进针深度以穿破软骨但不透过对侧皮肤为度。耳穴压丸：常用磁珠、王不留行籽、塑料珠等，置所选取的耳穴上用胶布固定。耳针、耳穴压丸可保留1～3日，毫针一般留针20～30分钟，慢性病可留针1～2小时或更长。留针期间可间歇捻针。出针后用消毒干棉球压迫针孔，防止出血，再涂以乙醇或碘酒，防止感染。

3. 注意事项　严格消毒，预防感染。对年老体弱的高血压、动脉硬化患者，针刺前后应适当休息。耳针亦可发生晕针，须注意预防和及时处理。

五、穴位注射

穴位注射疗法是选取适当的药物注射于穴位中，通过针刺和药液对穴位的刺激及药理作用，从而调整机体的功能，改善病理状态的一种治疗方法。

1. 适应证　男科大部分疾病都可使用穴位注射疗法，性功能障碍（如阳痿、不射精、性欲低下）、不育症、疱疹、尖锐湿疣、顽固性阴囊湿疹、更年期综合征、前列腺炎、房事昏厥、缩阳症均有良好的效果等。

2. 用法　不同的疾病根据辨证、辨病结果，选用相应药理作用的药物或注射用水、生理盐水等，如不育症、阳痿、性欲低下可选用鹿茸注射液、人参注射液；不射精用丹参注射液、当归注射液；疱疹、尖锐湿疣缓解期、顽固性阴囊湿疹可用黄芪注射液、卡介菌多糖核酸注射液、转移因子注射液、更年期综合征用胎盘组织液；前列腺炎、附睾炎可用香丹注射液、抗生素、鱼腥草注射液、清开灵注射液；房事昏厥可用高丽参注射液、生脉注射液。其他常用的还有5％～10％葡萄糖溶液、生理盐水、维生素B_1、维生素B_{12}、阿托品、0.5％～1％普鲁卡因，以及各种组织液等。根据病情需要，选用宜作肌内注射的药物即可。注射剂量：应药物常用剂量及注射部位不同而有差异，如四肢及腰部肌肉丰厚处，可注入2～5 ml，而头面及耳郭等处，一般只注0.3～0.5 ml；中药浸出液可注入1～2 ml；抗生素或其他药物,以原药物剂量的 1/5～1/2 为宜。根据注射部位的具体情况和药量的不同,选择合适的注射器和针头,常用 2～20 ml 注射器、5～7 号的注射针头。常规消毒局部皮肤后,将针头按照毫针刺法的角度和方向的要求,快速刺入皮下或肌层的一定深度,并上下提插,出现针感后,若回抽无血,即将药物注入。每日或隔日 1 次,10 次为 1 个疗程。

3. 注意事项

(1) 注意药物的性能、药理作用、剂量、配伍禁忌、副作用和过敏反应。凡能引起过敏反应的药物,必须先做皮试。副作用较严重的药物,应谨慎使用。

(2) 一般药液不宜注入关节腔、脊髓腔和血管内。这些药液误入关节腔,可引起关节红肿、发热、疼痛等反应,误入脊髓腔,有损害脊髓的可能。

(3) 在主要神经干通过的部位做穴位注射时,应注意避开神经干,或浅刺以不达到神经干所在的深度为宜。如针尖触到神经干,患者有触电感,要稍退针,然后再注入药物,并尽量避免使用刺激性强的药物,以免损伤神经。

(4) 注射躯干部,不能过深,防止刺伤内脏及气胸等。

六、火针

火针疗法是使用特制的金属针,用火烧红后刺入一定的部位或穴位以治疗疾病的方法,具有温通经络、散寒止痛、消癥散结等作用。

1. 适应证　尖锐湿疣、传染性软疣、阳痿等。

2. 用法　火针疗法古称"焠刺",是用 20～22 号粗针或特制火针为工具,在火上烧红后,快速刺入已作常规消毒的人体一定部位,立即出针后,以消毒纱布包敷创口。选穴方法同一般毫针选穴,对于湿疣与软疣,火针直接此在疣体根部。

3. 注意事项

(1) 使用火针时,必须细心慎重、动作敏捷、准确。

(2) 避开血管、肌腱、神经干及内脏器官,以防损伤。

(3) 火针刺激强烈,体质虚弱者及孕妇慎用或不用。

(4) 施行火针后,保护针孔,以防感染。

七、天灸(穴位贴敷)

天灸又称穴位贴敷疗法,是在中医学经络学说指导下,在辨证论治的基础上,将药物敷贴在体表的特定部位上,以治疗疾病的一种方法。本疗法能刺激穴位,并使药物经由皮肤直接进入人体血液循环,不发生胃肠道反应,可迅速发挥治疗作用。此方法简单,使用方便,患者无痛苦,因而临床应用极为广泛。

1. 适应证　绝大部分男科疾病均可使用,常用于不育症、阳痿、性欲低下、前列腺增生症、急慢性尿潴留、急慢性附睾炎、尖锐湿疣、疱疹、更年期综合征等。皮肤破溃不能直接贴在患处。

2. 用法　穴位敷贴疗法,在临床上根据病情及药物的性能,有许多使用方法,如敷贴散剂、敷贴膏剂、敷贴丸剂、糊剂等,根据针灸疗法,选取相应的穴位进行敷贴,或直接贴于疣体上。

(1) 散剂是将一种或多种药物,粉碎成细粉,均匀混合而成的干燥粉末。其特点是作用快,与体表接触面积大,容易吸收,制备简单,稳定性高,容易储存。一般是将制好的药末用水、酒、醋、蜂蜜、姜汁等调和成团状,涂在 4～8 cm² 大小的胶布面或纱布上,贴于所选的穴位上,定期换药。也可以将药末撒布在普通黑膏药中间贴于穴位。

(2) 糊剂是以水、醋、酒、鸡蛋清等作为黏合剂,把药物的细粉制成均匀的稠糊状,涂于穴位上,外敷以纱布,胶布固定。其特点是作用缓和,可使药效缓慢释放,达到在体内徐徐吸收的目的。醋能软坚散结、祛瘀止痛,酒能活血散瘀、祛风除湿、宣通经络。醋和酒外用可使人体血管扩张,皮肤充血,改善循环功能,有利于药物的渗透和吸收。

(3) 膏剂是按照特定方法制成,固体、半固体或半流体制品,直接敷于一定部位,胶布固定。

3. 注意事项

(1) 凡用溶剂调敷药物时,需随调配随敷用,以防蒸发。

(2) 若用膏药贴敷,在温化膏药时,应掌握好温度,以防烫伤或贴不住。

(3) 对胶布过敏者,可改用肤疾宁膏或用绷带固定贴敷药物。

(4) 对刺激性强、毒性大的药物,贴敷穴位不宜过多,贴敷面积不宜过大,贴敷时间不宜过长,以免发疱过大或发生药物中毒。

(5) 对久病体弱消瘦以及有严重心脏病、肝脏病等的患者,使用药量不宜过大,贴敷时间不宜过长,在贴敷期间注意病情变化和有无不良反应。

(6) 对于孕妇、幼儿,应避免贴敷刺激性强、毒性大的药物。

（7）对于残留在皮肤的药膏等,不可用肥皂等有刺激性物品擦洗。

（袁少英、魏明俊、吴文锋）

第四节 其他外治法

外治法是运用药物或配合一定的器械等,直接作用于患者体表某部或病变部位以达到治疗疾病目的的一种治疗方法。中医学在很早以前就有采用外治法的记载,如《礼记》说"头有疮则沐,身有疮则浴";又如用于癃闭的葱管导尿法,对于疝气的布托疝气法,瓢壶盛疝,外加叩击法。而仲景虽被推为"汤药之祖",而"导引吐纳,针灸膏摩"也未尝或废。外治法是使药物直接作用于皮肤和黏膜,使之吸收,而起到治疗作用。

在男科疾病治疗中,外治法占有重要地位。外治法的运用,需同内治法一样,要进行辨证施治,根据疾病不同的发展过程,选用不同的治疗方法;不同的证候,采用不同的处方。如慢性前列腺炎除了局部外敷协助消除盆部疼痛外,并用中药煎剂灌肠治疗效明显,同时,灌肠方剂的使用也要遵守中医辨证分型来选取不同作用的药剂方能取效。

一、保留灌肠

中药灌肠疗法是将中药煎液或中药颗粒配方剂调配或中成药液体制剂从肛门灌入以治疗疾病的方法。根据具体的病证,选择合理的中草药配方调制药,或用散剂、中成药调配备用。

1. 适应证 急、慢性前列腺炎。

2. 用法

（1）根据疾病的中医辨证或辨病结果,选取相应的中医方剂,水煎至 200 ml,保温在 37℃ 备用,或使用现成制剂。

（2）嘱患者排便或给予排便性灌肠 1 次。一般宜取侧卧位,患者臀部抬高 10 cm,液面距肛门不超过 30 cm,液量在 200 ml 以内可用漏斗或注射器缓慢灌入。

（3）液量在 200 ml 以上者,用开放输液吊瓶缓慢滴入(即直肠滴入法)。采用滴入法时须将臀部抬高约 20 cm,以导尿管或吸痰管代替肛管,插入长

度 10～15 cm,滴入速度一般 60～70 滴/分钟,滴液时应注意保温。

（4）拔管后嘱患者平卧,尽量忍耐,不要解出,保留 1 小时以上。

3. 注意事项 灌肠前最好让患者先排空大便,必要时可先行清洁灌肠,以利于药物的吸收;药液温度以 37℃ 为宜;操作手法要轻柔,尽量避免黏膜损伤,特别是合并有痔疮、肠道肿瘤者。

二、清热收涩药

此类药具有清热收涩止痒的作用,掺扑于皮肤病糜烂渗液不多的损害面,达到消除红热、干燥、止痒的目的。

1. 适应证 适用于一切皮肤病急性或亚急性皮炎而渗液不多者,如阴囊湿疹、疱疹等。

2. 用法 常用的清热收涩药有青黛散,以其清热止痒的作用较强,故一般用于皮肤病有大片潮红丘疹而无渗液者;珍珠层粉、珍珠末的收涩生肌作用较好,故一般用于皮肤病糜烂、稍有渗液而已无红热之时,可直接干扑于损害面或先涂上一层油剂后再扑三石散,外加包扎。

3. 注意事项 一般不用于表皮糜烂、渗液较多的皮损处,用后反使渗液不能流出,容易导致自身敏感性皮炎;也不宜用于毛发生长的部位,因药粉不能直接掺扑皮损处,同时粉末与毛发易黏结成团。

三、洗剂

洗剂是将各种不同的方药,先研成细末,然后与水溶液混合在一起而成。因加入的粉剂多系不溶性者,故呈混悬状,用时须加以振荡,故亦称混合振荡剂或振荡洗剂。或以特定工艺,制成成品备用。

1. 适应证 一般用于急性、过敏性皮肤病等证。

2. 用法 应用洗剂时,应将药液摇匀,以棉签蘸之涂于皮损处,每日 3～5 次。

3. 注意事项 凡皮损处有糜烂渗液(较多者)、脓液结痂等情况,或深在性皮肤病,均宜禁用。在配制洗剂时,其中药物粉末,应事先研细,以免刺激皮肤。

（戚广崇、袁少英、魏明俊）

第 六 章
男科诊疗技术操作

第一节 辨脓操作法

一、按触法

将两手示指指端轻放于脓肿患部,相隔适当的距离,以一手指端稍用力反复按压,另一手指端即有一种波动的感觉,这种波动感称为应指;经多次及左右相互交替试验,若应指明显者为有脓。在检查时注意两手指端应放于相对的位置,并且在上下左右四处互相垂直的方向检查。若脓肿范围较小,则用左手拇、示两指固定于脓肿的两侧,以右手的示指按压脓肿中央,如有应指的为有脓。

二、透光法

将手电筒从阴囊下面照射,可在阴囊表面看到皮肤及阴囊内组织呈鲜红色,睾丸呈黑色阴影。

如睾丸鞘膜积液或阴囊炎时,光线能透过囊肿,而阴囊皮肤仍呈鲜红色。如斜疝时,肿物不透光,色泽发暗。

三、穿刺法

深部疮疡,当脓已成而脓液不多,用按触法辨脓有困难时,可采用注射器穿刺抽脓方法。这种方法不仅可用来辨别脓的有无,而且可用来采集脓液标本。操作时必须注意严格消毒,以及穿刺部位进针的深度等。

四、点压法

手指部的脓肿在脓液很少的情况下,可用点压法检查,简单易行。用大头针尾或火柴头等小的圆钝物,在感染区域轻轻点压,如测得有局限性的剧痛点,显示已有脓肿形成,而剧痛的压痛点即为脓肿部位。

第二节 各种标本采集法

一、脓液标本

(1)应首先用无菌生理盐水清洗脓液及病灶的杂菌,再采集标本,以免影响检验结果。

(2)一般用棉拭子采取脓液及病灶的深部的分泌物。

(3)脓肿标本以无菌注射器抽取为好,也可在切开排脓时,以无菌棉拭子采取,也可以将蘸有脓汁的最内层敷料放入无菌平皿中送检。

(4)厌氧菌感染的脓液常有腐臭应予注意。采集和运送标本是否合格,对厌氧培养是否成功至关重要,特别要注意两点:① 避免正常菌群所污染;② 由采集至接种前尽量避免接触空气。标本采取完毕应立即送往细菌室检测。如一时来不及送,应在室温内作短暂保存,一般认为不要冷藏,因冷藏对某些细菌有害,而且在低温时氧的溶解度较高。

二、精液标本

受检者采集精液前,通常为禁欲 3~7 日,禁欲期间应戒烟忌酒,忌服对生精功能有影响的药物。如果需要进行精浆 α 葡糖苷酶的检测,禁欲时间应为 3~7 日,如果仅仅是为了观察受检者精液中有无精子,禁欲时间没有严格的限制。必须在身体健康状态良好的情况下采精,比如避免取精前一日值夜班、暴饮暴食等。标本的采集最好在实验室提供的房间内单独进行。如果在实验室提供的房间内留取标本确实有困难,可以允许受检者在家里或宾馆里留取精液标本,但必须向受检者强调以下几点:① 不可用避孕套留取,因为普通的乳胶避孕套可影响精子的存活。② 不可用夫妇射精中段法,因为这很容易丢失部分精液或受到阴道分泌物的污染,尤其是初始部分的精液所含精子浓度最高。③ 在运送到实验室的过程中,标本应避免过冷或过热，尤其是冬天，标本通常置于内衣口袋里送检。④ 采精后立即送检验室，争取在短时间进行检查，一般不宜超过 0.5 小时，时间太长或精液瓶温度过低或过高，都会影响精子活动率。采精前将手和生殖器，特别是阴茎龟头用温水洗净，环境宜安静，无干扰，晨起采精最佳，最好在医院相关专科进行。应用手淫法留取精液，射入一干净的、广口的玻璃或塑料容器中，留取后置于 35～37℃ 水浴箱中液化。留取精液必须采集完整。采样容器上必须标明受检者姓名、采集时间、禁欲时间以及样本采集是否完整。受检者最初的精液检查应分析两份标本。两次采集的间隔时间通常为 7～21 日，如果两次的结果有明显差异，应再次留取精液标本供分析，因为男性精液分析结果可有相当大的波动。

三、前列腺液标本

前列腺按摩液的采集一般由临床医生进行。即令患者排尿后，取胸膝卧位，手指从前列腺两侧向正中按摩，再沿正中方向，向尿道外挤压，如此重复数次，再挤压会阴部尿道，即可见有白色黏稠性的液体自尿道口流出。用载玻片或小试管承接标本，及时送检，如果需要进行前列腺按摩液培养，则需进行无菌操作，即须严格消毒外阴后，使用无菌容器接取标本。值得注意的是，患生殖系统结核的患者不适宜作前列腺按摩，以防结核扩散；由于前列腺有许多小房，按摩时不一定把炎症部分挤出，故前列腺按摩液检测常须重复进行。

四、皮屑标本

手术刀轻轻刮取，皮肤选择病损的边缘，手癣取虎口处，足癣取第 4、第 5 趾间，花斑癣取表浅皮屑。婴儿皮肤或黏膜菲薄的皮肤可用浸有生理盐水的棉拭子轻轻擦取。

五、活组织标本

活组织检查是指在机体的病变或可疑病变部位取少量组织进行冰冻或常规病理检查，简称为活检。活检要求：① 所取组织须有足够大小，直径 5 mm 以上。② 表面有坏死溃疡的病灶，取材须达到足够深度以达到新鲜有活性的组织。③ 有时需做多点活检。④ 所取组织最好包含部分正常组织。在多数情况下，活检结果可以作为最可靠的术前诊断依据。活检有多种方法：① 体表浅层活组织检查，小手术切取体表浅层的肿块或病变组织标本，如皮肤、浅表淋巴结、外露的肿瘤等。② 内窥镜活组织检查，在内窥镜内用活组织钳咬取标本，如用胃镜、乙状结肠镜、腹腔镜、支气管镜和膀胱镜等。③ 穿刺或抽吸活组织检查，淋巴结、骨髓、肝脏、脾脏、肾脏等可用特殊的穿刺针穿刺，抽取组织标本。④ 男科常用的活组织检查主要包括外睾丸穿刺活检、前列腺穿刺活检等。

六、血液标本

血液标本的采集方法：① 75% 乙醇清洁局部皮肤。② 待皮肤干后，再用 2%～2.5% 碘酒从穿刺点中心部位开始消毒，范围不应小于 5 cm（直径），且不能用手指触摸消毒后的皮肤。③ 皮肤碘酒干后（约 1 分钟），穿刺采集血液，采血量成人 5～10 ml，婴幼儿 1～5 ml。④ 采血后立即在床旁接种培养瓶，并迅速轻摇，充分混匀防止凝固，但又不可剧震以防溶血。注意事项：① 怀疑菌血症应尽早采血，体温上升时（38.5℃）采血可提高阳性率，但也要防止因等待而延误时机。② 对已经使用抗菌药物，而又不能停药者，也应在下次用药前采血。切忌不要在静滴抗菌药物的静脉处采取血标本，也不能从静脉导管及动脉插管中取血。③ 培养基与血液之比以 10∶1 为宜，以稀释血液中的抗生素、抗体等杀菌物质；有人主张对接受抗菌药物治疗的患者，培养基与采血量之比可为 20∶1 或大于这个比例。④ 近年研究表明，将血液注入血培养基前，更换针头反而易导致污染。⑤ 每例至少采血 2 次，间隔 0.5～1 小时，以利于提高阳性率和区分感染菌与污染菌。⑥ 疑为细菌性心内膜炎及布鲁氏病的患者，以肘动脉或股动脉采血为宜，除在发热期采血外，并要多次采血（3～4 次/24 小时）和增加采血量（可增加 10 ml）。⑦ 采血后立即送检，如不能立即送检可置室温，而不能放置冰箱。⑧ 如临床表现很似败血症，而血培养多次阴性者，提示考虑厌氧菌和真菌感染的可能。

七、尿液标本

（1）常规尿标本：嘱患者将晨起第 1 次尿约 100 ml 留于清洁玻璃瓶内，因晨尿浓度较高，未受饮食影响，故检验较准确。尿潴留或昏迷的患者可通过导尿术留取标本。

（2）中段尿采集方法：用肥皂水清洗尿道口，或 0.1% 的碘伏溶液消毒尿道口，灭菌纱布擦干，上翻包皮，弃其前段尿，不终止排尿，留取中段尿 10 ml 于灭菌容器内。注意事项：① 导尿虽然可以减少污染，但是多次重复导尿可以造成逆行性感染,因此近年来大多采用中段尿。② 采集标本以晨起第1次尿液为佳。③ 采集标本后,若不能在1小时内送检,暂放4℃冰箱,但不能超过8小时。若尿液标本在室温下放置超过2小时,即使接种培养结果细菌数≥10⁴ cfu/ml,也不能作为诊断依据,应重新留取标本送检。④ 疑为尿道炎时可将最初3~4 ml尿液收集在灭菌容器内。该尿中即使有少数细菌,如反复检查为同一细菌,也应考虑为病原菌。⑤ 若细菌培养结果为两种或两种以上细菌,需考虑污染可能,建议重新留取标本送检。⑥ 尿液中不得加入防腐剂,消毒剂否则影响阳性检出率。

第三节 常用手术操作法

男科手术涉及不育症、性功能障碍、前列腺疾病、计划生育等,常见的有阴茎勃起异常、阴茎硬结症、阴茎成形术、阴茎创伤、阴茎肿瘤、包皮、阴囊及内容物、睾丸、附睾、精索、鞘膜积液、前列腺增生症手术、前列腺癌根治术等,此书不再赘述,请参阅相关著作。

第四节 体格检查及实验室、物理检查

一、体格检查

男性生殖器可分为外生殖器和内生殖器两部分。外生殖器主要有阴囊、阴茎、睾丸、附睾、输精管;内生殖器则主要有精囊腺、前列腺、尿道球腺等。它们共同完成精液的生成及输送、男性性激素的分泌等一系列功能。阴茎处于松弛状态时悬垂于会阴部前方,性冲动时两个阴茎海绵体和一个尿道海绵体组充血,产生勃起,借以完成性交。睾丸主要是由曲精小管产生精子及由睾丸间质分泌雄激素。附睾不仅是精子的输送管道和贮存场所,而且是促进精子成熟的重要器官。附睾的吸收、分泌和浓缩功能为精子的贮存和成熟提供适宜的环境。附睾功能异常会引起精子的成熟障碍,并导致不育。精索与输精管的功能主要是输送精子。前列腺是男性体内最大的一个附属性腺,它的内部有许多腺体。在男性的一生中,前列腺的大小变化很大,儿童时期的前列腺体积很小,到了青春期,前列腺开始增大,形状就像一个栗子。一般说来,前列腺底部的宽度约为3.5 cm,前后径及上下径约为

2.5 cm,重量约为20 g。前列腺的一个重要功能是分泌前列腺液。腺体产生的前列腺液通过开口于尿道的前列腺导管排泄到尿道。前列腺液是男性精液的重要组成部分,约占精液的1/3。它在男性的生育中起着重要的作用。其次,前列腺具有内分泌的功能,能分泌前列腺素等激素。再次,它有控制排尿的功能。其环状的平滑肌纤维围绕前列腺尿道,参与构成尿道内括约肌,控制排尿动作。最后,在射精时前列腺和精囊腺的肌肉收缩,可将输精管和精囊腺中的内容物经射精管压入后尿道,进而排出体外。

体格检查的目的是为了发现与生育相关的异常体征。对身高、体重、血压的测量,可以提供一些系统性疾病的相关信息。总体重超标(体重指数≥30 kg/m²)与睾丸容积减低是有关的,提示睾丸生精功能的受损。klinefelter综合征的患者中,四肢在躯干中所占比例过长的情况很多。但是这些临床表现的缺失并不能排除疾病存在的可能性,雄激素缺乏综合征可以表现为第二性征不明显,体毛的分布可以显示雄激素水平,比如阴毛稀疏就有可能提示雄激素缺乏。这种病史情况可以通过询问患者剃胡须的频率的方式进行记录。依据人种的不同,较低的剃须频率,相应地代表着较低的雄激素分泌水平。

(一)男性胸部的检查

应该注意是否可触及乳腺组织。在进行胸部检查时,最好要求患者双手放在脑后,以便使胸肌伸展开来。男子女性化乳房发育的程度分级可参照tanner分级。轻度的男性乳房女性化在一些青春期的男孩中很常见,他们并没有任何明显的激素异常,而且有些时候这种状况会持续到青春期过后。一般我们认为这种表现属于klinefelter综合征的一部分。此外,暴露于内源性或外源性的雌激素及药物,如洋地黄类药物和螺内酯等,也可以导致出现男性乳房女性化发育。另外,一些罕见的情况下,雌激素相关的肾上腺肿瘤或睾丸肿瘤也可出现。

(二)阴茎的检查

阴茎检查时触诊应注意是否有尿道下裂、手术或创伤瘢痕、硬化斑块或其他病理改变。当有包皮过长时,包皮应该翻起进行检查,确定尿道口的位置,尿道下裂、尿道上裂以及其他阴茎畸形,会妨碍性交或者导致精子无法正常排至阴道内,从而影响

男性生育功能。瘢痕则提示之前的手术有可能导致尿道的狭窄梗阻,同时手术本身也可导致射精功能障碍。经常有人抱怨阴茎太小导致无法得到满意的性交。但实际上,过小阴茎是非常罕见的,而且基本与不育没有任何关系。对正常男性阴茎大小的标准,我国许多学者曾分别作了大量的调查,但不同学者的测量结果存在较大的差别。这除了受地区、民族等因素的影响外,还与测量方法不尽相同、同一个人不同情况下的阴茎长度也不恒定有关。一般中国男子阴茎的静态长度为 9.05 ± 0.51 cm,周径为 6.9 ± 0.4 cm。阴茎的牵伸长度为 13.0 ± 1.6 cm。阴茎勃起时的长度为 $10.9 \sim 15.3$ cm,平均 13 cm,勃起时的周径为 $9.0 \sim 12.5$ cm。

(三) 睾丸的检查

检查睾丸位置时最好要求患者站立位。双侧睾丸均应可触及并位于阴囊底部。若睾丸位置异常则应按照以下方法进行分类。

1. **可回缩性睾丸** 可回缩性睾丸必须与睾丸下降失败相区分,睾丸一般位于阴囊内,但伴随提睾肌反射,睾丸可以回缩到腹股沟管外环内,这种反射在 5 岁或 6 岁的儿童中是很明显的,但是在成年人中也可以很突出。睾丸回缩作为引起男性不育的因素,对其致病的机制至今仍存在争议。这种情况与未下降睾丸需严格区别。

2. **异位睾丸** 当睾丸下降背离正常的路径时,就会发生睾丸异位。睾丸位于腹股沟管浅环是最常见的睾丸异位位置。在极其少见的情况下,睾丸会位于其他位置,如股动脉鞘内、阴部或者阴囊的相反一侧。

3. **不完全下降** 睾丸可以停留在正常下降途径中的任何一点,从后腹壁到腹股沟管外环之间均可。睾丸可位于阴囊高位,如阴囊颈部;或位于腹股沟管内;或不可触及。不能触及的睾丸既可能位于腹股沟管内,也可能位于腹腔内。完全性的睾丸缺失很罕见,根据人绒毛膜促性腺激素刺激后睾酮上升水平,可以区分完全性睾丸缺失和腹腔内睾丸。

检查睾丸的位置和轴位时,应该采用站立位。一般来讲,睾丸以及位于其后及中部的附睾位于阴囊内,其长轴与阴囊长轴平行。睾丸回缩常发生在性交过程中,而且会产生疼痛,但它可能与生育能力没有关联。水平位睾丸很可能是由于睾丸扭转

所致。如果患者有间歇性疼痛的病史,并且出现睾丸体积减小或者精子浓度降低,应该考虑水平位睾丸的可能。

为了避免出现患者晕厥的危险,睾丸体积测量时应该让患者采用卧位。阴囊皮肤覆盖睾丸,而且其边缘与附睾是相分离的。每一侧睾丸的体积应该比对相应的 prader 椭圆模型从而估算出体积大小。另外,超声测量、孔型睾丸估测模型和测径器都可以用于估测睾丸体积。睾丸的大小与人种差异是相关的,但是更大程度上取决于身高。睾丸的体积主要是由生精小管组成。双侧睾丸的总体积与每次射精精液中的精子数目呈明显的正相关。睾丸体积小暗示睾丸生精上皮细胞的不足。对于 Caucasian 人来说,小于 15 ml 才被认为是睾丸体积偏小,而其他人种则不然,所以说不同人种间睾丸体积的差异很大。一般来说,睾丸体积小于 3 ml,出现在 klinefelter 综合征患者身上。继发性性腺功能减退患者的睾丸体积也会变小,但是一般在 $5 \sim 12$ ml。无精子症患者,如果睾丸体积正常,那么提示很可能是梗阻性无子精症。睾丸异常不对称性增大,应考虑肿瘤可能。对称性增大的睾丸可在正常人群中偶然发现,或是脆弱 X 染色体的一种表现。在睾丸体积增大时,利用超声检查显示阴囊内容物的回声信号,可以判断肿瘤的存在与否。睾丸鞘膜积液时会导致无法评估睾丸体积。

检查睾丸质地时,按压手法要轻,正常睾丸质地富有弹力。较软的质地,经常提示睾丸生精功能的受损。偶尔,患者睾丸体积正常,但质地坚硬,提示可能有肿瘤。klinefelter 综合征患者的睾丸体积小并且质地坚硬。继发性性腺功能减退患者的睾丸体积小而且质地较软。

(四) 附睾的检查

正常的附睾可以很容易被触及,轮廓规则,质地柔软。轻轻触摸检查不会导致疼痛,如果触诊到有疼痛的小结节,则提示可能有附睾炎症或者精子肉芽肿。这些在附睾头部的病变提示感染可能来自衣原体。附睾尾部有疼痛感的肿胀或者结节可能提示有淋球菌感染或者是常见尿道菌如大肠杆菌、变形菌或克雷伯杆菌引起的感染和炎症。输精管切除术后形成的精液肉芽肿也经常发生在附睾尾部。附睾的囊性变是否与梗阻性无精子症有关还不得而知。在梗阻性无精时附睾可以发生膨大。

在进行附睾触诊时要注意以下几个问题。

（1）附睾是否可被触及。

（2）与睾丸的解剖位置关系是否正常。例如，附睾是否贴近睾丸，是位于其上方、下方，还是后方。解剖学上的变异是可能存在的，例如，附睾可以位于睾丸动脉附近（在睾丸外科手术如睾丸活检时有可能被损伤）。

（3）是否有囊肿、质硬的或结节状的区域以及其他任何异常的区域。如果有的话，这些异常的区域是位于附睾的头部、体部还是尾部。

（4）轻柔的触诊是否会导致疼痛。

（五）对输精管的检查

正常情况下，双侧的输精管均可触及，触诊感觉薄而坚硬，类似于火柴梗的手感。有时候会有检查者没有发现双侧输精管缺如的情况，所以对无精子症患者再次检查很有必要，尤其在患者睾丸体积正常，但精液量少并且 pH 呈酸性的情况下。先天性的输精管发育不全，无论是完全性还是非完全性，都与囊性纤维化跨膜转导调节基因的纯合子或杂合子缺陷有关，与轻度或中度的纤维囊性红斑也有关。单侧的输精管缺如更少见，而且常常提示同侧的肾脏缺如。精液量少并且呈酸性的无精子症患者即使可以触摸到输精管，也应该进行 CF 基因检查，因为有时缺失只发生在输精管的腹段。如果输精管可触及，那么应该记录输精管是否正常，是否有增厚、结节或者触痛，这些体征可以用来判断是否存在炎症。

（六）精索静脉曲张

检查室的温度应在 20～22℃。在检查前，患者应脱去衣物站立 5 分钟，如果室温较低，阴囊皮肤会皱缩，不易触诊。在触诊和检查的过程中，患者应该一直站立。精索静脉曲张可以分为：3 度，在阴囊皮肤表面就可以看到扩张的精索静脉，并且可以很容易触诊到。2 度，阴囊内静脉扩张可被触及，但不能在皮肤表面观察到。1 度，除非在患者进行乏式试验时，否则不能观察到或触及扩张静脉。亚临床型，没有临床精索静脉曲张的表现，但是在阴囊红外线检查和超声检查时可以发现精索静脉的异常。

（七）腹股沟区的检查

对于这一区域的检查应该特别注意此处的瘢痕，因为瘢痕可以提示患者以前可能作过治疗睾丸下降不能的手术，或者进行过可能导致输精管损伤的疝气修补术。这种瘢痕由于阴毛的覆盖可能很难被发现。在此区域的瘢痕还以提示患者曾经或目前感染结核或者淋巴肉芽肿性病。腹股沟区病理性的淋巴结肿大或者腹股沟管疝都应被记录。

（八）前列腺和精囊的检查

如果患者没有相应的病史、体征或者是尿液精液分析的结果提示，医生很可能会忽略附属性腺疾病。前列腺直肠指诊时，患者应采用胸膝位。直肠指诊的顺序应该是从前列腺的底部到尖部，从边缘到中央。正常的前列腺质地柔软，形状规则，在轻度按压下不会出现疼痛。前列腺的中央沟应该很容易被触及。有触痛的前列腺肿大提示炎症，这种疼痛是沿阴茎尿道发散的烧灼感，这种感觉要与患者经常描述的那种轻度不适感相区分。前列腺呈硬结状往往提示可能存在恶性增生，但一般很少会导致男性不育。精囊一般是不易被触及的，如果可被触及并且有压痛，则表示可能有炎症发生。通常，精囊是与前列腺相伴出现，一些梗阻性无精子症的患者有精囊的纤维囊性变缺陷，而另一些患者是先天性输精管发育不良导致的精囊发育不良。超声是检查前列腺和精囊异常的最佳方式。

二、实验室检查

1. 前列腺液及尿道分泌物常规检查　正常时，前列腺按摩液稀薄呈淡乳白色，pH 呈微酸性。有炎症时分泌物可浓厚，色泽可变黄或呈淡红色，可浑浊或含絮状物，甚至有黏丝。镜检须以高倍镜检查，主要包括：① 卵磷脂小体，正常前列腺按摩液中卵磷脂小体几乎布满视野，呈圆球形，大小不一，类似脂滴，发亮，折光性强。前列腺炎症时卵磷脂小体减少，且有成堆倾向。② 白细胞，一般认为每个高倍视野的白细胞多于 10 个为异常，可诊断为前列腺炎。前列腺炎时，且常可见成堆的脓细胞。但需注意，至少应观察 10 个高倍视野，且白细胞的多少受前列腺按摩液的黏稠程度、按摩手法的轻重和深浅、涂片的厚薄等影响。必要时应重复测定，并结合临床症状作出分析。③ 其他细胞，前列腺按摩液中还可见到红细胞、颗粒细胞、精子等，正常前列腺按摩液中极少有红细胞，往往在炎症时才出现，但需注意，按摩过重可人为地引起出血，此时镜检可见较多红细胞，而白细胞极少见；颗粒细胞一般较大，内含多量卵磷脂小体颗粒，多见于炎症时或老年人；按摩时若压迫到精囊腺，可以在前列腺按摩液中见到精子。④ 真菌、滴虫或其他成分，患者有真菌感染时，前列腺按摩液中可见到真菌孢子或芽孢;滴虫感染者可以检出滴虫;有时,前列腺按摩液中还可见到淀粉颗粒和结石等。必要时,前列腺按摩液可以制成均匀薄片,待干后火焰固定,进行革兰染色或抗酸染色,油镜检查有无细菌感染;或者制成的薄片进行病理染色,有助于脱落肿瘤细胞的检测。

2. 精液常规检查、生化检查 精液常规检测具体项目有:精子浓度、活动率、畸形率、抗精子抗体。

人类精浆的组成几乎都来自附属性腺,其中约30%来自前列腺,60%来自精囊腺,5%~10%来自附睾及尿道球腺等。一些精浆生化标志可反映附属性腺功能,如酸性磷酸酶、谷氨酰转肽酶、锌、柠檬酸和镁反映前列腺功能;果糖和前列腺素反映精囊腺功能;游离左旋肉毒碱、甘油磷酸胆碱和 α 葡糖苷酶反映附睾功能等。这些特异性标志总排出量的高低可用以评价男性附属性腺的功能状态,也可用于综合评价不育的发病原因和机制。

3. 内分泌检查 主要包括性激素六项:促卵泡生成素(FSH)、黄体生成素(LH)、催乳素(PRL)、雌二醇(E_2)、睾酮(T)、游离睾酮(F-T)及其他的类固醇及激素。近来对男性不育的研究显示,在对精子浓度少于 10×10^6 的不育症患者单独进行血清睾酮及促卵泡生成素的筛查时发现有内分泌异常情况。

检测血清中的 FSH 可用来鉴别促性激素分泌过多、分泌正常或分泌不足造成的性腺功能减退。在无精子症的患者中,若不存在其他已知的可能损伤生精过程的因素,正常的血清 FSH 水平提示精子运输过程中可能存在病变。但精子发生过程中的成熟及获能并不能用这些因素来评判。如果FSH 水平升高,提示精子成熟过程中存在着严重的缺陷,包括支持细胞综合征(精子细胞发育不全)或在早期就发生成熟获能。例如,仅有精原细胞及初级精母细胞存在,在这些精子成熟获能障碍的患者中,精子的成熟获能被限制在输精管中,而精子在其他精管中亦可以成熟。因此,FSH 检测对预测睾丸中是否有精子并没有太大的帮助。例如,在进行单精子卵细胞胞质注射(ICSI)时,睾丸体积小及性腺功能减退的患者,血清中高 FSH 水平提示睾丸的生精功能及 Leydig 细胞功能均出现损伤。若这些患者血清 FSH 水平没有升高则提示性腺功能的损伤是由于下丘脑-垂体功能损伤或垂体瘤的存在。对于这些以诊断治疗为目的的分类,没有必要

去分析患者的血清 FSH 是怎样引起不育的,以及它是如何影响射出精液中的精子的质量。因为一个患有精索静脉曲张的患者,FSH 水平较高,在进行精索静脉矫形手术之后,获得正常的生育能力的可能仍然十分小。

一般来说,对于那些精子浓度大于 $5\times10^9/ml$ 且睾丸体积大小正常的患者而言,评价血清 FSH 没有太大的价值。血清中抑制素 B 是生精过程的重要标志物,在这个问题上,这一指标比检测 FSH 水平的结果更为可信。同时检测抑制素 B 及 FSH 水平可作为评估生精功能的最佳方法,它们有助于鉴别是否是睾丸病变引发的精子浓度减少。血清黄体生成素水平是男性不育的常规检测项目。血浆中睾酮浓度下降,同时血清中 FSH 水平正常或下降者可诊断为促性腺激素分泌不足性性腺功能减退。在原发性睾丸功能异常引起的性腺功能减退患者中,血清中 FSH 水平将会增高。一些学者建议,高黄体生成素/睾酮比提示 Leyding 细胞抵抗,且预示预后生育能力的改善情况不会太好。但上述观点仍需进一步证实。睾酮水平降低而 LH 水平没有提高显示下丘脑-垂体功能被外源性因素通过影响激素活动而抑制,例如类固醇及假雌激素的代谢。对于那些临床表现为性腺功能减退而 FSH 水平没有变化的患者,应检测血浆睾酮浓度。在这些病例中,低的睾酮浓度提示促性腺素分泌不足性性腺功能减退或垂体、下丘脑病变。对于那些临床表现为性腺功能减退且 FSH 水平提高的患者,睾酮水平的检测有助于雄激素供应水平的临床诊断,但它对分类诊断不是必需的。睾酮水平的检测可以显示患者是否有性功能障碍,因为它可能与雄激素产量降低有关。性功能障碍(包括性欲降低、阴茎勃起不充分以及性腺功能减退、睾酮水平降低及 FSH 水平未有升高)的患者需要检测催乳素水平。在所有高催乳素患者中,复查是必需的。刺激,甚至是静脉穿刺的微小刺激都可导致血清中催乳素水平增高。若催乳素的水平持续增高,则考虑患者是否摄入地西泮、舒必利及其他可能降低催乳素水平的药物。同样的,也应检测甲状腺水平,因为催乳素分泌过多可能与甲状腺功能减退有关。在其他无法解释的催乳素水平持续增高病例中,下丘脑-垂体区的成像可用于检测是否存在肿瘤。它可能是催乳素瘤或下丘脑区域的肿瘤,如催乳素瘤或挤压垂体干的肿瘤,它们与促性腺激素分泌不足

性的性腺功能减退有关。

4. 其他类固醇及激素　检测肾上腺或睾丸来源的雄激素的前体或代谢产物如 5α 双氢睾酮、雌二醇,对诊断性分类来说并不是必需的。有些实验室会因为科研的需要而做这些检测,但它们的临床价值仍值得讨论。检测雌二醇的量在那些由肾上腺或睾丸肿瘤引起的男子乳房发育症患者中是有指示作用的。在那些被怀疑患有甲状腺或者紊乱的患者中,应检测促甲状腺素的水平。

5. 染色体及遗传学分析　对于所有精子浓度低于 $(5\sim10)\times10^6$ 且无生育能力的男子应进行性染色体及常染色体数量及结构的筛查。对于那些患少精子症且 Y 染色体微缺失患者来说,是否施行 ICSI 是一个值得置疑的问题。因为这有可能使这种微缺失遗传给他的儿子。对那些单侧或双侧输精管缺如、其他脉管异常及(或)精囊通过直肠超声检测发现异常、所有射精量过少及 pH 过低的无精子症患者来说,进行囊性纤维化基因突变的常规检测是必需的。近来有研究表明,在那些精液质量差但输精管无缺失的不育症患者中,上述突变也是非常常见的。然而,缺乏其他更有力的证据来对这些发现进行进一步确认。因此,需要更大样本的队列研究来肯定或者否定上述的联系。荧光原位杂交及对精子的遗传物质进行检查的方法现已用于研究之中,但并未纳入常规的检查项目之中。但它们对于诊断非整倍体及子代患此种病的危险度是非常有效的。

6. 微生物学检查　主要包括淋病双球菌的检测、支原体和衣原体的检测等。梅毒、艾滋病、生殖器疱疹等的检测,一般检测血清中相应病原体的抗体,这通常在医院免疫室进行;滴虫病、念珠菌病、非淋菌性尿道炎等通常在医院临床检验室进行。单独的抗沙眼衣原体免疫球蛋白检查不能作为是否患有急性衣原体感染的诊断标准。将单独的

HIV 抗体检测作为可选还是必选的项目则由 HIV 在普通人群中的流行情况及患者的病史及体检结果而定。检测 HIV 需与患者协商并取得同意。

7. 血清生化检查　血液筛查分析可帮助发现某些可能对怀孕造成影响的系统性疾病。这些检测可能包括:血红蛋白浓度,红细胞、白细胞计数,沉降率,肾功能,肝功能,血清离子浓度等。具体采用哪些检查应根据体检结果、病史及所在区域而定。严重少弱精子症还可行 Y 染色体微缺失及常染色体检测。

三、物理检查

1. 超声检查　生殖系统 B 超,包括睾丸、附睾、输精管、射精管、精囊及精索静脉,对于阴囊、睾丸、附睾,超声检查是很有价值的,但是超声检查要求有合适的探头(高频 7.5~10 MHz)并且受检查者技术经验的限制。超声检查还可以用于怀疑为睾丸肿瘤的患者。疑为输精管道发育不全或者男性附属性腺感染(炎症)等情况,对附属性腺、前列腺及精囊的超声检查是十分有必要的。

2. X 光与造影检查　高泌乳素血症或促性腺激素不足的患者需要对视丘下部-垂体区进行影像学检查和对视区进行评估。

3. CT 检查　男科 CT 扫描可对前列腺、精囊腺、睾丸发育异常、睾丸肿瘤、睾丸鞘膜积液进行诊断。

此外,男科临床上常用的物理检查方法还有 MRI 检查、腔镜检查等。

四、男科检查注意事项

男科检查人员应注意自身安全防护。体液标本应视为生物危险品,其可能含有有害的感染物质,如 HIV 病毒、肝炎病毒、单纯疱疹病毒等。检查人员常规洗手,在检查室内绝不允许饮食、吸烟、化妆、贮存食物等。

(李铮、梁国庆)

各　论

第 七 章

性 功 能 障 碍

第一节　勃起功能障碍

　　勃起功能障碍是临床上最常见的男性性功能障碍疾病。主要是指性交时阴茎不能勃起，或虽勃起但勃起不坚，或勃起不能维持，以致不能完成性交全过程的一种病症。记载该病现存最早的中医文献为马王堆医书。《黄帝内经》称勃起功能障碍为"阴痿""阴器不用""筋萎"。阳痿病名首见于明代《慎斋遗书》。目前，"阳痿"与"阳萎"病名通用。其临床特点是阴茎痿软，或举而不坚，不能插入阴道进行性交。

　　国内最新结果表明我国城市男性的阳痿总患病率为26.1%，而40岁以上中老年男子阳痿的患病率为40.2%～73.1%，且随年龄增长而上升，60岁以上者上升幅度尤为明显。勃起功能障碍按其程度可分为轻、中、重三度，按病因分为心理性、器质性和混合性三大类。

【病因病机】

　　肾为先天之本，主生殖而司二阴。肝藏血，主筋，其经脉绕阴器，前阴为宗筋之所聚。脾为后天之本，气血生化之源，与阳明胃为表里。阳明主润宗筋。肝郁气滞，实邪内阻，宗筋不用；或脏腑虚损，精血不足，宗筋失养，均可导致阳痿。其病主要涉及肝、肾、阳明经。其基本病理变化多为肝郁、肾虚、血瘀。

【诊断】

　　阳痿的诊断一般通过病史、发病情况、症状体征、实验室检查、专科检查方能明确。

　　1. 临床表现　成年男性虽有性的要求，但临房阴茎不能勃起，或虽举而不坚，或不能保持足够的勃起时间，阴茎不能进入阴道完成性交。可伴有头晕、心悸、精神不振、夜寐不安等症状。患者多思虑无穷、多疑善感、精神压力大。

　　2. 勃起功能国际问卷　西医目前根据通用的勃起功能国际问卷(IIEF-5)进行评分来诊断是否阳痿和区分阳痿病情程度。问卷评分＞21分诊断为无勃起功能障碍；≤21分提示患者有阳痿。同时，根据得分情况将阳痿病情程度分为轻、中、重三度，其中12～21分者为轻度，8～11分者为中度，5～7分者为重度。

　　3. 体格检查　器质性阳痿在体格检查有异常变化。如糖尿病有深反射减退，下肢各种感觉减退或消失；原发性睾丸功能不全可见胡须减少，脂肪分布异常，乳房增大，前列腺萎缩；高催乳素血症(由垂体瘤、下丘脑肿瘤及药物等因素所致)可见体毛减少，乳房增大，溢乳；神经性疾病一般伴有各种神经系统阳性体征表现，如颅神经、运动神经、感觉神经、深腱反射、球海绵体肌反射、肛门反射等检查可见阳性体征。

　　4. 辅助检查

　　(1) 精神心理学调查：通过心理学调查判断阳痿为精神性阳痿或器质性阳痿。较常用的心理学检查方法是明尼苏达多相个性调查表测试法。但此法专业性很强，需要精神科专业医师来分析结果。

　　(2) 勃起神经系统检查：主要有阴茎生物感觉阈值测定法、阴茎背神经体性感觉诱发电位测定法、球海绵体反射潜伏期测定法。

　　(3) 勃起血管系统检查：海绵体注射药物诱发勃起实验；夜间阴茎勃起监测、夜间阴茎勃起测定系统——尼娃(NEVA)、彩色双功能多普勒超声在勃起功能障碍诊断中的应用等。

　　(4) 内分泌学评估：治疗勃起功能障碍临床常规查血总睾酮、游离睾酮、促性腺结合球蛋白、促黄体生成素、卵泡刺激素、雌激素和催乳素水平。

　　(5) 勃起功能障碍的放射学诊断：主要包括阴

茎海绵体动脉造影、阴茎海绵体静脉造影、动态药物-海绵体造影(PCMG)。

【鉴别诊断】

1. 早泄　阴茎能勃起,性交时间极短即行排精,甚至阴茎刚接触女阴即射精,从而导致阴茎痿软,不能继续进行正常性交。

2. 假性阳痿　这是患者的自我意识。即阴茎能正常勃起进入阴道进行性交,很快达到高潮而射精并获得快感,但因不能满足对方而遭到非议,便自以为是阳痿而求治者,这种情况不属阳痿范畴。

3. 阳缩　以阴茎内缩抽疼,伴有少腹拘急,疼痛剧烈,畏寒肢冷为特征。

【治疗】

根据其肝郁、肾虚、血瘀的基本病理变化,其基本治疗原则为疏肝、益肾、活血。中青年的患者,病程短者,多以疏肝、活血为法,适当辅以补肾益气的中药;对年龄偏大,病程较长者,多根据患者综合情况及微观指标,以疏肝肾益为主,辅以活血化瘀;或以补益肾气为主,辅以疏肝活血。

一、内治

(一)辨证施治

1. 肝气郁结证　阴茎逐渐萎软,或阳痿突生。伴情志抑郁,胸胁胀满或窜痛,善太息,纳食不香。舌淡或红,苔薄,脉弦或细弦。治宜疏肝解郁。方用逍遥散加减。常用药物有柴胡、当归、白芍、白术、茯苓、生姜、薄荷、炙甘草。肝郁化火,胸胁灼痛,口干口苦者,加牡丹皮、栀子、黄芩;化火伤阴,眼目干涩者,加枸杞子、黄精。

2. 湿热下注证　阳事不举,或阴茎易举而不坚,阴部潮湿臊臭,两腿酸重,体困乏力,小便短赤。舌红苔黄,脉滑数或沉滑。治宜清热利湿,化瘀通络。方选柴胡胜湿汤加减。常用药物有柴胡、酒炒黄柏、升麻、泽泻、当归、羌活、麻黄根、汉防己、龙胆草、赤茯苓、红花、五味子、生甘草。阴部瘙痒重者,加地肤子、苦参;阴部潮湿重者,加土茯苓、薏苡仁;后期湿热已除,当减量苦寒攻伐之品,稍加沙苑蒺藜、菟丝子等益肾之品。

3. 瘀血阻络证　阴茎临举不坚,经久不愈,或服滋补反甚,精神抑郁,会阴胀感,或少腹抽痛,阴茎色暗,龟头冷凉,面色暗滞无华,肌肤粗糙失润。舌质暗,边有瘀点,舌下静脉曲张,色深紫,脉沉细涩。治宜活血化瘀。方选血府逐瘀汤加减。常用药物有当归、生地、桃仁、红花、枳壳、赤芍、柴胡、甘草、桔梗、川芎、牛膝。血瘀化热,见烦躁易怒者,加知母、黄柏;少腹疼痛者,加延胡索、乌药;会阴坠胀甚者,加黄芪、党参。

4. 心脾两虚证　阴茎临房不举,心悸不宁,精神不振,夜寐不安,梦幻纷纭,不思饮食,倦怠乏力,面色不华。舌质淡,苔薄白,脉细。治宜补益心脾。方选归脾汤加减。常用药物有白术、当归、茯苓、黄芪、远志、龙眼肉、酸枣仁、党参、木香。伴心悸不宁、精神不振者,加生龙骨、生牡蛎;纳差者,加焦神曲、炒麦芽。

5. 心肾惊恐证　阴茎不举,凡有性欲要求时则心悸怔忡。伴精神苦闷,胆怯多疑,失眠多梦,腰膝酸软无力。舌淡,苔薄白,脉弦细或细弱无力。治宜补益心肾。方选天王补心丹或启阳娱心丹加减。常用药物有人参、五味子、天冬、麦冬、柏子仁、玄参、丹参、桔梗、菟丝子、当归、远志、茯神、石菖蒲、生枣仁、巴戟天、枸杞子、淫洋藿、蜈蚣。腰膝酸软无力者,加牛膝、桑寄生;情绪惊恐不安者,加重镇安神之品。

6. 肾阳不足证　阳事不举,或举而不坚,多由正常而逐渐不举,终至萎软不起。伴阴部冷凉,形寒肢冷,腰膝酸软,头晕目眩,面色㿠白,精神萎靡。舌质淡润,苔薄白,脉沉细。治宜温肾壮阳。方选右归丸加减或赞育丹加减。常用药物有熟地、白术、当归、枸杞子、杜仲、仙茅、巴戟天、山茱萸、淫羊藿、肉苁蓉、韭菜子、蛇床子、附子、肉桂。若兼气虚者,加黄芪、太子参、白术、山药等健脾补气;尿后余沥、溲清频数甚或不禁、失精者,加金樱子、芡实、锁阳。

7. 肾阴亏虚证　伴见腰膝酸软,眩晕耳鸣,失眠多梦,形体消瘦,潮热盗汗,五心烦热,甚则遗精。舌红少津,脉细数。方选左归丸或二地鳖甲煎加减。常用药物有熟地、山药、枸杞子、山茱萸、川牛膝、菟丝子、鹿胶、龟甲。阴虚火旺、小便短黄者,加牡丹皮、生地、女贞子等;或用知柏地黄丸加龟甲、鳖甲、枸杞子。

(二)中成药、验方

1. 中成药

(1)肝气郁滞证:逍遥丸,每日3次,每次10丸;或枳术宽胸胶囊,每日3次,每次3粒。

(2)肾阳不足证:金匮肾气丸,每日3次,每次1丸;或右归丸,每日2次,每次1丸。复方玄驹胶囊,每日 3 次,每次 3 粒。

(3)肾阴亏虚证:六味地黄丸,每日 3 次,每次 10 丸;或大补阴丸,每日 2 次,每次 1 丸;百令片,每次 5 片,每日 3 次。

(4)瘀血阻络证:血府逐瘀胶囊,每日 3 次,每次 4 粒;或大黄䗪虫丸,每日 2 次,每次 2~4 g。

(5)湿热下注证:龙胆泻肝丸,每日 3 次,每次 1 丸。龙金通淋胶囊,每日 3 次,每次 3 粒。

(6)心脾两虚证:归脾丸,每日 3 次,每次 10 丸。

2. 验方

(1)蛤茸散:蛤阶 2 对,去头足、黑皮,鹿茸 20 g,共为末,临睡黄酒送服 2 g。适用于肾阳不足、命门火衰之阳痿。

(2)桃红四物汤加减:桃仁 10 g,红花 5 g,干地黄 12 g,赤芍 10 g,当归 10 g,川芎 6 g,川牛膝 10 g,生蒲黄 10 g,五灵脂 10 g,延胡索 10 g。每日 1 剂,水煎,分 2 次服。适用于瘀血阻滞之阳痿。

(3)活血通经汤:鸡血藤 30 g,当归 10 g,炙首乌 10 g,狗脊 15 g,川牛膝 15 g,益母草 30 g。每日 1 剂,水煎,分 2 次服。适用于瘀血阻滞之阳痿。

(4)柴丹振阳汤:柴胡 15 g,牡丹皮 15 g,枳壳 10 g,赤芍 15 g,五味子 10 g,蛇床子 10 g,菟丝子 15 g,炙远志 10 g,九香虫 6 g,蜂房 10 g,刺蒺藜 30 g。每日 1 剂,水煎,分 2 次服。适用于肝郁肾虚血瘀之阳痿。

(5)亢萎灵:蜈蚣 18 g,当归、白芍、甘草各 60 g。共研细末,分成 40 包,每服半包至 1 包,早晚各 1 次,空腹白酒或黄酒送服。15 日为 1 个疗程。适用于瘀血阻滞之阳痿。

(6)菟丝子、雄鸡肝阴干者,为细末,雀卵和丸如小豆大,每服 1 丸,日 3 次。新鲜狗睾丸切成薄片,勿去血,温开水送服,每次 10 g,早晚各 1 次。适用于肾阳不足之阳痿。

(三)西药治疗

一般根据情况可选用西地那非(万艾可)、他达拉非(希爱力)、伐地那非(艾力达)等,使用时应严格观察不良反应。根据病因选择激素治疗,还可采用海绵体注射西药,根据情况可选用罂粟碱、酚妥拉明、前列腺素 E_1 作阴茎海绵体注射,使用时应严格观察不良反应。

二、外治

(1)露蜂房适量烧灰,于临卧时用水涂敷于阴茎上。未婚或虽婚两地分居者勿用。

(2)肾虚者,用蛇床子、韭菜子、淫羊藿、蜂房各等量,煎水候温浸泡阴茎,每晚 1 次,每次 15~20 分钟。

(3)湿热者,用蛇床子、千里光、土茯苓、苦参、马鞭草适量,煎水候温浸洗阴茎,每晚 1 次,每次 10~15 分钟。

(4)敷脐疗法,取小茴香 5 g,炮姜 5 g,共研细末,加食盐少许,用蜂蜜调和,敷于肚脐,外用胶布贴紧固定,5~7 日后弃去。

三、针灸疗法

(1)体针选中极、关元、气海、肾俞、命门、三阴交、会阴、阳痿穴。根据中医辨治原则选用补泻手法。

(2)耳针选精宫、外生殖器、睾丸、内分泌等耳穴。

(3)穴位注射,用黄芪注射液或鹿茸注射液,选中极、关元、气海、三阴交、曲池等穴位。

四、手术疗法

器质性阳痿可以采用血管再通手术、背深静脉结扎术、背深静脉切除术、尿道海绵体松解术、阴茎假体支撑等手术治疗。

【预防与调护】

(1)中医治疗功能性阳痿疗效确切,治疗时要抓住疾病基本病机"肝郁、肾虚、血瘀"这一主要环节,不论何种辨证类型均可加用一些疏肝活血药,如川芎、香附、鸡血藤、赤白芍之类。

(2)正确认识对待性生活。应学习必要的性知识,戒除手淫,节制房事,重视夫妻沟通。一旦发生阳痿,男女双方应正确对待,弄清原因,积极治疗,女方应与男方多沟通,充分体谅男方,多鼓励男方,帮助男方重树信心,以利于康复。

(3)饮食有节,少食醇酒厚味和甜食,不吸烟;营养合理,调畅情志,适当锻炼,提高机体的抗病能力。

(4)积极治疗基础病和原发病。用药勿过苦寒或辛燥,慎用对性功能有抑制作用的药物。发现问题及时就诊,以免延误病情。

【现代文献摘录】

(1)秦国政.勃起功能障碍(阳痿)中医发病学规律研究[J].云南中医学院学报,2003,26(4):54.

秦国政.勃起功能障碍(阳痿)中医发病学规律

研究(续)[J].云南中医学院学报,2004,27(1).

根据1564例横断面研究样本和962例病例-对照研究样本的勃起功能障碍(ED)流行病学调研结果,对其中医发病学规律进行了总结和探讨。作者认为在当代社会环境条件下,勃起功能障碍的发病学规律同古代相比已经发生了变化,在病因学方面,房劳损伤已不再是主要原因,情志之变则是主要病因学基础,不良生活习惯是不可忽视的因素;在病机学方面,实多虚少是病机转变的普遍规律,脏腑功能改变以肝肾为中心而涉及其他脏腑;在基本病理学方面,最基本的病理变化是肝郁肾虚血瘀,其中肝郁是主要病理特点,肾虚是主要病理趋势,血瘀是最终病理趋势。从横断面调查结果中可以发现,在ED伴随症状中,肝肾两经症状占绝大多数,尤以肝经症状最多,而心、脾、肺、胃、胆等诸经见症较少,说明ED的发病脏腑是以肝肾为中心而涉及其他脏腑。

(2)秦国政,骆斌.勃起功能障碍中医体质学规律研究[J].北京中医药大学学报,2005,28(4):13.

采用整群抽样和横断面研究与病例-对照研究方法对勃起功能障碍(ED)与体质的关系进行研究,根据1564例横断面研究样本和962例病例-对照研究样本的ED流行病学资料分析,结果显示,平和质体质对ED的发生起保护作用,实性体质和虚性体质是导致ED发生的体质基础;≤30岁的忧郁质者、31～50岁的湿热质者、>50岁的痰湿质者、31岁以上的瘀血质者患ED的比例较高;肝郁肾虚证、肝郁脾虚证、肝郁气滞证、肝郁胆怯证、肝郁化火证常见于忧郁质者,肝肾阴虚证、肾阴虚证、心肾不交证、肝阴不足证常见于阴虚质者,湿热下注证、肝经湿热证、脾胃湿热证、湿热夹瘀证、阴虚湿热证常见于湿热质者,脾肾两虚证、肝肾阳虚证常见于阳虚质者,痰湿内盛证、肝郁痰凝证常见于痰湿质者,气滞血瘀证常见于瘀血质者。结果提示ED与体质有关,ED体质类型与年龄有关,ED证候与体质类型有关。

(秦国政)

第二节 早 泄

早泄是一种常见的性功能障碍疾病,指性交时间极短即射精,甚至尚未进入阴道即射精,以致不能正常性交的一种病症。约有1/3患者受此困扰或曾经受此困扰。中医又称"见花谢""临阵倒戈""鸡精"等。一般来说,早泄是一种比较明确、不容易受到误解的性功能障碍,但要给早泄下一个完整确切的定义颇为困难。当然,对严重的早泄诊断是一致的,就是尚未进入阴道就射精。

【病因病机】

1. 阴虚火旺 平素抑制性欲,房事较少,阴精暗耗;或纵欲过度,肾阴虚亏,阴虚于内,不能制阳,虚火内炽,扰动精关,一触即发而早泄。

2. 肾气不固 房事不节,手淫过度,或早婚早育,以致戕伐太过,肾气不足,精关不固,封藏失职,固涩无权而早泄。

3. 心脾两虚 日夜劳倦,病后失养;或曲运神机,思虑过度,损伤心脾,暗耗气血;心血不足则神不明,脾气不足则气不摄,而致早泄。

4. 心肾不交 劳心过度,郁而化火,心阴受损,心火偏亢,火扰心神,肾水不能上济;或房事不节,肾阴亏损,肾水不济心火,致心肾失交,而致早泄。

5. 相火炽盛 情志不舒,肝气郁结,郁而化火;或欲望不达,久蕴化热,相火炽盛,扰动精关而致早泄。

【诊断】

1. 临床表现 早泄指性交时间极短即射精,甚至尚未进入阴道即射精,以致不能正常性交的一种病症。男性的射精潜伏期受年龄、禁欲时间长短、身体状况、情绪心理等因素影响,射精潜伏期时间的长短也有个体差异。一般认为,健康男性在阴茎插入阴道2～6分钟发生射精,即为正常。当然,如果患者既往性生活时间比较长,可达到20～30分钟,但是发病以来只有5～10分钟,患者感到不尽兴,女方也感到不满意,就不能囿于2～6分钟发生射精即为正常的标准。

2. 诊断标准 早泄的诊断标准众说纷纭,常见的分为以下几种:① 以时间为标准。从阴茎插入阴道至射精的时间,一般认为短于2分钟即为早泄,但严格地讲应短于30秒,才能算早泄。② 以抽动次数为标准。阴茎插入阴道中抽动次数少于10次为早泄。③ 以性伴侣的反应为标准。认为在性活动中,如果有50%以上的性交机会中,不能使女方达到性高潮亦可称为早泄。④ 以控制射精反射的能力为标准。射精可以通过学习训练之后进行控制的。如果长期不能控制射精,就是早泄。

【鉴别诊断】

1. **阳痿** 阳痿是指阴茎不能勃起，或勉强勃起进入阴道后尚未射精即萎软的病症。早泄是指性交时阴茎能勃起但因过早射精，以致影响正常性交。患者往往感到不尽性，女方也感到不满足。但有部分患者既患有阳痿，又伴有早泄，需注意同时治疗。器质性阳痿可以通过阴茎夜间勃起观测仪（NPT）进行鉴别。

2. **遗精** 遗精（滑精）一般指夜间睡梦中，在无性交状态下，出现精液遗泄，一般有梦者称之为梦遗，无梦者称之为滑精。患者在性交时可无早泄现象。

【治疗】

早泄的实质是射精中枢所需要的刺激阈值太低，治疗的目的是提高达到射精所需的阈值。中西医的治疗各有所长，下面介绍几种临床上常用的治疗方法。

一、内治

（一）辨证施治

1. **阴虚火旺证** 性欲亢进，动则阳举，但未战先泄，面色潮红，头目眩晕，虚烦难眠，时易盗汗，五心烦热，口干咽燥，腰酸膝软，苔少或剥，舌质红少津，脉细数。治宜滋阴降火。方选三才封髓丹加减。常用药物有天冬、生地、熟地、人参、龟甲（先煎）、鳖甲（先煎）、五味子、砂仁（后下）、甘草、知母、黄柏、山茱萸。火旺重者加牡丹皮、栀子、二至丸；气虚者加炙黄芪、五爪龙；合并湿热证者加赤芍、车前草、灯心草；合并肝郁证者，加柴胡、白芍、枳实、薄荷。

2. **肾气不固证** 性欲淡漠，举阳不坚不久，时见遗精，举则早泄，头晕健忘，腰酸膝软，精神萎靡，动则汗出，小便清长，夜尿频数，舌苔薄白，舌质淡，脉沉弱。治宜益肾固精。方选桂枝加龙骨牡蛎汤加减。常用药物有桂枝、白芍、生龙骨（先煎）、生牡蛎（先煎）、韭菜子、桑螵蛸、炒蜂房、五味子、金樱子、生姜、大枣、甘草。阳虚者加淫羊藿、仙茅、肉苁蓉；气虚者加黄芪、党参、山药、五爪龙。

3. **心脾两虚证** 性欲淡漠，动则早泄，面色不华，身倦乏力，心悸怔忡，不寐多梦，胃呆便溏，苔薄白，舌质淡，脉细。治宜补益心脾。方选归脾汤加减。常用药物有黄芪、党参、白术、茯神、龙眼肉、酸枣仁、当归、远志、夜交藤、合欢皮、木香、甘草、五味子。兼夹阳虚者加锁阳、益智仁、潼蒺藜、金樱子；阴虚者加龟甲、鳖甲、天冬、麦冬。

4. **心肾不交证** 阴茎易举，举则易泄，心悸虚烦，寐少多梦，腰脊酸楚，头晕，目眩，耳鸣，少苔，舌红，脉细数。治宜交通心肾，方选黄连阿胶汤加减。常用药物有黄连、阿胶（烊冲）、黄芩、白芍、鸡子黄（冲入）、远志、枸杞子、莲子心、百合。阴虚者加天冬、麦冬；肝郁气滞者加柴胡、川楝子、枸橘。

5. **相火炽盛证** 性欲亢进，过早泄精，头晕目眩，口苦舌干，急躁易怒，怔忡不安，尿黄而赤，或阴肿，阴痒，苔黄腻，舌质红，脉弦数。治宜清泻相火。方选龙胆泻肝汤加减。常用药物有龙胆草、栀子、黄芩、柴胡、泽泻、生地、当归、黄柏、决明子、生甘草。肝郁气滞者加青皮、川楝子、枸橘；心神不宁者加远志、淮小麦、大枣。

（二）中成药、验方

1. 中成药

（1）阴虚火旺证：三才封髓丹或知柏地黄丸，每日3次，每次8g；参竹精片，每日2次，每次3片。

（2）肾气不固证：金锁固精丸或水陆二仙丹，每日3次，每次8g；或金樱子膏，每日2次，每次1汤勺。

（3）心脾两虚证：归脾丸或人参养荣丸，每日3次，每次8g。

（4）心肾不交证：交泰丸，每日2次，每次5g；或天王补心丹，每日2次，每次9g。

（5）相火炽盛证：龙胆泻肝丸，每日3次，每次8g。

2. 验方

（1）固精酒：金樱子、五味子、覆盆子、枸杞子、益智仁各50g，浸入1000g白酒内，晚间每次25g佐餐用。适用于肾虚精关不固之早泄。

（2）秘精汤：生龙骨、生牡蛎各30g，芡实10g，莲子30g，知母18g，麦冬18g，五味子9g。每日1剂，水煎。适用于阴虚火旺之早泄。

（3）海鹿散：海马10g，鹿茸10g，红参10g，肉桂3g。上药共为细末，蜜炼成丸，如梧桐子大，每次5～10丸，早晚各1次。适用于命门火衰之早泄。

（4）清肾汤：焦黄柏12g，生地12g，天冬12g，茯苓12g，山药12g，煅牡蛎30g。每日1剂，水煎。适用于肾阴亏损、相火偏亢之早泄。

（5）金樱茶（王古道经验方）：知母10g，黄柏

10 g,芡实 30 g,金樱子 30 g,五味子 10 g,沙苑子 30 g,莲须 10 g,生牡蛎 30 g(先煎)。每日 1 剂,水煎。适用于相火相火炽盛、肾气亏虚之早泄、遗精。

(6)水陆三仙饮(王古道经验方):芡实 15 g,莲须 5 g,金樱子 15 g。每日 1 剂,泡水代茶饮。适用于肾气亏虚、精关不固之早泄、遗精。

(三)西药治疗

目前药物治疗主要是 5-羟色胺再摄取抑制剂,国内已上市的是盐酸达帕西汀(必利劲),30 mg/片,性生活 1~3 小时前口服 1 片。其主要作用是延长射精潜伏期,需在医生指导下服用。其他类似的药物还有帕罗西汀、舍曲林、氟西汀等,均应在医生的指导下应用。为降低兴奋性,可给小剂量的抗焦虑药或镇静药,如地西泮、谷维素、苯巴比妥、氯氮卓、曲唑酮等。

西药外用可以使用利多卡因乳膏外涂龟头等生殖器敏感部位,以降低敏感性,延长射精时间。

二、外治

(1)五倍子、五味子、乌梅各 20 g 煎汤熏洗龟头及阴茎,每日 1~2 次。

(2)丁香、细辛、桉叶、五倍子各 20 g,浸入 250 g 95%的乙醇中,静置半个月,每于性交前 10 分钟,将此药液涂于龟头部位。

(3)1%达克罗宁油膏,或 1%丁卡因或 2%可卡因,性交前 0.5~1 小时,洗净阴茎头,少量涂在冠边缘,不可多涂,否则降低射精反应,甚至导致不射精,有的还会影响阴茎勃起功能。

(4)性交前将少量清凉油、薄荷牙膏、食用醋或丁香油涂于龟头上。

三、手术疗法

阴茎背神经阻断术,此方法在国内被民营医院滥用,但其安全性和有效性受到国际早泄学会质疑,不建议用于临床治疗早泄。

四、针灸疗法

(1)阴虚火旺证:取志室、照海,配水泉、间使或支正、神门。操作:平补平泻。

(2)肾气不固证:取中极、然谷,配白环俞、复溜或大巨、悬钟。操作:先针刺后加灸或温针灸,或灸法。

(3)心脾两虚证:取志室、照海,配神门、章门或太白、巨阙。操作:烧山火或先针刺后加灸或温针灸,或灸法。

(4)相火炽盛证:取中极、然谷,配中膂俞、太冲或肝俞、光明。操作:泻法。

五、中医导引术

《洞玄子》载:"凡欲泄精之时,必须候女快,与精一时同泄。男须浅拔,游于琴弦麦齿之间,阳峰深浅如孩儿含乳,即闭目内想,下拉下颚,踞脊引头,张鼻,歙肩,闭口吸气,精便自上。节限多少,莫不由人,十分之中只得泄二三分矣。"即夫妇性交时,有提早射精的感觉时,将阴茎外提,浅置于阴道下端三分之一处,龟头浅置于阴道口,同时心思安静,闭眼默想,下颚下拉,弯脊背,伸头颈,鼻孔扩张,肩膀内收,闭口吸气,可使精液内收而不致外泄,也可由人意而节制其泄精的多少。这种方法与现代性治疗学采用的转移注意力,增加间歇期以降低性兴奋,从而延缓射精时间的思路及方法如出一辙。

六、行为疗法

1. 中断排尿法 由称耻骨肌训练法,具体方法是在排尿时,先排出一部分,停顿一下,再排,再憋住,分几次把尿排完。平时可有意识地使精索收缩以抬起睾丸,或将浴巾覆盖在勃起阴茎上作抬起运动。经过几周骨盆肌肉的锻炼后,常可有意识地阻止射精,而且当快要射精时,压迫耻骨肌,可以使性交时间随意延长,而且可多次出现性欲高潮。

2. 阴囊牵拉法 在男性性高潮时,性兴奋很强烈,出现阴囊收缩、睾丸上提现象,此前用手先向下牵拉阴囊及睾丸,即可以降低性兴奋性,以达到延缓射精、防止早泄的效果。

3. 动-停训练法 具体方法是刺激阴茎勃起,到快要射精程度时即停止刺激,直至兴奋高潮减退后再次刺激阴茎,如此反复进行直到男方能耐受大量的刺激而又不射精。通过此法训练,承受刺激所增加的次数和延缓射精所需要停歇的时间很快会减少,能很快耐受连续刺激而不必间歇,以提高阈值,建立起最小刺激与反应之间的联系,使患者接受的刺激越来越强,时间越来越长,但其强度与时间都保持在引起射精反应的阈值之下,这样就可以达到治疗的效果。

4. 挤捏技术 此法的目的是加强丈夫的自控射精能力,并提高妻子的性快感,由女方实施此法效果较好。具体做法是充分刺激阴茎,当男方阴茎勃起至快要射精之前,女方将拇指放在阴茎的系带部位,示指与中指放在阴茎的另一面正好在冠状缘上下方,稳捏压迫 4 秒,然后突然放松。施加压力的方向是从前向后,绝不能从一侧向另一侧。女方要用指头的腹侧,避免用指甲捏夹或搔刮阴茎。挤捏所用的力大小与阴茎勃起的硬度成正比。

【预防与调护】

良好的性行为需处于安宁、温馨的感情氛围中,这样夫妻关系才能纵情享受性爱带来的美妙体验。如果夫妻关系紧张,女方不愿配合治疗,往往会事倍功半。反之,双方一往情深,女方乐意配合参与治疗,那么他们就可以建立起一种亲昵的能够分享的情感,而不是单独的对性本生的追求,常可使治疗事半功倍。对早泄而言,女方参加性治疗的重要性是不可忽视的。有鉴于此,建议夫妻双方一起参加治疗。

早泄是能够控制的,除应掌握一些有关性知识外,常用的方法是延长射精时间,具体做法也有多种,如性交时男方应保持平静,性交的动作也以缓慢为宜;或改变性交体位,采用女上位;戴阴茎套以降低阴茎头的敏感性;性交过程中使注意力转移;以及适当中断性交等,对轻度早泄的治疗均有帮助。年轻者还可以采取重复性交等方法,以达到延缓射精的作用。

不少早泄患者源自快速自慰习惯,在年轻时自慰怕别人发现,或与性伴侣独处时间很短,因而需尽快射精,久而久之就形成了快速射精的习惯。还有因为年轻时不应期短,每次射精时均可伴有性高潮,或在很短时间内反复自慰以达到瞬间性高潮所带来的快感。

经验不足,多数男子在新婚阶段均有射精较快或早泄的现象。这是由于新婚宴尔,缺乏经验而过度兴奋和冲动,难以自持,不懂如何控制射精反射。经过数周至数月、数年的努力,才会逐步形成射精自控。或长期禁欲,不少有能力控制射精的男子,在长期禁欲后或高度兴奋时,偶尔也会出现很快射精。性爱犹如骑自行车一样,刚学时由于没有经验、心情紧张等原因老是摔跤,练习过一段时间后,慢慢就会驾驭了,摔跤现象就越来越少,甚至没有了。

心神不宁,在没有安全感的场所同房,由于心情紧张,疑神疑鬼,经常速战速决,从而出现早泄。有些人看了一些色情录像,觉得其中的男主角"久战不疲",而自己虽然不是"一触即发"或"临阵倒戈",但也是 3～5 分钟就"熄火"了,觉得自己不是个合格的男子。

性伴侣的态度,有些女子看了一些色情录像,觉得男人就应该这样,而自己的丈夫却不能持久战;她们不了解男方的性能力,轻则加以冷嘲热讽,使男方忧虑不安;重则怒目而视,爱理不理,弄得男方灰溜溜的,更加重了男方的心理负担。下次做爱时更似败兵上战场,胆战心惊,从而使早泄愈演愈烈,结果成为一个真正的性无能者。

【现代文献摘录】

(1)郭军,耿强,王福,等.翘芍止泄合剂治疗原发性早泄的临床疗效观察[J].中国中医基础医学杂志,2011(07):779-780.

观察翘芍止泄合剂对比盐酸帕罗西汀治疗原发性早泄的临床疗效。治疗组使用中国中医科学院西苑医院男科协定处方翘芍止泄合剂,药物组成为贯叶连翘 20 g,柴胡 15 g,白芍 15 g,石菖蒲 5 g,巴戟天 15 g,黄芪 10 g。水煎,每次 250 ml,每日 2 次,饭后口服。使用盐酸帕罗西汀为对照组。该研究发现,翘芍止泄合剂对原发性患者有很好的疗效,与目前常用的盐酸帕罗西汀对照发现,2 组治疗均对患者阴道潜伏期测值有改善,但治疗后组间比较无差异,翘芍止泻合剂能显著提高早泄患者自评量表得分及治疗后性生活满意度,相对于盐酸帕罗西汀组,中药复方作用是多方向、多靶点的,不仅仅作用于早泄的相关症状,还能够治疗由原发疾病引发的躯体其他不适,或调节患者的心理状态,值得临床进一步推广。

(2)韩文均,刘娟,董升栋,等.孙建明教授治疗早泄经验[J].新中医,2015(09):16-17.

韩文均等认为早泄病机以肝肾同源为理论基础,其经验为:① 注重补益肝肾。根据肝肾同源的理论基础,应该在补肾的同时注重补益肝血,肝血充盈,血能化精,肾精充足才能肾气充盈。常用主要药物为熟地、杜仲、枸杞子、露蜂房、杜仲、续断、巴戟天、丁香等。② 主张从心论治。主要以五运六气立论,根据司天、在泉、主运、主气、客气等的不同,分别有针对性地加用不同药物。如就诊时期当令气运为湿气太过,则加用薏苡仁、茯苓、佩兰、砂仁等祛湿药物;如热象明显加用连翘、淡竹叶等;若寒象明显,加用熟附子、仙茅、淫羊藿等;若风木太过,加用疏肝之品,如佛手、玫瑰花等。

(3)陈妙根,程玲.针刺治疗功能性早泄疗效观察[J].上海针灸杂志,2008(12):25-26.

运用针灸疗法治疗肾气不固与肝郁气滞型早

泄,肾气不固型治宜固摄肾气,补肾摄精。取穴白环俞、会阳、肾俞、命门。针刺用补法,留针 30 分钟。其中白环俞、会阳两穴深刺 3 寸以上,使针感向会阴部、龟头放射为度。继而用长 40 mm 毫针针刺命门、双侧肾俞,得气并行捻转补法,每日 1 次,10 次为 1 个疗程。连续治疗 3 个疗程。肝郁气滞型治宜疏肝解郁。取穴白环俞、会阳、三阴交、太冲。针刺用泻法,留针 30 分钟。其中白环俞、会阳,两穴深刺 3 寸以上,使针感向会阴部、龟头放射为度。继而用长 40 mm 毫针针刺双侧三阴交、太冲,得气并行捻转泻法。每日 1 次,10 次为 1 个疗程。连续治疗 3 个疗程,两疗程间休息 7 日。

(4)王古道.早泄的简易治疗方法[C].中华中医药学会第十届男科学术大会论文集,中华中医药学会,2010:215.

1)提肛运动:每日早、晚各做提肛运动 100 次。

2)分段排尿:1 次小便分 4~5 段排出,每段间隔 5 秒。

3)沐浴冲淋:将淋浴头对着龟头反复冲淋,忍住小便。

4)辅剂减敏:性交前将少量清凉油、薄荷牙膏或丁香油涂于龟头上。

5)乳胶脱敏:性交时戴 2 只避孕套,1~2 个月后改为 1 只,直至去掉。

6)延迟插入:性活动过程中,欲望最强烈时不要急于插入,待其平缓后再进行,插入动作宜轻柔、缓慢。

7)转动为主:插入后以转动为主,减少抽插,这样可减轻对龟头的刺激,增强对女方敏感部位的刺激。

8)动停结合:在性交过程中,稍有快感即减缓运动频率和强度并分散注意力,或者抽出阴茎,待快感消退后再进行,如此反复。

9)九浅一深:在性交过程中,浅插 9 下,深插 1 下,深浅次数可酌情增减。

以上方法,能增强尿道括约肌和耻骨尾骨肌的收缩力或减弱龟头的敏感性,经 3~6 个月的训练,可有效地延长性交时间,改善性生活质量。

(戚广崇、王古道、魏明俊)

第三节 遗 精

遗精是指没有性行为(包括性交、手淫等)而精液自行频繁泄出,并且为此而苦恼的病症,一般认为每周遗精 2 次以上为频繁,而重要的是患者因遗精而带来的苦恼,此为本病的关键。梦遗是遗精的一种表现,即睡眠中有梦而遗精者。滑精也是遗精的一种表现,即睡眠中无梦而遗精,甚至在清醒时精液流出者。

早在《灵枢·本神》中就记载了本病:"心怵惕思虑则伤神,神伤则恐惧自失……恐惧而不解则伤精,精伤骨酸痿厥,精时自下。"称之为"精时自下",并指出与心理因素相关。《金匮要略·血痹虚劳病脉证并治》有"男子亡血失精""男子失精""梦失精,四肢酸痛,手足烦热"等。《诸病源候论·虚劳失精候》中有"肾气虚损,不能藏精,故精漏失","凡脉芤动微紧,男子失精也";《诸病源候论·虚劳梦泄精候》中有"肾虚为邪所乘,邪客于阴,则梦交接。肾藏精,今肾虚不能制精,因梦感动而泄也"等。遗精归为"虚劳"范畴。《备急千金要方·肾脏·精极第四》中有"治梦中泄精,尿后余沥及尿精方""治大虚劳,梦泄精,茎核微弱……小腹里急方"等,提出了治疗方法。后世许多医籍对遗精都有记载。

西医学称之为 Dhat 综合征,是一种有文化界限的综合征,属于躯体形式障碍的一种,西方人最初是在亚洲印度年轻男子中发现的。信奉印度教的人认为"四十顿饭形成一滴血,四十滴血融合成一滴骨髓,四十滴骨髓产生一滴精子",所以,印度男性对遗精感到过度焦虑。本病常伴有阳痿,为过度关注精液流失而致。道教也认为过度流失精液可损害生命,道教养生书《黄庭经》中就有:"急守精室勿妄泄,闭而保之可长活。"房中术的关键一点就是"忍精不泄",如《玉房指要》中的"还精补脑"等,我国现代仍有"一滴精,十滴血"的观念,临床中因遗精而产生焦虑的病例比比皆是。中国男性与印度男性对失精皆表现出过度的焦虑,所以遗精也被称为远东地区躯体形式障碍。

【病因病机】

劳倦太过,中气受损,气虚失摄,精泄于外;或思虑过度,脾气受损,失于统摄,精失于外;或过度手淫,或房劳过甚,造成肾气亏损,精液失去统摄,故精液自出。湿热下注:患者喜食肥甘及酒热之品,日久湿热蕴积于下焦,灼伤精室,精液自出。

【诊断】

本病的诊断,需要具备三点。

（1）男子睡眠中遗精，每周 2 次以上，往往伴随着性梦；或清醒时，无性行为而排泄精液者。

（2）常伴有精神萎靡、头昏健忘、腰腿酸软、失眠多梦等症。

（3）常有恣情纵欲、情志内伤、久嗜醇酒厚味等病史。

【鉴别诊断】

1. **溢精**　男子精满而溢，乃生理现象，即成年男子久无性交，精液会在睡梦中遗出，每月 1～2 次，益精后神清气爽，或已经次数增多但无不适感觉，称为溢精，无须治疗。而遗精是无性行为时排出精液，或睡眠中精液排出次数过多，一般大于每周 2 次，更重要的是伴有精神萎靡、头昏健忘、腰腿酸软、失眠多梦等症状，患者精神痛苦，易于鉴别。

2. **早泄**　早泄是性行为时精液排出过早，在性交之前或性交之初射精。而遗精是没有性行为（性交、手淫等）时的排精。

3. **精浊**　精浊多表现为排尿终末或大便时有少许白色液体由尿道排出，尿色浑浊，往往伴有尿频、尿急、尿痛、会阴不适等症状。而遗精排出的是精液，具有精液特殊气味，精浊排出的白色液体则无精液特殊气味。

【治疗】

辨证当分虚实，明脏腑。遗精多虚实夹杂，从病史看，新病者多实证，久病者多虚证；从脏腑看，肝经湿热多实证，心脾肾病变多虚证。用心过度，色念妄想梦遗者，多责于心；精关不固，无梦滑泄者，多责于肾；劳则滑泄，多责于脾；湿热下注，热伤精室者，多责于肝。本病按脏腑及病因辨证，心肾不交者，交通心肾，潜阳固精；湿热下注者，清利湿热，化浊固精；心脾两虚者，调补心脾，益气摄精；肾气不固者，补肾益气，固涩止遗。

一、内治

（一）辨证施治

1. **心肾不交证**　失眠多梦，遗精，色念妄想，阳事易举，五心烦热，心悸不安，头晕耳鸣，腰膝酸软，咽干口燥，尿黄便干，舌红苔少或薄黄，脉细数。治宜交通心肾，潜阳固精。方选三才封髓丹合交泰丸加减。常用药物有黄柏、砂仁、甘草、天冬、人参、黄连、肉桂等。失眠重者，加酸枣仁、茯神、远志；小溲短赤者，加淡竹叶、灯心草。

2. **湿热下注证**　梦中遗精频作，小便热赤不

畅，大便滞涩不爽，阴囊潮湿，口苦烦渴，舌红苔黄，脉滑数。治宜清利湿热，化浊固精。方选程氏萆薢分清饮加减。常用药物有萆薢、黄柏、石菖蒲、茯苓、白术、莲子、丹参、车前子等。饮食不节，酿痰化热者，加三仁汤；少阴及阴部作胀者，加败酱草、牛膝。

3. **心脾两虚证**　遗精因思虑或劳累而发作。头晕失眠，心悸健忘，面黄神倦，食少便溏。舌质淡，苔薄白，脉细弱。治宜调补心脾，益气摄精。方选归脾汤加减。常用药物有人参、白术、黄芪、当归、甘草、茯苓、远志、酸枣仁、木香、龙眼肉等。中气下陷者，加升麻、柴胡；遗精重者，加鸡内金、莲子、芡实、金樱子。

4. **肾气不固证**　遗精频作，多无梦境，甚至滑精。腰膝酸软，形寒肢冷，头晕目眩，健忘耳鸣，小溲清长，阳痿，早泄，舌淡胖，苔白滑，脉沉细。治宜补肾益气，固涩止遗。方选金锁固精丸合右归丸加减。常用药物有沙苑蒺藜、莲须、龙骨、牡蛎、熟地、山药、山茱萸、枸杞子、菟丝子、鹿角胶、杜仲、肉桂、当归、制附子。兼有肾阴虚火旺者，可加黄柏、知母。

（二）中成药

（1）心肾不交证：交泰丸合知柏地黄丸，用于心肾不交致遗精。每丸 9 g，每次各 1 丸，每日 3 次，口服。

（2）湿热下注证：龙胆泻肝丸，用于湿热下注致遗精。每丸 6 g，每次 1 丸，每日 2 次，口服。

（3）心脾两虚证：归脾丸，用于心脾两虚致遗精。每丸 9 g，每次 1 丸，每日 2 次，口服。

（4）肾气不证：金匮肾气丸，用于肾气不固致遗精。每丸 9 g，每次 1 丸，每日 2～3 次，口服。

（三）西药

焦虑重者，可应用抗焦虑药物。伴有生殖道炎症者，可抗菌消炎治疗。

二、外治

（1）仙鹤草、黄芩、牡丹皮、黄连、肉桂各等分，水煎后熏洗会阴，每晚睡前 1 次。

（2）敷脐法：生五倍子粉 3 g，加米醋适量调成膏状，临睡前敷于神阙穴，晨起取下，连敷 5 日。

三、针灸疗法

常用穴位有关元、中极、大赫、肾俞。心肾不交加神门、内关；湿热下注加太冲、足三里；心脾两虚加足三里、三阴交、神门；肾气不足加命门。隔日 1 次，留针 20 分钟，虚证加艾灸。

四、其他疗法

如心理疏导治疗。

【预防与调护】

（1）调情志：清心寡欲，勿思虑过度。

（2）调饮食起居：饮食有节，即勿过食肥甘厚味，节制饮酒；起居有常，即勿过劳，勿秉烛熬夜，加强锻炼。

（3）节房劳：勿恣情纵欲、好色无度。

【现代文献摘录】

骆斌，吴少刚.王琦治疗遗精的思路与经验[J].北京中医药大学学报，1998,21(4)：42-43.

精神紧张性遗精者，症见精神紧张，遗精频繁，甚则每日1次，心烦，易汗出，口干，寐差，大便干，小便正常，舌质淡，苔薄白，脉细重按无力，有手淫史。为心神浮越，心肾不交。治法：安神定志，滋养心肾。处方：三才封髓丹加味（天冬10g，生地15g，太子参15g，黄柏10g，砂仁3g，鸡内金10g，生龙骨20g，生牡蛎20g）。食物性遗精者，症见遗精，每于过食肥甘厚味后发生，口干，腹胀，便干。舌质偏红，苔黄而厚。为胃火偏盛，下扰精室。治法：清胃泻火，滋阴益肾。处方：玉女煎加味（生石膏20g，知母10g，麦冬10g，熟地15g，怀牛膝10g，鸡内金10g）。包皮过长遗精者，症见遗精久治乏效，夜间易勃起，龟头时有瘙痒，大小便可，舌淡红，苔薄黄，脉和缓，有手淫史。男科查体：包皮过长，其他正常。西医诊断：包皮炎。病机为热毒蕴结，治法，包皮切除术，清热解毒中药外洗。处方：虎杖20g，黄柏20g，苦参20g，牡丹皮20g，煎汤温洗。前列腺炎遗精者，症见遗精严重，尿频，后尿道疼痛，小腹胀痛，腰酸不适，睾丸发凉，头痛（两颞部），寐差，舌质淡红，苔薄黄，脉弦滑。前列腺指诊：偏大，质偏硬，压痛。前列腺液常规：白细胞增高，卵磷脂小体减少。西医诊断：慢性前列腺炎。为热毒内蕴，瘀浊阻滞。治法：清热解毒，祛瘀排浊。处方：当归贝母苦参丸加味（当归10g，浙贝母10g，苦参10g，虎杖15g，败酱草15g，冬瓜仁15g，鸡内金10g，乌药10g，黄柏10g）。

（毕焕洲）

第四节 不射精症

不射精症是指阴茎能满意勃起，插入阴道进行

性交，但是没有射精动作，也没有性高潮而言，是引起不育症的原因之一，据统计占男性不育的0.5％～39％。

【病因病机】

1. 肾气不足 禀赋不足，肾气亏虚或后天恣情纵欲，戕伐太过，损伤肾气，以至于肾虚精关开阖失灵。

2. 心脾两虚 脾为气血生化之源，脾气虚弱，统摄无权，导致心血亏虚。心主血，血充则气足，血虚则气弱。心血不足，无以化气，则脾气亦虚。心血不足，心失所养，心脾两虚，无力射精。

3. 肝气郁结 肝失疏泄，气机郁结，久郁不解，情志不遂，郁怒伤肝，肝郁气滞，气机不利，疏泄失职，精关开启失调。

4. 湿热下注 感受湿热之邪，内侵下焦；或过食肥甘，嗜酒无度，蕴湿生热，下注精室，湿热蕴结于下焦，阻于肾与膀胱，导致肾与膀胱气化失常，客于宗筋，精窍不利。

5. 瘀精阻窍 少年手淫，纵情恣欲，忍精不泄，或惊恐伤肾，瘀血、败精、湿热瘀阻，或手术外伤，跌仆损伤等所致。气滞血瘀，瘀阻精道，精不得泄。

【诊断】

临床表现 不射精症是指阴茎能满意勃起，插入阴道进行性交，但是没有射精动作，也没有性高潮而言。患者一般分为有自慰和无自慰两种，患者中大多数自慰能射精，但对正常阴道内性交所产生的握固刺激感到不足，不如自慰快感强烈，加上缺乏自慰时的性幻想；或者有的人处于幼稚的"自恋"阶段，从而出现不射精，这类患者不少婚后还是持续伴有自慰。少部分患者性知识缺乏，插入阴道后不知道阴茎须在阴道里抽动摩擦，才能达到高潮与射精，这部分患者大多没有自慰史，但伴有遗精。一般而言，无自慰者的治疗相对较容易，只需性知识指导加上中医辨证论治，往往取效较快。而伴有自慰的不射精症患者，除性知识指导外，往往需要禁欲一段时间，配合中医治疗。

【鉴别诊断】

逆行射精 不射精症是指阴茎能满意勃起，插入阴道进行性交，但是没有射精动作，也没有性高潮而言。逆行射精患者阴茎能满意勃起，插入阴道进行性交，有射精动作并伴有性高潮，但没有精液射出，性生活后小便检查可发现大量精子。患者大

多因器质性因素引起如先天膀胱颈解剖异常、先天性尿道瓣膜、精阜肥大、尿道憩室、先天性脊柱裂；或医源性因素引起，最常见的是前列腺增生症手术和经尿道膀胱颈阻塞切开术等损伤尿道内括约肌，致逆行性射精；或机械性梗阻引起，外伤性及炎症性尿道狭窄由于尿道阻力增加，导致射精时精液受阻。外伤性骨盆骨折常可引起后尿道损伤导致狭窄，同时骨折片又可破坏膀胱颈部的结构，致膀胱颈关闭功能不良造成逆行射精。另外，长期排尿困难亦可使膀胱颈部张力下降，导致关闭无力引起逆行性射精。或疾病因素引起有后尿道瓣膜、精阜肥大等，阻止了精液向外排出。近年来因糖尿病引起的逆行射精较为常见，严重尿道狭窄、膀胱结石、膀胱炎、尿道炎等，也可以引起逆行性射精。

【治疗】

一、内治

（一）辨证施治

1. 肾气不足证　性交不射精，大多数自慰能射精，精神不振，四肢倦怠，头目眩晕，两耳鸣响，腰脊酸软，日久性欲淡漠，阴茎勃起不坚不久，苔薄白，舌淡红，脉沉细。治宜补益肾气，方选桂枝加龙骨牡蛎汤加减。常用药物有桂枝、白芍、生姜、甘草、大枣、生龙骨、牡蛎、炒蜂房、怀牛膝、淫羊藿、肉苁蓉。阳虚者加鹿角片、补骨脂、巴戟天；阴虚者减桂枝、淫羊藿，加枸杞子、天冬、麦冬；气虚者加黄芪、党参；血瘀者加丹参、三棱、莪术。

2. 心脾两虚证　性交不射精，头晕目眩，心悸怔忡，夜不安寐，乱梦纷纭，纳谷不香，神疲肢倦，时易遗精，苔薄白，舌淡，脉细。治宜养心健脾，方选归脾汤加减。常用药物有党参、黄芪、白术、当归、远志、龙眼肉、酸枣仁、木香、甘草、大枣。肾虚者加淫羊藿、肉苁蓉、鹿角片；气滞者加九香虫、路路通、川楝子；血瘀者加川牛膝、三棱、莪术。

3. 肝气郁结证　性交不射精，情志抑郁，常喜太息，或激动易怒，嗳气不舒，房事后会阴胀滞不舒，苔薄白，舌边红，脉弦。治宜疏肝解郁，方选柴胡疏肝散加减。常用药物有柴胡、陈皮、枳壳、川芎、制香附、川楝子、路路通、沉香（后下）、甘草。血瘀者加川牛膝、三棱、莪术；血虚者加当归、熟地、制首乌；气虚者加黄芪、党参、白术。

4. 湿热下注证　性交不射精，小便余沥不尽，频数短赤，混浊不清，阴囊湿痒，遗精时作，苔黄腻，舌质红，脉滑数。治宜清利湿热，方选程氏萆薢分

清饮加减。常用药物有川萆薢、黄柏、石菖蒲、茯苓、白术、莲子心、丹参、车前子、碧玉散（包煎）。气滞者加川楝子、路路通、沉香（后下）；血瘀者加川牛膝、三棱、莪术。

5. 瘀精阻窍证　性交不射精，小腹胀滞不舒，阴茎、阴囊、会阴部疼痛，房事后尤甚，小溲不畅，尿后或便后滴白，苔薄腻，舌暗红，脉涩。治宜活血通精，方选通精煎加减。常用药物有川牛膝、当归、生地、桃仁、红花、川芎、赤芍、柴胡、三棱、莪术、丹参、生牡蛎、大枣。气滞者加川楝子、路路通、九香虫；湿热者加车前子、碧玉散、川萆薢。

（二）中成药、验方

1. 中成药

（1）肾气不足证：金匮肾气丸或金刚丸，每日 3 次，每次 8 g。

（2）心脾两虚证：归脾丸或人参养荣丸，每日 3 次，每次 9 g。

（3）肝气郁结证：沉香化气丸或逍遥丸，每日 2 次，每次 9 g。

（4）湿热下注证：萆薢分清丸或龙胆泻肝丸，每日 3 次，每次 9 g。

（5）瘀精阻窍证：血府逐瘀胶囊，每日 3 次，每次 4 粒；或九分散，每日 2 次，每服 2 g。

2. 验方

（1）通精灵：附子 10 g，肉桂 10 g，淫羊藿 15 g，阳起石 15 g，生地、熟地各 15 g，山茱萸 15 g，麻黄 10 g，蜈蚣 1 条，全蝎 1 只，地龙 10 g，僵蚕 10 g，当归 12 g，白芍 12 g，韭菜子 12 g，牛膝 12 g。每日 1 剂，水煎，分 2 次服。适用于肾阳不振之不射精症。

（2）不射精方：枸杞子 15 g，覆盆子 15 g，菟丝子 15 g，五味子 15 g，补骨脂 12 g，车前子 12 g，女贞子 12 g，鳖甲 15 g，桑椹子 12 g。每日 1 剂，水煎，分 2 次服。适用于肾阴不足，精液亏虚之不射精症。

（3）人参养荣汤：黄芪 15 g，党参 10 g，白术 10 g，茯苓 10 g，当归 10 g，白芍 10 g，熟地 15 g，桂心 10 g，远志 10 g，五味子 5 g，甘草 5 g。每日 1 剂，水煎，分 2 次服。适用于心脾两虚之不射精症。

（4）开郁种玉汤：炒白芍 30 g，当归 10 g，茯苓 10 g，白术 10 g，牡丹皮 10 g，香附 10 g，天花粉 6 g。每日 1 剂，水煎 2 次。适用于肝郁脾虚之不射精症。

（5）马钱通关散：马钱子 0.3 g，蜈蚣 0.5 g，冰片 0.1 g，上药共为细末，每晚睡前一个半小时吞服；另以生麻黄 9 000 g，石菖蒲 9 000 g，露蜂房 12 000 g，虎杖 15 000 g，白芍 6 000 g，当归 6 000 g，生甘草 12 000 g，白糖 15 000 g，水煎 50 000 ml，每晚睡前一个半小时服用 50 ml，40 日为 1 个疗程。适用于痰瘀阻窍之不射精症。

（三）西药治疗

（1）雄激素：小剂量的雄激素可增强性欲，增加精液量，这有利于不射精患者达到射精的目的。可用十一酸睾酮，但不宜长期服用。

（2）降低射精阈值的药物，比如左旋多巴，它是通过降低射精阈值的作用，让射精变得更容易。

（3）刺激骶骨中枢的药物，比如使用硝酸士的宁进行第二骶孔注射，可直接刺激射精的低位中枢，以达到促进射精的目的。

（4）增加肌肉紧张程度的药物，如用麻黄素使全身肌肉紧张程度增加，加强性生活中的性感受，有利于射精行为的发生。

（5）具有调整神经功能的药物，如服用维生素 B_1、维生素 B_6 等神经调节药，调节神经功能，以利于射精行为的发生。

二、外治

（1）麝香 0.3 g，敷脐心，用胶布固定，每隔 5 日一换。适用于气滞血瘀之不射精症。

（2）丁桂散 1 g，敷脐心，用胶布固定，每隔 2 日一换。适用于肝气郁结之不射精症。

三、针灸疗法

1. 穴位注射　适用于各证型男性勃起功能障碍。按照辨证分型选用相应穴位和药物。

（1）肾气不足证：高丽参注射液、鹿茸注射液等。

（2）心脾两虚证：归黄芪注射液、胎盘组织液等。

（3）肝气郁结证：柴胡注射液。

（4）湿热下注证：清开灵注射液、双黄连注射液。

（5）瘀精阻窍证：丹参注射液、丹红注射液、血塞通注射液等。

操作：每次 1 穴，每日或隔日注射 1 次，反应强烈者亦可隔 2～3 日 1 次，10 次为 1 个疗程，休息 5～7 日可进行下一个疗程的治疗。

2. 针刺　选取关元、中极、命门、次髎、神门、冠

沟（在阴茎冠状沟与背侧阴茎交界处），以及太溪、三阴交、肾俞、足三里等穴位。令患者排小便，充分暴露穴位处。先取仰卧位，常规消毒后毫针直刺关元、中极、足三里、三阴交各 1.5 寸；神门、太溪各 1 寸，留针 30 分钟起针后，改为俯卧位。常规消毒后，毫针直刺命门、次髎、肾俞各 1.5 寸，再留针 30 分钟，施捻转平补平泻手法，每隔 10 分钟加强手法 1 次。

3. 艾灸疗法　每晚 8 点许，裸露阴茎龟头及冠状沟，将艾条点燃端对准穴位处，施灸 5～15 分钟，以自觉施灸处局部出现深红晕色、温热又不致烫伤为度。

【预防与调护】

对性知识缺乏患者需性知识指导，配合中医治疗可取得较好的疗效，适当予补肾温阳的中药治疗，往往在很短的时间内痊愈。对于有自慰的不射精症患者，除了进行性知识指导外，一般让患者禁欲 2 个月，不能有性生活及亲密举动，更须戒绝自慰，同时采用以补肾益气的方法进行调治，意在降低患者的射精阈值，提高其性兴奋。禁欲有助于性欲的积蓄，在进行性生活时，尚需进行性幻想等性心理调摄综合治疗，大多能获得较为满意的效果。对急于生育的患者，可先采用自慰取精进行人工授精方法惊喜治疗。

【现代文献摘录】

（1）李基锡，耿强，张强，等. 郭军治疗功能性不射精症临证经验[J]. 中国中医基础医学杂志，2012（03）：342－343.

本文对郭军以疏肝补肾开窍法治疗功能性不射精症的思路和方法加以分析及总结。郭军认为功能性不射精症的发生与肝、肾二脏密切相关，治疗时应肝肾同调，以疏肝补肾为治疗大法，同时在治疗中注重开窍法及心理疗法的应用。重点为：① 病因病机肝郁肾虚为本。② 治疗以疏肝补肾为重。③ 开窍贯彻始终。④ 擅于运用虫类药。⑤ 配合精神心理治疗。

（2）陈其华. 桂枝茯苓丸加减治疗功能性不射精症 42 例临床观察[J]. 中国中医药科技，2014（05）：580－581.

陈其华认为不射精症的病因虽多，但痰湿瘀阻、气血不畅、精道不通是本病的主要病机。在治疗上应重在除湿化痰、理气活血，使精道通畅，精液

才能排出。方中桂枝温通经脉、助阳化气、行瘀化滞、温通精道；茯苓健脾利湿，与桂枝同用，共奏除湿化痰通滞之功；桃仁为活血化瘀之要药，能够活血化瘀、祛瘀行滞；牡丹皮配赤芍散血行瘀；另配郁金增强行气解郁通瘀。诸药合用，共奏除湿化痰、理气活血之功，使痰湿得去，气血得行，精道得通。如偏于肾气虚者加黄芪、党参补气以助气化；偏于肾阳虚者加淫羊藿、肉苁蓉以温阳通气；偏于气郁者加香附、白芍以理气活血。桂枝茯苓丸治疗功能性不射精症疗效确切。

(3) 袁少英.针刺治疗功能性不射精症 39 例[J].上海中医药杂志,1991(03)：25.

运用传统手法飞经走气针刺治疗功能性不射精症。主穴：关元、归来；气海、大赫。归来、大赫均用青龙摆尾、赤凤迎源法，关元、气海及配穴依各证型选择手法。肾阳不足型：配穴为足三里、三阴交，用烧山火法。阴虚火旺型：配穴为太溪、三阴交，用阳中隐阴法。湿热下注型：配穴为太冲、阴陵泉，用透天凉法。虚实不明显型：配穴为太溪、足三里、三阴交，用导气法。每日治疗 1 次，间歇运针 30 分钟，针刺腹部穴位务使针感到达龟头部，下肢穴位针感亦应有较长距离的传导。各疗程交替使用两组主穴，7 日为 1 个疗程，每疗程间隔 5 日。青龙摆尾、赤凤迎源这两种手法，既可催气，促气运行，通经接气，又可疏通经络气血壅滞，起到标本兼顾作用。

(咸广崇、袁少英、伦新)

第五节 性欲亢进

性欲亢进，又称性欲过盛或性欲过旺，是指性兴奋出现过频、过快、过剧，表现为对性的不满足感，不分时间、地点、场合都要求发生性行为的病症。属中医学"淫证""花癫风""花癫""脏躁"等范畴。中医学认为性欲亢进的产生与思淫过度致相火妄动，或素体阴虚火旺有关；另外，瘿病、脏躁症也可诱发。西医学多从精神因素和器质性病变两个方面来考虑，认为整日沉于酒色之人，有成瘾性，性欲会亢进；此外，一些脑部疾患因激素水平紊乱，也容易诱发本病。

关于性欲亢进患者的发病率，在国内尚未见有关调查数据。据美国性治疗专家帕特里克估计，近年在美国约有 1% 的人性欲亢进，男女比例没有多少差距，男人可能略少些。由于每个人所处环境、知识结构、认识程度及体质状况不尽相同，性欲表现的强弱也千差万别，对于正常性欲和亢进性欲之间的界限不是十分明显，到目前为止也没有确切的标准，临床上许多就诊者是由于对此认识不足或认识模糊而产生了心理疑惑。需要注意的是，夫妇双方若对性兴奋和性行为感到满意，也没有出现不良后果，那么即使性生活次数较一般人多，也不能视为病态。

【病因病机】

中医学认为性欲亢进主要与内火过旺有关。虚证多为阴精亏损，水不制火，虚阳上亢；实证多为肝郁气滞，郁久化火，相火炽盛而性欲亢进。

1. 肾阴不足，阴虚火旺 素体阴虚或恣情纵欲，或年少手淫过频，精失过多，耗伤阴精，肾水亏损，情志抑郁，日久不解，化火灼津，肾阴暗耗，肾精不足；操劳过度，大病之后，气血受损，阴精亏虚。阴虚火旺，肾精不能滋养肝木，肾火无以制阳，君火动越于上，肝肾相火应之于下，欲火内炽，而致性欲亢进。

2. 肝经湿热，肝郁化火 多因情志不遂，气机不调，郁久化火，肝火内炽，相火妄动；嗜食肥甘厚味，嗜酒辛辣，酿生湿热；或服湿热助阳之药物，内热壅盛注于肝经。内火炽盛，熬液成痰，痰火互结，下注厥阴，宗筋失纵而发生性欲亢进，阳事易举。

3. 心火亢盛，心肾不交 多因七情内伤，郁而化火，思虑过度，所思不遂，沉迷酒色，泄欲不能，操劳过度，劳伤心神，心火亢盛，耗伤阴津，心肾不交，而发本病。

西医学认为，性欲亢进的机制是性中枢兴奋过程增强。绝大多数属于精神心理失调而致，或是对性知识认识不足而产生的疑虑。少部分是出于病理改变而引起的器质性病变，或是由药物性因素引起的病变。已知病因如下：① 垂体肿瘤早期分泌 GnRH 过多；② 睾丸 Leydig 细胞肿瘤早期分泌睾酮过多；③ 颅内肿瘤；④ 躁狂型精神病；⑤ 甲状腺功能亢进早期，部分患者可表现为性欲亢进；⑥ 不良的性环境、反复强烈的性刺激，使性意志薄弱者沉溺于色情，导致性成瘾而引起性欲亢进。

【诊断】

1. 临床表现 典型的性欲亢进表现为整日沉湎于性冲动之中，从各方面都表示出对性的渴求。

性兴奋增强,性欲要求强烈,性交频繁,有与其年龄不相适应的性要求。虽有性交的全过程,包括性高潮和射精,但难以满足,性唤醒周期很短,甚至一见异性即兴奋,性交后不应期缩短。性要求不考虑任何条件和环境情况的约束。可伴有心烦易怒、急躁、面色潮红、口苦、失眠多梦、胸膈痞满、潮热盗汗等症。纵欲日久会影响身体健康,而且后期会出现性功能障碍,如阳痿;男性性欲亢进还会引起女性的厌恶,造成夫妻性生活不和谐,甚至影响夫妻感情。可有甲状腺功能亢进、脑部肿瘤或精神病等原发病史,或服用一些特殊药物史。往往伴有内分泌失调,性激素检测异常。器质性疾病可有相应的阳性体征。

2. 诊断要点 男子性欲要求强烈,性交过于频繁,而能完成性交全过程,为诊断本病的要点。

由于性欲的强弱存在很大的个体差异,所以对于性欲亢进,无法准确诊断。一般来说,新婚或久别重逢,男性对性生活要求特别强烈,频繁的房事不足为奇。但若既不是新婚,也不是两地分居重逢,性欲却一直特别旺盛,远远超出正常水平,不管白天和黑夜均有性交要求,有时每日要求多次性交,而且对性交时间也要求较长,否则性欲仍得不到满足时,可作出性欲亢进的印象诊断。

3. 其他 要明确诊断本病还需详细询问患者婚前婚后对性知识的认识,及有无经常接触外界刺激(视、听有关色情小说、录像等)引起的性兴奋情况,了解性交的频率和性交持续时间,夫妇在性生活中有无相互影响的因素等。实验室检查血清睾酮水平可能升高,头颅CT有时可发现肿瘤。

【鉴别诊断】

1. 阴茎异常勃起(强中、阳强不倒、阴挺不收) 多发生在性交之后,表现为阴茎勃起经久不衰,短则数小时,长则达数日之久,性高潮后亦不能痿软。阴茎勃起是无性欲要求的、疼痛的、持续性的,是一种急症,如不及时处理,可导致阴茎坏死。而性欲亢进,则表现为性欲极其强烈,阴茎非常容易勃起,性交后阴茎则痿软,但很快又产生性欲,而且可以屡次性交却不能得到性欲的满足。

2. 不射精症 性交的全过程包括性欲(性兴奋)、阴茎勃起、交媾、性欲高潮、射精,性满足后有不应期。不射精症可以频繁性交或性交时间过长,但无性高潮和射精,即不能完成性交的全过程。性欲亢进者虽频繁交合,但能完成每次性交的全过程。

3. 生理性性欲旺盛 由于身体素质或年龄的关系,大多数青壮年精力充沛,身体健壮,多表现为一日能进行数次性交,尤其是新婚的青年表现最明显,不能以此为病态。另外,还有一些长期分居,偶有同房机会的夫妇,有时亦表现为性欲旺盛,这些均为短期的生理现象,对人对己都不会产生害处,必须与病理性性欲亢进相区别。

【治疗】

本病以内火过盛为主要病机,治疗之法当以泻火为原则,阴虚火旺者,当滋阴降火;肝郁化火者,疏肝泻火为主;心火亢盛者,清心泻火为主。性欲亢进的治疗目的是使其发作频率下降,培养自我控制能力,解除对色情品的依赖及由此带来的内疚、焦虑、羞辱感等。

一、内治

(一)辨证施治

1. 阴虚火旺证 性欲要求强烈,性交频繁,强禁房事则梦交遗精。可伴潮热盗汗,五心烦热,性情急躁,头晕耳鸣,腰膝酸软,口干便赤,舌质红,苔少,脉细数。治宜滋阴降火。方选知柏地黄汤或大补阴丸加减。常用药物有知母、黄柏、牡丹皮、黄连、生地、龟甲、生龙骨、生牡蛎、酸枣仁、天冬等。

2. 肝郁化火证 性欲强烈,性交频繁性交后不应期短,性交后无欣快感。可伴急躁易怒,面红目赤,口干咽燥,便干溲赤,失眠多梦,头晕耳鸣等症,舌尖边红,苔黄,脉弦数。治宜疏肝泻火,佐金平木。方选龙胆泻肝汤或丹栀逍遥散加减。常用药物有龙胆草、黄芩、栀子、木通、泽泻、车前子、生地、当归、玄参、地骨皮、牡丹皮、栀子、柴胡、白芍等。

3. 心火亢盛证 性欲强烈,性交频繁,伴见心烦胸闷、入夜难寐、多梦遗精、头晕健忘、时而心悸、口干欲饮、尿短赤,舌红少苔,脉细数。治宜清心安神,交通心肾。方选黄连清心饮加减。常用药物有黄连、生地、当归、枣仁、远志、党参、莲子、知母、黄柏。

(二)中成药、验方

1. 中成药

(1)阴虚火旺证:知柏地黄丸,每服6g,每日3次。

(2)肝郁化火证:龙胆泻肝丸,每服6g,每日3次;或龙胆泻肝片,每次3~5片,每日3次。浓缩逍遥丸,每次8粒,每日3次。

(3)心火亢盛证:天王补心丹,每次8g,每日

2次。

2. 验方

（1）莽茛、石膏各 90 g，人参、茯神、瓜蒌根、煅磁石、知母、葛根、黄芩、甘草各 60 g，诸药共研为粗末。用猪肾 1 个，去脂膜，加黑豆适量与水同煮，然后除去猪肾、黑豆，以此水煎药，每次用药粉 12 g，煎后去滓，饭后服。

（2）龙胆草 10 g，黄芩 3 g，冰糖 50 g。将龙胆草、黄芩洗净，与冰糖同放入茶杯内，冲入开水，浸泡 10 分钟即可，随时饮服，每日 1 剂，连服 5～7 日为 1 个疗程。

（三）西药治疗

（1）使用安眠、镇静剂，降低患者性兴奋。地西泮，每服 2.5 mg，每日 3 次，无效者，可加至每次 5～10 mg。氯氮卓，每服 10 mg，每日 3 次。晚上可加至 15 mg。谷维素，每服 10 mg，每日 3 次。

（2）血清睾酮水平明显增高者可暂服少量雌激素，如己烯雌酚 0.5～1 mg，每日 3 次。

二、外治

（1）外洗法：白芷 10 g，冰片 5 g，溶于 2 000 ml 水中，置冰箱中冷却至 4℃左右，然后浸洗阴茎、阴囊和会阴部，每日 1 次，每次 15 分钟。

（2）涂敷法：黄连 2 g，杏仁 2.5 g，五味子 3 g，鱼腥草 3 g。上药共捣为碎末，用凉水调为糊状，涂敷于阴茎、阴囊和会阴部，每日 1 次，7 日为 1 个疗程。

三、针灸治疗

（1）阴虚火旺证：选命门、肾俞、关元、曲泉、行间、劳宫、三阴交。方法：命门、曲泉、行间、劳宫均用泻法；肾俞、关元先泻后补；三阴交补法。留针 10～30 分钟，每日 1～2 次。

（2）肝郁化火证：选肝俞、期门、行间。方法：肝俞、期门施以平补平泻，行间施以泻法，留针 20 分钟，每日 1 次。

（3）肝阳上亢、相火妄动证：选中脘、阳陵泉、行间、水泉、印堂。方法：针宜泻法，不灸。

四、手术治疗

确诊为脑部肿瘤或性腺、甲状腺肿瘤引起的性欲亢进可采用相应的手术治疗。

五、心理治疗

针对精神性因素引起的性欲亢进患者，主要是仔细询问病情，分析原因，有针对性地正面引导，纠正错误认识，解除患者思想上的种种顾虑。对未婚男子，除介绍相关的男性性生理知识外，更主要的是教育其树立正确的人生观和道德观，提高文化修养，把精力放在工作和学习上。对新婚者给予必要的性技术指导，使其对性有全面正确的认识，解除不必要的精神顾虑；对中老年男子出现性欲亢进者，可通过减少性刺激，如一段时间夫妻分床睡，多参加各种集体活动和文娱活动，分散过度集中在性方面的注意力。

【预防与调护】

（1）青春期性欲旺盛，多属生理性的，但必须从心理上给予正确指导，使之掌握一定的性知识，教育其戒除手淫，远离色情刺激传媒如书刊音像、互联网色情网站等，多参加健康文体活动，把精力转移到学习中去。

（2）新婚男子性交较频繁，应避免于过饥、过饱、过度劳累时发生性关系；生活起居有规律，睡前不喝浓茶及咖啡，不穿太紧内裤；不宜滥用补品。

（3）成年人性欲亢进应及时求助于男科医师，仔细检查，采取相应的中西医药物治疗。可配合心理咨询，解除精神思想压力。家属也应尽可能疏导、体贴患者，不要过分责难，加重心理负担，影响治疗。

（4）注意生活调养，每晚睡前用温开水清洗阴部，睡觉时不穿太紧的衣裤，被子不宜太暖，睡前不喝咖啡。少食肉类食物，多吃一些新鲜清淡的素食，注意不要吃葱、姜、蒜、韭菜等辛辣刺激、化热生火之品。

（5）减少引起性欲亢进的药物的剂量或改用其他药物治疗，减少产生性欲亢进的机会。若应用抑制性欲的中西药物，宜短暂使用，不宜长时间应用，以免抑制过度，引起性欲减退。有使用毒品者，应坚决戒除。

【现代文献摘录】

（1）方慧丽，沈有庸.浅谈男性性欲亢进的病机 [J].浙江中医学院学报，1995，19（6）：19.

方慧丽等认为男性性欲亢进的病机主要是阴虚。其临床多年所见 42 例不同慢性患者皆为阴虚型，分析病情后不难看出一个恶性循环，即自发育后，长期手淫造成素体肝肾阴虚，在此基础上各种慢性消耗性疾病造成阴虚——阴虚阳亢、性欲亢进——长期无法控制泄精——肾阴更亏损——阳更亢——性欲更无法控制,周而复始,体质渐渐下降。

(2)房颖,刘昌青.礞石知柏黄泽汤治疗性欲亢进症 820 例[J].实用中医药杂志,2006,22(5):280.

房颖等以礞石知柏黄泽汤(礞石 24 g,盐炒知母 12 g,盐炒黄柏、生大黄各 9 g,泽泻 15 g)治疗性欲亢进症。肝火偏旺者加龙胆草 6 g;肝经湿热下注者配服龙胆泻肝丸,每次 9 g,每日 2 次;心火亢盛而心烦者加黄连 6 g,栀子 9 g;神不守舍而少寐者加茯神 24 g,朱砂 1 g(研末冲服);兼有阴虚者加天冬 15 g,玄参 15 g;阳强不倒或阴茎肿胀热痛者加泽兰 12 g,穿山甲 18 g;阳强不倒、交不射精者加王不留行、路路通各 30 g,石菖蒲 15 g。水煎,每日 1 剂,分早、晚 2 次空腹服。痊愈 739 例,有效 78 例,无效 3 例,治愈率 90.12%,总有效率 99.63%。

(张春和)

第六节 性欲低下

性欲低下,又称性欲抑制或称无性欲,系指成年男子在有效的性刺激下,不能引起性兴奋,也没有进行性交的欲望,使性生活能力和性行为水平皆降低的病证。"性欲低下"这一病名是近十年才定下来的,以前曾称为"性欲减退""性欲淡漠""性冷淡"等。中医古代文献尚未发现该病的记载,中医学对于男性性欲低下的有关论述,往往归入阳痿病论治。近十几年来,随着中医男科学的发展,逐渐出现了有关该病的论述。1993 年出版的《实用中国男性学》一书称该病为"阳弱"。中医学认为本病的发生主要是因为先天不足,或思虑太过,或郁怒伤肝所致,主要责之于肾、心、脾、肝四脏,从这一认识着手,用中药、针灸等进行治疗,取得了一定疗效。

成年男性患该病的比例是相当高的,国内对该病的发病率尚未进行过调查,国外在 20 世纪 80 年代进行的调查发现,该病的发病率约占成年男性的 33%。性欲低下和那些与配偶或性伙伴关系不和,或环境因素,或疾病,或药物引起的一时性欲不强不同,性欲低下的诊断往往是一种较为顽固的"疾病"。由于患者本身对性没有要求,就其本人而言治疗与否没有多少意义,大部分患者都是在配偶的不满情绪,甚至提出离异的情况下勉强来医院求诊的,因而给临床治疗带来很大困难。

【病因病机】

性欲的产生是由神、气、血协和而发,肾主生殖及元阳之气;心主神明、血脉;肝藏血而主疏泄;脾为后天之本,生血,化生后天之气血。上述诸脏,无论何脏不足或损伤,则易引发性欲低下,特别是诸脏合病,病情发展更为明显。

1. 命门火衰,肾精亏虚 先天不足,禀赋薄弱;或后天早婚,房事过度;或久病,或手淫频繁,或过服寒凉药物,或年老体弱,脏腑虚弱等均导致肾元亏损,命门火衰,生机缺乏而致性欲低下。

2. 气血不足,心脾两虚 思虑过度,暗耗心血;或慢性病经久不愈,长期服药,耗伤气血;或后天失养,营养缺乏;或大失血,气血耗伤而致脾胃损伤,运化失常,化源不足,无以滋养先天之肾精,气血不足,胞脉失养,而致性欲低下。

3. 心虚胆怯 身体虚弱,胆怯易惊,谨慎胆小,心胆气虚;或暴受惊骇,致心虚胆怯,进而畏惧房事,终致性欲淡漠,对各种性刺激无动于衷。

4. 肝气郁结 夫妻关系不良,性生活不和谐;或七情内伤,情志抑郁;或思虑过度,情志不遂;或肝郁不畅,疏泄不及,气机失调,气血不和,肾阳为之不振,盖肝肾同源,宗筋乃肝所主,以致性欲低下。

5. 瘀阻心脉 久病未愈,气血不畅,或跌打损伤,气血瘀滞,日久不解,皆可致瘀血内生。瘀血阻滞心经,使心气失常,形成性欲低下。

6. 痰湿内阻 体脂肥盛,喜静少动,或嗜食厚味,湿由内生,水液气化输布失常,津停成痰湿,蕴久生热,下注宗筋,宗筋纵而阳事不举;痰浊内阻,气机不达,命门之火被遏,而致性欲低下。

【诊断】

1. 临床表现 男性性欲低下是以性生活接受能力和初始性行为水平皆降低为特征的一种状态,表现为成年男子持续或反复地对性幻想和性活动不感兴趣,或者完全缺乏,在有效的性刺激下,没有性交欲望。患者大多既往性欲正常,因在体内外各种因素作用下而出现与其自身年龄不相适应、不和谐的性欲淡漠,性行为表达水平降低和性活动能力减弱,性欲受到不同程度的抑制。性活动频率低,如每月不足 2 次或更少,有的虽然次数稍多,但并不是主动要求,而是在女方的压力下不得已而为之,并常伴有阳痿等。同时缺乏性活动的主观愿望,包括性交和性幻想,缺乏性活动的意识,当性被剥夺时也不会有挫折感。需要指出的是,人与人之间有个体差异,对于性生活的要求、次数、习惯也不尽相同,那些对于性生活兴趣有差异的夫妇,如女方性欲旺盛,尤其多见于老夫少妻,男子的性欲相对较弱,则不属性欲低下。

2. 实验室检查　多巴胺:部分患者降低到111 mmol/L 以下(血浆法)。5-羟色胺:部分患者升高到 361 μg/L 以上。甲状腺素:部分患者降低到 51.6 nmol/L 以下。睾酮:部分患者降低到 3 ng/ml 以下。黄体生成素:部分患者升高到 15 mU/ml 以上。泌乳素:部分患者升高到 15 ng/ml 以上。

3. 分级诊断　Ⅰ级性欲低下:在有效的性刺激下,性生活的欲望间断性降低。Ⅱ级性欲低下:在有效的性刺激下,性生活的欲望持续性降低。Ⅲ级性欲低下:在有效的性刺激下,性生活的欲望完全缺乏。

4. 分类　西医学将性欲低下分为功能性和器质性两大类,功能性病因主要有:① 脊髓功能紊乱。如过度手淫、性交过频、纵欲过度等导致脊髓中枢功能紊乱,发生性欲减退或丧失。② 中枢性抑制。在大脑和边缘系统中性的抑制增强,便可出现性的抑制,如抑郁状态、长期紧张、强烈刺激、有过性创伤史、夫妻感情不和等。③ 大龄未婚或婚后长期分居,也没有自慰等性活动,由于用进废退的原因,其中一部分人的性欲逐渐减退,因而导致性欲低下。器质性病因主要有:① 神经递质紊乱。由于脑部发生病变,使某些神经递质的产生出现紊乱,其中多巴胺的减少,5-羟色胺的增多,均可抑制垂体分泌促性腺激素,而导致性欲低下。② 内分泌功能紊乱。一是内分泌功能低下,使睾酮和甲状腺素的分泌减少;二是内分泌功能亢进,使黄体生成素和泌乳素的分泌增多。两者皆能使性欲逐渐减弱,而导致性欲低下。③ 严重慢性疾病的影响。慢性肝炎、肝硬化、阿狄森病、帕金森病、结核病、营养不良等慢性疾病,发展到严重阶段,均可影响性欲,使之逐渐降低,导致性欲低下。④ 男性生殖系统疾病。包茎、阴茎硬结症、阴茎发育不全、睾丸或精索鞘膜积液、附睾结核、慢性前列腺炎、生殖器肿瘤、尿道损伤,以及隐睾、生殖器炎症和性传播疾病,常因机械性、心理性或生理性因素使性交困难或不能性交,久之则导致性欲低下。

【鉴别诊断】

1. **性厌恶**　是指对性活动存在持续的或周期性发作的厌恶和抵触,他(她)们的性感觉及性功能往往是正常的,只是对于产生性活动感觉有厌恶情绪甚至恐惧,躲避任何形式的性行为。他们在性活动中显露身体和触摸爱人比性交更为困难,而他们的性唤起多未受损,故男性性厌恶患者性交和射精活动往往正常。性欲低下者只是对性活动不感兴趣,对他人的性活动及性活动思想则是理解的。另外,性厌恶患者年龄多在 40 岁以下,而性欲低下患者则可发生在任何年龄。

2. **阳痿**　是指性交时阴茎不勃起或勃起不坚,或勃起但不能完成性交性,但欲望较为正常。两者均为男性性功能障碍的常见病,两者的区别主要是性功能障碍的程度不同而已,阳痿较严重。阳痿是虽有性交欲望,但阴茎也难以勃起,不能完成性生活。而性欲低下则没有性交的欲望或者说根本没有性活动思想,大部分性欲低下患者也有阳痿现象。必须指出的是因精神因素影响,这两种病症往往容易相互转换,或合并发病。

3. **性欲低下的功能性病因与器质性病因鉴别**　① 功能性:多为精神因素引起,并无慢性疾病史;病程反复,一旦诱因解除则症状缓解,呈间歇性低下,病情较轻;外生殖器局部无病变,阴茎夜间勃起试验正常;心理治疗多有效。② 器质性:多有慢性疾病史或服药史;有生殖器病史(外伤、手术史),病程持续,虽有反复,但不能恢复到原来的性欲状态,病情较重;外生殖器或神经系统多有异常,无夜间阴茎勃起;内分泌检查有异常;心理治疗无效。

【治疗】

本病的产生与身体和心理因素有较为密切的关系,因此在治疗方法上,总的原则应该是身体治疗与心理治疗相结合。临床上本病以虚为主,少夹实证,治疗多以补虚为主。

一、内治

(一)辨证施治

1. **命门火衰证**　多见于老年人,性欲低下,入冬尤甚,伴见头晕耳鸣,面色㿠白,形寒肢冷,畏寒喜温,精神萎靡,健忘懒言,腰膝酸软,夜尿频数,遗精,阳痿,大便溏,舌质淡,边有齿痕,苔薄白,脉沉细弱。治宜温肾壮阳。方选还少丹或五子衍宗丸加减。常用药物有仙茅、淫羊藿、锁阳、阳起石、肉苁蓉、大茴香、熟地、山茱萸、枸杞子、韭子、菟丝子、巴戟天、蛇床子、鹿角霜、五味子等。若夜寐不安加夜交藤;阴茎不易勃起加阳起石。

2. 心脾两虚证　性欲低下,多见善虑,心悸胆怯,失眠健忘,面色不华,头晕神疲,食欲不振,阳事日衰,舌淡,脉细弱。治宜补益心脾。方选归脾汤加味。常用药物如白术、党参、黄芪、龙眼肉、炙甘草、当归、茯神、远志、酸枣仁、淫羊藿、鹿角霜、肉苁蓉等。

3. 肝气郁结证　性欲低下,伴见情绪低落,郁郁寡欢,胸胁胀满,善太息,焦虑烦躁易怒,纳差,口苦,少寐多梦,大便干结,小便短少,舌边红,苔薄黄,脉弦细。治法宜疏肝解郁。方选逍遥散加味。常用药物有柴胡、白芍、当归、香附、茯苓、炙甘草、薄荷、枸杞子、女贞子、淫羊藿、茯神等。

4. 心虚胆怯证　性欲低下,伴见精神恍惚,畏惧房事,心悸易惊,气短神疲,夜寐不安,失眠多梦,舌淡,苔薄白,脉细弱。治宜益气养心,安神定志。方选安神定志丸加减。常用药物有党参、白术、茯神、酸枣仁、石菖蒲、远志、川芎、麦冬、生龙骨、生牡蛎等。

5. 瘀阻心脉证　性欲淡漠,伴见心悸怔忡,心胸闷痛,面色青紫,舌暗红或有瘀斑,脉涩。治宜活血化瘀,疏通心气。方选通窍活血汤加减。常用药物有桃仁、川芎、赤芍、川牛膝、木香、乌药、苏合香等。

6. 痰湿内阻证　性欲下降,伴见形体肥胖,易倦嗜睡,喜静少动,胸闷纳少,恶心呕吐,肢体困重,腹胀纳呆,或阴部潮湿瘙痒,小便黄,舌淡红,苔白腻或黄腻,脉弦滑或滑数。治宜行气健脾,利湿化痰。方选苍附导痰丸加减。常用药物有苍术、茯苓、制南星、法半夏、陈皮、枳壳、山药、车前子、泽泻等。

(二)中成药、验方

1. 中成药

(1)命门火衰证:全鹿丸,每次 8 g,每日 2 次,淡盐水吞服;右归胶囊,每日 3 次,每次 4 粒。

(2)心脾两虚证:十全大补丸,每次 9 g,每日 2 次,温水送服。或人参归脾丸,口服,每次 1 丸,每日 3 次,温开水送服。

(3)肝气郁结证:逍遥丸,每次 6 g,每日 2 次,温水吞服。

(4)心虚胆怯证:天王补心丹,每次 8 g,每日 2 次,温开水送服。

(5)瘀阻心脉证:血府逐瘀胶囊,口服,每次 6 粒,每日 3 次,温开水送服。

(6)痰湿内阻证:二陈丸,每次 2～3 g,每日 3 次,温开水送服。

2. 验方

(1)鸡蛋 2 个,附片、山药各 10 g,小茴香 5 g,精盐 2 g。先将小茴香、山药、附片、精盐放入锅中,加适量的水,煎煮两小时以上,然后将鸡蛋打在碗内,用滚开药液冲调即成,也可调入少许蜂蜜。每早服 1 次。

(2)橘皮 10～15 g,杏仁 10 g,老丝瓜 10 g。以水煮 15 分钟,取汁代饮。

(3)磁石 30 g,以纱布 2 层包好,猪肾 1～2 个洗净切块,加水煲汤,汤成后,去磁石,调味,饮汤,食猪肾。

(4)黄芪 30 g,枸杞子 30 g,乳鸽 1 只(去毛和内脏)。三味药放入炖盅内,加水适量,炖熟后饮汤食肉。一般 3 日 1 次,3～5 次为 1 个疗程。

(5)麻雀 5 只,粳米 50 g,葱白 3 根,白酒少许,煮粥,每日 1 剂。

(三)西药治疗

(1)咖啡因:每次 0.1～0.3 g,每日 3 次,饭后半小时以后温开水送服。有疗效后及时停药,主要用于中枢神经抑制性性欲低下。

(2)士的宁(番木鳖碱):每次 1～2 mg,每日 3 次,饭后半小时以后温开水送服。20 日为 1 个疗程,有疗效后及时停药。主要用于脊髓功能紊乱性性欲低下。

(3)甲状腺片:每日 30～60 mg,顿服,早饭半小时以后温开水送服。有疗效后及时停药。主要用于甲状腺素减少性性欲低下。

(4)十一酸睾酮软胶丸:每次 40～80 mg,每日 2 次,饭后马上温开水送服。主要用于雄激素减少引起的性欲低下,但不宜长期服用。

(5)育亨宾:每次 6 mg,每日 3 次口服,每周加倍,直至每日 18 mg,维持 3 个月或更长时间。

(6)中枢神经辅助调节药:① 氨酪酸 1 g,口服,每日 3 次。② 盐酸吡硫醇 0.1 g,口服,每日 3 次。③ 乙酰谷酰胺 0.1～0.6 g,肌内注射或静脉注射,每日 1 次。④ 三磷腺苷(ATP)0.01～0.02 g,每日 2 次肌内注射。⑤ 环磷腺苷(cAMP)0.02～0.04 g,肌内注射或静脉滴注。⑥ 维生素类药,如维生素 B_1、维生素 B_2、维生素 B_6、维生素 C、叶酸等,可促进脑组织代谢,有利于维持正常功能等。

二、针灸疗法

(1)肾气不足证:选肾俞、脾俞、关元、气海、足三里。方法:针刺用补法。

(2)心脾两虚证:选脾俞、足三里、心俞、气海、神门、内关。方法:针刺用补法。

(3)肝郁气结证:选肝俞、神门、内关、三焦俞。方法:肝俞、神门、内关用补法,三焦俞用泻法。

三、心理治疗

除了一些药物引起或器质性的病变所致者,必须治疗原发病外,对于大部分性欲低下的患者,心理治疗极为重要而且有效,在治疗本病中占主导地位。

对于性欲低下的患者,在开始治疗之前,必须尽可能找出有关病因,分清是器质性的还是功能性的相当重要,这关系到治疗的成败。对于器质性或药物引起者,有时只要治疗原发病或停用某种药物,就能达到治疗的目的。但是由于引起性欲低下的原因相当复杂,而且病史较长,患者在精神方面也易受到严重影响,因此治疗这一类型性欲低下时,心理治疗也相当重要。而对于功能性的性欲低下者,多要从心理角度来解决,只有这样才能收到良好效果。治疗大体从两方面着手,一是解除思想顾虑,协调夫妻性生活关系,如果男性缺乏性的要求,相对会表现出女性的性欲增强,性生活会发生不协调。这时女方不应责备、谩骂或对男方冷言冷语,应当鼓励体贴,使男方消除紧张情绪,陪同他到医院就诊,密切配合医生,坚持治疗。二是应用自我刺激加强性反应法或用想象加强性感情法,巩固已取得的疗效,还可指导患者采用性感集中训练。开始时明确不要把性唤起和性生活作为目的,尝试过一段时间后,要鼓励患者在精神愉快时进行性生活;并特别注意语言和非语言的交流,回忆以往性生活的美好感觉,以此来加强性自主的观点,增强信心,往往在性交成功一两次后,性欲减退能明显好转。还有一种可以试用的方法,那就是试着让其看一些带有情感色彩的有关性方面的录像,有时也许会起到意想不到的治疗效果。还要注意排除影响性欲的环境因素,如与子女同居一室或与父母同居一室等,应尽量使卧室具有私密性。

四、行为疗法

男性的性敏感区有口唇、乳房、阴茎、阴囊、会阴和大腿内侧,方法是:妻子用口唇爱抚丈夫的口唇,用手轻轻触摸丈夫的乳房、阴茎、阴囊、会阴和大腿内侧。每日做1次。在性交时妻子要起主导作用,可采用女上位、坐位、立位等便于女性主动的体位。每周做1~2次。

【预防与调护】

(1)夫妻双方要为自己创造一个温馨和谐的家庭生活环境,双方要互相体贴、照顾,发生矛盾要互谅互让、商量解决,不要互相指责、辱骂打闹。还要经常交流思想感受和生活体验,不断增进双方的感情,从而建立和谐的性生活。

(2)要树立战胜疾病的信心,经常进行适当的体育锻炼,如打拳、做操、慢跑等,使身体逐渐健壮起来,为战胜疾病打下坚实的基础。

(3)对器质性原因导致者,要积极治疗原发病。

(4)避免服用导致性欲低下的药物。

(5)对于一时的性欲低下或阳痿,妻子要给予安慰,而不是埋怨。

(6)一旦医生诊断为该病,在性生活时妻子一方面要鼓励患者战胜疾病的信心,一方面担当性生活的主导者,想方设法使患者的性欲不断提高。

(7)要多吃一些有助于提高性欲的食品,如羊睾丸、麻雀肉、海虾、洋葱、韭菜等。而这些食品如烹制得法则效果更好,如清炖羊睾丸、羊肉麻雀汤、韭菜炒虾仁、洋葱爆羊肉等。

【现代文献摘录】

(1)刘绪银.论心与男子性功能[J].河北中医,1997,19(4):2.

刘绪银认为心与男子性功能密切相关。男子性生理以性欲、阴茎、精液为要素,此三者相依相济,共成性之用。性是人的自然本能,通过性欲、阴茎勃起、射精表达出来。性欲是性能力表达的驱动力,是一种心理情志行动。《灵枢·本神》曰:"所以任物者谓之心。"《素问·灵兰秘典论》说:"心者,君主之官,神明出焉。"心能具体接受各种刺激而产生心理活动,辖司情志活动,故性欲由心主司。心司性欲,主宰阴茎的勃仆和精液的藏泄,心旌摇则必然性功能异常,精、茎失于主宰,产生一系列性功能障碍。心主神志调情志,正常的情志有益健康,异常的情志则损伤心神,影响气机,可导致性欲改变,精液妄泄,或交而不射精;另心为君主之宫,五脏六腑之大主,心病还可导致其他脏腑经络气血阴阳平衡失调,诱发或加重性功能障碍性病症。治当审起因,辨兼夹,从心而治。常分心气阳虚、心阴血虚、心神不宁、心火亢盛等施治。治宜养心气,和心血,安心神。

(2) 陈代忠,温泉盛.疏活补肾汤治疗性欲低下60例[J].浙江中医杂志,2006,41(7):418.

陈代忠等采用疏活补肾汤(柴胡、红花、五味子各6 g,当归、白芍、茯苓、桃仁、丹参、淫羊藿、巴戟天、肉苁蓉、枸杞子、女贞子各10 g,黄芪30 g)治疗性欲低下60例,服药60日后,15例痊愈,21例显效,24例无效,总有效率为60%。从中医理论分析,性欲与脏腑、经络、气血阴阳、天癸相关,尤与天癸密切相关。肾虚、肝郁、血瘀可致天癸衰少,进而导致性欲低下。方中柴胡、当归、白芍、茯苓疏肝理脾;淫羊藿、巴戟天、肉苁蓉、枸杞子、女贞子、五味子补肾中之阴阳;桃仁、丹参、红花活血行血;黄芪益气以行血。诸药合用,使肾虚、肝郁、血瘀得除,天癸渐增,性欲改善。

(3) 蔡德猷,孙家祥,尹立平,等.回春贴膏治疗男性性功能障碍[J].中成药,1995,17(5):23.

蔡德猷等用回春贴膏(主要由蟾酥、一叶萩碱、蝎毒、鹿茸、肉苁蓉等组成)治疗男性性欲低下87例,方法是先用温肥皂水将脐部洗净擦干,再用回春贴膏贴敷于脐部,每24小时换药1次,7次为1个疗程,休息5日再行第2个疗程。结果,87例患者,治愈53例,好转16例,无效18例,总有效率79.31%。

(4) 庞保珍,赵焕云.畅春快活枕治疗性欲低下56例[J].新中医,1994,26(8):43.

庞保珍等用畅春快活枕(用沉香6 g,甘松10 g,羌活、藿香、丁香、肉桂各30 g,山奈、辛夷花、檀香、木香各20 g,共为粗末,装入布袋内即成药枕),作日常睡枕使用,治疗性欲低下56例,结果痊愈者38例,有效者10例,无效者8例,总有效率85.71%。

(张春和)

第七节 阳 强

阳强是指无性兴奋和(或)性高潮后阴茎不能转入疲软的状态,长时间持续阴茎痛性勃起。记载阳强现存最早的中医文献为《灵枢·经筋》:"足厥阴之筋……伤于热则纵挺不收。"《石室秘录》中称"阳强不倒",《杂病广要》中称"阳强",等等。《类证治裁》认为其病机为"肝之筋伤热""肝火太强"。《杂病源流犀烛》详细地阐述了本病的症状、病机、预后,认识到本病可因阴茎持续勃起导致阳痿,最后影响全身,致"两胁气逆上,手足倦弱"。

有关本病发病率的统计,所见报道不多,国外有的报道本病的发病率较高,但国内一般认为本病发病率不高。可发生于任何年龄,以青壮年多见,也可以发生在完全性阴茎勃起功能障碍的患者。

成年男性在性行为或持续性性刺激的情况下,阴茎勃起可达数分钟乃至1小时,一般属于正常情况,也不会有不适的感觉。如果性行为或性刺激已经结束,阴茎还继续勃起,并且时间过长;或者从未有过性刺激或性要求,阴茎即发生持续性勃起,当属于本病。相当于西医学的阴茎异常勃起。

【病因病机】

阳强的病因病机与肝、肾、心、脾功能失调密切相关。情志失调、饮食不当、药食所伤、纵欲过度、跌打损伤均可诱发或加重阳强。但不管何种致病因素,皆有热毒的存在,而各种因素均可致阴茎脉络痹阻,所以热毒瘀血阻于宗筋是阴茎异常勃起的病理基础。其病理变化多为脾虚、肝热、肾亏、心火、瘀血。

【诊断】

1. 临床表现　在没有性冲动和性刺激时,阴茎持续性病性勃起,超过4小时以上;或性交完毕后,阴茎仍持续勃起,明显肿胀疼痛,难以耐受。体格检查发现阴茎海绵体硬度较坚硬,但龟头柔软,为低流量性阴茎异常勃起;若龟头及海绵体均柔软,为高流量性阴茎异常勃起。

2. 辅助检查

(1) 海绵体动脉血流超声多普勒。多普勒超声检查可探及海绵体动脉搏动,可明确诊断。

(2) 阴茎海绵体内血气分析。高流量性阴茎异常勃起海绵体抽出的血液为鲜红色,表现为高流率,氧饱和度、CO_2含量正常。低流量性阴茎异常勃起海绵体抽出的血液为暗红色或紫黑色,表现为低流率,低氧($PO_2 < 30$ mmHg),高CO_2($PCO_2 > 60$ mmHg)和酸中毒($pH < 7.25$)。

(3) 阴部内动脉造影、阴茎海绵体造影等检查可协助诊断阴茎异常勃起的性质与原因。

【鉴别诊断】

1. 生理性勃起　生理性勃起是指性欲旺盛,

在性刺激情况下的阴茎勃起，勃起时间偶有较长，但一般不超过1小时，并且性交排精后或注意力转移后可自行消退。而阳强是在无性欲、无性刺激的情况下，发生持续性的阴茎勃起，一般超过4小时，可伴有局部不适、阴茎疼痛、排尿困难等症状。

2. 不射精症 不射精症是久交不泄，阴茎勃起较久，但移时即软缩。阳强是性高潮能泄精，但阴茎长时间勃起坚挺，有的达数日或数十日以上，两者不能混淆，病理与治疗均有差异。

【治疗】

阳强的发病机制仍较为复杂，但基本病理变化多为脾虚、肝热、肾亏、心火、瘀血。总的治疗原则当补益心脾、疏肝清热、滋肾降火、化瘀通络。可根据患者个体的体质、病因及病情的不同而辨证立法。但热毒阻于宗筋是其病理基础，故以清热解毒、活血通络为本病治疗大法。常用清热泻火药如龙胆草、木通、黄柏、柴胡，活血药如王不留行、路路通、地龙、水蛭等。

一、内治

（一）辨证施治

1. 肝郁火盛证 阴茎持续勃起，多因情志不遂所致。伴有阴茎胀痛，烦躁易怒，失眠，面红目赤，口苦咽干，目眩耳鸣，胁腹胀痛。舌质红，苔黄，脉弦数。治宜清肝泻火，化瘀通络。方选当归龙荟丸加减。常用药物有当归、龙胆草、芦荟、栀子、黄芩、黄连、黄柏、大黄、青黛、木香、麝香、蜈蚣。肝郁重者，加柴胡、枳壳；火盛伤阴者，加石斛、黄精；瘀血重者，加水蛭、地龙。

2. 气血两虚证 阴茎持续勃起，多有虚劳、血证等病史。伴不思饮食，倦怠乏力，面色不华，心悸不宁，精神不振。舌质淡，苔薄白，脉细。治宜补益心脾，化瘀通络。方选归脾汤加减。常用药物有党参、黄芪、白术、茯神、酸枣仁、龙眼肉、木香、炙甘草、当归、远志、生姜、大枣、蜈蚣。气虚重者，党参改人参；血虚重者，加阿胶、龟甲；瘀血重者，加水蛭、地龙。

3. 肝经湿热证 阴茎持续勃起，多有不洁房事及淋证病史。伴胸胁胀痛灼热，阴部潮湿臊臭，肢体困重，汗出黏腻，大便不调，小便短黄，排尿困难。舌红，苔黄腻，脉滑数。治宜清热利湿，化瘀通络。方选龙胆泻肝汤加减。常用药物有龙胆草、栀子、黄芩、柴胡、车前子、生地、泽泻、通草、甘草、当归、茯苓、蜈蚣、丹参。湿热重者，可加黄柏、苍术；瘀血重者，可加地龙、川芎、水蛭。

4. 热毒瘀阻证 阴茎异常勃起，多因外伤所致。伴阴茎肿胀刺痛，阴茎皮肤瘀斑，甚则青紫。舌质暗或有瘀点，脉沉涩。治宜行气消肿，化瘀通络。方选血府逐瘀汤加减。常用药物有当归、生地、桃仁、红花、枳壳、赤芍、柴胡、甘草、桔梗、川芎、牛膝、蜈蚣。瘀久化热，烦躁易怒者，加知母、黄柏；阴茎青紫重者，加地龙、水蛭。

5. 阴虚火旺证 阴茎异常勃起，伴腰膝酸软，盗汗口干，潮热颧红，心烦少寐。舌红，苔少，脉细数。治宜滋阴潜阳，化瘀通络。方选茅苈丸加减。常用药物有茅苈、大豆、茯神、磁石、玄参、天花粉、石斛、地骨皮、熟地、鹿角、沉香、人参、知母、黄柏。肾阴虚者，可加女贞子、龟甲、鳖甲、牡丹皮；瘀滞重者，可加地龙、水蛭、王不留行、蜈蚣。

（二）中成药、验方

1. 中成药

（1）肝郁火盛证：黄连羊肝丸，每日3次，每次3粒。

（2）气血两虚证：八珍颗粒，每日3次，每次1袋。或归脾丸、人参养荣丸，每日3次，每次10丸。

（3）肝经湿热证：龙胆泻肝丸，每日3次，每次10丸。

（4）热毒瘀阻证：血府逐瘀胶囊，每日3次，每次2粒。或桂枝茯苓丸，每日3次，每次2粒。

（5）阴虚火旺证：知柏地黄丸，每日3次，每次10丸。

2. 验方

（1）桃红饮：桃仁、红花、升麻、肉苁蓉、黄柏各9g，王不留行、菟丝子各12g，党参、黄芪各15g，桔梗6g。水煎，每日1剂，分2次温服。适用于热毒瘀阻型阳强。

（2）柴胡10g，黄芩10g，半夏7g，党参7g，酒炒黄柏10g，车前子15g，山泽泻12g，佩兰10g，姜、枣各5g。水煎服，每日1剂。适用于肝经湿热之阳强。

（3）引火两安汤：玄参30g，麦冬60g，牡丹皮15g，沙参30g，黄连3g，肉桂3g。水煎服。用于阴虚火旺之阳强。

（4）沙参、枸杞子、生地、麦冬各15g，当归、川楝子、桃仁、川芎、赤芍、红花各10g。水煎服，每日1剂。

（三）西药治疗

阴茎异常勃起为外科急症，首先积极给予镇静、镇痛、扩血管等对症治疗。如用地西泮 5 mg 肌内注射或口服。用延胡索乙素 50 mg 口服，或 60 mg 肌内、皮下注射；布桂嗪 60 mg 口服或 100 mg 肌内注射。若无效则用以下方法。

（1）神经封闭治疗：通常可在 T_8 水平做硬膜外麻醉，若是神经功能障碍引起的异常勃起，阴茎将很快萎软，若勃起消退，神经阻滞应保持若干小时，阴茎定时用小儿血压计袖带压迫，每 15～20 分钟充气 1 分钟，压力应超过收缩压。

（2）阴茎海绵体内抽血、灌洗：1％利多卡因阴茎根部阻滞，14 号针头穿刺海绵体，抽吸出淤积于海绵窦中的血液，然后将生理盐水或肝素盐水 20～30 ml 注入海绵体，再抽出，如此反复，直至抽出液变红，海绵体萎软。有效率约 50％，方法安全，尤其适用于心脑血管疾病的患者。

（3）明确诊断高流量异常勃起，若保守治疗无效，施行阴茎海绵体动脉造影，发现动脉损伤部位可直接进行动脉栓塞疗法。若动脉栓塞疗法失败，可施行手术结扎损伤动脉。

二、外治

（1）《医方一盘珠》阴症载："生甘草二两，煎水熏洗即软。"

（2）芒硝 120 g，两手捧住，任其流水，阳自缩。

（3）《梅氏验方新编》前阴部载："玉茎强硬不痿，精流不止，痛如针刺，名曰强中……又方，肥皂荚一个，烧存性，研末，香油调搽自愈。"

（4）水蛭 9 条，入水盆养至七月七日，取出阴干，称有多少，麝香、苏叶三味各等份，研细末，蜜和为饼，用少许擦左脚心。

三、针灸疗法

选太溪、水泉、行间、太冲、中极、曲骨，平补平泻法，留针 30 分钟。或选间、太冲、膀胱俞、三阴交、阳陵泉，针刺施泻法，留针 30 分钟，每隔 5 分钟行针 1 次。

四、手术疗法

术式有阴茎海绵体阴茎头分流术、改良式阴茎海绵体阴茎头分流术、阴茎海绵体尿道海绵体分流术、大隐静脉分流术等。一旦海绵体内血栓形成，可并发海绵体纤维化。若上述手术治疗无效，可植入阴茎假体。

【预防与调护】

（1）阳强属于急症，在发病时积极进行对症治疗。待病情缓解后，用中医药治疗疗效好。热毒阻于宗筋是其病理基础，在治疗时紧紧抓住清热解毒、活血通络大法。

（2）调畅情志，不可郁怒伤肝。患者一旦发生阴茎持续勃起，往往会出现烦躁、恐惧、焦虑，此时除了应用镇静剂、抗焦虑药物外，应积极进行心理治疗，尤其对治疗效果不明显，出现阴茎海绵体纤维化、阴茎勃起功能障碍者，尤为重要。

（3）发病期间禁止性生活，避免性刺激。

（4）忌辛辣和烟酒，避免湿热内生。

（5）适当运动，起居规律，提高机体的抗病能力。

【现代文献摘录】

刘建国，金保方，李相如，等. 徐福松教授辨治阴茎异常勃起经验[J]. 南京中医药大学学报，2009，25（3）：72.

阴茎异常勃起属男科急症，西医学缺少特异性治疗方法，多采用激素或冲洗、手术等有创疗法，效果不一，且有潜在风险，处理不当，可造成永久性ED。徐福松发挥中医之所长，从整体出发，审证求因，辨证论治，取得了很好的临床效果。徐福松从阴虚、肝火、血瘀、内实外虚、怪病多痰等辨证，采用了滋阴济阳、清肝泻火、化瘀通窍、化痰疏络等治疗方法。徐福松根据自己的临床感悟，并结合国外专家的临床经验，提出阴茎异常勃起的 3 条治疗标准：① 阴茎海绵体循环顺利恢复；② 阴茎异常勃起现象完全解除，恢复常态；③ 阴茎保持正常勃起功能，满意地进行性生活。

（秦国政）

第八节　逆行射精

逆行射精是指阴茎能正常勃起，在性交过程中有性高潮和射精感觉及射精动作出现，但无精液从尿道外口射出，而是从后尿道逆向射入膀胱的一种病症。逆行射精在临床中虽然发病率不高，但因逆行射精其精液不能顺向射入女性阴道，常造成不孕。因此，逆行射精亦是男性不育症的原因之一。

中医学虽无此病名，但古医籍中有"流而不射"的记载，与此症较为相似。

【病因病机】

中医学认为该病主要为肾气亏虚,阴阳失调,推动无力,以致精液逆行入里;或为气滞血瘀,湿浊内阻精道,致使精液射行不畅,逆向旁道;或因手术损伤或外伤筋脉,宗筋弛纵不束,膀胱失约,关闭不利,均能致精液倒流逆行。逆行射精的脏腑主要涉及肾、肝与膀胱,病因为肝郁、湿热、痰湿、瘀血、肾虚、损伤等,基本病机为精道不畅,或肾气固摄无权,肾精藏泄失常,膀胱开合失约,以致精液不循常道而泄。

【诊断】

1. 临床表现　性交过程中有性欲高潮及射精动作的感觉,但无精液从尿道外口射出。大多数患者有泌尿生殖器病史、糖尿病史、外伤史、泌尿生殖器手术史及服用肾上腺素受体阻滞剂药物史。逆行射精主要影响生育,但在不同的患者中,逆行射精的性心理影响差异较大。对有些患者来说,潜在的病理改变即可使患者在逆行射精的同时出现勃起功能障碍,例如糖尿病患者和脊髓损伤的患者。但大多数患者的勃起功能是正常的,性欲也不会受到影响。如果逆行射精的男子对其生育能力极为重视,则出现性功能障碍较为常见,这与继发性心理精神因素有密切相关。此外,女方对男方有无精液射入其阴道,甚至比男方更为关心,这也会给患者造成一定的心理影响。

2. 诊断要点　在性交过程中,有射精的感觉及动作,但无精液从尿道口射出;射精后患者排出的尿液混浊、多泡沫;性交后尿液在显微镜下可见到大量精子。

3. 辅助检查

(1) 尿常规检查:患者在有性高潮和射精感觉的性交后,肉眼观察可发现尿液中有许多白色絮状的精液,尿液测定证实有大量果糖。留取尿液标本离心沉淀,显微镜下可发现大量精子。

(2) 血糖测定:糖尿病患者血糖升高。

(3) 膀胱造影:可显示尿道内口及后尿道呈漏斗状(膀胱颈部开放)。

(4) 尿道膀胱镜检查:可见到膀胱颈关闭不全,有无后尿道瓣膜狭窄、肿瘤或精阜肥大。

【鉴别诊断】

1. 射精无力症　指协助射精的肌群(球海绵体肌、坐骨海绵体肌)收缩无力,精液不能射出体外而

潴留在尿道。其特点是性兴奋和性交时阴茎勃起均正常,性交时有性高潮和射精动作,但精液不能射出,在性交后排尿时,尿液出现前先有精液流出,实验室镜检会发现尿液和精液分界清楚,中段尿和后段尿均不能发现精子。

2. 不射精症　不射精症是指在性交过程中,阴茎可长时间持续勃起,性交时间很长,却不出现性高潮,也没有射精的感觉。部分患者可能有遗精或自慰能射精的现象。

【治疗】

本病的病机是以精道不通、肾气失约为基本特点,故治疗原则为通畅精道、补肾摄精、活血理气的方法辨证论治。

一、内治

(一) 辨证施治

1. 肾气不足证　有射精感觉而无精液射出。头晕乏力,腰酸膝软,小便频数,夜尿多,舌淡胖,苔白,脉沉细。治宜温补肾气。方选《金匮》肾气丸加减。常用药物有附片、肉桂、熟地、枣皮、山药、茯苓、牡丹皮、泽泻等。若腰膝酸软明显者加牛膝、杜仲;尿频、夜尿多者加益智仁、菟丝子、枸杞子。

2. 气滞血瘀证　有射精感觉而无精液射出。心烦,小便细而不畅,舌暗紫或有瘀点、瘀斑,脉沉细或细弦。治宜疏肝理气,活血化瘀。方选血府逐瘀汤加减。常用药物有柴胡、枳实、白芍、生地、桃仁、红花、川芎、当归、赤芍等。若瘀斑瘀点明显者加水蛭、王不留行、丹参;小便不畅明显者加滑石、甘草。

3. 痰湿内阻证　有射精感而无精液射出。胸闷脘腹胀,形体肥胖,头重眩晕,口痰多,舌苔厚腻,脉滑。治宜化痰祛湿,通精。方选涤痰汤加减。常用药物有陈皮、半夏、茯苓、白芥子、石菖蒲、浙贝母等。

4. 中气下陷证　有射精感而无精液射出。神疲乏力,肢体倦怠,头昏头晕,肛门坠胀甚或脱肛,舌质淡,苔白,脉弱。治宜补益中气。方选补中益气汤加味。常用药物有炙黄芪、党参、白术、茯苓、升麻、柴胡、葛根、山药等。

(二) 中成药、验方

1. 中成药

(1) 肾气不足证:金匮肾气丸,每日 3 次,每次 1 丸(6 g)。

(2) 气滞血瘀证:血府逐瘀胶囊,每日 3 次,每次 4 粒;或血府逐瘀口服液,每日 3 次,每次 10 ml。

（3）痰湿内阻证：鲜竹沥口服液，每日 3 次，每次 10 ml。

（4）中气下陷证：补中益气丸，每日 3 次，每次 1 丸（9 g）。

2. 验方

活血通精汤：当归 10 g，何首乌 20 g，鸡血藤 15 g，怀牛膝 15 g，益母草 20 g，血竭 5 g，金毛狗脊 15 g，黄酒为引。每日 1 剂，水煎服。适用于精血瘀滞所致逆行射精。

（三）西药治疗

多选用麻黄素、丙咪嗪、左旋多巴等。

麻黄素是肾上腺素能兴奋剂，可促使交感神经释放递质，间接发挥拟肾上腺素作用，兴奋肾上腺素受体，增加膀胱括约肌的关闭能力。常用量为 25 mg，每日 3 次；或 50 mg，睡前服。

丙咪嗪为三环类抗抑郁药，可阻滞神经末梢对去甲肾上腺素的重吸收，从而增强肾上腺素能活性。常用量为 25 mg，每日 3 次。

左旋多巴在体内可合成去甲肾上腺素、多巴胺，能透过血脑屏障进入脑中，可提高射精中枢的兴奋性，又可兴奋交感神经，故治疗本病有一定疗效。用法为每次 0.25～0.5 g，每日 3 次；3 日后逐渐增加剂量，维持量为每日 3 g。

存在细菌感染，可使用抗生素治疗。

通过以上药物治疗可兴奋交感神经，降低副交感神经活性，从而可提高膀胱颈部张力，以防止精液逆流入膀胱。

二、外治

温洗法：性交前以甘松 15 g 煎汤，温洗会阴部。

三、针灸疗法

取穴：中极、关元、三阴交、太溪。用平补平泻法，每日 1 次，每次留针 30 分钟，15 日为 1 个疗程。肾气亏虚者，以气海、关元、太溪、足三里为主穴；气滞血瘀者，以关元、曲泉、秩边、次髎为主穴；湿热瘀阻者，以三阴交、中极、阴陵泉为主穴。

四、手术疗法

定期尿道扩张术对尿道狭窄者有效，它能轻轻按摩精阜，疏通射精通道的轻微梗阻，确保其通畅，从而使一部分逆行射精患者的症状得到缓解。膀胱尿道镜检查也可起到这种尿道扩张作用。对某些解剖异常引起的逆行射精，可采用手术治疗，通过膀胱内括约肌成形术恢复膀胱颈的完整性，以阻止精液在射精时逆流，有较好效果。

五、其他疗法

（1）推拿治疗：先以脐为中心，双手重叠，手心相重，对准脐，顺时针由小到大转圈揉 36 次，再逆时针由大到小揉 36 次。用力要轻柔缓和。

（2）气功治疗：取坐位，卧位或站立姿势均可进行。全身放松，将臀及大腿夹紧，吸气时腹部凹陷。一呼一吸反复 15～20 次。舌往上爬，同时肛门向上提收，提肛后稍闭气 3～5 秒，然后再呼气，全身放松，如此反复进行 20～30 遍。每晚睡前练功，待功前用温水洗净会阴部。

【预防与调护】

（1）积极治疗原发疾病。

（2）避免手术及外伤损伤影响射精神经。

（3）进行性教育，并请女方参与治疗。

（4）适度性生活，切忌恣情纵欲。

（5）调情志，适寒温，慎饮食。

【现代文献摘录】

（1）肖远辉. 针刺配合中药治疗性功能性逆行射精 25 例疗效观察[J]. 新中医，2011，33（3）：11.

观察通过用针刺太冲、三阴交、次髎等穴，配合疏肝益肾、祛瘀通经中药（柴胡 12 g，郁金 12 g，木通 10 g，山茱萸 10 g，王不留行 25 g，白芍 20 g，肉苁蓉 18 g，石菖蒲 6 g，生甘草 5 g），水煎服，每日 1 剂，每日 3 次。治疗功能性逆行射精 25 例，结果总有效率 68.0%；对照组用丙咪嗪治疗 17 例，总有效率为 29.4%。两组总有效率有明显差异（$P < 0.05$）。肖远辉认为肾气不足、精路阻塞、肝气郁结是功能性逆行射精的主要病因病机，运用疏肝益肾、祛瘀通经法配合针刺治疗可收较好效果。

（2）冯保华. 逍遥散加减治疗逆行射精 98 例[J]. 中国社区医学，2008，10（12）：31.

探讨中医疏肝解郁、通络开窍治疗逆行射精，方法用逍遥散加减（柴胡 10 g，当归 15 g，白芍 15 g，白术 15 g，茯苓 15 g，甘草 3 g，龙骨 30 g，牡蛎 30 g，牛膝 12 g，代赭石 24 g，黄芪 24 g，夏枯草 18 g，蝉蜕 6 g）。观察治疗逆行射精 98 例。结果：治愈 85 例，好转 11 例，无效 2 例，疗程 1～4 个月。其中服药 1 个月治愈者 38 例，服药 2 个月治愈者 32 例，其余为 2～4 个月治愈。治疗结果证明疏肝解郁、通络开窍法治疗逆行射精有较好效果。

（陈金荣）

第九节 射精疼痛

射精疼痛是指男性在射精时或射精后,会阴部、下腹部、阴茎、尿道、附睾、睾丸等一个部位或多个部位出现疼痛,休息片刻可缓解或消失。疼痛轻重不等,或隐痛,或酸痛,或剧痛。患者常常因此而恐惧,对性生活产生顾虑,甚至不能性生活。

中医文献中无该病名记载,本病当属于阴痛、阴茎痛、腹痛中。晋代葛洪的《肘后备急方·治卒阴肿痛癩卵方第四十二》中提到:"阴茎中卒痛不可忍,雄黄、矾石各二两,甘草一尺。水五升煮取二升,渍。"隋代巢元方在《诸病源候论·虚劳阴痛候》中说:"肾气虚损,为风邪所侵。邪气流入于肾经,与阴气相击,真邪交争,故令阴痛。"唐代孙思邈的《备急千金要方·解毒并杂治》中有"治卒阴痛如刺汗出如雨方";《太平圣惠方·治阴痛诸方》中有"治阴疼痛",用"丹参散方";唐容川《血证论》记载"前阴属肝,肝火怒动,茎中不利,甚则割痛";等等。这些阴痛与射精疼痛相关,但也包含非射精时的疼痛。

男性射精时,在腰骶部脊髓内的射精中枢的支配下,附睾、输精管、精囊及前列腺等器官的肌肉收缩,把器官中的液体排到后尿道,膀胱颈关闭,会阴部的球海绵体肌及坐骨海绵体肌阵发性收缩,把精液射出尿道。正常射精时,男性不仅不会疼痛,还会感到欣快。但如果上述任何器官出现问题,都会导致射精疼痛,如附睾炎、前列腺炎、精囊炎、精阜炎、后尿道结石、尿道狭窄等。当然,还有上述器官没发生病变,但性交次数过频等,也可以出现射精疼痛,属于功能性的。

【病因病机】

本病可因下焦湿热、气滞血瘀、肝肾精虚而致。一是交接不洁,湿热内侵,滞留精道;或外感六淫之邪,郁而化热;或饮食不节,嗜食肥甘,湿热内生。湿热蕴结下焦,精道郁阻,气血不畅,故射精而痛。二是所愿不遂,肝气不舒,气机郁滞,血行不畅,瘀血内聚;或手术外伤,瘀血留滞。射精不畅,瘀血阻滞而痛。三是恣情纵欲,房劳无度,耗伤肾精,精血亏虚,肝脉失养,虚热内扰,经脉不利,射精而痛。

【诊断】

1. 临床表现 本病可以通过症状诊断,即男性在射精时或射精后随即发生的会阴部、下腹部、阴茎、尿道、附睾、睾丸等任何一个部位或多个部位出现疼痛,或隐痛,或酸痛,或剧痛,休息片刻可缓解或消失。患者常常因此而恐惧,对性生活产生顾虑,甚至不能性生活即可诊断。

2. 其他 为了提高疗效,本病的病因诊断十分重要。因此可做尿常规以判断有无尿道炎、膀胱颈炎等;做前列腺液常规以判断有无前列腺炎;做精液常规,以判断有无血精、脓精;做泌尿生殖系彩超或放射线检查,以判断有无泌尿生殖器系结石、泌尿生殖系肿瘤、尿道狭窄等。

【鉴别诊断】

本病是以症状命名的疾病,即射精时或射精后随即出现疼痛,休息片刻缓解或消失。

1. 一般疼痛 附睾炎、前列腺炎、精囊炎、精阜炎、后尿道结石、尿道狭窄这些疾病会有阴茎、睾丸、附睾、会阴、小腹等部位疼痛,这些疼痛大部分与射精无关,仅有一小部分与射精有关。所以,射精疼痛并非这些疾病本身,而是这些疾病的一种特殊表现,但这些表现的机制目前并不十分清楚。所以,射精时疼痛者即为本病,疼痛与射精无关者,即为一般疼痛,故易于鉴别。

2. 性交疼痛 性交疼痛即性交时疼痛。性行为分为兴奋期、平台期、高潮期及消退期;男性射精只是高潮期。性交疼痛指的是阴茎进入阴道后,在抽动的过程中(即平台期)出现疼痛,与射精(高潮期)无关。男性性交疼痛一般因为包皮龟头炎、阴茎硬结症等引起,与本病易于鉴别。

【治疗】

射精疼痛多为器质性病变,生殖道感染多表现为下焦湿热;生殖器肿瘤、慢性炎症、生殖器损伤等多为气滞血瘀;情志或性生活过度,伤及身心,神经症型多表现为肝肾亏虚。

一、内治

（一）辨证施治

1. 湿热蕴结证 射精时出现会阴、小腹、阴茎、睾丸等处灼痛或绞痛。小便短赤,或淋漓不尽,或见血精,阴囊潮湿等。舌质红,苔黄腻,脉滑数。治宜清热利湿,解毒散瘀。方选龙胆泻肝汤加减。常用药物有龙胆草、栀子、黄芩、柴胡、车前子、生地、泽泻、通草、甘草、当归、川芎。灼痛重者,加黄柏;绞痛重者,加川楝子、青木香、荔枝核等。

2. **气滞血瘀证** 射精时出现会阴、小腹、阴茎、睾丸等处刺痛，疼痛固定不移，夜间严重伴有情志抑郁，两胁胀痛，舌质紫暗，脉涩。治宜活血化瘀，行气止痛。方选少腹逐瘀汤加减。常用药物有小茴香、炒姜、延胡索、五灵脂、没药、川芎、当归、蒲黄、官桂、赤芍等。疼痛重者，加木香、香附；偏寒者，加乌药、细辛等。

3. **肝肾阴虚证** 射精时出现会阴、小腹、阴茎、睾丸等处隐隐作痛。腰膝酸软，健忘，头晕耳鸣，性欲减退。治宜养肝滋肾，益气止痛。方选调肝散加减，出自《傅青主女科》。常用药物有炒山药、阿胶珠、酒当归、酒炒白芍、山茱萸（蒸）、巴戟天、甘草等。阴虚火旺重者，加知母、黄柏、龟甲、鳖甲；健忘重者，加当归、熟地、夜交藤等。

（二）中成药

（1）湿热蕴结证：八正散，用于湿热蕴结致射精疼痛。每袋 3 g，每次各 1 袋，每日 3 次，口服。

（2）气滞血瘀证：血府逐瘀丸，用于气滞血瘀致射精疼痛。每丸 6 g，每次 1 丸，每日 3 次，口服。

（3）肝肾阴虚证：杞菊地黄丸，用于肝肾阴虚致射精疼痛。每丸 6 g，每次 1 丸，每日 2 次，口服。

（三）西药

生殖道炎症时，可用左氧氟沙星、阿奇霉素等治疗；泌尿系结石，可用碎石及手术治疗等。

二、其他疗法

（1）针灸疗法：常用穴位有阴陵泉、三阴交、中极、关元、横骨等。隔日 1 次，留针 20 分钟，虚证加艾灸。

（2）心理治疗：可应用心理疏导治疗。

【预防与调护】

（1）积极预防泌尿系感染，注意清洗阴部，保持外因清洁。

（2）节房劳，勿恣情纵欲，勿好色无度。

（3）饮食清淡，忌食辛辣。

【现代文献摘录】

徐福松. 实用男科学［M］. 北京：中国中医药出版社，2009：395-366.

徐福松认为，射精痛有寒热虚实之分，但以热证、实证居多，寒证、虚证为少，间有虚实夹杂之证。湿热下注者，多有泌尿生殖系炎症史，症见射精疼痛，排精不畅，尿道有灼热感，尿少而黄，余沥不尽，口干苦而黏，不欲多饮，舌红苔黄腻，脉弦滑带数。

治以清利湿热，方选八正散加减。常用药：木通、萹蓄、车前子、瞿麦、碧玉散、金钱草、竹叶、栀子、大黄、泽兰、益母草、蒲公英。肝气郁滞者，有情怀不悦史，症见性交时阴茎疼痛作胀，性感不集中，胸胁苦满，烦躁易怒，舌质暗，苔薄白，脉弦。治以理气解郁，方选丹栀逍遥散加减。常用药：柴胡、当归、白芍、甘草、茯苓、牡丹皮、生栀子、橘核、蜈蚣、郁金、青陈皮。寒滞肝脉者，有房事前后感寒史，症见排精不畅，脐下拘急，疼痛不已，阴茎刺痛，阴囊冷缩，睾丸坠痛，形寒肢冷，喜温喜按，舌苔白滑，脉沉弦或沉迟。治以温经散寒，方选当归四逆散。常用药：当归、炙甘草、通草、吴茱萸、川椒、乌梅、附子、小茴香、葫芦巴、延胡索、台乌药、大枣。阴虚火旺者，有房劳过度史，症见性交时阴茎及少腹隐痛，时轻时重，腰膝酸软，头晕耳鸣，神疲乏力，或有遗精早泄，阳痿，口干，便秘，小便黄赤，脉细带数，舌红苔少或有龟裂。治以滋阴降火，方选知柏地黄丸加减。常用药：知母、黄柏、生地、山药、牡丹皮、赤茯苓、玄参、泽泻、牡蛎、甘草、杜仲、五味子。

（毕焕洲）

第十节 性快感低下

性快感低下是指在性生活的过程中，性快感缺乏或丧失。本病与性欲低下不同，性欲低下是缺乏性的欲望，而性快感低下则是性欲正常，只是性交时快感低下。当然，性欲低下者也可能性生活缺乏快感，所以两者有交叉之处。

性快感低下的中医研究较少，也无此病名，本病当属中医"阴冷""阴头寒"范畴。《金匮要略》中有："夫失精家，少腹弦急，阴头寒，目眩，发落，脉极虚芤迟，为清谷亡血，失精，脉得诸微芤紧，男子失精，女子梦交，桂枝加龙骨牡蛎汤主之。"《杂病源流犀烛》丰富了治法，如用加减内固丸及十补丸治疗。《诸病源候论》指出阴冷病因一是虚劳阴阳俱虚，一是外感风寒。《备急千金要方》有"取生椒择之令净，以布帛裹着丸囊"的外治法。《医学纲目》进一步丰富了治疗内容，如固真汤、补肝汤、清震汤等。《张氏医通》提出阴冷有因肝经湿热而致者，方用龙胆泻肝汤、柴胡胜湿汤，但其理难明，未被后世医家采用。阴冷、阴头寒除了性快感低下之外，还包含性欲低下等其他内容。

西医学认为本病与心理因素有关，患者或伴有焦虑，或伴有抑郁。射精标志着男性性高潮的到来，缺乏射精或射精不强烈，性快感便会受影响。射精中心位于脊髓内，交感神经射精中心在 $T_{11}\sim L_2$ 段；运动神经射精中心在 S_2、S_3、S_4。精液射出是由两个过程组成的，即泄精和射精。性器官得到的刺激，经传入神经传给脊髓内射精中心，$T_{11}\sim L_2$ 段被激活，经传出神经，将指令传给前列腺、输精管、精囊的平滑肌，引起收缩，前列腺液和精囊液流入扩张的尿道球部，称为泄精期（有文献翻译为"遗精期"）。随着性刺激的进一步积累，脊髓骶骨部（S_2、S_3、S_4）的自发中心发出指令，经传出神经将指令传给阴茎根周围部肌肉，膀胱颈关闭，会阴部的球海绵体肌及坐骨海绵体肌阵发性收缩，把精液射出尿道。泄精与射精是密切联系而又独立存在的两个生理过程，正常时两者几乎一起出现，但有些情况下，人们可以分别体验到它们的存在。性快感低下者，有精液流出，即有泄精过程，但缺乏射精过程。

【病因病机】

性快感低下的主要病因是肝气郁滞、肾阳虚衰及外感寒邪。

1. **肝气郁滞** 肝主疏泄，肝经循腹绕阴器，肝郁气滞，肝脉瘀阻，阴器不用，而致本病。

2. **肾阳虚衰** 肾主二阴，督脉隶属于肾，起于少腹，以下骨中央。若先天禀赋素弱肾气不足或早婚、房事不节，或手淫过度，斫伤肾精，使肾阳虚衰或阴阳俱虚。肾阳不足，则寒自内生，气血不能相荣，故发本病。

3. **寒犯前阴** 或坐卧当风，或冒雨涉水，或久坐寒湿之地，寒冷乘于阴部。尤其房事不久复乘风取凉、冷水洗浴、过食生冷均可致病。

【诊断】

本病可以通过症状诊断，即男子性欲正常，但在性交过程中，缺乏快感；或行房许久而不射；或行房射精而无力；或行房精液自流而非射出即可诊断。

【鉴别诊断】

性欲低下 性欲低下是缺乏性的欲望，而性快感低下则是性欲正常，只是性交时快感低下。当然，性欲低下者也可能性生活缺乏快感，所以两者有交叉之处。

【治疗】

本病需辨虚实、明病位，虚证可因先天肾弱，或纵欲过度，伤及肾阳；实证可因气郁、寒侵，肝脉受阻。病位与肝、肾、脾相关。本病按脏腑及病因辨证，肝郁脾虚者，疏肝解郁，健脾益神；肾阳虚者，壮阳暖肾，温下益趣；寒犯前阴者，散寒暖肾，温精益趣。

一、内治

（一）辨证施治

1. **肝郁脾虚证** 房事乏趣，射精无力。胸胁胀满，善长叹息，烦躁易怒，纳呆嗳气，两目干涩。舌质红，苔薄白，脉弦。治宜疏肝解郁，健脾益神。方用逍遥散加减。常用药物有当归、白芍、柴胡、薄荷、茯苓、白术、甘草等。肝郁重者，加木香、青皮；气虚重者，加黄芪、生晒参等。

2. **肾阳虚衰证** 房事乏趣，射精无力。前阴寒冷，畏寒喜热。腰膝酸软，精神萎靡，小便清长、夜尿量多。舌质淡，舌体胖，苔白，脉沉细弱。治宜壮阳暖肾，温下益趣。方用石英温肾汤加减。常用药物有紫石英、熟地、山药、女贞子、菟丝子、淫羊藿、巴戟天、附子、肉桂、当归、艾叶等。阳虚重者，加鹿茸、仙茅；气虚重者，加黄芪、生晒参等。

3. **寒犯前阴证** 房事乏趣，射精无力。前阴寒冷，甚或阴缩，形寒肢冷，面色㿠白，踡卧，口淡不渴，痰涎清稀，小便清长，大便稀溏。舌质淡，苔白而润滑，脉迟或紧。治宜散寒暖肾，温精益趣。方用五积散加减。常用药物有麻黄、白芷、苍术、厚朴、陈皮、半夏、茯苓、炙甘草、桔梗、枳壳、白芍、川芎、当归、干姜、肉桂。阴头寒重者，加吴茱萸；射精无力重者，加川楝子。

（二）中成药

（1）肝郁脾虚证：柴胡疏肝散合人参归脾丸，用于肝气郁滞、脾气虚弱致性快感低下。每次各 6 g，每日 3 次，口服。

（2）肾阳虚衰证：右归丸，用于肾阳虚致性快感低下。每丸 9 g，每次 1 丸，每日 2 次，口服。

（3）寒犯前阴证：九气心痛丸，用于寒滞肝脉致性快感低下。炼蜜为丸，每丸豌豆大，每次 3~10 丸，每日 2 次，口服。

（三）西药

十一酸睾酮 20 mg，每日 1~2 次。勿过量，注意副作用。

二、其他疗法

（1）针灸疗法：针刺取关元、气海、次髎、下髎、府舍、归来、肾俞、三阴交、复溜、命门等穴。每次取

3～5个穴位,隔日1次,10次为1个疗程。手法均用补法,以温壮肾阳,补气养血。耳针取肾、膀胱、外生殖器、神门、尿道等耳针穴位。每次取3～5个穴位,隔日1次,10次为1个疗程。在针刺穴部位,每次选1～2个穴位,每穴灸10分钟左右。

(2)推拿治疗:① 脐旁横摩法。用手掌或示指、中指、环指指腹附着于脐旁,有规律地横向抚摩,每分钟120次。② 下腹横摩法。用手掌或示指指腹附着于气海、石门、关元穴,有节律地横向抚摩,每分钟120次。③ 揉命门法。用手掌大鱼际、掌根部或手指指腹,吸定于命门穴,作轻柔缓和的回旋揉动,每分钟120～160次。

(3)心理治疗:也可利用性感集中训练法,使用动情图像资料,手淫训练,振荡器治疗等。

【预防与调护】

(1)调畅情志,避免心境抑郁。

(2)积极主动地过性生活,消除不正确的性观念。

(3)正确对待手淫自慰。

【现代文献摘录】

戚广崇.射精无力症证治六法[J].上海中医药杂志,1997(5):24－25.

阳虚肾亏,温阳而燮精者,症见精流滴而不射,性欲淡漠,性高潮时阴茎勃动感不明显,头晕目眩,神疲肢倦,膝脊酸楚,两耳鸣响,形寒畏冷,小便清长,余沥不净,夜尿频多,苔薄白,舌淡,脉细而弱。多因禀赋不足,房事不节,恣情纵欲,自慰过频,或久病、重病以后,体质虚弱,肾失作强所致。治宜温阳燮精。方用自拟乾灵胶囊加减。处方:鹿角片10 g(先煎),龟甲10 g(先煎),枸杞子15 g,人参10 g,淫羊藿15 g,肉苁蓉10 g,补骨脂10 g,益智仁10 g,大枣20 g。阳虚甚者加熟附子10 g(先煎),肉桂10 g(后下);气虚者加黄芪15 g,白术10 g;血瘀者加川牛膝15 g,三棱10 g,莪术10 g。阴虚精亏,滋阴而毓精者,症见精出不射而流滴,头目眩晕,口干咽燥,面易烘热,心烦失眠,甚至潮热盗汗,腰脊酸楚,欲念时起,阳事易举,苔少或剥,舌红少津,脉细数。多因恣情纵欲,或频繁自慰,阴精亏损,肾水不足,缩精无力所致。治宜滋阴毓精。方用大补阴丸加减。处方:知母10 g,黄柏10 g,生地、熟地各15 g,龟甲10 g(先煎),鳖甲10 g(先煎),山茱萸10 g,牡丹皮10 g,泽泻15 g,珍珠母30 g(先煎),甘草5 g。肾精不足加肉苁蓉10 g,菟丝子10 g,沙苑子10 g。中气不足,益气而鼓精者,症见射精无力,面色不荣,目无神采,倦怠乏力,懒言少气,头晕自汗,饮食乏味,大便溏薄,心悸怔忡,苔薄白、舌淡,脉细无力。多因长期营养不良,劳累过度,或久病大病损伤中气,脾胃气虚,中气下陷,无力鼓精所致。治宜益气鼓精。方用举元煎加减。处方:人参10 g,黄芪20 g,白术10 g,炙升麻6 g,炙柴胡5 g,甘草5 g,山药15 g,黄精10 g,紫河车10 g,大枣20 g,生姜3片。血虚者加当归10 g,熟地15 g;阳虚者加鹿角片10 g(先煎),巴戟天10 g,肉苁蓉10 g;瘀阻精窍者加川牛膝15 g,三棱10 g,莪术10 g。湿浊扰精,祛浊而清精者,症见精液滴流而下,量少而浊,排出不畅,小溲混浊短赤,时有余沥,甚至尿痛、尿频、尿急,会阴部不舒,阴囊潮湿,苔黄腻,舌质红,脉濡数。多因湿浊之邪入侵,内扰精室精道,自拟清精煎加减。处方:粉萆薢15 g,车前子15 g,黄柏10 g,知母10 g,柴胡10 g,大黄10 g,红藤15 g,白花蛇舌草10 g,碧玉散20 g,牡丹皮10 g,薏苡仁30 g。湿重者加瞿麦15 g,萹蓄10 g,木通10 g;血瘀者加川牛膝15 g,三棱10 g,莪术10 g;气滞者加川楝子10 g,枳实10 g,制香附10 g。气滞肝郁,理气而畅精者,症见精神不悦,胸闷不舒,胸胁胀满,急躁易怒,或抑郁少言,夜寐不安,苔薄白,舌边尖红,脉弦。多因忧郁忿怒,肝气郁结,气机不畅,精应出而滞于精道,故射精无力。治宜理气畅精。方用自拟解郁煎加减。处方:制香附10 g,川楝子15 g,广郁金10 g,乌药10 g,柴胡10 g,青皮10 g,当归10 g,白芍15 g,绿萼梅10 g,淮小麦30 g,甘草5 g,大枣20 g。肝郁化热者加栀子10 g,牡丹皮10 g;血虚者加熟地15 g,白芍10 g;气虚者加黄芪15 g,党参10 g,山药15 g。瘀阻精道,祛瘀而通精者,症见射精无力,会阴或阴囊、阴茎疼痛,房事后仍有会阴部、小腹、睾丸及阴茎等的胀痛,舌苔薄白,舌质暗红或有瘀斑,脉涩。多因湿热下注,日久化瘀,或跌仆损伤,精道受损,通而不畅所致。治宜祛瘀通精。方用自拟通精煎加减。处方:丹参15 g,当归10 g,三棱10 g,莪术10 g,柴胡10 g,川牛膝15 g,生牡蛎30 g(先煎),生黄芪20 g,急性子15 g,车前子15 g(包煎),甘草5 g。气滞者加沉香3 g(后下),九香虫10 g,薤白10 g;痰浊者加茯苓10 g,土茯苓10 g,象贝母10 g。

(毕焕洲)

第十一节　性　厌　恶

性厌恶是指对性伴侣的性器官接触具有不适或回避,从而限制个体性功能的行使。性厌恶可分为完全性及境遇性两种,完全性性厌恶者对任何性伴侣几乎所有的性器官接触都具有持续的或反复的极度不适或回避,往往拒绝任何性要求;境遇性的性厌恶只是局限于某一特殊方面,只要避免他们反感的内容,仍可以从性生活中得到乐趣,也可表现正常的性功能。性厌恶可无任何性功能障碍,也可以与性功能障碍同时存在,性厌恶的反应强度也存在较大的个体差别。当性厌恶严重时会引起恐惧、焦虑,甚至抑郁。性厌恶男女皆可以发病,女性为多,男性性厌恶发病比率较低。性厌恶的西医学病因尚不完全清楚,认为与心理因素相关,往往与曾经的不良性经历相关,如遭受过性侵害、性恐吓等。此外,在部分同性恋人群中可有表现(厌恶异性)。本病存在于恐惧症、焦虑症、抑郁症患者之中,表现出对性的厌恶,实际上是对性的恐惧以及由长期恐惧而带来的焦虑和抑郁。

中医古籍中曾有"憎女子"的记载,但对此病的认识并不明了。本病多因曾经的不良性刺激而致,或是成年后的新近的恶性性经历,或是少年时期的久远的经历。成年后新近的不良性刺激,可导致对性的惊恐,对性表现出强烈的拒绝、回避与厌恶。少年时期受到性侵害,或是看到意外的性场面,亦可以极度惊恐,对性产生恐惧、憎恨、拒绝、回避与厌恶。但此时尚未成年,对此,患者往往努力去忘却这种不愉快,成年后或许真的记不起当年的场面,但脏气所伤依旧,对性表现出抑郁、胆怯及厌恶。《素问·脉解》中有"恶人与火,闻木音则惕惕然而惊者,阳气与阴气相薄……所谓恐人将捕之者……阴阳相薄故恐也",此处描述的"恶",虽然与性无关,但心理机制相同,即"阴阳相薄"。戴思恭在《证治要诀·总论证治》中提出了卑慄,"有痞塞不饮食,心中常有所怯,爱居暗室,或倚门后,见人则惊避,似失志状,此名为卑慄"。此处的"怯"则是"惊""恐"后之变。此处的"惊""恐""怯"皆为"恶"的表现。同样是不良性刺激,对性成熟者与未成熟者的影响不同,前者多伤及心肾,后者多传及心胆。

【病因病机】

1. **心肾阳虚**　《素问·生气通天论》中有"阳气者,精则养神",肾阳为一身阳气之根本,心阳为气血运行之动力。惊恐伤心肾,心肾阳气虚弱,神志失养,则神机不振而失持,发生本病。

2. **心脾两虚**　因暴受惊骇,心气受伤,损及脾气,导致心脾气虚,而发本病。

3. **心血不足**　心主神明,且主血脉。因暴受惊骇而伤心,久则耗伤心血,心血不足,心神失养,神气怯懦,而发本病。

【诊断】

1. **临床表现**　对性生活及性要求有憎恨、恐惧、厌恶。性厌恶可分为完全性及境遇性两种。一些人对任何性伴侣几乎所有的性器官接触都具有持续的或反复的极度不适,从而尽力回避,哪怕是微小的性提示亦可使这些患者严重不安,往往拒绝任何性要求,这是完全性的。还有一些人只是局限于某一特殊方面,比如对某一特定的人,对性伴侣的特殊特征(体貌特征等),某一特定情景表现出性厌恶、性拒绝,但只要避免他们反感的内容,仍可以从性生活中得到乐趣,也可表现正常的性功能。成年后新近的不良性刺激,对性表现出强烈的拒绝、回避与厌恶。少年时期受到性侵害,成年后对性表现出厌恶、抑郁、胆怯。患者可表现出心慌、心悸、周身出汗、恶心、呕吐、腹泻等,平素多精神抑郁,发育正常,体检无异常。

2. **实验室检查**　实验室一般检查无异常。

【鉴别诊断】

性欲低下　性欲低下是指对性交及正常性刺激反应迟钝,没有性交欲望,但对性生活并不感到厌倦,阴茎往往不易勃起。性厌恶是对性生活有明显的抵触情绪,而勃起功能及射精功能往往正常,与本病易于鉴别。

【治疗】

本病的治疗原则是药物治疗与心理治疗相结合。据中医理论,该病主要与心、胆、肾三脏虚损有关,因此治疗法则应以补虚为主,温肾补心、补益心脾、养血补心。

一、内治

(一)辨证施治

1. **心肾阳虚证**　厌恶房事,闻之则恐。神色惶恐,自惭形秽,孤僻独居,见人惊避,心悸怔忡,畏寒肢冷,腰背酸痛,气短自汗,神疲乏力,面色㿠白。舌质淡,苔白滑,脉沉迟。治宜温补心肾,镇静安神。方选桂枝去芍药加蜀漆龙骨牡蛎救逆汤加减。常用药物有桂枝、生姜、蜀漆、炙甘草、煅牡蛎、大枣、龙骨。若肾阳虚明显者,加附子、细辛;若阳虚夹痰阻心窍者,加远志、石菖蒲、贝母;若兼胆气虚者,加党参、五味子、珍珠母。

2. 心脾气虚证　厌烦性事,闻之则烦。神情疑虑,精神惶恐,遇事寡断,自惭形秽,易惊善恐,头晕心悸,心烦不眠,噩梦绵绵,面色苍白,神疲乏力,呕恶呃逆。舌质淡,苔白,脉虚弱。治宜补益心脾,定志安神。方选安神定志丸合归脾汤加减。常用药物有茯苓、茯神、人参、远志、石菖蒲、龙齿、白术、黄芪、当归、甘草、酸枣仁等。阴虚较甚者加麦冬;心血不足者加熟地。

3. 心血不足证　厌烦性事,闻之则怯。目光疑虑,神气怯懦,默默不语,羞怯畏缩,独居室内,拉之不出。治宜养血补心,安神定之。方选四物安神汤加减,出自《杂病源流犀烛》。常用药物有当归、白芍、生地、熟地、人参、白术、茯神、酸枣仁、炒黄连、柏子仁、麦冬、竹茹、大枣、乌梅等。若心经火热不甚者去炒黄连;若兼肝气郁结、情志不畅者,加柴胡、合欢皮、玫瑰花等。

(二)中成药

(1)心肾阳虚证:金匮肾气丸合归脾丸,每丸6g,每次各1丸,每日3次,口服。

(2)心脾气虚证:人参归脾丸,每丸6g,每次1丸,每日3次,口服。

(3)心血不足证:天王补心丹,每丸6g,每次1丸,每日2次,口服。

(三)西药

可用三环类抗抑郁药物,如丙咪嗪等。

二、其他疗法

(1)针灸疗法:常用穴位有肾俞、神门、三阴交、中极。

(2)心理治疗:采用系统脱敏疗法治疗。目的是消除患者的恐惧、焦虑甚至抑郁。通过系统地暴露其先前造成性伤害的情景,而减轻其对性的回避,使患者在一种富于支持性的环境下对系统脱敏疗法治疗产生反应。

【预防与调护】

(1)预防本病的发生,避免不良的性刺激。

(2)曾经有过性刺激,已经造成了伤害,在没有充分治疗之前,尽量减少性活动。

(3)调情志,保持良好的心情。

【现代文献摘录】

王琦. 王琦男科学[M]. 郑州:河南科学技术出版社,1997:319-323.

王琦认为本病与心、脾、肾三脏相关。思虑过度,伤及心脾,心神失养,当养心安神,用天王补心丹治之;或房事惊恐,伤及肾阴,阴虚火旺,上扰心神所致,当滋肾安神,用安神定志丸治之。

(毕焕洲)

第 八 章
男 性 不 育 症

第一节　混合性精子异常

不育症患者的精液检查，往往可见精子浓度减少、活动率（力）降低、畸形增加，以两种或两种以上情况同时出现者称之为混合性精子异常，是不育症患者常见的类型，属中医"少精""精清如水""乏嗣""不育"等范畴。

【病因病机】

1. 肾精不足　禀赋不足，天癸不充；或房事不节，纵欲过度，频犯手淫，耗伤肾精；或久病、大病，或增龄等而致肾精不足，精子异常。

2. 气血两虚　饮食不节，或营养不良，脾失健运，水谷精微生化无源；或失血过多，久病体虚；精血同源，血不能转精，故精子异常。

3. 肝郁气滞　情志不遂，郁怒伤肝，肝失疏泄，气机不畅，气血不和，肾精受累而致精子异常。

4. 瘀血内阻　禀赋异常，脉络不畅，气滞血瘀，精室失濡；或跌仆损伤，手术误伤，肝络瘀滞；或湿热下注，久而化瘀，精失其养，而致精子异常。

5. 痰浊内阻　嗜食膏粱厚味，聚湿成痰；或脾失健运，痰浊内留，阻于下焦而致精子异常。

6. 精室湿热　过食生冷，或冒雨涉水，居住潮湿，寒湿内侵，久而化热；或外受湿热之邪，内侵精室，或嗜酒肥甘，化生湿热，侵及精室而致生精不良。

7. 其他　素体阳虚，寒邪侵袭，寒滞肝脉，阳气被郁，而致精子异常。

【诊断】

1. 临床表现　临床表现颇不一致，有的毫无症状，有的可出现各种各样的症状，主要表现在以下方面：情志抑郁，闷闷不乐，或健忘心悸，头晕耳鸣，心烦潮热，不寐多梦等精神神经症状。或可见食少纳呆、腹胀便溏等消化系统症状；或可见滑精、阳痿、性欲下降或性欲丧失、遗精早泄、不射精等性功能减退症状。或可见尿频、尿急，夜尿频数，余沥不爽等泌尿系症状。或可见睾丸附睾炎、前列腺炎、精囊炎、精索静脉曲张、鞘膜积液、隐睾症等生殖系统症状。

2. 实验室检查

（1）精液分析：精液在常温下，超过60分钟不液化或不完全液化；或精子浓度低于1 500万/ml，或精子总数低于3 900万/1次射精，或精子活力低于40%，或快速向前运动精子低于32%，或精液中异常精子数超过96%。有两项或两项以上异常同时存在即为混合性精子异常。

（2）前列腺液及支原体、衣原体检查：慢性前列腺炎、支原体、衣原体感染是引起弱精子症的重要原因之一，必要时做前列腺液常规检查，如果前列腺液中卵磷脂小体减少，白细胞增加，显微镜下每高倍视野＞10个/HP，即视为前列腺炎的可能，前列腺细菌培养，有些患者可有阳性发现；衣原体检查，必须取尿道上皮细胞，取样不正确，会出现假阴性结果；支原体培养检查取精浆，也可用前列腺液，不少弱精子患者合并有支原体或衣原体感染。

（3）免疫学检查：对弱精子症患者常规检查精浆、血清是否含有抗精子抗体（AsAb）和抗弓形虫抗体。

（4）精浆生化检查：包括测定精浆果糖、酸性磷酸酶、a葡糖苷酶、弹性硬蛋白酶，这些生化指标往往在弱精子症患者中显示异常；精浆微量元素的测定对寻找弱精子的原因也很重要，包括精浆锌、铁、镁、镉的测定。

（5）测定血清FSH、LH、T、PRL和抑制素：若FSH明显升高，属原发性少精子症；若FSH、LH低于正常值，为垂体功能低下，可能有原发性低促性腺激素性性腺功能低下和继发性低促性腺激素性性腺功能低下;PRL升高为高泌乳素血症引起的少弱精子症。

（6）染色体检查：Y染色体微缺失，AZFa区缺失患者往往无精子，AZFb、AZFc区缺失患者可见重度少精子；外周血常染色体核型异常亦可导致重度少精子症或无精症。

3. B超检查　通过B超检查可以了解是否存在精索静脉曲张、附睾炎、精囊炎或前列腺炎，这些因素与混合性精子异常密切相关。

【治疗】

一、内治

（一）辨证施治

1. 肾精不足证　婚后不育，头目眩晕，两耳鸣响，神疲肢倦，腰膝酸软，性欲下降，遗精、滑精，或早泄、阳痿。亦可无其他症状，只是精子异常。苔薄白，舌淡红，脉细。治宜补肾强精。方选五子衍宗丸合左归丸加减。常用药物有淫羊藿、淡苁蓉、鹿角片、炒蜂房、制首乌、枸杞子、制黄精、当归、熟地、川续断、狗脊、锁阳、大枣等。偏于阳虚者加补骨脂、巴戟天；偏于阴虚者加天冬、麦冬、龟甲；气虚者加黄芪、党参、白术；血虚者加白芍、桑椹子；血瘀者加丹参、三棱、川牛膝；气滞者加柴胡、制香附、川楝子。

2. 肾阳不振证　婚后不育，头目眩晕，面色无华，精神萎靡，形寒畏冷，嗜睡，夜尿频多、清长，性欲淡漠，甚或阳痿、早泄、滑精，苔薄白，舌淡胖，边有齿痕，脉沉细无力。治宜温肾强精。方选五子衍宗丸合右归丸加减。常用药物有山羊睾丸、鹿角胶、鱼鳔胶、枸杞子、鳖甲、龟甲、巴戟天、淫羊藿、淡苁蓉、补骨脂、大枣等。气虚者加党参、黄芪、山药；血虚者加当归、熟地、制首乌；寒甚者加吴茱萸、肉桂、公丁香、熟附子；痰湿者加陈皮、制半夏、石菖蒲。

3. 肾阴亏损证　婚后不育，头晕耳鸣，口干咽燥，面易烘热，心烦失眠，潮热盗汗，腰脊酸楚，欲念时起，阳事易举，甚或早泄、遗精、滑精，苔少或剥，舌红少津，脉细数。治宜滋肾填精。方选六味地黄丸加减。常用药物有熟地、山药、枸杞子、山茱萸、怀牛膝、菟丝子、龟甲、鳖甲、牡丹皮、天冬、麦冬、大枣。气虚者加黄芪、党参、山药，血瘀者加丹参、莪术、川牛膝，气滞者加川楝子、柴胡、制金柑。

4. 气血不足证　头昏目眩，面色不荣，疲乏形体衰弱无力，少气懒言，夜不安寐，爪甲色淡，甚或食少体衰，心悸怔忡、健忘，性欲淡漠，早泄、阳痿，舌苔薄，舌质淡，脉细弱。治宜益气养血。方选十全大补汤加减。常用药物有黄芪、党参、白术、白芍、当归、熟地、茯苓、川芎、肉桂、制首乌、黄精、大枣等。偏阳虚者加鹿角片、肉苁蓉、淫羊藿；阴虚者加枸杞子、龟甲；血瘀者加丹参、莪术、川牛膝；气滞者加川楝子、制香附、柴胡。

5. 肝气郁结证　婚后不育，精神抑郁，寡言少欢，或性情急躁易怒，胸胁胀满不舒，时易太息，嗳气不舒，甚或阳痿、早泄，舌苔薄白，舌边尖红，脉弦细。治宜疏肝解郁。方选逍遥丸加减。常用药物有制香附、川楝子、广郁金、乌药、柴胡、青皮、当归、白芍、绿萼梅、淮小麦、甘草、大枣。肝郁化热者加栀子、牡丹皮；血虚者加熟地、白芍。气虚者加黄芪、党参、山药。

6. 瘀血内阻证　婚后不育，睾丸或腹股沟疼痛，时易牵引少腹、会阴，甚或刺痛阴囊下坠，青筋暴露，盘曲甚者触之若蚯蚓团，或局部有肿块，触之疼痛，苔薄白，舌暗或有瘀斑，脉涩或弦紧。治宜活血通精。方选血府逐瘀汤加减。常用药物有丹参、三棱、莪术、川牛膝、柴胡、生牡蛎（先煎）、生黄芪、当归、赤芍、桃仁、红花、川芎、大枣。气虚者加党参、白术；气滞者加乌药、薤白、路路通；痰湿者加陈皮、象贝母、制半夏。

7. 痰浊内阻证　婚后不育，形体肥胖，面部虚浮，头目眩晕，纳谷不香，胸闷泛恶，心悸怔忡，甚或性欲低下，阳痿、早泄，舌苔白腻，舌质胖，脉濡。治宜祛痰化浊。方选温胆汤加减。常用药物有姜半夏、陈皮、枳实、竹茹、茯苓、石菖蒲、泽泻、薏苡仁、生姜、甘草、大枣。寒重者加吴茱萸、川椒；阳虚者加熟附子、肉桂；脾虚者加党参、山药、白术；气滞者加川楝子、制香附、沉香（后下）。

8. 湿热下注证　婚后不育，口苦乏味，小便黄赤、频数，会阴部胀滞不适，甚或尿痛，余沥不净，阴囊湿痒，便时滑精，遗精或阳痿，苔黄腻，舌质红，脉滑数。治宜清利精室。方选龙胆泻肝丸或萆薢分清丸加减。常用药物有粉萆薢、车前子、黄柏、知母、柴胡、制大黄、红藤、碧玉散、白花蛇舌草、牡丹皮。热重者加金银花、蒲公英、紫花地丁；湿重者加瞿麦、萹蓄、木通；气滞者加川楝子、乌药、沉香。

9. 寒滞肝脉证　婚后不育，面色苍白或发青，畏寒肢冷，少腹及睾丸坠胀疼痛，或阴囊收缩，受寒加重，得热缓解，苔薄白，舌淡或青，脉沉伏或弦紧而迟。治宜暖肝散寒。方选暖肝煎加减。常用药物有当归、枸杞子、沉香、肉桂、乌药、小茴香、茯苓、生姜、公丁香、九香虫、大枣等。气虚者加黄芪、党参；血虚者加当归、熟地；气滞者加制香附、荔枝核、乌药。

（二）中成药、验方

1. 中成药

（1）肾精不足证：全鹿丸、五子衍宗丸或金刚丸，每日 3 次，每次 8 g；黄金赞育胶囊，每日 3 次，每次 4 粒。

（2）肾阳不振证：右归丸，每日 3 次，每次 6～8 g；龟龄集，每日 3 次，每次 0.3 g；仙茸壮阳片，每日 3 次，每次 3 片。

（3）肾阴亏损证：左归丸或知柏地黄丸、大补阴丸，每日 3 次，每次 8 g；参竹精片，每日 2 次，每次 3 片。

（4）气血不足证：十全大补丸或人参养荣丸、归脾丸，每日 3 次，每次 8 g。

（5）肝气郁结证：逍遥丸，每日 3 次，每次 8 g。

（6）瘀血下阻证：大黄䗪虫丸，每日 2 次，每次 3 g，血府逐瘀胶囊，每日 3 次，每次 3 粒。

（7）痰浊内阻证：二陈丸合半贝丸，每日 3 次，每次 9 g。

（8）湿热下注证：龙胆泻肝丸或萆薢分清丸，每日 3 次，每次 8 g。

（9）寒滞肝脉证：三层茴香丸或茴香橘核丸，每日 3 次，每次 6 g。

2. 验方

（1）天雄丸：炮附子 3 份，白术 8 份，桂枝 6 份，龙骨 3 份，共研极细末，蜜泛为丸如绿豆大，每日 3 次，每次 5～8 g，饭前服。适用于肾阳不振之混合性精子异常。

（2）加味聚精丸：鱼鳔胶 10 g（烊冲），沙苑子 20 g，五味子 10 g，淫羊藿 30 g，枸杞子 15 g，高丽参 3 g，甘草 3 g。每日 1 剂，水煎，分 2 次服。适用于肾精不足之混合性精子异常。

（3）龟鹿二仙膏：龟甲 1 250 g，鹿角 2 500 g，枸杞子 460 g，人参 225 g。以上熬膏，滤去渣，瓷瓶收贮，每日 2 次，每次 5 g，空腹时白开水冲服，或黄酒炖化服之。夏天需置于冰箱中冷藏。适用于肾精不足之混合性精子异常。

（4）增精汤：蛇床子 18 g，五味子 18 g，蜂房 10 g，淫羊藿 12 g，潼蒺藜 20 g。每日 1 剂，水煎，分 2 次服。适用于肾精不足之混合性精子异常。

（5）九子生精汤：枸杞子、菟丝子、覆盆子、五味子、韭菜子、女贞子、桑椹子、车前子、巨胜子各等量，共为细末，炼蜜为丸如梧桐子大，每日 3 次，每次 9 g。适用于肾精不足之混合性精子异常。

（6）当归补血汤加味：当归 30 g，黄芪 15 g，熟地 15 g。每日 1 剂，水煎，分 2 次服。适用于气血不足之混合性精子异常。

（三）西医治疗

西医的治疗首先要针对病因治疗，病因诊断明确，有针对性治疗措施者，疗效较满意，病因明确而导致不育的机制不明确者，疗效往往就不够满意。如前列腺炎患者按前列腺炎诊疗规范予以治疗；高泌乳素血症患者给予规范口服溴隐亭治疗，或使用卡麦角林疗效相当，副作用少；性腺功能减退症患者给予内分泌治疗；生殖道感染给予敏感抗生素治疗；微量元素缺乏，对症给予补充锌等微量元素等治疗。此外，目前常用左旋肉碱及抗氧化相关药物如维生素 C、维生素 E 等进行辅助治疗。但治疗应有先后侧重，首先纠正生殖道感染，再祛除病因，如手术治疗精索静脉曲张，如果确切病因再针对精液异常类型针对性的经验用药（详见本章其他小节）。

二、针灸疗法

1. 针挑疗法

主穴：肾俞、气海俞、大肠俞、关元俞、小肠俞、膀胱俞、上髎、中髎、会阳、次髎、白环俞。操作方法：挑刺采用挑筋法，每次选取 4 个穴位，先在穴位处做个记号，用碘酒常规消毒 2 次，2% 利多卡因表面麻醉，左手固定挑治点，右手持消毒后的专用挑刺针沿麻醉皮丘处刺入皮下，抬高针尖并慢慢摇摆之，挑断皮下白色纤维样物数根，以挑尽为止，可沿各个方向挑，亦可效仿摇大孔的方法，即将针刺入皮下后旋转勾住数根纤维样物后再将其挑断。术后用碘酒消毒，敷盖无菌纱布用胶布固定。一般按照患者辨证分型，采用"勾""提""摇""旋"等 4 种手法。虚证用"勾""提"法，实证用"摇""旋"法，每周 2 次，4 组穴位按顺序循环使用，连用 12 周。

2. 针刺或艾灸疗法

（1）肾精不足证：取关元、归来、足三里、三阴交、复溜、经渠、阴谷、中注等穴。操作：补法或合青龙摆尾、导气法。

（2）肾阳不振证：取关元、归来、足三里、三阴交、命门、阴交、腰阳关、横骨。操作：补法或烧山火或灸法或温针灸。

（3）肾阴亏虚证：取肾俞、大肠俞、次髎、太溪、曲泉、悬钟、复溜、照海。操作：导气法或合青龙摆尾。

（4）气血亏虚证：取足三里、三阴交、气海、归来、脾俞、章门、膈俞、大都。操作：补法或烧山火，或合青龙摆尾，或灸法或温针灸。

（5）肝郁气滞证：取肝俞、期门、大敦、足临泣、气海俞、关元俞、中髎、交信、脾俞。操作：脾俞用补法，其余穴位用导气法或泻法合苍龟探穴。

（6）瘀血阻滞证：取膈俞、血海、太冲、阴廉、气海俞、关元俞、中髎、交信。操作：泻法或合赤凤迎源或白虎摇头。

（7）痰浊凝滞证：取太白、丰隆、胃俞、中脘、关元、归来、足三里、内庭。操作：泻法或合白虎摇头。

（8）湿热下注证：取阴陵泉、小肠俞、蠡沟、曲骨、肾俞、大肠俞、次髎、昆仑。操作：泻法或合透天凉或白虎摇头。

（9）寒滞肝脉证：取神阙、横骨、然谷、大敦、命门、阴交、腰阳关、横骨。操作：神阙用灸法，其余用补法或烧山火或灸法或温针灸。

治疗时务使针刺感应逐渐扩散，间歇运针 10 分钟。针刺腹部穴位务使针感到达会阴部，下肢穴位针感也应有较长距离的传导，留针 30 分钟。灸法用直接灸或悬灸或热敏灸法。每日或隔 1～2 日治疗 1 次，15 次为 1 个疗程。

3. 穴位注射疗法　按照辨证分型选用相应穴位和药物。

（1）肾精不足及肾阳不振证：鹿茸注射液、高丽参注射液、胎盘组织液等。

（2）肾阴虚损证：参麦注射液、生脉注射液等。

（3）气血亏虚证：黄芪注射液、高丽参注射液、当归注射液等。

（4）肝郁气滞证：柴胡注射液等。

（5）瘀血阻滞及痰浊内阻证：丹参注射液、血塞通注射液等。

（6）湿热下注证：清开灵注射液、鱼腥草注射液、双黄连注射液等。

（7）寒滞肝脉证：高丽参注射液、鹿茸注射液等。

选肾俞、关元、足三里、大肠俞、志室、气海俞、归来，肝俞、胆俞、三阴交、丰隆、关元俞等交替使用。每次取 2 个穴位，每穴注射 1～2 ml，每日或隔

日注射 1 次，反应强烈者亦可隔 2～3 日 1 次，10 次为 1 个疗程，休息 5～7 日再进行下一个疗程的治疗。

4. 耳针疗法　适用于男性不育症各证型的治疗。以辨证选穴为主，辅以对症选穴、按病选穴或根据经验选穴，常用穴位有肝、脾、肾、胆、肾上腺、精宫、皮质下、内外生殖器等。常用治疗方法有：揿针，压王不留行籽、莱菔子、磁珠法，或毫针法，每次 4～8 穴，每三日 1 次。

三、手术治疗

对于精索静脉曲张等原因导致的不育症，在保守治疗无效的情况下，尽快采取相应的手术方法治疗，其中显微手术是目前较先进的方法，或直接采取辅助生育手段。对于 Klinefelter 综合征患者，目前无明确治疗方法以改善患者生精功能。有研究报道对 Klinefelter 综合征患者进行睾丸切开显微取精术（micro - TESE），部分患者找到精子进行了卵细胞胞质内单精子显微注射（ICSI）治疗，但应进行植入前诊断，对这些患者的精子是否会将异常的核型传递给下一代仍存在争议。对所有非梗阻性无精子症患者，只要患者主观意愿强烈，均可实施包括睾丸切开显微取精术在内的各种取精术。在尝试进行各种睾丸取精术前，需要根据患者的检测情况进行生精预测，包括睾丸体积、质地、血清 FSH 水平、精浆生化、精液脱落细胞学检测结果等。对于生精预测结果较差者，需与患者及其家属共同商讨以决定是否进行诊断性取精术。无论何种取精术，一旦找到精子都应超低温冷冻保存，用于后续 ICSI 治疗。

【预防与调护】

（1）男子不育症系慢性病，病程较长，非一朝一夕所能奏效，故只要辨证准确，需嘱患者坚持服药。若见异思迁，频换方药，则反不易获效。

（2）在中医辨证治疗的同时，利用西医学一切诊断手段，尽量找出致病原因，这样既可明确诊断，提示预后，又可辨病辨证相结合，常可提高疗效。

（3）戒绝烟酒，避免接触有毒物质及放射线，劳逸结合，节制房事，但也不必禁欲，每周 1～2 次为宜。增强营养，适当锻炼身体。女方应体贴关怀男方，配合男方治疗。

（4）讲究卫生，预防感冒发热及腮腺炎等，避免热水浸浴及穿紧身裤，以免影响睾丸生精功能。

（5）对于大龄夫妇，应当全面评价其生育能力，

必要时直接采取辅助生育方法，以免耽误病情。

【现代文献摘录】

（1）陈志强. 男性不育症的中西医结合论治策略[J]. 中国中西医结合杂志, 2013(09)：1163-1165.

陈志强认为制订正确的针对男性不育的诊疗决策，具有十分现实的临床意义。针对无精子症的治疗，其效果取决于病因与诊断。高催乳素血症所导致的无精子症或精子质量问题，经过针对性治疗效果较好；对于睾丸前性的即下丘脑和（或）垂体功能障碍引起的睾丸功能低下，可以用激素替代疗法。梗阻性无精子症需根据不同情况辨证论治，射精管开口闭塞可以经尿道手术切开解决；慢性非特异性附睾炎导致者应首先考虑采用中医外科透托软坚、化痰通精的治法，部分患者可以获得精道再通而生育，经过3个月以上保守治疗无效者，则需手术再通或者附睾内取精直接人工授精助孕。凡是经过睾丸活检确诊的无精子症患者可通过他精人工授精生育或领养解决。不少男性不育症患者在家庭与社会的多重压力之下，或多或少都会具有焦虑、善太息、睡眠障碍或者抑郁等属于中医学"肝气郁结"的证候。而现代饮食习惯的改变、食物污染，以及肝郁气滞则导致脾胃气滞、运化失常而痰湿内生，使脾虚夹湿之证常有所见。因此，补肾、疏肝、健脾的综合运用是无症状男性不育症的有效对策。重视决策辨证，争取最佳治疗结局的辨证论治是中医学的优势和重要特征之一。但是传统中医的辨证论治概念主要是基于以四诊为依据的证候辨证论治，偏重某一病期的诊疗应用，对于整体治疗决策和预后指导有所不足。采用现代中医辨证论治体系，辨病论治与辨证论治相结合，整体辨证、局部辨证与微观辨证相结合，重视决策辨证，可以从更加宏观的层面和更加宽广的视野指导临床，把握治疗结局。重视男女同治，重视年龄的差别化，重视育前保健教育。大多数原因不明的精液质量问题患者的中医辨证论治，无论是精液迟缓液化症，还是弱少畸形精子症，还是血精症等，根据中医"异病同治"的原则，取得正确的辨证是制订治疗方案的前提。在正确的治则指导下，可以选择内服中药、中成药、外用药物、针灸按摩、饮食疗法、情志治疗、锻炼修养等合适的方法针对治疗。

（2）陈德宁，钟毅. 补中益气法在少弱精子症治疗中的运用[J]. 世界中西医结合杂志, 2011, 10：893-895.

陈德宁等认为男性不育虽病位在肾，但与脾胃亦关系密切。肾精包括"先天之精"和"后天之精"两个部分。先天之精享承于父母，后天之精则来源于脾胃运化之水谷精微。然先天之精必须有赖于后天之精的不断充养，才能发挥主生殖的作用。而各脏腑之精又无不由"食气入胃，游溢精气，上输于脾，脾气散精"所转化而成。脾胃功能对肾精的盛衰与否起着直接和间接的双重作用。因此，不能说补肾的药物一概对脾胃的运化功能没有一点促进作用，也不能说治疗男性不育非一概要脾肾同治不可，但重视调理脾胃的思想则有必要贯穿于整个治疗的始终。精子浓度及活力均低下时，治疗应以生精为主，通过补中益气、健脾开胃改善脾胃功能，通过补肾填精，为精子的生成提供物质基础，从而使精血充足。如果精子浓度已经达标，而精子活力尚低下，则改以强精为主。不管是少精还是弱精，辨证为虚证者，必虚则补之。补中益气汤作为历史名方，临床应用经久不衰，其西医药理研究表明，一能补充患者所缺的微量元素、维生素、氨基酸等物质；二是通过调整体内激素、免疫功能的紊乱，为生精活精、抗炎健身提供良好环境，以恢复生育能力。

（戚广崇、袁少英）

第二节　少精子症

少精子症是指精液检查精子每毫升少于1 500万，或1次射精子总数低于3 900万，并伴有不育。少精子症往往伴有弱精子症状，是男子不育症中常见的证候，归于中医学的"少精""乏嗣"等范畴。

【病因病机】

1. 肾气亏虚　先天不足，或后天纵欲过度，手淫频繁，耗伤肾气；或大病、久病及增龄而致肾气亏虚。

2. 精血两虚　饮食不节，营养不良，或脾虚不能健运，水谷精微不能化生为血，精血同源，血不能生精；或纵欲过度，耗伤肾精而致。

3. 气滞血瘀　禀赋异常，脉络不畅，气滞血瘀，精室失濡；或跌仆损伤，手术误伤，经络瘀滞；或湿热下注，久而化瘀，气血失调，精失其养。

4. 精室湿热　嗜食肥甘烟酒，化生湿热，或感受湿毒之邪，内侵精室而致少精。

【诊断】

明确少精子症的病因，必须进行细致的体格检查,是否存在结核的可能,是否有慢性生殖道疾病,是否有内分泌疾病;精索静脉是否曲张,附睾有没有肿胀、触痛,尿道外口有无脓性分泌物。但少精子症的诊断主要依据精液实验室检查结果的分析。

1. 临床表现　临床表现颇不一致,有的毫无症状,有些伴有睾丸炎、前列腺炎、精囊炎、精索静脉曲张和性功能障碍等症状(参考第一节有关内容)。

2. 实验室检查

(1) 精液分析:精液分析是诊断少精子症的重要手段。精子浓度低于 1 500 万/ml,或精子总数低于 3 900 万/1 次射精,可定为少精子症。

(2) 测定血清 FSH、LH、T 和 PRL:若 FSH 明显升高,属原发性少精子症;若 FSH、LH 低于正常值,为垂体功能低下,有原发性低促性腺激素性性腺功能低下和继发性低促性腺激素性性腺功能低下;PRL 升高为高泌乳素血症引起的少精子症。

(3) 精浆生化检查:包括测定精浆果糖、酸性磷酸酶、α 葡糖苷酶,往往在少精子症患者中显示这些生化指标异常;精浆微量元素的测定对寻找少精子的原因也很重要,包括精浆锌、铁、镁、镉的测定。

(4) B 超检查:通过 B 超检查可以了解是否存在精索静脉曲张、附睾炎、精囊炎或前列腺炎。

(5) 染色体检查:Y 染色体微缺失(AZFa、AZFb、AZFc 区)往往可见重度少精子症甚或无精子症;外周血常染色体核型异常亦可导致重度少精子症甚至无精症,如克兰费尔特综合征、两性畸形等。

【治疗】

一、内治

(一)辨证施治

1. 肾气亏虚证　婚后不育,少精子,两耳鸣响,头目眩晕,腰膝酸软,性欲下降,阳痿、早泄、遗精,苔薄白,舌淡红,脉细。治宜补益肾气。方选《金匮》肾气丸加减。常用药物有附子、桂枝、熟地、山茱萸、山药、茯苓、泽泻、牡丹皮、枸杞子、肉苁蓉、菟丝子、大枣等。气虚者加黄芪、党参、白术;血虚者加制首乌、白芍、桑椹子;气滞者加柴胡、川楝子、制香附;血瘀者加川牛膝、丹参、莪术。

2. 精血两虚证　婚后不育,检查见精子数目下降,面色萎黄,头晕耳鸣,神疲肢倦,健忘多梦,心悸怔忡,性欲淡漠,苔薄白,舌淡,脉濡。治宜益精养血。方选七宝美髯丹加减。常用药物有制首乌、茯苓、怀牛膝、当归、枸杞子、菟丝子、补骨脂、熟地、肉苁蓉、山茱萸、大枣等。气虚者加黄芪、党参、白术;

气滞者加柴胡、川楝子、制香附;血瘀者加川牛膝、丹参、莪术;阳虚者加熟附子(先煎)、肉桂、鹿角片。

3. 气滞血瘀证　婚后不育,检查见精子数目下降,阴囊下坠、会阴部胀滞或疼痛,或青筋暴露,触之成团,或附睾肿大,触之疼痛,苔薄白,舌暗红或有瘀斑,脉涩。治宜理气活血。方选血府逐瘀汤加减。常用药物有高良姜、制香附、延胡索、木香、青皮、陈皮、郁金、枳实、槟榔、三棱、莪术、五灵脂、甘草等。气虚者加党参、黄芪、白术;血虚者加当归、熟地、白芍;肾虚者加枸杞子、菟丝子、肉苁蓉;湿热者加粉萆薢、车前子、黄柏。

4. 精室湿热证　婚后不育,检查见精子数目下降,或伴有脓细胞,阴囊湿痒,阴囊或会阴部胀滞不适,口苦口干,小便黄赤,余沥不净,苔黄腻,舌质红,脉滑数。治宜清利精室。方选龙胆泻肝丸或萆薢分清丸加减。常用药物有粉萆薢、车前子、黄柏、知母、柴胡、制大黄、红藤、碧玉散、白花蛇舌草、牡丹皮等。热重者加金银花、蒲公英、紫花地丁;湿重者加瞿麦、萹蓄、木通;气滞者加川楝子、沉香、乌药。

(二)中成药、验方

参考本章第一节。

(三)西药治疗

病因诊断明确,有针对性治疗措施者,疗效较满意,病因明确而导致不育的机制不明确者,疗效往往就不够满意。根据病因,有针对性使用,有一定效果。① 促性腺激素治疗,适用于促性腺功能减退型性功能低下症,选用 HCG 或 HMG 进行治疗,HCG 1 500~2 000 U,肌内注射,3 次/周,或 HMG 75~150 U,肌内注射,2 次/周。② 枸橼酸氯米芬每日 25~50 mg;他莫昔芬每日 10~30 mg;胰激肽释放酶口服每日 600 U,每日 1 次,疗程 3 个月。③ 左旋肉碱每日 1~2 g,每日 2~3 次,口服。④ 针对高泌乳素血症,使用溴隐亭,每日 2.5~7.5 mg,疗程 3 个月,或使用卡麦角林,疗效相当,副作用少。

二、针灸疗法

参考本章第一节。

【预防与调护】

(1) 少精子症引起的原因颇多,应审证求因,辨病辨证相结合进行治疗,常可提高疗效。

(2) 经过一系列检查若查不出原因,且无症可辨的特发性少精子症,可根据中医"肾藏精""肾主生殖"的观点,采用补肾强精的方法进行治疗,常能收到较好效果。

（3）尽量消除生活中不利因素,戒除烟酒,避免性交过频,避免偏食及营养不良等。

【现代文献摘录】

（1）谢建兴,王峻,陈铭,等.龟龄集胶囊对少精症模型大鼠的生精作用及对性激素的影响[J].广州中医药大学学报,2011(06):621-623.

以灌服棉籽油法复制少精子症大鼠模型,观察龟龄集对少精子症模型大鼠的精子数量和密度的影响,采用放射免疫法测定血清性激素睾酮(T)、促黄体生成激素(LH)、促卵泡生长激素(FSH)的含量。结果龟龄集组能显著提高少精子症大鼠的精子数目和密度能降低 LH 含量和提高 FSH 含量,龟龄集能够显著提高精子数量和密度。其作用机制可能是通过负反馈抑制作用而增加垂体 FSH 分泌和降低 LH 分泌,从而达到促进生殖细胞分化成熟精子的作用。

（2）宾彬,王杰.从"脾肾两虚兼湿热瘀毒"论治少弱精子症[J].甘肃中医,2010(07):36-37.

宾彬等认为该病多为本虚标实,以脾肾两虚为本,以湿热瘀阻或虫毒所染为标。治疗以补虚泻实立法。补虚,必须脾肾兼顾,既要补肾生精,又要健脾养血;泻实,则应清热化湿,活血祛瘀,甚或杀虫解毒。多数患者标实易泻,本虚难补,故临证时多应以持续补虚为主轴,以泻实为辅助,方能取得良效。补虚时不宜过用滋腻之品,妨碍脾胃,亦不能偏于燥热,致耗伤真阴;同时,泻实也不宜过用苦寒,恐伤阳抑精。以此理论为基础,创制了以脾肾双补兼以清热化湿、活血化瘀为主要功效的验方强精煎,该方由菟丝子、枸杞子、党参、黄芪、当归、牡蛎、益母草等 12 味中药组成。方中重用枸杞子和黄芪,枸杞子味甘,归引肝肾经,补肝肾益精血;黄芪味甘微温,益气健脾,兼以利水,共为君药。菟丝子味甘温,补肾生精;党参、当归味甘温,助黄芪益气养血生精,且当归有行血脉作用,可使补而小滞,共为臣药。益母草味苦微寒,活血清热利湿,牡蛎味咸微寒,益肾收敛固精,兼防阳浮精越而妄泄,共为佐药。诸药合用,温而不燥,补而不腻。

（咸广崇、袁少英）

第三节 弱 精 子 症

弱精子症指精子活动力低于 40%,或快速向前运动的精子低于 32%。就活动力降低而言,弱精子症是不育症的常见原因之一。

【病因病机】

1. 肾气亏乏　先天不足,禀赋素弱,后天手淫过频,房事失节;或病重、病久及肾气虚弱,命门火衰致弱精子症。

2. 中气不足　脾失健运,饮食不节或饮食失宜,营养不良,气血生化之源亏乏,精失所养,而致弱精子症。

3. 精室湿热　嗜食肥甘,湿热内蕴,下注精室;或不洁性交,湿热之邪内侵,囿于精室,影响精子的活动力,而致弱精子症。

4. 瘀血内阻　禀赋不足,脉络不畅,气血瘀滞,精失血养;或跌仆损伤,手术误伤,睾丸瘀滞;或湿热久蕴,郁而化瘀,不能益精,而致弱精子症。

【诊断】

1. 临床表现　临床表现颇不一致,有的毫无症状,有的伴有睾丸附睾炎、前列腺炎、精囊炎、精索静脉曲张和性功能障碍等症状(参考第一节有关内容)。

2. 实验室检查　弱精子症的诊断主要依据精液实验室检查结果进行分析。为进一步查明弱精子症的病因,必须进行细致的体格检查,如长期禁欲往往精子浓度高、死精子多、精子的活动度差。这是因为长期不射精,新精子不断产生,老精子不断老化、死亡之故。这种情况不属于异常,因此,必须多次反复检查精液,且检查精液前的禁欲时间以 3～7 日最佳,并进行相关实验检查,包括精液分析、前列腺液检查、免疫学检查等。

（1）精液分析:显示精子浓度正常,而精子活力低于 40%,或快速向前运动的精子低于 32%,即可诊断为弱精子症。

（2）生殖系感染会引起精浆成分的改变,锌、镁、柠檬酸、果糖的减少和 pH 的改变,都会影响精子的活力。附睾感染会影响精子的成熟和精子的活力;前列腺感染会引起前列腺液中的白蛋白成分和锌含量降低,而白蛋白不仅能促进精子活力,还能保护精子免受损害;精囊感染会使精囊液分泌增多,精囊液能抑制精子的活力。实验证明大肠杆菌可降低精子活动度,并对精子有致死作用。临床上也发现,精子活动力低、死精子偏高的患者中,64%有细菌感染。近年来又发现在 76%原因不明的男性不育患者的精液中分离出了支原体。实验提示支原体通过吸附于精子表面而干扰正常代谢过程,并影响精子的流体动力学而使其活动减低而丧失;并且发现青年人患急性附睾炎,67%的明显病因是衣原体感染。但也有人研究认为衣原体感染与精子活动力无关。

(3)免疫学检查:对弱精子症患者进行常规检查精浆、血清中是否含有抗精子抗体(AsAb)和抗弓形虫抗体。

(4)精浆生化检查:包括测定精浆果糖、精浆弹性硬蛋白酶、α 葡糖苷酶、精浆锌含量等,往往在弱精子症患者中显示这些生化指标有异常。

(5)内分泌检查:可检查性激素 FSH、LH、E_2、T、PRL、F – T、抑制素等。

【治疗】

一、内治

(一)辨证施治

1. 肾阳亏虚证　婚久不育,眩晕耳鸣,面色无华,夜尿频多,小便清长,形寒肢冷,腰膝酸软,性欲淡漠,射精无力,阳痿、早泄,舌苔薄白,舌质淡胖,脉沉细而迟。治宜温补肾阳。方选金匮肾气丸或右归丸加减。常用药物有山羊睾丸、鹿角片、鱼鳔胶、枸杞子、鳖甲、龟甲、淫羊藿、肉桂、熟附子、大枣等。气虚者加黄芪、人参、白术;血虚者加当归、熟地、制首乌;气滞者加柴胡、九香虫、枸橘;血瘀者加三棱、莪术、丹参、川牛膝。

2. 气血亏虚证　婚久不育,脸色淡白或萎黄,少气懒言,神疲肢倦,动则汗出,健忘多梦,心悸怔忡,爪甲无华,纳呆便溏,性欲淡漠,或阳痿、早泄,舌苔薄白,舌质淡,脉濡无力。治宜补气养血,益肾生精。方选补中益气汤合四物汤加减。常用药物有炙黄芪、人参、白术、陈皮、升麻、柴胡、当归、川芎、白芍、山药、黄精、大枣、甘草等。血虚重者加桑椹子、龙眼肉、制首乌;肾虚者加淫羊藿、肉苁蓉、枸杞子;气滞者加柴胡、薤白、乌药;寒甚者加公丁香、小茴香、熟附子。

3. 湿热下注　婚久不育,胸闷口苦,头晕而胀,阴囊湿痒,小便黄赤,余沥不尽,或尿后流白浊,会阴部胀滞不舒,或阳痿、早泄、遗精,苔黄腻,舌红,脉滑或濡。治宜清热利湿,养阴生精。方选龙胆泻肝汤或草薢分清饮加减。常用药物有粉草薢、知母、柴胡、红藤、车前子、制大黄、黄柏、白花蛇舌草、碧玉散、牡丹皮、薏苡仁等。气滞者加柴胡、川楝子、枸橘;瘀血阻滞者加三棱、莪术、川牛膝。

4. 瘀血内阻证　婚后不育,局部阴囊下坠,或青筋暴露,盘曲甚者,触之如蚯蚓团,或局部肿胀结块,睾丸或腹股沟疼痛,有时痛引小腹、会阴,甚或刺痛,触之疼痛,苔薄白,舌暗或有瘀斑,脉涩。治宜活血祛瘀。方选桃红四物汤或血府逐瘀汤加减。常用药物有丹参、三棱、莪术、川牛膝、柴胡、生牡蛎、生黄芪、当归、赤芍、桃仁、红花、川芎、大枣等。气虚者加党参、白术;气滞者加乌药、薤白、路路通;肾虚者加淫羊藿、枸杞子、肉苁蓉;湿热者加草薢、黄柏、车前子。

(二)中成药、验方

参考本章第一节。

(三)西药治疗

治疗精子活力低下的药物种类很多,各种药物有各自的作用机制,总的目的是通过提高精子能量,参与精子的代谢过程;提高精子或精液内某些酶的活性,以增强精子活力及帮助精子活动。

(1)内分泌治疗:由内分泌原因造成的弱精子症包括促性腺激素低下的性腺功能低下症、高催乳素血症。男性生殖系统的上皮是依赖间质细胞分泌的雄激素而进行活动的,当间质细胞功能部分或全部衰竭时,体内产生的雄激素水平低下,可以影响生殖系统上皮细胞的功能,因此可以影响到精子发生和成熟。附睾是精子成熟和获得运动能力的场所,其生理功能的完整性在很大程度上取决于附睾中雄激素水平的高低。精子的运动不仅与雄激素在体内和精浆中的水平有关,也与精子膜上的激素结合位点的充分暴露相关,故可以通过适当补充雄激素来纠正。以往有大剂量外源性睾酮反跳疗法,目前基本上已极少采用。还有一种是小剂量雄激素疗法,适用于内分泌激素水平异常的患者(雄激素低下、促性腺激素水平升高、精浆果糖浓度减低者)以及没有内分泌异常的而仅表现为精子活力差和(或)精子形态异常者。部分不育症患者可以通过小剂量补充雄激素而获得精子功能的改善。改善精子功能是一个长时间的任务,因为精子生成和成熟需要约 3 个月,所以补充雄激素也是长期的,最少需要 3 个月,可以连续应用 6～12 个月。雄激素治疗不育症的应用特点是血药浓度稳定、小剂量、长疗程,长期应用雄激素一定要选择那些服用方便、对肝肾毒性低或无毒副作用的药物。十一酸睾酮的常用剂量为每日 40 mg 或隔日 40 mg,经过 3～6 个月的治疗，配合其他助生育药，可使大部分不育者的精液质量有所改善；对于治疗无效者可以考虑选择辅助生殖技术。溴隐亭可以用来治疗高催乳素血症引起的男子不育。

（2）其他药物：例如左卡尼丁、己酮可可碱、胰激肽释放酶都有提高精子活动力的作用，并已有用来治疗男性不育的报道；锌、硒元素等对精子的生成及精子的活力均有促进作用。

二、针灸疗法

参考本章第一节。

三、手术治疗

精索静脉曲张结扎手术，尤以显微镜下精索静脉曲张结扎术能明显改善不育症患者的精液质量和生育功能。手术后 1 年内，配合适当的药物治疗，可使约 70% 的男性精液质量明显改善，精子的活动能力大大提高，可使接近 50% 的患者获得自然生育能力。垂体瘤造成的高泌乳素血症会明显降低精子的活动能力，通过手术治疗可以提高或恢复其生育功能。

四、其他疗法

长期口服药物无效者可运用辅助生殖技术，包括人工授精、体外受精与胚胎移植、配子输卵管移植以及在此基础上衍生的各种技术和方法。

【预防与调护】

（1）弱精子症可能是精子生长过程中的问题，也可能是附睾、前列腺、精囊、精道等病变所致，故应审证求因。

（2）戒绝烟酒，避免禁欲或过度房事，禁食粗制棉籽油，慎食芹菜。

【现代文献摘录】

（1）卞廷松,杨光,王井海,等.聚精颗粒治疗弱精子症 31 例报告[J].中华男科学杂志,2006(06)：565-567.

弱精子症患者口服聚精颗粒，温开水冲服，每次 120 ml，每日 2 次，共 3 个月。分别于治疗前及治疗 3 个月末，采用 DNA 荧光染色精子动（静）态图像分析系统进行精液参数分析。完成治疗的 31 例患者中，除 3 例精液质量未见明显改善外，其余 28 例精液质量均明显改善。方中熟地味甘微温，枸杞子味甘平，补肾阴而生阴精，以达阴阳互济，生化无穷，共为方中君药。制首乌味甘微温，平补肾阳，滋阴益肾，填精益髓，为精血提供物质基础，精血同

出一源，是为方中臣药；党参味甘平，茯苓味甘淡，健脾益气，养血生精，能气血互化，精血互生，共为佐药；牡蛎味咸微寒，益精收敛固涩，柴胡味苦辛微寒，疏肝解郁举阳，为使之用。纵观全方，寒温并进，补涩兼施，从而益肾生精，补气滋血，使精血旺盛，则种子可成。聚精颗粒能明显增加少精子症患者的精子浓度，提高弱精子症的精子活力、活率及精子向前运动速度，降低畸形精子症患者的精子畸形率，未见明显的不良反应，因此具有确切的有效性和良好的安全性。

（2）刘莉,岳宗相,蒲玮,等.中药加电针对弱精症患者精浆中性 α-1,4 糖苷酶的影响[J].中国计划生育和妇产科,2011(02)：32-34.

运用中药加电针治疗弱精子症。选穴：① 百会、气海、关元、太溪、足三里、三阴交。② 肾俞、气海俞、命门、阴陵泉、复溜。电针治疗仪通以疏密波，频率 14～26 次/分钟，以患者产生明显酸麻胀等针感且能耐受为度。两组穴位接通导联并交替应用，隔日 1 次，30 分钟/次，并用育子汤（枸杞子、菟丝子、五味子、肉苁蓉、淫羊藿、熟地、山茱萸、牡丹皮、丹参、紫河车粉、黄精、黄柏、茯苓、怀山药）煎汤口服，连续 3 个月。结果表明该方法可以显著提高患者的精子活力，明显提高精浆中性 a-1,4 糖苷酶水平，改善患者的生育能力；并且安全性高，无明显不良反应。

（咸广崇、衰少英）

第四节　畸形精子症

畸形精子症指精液常规检查畸形精子的比例达到 96% 及以上而言，往往伴有弱精子及少精子等症状。中医无此病名，大多归于"精清""精寒""精冷"等范畴。

【病因病机】

1. **阴虚火旺**　先天不足，房事不节，纵欲无度，手淫频繁，肾阴亏损，阴虚火旺，灼伤精子。

2. **精室湿热**　嗜食辛辣烟酒，湿热内生，熏蒸精室；或湿热之邪内侵，损伤精室，精子伤残。

3. **瘀血内阻**　先天不足，脉络不畅；或跌仆损伤，手术误伤；或湿热久蕴，血行不畅，郁而成瘀，损伤精子。

【诊断】

1. **临床表现**　临床表现颇不一致，有的毫无症

状,有的伴有睾丸附睾炎、前列腺炎、精囊炎、精索静脉曲张和性功能障碍等症状(参考第二节有关内容)。

2. 实验室检查 明确畸形精子症的病因,必须进行细致的体格检查,有的患者存在遗传因素,其父母近亲结婚,因此询问家族遗传史尤为重要。但畸形精子症的诊断主要依据精液实验室检查结果的分析。此外,精索静脉曲张、睾丸、附睾疾病、生殖泌尿系统感染都是重要病因。

(1)精液分析:是诊断弱精子症的重要手段。精液分析显示:精液中异常精子数超过96%即可诊断为畸形精子症。

(2)免疫学检查:对弱精子症患者常规检查精浆、血清中是否含有抗精子抗体(AsAb)和抗弓形虫抗体。

(3)精浆生化检查:包括测定精浆果糖、酸性磷酸酶、α葡糖苷酶。

(4)B超检查:可以了解是否存在精索静脉曲张、附睾炎、精囊炎或前列腺炎。

(5)内分泌检查:可检查性激素 FSH、LH、E_2、T、PRL、F-T、抑制素等。

【治疗】

一、内治

(一)辨证施治

1. 阴虚火旺证 婚后不育,畸形精子多,头目眩晕,两耳鸣响,腰脊酸楚,面易潮红,虚烦盗汗,口干咽燥,时易举阳、早泄,苔少或剥,舌红少津,脉细数。治宜滋阴降火。方选大补阴丸加减。常用药物有黄柏、知母、生地、熟地、炙龟甲(先煎)、炙鳖甲、山茱萸、山药、牡丹皮、枸杞子、甘草。气虚者加黄芪、党参、白术;血虚者加当归、制首乌;气滞者加川楝子、佛手、绿萼梅。

2. 湿热内蕴证 婚后不育,口苦乏味,小便短赤、混浊不清,余沥不净,阴囊湿痒,会阴部胀滞不舒,苔黄腻,舌红,脉滑数。治宜清利精室。方选清精煎加减。常用药物有粉萆薢、车前子、黄柏、知母、柴胡、制大黄、红藤、白花蛇舌草、碧玉散(包煎)、牡丹皮、薏苡仁。热重者加金银花、连翘、蒲公英;瘀血内阻者加川牛膝、三棱、莪术;气滞者加川楝子、枳实、制香附。

3. 瘀血内阻证 婚后不育,睾丸、小腹疼痛不舒,有时延及腹股沟及会阴部,甚至刺痛,或青筋暴露,严重者触之如蚯蚓团,或睾丸、附睾肿块,触之

疼痛,苔薄白,舌暗或有瘀斑,脉涩。治宜活血通精。方选通精煎加减。常用药物如丹参、三棱、莪术、当归、川芎、柴胡、生牡蛎、生黄芪、赤芍、桃仁、红花、大枣。气滞者加制香附、九香虫、乌药;气虚者加党参、白术;寒重者加公丁香、吴茱萸。

(二)中成药、验方

1. 中成药

(1)阴虚火旺证:大补阴丸或知柏地黄丸,每日3次,每次9g;参竹精片,每日3次,每次3片。

(2)湿热内蕴证:龙胆泻肝丸或当归龙荟丸,每日3次,每次9g。

(3)瘀血内阻证:大黄䗪虫丸,每日2次,每次3~5g,或血府逐瘀片,每日3次,每次4片。

2. 验方

(1)知母10g,黄柏10g,生地、熟地各15g,天冬、麦冬各10g,炙鳖甲10g,炙龟甲10g。每日1剂,水煎,分2次服。适用于阴虚火旺之精子畸形症。

(2)车前子20g(包煎),栀子10g,苦参10g,泽泻15g,碧玉散20g。每日1剂,水煎,分2次服。适用于湿热下注精室之精子畸形症。

(3)丹参15g,生黄芪20g,制首乌10g,三七粉6g(分吞),三棱10g,莪术10g,大枣20g。每日1剂,水煎,分2次服。适用于瘀血内阻、肾精受损之精子畸形症。

(三)西医治疗

(1)药物治疗:常用的有克罗米芬(氯米芬)、维生素C、维生素E、血管舒缓素等,通过作用不同部位来促进睾丸正常生精,也可适用于精索静脉曲张不育症患者。

(2)去除有关病因:如精索静脉曲张在中医治疗无效时可手术治疗,戒烟酒等。

二、针灸疗法

参考本章第一节内容。

【预防与调护】

戒绝烟酒,禁食粗制棉籽油、芹菜等食物,以及雷公藤等药物,避免长期穿紧身裤子及沐热水浴。

【现代文献摘录】

(1)徐杰新,宾彬,陈定雄,等.强精煎治疗畸形精子症32例临床研究[J].四川中医,2012(07):95-96.

目的:观察以补肾健脾法组方的强精煎治疗畸形精子症的临床疗效及对精子质量参数的影响。

治疗组以强精煎治疗,基本组方为:菟丝子、枸杞子、五味子、紫河车、鹿角霜、川续断、党参、黄芪、当归、益母草、牡蛎、生麦芽。诸药合用,温而不燥,补而不腻,有补肾健脾兼活血养血、清热利湿作用,共奏生精强精之功。

(2) 周辉,程学军,陈焱,等.畸精症患者黄精赞育胶囊治疗前后精浆中活性氧浓度的变化[J].南方医科大学学报,2008(08):1514-1516.

目的:观察畸形精子症患者中药黄精赞育胶囊治疗前后,其精浆中活性氧(ROS)含量的变化,初步探讨中药治疗畸形精子症的作用机制。畸形精子症患者均服用黄精赞育胶囊,3个月为1个疗程,观察用药前后精液中畸形精子百分率的变化,并检测用药前后精浆中过氧化氢、丙二醛、超氧化物歧化酶含量。黄精赞育胶囊中熟地、黄精、枸杞子补肝肾,益精血;芡实、莲子、山药、党参健脾胃,固肾精;茯苓、薏苡仁健脾利湿;当归补血活血。全方共奏补肝肾、益精血、健脾胃、化瘀热等功效。适量的活性氧在精子获能和顶体反应中起着重要的生理功能,但研究发现精浆高活性氧浓度是导致男性不育的重要原因之一。丙二醛是精子受活性氧攻击发生脂质过氧化反应的产物,对细胞具有毒性作用,使精子活力丧失。而SOD是体内主要的活性氧清除系统,检测用药前后精浆中活性氧的含量,发现治疗后精浆中过氧化氢浓度、MDA浓度均较治疗前有所降低,而SOD浓度较治疗前升高,提示其可能通过降低精浆中活性氧含量而改善精液质量。

(戚广崇、袁少英)

第五节　无精子症

无精子症是指性交时能射精液,但显微镜检查精液中无精子而言。对于3次或3次以上精液离心(WHO推荐转速3 000 g,离心15分钟)后镜检未发现精子,同时排除不射精和逆行射精等,即可诊断为无精子症。对患者的分析评估应侧重于以下三个方面,即缺乏促性腺激素的刺激作用、生精功能障碍或生殖道梗阻,这是无精子症的主要原因。在进行病因分析时,除了病史、体格检查、精液分析以及性激素检测外,应将生殖系统(睾丸、附睾、输精管、精囊、前列腺、射精管)超声及染色体(核型分析和Y染色微缺失)检测列为常规检测项

目。睾丸体积较小往往提示原发性或继发性睾丸功能衰竭,同时伴有FSH水平升高至正常值上限2~3倍时,提示生精功能严重衰竭,患者最终预后不佳。

无精子症归于中医学"绝嗣""无力""不育"等范畴。

【病因病机】

1. 精道瘀阻　禀赋乖异,脉络不畅,气血瘀滞;或湿热内蕴,久而化瘀;或跌仆损伤,手术创伤,瘀血内阻,精道遇阻而致无精子症。

2. 精室湿热　嗜食烟酒及膏粱厚味,湿热内蕴;或不洁性交,感受湿热之邪,内扰精室或精道,影响生精或阻塞精道,引起无精子症。

3. 肾精亏极　先天不足,肝肾亏损;或大病、久病损伤肾精,或毒物伤肾;或房事不节,手淫频繁,纵欲无度,耗尽肾精,引起无精子症。

4. 气血不足　饮食失宜,病后衰弱,或脾胃失于运化,气血生化乏源,肾精失于填充,而致无精子症。

【诊断】

对无精子症患者,精液检查应连续3次,每次检查前必须禁欲3~7天,精液应全部排入采精杯内。当常规显微镜检查未发现精子时,应将精液标本离心后取沉渣,再次进行显微镜检查,3次检查均未发现精子,方可确定为无精子症。

1. 临床表现　不少无精子症患者具有特殊的临床表现。

(1) 特殊病史:了解家族史和遗传史十分重要,父母近亲结婚,患遗传性疾病的概率相对较高,父母大龄生育也容易患先天性畸形。嗅觉丧失、视觉障碍常合并Kallmann综合征;了解腮腺炎的病史对诊断具有重要作用;应询问发育史,许多先天性异常性疾病可导致生殖器发育不良;应询问是否长期从事无防护的油漆作业、高温作业、长期接触X射线或农药等特殊职业;长期吸毒也是造成无精子症的重要病史;生殖器部位的手术、外伤也应详细询问。

(2) 体格检查:包括全身检查和生殖器检查。重点检查第二性征和内外生殖器。男性第二性征不明显往往提示性腺功能低下。要详细检查阴茎大小,有无尿道发育畸形,睾丸大小及质地,附睾大小、硬度、完整性、有无缺如、结节及触痛,精索静脉

是否曲张及其程度。

2. 分类 无精子症分为以下三类。

(1) 梗阻性无精子症(OA): 临床表现为睾丸有正常生精功能,由于双侧输精管道梗阻导致精液或射精后的尿液中未见精子或生精细胞。睾丸体积和血清 FSH 水平基本正常。超声检查可发现梗阻征象。

(2) 非梗阻性无精子症(NOA): 排除了梗阻因素,常见的先天因素包括 Klinefelter 综合征、隐睾症、Y 染色体微缺失(包括 AZFa、AZFb、AZFc 微缺失,部分 AZFc 微缺失患者能够在精液中或睾丸中发现精子则不属于此类)等;后天因素则主要是环境激素、高温以及放射性、青春后期腮腺炎导致睾丸炎,以及某些地区长期服用棉籽油导致的生精细胞受损等。生殖系统超声检查没有发现明显梗阻征象,患者睾丸体积往往较小(<10 ml),血清 FSH 水平根据不同情况可表现为减低、正常或升高(可高于正常上限 2 倍以上)。

(3) 混合性无精子症: 这部分患者可能同时存在睾丸生精功能障碍以及部分输精管道梗阻,对于一侧或两侧睾丸体积较小、质地软,血清 FSH 水平升高及存在其他生精功能障碍表现,同时又存在梗阻性因素的患者,无法根据一般检测区分 OA 或是 NOA。

【治疗】

一、内治

(一)辨证施治

1. 精道瘀阻证 婚久不育,精液中无精子,睾丸、附睾、腹股沟及会阴部时有疼痛,甚则刺痛。睾丸正常、附睾结节、质地硬,精索增粗;或精索静脉曲张,青筋暴露,严重者触之如蚯蚓团,睾丸质地可软。苔薄白,舌暗或有瘀斑,脉涩或弦紧。治宜活血通精。方选通精煎加减。常用药物有丹参、三棱、莪术、川牛膝、柴胡、生牡蛎、当归尾、赤芍、桃仁、红花、黄芪、大枣。瘀甚者加土鳖虫、水蛭、穿山甲;气滞者加九香虫、橘核、川楝子;湿热者加川草薢、车前子、碧玉散;肾虚者加鹿角片、淫羊藿、肉苁蓉;血虚者加熟地、制首乌,气虚者加党参、白术。

2. 精室湿热证 婚久不育、精液中无精子,口苦乏味,小便频数黄赤,大便干结,睾丸、附睾肿大触痛,精索增粗,或阴囊湿痒不舒,舌质红,苔黄腻,脉滑数或濡数。治宜清利精室。方选程氏草薢分清饮加减。常用药物有川草薢、黄柏、石菖蒲、茯

苓、白术、莲子心、丹参、车前子、红藤、蒲公英、甘草。瘀滞者加三棱、莪术、川牛膝;气滞者加路路通、乌药。

3. 肾精亏损证 婚久不育,精液中无精子,胡须及阴毛稀疏,喉结不显或缺如,头目眩晕,两耳鸣响,精神萎靡,腰脊酸楚,性欲低下,阳实、早泄,睾丸较小,质地软,苔薄白,舌淡红,脉沉细。治宜补肾强精。方选聚精丸加减。常用药物有鱼鳔胶(烊冲)、沙苑子、山茱萸、淫羊藿、淡苁蓉、鹿角片(先煎)、炒蜂房、制黄精、当归、熟地、枸杞子、大枣。气虚者加生黄芪、党参、山药;血虚者加阿胶(烊冲)、白芍、桂圆肉;阴虚者加鳖甲(先煎)、龟甲(先煎)、天冬、麦冬;阳虚者加熟附子(先煎)、肉桂(后下)、补骨脂;血瘀者加三棱、莪术、川牛膝、穿山甲(先煎);气滞者加九香虫、川楝子、橘叶、橘核。

4. 气血不足证 婚久不育,精液中无精子,头昏耳鸣,面色不荣,神疲肢倦,纳谷不振,唇甲色淡,睾丸较小、质地偏软,苔薄白,舌淡边有齿痕,脉沉细。治宜填补气血。方选十全大补汤加减。常用药物有人参、白术、茯苓、当归、熟地、白芍、川芎、黄芪、肉桂(后下)、紫河车、枸杞子、桂圆肉、甘草、大枣。气滞者加九香虫、橘核、荔枝核;血瘀者加鸡血藤、川牛膝;阳虚者加巴戟天、吴茱萸、公丁香(后下)。

(二)中成药、验方

1. 中成药

(1) 精道瘀阻证: 三七片,每日 3 次,每次 5 片;或大黄䗪虫丸,每日 3 次,每次 3~5 g。

(2) 精室湿热证: 草薢分清丸或龙胆泻肝丸,每日 3 次,每次 9 g。

(3) 肾精亏损证: 右归丸或全鹿丸,每日 3 次,每次 9 g;龟龄集,每日 2 次,每次 2 粒。

(4) 气血不足证: 十全大补丸或人参养荣丸,每日 3 次,每次 9 g。

2. 验方

(1) 黄鱼鳔胶 20 g,沙苑子 20 g,当归 20 g,枸杞子 15 g,大枣 20 g。每日 1 剂,水煎,分 2 次服。适用于气血不足及肾精亏损之无精子症。

(2) 七宝养髯丹: 制首乌 20 g,枸杞子 30 g,菟丝子 30 g,补骨脂 15 g,茯苓 12 g,当归 15 g,怀牛膝 15 g。每日、次服。适用于肾阳虚损,阴精不足之无精子症。

(3) 生育丸: 红参 40 g,鹿茸 10 g,鹿角胶

60 g,山茱萸 60 g,枸杞子 80 g,熟地 80 g,黄芪 80 g,五味子 80 g,海狗肾 1 对,蛤蚧 1 对。上药共研细末,炼蜜为丸,每日 2 次,每次 10 g。适用于肾气不足之无精子症。

(4)红白皂龙汤:白毛夏枯草 15 g,金银花 15 g,蒲公英 15 g,红花 10 g,皂刺 10 g,地龙 10 g,车前子 10 g(包煎),泽泻 10 g,牛膝 10 g,赤芍 10 g,泽兰 10 g,香附 10 g,黄芩 6 g,黄柏 6 g。每日 1 剂,水煎,分 2 次服。适用于瘀阻精道、精室湿热之无精子症。

(5)益元丸:人参 100 g,黄芪 250 g,白术 750 g,当归 250 g,熟地 250 g,紫河车 2 具,桂圆肉 250 g,大枣 250 g。上药共研细末,蜜泛为丸,如梧桐子大,每日 3 次,每次 9 g。适用于气血不足之无精子症。

(三)西医治疗

适用于非梗阻性无精子症的治疗,但效果不满意。

(1)氯米芬:1972 年 Toch 报道采用氯米芬治疗男性不育并致使女方怀孕。此后氯米芬被广泛应用于治疗无精子症和少精子症。服药方法有两种:一种是连续服药法,即每日口服氯米芬 50 mg,连续服用 3 个月,如果有效可继续服用,直至精子数恢复到 2 000 万/ml;另一种是周期服药法,即每日口服氯米芬 25 mg,连续服用 25 日为 1 个周期,休息 5 日后继续按上法服药,一般连续 6 个疗程,如果有效可用药 6～24 个月。

(2)他莫昔芬:它的化学结构和作用机制与氯米芬相似,但其内源性雌激素作用更弱,因此,也常规应用于治疗无精子症和少精子症。它能增加促黄体生成素释放激素的分泌,从而起到内源性 LH 和 FSH 刺激睾丸生精的效果。常用剂量为每日口服 20 mg,至少持续服用 6 个月。如果精液质量有改善,治疗还可持续到 2 年。相反,如果精液质量没有改善,治疗不必再继续。

(3)HCG 和 HMG:用促性腺激素治疗先天性和后天性低促性腺激素性性腺功能低下症,可获得满意疗效。通常将 HCG 和 HMG 联合应用。最佳治疗方案是开始单独应用 HCG,每周 4 000～6 000 U,分 2～3 次肌内注射,使睾丸间质细胞成熟,4 周后加用 HMG,每次 75～150 U,每周 3 次,3～18 个月,当获得完全的生精作用后,可单独使用 HCG 维持。

(4)高泌乳素血症的治疗:少数无精子症患者存在高泌乳素血症,采用药物治疗以降低泌乳素,提高生精功能。常用药物为溴隐亭,开始每晚服 1.25～2.5 mg,3 日后增加至每次 2.5 mg,每日 2 次,用药 12 周观察疗效。

二、手术治疗

(1)梗阻性无精子症:主要根据梗阻的原因、程度、部位、性质和范围选择输精管道再通手术,对于睾丸内梗阻等无法实施外科手术治疗或已经施行手术治疗后仍未能在精液中找到精子的患者可通过各种取精术获取精子后进行 ART 治疗。

(2)非梗阻性无精子症:严重精索静脉曲张无精子症患者,尤其是伴有睾丸萎缩者,手术解除精索静脉曲张,术后有可能改善睾丸生精功能而获得精子。一般情况较差的患者,如睾丸体积小于 6 ml、FSH 水平明显升高等,可尝试进行睾丸显微取精技术,联合 ICSI 治疗。在尝试进行各种睾丸取精术前,需要根据患者的检测情况进行生精预测,包括睾丸体积、质地、血清 FSH 水平、精浆生化、精液脱落细胞学检测结果等。

三、针灸疗法

(1)针挑疗法:适用于部分由于炎症因素导致的梗阻性无精子症,操作见第一节。

(2)艾灸疗法:适应于非梗阻性无精子症的辅助治疗,操作见第一节。或使用督灸法,督灸法操作方法:令患者裸背俯卧于床上,取督脉大椎至八髎的脊柱部位。常规消毒后在治疗部位涂抹万花油,再在治疗部位上撒上督灸粉(根据医者经验开具处方,研细末备用),之后在其上覆盖宣纸,然后再在宣纸上铺生姜泥如梯状,最后在姜泥上面铺满艾绒,然后点燃艾绒直至燃尽,把姜泥和艾灰去除。然后用湿热毛巾把治疗部位擦干净。灸疗后局部皮肤红润,密切注意患者感觉,以免烫伤患者。糖尿病、高血压、心脏病、出血性疾病、高热、阴虚、以往有重大疾病患者,不宜进行督灸疗法。

【预防与调护】

(1)无精子症需连续多次做精液离心沉淀显微镜检查方能作出诊断。因为在第一份精液标本分析的无精子症中,有超过 5.1% 的人在第二份精液标本分析时可发现精子,有 0.3% 的人在第二份标本分析时精子浓度大于 2 000 万/ml。

(2)无精子症首先要明确诊断,是睾丸生精功能障碍,抑或输精管道阻塞,以便对症治疗。在治疗前应作有关的体检及精液果糖、染色体分析,LH、FSH、T、F－T、PRL、E_2 的测定,睾丸活检,输精管道的造影等,如系先天性异常引起的 Klinefelter 综合征、两性畸形、无睾、双侧隐睾及附睾、输精管、精囊缺损,目前中医药尚无治愈的可能。

(3)无精子症是不育症中最难治疗的一种病症,只有少数可治愈。如久治不愈,且双侧睾丸均小于 8 ml,质地软者,可放弃治疗,建议做供精者人工授精(AID),或收养孩子,以免浪费钱财与精力。

(4)应戒绝烟酒:禁食粗制棉籽油,避免接触有害物质及放射线,工作、运动中需防止睾丸外伤,患腮腺炎要尽早治疗,以免转为睾丸炎。

【现代文献摘录】

王宁,张树成,陈西华,等.五子衍宗丸对无精症小鼠的免疫促进作用基因表达谱分析[J].上海中医药大学学报,2013(04):63－67.

采用基因芯片数据分析中药复方五子衍宗丸对无精子小鼠睾丸内生精细胞的免疫促进作用。方法:按白消安诱导方法制备无精子症小鼠动物模型;中药灌胃无精子症小鼠,连续给予五子衍宗丸 2 个生精周期(78 日)。提取该组及对照组小鼠睾丸 RNA,经过小鼠全基因组表达芯片杂交,分析五子衍宗丸对生精细胞的免疫功能的影响。结果:五子衍宗丸组小鼠与正常对照组小鼠比较,在检测的 31 722 个基因中,基因表达具有 2 倍以上明显差异的上调基因 355 个(占 1.12%),下调基因 487 个(占 1.54%);五子衍宗丸组小鼠 $TNF-\alpha$、$IL-3$、$MKK4/7$、$MKK3/6$、$Grb2$ 和 $PLA2$、$P38$ 等 7 个基因表达差异明显,而这些基因是 FcepsilonRI 通路中的组成部分。结论:中药五子衍宗丸具有增强免疫力的作用,其补肾益精的功效可能与免疫增强作用有关。

(咸广崇、黄海波)

第六节 多精子症

多精子症,中医典籍中没有记载,大致属于"淋证""精瘀"等范畴。

多精子症是指男性连续 3 次精液分析检查,精子浓度均大于 $250\times10^6/ml$,导致男性不育的病症。

多精子症临床极为少见。精子过多引起不育,主要是因为精子数量过多,导致精子的质量下降。目前已有研究发现,多精子症患者开始精子活动力较强,但在几小时后,精子活动力急剧减弱,这种现象可能与精子的能量消耗过大有关。

【病因病机】

中医学认为本症的发生多因房事不洁,外感邪毒,侵袭精室;或饮食不节,嗜食辛辣或嗜烟酗酒,酿生湿热,湿热循经,下注精道;或房事不节,色欲过度,致肾气亏虚,固摄无权。

多精子症在数量上属有余之病,在质量上则属于不足之疾。其病理根本多为"肾虚痰瘀",太过表现于痰浊瘀阻,不足表现于肾虚。

【诊断】

1. 临床表现 多精子症没有特殊的临床症状,精液分析常伴有精子活动力低下。

2. 诊断要点

(1)无其他可解释的男子不育原因。

(2)连续 3 次精液检查,精子浓度均超过 $250\times10^6/ml$。

(3)可同时伴有精子活力减低,畸形精子增多。

【鉴别诊断】

多精液症 多精液症是精液的总量过多,而精子的浓度反而降低;而多精子症与之相反,精液总量多正常或减少,而精子的浓度增高。

【治疗】

本症为本虚标实之症,肾虚为本,痰瘀为标。临床以补肾化浊为主要治疗原则。肾气亏虚,当补益肾气,痰浊瘀阻者,当化痰通瘀泻浊为治。

一、内治

(一)辨证施治

1. 肾气亏虚证 多年不育,精子浓度增高,伴神疲乏力,腰膝酸软,早泄,甚或滑泄,头昏健忘,神疲乏力,短气自汗。舌淡,苔薄白,尺脉细弱。治宜补益肾气。方选金匮肾气丸加减。常用药物有熟地、山茱萸、山药、茯苓、泽泻、牡丹皮、肉桂、炮附子等。腰膝酸软,四肢不温者,加仙茅、淫羊藿、巴戟天;神疲乏力,短气自汗者,加黄芪、白术、防风。

2. 瘀浊内结证 婚后不育,精子浓度明显增高,面色暗紫,少腹或会阴胀闷不适,射精时刺痛,肌肤粗糙,舌紫暗或有瘀点,脉细涩。治宜活血通精、化瘀泻浊。方选血府逐瘀汤加减。常用药物有当归、赤芍、生地、川芎、桃仁、红花、牛膝、柴胡、枳壳、桔梗、甘草等。少腹或会阴胀闷不适者,加小茴香、蒲黄、五灵脂;射精时刺痛者,加路路通、枸橘、全蝎蚣。

3. 湿热下注证　多年不育,精子浓度显著增高,伴尿频、尿急、尿痛,尿黄浊,少腹或会阴部灼痛,口苦,舌质红,苔黄腻,脉象滑数。治宜清热利湿。方选猪苓汤加味。常用药物有猪苓、茯苓、泽泻、阿胶、滑石、车前草、生薏苡仁、萆薢、土茯苓、败酱草、金银花等。热甚者,可以加龙胆草、黄芩、苦参;大便干结者,可以加大黄、枳壳、甘草。

（二）中成药

（1）肾气亏虚证:龟龄集,每次 0.6 g,每日 1 次,口服;还少胶囊,每日 3 次,每次 3 粒。

（2）瘀浊内结证:大黄䗪虫丸,每次 3 g,每日 3 次,口服。

（3）湿热下注证:龙胆泻肝丸,每次 3 g,每日 3 次,口服;或萆薢分清丸,每次 3 g,每日 3 次,口服。

（三）西药治疗

采用人工辅助生殖技术,适当稀释精液,降低精子浓度和优选精子,进行人工授精的方法,大多数生殖医学实验室已获得成功经验。伴有前列腺炎症者,配合消炎治疗。

二、针灸治疗

（1）肾气亏虚证:取穴会阴、足三里、中极、命门、精宫,用补法,每日 1 次,10 次为 1 个疗程。

（2）瘀浊内结证:取血海、肝俞、脾俞、胃俞、太冲,配穴取上巨虚、梁丘、阳陵泉、丰隆。主穴用泻法,配穴用补法,每日 1 次,每次 3～5 穴,10 次为 1 个疗程。

（3）湿热下注证:取肝俞、中极、阴陵泉;膀胱俞、曲骨、太冲。两组穴位交替使用,用泻法,每日 1 次,每次留针 15 分钟,每隔 3 分钟强刺激 1 次,10 次为 1 个疗程。

【预防与调护】

（1）性生活适度,既不纵欲,也不禁欲,是预防多精子症的重要措施。

（2）戒除不良饮食习惯,忌食辛辣肥甘之物,戒烟戒酒。

（3）积极治疗原发病如生殖道炎症、内分泌失调等。

（应荐、黄海波）

第七节　精液不液化症

精液刚射出时为黏性液体,随即呈胶冻状,经 15～20 分钟液化,变成稀薄的液体,倘在 60 分钟后仍不液化,称为精液不液化,若部分不能液化,称精液液化不全或精液液化不良。由于精液不液化,阻碍了精子的活动,从而引起不育。属中医学"不育""乏嗣"等范畴。

【病因病机】

本症有虚实之分,虚者多为阴虚火旺,肾阳不足;实者为湿热内蕴或瘀血下阻。

1. 阴虚火旺　酒色过度,劳心太甚,五志过极,损耗肾阴,阴虚火旺,内灼精室,而致精液不液化。

2. 肾阳不振　先天阳气不足,或后天失养,大病久病损耗肾之阳气;或久住寒湿之地,内伤阳气,肾阳不振,气化失利,而致精液不液化。

3. 湿热扰精　外感湿毒,阻于精室;或嗜食辛辣烟酒,湿热内生,熏蒸精宫,精浊混淆,而致精液不液化。

4. 瘀血下阻　湿热久蕴,肾虚久病,郁而化瘀,瘀血下阻,精宫失养,则为精液不液化。

【诊断】

精液在常温下,超过 60 分钟不液化或不完全液化即可诊断精液不液化症,但肉眼观察精液液化带有主观性。

1. 临床表现　患者一般无特殊症状,若前列腺、精囊炎症明显时可有小便淋沥、血精等症状。另外,由于精液黏稠度高,有时会出现射精费力或射精痛等症状。精液高度黏稠,呈胶冻状,甚或呈块状。

2. 精液黏稠度测定　将排出的精液标本保存于 37℃ 恒温水溶箱内,每 5 分钟观察 1 次,待精液液化后,利用自制毛细玻璃管精液黏度计测定,毛细玻璃管长 93 mm,直径有 0.798 mm 和 0.672 mm 两种,测定 0.5 ml 的精液通过 93 mm 的毛细玻璃管所需的时间。

【鉴别诊断】

虽然精液液化的机制还未被人们完全认识,但目前已发现多种因素参与影响精液的液化,在诊疗精液不液化中需要对以下因素予以重视。

1. 前列腺炎　由于液化因子主要来源于前列

腺,因此,当前列腺发生病变时,其分泌功能降低,酶的活性也降低,精液液化表现异常。临床上也发现,患慢性前列腺炎时,精液黏稠度高,不液化发生率也明显升高。另外,有相当一部分慢性前列腺炎患者同时合并有精囊炎,因此在前列腺分泌功能减退的同时,存在精囊分泌活动减低,这样就有可能因凝固因子与液化因子同时减低到基础上,而精液液化不出现异常现象。

2. 生殖道感染 生殖道感染时,精液中碎片状物质增加,pH升高,这与白细胞增加及锌含量降低有一定关系,当精液 pH 超过 8.8 时,精液也会发生不液化。

3. 内分泌 睾酮可调节附属性腺分泌活动及各种分泌物的产生,因而也可影响精液的凝固和液化。

【治疗】

一、内治

(一)辨证施治

1. 阴虚火旺证 婚后不育,精液不液化,头晕耳鸣,五心烦热,口干咽燥,腰脊酸软,盗汗梦遗,阳事易举,苔少或剥,舌红少津,脉细数。治宜滋阴化精。方选知柏地黄汤加减。常用药物有知母、黄柏、生地、熟地、山药、山茱萸、泽泻、牡丹皮、茯苓、乌梅、甘草。气虚者加黄芪、党参;血虚者加当归、白芍、大枣;血瘀者加川牛膝、三棱、莪术。

2. 肾阳不振证 婚后不育,精液不液化,头目眩晕,面色少华,腰酸膝软,神疲懒言,畏寒肢冷,小便清长,性欲淡漠,阳痿、早泄,苔薄白,舌淡,脉沉细而迟。治宜温阳补肾。方选乾灵胶囊加减。常用药物有山羊睾丸、鹿角片、鱼鳔胶、枸杞子、鳖甲、龟甲、淫羊藿、巴戟天、淡苁蓉、大枣。气虚者加党参、黄芪、白术;血虚者加当归、熟地、制首乌;血瘀者加川牛膝、三棱、莪术。

3. 湿热扰精证 婚后不育,精液不液化,显微镜下有时可见白细胞或脓细胞,不溲赤涩、尿频、尿痛、尿急,会阴部不舒,或阴囊湿痒,苔黄腻,舌质红,脉濡数或滑数。治宜清精化浊。方选清精煎加减。常用药物有粉萆薢、车前子(包煎)、黄柏、知母、柴胡、制大黄、红藤、碧玉散(包煎)、白花蛇舌草、牡丹皮。热重者加金银花、紫花地丁;湿重者加瞿麦、萹蓄;气滞者加乌药、荔枝核、橘核;血瘀者加川牛膝、三棱、莪术。

4. 瘀血下阻证 婚后不育,精液不液化,小腹、睾丸或会阴部、腹股沟胀滞不舒,或疼痛,或阴囊青筋暴露,舌暗或有瘀斑,苔薄白,脉涩或弦。治宜活血化瘀。方选通精煎加减。常用药物有丹参、三棱、莪术、当归、川芎、柴胡、生牡蛎(先煎)、黄芪、赤芍、桃仁、红花、川牛膝、大枣。气滞者加荔枝核、橘叶、橘核、乌药;气虚者加党参、白术、山药;血虚者加熟地、制首乌、制黄精;瘀甚者加土鳖虫、水蛭;湿热者加粉萆薢、知母、黄柏。

(二)中成药、验方

1. 中成药

(1)阴虚火旺证:知柏地黄丸,每次 6 g,每日 2 次;六味地黄丸或大补阴丸,每日 3 次,每次 8 粒。

(2)肾阳不振证:金匮肾气丸,每次 6 g,每日 2 次;右归胶囊,每日 3 次,每次 4 粒。

(3)湿热扰精证:萆薢分清丸,每次 6 g,每日 2 次。

(4)瘀血下阻证:大黄蟅虫丸,每次 3 g,每日 2 次。

2. 验方

(1)乌梅甘草汤:黄精 10 g,白芍 15 g,制首乌 10 g,泽泻 10 g,乌梅 15 g,知母 10 g,天花粉 15 g,生地 12 g,昆布 12 g,海藻 12 g,甘草 5 g。每日 1 剂,水煎,分 2 次服。适用于阴虚火旺之精液不液化者。

(2)化精汤:生薏苡仁 30 g,生地 10 g,麦冬 15 g,女贞子 10 g,滑石 20~30 g(包煎),茯苓 10 g,虎杖 12 g。每日 1 剂,水煎,分 2 次服。适用于阴虚湿热不净之精液不液化者。

(3)液化生精汤:牡丹皮 12 g,地骨皮 12 g,赤芍、白芍各 12 g,山茱萸 12 g,连翘 22 g,夏枯草 12 g,玄参 12 g,浙贝母 12 g,枸杞子 12 g,淫羊藿 15 g,生牡蛎 30 g(先煎),丹参 15 g,金银花 10 g。每日 1 剂,水煎,分 2 次服。适用于湿热下扰精室之精液不液化者。

(4)巴戟天二仙汤:巴戟天 10 g,仙茅 10 g,淫羊藿 10 g,蜈蚣 1 条,熟地 20 g,桂枝 10 g,王不留行 10 g,甘草 5 g。每日 1 剂,水煎,分 2 次服。适用于肾阳不振之精液不液化者。

(5)续嗣散:熟地 20 g,紫河车 24 g,蛇床子 5 g,五味子 6 g,鹿茸 3 g,枸杞子 15 g,山茱萸 10 g,菟丝子 10 g,肉苁蓉 10 g,巴戟天 15 g。上药分研为末,混匀收储备用,每日 3 次,每次 5 g。适用于肾阳不振之精液不液化。

（三）西医治疗

（1）若查明有前列腺炎的患者，应采用有效的抗生素治疗，可望改善前列腺功能，增强自身液化的能力。

（2）对非感染引起的精液不液化症可应用局部外用药，临时加速精液液化。局部外用药有以下几种。

1）阴道栓剂：将 a 淀粉酶 50 mg 与可可脂制成阴道栓剂，性交后立即将一枚药栓塞入阴道，令其自溶，促进精液液化。a 淀粉酶除了有液化精液的作用外，其分解产生的糖原可能对女性生殖道有一定的作用。

2）Locke 混悬液阴道灌注：Locke 混悬液是由 5‰α 淀粉酶和其他试剂配制而成。用法是将含 5‰α 淀粉酶的 Locke 混悬液 1 ml，于排卵期性交后，立即注入阴道内，使臀部垫高 30 分钟，即可促使精液液化。

3）Alevaise 液灌洗阴道：Alevaise 液即四丁酚醛溶解剂，用法是于性交前取 60 ml Alevaise 液灌洗阴道，能改善阴道局部环境，有助于精液在阴道内液化。

4）糜蛋白酶阴道注入：用糜蛋白酶 5 mg，加入 1 ml 的生理盐水中，于性交后立即注入阴道内，抬高臀部 30 分钟，可促使精液液化，降低精液黏稠度，但对精子活力无影响。

5）人工授精：按 Alevaise 溶液和精液 1∶1 的比例配制，在女方排卵期做人工授精。据报道该溶液的 pH 与精子所需的 pH 保持一致，对降低精液黏稠度作用很强。也有报道在精液中直接加入糜蛋白酶 5 mg 后做人工授精。

二、针灸疗法

（1）针刺疗法：适用于男性不育症各证型的治疗，根据辨证选穴或可选用关元、气海、水道、足三里、阴陵泉、太冲、太溪、太白、阳陵泉、三阴交等穴位交替使用，每日 1 次，每次 20 分钟。使用针刺补泻手法可达到更好效果，或参第一节"针灸疗法"阴虚火旺证、湿热下注证、瘀血阻滞证的取穴与针法。

（2）针挑疗法：参照本章第一节。

【预防与调护】

（1）精液液化依赖于前列腺产生的蛋白分解酶，溶纤维蛋白酶及其精液化因子。若前列腺病变，导致分泌功能障碍，引起精液不液化，则需积极治疗前列腺及精囊疾病，前列腺、精囊疾病好转后，

往往精液不液化也随之好转。

（2）滋阴降火方宜甘寒不宜苦寒，若用苦寒，中病即止，以免苦寒过度，损伤肾阳，且亦伤精，影响性欲与精子质量。

（3）性交后妇方仰卧 1 小时以上，臀部垫高，曲起双腿，以利精液液化后易进入宫颈。

【现代文献摘录】

（1）黄震洲.黄海波教授治疗精液不液化症经验介绍[J].南京中医药大学学报，2011（06）：577 - 578.

黄海波指出精液不液化症病因乃肾虚、湿热、痰湿。其病机特点为虚实夹杂，虚责肾阴亏损，肾阳不足；实责湿热下注，痰湿内盛。常与房劳纵欲，手淫失度，致使肾阴亏损相火偏旺，精液受灼而黏稠难化，或素体元阳不足，阴虚及阳，精宫虚寒，阳不化阴而精液不液化；或湿热下注，阻滞阳道，精浊混淆而精液不化；或体胖痰多，脏腑功能低下，致水湿内聚，运化失职，痰湿内盛，精液稠浊。临床中精液不液化症湿热下注和肾之阴虚火旺型较为多见，因寒而致者少见，因热为阳邪，易伤阴液，热盛伤阴，灼烁津液而致精液黏稠不化，虽滋阴清热是其重要治法，但无论何种证型的不液化，必有湿邪作祟。痰湿是水湿津液在人体各部分郁滞不通，凝聚而形成的病理产物。其性浊重，黏稠难化，易阻遏气机，使气机升降失调，经络阻滞不畅，浊湿伤下，精气受阻，清浊不分，故使难以液化，且湿邪黏滞不易速去。其次，痰湿、血瘀是致精液不液化的又一病因。痰乃津液之变，瘀乃血液凝滞，由于精血同源，故痰瘀不仅互相渗透，还可互相转化。因痰而致瘀，因瘀而成痰。痰湿和瘀血既是病理产物，又是致病因子，是阴精为病的两个不同方面的表现形式，属于同源异物。其治疗宜除湿化痰，活血化瘀，痰瘀同治。

（2）周文彬，陈德宁，洪志明，等.化痰养阴法对精液黏稠度的影响及机制研究[J].南京中医药大学学报，2011（04）：329 - 332.

目的：观察化痰养阴法治疗精液黏稠度增高症（SHV）的临床疗效并探讨其作用靶点及机制。方法：88 例 SHV 患者随机分为治疗组（G1）和对照组（G2）。G1 组依化痰养阴法服用中药辨证论治，G2 组则口服维生素 C＋维生素 E＋锌硒宝片，4 周为 1 个疗程，共治疗 3 个疗程。采取计算机辅助精子分析技术（CASA）分析精液质量，并检测 2 组治

疗前后精浆前列腺特异性抗原、前列腺 3 项（锌、酸性磷酸酶、柠檬酸）。结果：治疗后 2 组精液黏稠度、精液质量、精浆前列腺特异性抗原、前列腺 3 项等各项指标均有所好转（$P<0.05$），但 G1 组较 G2 组为佳（$P<0.05$）。结论：中医化痰养阴法治疗 SHV 有着良好的临床疗效，恢复紊乱的前列腺分泌功能有可能是其作用机制和靶点所在。

（3）王祖龙，宋竖旗.消癥饮治疗湿热瘀滞型精液不液化 60 例[J].中国中医基础医学杂志，2009（05）：391-392.

消癥饮是河南省名老中医、著名妇科专家褚玉霞治疗湿热瘀阻性盆腔炎的有效验方，该方由生薏苡仁 30 g，败酱草 20 g，红藤 20 g，牡丹皮 10 g，赤芍 10 g，桃仁 10 g，水蛭 5 g，桂枝 6 g，黄芪 15 g，茯苓 15 g，丹参 30 g，玄参 10 g 等组成，每日 1 剂。方中薏苡仁健脾利水渗湿，清热排脓消痈，此处用之，一可清热利湿，除湿热之标，二可强健脾胃，除生湿之源，三可排脓消痈，治疗局部炎症，为君药。水蛭功擅活血化瘀、通经利水，其富含的水蛭素、肝素等物质通过影响蛋白酶系统而促进精液液化；丹参活血散结，玄参滋阴散结，配合水蛭促进精液液化。败酱草配红藤既清热解毒、消痈排脓，又活血祛瘀止痛；牡丹皮、赤芍味苦而微寒，能活血化瘀，又能凉血以清退瘀久所化之热，并能缓急止痛；桃仁善泄血分之壅滞，治疗热毒壅聚、气血凝滞之痈，共为臣药。桂枝辛甘而温，可温通血脉以行瘀滞，取"结者非温不行"之义。血得温而行，遇寒则凝，凡痈肿瘀结之症有热者，过用清热，则热清而瘀结难散，此方在大量清凉药中佐桂枝辛散使热清瘀消；茯苓健脾益胃、渗湿祛痰；黄芪益气，既可助行瘀又防辛散药物久用伤气，共为佐使药。全方共奏清热利湿、祛瘀化精之功。

（戚广崇、袁少英）

第八节 少精液症

少精液症属中医学的"虚劳精少""精少""精薄"等范畴。《素问·上古天真论》认为精少可致无子，因其肝气衰，天癸绝。《诸病源候论》称为"虚劳精少"，其言："肾主骨髓，而藏于精，虚劳肾气虚弱，故精液少也，诊其脉，左手尺中阴绝者，无肾脉也。若是两髀里急，主精气竭少，为劳伤所致也。"陈世铎《辨证录》则明言其为"精少"，并列专证论之。

西医学认为，健康男性 1 次排精的精液量一般为 2～6 ml，1 次排精量少于 2 ml 者，称为少精液症。少精液症是临床常见症，约占男性不育症的 1.8％，是导致男性不育症的重要原因之一。

【病因病机】

少精液症多因先天不足，禀赋薄弱，或房劳太过，损耗肾精所致；或因后天失养，素体虚弱，或久病不愈，气血俱伤，或思虑太过，劳伤心脾所致；或因饮食不节，过食辛辣厚味，酿生湿热，或外感湿热之邪，耗伤阴精所致；或因临房忍精不泄，火伏精室，败精瘀阻而成。上述致病因素所致精液量少的病机包括两大类：一则化源亏乏，生殖之精生成不足；二则精窍、精道阻塞，精泄不畅。两者均可致精液量少而引起不育。

【诊断】

1. 临床表现　少精液症患者大多无明显临床症状，多因不育而就诊。或可伴有腰膝酸软，神疲乏力，形体瘦弱，或少腹胀痛，或射精时疼痛。

2. 诊断要点　1 次排精量少于 2 ml 者，均可诊断为少精液症。

【鉴别诊断】

少精液症应与由性交过频、遗精滑精过频、射精不全而出现的假性精液量减少相鉴别。特别是对有前列腺手术史、尿道外伤史及尿道炎反复发作的患者，应与尿道狭窄引起的逆行射精或部分逆行射精症相鉴别。

【治疗】

针对少精液症的两大主要病机，临床治疗当以补肾益精、疏通精道为主要治疗原则。疏通精道则需根据瘀血和湿热等病邪的性质不同，采取活血化瘀和清热利湿之法。此外，尚有补益气血，以治疗气血两虚之证。

一、内治

（一）辨证施治

1. 肾精亏虚证　精液量过少，不育，神疲乏力，腰膝酸软，健忘耳鸣，舌淡红，苔薄白，脉沉细。治宜补肾填精。方选赞育丹加减。常用药物有人参、山药、肉苁蓉、菟丝子、鹿茸、紫河车、熟地、当归、枸杞子、桑椹子、麦冬、龟甲胶、山茱萸、五味子、柏子仁等。阴虚火旺，午后潮热者，加牡丹皮、地骨皮；腰膝酸软明显者，加桑寄生、杜仲；失眠健忘明显者，加炙远志、炒枣仁；口干舌红明显者，加生地、玄参;脾运不健,纳少腹胀者,加茯苓、炒薏苡仁、炒谷麦芽。

2. **气血两虚证**　精液量过少,不育,形体消瘦,面色淡白无华,神疲乏力,心悸气短,舌淡苔白,脉沉细。治宜补益气血。方选十全大补汤加减。药物有人参、黄芪、白术、茯苓、炙甘草、熟地、当归、白芍、川芎等。腹胀便溏者,去当归、熟地,加煨木香、炮姜;失眠健忘者,加炒枣仁、夜交藤;精液量极少甚至点滴而出者,加紫河车、鹿角胶等血肉有情之品。

3. **热伤精室证**　精液量过少,不育,口燥咽干,心烦失眠,五心烦热,舌红少苔,脉细数。治宜滋阴清热,养阴生精。方选大补阴丸加味。常用药物有熟地、知母、黄柏、龟甲、猪脊髓等。热象不甚者,去黄柏,加桑椹子、枸杞子、女贞子;口燥咽干明显者,加生地、天冬、玄参;心烦失眠明显者,加五味子、炒酸枣仁、夜交藤;大便秘结者,加肉苁蓉、瓜蒌仁;腰膝酸软者,加杜仲、牛膝;精液极少者,加紫河车。

4. **湿热蕴阻证**　精液量过少,不育,小便黄浊,尿后有白浊,少腹隐痛不适,胸胁痞闷或胀痛,发热,口苦咽干,舌质红,苔黄腻,脉滑数。治宜清热利湿,疏通精道。方选三妙丸合萆薢分清饮加减。常用药物有苍术、黄柏、牛膝、萆薢、石菖蒲、益智仁、乌药、茯苓等。湿热明显者,加龙胆草、车前子;少腹隐痛不适明显者,加路路通、穿山甲。

5. **瘀血阻滞证**　精液量过少,不育,少腹、会阴、睾丸抽痛,或有射精痛,但欲漱水不欲咽,舌质暗,有瘀斑或瘀点,脉细涩。治宜活血化瘀,疏通精脉。方选精脉疏通汤加减(《男科纲目》方)。常用药物有路路通、穿山甲、延胡索、丹参、桃仁、红花、牛膝、荔枝核、菟丝子、锁阳、制香附等。胸胁痞闷者,加柴胡、枳壳;少腹、会阴、睾丸抽痛明显者,加炙乳香、没药、川芎;口燥咽干者,加当归、生地;附睾增大或有结节者,加海藻、昆布;精液量极少者,加皂角刺。

(二)中成药、验方

1. 中成药

(1)肾精亏虚证:五子衍宗丸,每次6g,每日2次;鱼鳔补肾丸,每日2次,每次15粒。

(2)气血两虚证:归脾丸,每次9g,每日2次。

(3)热伤精室证:知柏地黄丸,每次6g,每日2次。

(4)湿热蕴阻证:三妙丸,每次9g,每日3次。

(5)瘀血阻滞证:血府逐瘀口服液,每次10ml,每日2次。

2. 验方

(1)生精汤:枸杞子15g,制首乌15g,熟地12g,当归12g,黄芪18g,党参15g,陈皮9g,淫羊藿12g,川续断15g,覆盆子9g,车前子9g,菟丝子9g,五味子9g,桑椹子9g。水煎服,每日1剂。治肾精不足型少精液症。

(2)五子生精汤:沙苑子、菟丝子各30g,枸杞子、韭菜子、车前子、牛膝、北沙参各15g,五味子、覆盆子各10g。水煎服,每日1剂。

(3)鱼鳔五子汤:鱼鳔15g,沙苑子10g,菟丝子12g,女贞子15g,枸杞子15g,五味子9g。水煎,水沸1小时后,取汤饮服,每日1次。主要适用于肾精亏虚型少精液症。

(4)白鸽1只,去毛及内脏,枸杞子24g,制黄精50g,共炖或蒸熟食用;或用鸽蛋2枚,去壳,加龙眼肉、枸杞子各15g,放于碗内,加水蒸熟,加糖食。适用于肾精亏虚型少精液症。

(5)人参、白术、茯苓、熟地、当归、白芍、川芎、甘草各5g,银耳50g,海参50g,青盐少许。用温水发泡海参,除去杂质,洗净,切片,将上药用纱布袋装好,一同放入砂锅,加水适量,放青盐少许,用文火煎熬,待银耳、海参熟透,将中药纱袋去掉,即可食用,每周服用1次。适用于气血两亏型少精液症。

(6)桑椹冰糖汤:鲜熟桑椹子50~75g,用清水煮熟,加入适量冰糖,取汤饮用,每日2次,代茶饮。适用于热伤精室型少精液症。

(三)西药治疗

氯米芬50mg,每日1次,口服。鱼肝油丸,每次1粒,每日3次,口服。维生素E,每次1粒,每日3次,口服。锌硒宝,每次6片,每日3次,口服。因性腺功能减退所致少精液症者,予人绒毛膜促性腺激素1000IU,隔日1次,肌内注射。

二、针灸治疗

(1)肾精亏虚证:主穴取肾俞、志室、关元、精宫,配穴取足三里、三阴交、委中。用补法,隔日1次,每次3~5穴。

(2)气血两虚证:主穴取血海、肾俞、肝俞、脾俞、胃俞、气海,配穴取上巨虚、梁丘、伏兔。用补法,每日1次,每次3~5穴。15日为1个疗程。

(3)热伤精室证:主穴取脾俞、肝俞、三焦俞、气海俞、精宫,配穴取三阴交、委中、足三里。主穴用泻法,留针 10～15 分钟,配穴用平补平泻法,每日 1 次。

【预防与调护】

(1) 注意合适的性生活,房事适度,不能房事过度。

(2) 戒除不良饮食习惯,忌食辛辣厚味、油腻难消之品,戒烟戒酒。

(3) 适量选择进食鱼、鳖、胎盘、虾、母鸡等血肉有情之品。

(4) 积极治疗原发病如生殖道炎症、内分泌失调等。

(5) 避免接触不良因素,如不洁性交、放射线和高温等。内裤应宽松,不宜穿紧身裤,不宜进行桑拿浴、蒸气浴。

【现代文献摘录】

(1) 邹如政.疏肝补肾法治精液异常不育症 36 例[J].江西中医药,1998(04):19.

采集精液异常所致不育症共 36 例,其中精液量少于 2 ml 者共 27 例。基本方药如下:柴胡、郁金、橘核、仙茅、五味子各 10 g,黄精、当归、生地、熟地各 12 g,淫羊藿、菟丝子、覆盆子、鹿角胶各 15 g,丹参、巴戟天各 20 g,黄芪、山药、枸杞子各 30 g。加减法:肾虚甚者,加杜仲 15 g,蛇床子 12 g,肉苁蓉 10 g;气虚者,加党参 15 g,白术 12 g;肝郁甚者,加广木香 10 g;湿热甚者,加紫花地丁 10 g,白花蛇舌草 8 g。每日 1 剂,水煎服。60 日为 1 个疗程。结果:总有效率为 91.7%。

(2) 张宗圣,张庆顺.两地汤加味治疗精液量少37 例[J].实用中医药杂志,2005(02):76.

采集病例共 37 例,用两地汤加味治疗,药物如下:生地、熟地、阿胶、玄参、麦冬各 15 g,白芍 20 g,地骨皮、白薇、山茱萸、淫羊藿各 10 g,水煎服,每日 1 剂。服药 30 日为 1 个疗程。结果:治愈 21 例,占 56.8%;有效 9 例,占 24.3%;无效 7 例,占18.9%;总有效率为 81.1%。

(3) 李荣麟.生精育麟汤治疗少精症 73 例[J].四川中医,2006(05):58.

目的:探讨自拟生精育麟汤治疗少精引起男性不育症的临床疗效。方法:采用生精育麟汤为基础,辨证加减治疗少精症 73 例。结果:痊愈 52 例,显效 12 例,有效 6 例,无效 3 例,总有效率 95.9%。

结论:生精育麟汤具有填精益髓、增强性功能、促进精液分泌、增加精液量之功,用于治疗少精症有较满意的疗效。

(咸广崇、黄海波)

第九节 多精液症

多精液症属中医学的"精清""精寒"等范畴。汉代张仲景《金匮要略·血痹虚劳病脉证并治》有"精气清冷"的记载,认为是无子之因。元代巢元方《诸病源候论·虚劳无子候》用"其精清冷如水,冷如冰铁"以形容精寒无子。陈士铎《石室秘录》将精寒列为男子不育的病因之一,且认为精寒不育的机制是"虽射入子宫,女子胎胞不纳"。《妙一斋医学正印种子篇》及《女科经论》皆认为造成"精清""精寒"的原因是"房劳过度,施泄过多"。治疗上则主以"温其火,补其气"。

多精液症是指男性 1 次排精的精液量在 6 ml以上,且精液质地稀薄、精子数很少的病症。多精液症临床上比较少见,但也是导致男性不育的病因之一。

【病因病机】

多精液症主要原因是先天不足,禀赋薄弱;或少年手淫,肾气受损;或房事不节,色欲过度;或大病久病初愈而犯房禁,以致肾气虚弱,固摄无权;或素体肾阳不足,命门火衰,阴寒内生。上述致病因素致多精液症的病机是阳虚不化,气虚不固。所射出的精液量虽多,但质地清稀,精子数少且活力差,故难以受孕。亦有嗜食辛辣肥甘,助湿生热,聚于精室,湿热与精液交融,其精液量虽多,但质地稠厚,常伴有脓精及精液不液化,精子活力差,亦难以受孕。

【诊断】

凡 1 次排精的精液量多于 6 ml 者,可诊断为多精液症。多精液症常伴有精液稀薄、精子数少和活动率、活动力低下及腰膝酸软、滑精、早泄、小便不利等症状。

【鉴别诊断】

多精液症应与因长期禁欲而出现的生理性精液量增多相鉴别。临床诊断时应取连续两次测定数的平均值。

【治疗】

本症肾虚为本,故以补肾固精为主要治疗原

则。肾气不固者,当补益肾气、固精收涩;肾阳不足,命门火衰者,当温补命门之火。此外,亦有标实为湿热者,当清热利湿为治。

一、内治

(一)辨证施治

1. **肾气不固证**　精液量多而清稀,不育,伴见神疲乏力,腰膝酸软,早泄,甚或滑泄,小便清长频数,尿后余沥不尽。舌淡红,脉细弱。治宜补肾固精。方选固精丸加减。常用药物有鹿茸、鹿角霜、炮附片、肉苁蓉、阳起石、巴戟天、韭菜子、赤石脂、生龙骨、茯苓等。早泄,甚或滑泄者,加桑螵蛸、莲须、芡实;小便清长频数、尿后余沥不尽者,加山药、益智仁、乌药。

2. **命门火衰证**　精液清冷量多,不育,腰膝酸软,形寒肢冷,面色淡白,头晕耳鸣,小便清长,大便溏薄。舌淡红,脉沉细或微细。治宜温补肾阳。方选赞育丹加味。常用药物有仙茅、淫羊藿、韭菜子、蛇床子、炮附片、肉桂、杜仲、白术、熟地、当归、山茱萸、枸杞子、肉苁蓉、巴戟天等。脾失温煦而致大便溏泻、脘腹痞满或腹痛腹泻者,加补骨脂、干姜、党参;阳虚阴寒内盛,寒凝经脉,少腹冷痛或射精时掣痛,得温则减者,加小茴香、乌药、川芎、延胡索。

3. **湿热内蕴证**　精液量过多,不育,形体肥胖,小便黄浊,尿后余沥、滴白,少腹隐痛或不适,胸闷烦热,口干而黏。舌质红苔黄腻而厚,脉滑数。治宜清热利湿。方选萆薢渗湿汤加减。常用药物有萆薢、薏苡仁、茯苓、泽泻、黄柏、牡丹皮、滑石、通草等。湿重见胸腹痞闷,舌苔厚腻者,加苍术、白术、厚朴、藿香;热盛见小便黄赤,灼热刺痛者,加龙胆草、车前子、牛膝;尿后余沥、滴白者,加乌药、益智仁、石菖蒲;湿热瘀阻,射精或小便时小腹或阴茎疼痛者,加路路通、穿山甲片。

(二)中成药、验方

1. **中成药**

(1)肾气不固证:金锁固精丸或水陆二仙丸,每次3g,每日3次,口服。

(2)命门火衰证:桂附地黄丸,每次6g,每日3次,口服;右归胶囊,每日3次,每次4粒。

(3)湿热内蕴证:保精片,每次6片,每日3次,口服。

2. **验方**

(1)去心莲子15g,枸杞子、大米各30g,煮粥,熟后加白糖食用。适用于多精液症之肾气不固证。

(2)鹿茸、炮附片各9g,海马10g,黄狗肾1具。黄狗肾用酒浸泡后切薄片,以白酒1 000 ml浸泡7日后服用,每次15～30 ml,每日2次。适用于多精液症之命门火衰证。

二、针灸治疗

(1)肾气不固:取穴会阴、足三里、中极、命门、精宫,用补法,中等强度刺激,每日1次,1周为1个疗程,配绝骨、阴市、太溪等穴,针刺法同上。

(2)命门火衰:取穴命门、肾俞、气海、委中,配足三里、三阴交、阴陵泉等穴,用补法,中度或强刺激,留针10～15分钟,每日1次,10次为1个疗程。

(3)湿热内蕴:取穴太冲、内庭、阴陵泉、三阴交、大都,用泻法,留针10～15分钟,每日1次,10次为1个疗程。

【预防与调护】

(1)戒除手淫习惯,治疗期间节制房事。

(2)戒除不良饮食习惯,忌食辛辣肥甘之物,戒烟戒酒。

(3)积极治疗原发病如生殖道炎症、内分泌失调等。

(4)服药贵在坚持。

【现代文献摘录】

沈建平.自拟益精汤治疗精液异常所致不育症92例[J].安徽中医临床杂志,2002,14(3):188.

采集精液异常所致不育症共92例,其中精液量>6 ml者9例;精子活动率>60%者7例,30%～60%者39例,10%～30%者33例,<10%者10例,全部为死精子者4例;液化时间>1小时者18例;畸形率>30%者13例。自拟益精汤药物组成为:黄芪、覆盆子、黄精、怀山药各15g,熟地、枸杞子、山茱萸、鹿角胶、巴戟天、肉苁蓉、菟丝子、五味子、茯苓、车前子各10g。每日1剂,水煎2次,早晚分服,60日为1个疗程。结果:治愈17例,占18.48%;显效35例,占38.04%;有效29例,占31.52%;无效11例,占11.96%;总有效率为88.04%。

(应荐)

第十节　白细胞精液症

白细胞精液症又叫脓精症,属中医学的"精浊""淋证""精热"等范畴。

正常男性精液中不含脓细胞,且白细胞计数小于5个/高倍视野。如果精液中发现脓细胞，且白细胞计数大于5个/高倍视野，甚至射精呈脓性者，称为白细胞精液症(脓精症)。白细胞精液症(脓精症)是男性不育症中的常见原因，约占男性不育症总数的17%。

白细胞精液症(脓精症)多由生殖系统感染所致，如前列腺炎、精囊炎、附睾炎或输精管炎症等。其中较为常见的是急性前列腺炎、慢性前列腺炎。本症可伴有精液液化时间延长，精子数量减少，精子质量下降，以及排精不适感。

【病因病机】

本症的发生多因饮食不节，嗜食辛辣或嗜烟酗酒，酿生湿热，湿热循经，下注精道；或房事不洁，外感邪毒，侵袭精室；或房劳太过，或热病伤阴，致肾阴亏损，阴虚火旺，灼精炼液，化腐成脓；又或包皮过长，内积成垢，酿生湿毒。究其根本，乃湿热毒邪为患，三者互结，内蕴精室，化腐成脓。

【诊断】

本病诊断主要有以下几点：① 婚后不育。② 精液镜检白细胞计数大于5个/高倍视野或精液中发现脓细胞。③ 精液色黄、黏稠，液化时间延长，或精子浓度减少，活力下降。④ 临床可伴见会阴坠胀或疼痛，或射精疼痛不适。

【鉴别诊断】

生理性精液黄稠　长期禁欲后精液也可变得黄稠，但精液镜检无脓细胞可见，白细胞计数也在正常范围之内。

【治疗】

白细胞精液症(脓精症)的关键病机为湿热毒邪为患，三者互结，内蕴精室，化腐成脓。故治疗原则以清热利湿，解毒排脓为主。其中阴虚火旺者，还当滋阴降火。

一、内治

(一)辨证施治

1. 湿热蕴结　婚后不育，精液浓稠、腥臭，伴见口苦咽干，胸胁痞满，少腹或会阴部不适，阴囊湿痒。舌质红，苔黄腻，脉滑数或濡数。治宜清热利湿，解毒排脓。方选龙胆泻肝汤合五味消毒饮加减。常用药物有龙胆草、黄柏、栀子、金银花、连翘、蒲公英、紫花地丁、车前子、泽泻、赤芍、牡丹皮等。小便夹脓者，加穿山甲、皂角刺、王不留行；口干明显者，加沙参、麦冬、生地；小便不利者，加瞿麦、萹

蓄、金钱草；少腹或会阴疼痛，瘀血明显者，加乳香、没药。

2. 阴虚火旺　婚后不育，精液量少色黄而稠，精液中有脓细胞，白细胞数超过正常值，伴见身体消瘦，潮热盗汗，五心烦热，性欲亢进，早泄。舌质红，苔少，脉细数。治宜滋阴泻火。方选知柏地黄丸加味。常用药物有知母、黄柏、熟地、山茱萸、茯苓、泽泻、牡丹皮、金银花、蒲公英、土茯苓等。潮热盗汗甚者，加地骨皮、银柴胡、浮小麦；五心烦热甚者，加生地、远志、首乌；性欲亢进者，加龙齿、龟甲、栀子；早泄者，加酸枣仁、五味子、莲须。

(二)验方

解毒益精汤：金银花、连翘各24 g，蒲公英、紫花地丁各20 g，生地、当归、白芍、覆盆子各15 g，黄柏、知母、龙胆草各12 g，紫河车粉15 g(冲服)，生甘草10 g。水煎服，每日1剂，煎2次，早晚各服1次。服药10日复查精液。

(三)西药治疗

主要采用抗生素治疗，根据药敏试验结果针对性选取相应抗生素。

二、针灸治疗

选取肝俞、中极、阴陵泉；膀胱俞、曲骨、太冲。两组穴位交替使用，强刺激，每日1次，每次留针15分钟，每隔3分钟强刺激1次，3～5日为1个疗程。

三、其他治疗

(1) 入睡前用热水坐浴或用当归、苦参、蛇床子、知母、黄柏各20 g，红花、甘草各10 g，煎汤熏洗会阴部或坐浴用。

(2) 对久治不育者，可行精子洗涤后进行人工授精(IUI)，以达到生育目的。

【预防与调护】

(1) 早发现，早治疗。该病急性期疗效好，疗程短；而慢性期疗效则相对较差，病程长。急性期采取中西医结合治疗，可提高疗效，缩短疗程。慢性期则以中医辨证治疗为主。

(2) 多饮水，饮食清淡，忌食辛辣、刺激食物，戒绝烟酒。

(3) 注意休息，节制房事，急性期禁止同房。应对女方进行检查，如有感染，当一起治疗，避免交叉感染。

【现代文献摘录】

(1) 吴庆昕. 戚广崇治疗脓精症经验[J]. 河南

中医,1998(03): 29.

1) 精室湿热,清热除湿以涤精:精室湿热多因不洁性交,湿热毒邪由外入侵;或嗜食肥甘、辛辣炙煿,湿热内生,阻于下焦,留滞精室,湿热熏蒸酿成脓精致精液呈淡黄色甚至绿脓样,小腹及会阴部滞胀不舒,小便混浊,余沥不尽,镜检往往有较多脓细胞或白细胞,苔黄腻,舌红,脉滑。用自拟方清精煎加减:粉萆薢15 g,车前子15 g(包煎),黄柏10 g,知母10 g,柴胡10 g,制大黄10 g,红藤10 g,白花蛇舌草15 g,牡丹皮10 g,薏苡仁30 g,碧玉散20 g。气滞者加川楝子10 g,枳壳10 g;血瘀者加川牛膝15 g,三棱10 g,莪术10 g。

2) 痰凝浊阻,蠲痰化浊以利精:痰凝浊阻多为素有痰湿或嗜食醇酒厚味,克伐脾土,脾虚湿困,蕴结日久化热,湿热互结,痰浊内生;或七情内伤,耗气损阳,聚湿成痰,结于精室(道);或素体阴虚火旺,炼液成痰,痰浊凝聚下焦致头晕心悸,胸闷气短,神疲身困,口苦口臭,脘痞纳呆,舌质淡红或有齿印,苔白腻,脉滑。方用加味导痰汤加减:苍术、白术各10 g,陈皮10 g,法半夏10 g,枳实10 g,南星10 g,建曲10 g,麦芽10 g,车前子10 g(包煎),萆薢10 g,甘草5 g。脾虚加山药20 g,茯苓10 g,白扁豆10 g;气滞者加制香附10 g,枳壳10 g,郁金10 g;血瘀者加桃仁10 g,红花10 g,丹参10 g,川芎10 g。

3) 阴虚火旺,降火滋阴以填精:阴虚火旺多因素体阴虚,久病,劳倦,五志化火;或过服温燥助阳之品,或恣情纵欲,损肾伤精,相火妄动,扰乱精室致头晕耳鸣,潮热盗汗,五心烦热,口干咽燥,小便色黄,舌红苔少,脉细。用自拟方填精煎加减:生地、熟地各10 g,天冬、麦冬各10 g,知母10 g,牡丹皮10 g,炙龟甲10 g(先煎),炙鳖甲10 g,赤芍10 g,白芍10 g,甘草5 g。湿热未净者加粉萆薢15 g,龙胆草15 g,红藤10 g;气虚者加太子参10 g,黄芪15 g;气滞者加川楝子10 g,枳壳10 g,郁金10 g。

4) 气滞血瘀,理气活血以通精:气滞血瘀者多为情志不畅,气机不调,郁滞不通;手术、跌仆损伤,瘀血内结;或湿热内蕴,久而化瘀,下阻精窍,损伤精室可见附睾、小腹及会阴滞胀或疼痛,精索、睾丸或附睾增粗,舌暗红或有瘀斑,脉涩。方用戚氏通精煎加减:三棱10 g,莪术10 g,丹参10 g,川牛膝15 g,柴胡10 g,生牡蛎30 g(先煎),当归尾10 g,黄

芪15 g,甘草10 g。气虚者加党参10 g,山药10 g,白术10 g;阴虚者加生地10 g,天冬、麦冬各10 g,鳖甲10 g(先煎);肾虚者加枸杞子10 g,淫羊藿15 g,肉苁蓉15 g。

5) 肾气不足,益气补肾以增精:气不足多为先天不足,禀赋薄弱;纵欲妄为,耗气损精;气滞血瘀或湿热内蕴,扰乱精室,日久及肾,精失所养,致头晕目眩,腰膝酸楚,神疲肢倦,小便频数有下坠感。精液镜检有少量白细胞,舌淡苔薄白,脉细。用自拟方增精煎加减:枸杞子10 g,肉苁蓉15 g,山茱萸10 g,桑椹子15 g,制首乌15 g,黄精15 g,甘草3 g,大枣20 g。湿热未净加粉萆薢10 g,车前子10 g(包煎),黄柏10 g,气虚者加党参10 g,黄芪15 g,白术10 g;气滞者加川楝子10 g,枳壳10 g,荔枝核10 g;血瘀者加丹参15 g,川牛膝10 g,三棱10 g,莪术10 g。

(2) 王晓威. 中西医结合治疗脓精症80例临床疗效观察[J]. 现代医药卫生,2010(22): 3466.

目的:观察中西医结合治疗脓精症的临床疗效。方法:160例脓精症患者随机分为3组,治疗组80例,以自拟消炎助育汤加西医抗生素治疗;中医对照组40例,以消炎助育汤治疗;西医对照组40例以抗生素治疗。观察3组临床疗效。结果:治疗组临床疗效明显高于对照组。结论:中医消炎助育汤加抗生素可明显提高脓精症的临床综合疗效。

(应荐)

第十一节　精索静脉曲张

精索静脉曲张属中医学的"筋瘤""筋疝""偏坠"等范畴。《灵枢》记载了"有所疾前筋,筋曲不得伸,邪气居其间而不反,发为筋瘤"和"茎垂者,身中之机,阴精之候,津液之道也。故饮食不节,喜怒不时,津液内溢,乃下流于睾,血道不通,日不休,俯仰不便,趋仰不能"等病因病机和症状学描述。

精索静脉曲张多发于青年人,正常成年男性中有10%～20%患有精索静脉曲张,但是不育症患者中发病率可达20%～42%,揭示精索静脉曲张与不育症的相关性。绝大多数患者发生在左侧(80%～98%),双侧均有者为20%～58%。原因是左侧精索静脉行程长,并呈直角注入肾静脉,血流阻力大;乙状结肠压迫使血流不畅或精索静脉瓣膜功能不全等。

精索静脉曲张临床多为原发疾病,亦可继发于肾肿瘤、肾积水等病,称为症状性精索静脉曲张。本节主要叙述原发性精索静脉曲张。

【病因病机】

本症的发生多因先天禀赋不足,脉络扭曲过长,以致气血流行失畅,瘀血积滞,阻于络道,则脉络暴露,状如蚯蚓,旧血不去,新血难来,外肾(睾丸)失于营养,阴囊坠胀不适,甚则睾丸或少腹部抽痛,甚至血不生精,肾不藏精,故艰于生育。

【诊断】

1. 临床表现　精索静脉曲张患者大多数没有特殊感觉,只是在体检或不育症的检查时才被发现。部分患者感觉阴囊坠胀不适,睾丸或少腹部抽痛,站立或劳累后加重,平卧休息后减轻。在站立时阴囊部肿大且下垂,皮肤松弛而光滑,可见静脉丛扩张、弯曲、伸长,触诊时可扪及蚯蚓状曲张性静脉团,平卧后曲张的静脉瘤小而消失,站立时再度充盈。平卧时如不消失,则为症状性精索静脉曲张,应进一步检查肾脏。

2. 体格检查　发现阴囊内有精索静脉曲张,注意睾丸大小。检查时室温应在20℃以上。室温低时,阴囊回缩,扪诊困难。进行阴囊视诊与扪诊时患者应持站立位,两脚外缘与肩平。典型的精索静脉曲张者,可在阴囊部位见到突出于阴囊皮肤的扩张和扭曲精索蔓状静脉丛。用手触摸可感觉到弯曲膨胀的血管团,按压后捏瘪,但放松又会膨出。

对阴囊部视诊和触诊都难以判断的轻型精索静脉曲张症,需采用Valsalva方法检查。被检查者取站位,并屏气用力加大腹压,再观察与触摸阴囊蔓状静脉丛,这样对较轻的精索静脉曲张也能得以发现。

3. 精索静脉曲张分度　Ⅰ度(轻度)精索静脉曲张:患者立位,用力屏气时可看见曲张的精索静脉,附睾旁正常,平卧消失。Ⅱ度(中度)精索静脉曲张:立位可看到阴囊下垂,精索及附睾旁的静脉曲张,可扪及曲张血管,平卧位曲张静脉逐渐消失。Ⅲ度(重度)精索静脉曲张:若站立位精索周围、附睾以及阴囊均有明显的曲张静脉,阴囊外侧皮肤可见曲张静脉消失较慢,且不能消失完全。对于亚临床型精索静脉曲张,患者可取半卧位,用多普勒超声听诊仪确定听到睾丸动脉的部位,然后嘱患者作Valsalva试验,此时,睾丸动脉的搏动声明显减弱。

做Valsalva试验时,可听到明显的静脉返流声,表明有亚临床型精索静脉曲张存在。

4. 辅助检查

(1) 彩色多普勒超声检查精索静脉曲张患者的静脉内径、血流速度及返流持续时间均有异常。

(2) 选择性肾静脉和精索内静脉造影如有造影剂逆流和血管扩张即可明确诊断。造影剂部分充盈为轻度精索静脉曲张,若造影剂完全充盈则为重度精索静脉曲张。

(3) 红外线阴囊测温对症状不明显病例有诊断价值等对诊断有帮助。

对没有症状,也没有影响到生育功能及性功能的患者一般不需要特别处理,临床观察即可。对有症状特别是影响到生育功能或性功能的患者要进行治疗。临床上经常遇见一些精索静脉曲张的患者,在不知道自己患有精索静脉曲张时并无相关症状,但是在因生育问题检查告知患有精索静脉曲张后,下次就诊时就会叙述出自己伴有坠胀不适,睾丸或少腹部抽痛等症状,由此可见心理作用对患者的影响。

【鉴别诊断】

1. 腹股沟斜疝　多发生于儿童及青壮年男性,右侧多于左侧。嘱患者咳嗽时,外环口有冲击感,透光试验阴性,疝内容物可回纳,可触及睾丸。

2. 睾丸鞘膜积液　肿块位于腹股沟区睾丸上方,无回纳史,肿块较大,边缘清楚,有囊性感,牵拉睾丸时,肿块可随之上下移动。透光试验阳性。

【治疗】

根据《医林改错》"青筋暴露,非筋也,现于皮肤者血管也,血管青者,内有瘀血也"的观点,本病的治疗原则为活血祛瘀。精索静脉曲张早期以活血化瘀、理气通络为主,如果引起生精功能障碍时,可补肾强精、益气温阳。

一、内治

(一) 辨证施治

1. 瘀血阻滞证　阴囊偏坠疼痛,甚则刺痛,有时放射至大腿根部、少腹及会阴部,远行、久立则加重,甚则影响生育,苔薄白,舌暗红或有瘀斑,脉涩。治宜活血化瘀,理气通络。方选通精煎或血府逐瘀汤加减。常用药物有紫丹参、川牛膝、三棱、莪术、当归、生牡蛎(先煎)、黄芪、川芎、赤白芍等。阴囊偏坠,有时走窜不定等气滞者加川楝子、橘叶核、小茴香;面色不华,神疲肢倦,劳累后尤甚等气血两虚者加党参、白术、熟地、制首乌;头目眩晕、腰膝酸软,房事后尤甚,精液量少等肾精不足者加淫羊藿、肉苁蓉、鹿角片、枸杞子。

2. 肝经郁滞证 多见于阴囊偏坠,胀痛不舒,有时走窜不定,连及少腹、会阴部,久行及久立后加重,苔淡红,脉弦。治宜疏肝理气。方选疏肝解郁汤或六香丸加减。常用药物有大茴香、小茴香、木香、公丁香、降香、沉香(后煎)、橘核、荔枝核、川楝子、制香附、延胡索、甘草等。阴囊偏坠疼痛,甚则刺痛,远行、久立则加重等瘀血阻滞者加三棱、莪术、川牛膝;面色不华,神疲肢倦,劳累后尤甚等气血两虚者加党参、白术、熟地、制首乌;阴囊冷感,形寒畏冷,小便清长等肝经虚寒者加肉桂(后下)、乌药、荜茇。

3. 气血两虚证 精索静脉曲张,伴有阴囊偏坠不收,疼痛不明显,面色不华,神疲肢倦,劳累后尤甚,苔薄白,舌淡,脉细。治宜补益气血。方选十全大补汤补中益气汤加减。常用药物有黄芪、党参、白术、茯苓、当归、白芍、柴胡、升麻、川芎、怀牛膝、熟地、大枣、肉桂(后下)、甘草等。头目眩晕,腰膝酸软,房事后尤甚,精液量少等肾精不足者加淫羊藿、肉苁蓉、鹿角片、枸杞子;气滞者加川楝子、橘叶、橘核、乌药;血瘀者加三棱、莪术、生牡蛎(先煎)。

4. 肾精亏损证 精索静脉曲张,阴囊偏坠,睾丸小,质地软,偶有隐痛,头目眩晕,腰膝酸软,房事后尤甚,性欲减退,甚则勃起功能障碍、早泄,苔薄白,舌淡红,脉细无力。治宜益肾强精。方选强精煎加减。常用药物有炒蜂房、淫羊藿、熟地、当归、制黄精、制首乌、肉苁蓉、锁阳、鹿角片(先煎)、枸杞子、川续断、狗脊、大枣等。气虚者加黄芪、党参、白术;阴囊偏坠疼痛,甚则刺痛,远行、久立则加重等瘀血阻滞者加三棱、莪术、川牛膝。

(二)中成药、验方

1. 中成药

(1)瘀血阻滞证:血府逐瘀胶囊,每日 3 次,每次 4 粒;或大黄䗪虫丸,每日 2 次,每次 2~4 g。

(2)肝经郁滞证:六香丸或橘核丸,每日 3 次,每次 5~8 g。

(3)寒滞肝经证:三层茴香丸,每日 3 次,每次 8 g。

(4)气血两虚证:十全大补丸或八珍丸,每日 3 次,每次 9 g。

(5)肾精亏虚证:全鹿丸、金匮肾气丸,每日 3 次,每次 8 g;黄精赞育胶囊,每日 3 次,每次 4 粒。

2. 验方

(1)理精煎:紫丹参 15 g,莪术 15 g,川牛膝 15 g,土鳖虫 10 g,当归尾 10 g,熟地 15 g,续断 10 g,狗脊 10 g,淫羊藿 15 g,肉苁蓉 10 g,鹿角霜 10 g(先煎),大枣 20 g。每日 1 剂,水煎,分 2 次服。适用于淤血阻滞、肾精亏损之精索静脉曲张合并不育症。

(2)当归四逆汤加减:当归 10 g,桂枝 3 g(后下),赤芍 6 g,丹参 10 g,玄参 6 g,桔梗 3 g,乌药 6 g,细辛 1.5 g,通草 3 g,红花 5 g,小茴香 6 g,大枣 3 枚。每日 1 剂,水煎,分 2 次服。适用于寒滞肝经之精索静脉曲张症。

(3)桃红四物汤合失笑散加减:桃仁 10 g,红花 5 g,干地黄 12 g,赤芍 10 g,当归 10 g,川芎 6 g,川牛膝 10 g,生蒲黄 10 g,五灵脂 10 g,延胡索 10 g。每日 1 剂,水煎,分 2 次服。适用于淤血阻滞之精索静脉曲张症。

(4)七厘散 1 g,全枸橘 6 g,煎汤送下,每日 2 次。适用于瘀血阻滞之精索静脉曲张症。

(5)益肾防衰糖浆:萝藦子 180 g,枸杞子 90 g,五味子 90 g,干地黄 90 g,酸枣仁 90 g。上药用水煎 2 次,两次药汁混合,制成糖浆,每日 2 次,每次 10 ml,总疗程 3 个月。适用于肾虚精亏之精索静脉曲张症。

(6)治精索静脉曲张方:柴胡 10 g,木香 10 g,丹参 15 g,橘核 15 g,乌药 10 g,牛膝 15 g,小茴香 10 g,川楝子 15 g,延胡索 10 g,王不留行 15 g。每日 1 剂,水煎,分 2 次服。适用于肝郁气滞之精索静脉曲张症。

(三)西药治疗

针对精索静脉曲张引起不育,一般采用经验性的药物治疗,常用的有迈之灵,每日 2 次,每次 2 片;枸橼酸氯米芬主要针对特发性少精子症,对精子活动力低下者效果欠佳。剂量是连续服用(每日 12.5~50 mg)或每月停 5 日。治疗精子活动力低下可用胰激肽释放酶(每日 600 U)。抗氧化治疗:谷胱甘肽每日 600 mg,连续 3~6 个月;或维生素E,每日 400~1 200 U。促性腺激素治疗:主要药物为人绒毛膜促性腺激素(HCG)和人类绝经期促性腺激素(HMG)。

二、外治

（1）用阴囊托带兜起阴囊：适合于重度精索静脉曲张，阴囊下垂、酸胀不舒等症状明显的患者。

（2）熏洗法：黄芪 30 g，鸡血藤 30 g，小茴香 10 g，丹参 30 g，红花 10 g，羌活 10 g。水煎，熏洗局部，每次 30 分钟，每日 2 次，每剂药可用 2～3 日。

（3）湿敷方：当归 15 g，红花 15 g，丹参 15 g。水煎，候温，用毛巾浸湿外敷患处，每次 30 分钟，每日 2 次，适用于轻度精索静脉曲张症。

三、手术疗法

精索静脉曲张导致的男性不育症，在使用中药、针灸等方法治疗 6 个月后，若精子改善不明显，可采用手术治疗，其中显微手术是目前较先进的方法，以损伤少、并发症发生率低逐渐成为首选的手术方法，约有 70％的患者精液可改善。

四、其他疗法

（1）针灸治疗：取关元、气海、中极、水道、血海、三阴交。气血亏虚型加足三里；肾精亏虚型加太溪、肾俞；肝郁气滞加太冲、肝俞。瘀血阻滞型、肝经郁滞型用泻法；气血两虚型、肾精亏损型用补法。具体参照本章第一节。

（2）针挑疗法：具体参照本章第一节。

【预防与调护】

（1）精索静脉曲张合并不育症的中医治疗效果较好，治疗时要抓住血瘀这一主要环节，不论气滞、气虚、肾虚患者均可用一些活血化瘀药，如丹参、川牛膝、归尾、赤白芍之类，因为血行瘀去，睾丸得以营养，则生育有望。后期大多损及肾精，治疗时还可加入补肾强精药，如鹿角片、淫羊藿、肉苁蓉、枸杞子、菟丝子。

（2）避免剧烈运动及重体力劳动，及久站久行，保持大便通畅，以免临厕努责，腹压增高，加重病情。

（3）重度精索静脉曲张，局部症状明显，或伴有神经衰弱症状者，可用阴囊托托起阴囊，或穿紧身内裤，以防阴囊下坠。

（4）对未婚伴有较严重的精索静脉曲张者，精液检查明显异常者还是以手术治疗为宜，因服药时间较长，且检查精液不便。

（5）精索静脉曲张伴有不育者，若经药物治疗一年以上无效，可行手术疗法。

【现代文献摘录】

（1）戚广崇，陆寄坤，阚钦林.通精冲剂与手术治疗精索静脉曲张不育的临床研究[J].中国中西医结合杂志,2001,21(6)：715-717.

观察通精冲剂与手术组对照治疗精索静脉曲张不育症的治疗效果。将 75 例Ⅱ（中度）～Ⅲ度（重度）精索静脉曲张伴精液质量异常的不育患者，分成中药治疗组（44 例）与手术治疗组（31 例）进行对照研究。中药组采用通精冲剂（紫丹参、莪术、川牛膝、当归尾、桃仁、生牡蛎、生黄芪等组成）治疗，手术组采用精索静脉高位结扎术或（和）加腹壁下静脉转流术。所有患者均定期复诊或随访。用精液电脑自动分析仪（CASA）对两组治疗前后的精子计数、活率、各项运动参数以及配偶怀孕等情况进行观察。结果：治疗前中药组与手术组各项指标大多差异无显著性，中药组精子浓度、运动精子数、前向运动精子数等低于手术组；治疗后中药组 CASA 分析，精子质量明显改善，而手术组手术前后差异无显著性（$P>0.05$）。结论：用通精冲剂治疗精索静脉曲张引起不育症，可达到手术治疗的临床效果，而且精子运动参数改善明显。表明手术治疗仅单纯改善局部情况，而中药通精冲剂治疗还能进一步调节全身功能。

（2）袁少英.精索静脉曲张合并男性不育的论治难点与对策[J].中国中西医结合杂志,2013,33(9)：1165-1167.

袁少英针对精索静脉曲张（VC）合并男性不育的论治难点，从手术决策思考、病因病机探讨、辨证用药以及针灸治疗等方面提出对策与体会，为男性不育症的中西医结合临床实践提供借鉴。

袁少英认为针对精索静脉曲张合并男性不育的手术决策应辨证对待，凡是不愿手术的患者，都可以首选中医辨证治疗。但有具有下述指征的患者，应首先考虑手术治疗：① 睾丸偏小、质地变软和（或）FSH 超出正常值。② 精子浓度<$5×10^6$/ml 和（或）前向运动精子（PR）<10%者。③ 中医辨证治疗 3～6 个月，精液质量无改善或更差者。④ 女方年龄>35 岁。即使采取手术治疗的患者，亦应结合中医辨证治疗，提高手术疗效。袁少英认为精索静脉曲张是由于自身血管解剖因素影响血液回流，导致瘀血证而形成，并非由先天禀赋不足、房劳过度、久病伤肾、年高肾亏、失血耗液、情志内伤、暗耗肾阴等肾虚证病因而导致。按照现代中医学辨证论治体系学说,从整体辨证分析,本病是瘀血证导致瘀阻经脉,久郁化热,灼伤阴精,阴精化生受损所致。在中医病因学里导致瘀血形成的原因如气滞、气虚、血寒、肾虚等,恰恰是 VC 存在日久所产生的结果:瘀阻经脉,气血运行不畅可致气滞;瘀血日久,新血不生,气失濡养,可见气虚;瘀阻日久化热,灼伤阴精,阴精又由于血瘀失去了后天气血濡养补充更加亏损。气血亏虚易于感受湿、热、寒等外邪,导致合并气虚、气滞、肾虚、湿热、寒凝、痰浊等多种兼证。因此,可以认为,瘀血内阻才是精索静脉曲张的根本病因,瘀热伤阴是精索静脉曲张导致不育症的主要病机。局部辨证和微观辨证相结合更能体现精索静脉曲张合并男性不育的本质,为临床辨病论治、处方用药提供可靠的依据。基于上述针对精索静脉曲张合并男性不育的病因病机认识,通过局部辨证与微观辨证,可以确定本病的主要治则为活血泻热、化瘀通络、养阴生精。同时,通过观察患者全身症状及专科症状进行整体辨证,对常见的八种常见兼证配伍中药治疗,并主张使用传统复式针刺手法(烧山火、透天凉、青龙摆尾、白虎摇头、苍龟探穴、赤凤迎源等)及针挑技术联合治疗。据实际情况随时调整方案,男女同治的原则,鼓励女方应积极配合治疗,同时进行排卵监测与同房指导,增加受孕机会。

(咸广崇、袁少英)

第十二节　免疫性不育症

免疫性不育症无相对应的中医学病名,属于"无子""求嗣"等范畴,涉及肾、肝、肺、脾诸脏。

免疫性不育症是指由男性血清或和(精浆)中的抗精子抗体引起的不育症。约有 10% 的不育男子可发现抗精子抗体,其发病率占所有不育夫妇病因的 3% 左右。对于免疫性不育症的治疗,目前尚无特效疗法,西医多采用免疫抑制剂治疗,其疗效不明确。中医辨证治疗免疫性不育症有较好的疗效。

【病因病机】

1. 湿热内蕴　嗜食肥甘,湿热内生;或性交不洁,湿热内侵,损伤精室(道)而致本病。

2. 瘀阻精道　跌仆损伤,手术误伤;或湿热内蕴,日久化瘀而致本病。

3. 肾精不足　湿热内蕴或瘀阻精道,日久及肾,肾不藏精,生精失职而致本病。

【诊断】

1. 临床表现　无特殊临床症状,患者多因不育而发现抗精子抗体阳性。或可见生殖道感染所致的尿路刺激症状,或睾丸、附睾及会阴部胀痛不适等,偶见神疲乏力,腰膝酸软,头晕目眩,五心烦热等。

2. 诊断依据　免疫性不育症的诊断依据是精子凝集试验阳性、性交后试验阳性。测定精子凝集试验的方法包括精子明胶凝集试验、精子制动试验、麦芽凝集素受体试验,以及性交后试验。凡对麦芽凝集素受体试验一项阳性或其他试验两项阳性的患者,均可诊断为免疫性不育症。

【鉴别诊断】

本症应当与精液不液化时,精子形成黏团物相鉴别。此外,还需与慢性前列腺炎时出现的精子凝集现象相鉴别。鉴别依据是精子凝集试验,上述两种病症的精子凝集试验结果均为阴性。

【治疗】

本症多见正虚邪恋之证,虚实夹杂,故治疗当以扶正祛邪为原则。

一、内治

（一）辨证施治

1. 湿热内蕴证　精液/血液抗精子抗体阳性,大多有生殖道感染史,精液不液化或有白细胞,小便黄赤、滴沥不尽,有时尿滴白,睾丸、附睾及会阴部胀滞不舒,苔黄腻、舌红,脉滑数。治宜清利精室(道)。方选清精煎加减。常用药物有粉萆薢、黄柏、知母、紫河车、茯苓、白术、丹参、车前子、木通、泽泻、碧玉散等。

2. 瘀阻精道证　精液/血液抗精子抗体阳性,大多有生殖道损伤或感染史,射精不畅,精液量少或精子数量少,睾丸、附睾及会阴部胀痛不舒,苔白,舌暗红或有瘀斑,脉涩。治宜活血通精。方选通精煎加减。常用药物有川牛膝、三棱、莪术、赤芍、当归、川芎、桃仁、红花、丹参、紫河车、生牡蛎、大枣等。

3. 肾精不足证　精液/血液抗精子抗体阳性,精子数量少,活力低,头目眩晕,腰膝酸软,精神疲倦,房事后尤甚,苔薄白,舌淡,脉细。治宜补益肾精。方选黄氏增精丸加减。常用药物有熟附子、肉桂、韭子、淫羊藿、菟丝子、鹿角胶、雄蚕蛾、人参、白

155

芍、肉苁蓉、枸杞子、大枣等。

4. 阴虚火旺证　精液/血液抗精子抗体阳性，精液量少，精子数量少，畸形精子多，头目眩晕，两耳鸣响，五心烦热，腰膝酸软，口干舌燥，苔少或剥，舌红少津，脉细数。治宜滋阴降火。方选金氏消凝汤加减。药用生地、麦冬、玄参、赤白芍、女贞子、墨旱莲、龟甲、鳖甲、牡丹皮、丹参、徐长卿、生甘草等。

（二）中成药、验方

1. 中成药

（1）湿热内蕴证：龙胆泻肝丸或当归龙荟丸，每次9g，每日3次。

（2）瘀阻精道证：三七片，每次4片，每日3次；或大黄䗪虫丸，每次3～5g，每日2次。

（3）肾精不足证：全鹿丸或大菟丝子丸，每次8g，每日3次。

（4）阴虚火旺证：知柏地黄丸或大补阴丸，每次8g，每日3次；鱼鳔补肾丸，每日2次，每次15粒。

2. 验方　王氏脱敏生育方：苍术、忍冬藤、当归、赤芍、青皮、泽泻、泽兰、车前子等。每次1包，每日2次，冲服，3个月为1个疗程。

（三）西药治疗

引起抗精子抗体可有许多不同触发机制，并可产生许多不同种类的抗体。目前，对抗精子抗体的病因尚有争论。到目前为止，消除抗精子抗体的治疗尚处于经验性治疗阶段，感染所致的抗精子抗体应采用抗生素治疗。此外，既无输精管道梗阻也没有生殖道感染的患者，可试用小剂量免疫抑制剂治疗，如泼尼松、倍他米松等。此外，对于部分患者可选择精子洗涤及夫精宫腔内人工授精，以克服子宫颈黏液的屏障作用，但疗效仍存在争议。可能的原因为抗精子抗体不仅可以影响精子穿透宫颈黏液的能力，而且可以干扰精卵融合。在某些生殖道梗阻的病例，单侧、双侧或部分梗阻都可引起抗精子抗体，这种情况下应采用相应的外科治疗。

二、针灸疗法

（1）取穴：以膈俞、三焦俞、肝俞、神门、太白、大都、曲池、阳池、肾俞、心俞、太冲、太溪、血海、三阴交、绝骨等穴为主。以泻法为主，每次选6个穴位，每日1次，30次为1个疗程。

（2）取穴：以肝俞、肾俞、心俞、膈俞、三焦俞、太冲、太溪、神门、阳池、血海穴为主。患者取坐位，

常规消毒双侧穴位皮肤后，按常规刺入上述穴位1～1.5寸，要求快速进针、快速推针和快速捻转，然后加用电针。每日1次，30次为1个疗程。

【预防与调护】

（1）注意卫生，拒绝不洁性交，及时治疗生殖道感染。

（2）调节饮食，忌肥甘厚腻，戒烟酒。

（3）因精子抗原作用致女性抗精子抗体阳性而不育者，在男性治疗期间，坚持避孕套隔离措施，待女性抗精子抗体滴度下降，方可不用避孕套。

【现代文献摘录】

（1）王古道，陈富山，焦瑞宝."麒麟茶"治疗男性免疫性不育疗效观察[J].上海中医药杂志，2001，45(11)：31-32.

用麒麟茶治疗男性免疫性不育186例，1个月为1个疗程。治疗组采用麒麟茶30g，每日2次，温开水冲服。方由红参、白术、黄芪、当归、阿胶、熟地、丹参、红花、淫羊藿、蛇床子等16味中药组成。以上药物共同制成冲剂，每包15g，含生药7.5g。对照组采用泼尼松片5g口服。两组均以1个月为1个疗程。精液中有细菌、衣原体或(和)支原体感染者均配合相应的抗生素治疗。治疗期间夫妇性交时采用阴茎套防护。结果：3个疗程后AsAb转阴率为90.86%，妻子怀孕率为34.41%。经χ^2检验，治疗组转阴率及妻子怀孕率(AsAb转阴后3个月内)均明显高于对照组。麒麟茶中红参等健脾益气，熟地等滋阴养血，丹参等活血祛瘀，淫羊藿等补肾壮阳。诸药合用共奏补肾益气、活血化瘀、养血生精之功效。从治疗结果看，本品似有调节机体免疫的作用，有待进一步研究。

（2）李其信，戚广崇，阚钦林，等."理精消抗汤"治疗男性免疫性不育症的临床研究[J].江苏中医药，2003，24(7)：13-15.

目的：观察自拟方理精消抗汤治疗男性免疫性不育症的疗效。方法：将观察对象107例分为2组，治疗组64例用理精消抗汤治疗，对照组43例用泼尼松治疗，6周为1个疗程，最多治疗2个疗程。治疗前后均进行血清和精浆抗精子抗体(AsAb)检测及随访配偶妊娠情况，并用精液电脑自动分析仪(CASA)观察两组精子运动参数。结果：治疗组血清和精浆AsAb转阴率、精子运动参数、妊娠率等指标，均显著高于对照组($P<0.05$

或 $P<0.01$）。结论：自拟方理精消抗汤对男性免疫性不育症有良好的疗效，并能显著提高精子质量。

（3）谢华民，宋阳.补肾活血法治疗男性免疫性不育症30例[J].新中医，2007，39（8）：41－42.

目的：观察补肾活血法治疗男性免疫性不育患者的临床疗效。方法：将60例男性免疫不育症的患者随机分为2组，治疗组30例，采用补肾活血中药（处方：熟地、菟丝子、女贞子、三七、丹参、枸杞子、桑寄生、山茱萸、淫羊藿）治疗，并配合补肾活血饮食；对照组30例，予以泼尼松治疗。结果：总有效率治疗组90.0％，对照组66.7％，2组总有效率比较，差异有显著性意义（$P<0.05$）。结论：补肾活血法对男性免疫性不育症具有较佳的临床疗效。

（4）伦新，荣莉.针刺对男性免疫性不育症患者抗精子抗体的影响[J].中国男科学杂志，2004，18（1）：45－46.

根据补益肝肾、活血通络的治疗大法，选取肝俞、肾俞、心俞、膈俞、三焦俞、太冲、太溪、神门、阳池、血海穴为主。患者取坐位，常规消毒双侧穴位皮肤后，按常规刺入上述穴位1～1.5寸，要求快速进针、快速推针和快速捻转，得气后以180～200次/分的频率捻转毫针2分钟，其强度以患者能忍受为度，连续行针5分钟，施以提插捻转手法，隔10分钟后用同样的方法再行针1次。然后，再按常规针刺上述配穴，得气后，主配穴均接上海产G－6805型电针仪，通以疏密波，频率14～26次/分钟，强度以患者产生明显酸麻胀等针感且能耐受为度，每次30分钟，每日1次，连续2个月为1个疗程。总有效率为92.00％。课题以《难经》理论为依据，以肝肾亏虚、血瘀阻络为主要病机，俞原配穴为主要取穴原则，选取肝俞、肾俞、心俞、膈俞、三焦俞、太冲、太溪、神门、阳池、血海穴为主。其中，肝俞配太冲、肾俞配太溪可共奏补益肝肾之功，扶正培元，调动机体的抗病能力，提高机体的免疫能力，增加其稳定性；心俞配神门因主心脉，心气充则气血行，血会穴膈俞配血海能活血化瘀，改善血流动力学，消除局部组织缺血缺氧状态，增强细胞的生理代谢，促进组织细胞的愈合；三焦俞配阳池能清热毒祛邪，清利下焦湿热，消除炎性代谢产物，抑制致病微生物，给组织的修复创造基础条件。消除病因时可迅速改善精子的微环境，消除AsAb，较好地改善精子各项参数，从而提高了妊娠率，故能有子。

（王古道、应荐、伦新）

第 九 章
前列腺、精囊疾病

第一节　急性前列腺炎

急性前列腺炎是指前列腺非特异性细菌感染所致的急性炎症,本病临床较为少见,约占泌尿男科门诊总数的 1‰。急性前列腺炎相当于中医学的"淋浊",大多数患者经过有效的治疗和适当的休息而痊愈,极少数可形成脓肿或转成慢性。

【病因病机】

1. 湿热下注　是本病的主要病机。饮酒过度,风寒外感,房劳过度,会阴损伤或郁怒气滞,机体防御功能降低等是本病的主要发病诱因。

2. 全身病变　如腹泻、皮肤疮疡、乳蛾(急性化脓性扁桃体炎)等热毒壅盛,引动下焦湿热而致本病;或因子痈(附睾炎、睾丸炎)等,经尿道感染而致本病。

3. 湿热不化　热胜则肉腐,肉腐则成脓,或湿热不清,迁延日久而成慢性。

急性前列腺炎是由细菌或其他毒素感染所致的前列腺体和腺管的急性炎症,大肠杆菌为最常见的致病菌。球菌感染常起源于皮肤的化脓性病灶,或扁桃体、牙齿及呼吸道的感染灶,感冒和其他病毒性感染亦可诱发。

病理变化为腺体充血水肿及浆液纤维素性、血性或脓性渗出,腺管和周围间质组织有炎性细胞浸润,严重者可形成局限的或多发的前列腺脓肿。

【诊断】

1. 临床表现　病前可能有皮肤感染,或上呼吸道感染,或急性尿道炎、膀胱炎;或有酗酒、纵欲、会阴损伤等病史。急性前列腺炎起病急,表现为高热恶寒、倦怠乏力等全身症状和排尿时灼痛、尿频、尿急、排尿滴沥不尽和脓性尿道分泌物等局部症状,或排尿不畅、尿流变细或中断,严重时可出现尿潴

留。另外,还常有会阴、耻骨上区、腰骶等处胀痛不适,大便急或排便痛等症状。肛门直肠指诊可触到饱满肿胀的前列腺,且有明显压痛。前列腺脓肿形成时,则局部有波动感。

前列腺急性炎症肿胀、排尿疼痛、膀胱炎易影响排尿而引起尿潴留。炎症也可能扩散至附睾炎引起急性附睾炎,如有脓肿形成易向直肠或会阴溃破,血行感染者可同时发生急性肾盂肾炎。另外,有些可能会引起性功能改变,出现性功能减退、性交时疼痛、早泄和血精。

2. 辅助检查

(1) 血常规检查:血白细胞总数及中性粒细胞增高。

(2) 尿常规检查:急性前列腺炎可见成堆的脓细胞和较多的红细胞。

(3) 前列腺液常规检查:前列腺液涂片染色可找到大量白细胞和巨噬细胞。原则上在前列腺急性感染时禁忌做前列腺按摩,肛门检查亦应慎重,以防止细菌因按摩而进入血循环导致败血症。

(4) 前列腺液培养检查:细菌培养阳性。

(5) 尿三杯实验:第一杯尿浑浊有碎屑,镜检有白细胞;第二杯尿液澄清,无或有少量白细胞;第三杯尿液浑浊,镜检有大量白细胞及脓细胞。第三杯改变表明感染来自后尿道及膀胱颈部,排尿终末膀胱颈部收缩时脓尿增多,可反映出前列腺部炎症。

(6) B超检查:脓肿形成时,B超检查前列腺区可出现暗区反射、形态不规整、包膜光带不整齐、不连续等。

(7) 穿刺:脓肿形成时可在 B 超引导下行脓肿穿刺,抽出脓液。

【鉴别诊断】

急性肾盂肾炎与急性前列腺炎的全身症状和尿路刺激症状相似,其区别主要在于急性肾盂肾炎多有肾区(肋脊角)压痛和叩击痛,肛门指诊及前列

腺液镜检均正常。

【治疗】

本病属实熟热，程度有轻有重。轻者湿热下注，重者热毒壅盛，后期或痊愈，或迁延成慢性。

一、内治

（一）辨证施治

1. 精室湿热证　寒热交作，尿频、尿道灼热涩痛，尿道口有黄色和白色浊物流出，或有血尿，肛周、会阴部坠痛，神疲纳呆，口干苦而黏，大便干结，小便黄赤。舌质偏红，舌苔薄黄或黄腻，脉滑数。治宜清热利湿。方选八正散加减。常用药物有大黄、黄柏、木通、萹蓄、瞿麦、栀子、虎杖、土茯苓、碧玉散等。

2. 热毒蕴结证　恶寒发热，或寒战高热，口渴喜饮，会阴部疼痛，局部红肿，尿少或尿闭，尿中夹有脓血，尿道灼热疼痛，大便秘结，或里急后重。舌质红，舌苔黄腻，脉弦而数。治宜泻火解毒。方选龙胆泻肝汤加减。常用药物有龙胆草、木通、黄芩、黄柏、柴胡、泽泻、生大黄、皂角刺、生甘草等。若湿热较盛，舌苔黄腻，小便混浊者，去生地，加白芷、薏苡仁以增强祛湿之力；若小便灼痛明显者，去当归，加竹叶、滑石，加强利湿通淋之功；大便秘结者去柴胡、当归，加大黄、芒硝以泻热通便。

（二）中成药、验方

1. 中成药

（1）热毒蕴结证：龙胆泻肝丸，每日 2～3 次，每次 5 g；当归龙荟丸，每日 2～3 次，每次 5 g。

（2）精室湿热证：青麟丸，每日 3 次，每次服 5 g。

2. 验方

（1）铁军汤：滑石、栀子、玄参、生大黄、苏叶、川牛膝各 12 g，萹蓄 10 g，生山楂 18 g，青皮 6 g，琥珀粉 3 g，知母、黄柏各 10 g。高热加生石膏 45 g，尿痛加延胡索 10 g，尿频不畅加赤小豆 30 g。每日 1 剂，水煎服。用于急性前列腺炎。

（2）红军汤：红藤 30 g，白花蛇舌草 30 g，黄柏 10 g，青蒿 15 g，虎杖 15 g，车前子 10 g（包）。每日 1 剂，水煎服，用于急性前列腺炎，身体强壮者。

（三）西药治疗

1. 应用原则

（1）鉴于前列腺的某些理化特性，故应选用能穿透前列腺的抗菌药物。药物应是碱性、脂溶性高、蛋白结合率高、能很好地弥散至正常前列腺的，如甲氧苄啶、红霉素、氧氟沙星、美他环素等。由于炎症改变了前列腺的通透性，所以患急性前列腺炎时对大多数抗菌药物敏感，甚至那些对正常前列腺弥散力差的药物，如青霉素、头孢菌素类、氨基糖苷类等均有效。

（2）急性细菌性前列腺炎由于全身和局部症状明显，抗生素的应用要及时、足量和联合用药，以防转为慢性。

2. 常用药物

（1）症状较轻的可给予口服药：如复方磺胺甲噁唑片、喹诺酮类、美他环素。① 复方磺胺甲噁唑片，每次 2 片，每日 2 次。② 新型喹诺酮类：氧氟沙星、环丙沙星等。氧氟沙星为第三代喹诺酮类抗菌药，具有抗菌谱广，抗菌力强，体内吸收分布良好，特别是在前列腺组织和前列腺液中的浓度高于血清，且抗药性少等优点，广泛用于治疗革兰阳性和革兰阴性菌（包括绿脓杆菌）及厌氧菌引起的各种感染。由于此药在尿中以高浓度未代谢的原型排出，故常用于治疗各种难治或严重的泌尿系感染。用法：成人每日 600 mg，分 3 次口服。环丙沙星是喹诺酮类药物中活性最强者，国内近年应用于临床。用法：成人每次 500 mg，每 12 小时 1 次口服。③ 美他环素：系一种半合成四环素类衍生物，为一种广谱抗生素。用法：成人每次 100 mg，每日 2 次。

（2）对症状较重的患者，开始治疗可选用氨苄青霉素＋氨基糖苷类静脉滴注。氨苄青霉素为广谱半合成青霉素，尤对于革兰阴性菌作用较强。庆大霉素为广谱抗生素，有较强的杀菌和抑菌作用。具体用法：氨苄青霉素每日 2～6 g（分 2 次），庆大霉素每日 16～32 万 U（分 2 次），以葡萄糖或生理盐水稀释后静脉滴注。氨苄青霉素用前应做过敏试验。

（3）对有严重混合感染的可选用苯唑西林钠＋哌拉西林钠，或庆大霉素＋哌拉西林钠。苯唑西林钠为半合成青霉素，主要治疗耐酸性葡萄球菌感染，每日 4～6 g，分 2～3 次静脉滴注，浓度不宜过高，速度亦慢，用前做过敏试验。哌拉西林钠：为半合成青霉素，抗菌谱广，对革兰阳性菌和革兰阴性菌均有良好的抗菌活性，与庆大霉素、丁胺卡那或与头孢类合用有协同作用。丙磺舒可抑制本品排泄，联合应用可提高血浓度。用量：成人每日 4～12 g，重者每日 12～16 g，分 3～4 次静脉给药，以生理盐水、5%葡萄糖盐水 100～200 ml 稀释，浓度以 2%为宜，在半小时内滴完。

对青霉素有过敏者用红霉素，每日 1～2 g，静脉滴注。

抗生素一般在用药 48～72 小时后体温下降，症状减轻，应继续用药 2～3 日，以后可用口服药维持，疗程至少 1 个月。

二、外治

(1) 坐浴：局部热水坐浴，或用内服中药之第 3 煎坐浴，每次半小时，每日 2 次。

(2) 保留灌肠：① 金黄散加山芋粉(3∶1)，加水适量，调成适量，调成稀糊状，保留灌肠；② 温盐水保留灌肠；③ 苍耳虫冰片乳化液，加 0.5%普鲁卡因 50～100 ml，保留灌肠。以上任选一种，每日 1～2 次。

(3) 清敷膏：外敷局部，每日 1 次。用于急性前列腺炎。

三、手术疗法

急性前列腺炎经治疗后症状不见好转，或反而加重，前列腺更加肿胀，或有波动感，经会阴穿刺抽得脓液，表明前列腺已形成脓肿，应经会阴作脓肿切开引流术。

四、其他疗法

针灸疗法 取穴：肝俞、中极、阴陵泉；膀胱俞、曲骨、太冲，两组穴位交替使用。强刺激，每日针刺 1 次，每次留针 15 分钟，每隔 3 分钟强刺激 1 次，3～5 日为 1 个疗程。

【预防与调护】

(1) 急性前列腺炎不可做前列腺按摩，避免尿道器械检查，以防感染扩散。

(2) 急性发作期应卧床休息，进食无渣半流质，多饮水，保持大便通畅。

(3) 摒除诱发因素，如戒酒、忌食辣椒、葱、蒜、姜等刺激性食物；忌房事；预防感冒及会阴损伤，避免骑自行车等。

(4) 注意外生殖器卫生，积极治疗包皮炎、尿道炎等原发病。

【现代文献摘录】

(1) 唐礴，杜位良，万川.中西医结合治疗急性前列腺炎疗效观察[J].中国中医急症，2004，13(06)：364-365.

观察中西医结合治疗急性前列腺炎的疗效。

治疗 20 例急性前列腺炎患者，中药予自拟前列平炎汤口服及紫金锭栓纳肛，西药用左氧氟沙星，2 周后观察其疗效。结果 20 例中治愈 13 例(65%)，有效 6 例(30%)，无效 1 例(5%)，总有效率为 95%。结论：本方法治疗急性前列腺炎效果良好。

(2) 陈海林，王全权，黄慧敏，等.新癀片配合氧氟沙星治疗急性前列腺炎疗效观察[J].中国中医急症，2006，15(4)：371-373.

观察新癀片配合氧氟沙星治疗急性前列腺炎的临床疗效。方法：将符合诊断标准的患者 91 例随机分为两组，治疗组予新癀片与氧氟沙星，对照组仅予氧氟沙星，疗程 7 日；观察两组临床疗效及血、尿指标。结果：治疗组痊愈率高于对照组，尿沉渣检测指标的改善优于对照组。结论：新癀片配合氧氟沙星治疗急性前列腺炎效果满意。

(曾庆琪、王劲松、戴宁)

第二节　慢性细菌性前列腺炎

慢性细菌性前列腺炎在中医学文献中并没有记载，但根据其临床表现，可以概属于中医学的"精浊""癃闭""淋证""白淫"等病范畴。《素问·痿论》："思欲无穷，所愿不得，意淫于外，入房太甚，宗筋弛纵，发为筋痿，为白淫。"白淫即乳白色分泌物。王冰注曰："白物淫衍，如精之状，因没而下。"可见白淫非精，且在排尿终末时滴出。清代吴谦《医宗金鉴·杂病心法要诀》叙述得更明白："浊在精窍溺自清，秽物如脓阴内疼，赤热精竭不及化，白寒湿热败精成。"说明慢性前列腺炎当属"浊"之范畴，因其色白，故曰白浊。

慢性细菌性前列腺炎是男性生殖系统疾病中最常见的一种，好发于青壮年男子，据统计发病率占慢性前列腺炎的 5%～10%。主要为革兰阴性菌感染。慢性细菌性前列腺炎通常是细菌经尿道逆行侵犯前列腺所致，偶因血行感染或急性前列腺炎转化而来，亦可继发于膀胱炎和肾盂肾炎。主要表现为会阴部、肛周、后尿道疼痛不适，尿频、尿急、尿痛、尿有余沥、尿道有烧灼感和排尿困难，排尿终末或大便时常有乳白色分泌物，可伴有精神抑郁症等。

【病因病机】

本病的病机特点是思欲不遂、房劳过度、相火妄动，或酒色劳倦、脾胃受损、湿热下注、败精瘀阻，致腺体脉络被阻，腺管排泄不畅，呈现瘀浊阻滞的病理改变。与心、脾、肾等脏腑关系密切。湿热不清，常易伤阴伤阳，出现寒热、虚实错杂之象。湿热瘀阻是本病的最主要病机。

1. 饮食不节 嗜食辛辣膏粱厚味，或烟酒太过，致脾胃受损，酿生湿热，湿热下注而致本病。

2. 外感湿热火毒 外感湿热火毒，蕴结不散，湿热秽浊之邪下注，或下阴不洁，包皮过长，藏污纳垢，或性生活不洁湿毒之邪内侵前列腺而为病。

3. 忍精不泄 青壮年相火妄动，所愿不遂而又担心失精伤身，常手淫忍精不泄，腺液排泄不畅，湿浊留滞，败精瘀阻，致腺体脉络阻塞，腺管排泄不畅发为本病。

慢性细菌性前列腺炎的致病菌目前公认的有革兰阴性菌，主要为大肠杆菌、变形杆菌和绿脓杆菌等；革兰阳性菌主要为链球菌、金黄色葡萄球菌和表皮葡萄球菌等，一般认为除肠球菌外，其他如革兰阳性菌感染率非常低。此外，其他病原体感染前列腺的概率较低如支原体、衣原体、病毒、厌氧菌、霉菌及滴虫等致，亦有相关报道。其感染途径主要为：尿路逆行感染；邻近直肠菌直接侵入或经淋巴播散、全身其他病灶的血源性传播等；最重要的途径是有菌尿液返流进入与后尿道相通的前列腺导管中；急性前列腺炎未彻底治愈转为慢性。性事过频、手淫过度、久坐等为诱发因素。

慢性细菌性前列腺炎的病理改变为，前列腺组织中有淋巴细胞、单核细胞等浸润，部分腺管内有大量炎性分泌物存在，且管腔变狭窄，纤维组织增生，分泌物引流不畅，腺体质地变硬。

【诊断】

1. 临床表现

(1) 症状：本病的临床症状主要表现在疼痛、尿路症状、生殖系统症状和精神抑郁等方面。疼痛主要表现为会阴部、肛周、后尿道、耻骨联合、腹股沟部、腰骶部、大腿根部、睾丸、阴茎等处坠胀不适或疼痛。有尿道灼热或疼痛、排尿不适、尿频、尿急、尿有余沥、排尿困难或排尿后有"滴白"现象，尤其在排便等腹压增加情况下出现，夜尿增多，偶尔可有初程或终末血尿、血性精液或尿道分泌物。可见性欲减退、阳痿、早泄、射精疼痛、血精、遗精等，部分患者见精液液化不良、精子活力低下、活率低及精子凝集等男性不育现象。可出现精神不振、忧愁思虑、烦躁不安、失眠多梦、头晕健忘等现象，甚至抑郁、焦虑、恐惧、愤怒、自卑，严重者有自杀倾向。一些患者出现全身表现，主要有疲倦乏力、腰膝酸软、头晕耳鸣、纳呆、大便秘结或稀溏等。

(2) 体征：肛诊前列腺可有轻度压痛，前列腺大小不等，质地各异，表面可以有小结节，一般不存在大结节。若兼有前列腺增生者，腺体增大，中央沟常消失；也有前列腺质地大小均正常者。

2. 实验室检查

(1) 前列腺炎(EPS)检查：pH＞6.7(正常人pH为6.4～6.7)，白细胞≥10个/每个视野或白细胞有成堆现象，即可诊断。严重者见大量成堆白细胞，卵磷脂小体明显减少，甚者消失。

(2) 细菌学定位检查(四段培养)：可将前列腺炎、尿道炎或尿路感染加以区别。方法是饮水憋尿，清洗龟头，消毒尿道口，用无菌瓶接最先排出的10 ml尿液做标本(VB_1)；排尿200 ml弃之，用第2个无菌瓶接中断尿液10 ml(VB_2)代表膀胱标本；按摩前列腺取前列腺液(EPS)置消毒培养皿中代表前列腺标本；按摩后再排尿，用第4个无菌瓶接10 ml尿液(VB_3)代表前列腺及后尿道标本。然后将标本分别进行细菌培养计数检查及药敏试验，若VB_2菌数多，为膀胱炎，治疗后再检查，EPS或VB_3菌数＞5 000个/ml，而VB_1和VB_2菌数＜3 000个/ml，或EPS菌数最多，为慢性细菌性前列腺炎；若治疗过程中，VB_1和VB_2转阴。而EPS和VB_3仍阳性，进一步表明为慢性细菌性前列腺炎；VB_2无菌，VB_1中细菌数明显大于EPS和VB_3，应考虑为尿道感染；若4个标本均无菌，可考虑为无菌性前列腺炎。现多采用2杯法，即前列腺液(EPS)和按摩后的10 ml尿液(VB_3)进行培养。

(3) 前列腺彩超测定：最好采用经直肠前列腺超声检查。慢性前列腺炎时，前列腺包膜反射多不光滑，内部反射正常或减少，其他断面形态、左右对比、各断面变化及衰减等一般均正常。

(4) 前列腺穿刺活检：此方法对慢性前列腺炎的诊断有决定性的意义。但对区分慢性细菌性或非细菌性前列腺炎价值不大。由于该方法有一定的创伤性，所以在临床上采用得并不多。

(5) 免疫球蛋白测定：慢性前列腺炎时，EPS中IgG、IgA、IgE均升高，且IgA升高尤为明显，其次为IgG，而且这种增加在慢性细菌性前列腺炎时最为明显。

(6) EPS锌的测定：锌是前列腺液中的抗菌因子(PAF)的主要成分。慢性前列腺炎时，前列腺液中锌的含量明显降低,且细菌培养阳性较培养阴性者,降低更明显。

【鉴别诊断】

1. 慢性盆腔疼痛综合征 是盆底张力性肌肉痛,临床表现为小腹部、会阴部和耻骨上区疼痛或压痛,有排尿障碍等,但前列腺本身无病变,即有关前列腺的指诊及理化检查均无异常。

2. 慢性非细菌性前列腺炎 症状表现与慢性细菌性前列腺炎基本相同,但本病前列腺指诊肿胀、质软,按摩后 EPS 易排出、量多、质稀薄、无混浊,且 EPS 培养无细菌生长。

3. 精囊炎 多同时并发前列腺炎,临床表现相似。血精是精囊炎的主要体征,彩超(推荐经直肠彩超)、CT 或核磁检查可发现精囊腺增大,并呈炎症表现。

4. 前列腺增生 多发生于 50 岁以上老年男性,以夜尿频多、排尿困难为其主要临床表现。肛诊、彩超、CT 等可以协助诊断。

5. 前列腺结石 可以出现腰骶部、会阴部疼痛等症状,骨盆 X 线、前列腺彩超、磁共振可以帮助其诊断。

6. 前列腺癌 晚期可以出现尿频、尿痛、排尿困难等症状,但全身症状较差。肛诊前列腺质地坚硬,表面高低不平。前列腺特异性抗原(PSA)增高,fPSA/tPSA<0.16,前列腺穿刺组织病检可以发现癌细胞。彩超、CT、MRI 等检查有助于鉴别。

7. 慢性尿道炎、膀胱炎 虽有尿频、尿急、尿痛等尿路症状,但前列腺指诊正常,EPS 镜检及培养亦正常。尿四杯培养常能定位鉴别。

【治疗】

慢性细菌性前列腺炎的临床表现个体差异较大,症状的轻重与实验室检查结果不成正比。所以,必须按照治病求本的原则,辨病与辨证相结合论治。

一、内治

(一)辨证施治

1. 湿热下注 尿频、尿急、尿痛、排尿困难,尿有余沥,小便有灼热感,尿黄赤,会阴部、肛门、后尿道坠胀不适或疼痛,尿滴白,伴口苦口干,大便或干或溏。舌红苔黄腻,脉弦滑稍数。治宜清热解毒,利湿祛浊。方选程氏萆薢分清饮合五神汤加减。常用药物:黄柏、金银花、紫花地丁、虎杖、败酱草、

红藤清热解毒;萆薢、车前子、泽泻、茯苓、萹蓄、路路通、白术、石菖蒲、王不留行清利湿热;川牛膝引药下行;赤芍、丹参凉血活血化瘀。加减法:若小便不畅者加金钱草、通草以加强利尿通淋之力;小便痛重者加琥珀、石韦以加强通淋活血之力;会阴坠胀疼痛不适者加地龙、水蛭、土鳖虫等以加强活血消癥化瘀之力。

2. 瘀阻精室 会阴、少腹坠胀痛,小便赤涩,前列腺有炎性硬结、压痛。舌紫暗有瘀斑点,脉弦涩。治宜活血化瘀,行气止痛。方选桂枝茯苓丸合少腹逐瘀汤加减。常用药物:牡丹皮、桃仁、红花、归尾、川芎、牛膝、五灵脂、蒲黄等活血化瘀;没药、延胡索、小茴香、香附等理气止痛。加减法:若见小便黄浊,或尿频尿痛,舌红苔黄腻者,应加车前子、萹蓄、通草等清热利湿之品;舌红苔黄,口干口苦者,应加蒲公英、败酱草、黄芩等清热解毒之品。

3. 阴虚火旺 尿频、尿急、尿道口灼热,小便短少,会阴及少腹部隐痛,失眠多梦,阳事易举,腰膝酸软,头晕耳鸣,潮热盗汗。舌红,苔少,脉细数。治宜滋肾清热,利湿导浊。方选知柏地黄丸加味。常用药物有知母、黄柏、生地、生山药、山茱萸、茯苓、泽泻、牡丹皮、泽兰、赤芍、女贞子、墨旱莲。加减法:遗精甚,加五味子、生龙骨;尿道滴白,加萆薢。

4. 脾肾两虚 尿频、尿急、余沥不尽,排尿困难,尿等待,少腹、睾丸坠胀不适,甚则疼痛,尿道滴白。纳差,腹胀,腰膝酸软,神疲乏力,形寒肢冷,性欲下降。舌淡,苔白,脉沉细。治宜补脾益肾。方选五子衍宗丸合四君子汤加减。常用药物有菟丝子、枸杞子、覆盆子、五味子、车前子、黄芪、党参、白术、丹参、茯苓、荔枝核等。加减法:肛门、会阴部坠胀较重者,加柴胡、升麻、红参;尿道滴白频繁者,加金樱子、芡实、煅牡蛎。

(二)中成药、验方

1. 中成药

(1)湿热下注证:热淋清颗粒,每次 2 包,每日 2 次;泌淋清胶囊,每次 3 粒,每日 3 次;银花泌炎灵片,每次 4 粒,每日 4 次。

(2)气滞血瘀证:前列安通片,每次 4 粒,每日 3 次;前列舒通胶囊,每次 3 粒,每日 3 次。

2. 验方

(1)三七粉每次 3 g,每日 2 次。适宜会阴部刺痛的慢性前列腺炎。

(2)琥珀粉每次 3 g,每日 2 次。适宜尿道涩

痛、灼热的慢性前列腺炎。

（3）当归 10 g，浙贝母 10 g，苦参 10 g，滑石 15 g，每日 1 剂，煎服 2 次。适宜尿道灼热，易流分泌物的慢性前列腺炎。该方系《金匮要略》当归贝母苦参丸加滑石，治男子小便不利。

（4）桂枝 10 g，茯苓 10 g，赤芍 15 g，牡丹皮 10 g，桃仁 10 g，每日 1 剂，煎服 2 次。适宜前列腺质地偏硬的慢性前列腺炎。该方出自《金匮要略》。据日本汉方研究，该方对改善前列腺局部充血状况具有良好的作用。

（5）益母草 30 g，蒲公英、土茯苓、车前子、玉米须各 20 g，瞿麦、赤芍、皂角刺、乌药各 10 g，水煎服，连服 1 个月。适用于湿热瘀阻型前列腺炎。

（三）西医治疗

包括针对病原体治疗和对症处理。针对病原体的治疗，主要是依据细菌培养及药物敏感试验结果选用合理的抗生素。如是淋球菌、衣原体、支原体、念珠菌等特殊微生物感染，要选择相应的治疗药物。避免盲目滥用抗生素。常用的抗生素为复方磺胺甲噁唑片，每次 2 片，每日 2 次，口服；诺氟沙星胶囊，每次 0.2～0.3 g，每日 3 次，口服；氧氟沙星胶囊，每次 0.2～0.3 g，每日 2 次，口服。对支原体或衣原体所致慢性前列腺炎，选用红霉素、多西环素或四环素。对滴虫感染者常用灭滴灵（甲硝唑）每次 0.4 g，每日 3 次，口服。对念珠菌感染常选用酮康唑每次 0.2 g，每日 1～2 次，口服，连用 7～14 日；氟康唑每次 0.15 g，每日 1 次，口服，连用 7～10 日。对症处理，改善排尿功能常用 α 受体阻滞剂，盐酸坦索罗辛胶囊每次 0.2 mg，每日 1 次，口服；特拉唑嗪，每次 2 mg，每日 1～2 次，口服。抗炎镇痛治疗常用非甾体抗炎药如吲哚美辛 25 mg，每日 3 次，口服。

二、外治

（1）热水坐浴：① 水温 42～43℃，每日 1～2 次，每次 20 分钟。② 五味消毒饮煎水坐浴，每次 20 分钟，每日 2 次。适用于热证。③ 野菊花、苦参、马齿苋、败酱草各 30 g，延胡索 15 g，当归 12 g，槟榔 15 g，加水煎至 1 500～3 000 ml，坐浴 30 分钟，每晚 1 次。未生育或有生育要求者慎用。

（2）会阴部 TDP 治疗器照射，每日 1 次。

（3）直肠内中药电离子导入。

（4）会阴穴激光针刺入照射。

（5）中药灌肠：金黄散 15～30 g，山芋粉或藕粉适量，水 200 ml，调煮成薄糊状，微冷后（43℃）作保留灌肠，每日 1 次，温盐水灌肠也可。适用于急慢性前列腺炎。

（6）野菊花栓 1 粒，塞入肛门，每日 1～2 次，连续 2 周。适宜肛门灼热之慢性前列腺炎。

（7）消炎痛栓 1 粒或前列栓，塞入肛门，每日 1 次，连续 3 日。适宜肛门胀痛之慢性前列腺炎。

（8）蒲公英 30 g，紫花地丁 20 g，土茯苓 30 g，红藤 30 g，三棱 15 g，莪术 15 g，皂角刺 15 g，煎汤先熏后浸洗。适宜前列腺质地偏硬之慢性前列腺炎。

三、手术治疗

慢性细菌性前列腺炎极少采用手术疗法。大多数病例都可通过药物、理疗等处理治愈或者基本控制病情。各种药物治疗失败，且无须生育，或出现前列腺硬化导致膀胱颈部功能障碍而排尿困难者，可考虑手术治疗。手术治疗治愈率亦仅 30%，且创伤性大，易并发阳痿、尿失禁等。

四、针灸疗法

（1）前列腺穴（位于会阴穴与肛门之中点），采用提插捻转手法，重刺激不留针。

（2）取两组穴：会阴、肾俞；次髎、关元。两组穴位交替使用，每日 1 次。采用捻转手法，留针 30 分钟，每隔 10 分钟行针 1 次。

五、其他疗法

前列腺按摩疗法就是通过定期对前列腺按摩，来引流前列腺液，排出炎性物质而达到解除前列腺分泌液淤积，改善局部血液循环，促使炎症吸收和消减的方法。前列腺按摩方法适用于潴留型和慢性细菌性前列腺炎，凡腺体饱满、柔软、脓性分泌物较多者尤其适用。它既是一种诊断方法，又是一种治疗手段。有人认为本疗法的治疗意义甚至可以超过抗生素。前列腺定期按摩，每周 1～2 次。有助于因炎症腺管阻塞的腺液排泄，以利于疾病的康复。本疗法的出发点是考虑到慢性前列腺炎的症状发生，主要由于腺泡及间质中脓性渗出物充胀，不易引流而设定。

具体操作方法：患者取胸膝位，术者以右手示指戴橡皮手套，涂润滑的石蜡油先轻柔按摩肛周而后缓缓伸入直肠内，摸到前列腺后，用示指的最末指节对着前列腺的直肠面，从外向上向内向下顺序对前列腺进行按压，即先从腺体的两侧向中线各按压 3～4 次,再从中央沟自上而下向尿道外口挤压出前列腺液。一般 1 周按摩 1～2 次。按摩时手法应"轻、缓",注意询问患者感受,切忌粗暴反复强力按压,以免造成不必要的损伤。另外,主张按摩完毕患者立即排尿,可使积留于尿道中的炎性分泌物随尿液排出。

禁忌证:凡疑为前列腺结核、肿瘤的患者禁忌按摩。前列腺萎缩、硬化者不宜按摩。慢性前列腺炎急性发作期间和急性前列腺炎禁忌前列腺按摩,以免引起炎症扩散,甚至引起败血症。

六、心理治疗

本病患者症状并不严重,对健康影响也不大,但往往出现明显疼痛、性功能障碍及神经衰弱的症状,其关键在于患者对本病不了解或了解不够,精神紧张,心情焦躁,从而使病情复杂化。故在对此病的综合治疗中,首先要向患者作细致的解释,解除思想负担,消除顾虑,同时使用《精神病学》(第五版)及中华中医药学会男科分会《慢性前列腺炎中医诊疗共识》推荐药物乌灵胶囊,每日 3 次,每次 3 粒。并嘱患者与医者密切配合,生活规律,树立战胜疾病的信心。

【预防与调护】

(1) 锻炼身体,增强体质,提高抗病能力。

(2) 积极治疗原发病灶,如尿道炎、膀胱炎、肾盂肾炎、牙龈炎、扁桃腺炎等。去除诱因,如尿道狭窄、膀胱颈梗阻、前列腺增生、前列腺结石等。

(3) 忌食辛辣刺激性食物、酒、咖啡、可可、茶等,以免引起前列腺充血或刺激前列腺。多食蔬菜水果,保持大便通畅。

(4) 劳逸适度,不宜长时间骑车、久坐、过分用力及劳累;避免受凉感冒或坐卧潮湿阴冷之地。

(5) 每日早晚用清水清洗局部,保持外生殖器清洁。

(6) 已婚者不忌房事,保证有规律的性生活。但不论已婚、未婚者,治疗期间均应定期行前列腺按摩,每周 1 次。因炎症而阻塞的腺管,通过性生活或手淫排精,是很难使前列腺液排出的,只有通过按摩,才能促使其排泄通畅。

(7) 纠正不正常的性欲妄想,禁止手淫,急性期禁房事。慢性期应有适度而规律的性生活,以使前列腺液、精液得以正常排泄,利于停于体内的残液败精得以疏泄、排出体外,促使病情好转,但切忌纵欲。

(8) 出现精神抑郁症者,应正视病情,调理情志,积极配合治疗。

【现代文献摘录】

徐泽杰,郑文华,李锡主,等. 前列败毒散治疗慢性细菌性前列腺炎的临床研究[J]. 中医药导报,2015(04):25-28.

目的:探讨前列败毒散治疗慢性细菌性前列腺炎的疗效。方法:将 200 例慢性细菌性前列腺炎患者随机分为治疗组和对照组各 100 例,治疗组予前列败毒散口服;对照组予口服细菌培养之敏感抗生素及盐酸特拉唑嗪片。两组均以 4 周为 1 个疗程,治疗前后分别进行美国国立卫生研究院慢性前列腺炎症状指数评分(NIH-CPSI)及前列腺液(EPS)中白细胞、红细胞、脓球、卵磷脂小体数量的评测和比较,比较两组疗效。结果:两组治疗后 NIH-CPSI 总评分均较治疗前明显下降,差异有统计学意义($P<0.05$);两组治疗后比较,治疗组 NIH-CPSI 总评分低于对照组($P<0.05$);治疗后两组结果比较,治疗组患者前列腺液白细胞、红细胞、脓球减少与对照组相当($P>0.05$),但治疗组患者卵磷脂小体数量增加更明显($P<0.05$);治疗组和对照组的总有效率分别为 80.0% 和 50.0%,两组疗效比较,差异有统计学意义($P<0.05$)。结论:前列败毒散治疗慢性细菌性前列腺炎有较好临床疗效,表明中医清热利湿、补肾解毒活血法治疗慢性细菌性前列腺炎疗效明确。

(王祖龙)

第三节　慢性非细菌性前列腺炎

慢性非细菌性前列腺炎(CNP)属于中医学的"精浊""白浊""淋浊"等范畴。《诸病源候论·卷十四·诸淋候》载道:"诸淋者,由肾虚而膀胱热故也。膀胱与肾为表里,俱主水,水于小肠下于胞,行于阴为溲便也。肾气通于阴,阴津液下流之道也,若饮食不节,喜怒不时,虚实不调,则腑脏不和,致肾虚而膀胱热也。膀胱津液之府,热则精液内溢,而流于睾,水道不通,水不上下停积于胞,肾虚则便数,膀胱热则水下涩,数而则涩,则淋涩不宣,故谓之淋。其状小便出少起数,小腹弦急,痛引于脐……"对本病的病因病机和症状作了较详细的描述。

慢性非细菌性前列腺炎在 NIH 前列腺炎新的分类方法中归属于第Ⅲ型[慢性前列腺炎/慢性盆

痛综合征（CP/CPPS）]，即相当于传统分类法中CNP和前列腺痛（PD），约占慢性前列腺炎的90%以上。主要表现为长期、反复的骨盆区域疼痛或不适，持续时间超过3个月，可伴有不同程度的排尿症状、性功能障碍，精神心理和人格特征改变，严重影响患者的工作和生活质量；前列腺液、精液、VB$_3$细菌培养结果阴性。

根据前列腺液或精液、VB$_3$常规显微镜检查结果，该型又可再分为ⅢA（炎症性CPPS）和ⅢB（非炎症性CPPS）2种亚型：ⅢA型患者的前列腺液、精液、VB$_3$中的白细胞升高；ⅢB型患者的前列腺液、精液、VB$_3$中白细胞在正常范围。

Ⅲ型前列腺炎发病机制目前尚未明了，病因学十分复杂，可能是一个始动因素引起的，也可能一开始便是多因素的，其中一种或几种起关键作用并相互影响；也可能是许多难以鉴别的不同疾病，但具有相同或相似的临床表现；甚至这些疾病已经治愈，而所造成的损害仍然待续独立起作用。多数学者认为其主要病因可能是病原体感染、炎症和异常的盆底神经肌肉活动和免疫异常等共同作用的结果。在长期的临床应诊中，笔者观察到大多数Ⅲ型前列腺炎患者伴有精神心理焦虑、抑郁、疑病等，而形成了一种心身性疾病，甚至其精神心理上的苦楚往往大于肉体上的痛苦，表现出一种"慢性前列腺炎综合征"或称为"前列腺神经症"的现象。

【病因病机】

本病多由生活及饮食不节衍生"精浊"，与"久治不愈"而滋生忧愁、疑虑、恐惧等过度的情志变化有着重要干系。思虑无穷，损伤心脾，脾胃受损，运化失司，湿热内生，蕴结于下焦；用心过度，暗耗心血，心神失守；恐惧伤肾，以致肾气虚弱，淫邪外侵；忧患不止，肝气郁结，气血瘀滞，而诸证丛生。其主要病机为气滞血瘀、心脾受损、肝肾阴虚，互为影响，致使病情复杂，缠绵难愈。

【诊断】

本病的诊断应详细询问病史，了解发病原因和诱因；询问疼痛性质、特点、部位、程度和排尿异常等症状；了解治疗经过和再次发作情况；评价疾病对生活质量的影响；了解既往史、个人史和性生活史。

1. 临床表现　本病主要表现为骨盆局域疼痛，可见于会阴、阴茎、肛周部、尿道、耻骨部或腰骶部等部位。排尿异常可表现为尿急、尿频、尿痛和夜尿增多等。由于慢性疼痛久治不愈，患者生活质量下降，并可能有性功能障碍、焦虑、抑郁、失眠、多梦、记忆力下降等临床表现。

Ⅲ型前列腺炎症状评分：采用美国国立卫生研究院慢性前列腺炎症状积分指数（NIH - CPSI）进行症状评估。

2. 体格检查　重点检查下腹部、腰骶部、会阴、阴茎、尿道外口、睾丸、附睾和精索等有无异常。直肠指诊：前列腺腺体饱满，或软硬不均，或有结节，或质地较韧，触痛较明显，腺体可增大、正常或缩小，肛门括约肌较紧张敏感，盆壁多有明显触痛。

3. 辅助检查

（1）列腺液（EPS）镜检：白细胞≥10个/HP；卵磷脂小体减少（低于50%）或消失，pH增高，必要时需间隔多次检查。ⅢA型（炎症性CPPS）前列腺液中白细胞＞10个/HP，VB$_3$中白细胞＞5个/HP，而细菌培养阴性。

（2）细菌学检查：前列腺液、精液、VB$_3$及解脲脲原体、衣原体培养结果阴性。

（3）器械检查：器械检查如经腹或直肠B超、侵入性尿动力学、尿道膀胱和肌电图等检查，对诊断与鉴别诊断有一定价值，可酌情选择。

【鉴别诊断】

Ⅲ型前列腺炎缺乏客观的、特异性的诊断依据，临床诊断时应与可能导致骨盆区域疼痛和排尿异常的疾病进行鉴别诊断。以排尿异常为主的患者，应明确有无膀胱出口梗阻和膀胱功能异常。需要鉴别的疾病包括：良性前列腺增生、神经源性膀胱、间质性膀胱炎、腺性膀胱炎、性传播疾病、膀胱肿瘤、前列腺癌、肛门直肠疾病、腰椎疾病、中枢和外周神经病变等。

【治疗】

Ⅲ型前列腺炎患者缠绵难愈。可谓是一种志意散乱，神失于内守的心身性疾病，正如《素问·汤液醪醴论》云："嗜欲无穷，而忧患不止，精气弛坏，荣泣卫除，故神去之而病不愈也。"

因此，本病的治疗原则应疏肝解郁、养护心身、调理脾胃。

一、内治

（一）辨证施治

1. 肝气郁结证　会阴部、外生殖器区、下腹部或耻骨骶及肛周坠胀不适，上述部位似痛非痛，精神抑郁。伴小便不畅，余沥不尽，胸胁闷胀善太息，性情急躁焦虑，疑病恐病。舌淡红、苔白，脉弦。治宜疏肝解郁，行气活血。方选柴胡疏肝散加减。常用药物有柴胡、白术、白芍、川芎、枳壳、香附、郁金、当归、丹参、牛膝。有夜难入睡，失眠多梦，加合欢皮、柏子仁、石菖蒲、龙骨；下腹胀痛不适，时有走窜不定者加川楝子、沉香、乌药；腹股沟疼痛，痛有定处，加延胡索、乳香、没药；下腰痛楚，腰膝酸软，加续断、杜仲、狗脊；下腹空虚，肛周坠胀，气短懒言，加黄芪、党参、升麻；心胸郁闷，善太息，加瓜蒌壳、薤白。

2. 气滞血瘀证　会阴部、外生殖器区、下腹部、耻骨上区、腰骶及肛周胀痛或刺痛，目窠晦暗，伴尿刺痛，小便淋漓赤涩。舌质暗或有瘀点、瘀斑，脉弦紧或沉涩。治宜活血化瘀，行气止痛。方选少腹逐瘀汤加减。常用药物有丹参、川芎、赤药、桃仁、红花、延胡索、牛膝、青皮、小茴香、柴胡、茯苓、蒲公英。有会阴部刺痛，加生蒲黄、莪术、皂角刺；小便涩痛加萹蓄、瞿麦、灯心草。

3. 湿热瘀阻证　尿频、尿急、尿痛、排尿不畅，会阴肛门坠胀不适或疼痛。伴溺余沥不尽、溲黄，尿道有痒热感或热痛感，口苦口干，阴囊潮湿。舌红，苔黄腻，脉弦数或弦滑。治宜清热化瘀，利湿通淋。方用程氏萆薢分清饮加减。常用药物有栀子、黄柏、薏苡仁、土茯苓、茯苓、萹蓄、车前子、桃仁、益母草、丹参、石菖蒲。有血精者，加白茅根、紫草、小蓟；射精痛者，加川楝子、延胡索、广地龙。

4. 肝肾阴虚证　腰膝乏力或酸软，五心烦热，夜难入眠，寝则多梦，或盗汗，或眼花耳鸣、双目干涩或胸胁胀痛，伴小便白浊或短赤。舌红少苔，脉细或细数。治以滋补肝肾，清热除烦。方选一贯煎加减。常用药物有生地、北沙参、枸杞子、麦冬、当归身、知母、黄精、酸枣仁、牛膝。有虚热、盗汗，加地骨皮、龟甲；阴亏过甚，烦热而渴，加生石膏、石斛；眼花、目涩、耳鸣，加菊花、决明子、谷精草；大便秘结加瓜蒌仁、火麻仁。

5. 心脾亏损证　怔忡健忘，惊悸胆怯，体倦肢乏，食少不眠，大便不爽，悲伤欲哭，精神恍惚，不能自主。伴溺无力，余沥不尽，或小腹空虚，或阴囊、肛门下坠，或性欲低下、阳痿、遗精、早泄。舌淡红、苔白或花剥，脉沉弱或无力。治宜健脾益气，调养心神。方选归脾汤合甘麦大枣汤加减。常用药物

有白术、茯神、炙黄芪、酸枣仁、党参、当归、炙甘草、炙远志、浮小麦、麦冬、石菖蒲、柏子仁、大枣。有性欲低下、阳痿，加巴戟天、蜈蚣、地龙、丹参；遗精、早泄，加莲须、芡实、五味子、煅龙骨；烦热盗汗，加地骨皮、胡黄连。

（二）中成药、验方

1. 中成药

（1）肝气郁结证：乌灵胶囊，每日3次，每次3粒；逍遥丸，每日3次，每次10粒。

（2）气滞血瘀证：前列通瘀胶囊，每日3次，每次5粒；或痛血康胶囊，每日3次，每次1粒。

（3）湿热瘀阻证：前列舒通胶囊，每日3次，每次3粒；或前列通瘀胶囊，每日3次，每次5粒。

（4）肝肾阴虚证：杞菊地黄丸，每日3次，每次8～10粒。

（5）心脾亏损证：归脾丸，每日3次，每次8～10粒；或天王补心丸，每日3次，每次10粒。

2. 验方

（1）疏肝煎：当归10g，白芍20g，香附10g，牡丹皮10g，柴胡10g，茯苓15g，川芎15g，合欢皮30g，黄连5g，龙骨30g（先煎）。每日1剂，水煎，分2次服。适用于肝郁血虚，脾胃虚弱，兼有内热之Ⅲ型前列腺炎。

（2）桑螵蛸散加减：桑螵蛸10g，炙远志15g，石菖蒲10g，龙骨30g（先煎），太子参30g，茯神20g，鸡血藤30g，龟甲30g（先煎），柏子仁15g，知母10g。每日1剂，水煎，睡前顿服。适用于心肾不足，水火不交，合并遗精、早泄，偏于虚热之Ⅲ型前列腺炎。

（3）程氏萆薢分精饮加减：粉萆薢15g，黄柏10g，石菖蒲15g，茯苓15g，丹参20g，车前子30g（包煎），川楝子10g，桃仁15g，薏苡仁30g，萹蓄30g，广地龙15g。每日1剂，水煎，分2次服。适用于湿热蕴结，瘀阻精道合并射精痛之Ⅲ型前列腺炎。

（4）归脾汤加减：党参15g，白术10g，黄芪10g，鸡血藤30g，茯神15g，远志15g，淮小麦30g，木香10g（后下），石菖蒲10g，酸枣仁15g，郁金15g，柏子仁15g，大枣15g。每日1剂，水煎，分2次服。适用于劳伤心脾，脾虚血少，心神失养之Ⅲ型前列腺炎。

（5）小金丸：青皮10g，香附10g，川楝子10g。煎汤送下，每日2次，每次3g。适用于肝气

郁结,瘀血阻滞之Ⅲ型前列腺炎。

(6)二至丸加减:熟地 15 g,山茱萸 15 g,墨旱莲 10 g,山药 15 g,枸杞子 15 g,紫草 15 g,白茅根 30 g,黄精 20 g,女贞子 30 g,制何首乌 20 g,陈皮 10 g,玄参 15 g,茯苓 10 g。每日 1 剂,水煎,分 2 次服。适用于肝肾不足,精血亏损合并血精之Ⅲ型前列腺炎。

(7)颐和春胶囊:地龙 15 g,蜂房 10 g,丹参 20 g,细辛 3 g。煎汤送下,每日 3 次,每次 3 粒。适用于肾气不足,命门火衰合并性欲减退、阳痿之Ⅲ型前列腺炎。

(三)西药治疗

Ⅲ型前列腺炎的西药治疗,目前有抗生素、α 受体阻滞剂、非甾体类抗炎药、5α 还原酶抑制剂和肌松剂等。抗生素可应用于ⅢA类前列腺炎患者,但需存在临床、细菌学或免疫学支持感染的证据方可使用。选择用药时考虑使用能够同时清除衣原体与支原体的抗生素,如多西环素(100 mg,每日 2 次)、罗红霉素胶囊(150 mg,每日 2 次)、阿奇霉素肠溶释胶囊(500 mg,每日 1 次)、克粒霉素缓释胶囊(500 mg,每日 1 次)、氧氟沙星(300 mg,每日 2 次)等,一般先口服 4~6 周,若治疗有效,应继续用药 6 周左右。改善排尿功能常用 α 受体阻滞剂,如盐酸特拉唑嗪(2 mg,每日 1 次)、盐酸坦索罗辛(0.2 mg,每日 1 次)等。抗炎镇痛可用吲哚美辛(25 mg,每日 3 次)、双氯芬钠胶囊(75 mg,每日 2 次)、双氯芬酸(75 mg,每日 2 次)等;部分患者可选用肌松剂,如地西泮片(地西泮 5~10 mg,睡前服)、巴氯芬(5 mg,每日 1 次)等,以缓解括约肌不协调或盆底肌肉痉挛。

二、外治

(1)熏洗、坐浴法:艾叶 30 g,伸筋草 30 g,香附 30 g,薄荷 20 g,公丁香 15 g,苏木 50 g,泽兰 30 g,桂枝 30 g,红花 10 g,冰片 5 g,樟脑 5 g。将前 9 味药用纱布包裹,水煎 3 000 ml,煮沸 15 分钟,将药汁倾入盆中,入冰片、樟脑,先以药之蒸气熏疗,待药汁温度能入手后,坐浴 15~20 分钟,每日 1~2 次,每剂药可重复应用 2~3 日,1 个月为 1 个疗程。

(2)贴敷疗法:冰片 0.3 g,樟脑 0.5 g,黑胡椒 0.5 g,细辛 0.3 g,红花 0.5 g,共为细末,以适量面粉、蜂蜜、陈醋调成软膏状,敷贴于神阙穴,1~2 日更换 1 次,1 个月为 1 个疗程。

(3)膏药疗法:天和骨通贴膏。穴位选择,中极、气冲、会阴、长强、涌泉(双,必用穴位)等。将药膏裁剪成大小适宜的小块状,粘贴于必用穴位和相应穴位,1~2 日更换 1 次,30 日为 1 个疗程

三、手术疗法

对合并有如膀胱颈肥厚、抬高,尿道狭窄和前列腺多发结石等,感染反复发作而内科治疗无法控制者,可考虑经尿道电切或开放手术。

四、针灸疗法

(1)针刺疗法:取关元、中极、太溪、太冲、气海、次髎、中髎、下髎等穴,依据患者疼痛部位和临床表现,每日 1 次,每次选择 3~4 个穴位,30 次为 1 个疗程。

(2)艾灸疗法:取大椎、关元、内关(双)、足三里(双)、三阴交(双)、涌泉(双)等穴,每日 1 次,每次取 2~3 个穴位,以艾条熏灸,以局部皮肤微发红为度,30 日为 1 个疗程。

五、其他疗法

(1)浴足疗法:艾叶 30 g,泽兰 30 g,伸筋草 30 g,桂枝 15 g,路路通 50 g,水煎 3 000 ml,加 65°白酒 100 ml,酸醋 100 ml,每晚睡前浸泡双足 30 分钟,30 日为 1 个疗程。

(2)气功疗法:选用红砂手法,功法如下。

第一节:预备式直立,两脚与肩同宽,含胸收腹,全身放松,舌抵上腭,思想集中,鼻吸鼻呼。

第二节:两臂下垂,掌心向下,手指朝前方。吸气时要缓慢进入丹田(脐下 1 寸 3 分处),同时两臂上收。呼气时,脚趾抓地,提肛,少腹外挺,意想气自丹田贯至双手掌慢慢下按复原。如此做 49 次。

第三节:两臂朝前平行伸直,掌与肩平齐,手心向上,呼吸要求同前。吸气时,两臂收缩,意想慢慢上推回原处。如此做 49 次。

第四节:两臂向上直举,手掌托天,呼吸要求同前。吸气时,两臂收缩,意想贯气到手掌后,手掌慢慢上推回原处。如此做 49 次。

第五节:两臂左右平行伸出,手心朝外,手指向上,呼吸要求同前。吸气时,两臂收缩,意想贯气到手掌后,手掌慢慢向外,左右推回原处。如此做 49 次。

第六节:两臂下垂,掌心向下,手指朝前方。吸气时以腰为轴,先向左转,脚不动;左转时,双手向里交叉贴身向上画圆弧;当上身完全朝左时,双手向上画圆弧,交叉在头顶,然后左右分开,掌心向

外,同时吸气变呼气。呼气要求同前,意想气从丹田贯到手掌后,手掌向外按,慢慢下落,身体逐渐转回原势。然后再向右转,动作呼吸同左转。如此49次。

【预防与调护】

(1) 首先应重视精神情志的调节,保持心情舒畅,避免生气发火。

(2) 饮食方面忌过多食用酒类、辣椒、葱、蒜、生姜、咖啡、可可等刺激性食物,以免助火生热,引起前列腺充血,使病情加重或反复。平时应多饮用不加任何成分的白水及食用如苹果、香蕉和西红柿等果蔬。

(3) 积极治疗和控制上呼吸道感染和泌尿系感染,对预防前列腺炎有重要意义。急性尿道炎、膀胱炎,也可波及前列腺,虽然尿路感染似已治愈,但有时慢性前列腺炎的病灶仍可残留。所以对男性尿道炎、膀胱炎治愈的判断,必须慎重。

(4) 有规律地进行性生活,避免纵欲和手淫。旺盛的性刺激,常能引起性冲动,使前列腺液的分泌不断增加,日久可导致慢性前列腺充血,这种分泌液积聚在前列腺和精囊中,引起前列腺过度扩张和充血。但人为控制,长期中断性交,绝对强制性禁欲,也会引起前列腺慢性充血,前列腺液和精囊液留在前列腺中,形成慢性病变。

(5) 生活起居要有规律,劳逸结合。避免熬夜、久坐,长途骑自行车,以防影响会阴部的血液循环,同时应坚持适度的体育锻炼,及娱乐活动,以缓解郁闷、增强机体的抵抗力。

(6) 积极治疗可能存在的潜在病灶如筋瘤、慢性子痈、水疝和狐疝疾患等。

(7) 用药忌妄投苦寒之品,这是预防医源性病变的关键。有因慢性前列腺炎而妄投龙胆泻肝汤、黄连解毒汤,结果苦泄过度,一则败胃,引起脘痛纳差,恶心呕吐;二则伤阳,可导致性欲淡漠,阳痿不举,同时也可影响精子活动率和活动力。

【现代文献摘录】

(1) 曹忠明,温建余,鲁明.皮肤透药法治疗非炎症性盆痛综合征 94 例[J].陕西中医,2010,31(3):62-63.

观察消痛贴与地西泮等西药组对照治疗非炎症性盆痛综合征的治疗效果。将 186 例ⅢB型前列腺炎患者,分成治疗组(94 例)与地西泮等西药治疗组(92 例)进行对照研究。皮肤透药法采用消痛贴,每贴含黑胡椒、红花、大黄、薄荷、公丁香各 0.5 g,冰片 0.3 g,穴位粘贴治疗,穴位为中极、会阴、神阙、长强、气冲。根据患者疼痛部位与临床表现,每次选择上述 1～2 个穴位粘贴,1～2 日更换 1 次。对照组予地西泮片 5～10 mg,每日 1 次,睡前服;盐酸特拉唑嗪片 2 mg,每日 1 次,睡前服,30 日为 1 个疗程。按 NIH-CPSI 评分所设计的疗效评定标准。结果:治疗组总有效率为 79%,对照组为69%,两组疗效比较有差异性(P<0.05)。结论:运用消痛贴作相应的穴位粘贴治疗,对消除疼痛及排尿困难等症状,疗效优于对照组,且无昏昏欲睡、困顿乏力、性欲降低和恶心等不良反应。

(2) 蔡俊刚,韩书明.理气活血治疗慢性非细菌性前列腺炎 65 例[J].四川中医,2008,26(1):19-20.

观察前列腺炎 2 号方与前列康片组对照治疗慢性非细菌性前列腺炎(CNP)的治疗效果。将 65例分成治疗组(34 例)与前列康片治疗组(31 例)进行对照研究。治疗组采用前列腺炎 2 号方(青皮10 g,乌药 10 g,小茴香 10 g,橘核 10 g,王不留行15 g,山楂 30 g,丹参 20 g,赤芍 15 g,金银花 30 g,败酱草 15 g)水煎服。另取大黄 15 g,益母草 30 g,生地 20 g,黄柏 15 g,当归 20 g,蒲公英 30 g,苦参20 g,红花 15 g。水煎取汁 400 ml,保留灌肠,每日1 次,每次至少 30 分钟。对照组口服前列康片,每日 3 次,每次 3 片。疗程为 2 个月,结果:治疗组总有效率为 89.23%,对照组总有效率为 58.00%,2组疗效比较有非常显组意义(P<0.01)。结论:应用理气活血中药内服与灌肠,内外结合,对缓解疼痛,改善排尿症状,疗效显著,效果明显优于单纯服用前列康片治疗组。

(曾庆琪、温建余、邹强)

第四节　慢性盆腔疼痛综合征

慢性盆腔疼痛综合征,属中医学的"腰痛""腹痛""淋证""癃证"等范畴。肝经"入毛际过阴器抵少腹",外邪客于肝脉,则肝失疏泄,气机阻滞;任、冲二脉皆起于胞宫,下出会阴,前沿腹行,若病邪侵袭,气血失和,脉络闭塞而痛。《黄帝内经》云:"五脏之道,皆出于经隧,以行气血。血气不和,百病乃变化而生。"另外还有"淋病所感不一,或由房劳,阴虚火动也,或由醇酒厚味,酿成湿热也。积热既久,热结下焦,所以淋沥作痛"等对慢性盆腔疼痛综合征的病因病机和症状学的描述。

慢性盆腔疼痛综合征(chronic pelvic pain syndrome,CPPS)是男科常见病,好发于中青年。慢性盆腔疼痛综合征即美国国立卫生院(NIH)前列腺炎分类方法中的ⅢB型前列腺炎,其发生率占所有前列腺炎的 90%~95%。西医学对其病因和发病机制仍在不断探索中,常认为该病由多种因素诱发盆底神经-肌肉功能紊乱,造成盆底肌张力过高,使盆底、膀胱颈部和前列腺部尿道平滑肌痉挛;或引起前列腺部尿道压力升高,造成尿液反流至射精管和前列腺管内及精神紧张等因素有关,导致化学性炎症。

【病因病机】

本病的发生多由欲念不遂或房事过度,相火妄动;或病久不愈,忧思气结,郁而化火,灼伤阴精;或误用壮阳之药,以致阴虚火旺;或饮食不节,过食辛辣,以致虚热内生,湿热蕴结,气滞血瘀,枢机不利,"不通则痛",故可见会阴、睾丸、耻骨或膀胱、腰以下部位疼痛。湿热瘀滞,阻碍气机,三焦气化不利,水道为之不通,终致膀胱气化失常,则出现排尿异常,表现为尿频、尿急、尿灼热、排尿不畅。然若病程迁延日久,"久病及肾",肾气亏虚,无力推动气血运行,则湿热难以廓清,瘀滞难以疏通,从而又导致本病缠绵难愈。

【诊断】

1. **病史** 该病好发人群是青壮年男性,大多无感染病史,追问其发病以来,无论是尿检,还是前列腺液检查均未发现细菌感染的证据。

2. **临床表现** 患者常见有会阴、耻骨、腹股沟、阴茎阴囊、腰骶部等与排尿无关的盆腔慢性疼痛症状;尿等待、尿无力、尿不尽、尿后滴沥呈"脉冲"式的异常排尿症状;并可见尿频、尿急、夜尿增多及排尿困难等尿道刺激性排尿功能异常。多数患者常伴有心理障碍,情绪波动明显、焦虑烦躁、恐惧,对身体不适有过多的关注等。

3. **辅助检查**

(1)直肠指诊:前列腺质地与常人相似,亦无明显压痛,但当触及盆底肌肉两侧提肛肌及髋外旋短肌时有明显疼痛表现。

(2)实验室检查:前列腺炎色泽乳白,pH 正常。镜检无白细胞,或白细胞≤10 个/HP,卵磷脂小体均匀分布。EPS分段培养无感染性致病菌。

(3)物理检查:尿动力学检查可见患者多有膀胱颈部及前列腺部尿道痉挛性功能失常。膀胱镜检查可见不同程度的膀胱颈梗阻。膀胱尿道造影显示膀胱出口开放不完全和尿道外括约肌处的压力增加,排尿期膀胱尿道造影显示尿液向前列腺内反流。进行盆腔血管的 MRI 检查和彩色多普勒检查可以发现前列腺包裹的静脉增粗瘀血,盆腔侧壁和膀胱后静脉丛也有扩张瘀血,阴部内静脉可有狭窄或中断。

【鉴别诊断】

1. **前列腺增生和前列腺癌** 该病好发于青壮年,而前列腺增生和前列腺癌都以老年人为好发人群。直肠指诊:前者可见前列腺增大饱满,中央沟变浅或消失,后者常可触及硬结节,而慢性盆腔疼痛综合征多无明显变化。B超可观察前列腺大小,血 PSA 和前列腺穿刺可以对前列腺癌明确诊断。

2. **间质性膀胱炎和膀胱原位癌** 该类疾病与慢性盆腔疼痛综合征引发的症状相似,通过询问病史、体检和前列腺液分析,如果不能排除或提示上述疾病可考虑做膀胱镜检和活体组织检查,以及尿液脱落细胞检查等。

【治疗】

根据中医"不荣则痛"和"不通则痛"的观点,本病的治疗原则为祛瘀通络,调和气血,缓急止痛。慢性盆腔疼痛综合征早期多为实证,治疗以疏肝解郁,行气活血为主;后期当以补津液,调阴阳为要。

一、内治

(一)辨证施治

1. **肝郁气滞证** 会阴部、耻骨、阴囊阴茎、胁肋等部位的胀痛或窜痛,精神紧张焦虑或烦躁易怒,小便不爽,踌躇不利,或有尿等待,小便余沥不尽,舌淡红苔薄白,脉弦。治宜疏肝解郁,理气止痛。方选柴胡疏肝散加减。常用药物有白芍、陈皮、枳壳、香附、川芎、郁金、青皮、丹参、川楝子。急躁易怒,肝火旺盛者加牡丹皮、栀子、黄芩;睾丸,会阴疼痛,游走不定等气滞者加荔枝核、橘核;阴囊发凉,会阴冷痛等寒凝气滞者加吴茱萸、肉桂、艾叶、茴香等。

2. **气滞血瘀证** 会阴、阴囊、睾丸、腰骶等部位胀痛、窜痛或刺痛不移,小便涩痛、排尿困难、尿等待、小便余沥不尽,伴精神抑郁,情绪波动时症状加重,舌质紫暗或有瘀斑,脉象弦细涩者。治宜活血化瘀,理气通络。方选代抵当汤或血府逐瘀汤加减。常用药物有桃仁、红花、当归、大黄、莪术、牡丹皮、牛膝、炮山甲、路路通、牡蛎、浙贝母、白芍。偏冷疼者加吴茱萸、肉桂、附子;偏热痛者加五灵脂、蒲黄、生地、丹参;腰膝酸痛肾虚者加杜仲、补骨脂、续断。

3. 湿热下注证　会阴、阴囊、睾丸、腰骶等部位坠胀疼痛,尿频、尿急、尿道灼热,尿混浊有异味,滴沥不尽,小便黄赤,大便干或黏滞不畅或阴囊潮湿黏腻,舌暗红苔黄腻,脉象弦滑。治宜清热利湿止痛。方选龙胆泻肝汤加减。常用药物有龙胆草、栀子、黄芩、柴胡、木通、泽泻、车前子、甘草等。阴囊潮湿瘙痒或湿疹明显,湿热偏盛者加萹蓄、草薢、滑石、通草;下腹、会阴胀痛气滞明显者加延胡索、川楝子、白芍、乳香、没药。

4. 阴虚火旺证　会阴疼痛坠胀,痛引睾丸,阴茎阴囊疼痛,排精后减轻,持久性尿频、尿急,遗精多梦,口干多汗,排尿不畅,伴头晕目眩,腰膝酸软,尿黄便干,舌红苔少,脉细数。治宜滋阴降火,活血止痛。方选知柏地黄丸加减。常用药物有知母、黄柏、生地、当归、白芍、山药、丹参、延胡索、乳香、没药、炮山甲、甘草、泽泻、牡丹皮。口干口渴,盗汗,偏阴虚者加熟地、枸杞子、龟甲;睾丸疼痛显著者加荔枝核、橘核、延胡索;五心烦热,夜眠欠佳,虚火内扰者加肉桂、麦冬。

5. 肾阳亏虚证　少腹牵引睾丸、会阴等部位坠胀冷痛,遇寒痛甚,得暖痛减,夜尿增多,尿频,伴腰膝酸软,阳痿早泄,舌淡,苔薄,脉细弱。治宜温肾助阳,通络止痛。方选暖肝煎或《金匮》肾气丸加减。常用药物有附子、肉桂、吴茱萸、熟地、山茱萸、当归、艾叶、杜仲。阴茎勃起困难者加锁阳、阳起石、巴戟天、淡大芸;性交时间短者加金樱子、芡实、煅龙骨、煅牡蛎;腰膝酸软,腿软无力者加杜仲、怀牛膝、川续断、补骨脂。

(二)中成药、验方

1. 中成药

(1) 肝郁气滞:乌灵胶囊,每日3次,每次3粒;橘核丸,每日3次,每次5~8g;或逍遥丸,每日3次,每次8g。肝火旺盛服用丹栀逍遥丸,每日3次,每次9g。

(2) 瘀血阻滞:血府逐瘀胶囊,每日3次,每次4粒;或大黄䗪虫丸,每日2次,每次2~4g。

(3) 湿热下注:龙胆泻肝丸,每日3次,每次6g;三黄片,每日3次,每次4~6片;翁沥通胶囊,每日2次,每次3粒。

(4) 阴虚火旺:知柏地黄丸,每日3次,每次8g。阴虚明显者用左归丸或大补阴丸,每日3次,每次8g。

(5) 肾阳亏虚:《金匮》肾气丸或右归丸,每日3次,每次8g;还少胶囊,每日3次,每次5~8g。

2. 验方

(1) 加味枸橘汤:全枸橘10g,车前子10g,马鞭草20g,川楝子10g,延胡索10g,防风10g,防己10g,煅牡蛎20g(先煎),赤芍10g,荔枝核10g,当归10g,生甘草5g。每日1剂,水煎,分2次服。适用于湿热阻滞肝经之慢性盆腔疼痛综合征。

(2) 疏肝活血汤:鸡血藤30g,川牛膝、蒲公英、白芍各20g,川楝子、郁金、合欢花、王不留行、泽兰、八月札、黄柏各15g,柴胡、土鳖虫各10g,三七粉5g(吞服)。每日1剂,水煎,分2次服。适用于肝郁气滞,瘀血阻滞精室之慢性盆腔疼痛综合征。

(3) 少腹逐瘀汤合甘麦大枣汤:当归12g,川芎10g,官桂6g,赤芍12g,蒲黄15g,五灵脂10g,没药10g,延胡索10g,干姜10g,小茴香6g(炒),浮小麦30g,大枣6枚,甘草9g。适用于瘀血阻滞疼痛伴精神焦虑之慢性盆腔疼痛综合征。

(4) 四逆散合桂枝茯苓丸加味:柴胡10g,生白芍30g,枳实9g,甘草5g,桂枝9g,牡丹皮10g,桃仁10g,茯苓15g。适用于气滞血瘀之慢性盆腔疼痛综合征。

(三)西药治疗

(1) α肾上腺素能受体阻滞药:膀胱颈部和前列腺尿道的平滑肌含有丰富的α肾上腺素能受体,α肾上腺素能受体阻滞药在治疗慢性盆腔疼痛综合征患者临床有一定的疗效。目前常用的药有:酚苄明、坦索罗辛、特拉唑嗪、哌唑嗪、多沙唑嗪、阿夫唑嗪等。

(2) M受体阻滞剂:患者尿频,夜尿多而无尿路梗阻者,可能有膀胱过度活动。酒石酸托特罗定每日2mg,每日2次,连续6周。

(3) 抗炎镇痛药物:患者疼痛感可能是由于基体氧化应激作用增强,cox被激活,产生致痛物质,因此应用抗环氧化酶药物可以缓解疼痛症状。常见的为非甾体抗炎镇痛药,如吲哚美辛25mg,每日3次。

(4) 植物制剂药物:主要指的是花粉制剂与植

物提取物,如普适泰(舍尼通),每次1片,每日2次。

(5)抗抑郁、抗焦虑治疗:曲唑酮、舍曲林、盐酸氟西汀、帕罗西汀、氟哌噻吨美利曲辛(黛力新)等。氟哌噻吨美利曲辛片每日2片,早晨及中午各1片;曲唑酮常用剂量50 mg,每日2次,或每日100 mg,服用3周。结合地西泮,每日5 mg,每日3次效果更佳。

基于对CPPS病因的深入认识以及对CPPS临床研究的重新评估,国外研究者目前制订了能够对CPPS进行分类并指导临床个性化治疗的表型分类系统——UPOINT。UPOINT由6个独立的因子组成,分别为排尿症状(U)、社会心理的(P)、器官特异性的(O)、感染(I)、神经/系统性的(N)及盆底肌疼痛(T),根据各临床特征给予适当的治疗措施(表9-1)。

表9-1　UPOINT各个因子的临床特征及建议的治疗措施

分类因子	临床特征	建议治疗措施
排尿症状 (urinary symptoms)	CPSI排尿症状评分>4; 患者主诉令人困扰的尿急、尿频或夜尿; 尿流率<15 ml/秒及(或)呈现梗阻模式; 残余尿>100 ml	抗毒蕈碱类药物、α受体阻滞剂
社会心理的 (psychosocial)	临床抑郁症; 不良的应对方式或行为,如灾难化(症状的放大或反刍、绝望)或不良的人际关系	心理咨询、认知行为治疗、抗抑郁药、抗焦虑药
器官特异性的 (organ specific)	特异性的前列腺疼痛; 前列腺液中白细胞增多; 血精; 广泛的前列腺钙化	α受体阻滞剂、5α还原酶抑制剂、植物制剂(如槲皮素、花粉萃取物)、前列腺按摩
感染 (infection)	排除急性或慢性细菌性前列腺炎(Ⅰ型及Ⅱ型前列腺炎); 定位于前列腺液的G革兰阴性杆菌或肠球菌感染; 对抗菌治疗有效	抗生素
神经/系统性的 (neurological/systemic)	超出腹部以及盆腔区域的疼痛; 肠易激综合征; 纤维肌痛; 慢性疲劳综合征	神经调节剂(如三环类抗抑郁药物、加巴喷丁)、相关疾病的特异性治疗
骨骼肌疼痛 (tenderness of skeletal muscles)	会阴或盆底或侧壁压痛及(或)肌肉痉挛或扳机点	骨骼肌松弛剂、针对盆腔的物理治疗、综合物理治疗、运动

二、外治

(1)中药灌肠:赤芍30 g,牡丹皮30 g,皂荚刺30 g,三棱30 g,紫花地丁30 g,黄柏30 g,败酱草30 g,川牛膝30 g,炮山甲3 g。中药水煎浓缩药液至300 ml,温度40℃,早晚各150 ml保留灌肠,10日为1个疗程。

(2)中药坐浴:一号方,野菊花60 g,苦参60 g,马齿苋60 g,败酱草60 g,延胡索30 g,当归30 g,槟榔20 g,适用于湿热下注疼痛者。二号方,蒲公英30 g,萆薢15 g,石韦30 g,车前子10 g,泽泻15 g,丹参30 g,桃仁、红花各20 g,乳香、没药、川楝子、黄精、生地各15 g,川牛膝9 g,适宜肾虚湿热疼痛者。用法:水浸泡1小时,沸后20分钟取药液2 000 ml,熏洗会阴部,待药液温度适宜时坐浴,每次熏洗坐浴30分钟,每日1～2次,10日为1个疗程。

(3)中药塞肛:前列安栓或消炎痛栓,每晚1粒。

三、手术治疗

在慢性盆腔疼痛综合征的治疗中手术不占重要地位,仅在药物治疗无效、存在特定手术指征时考虑手术治疗。尿流动力学研究证明,有膀胱颈口梗阻的患者行经尿道膀胱颈口切开术(TURBN)是有效的,此法也有负面影响,因为膀胱颈切开可能导致逆行射精的不育症。对少数难治性、病情顽固、症状反复发作、有大量的前列腺结石者,可考虑经尿道前列腺电切术(TURP),甚至行根治性前列腺切除(特别是伴有感染性结石的患者),但是TURP不能切除前列腺外周部(前列腺炎的常见病变部位),故效果不肯定。根治性前列腺切除手术创伤大,且有一定的并发症,更应慎重选择。

四、针灸疗法

俯卧位,取腰骶阿是穴、肾俞、膀胱俞、秩边、委中。仰卧位,取气海、关元、中极、三阴交、阴陵泉、水道。肝郁气滞加太冲、肝俞;少腹部坠痛明显加中极、曲骨;肾虚加太溪、照海;腰骶部疼痛加腰阳关、腰眼。

五、其他疗法

(1)体外冲击波:体外冲击波(extracor-poreal shock-wave,ESW)对CPPS的镇痛可能是多种因素综合作用的结果。一方面是通过机械效应和NO直接或间接舒张血管,促进局部血液循环,加速疼痛介质的稀释和降解;另一方面可以提高局部转化生长因子(TGF)、血管内皮生长因子(VEGF)的浓度,促进局部组织和血管的生长和修复,同时还可以抑制前列腺组织的细菌繁殖,降低钙盐的沉积,调节局部的免疫反应。至于对 IL 的调节作用和局部神经的影响还缺乏实验研究。

(2)穿刺治疗:根据经验选择常规治疗西药,加上地塞米松和利多卡因的混合液行经会阴前列腺注射,隔 7 日注射 1 次,4 次为 1 个疗程。

【预防与调护】

(1)坚持每日温水坐浴,保持充足的睡眠和休息,避免久坐或长时间骑自行车(驾车)。

(2)饮食宜清淡,忌烟、酒、辛辣、葱、蒜。保持大便通畅,防止便干及由此导致的前列腺局部血液循环障碍和过度充血。

(3)多饮水,增加尿量,冲洗尿道,促使尿道分泌物排出,尽量不憋尿。

(4)每周保持 2～3 次的性生活或有规律性的前列腺反复按摩,有利于前列腺液的定期排除和更新。减少性冲动和性刺激,避免前列腺、睾丸部位经常性充血。

(5)该病患者常伴有精神方面的问题,所以临床诊治时,对患者进行适当的心理疏导,安抚患者的情绪,使患者保持乐观的心态,转移注意力,鼓励患者进行适当的运动或活动,有利于疾病的恢复。

(6)坚持提肛提睾练习,改善局部血液循环及肌肉紧张。

(7)盆肌训练法:轻放一手指入肛门,嘱患者不要用腹压而轻柔缓和地利用排便反射将手指推出,同时放松盆肌,达到扩肌与放松盆肌的作用。

(8)阴囊壁牵拉法:在温暖放松的条件下,如热浴或在被窝内用手指反复牵拉阴囊壁 20～30 次,以不牵痛为适宜,使阴囊内膜和提睾肌松弛,从而减轻疼痛。

【现代文献摘录】

(1)陈国宏,刘保兴,李兰群,等.虎杖愈浊汤治疗慢性盆腔疼痛综合征湿热瘀证临床研究[J].中华中医药杂志,2011,26(3):52-53.

观察虎杖愈浊汤(虎杖 30 g,石韦 10 g,川芎 12 g,白芷 12 g,泽兰 10 g,川牛膝 10 g 等)治疗慢性盆腔疼痛综合征(CPPS)湿热瘀阻证,临床分为中药组 48 例,对照组 45 例。中药组口服虎杖愈浊汤,每日 1 剂,分 2 次服;对照组口服塞来昔布胶囊 200 mg,每日 1 次。疗程均为 4 周。治疗前后观察

慢性前列腺炎症状评分(CPSI)及中医证候评分,ELISA 法测定前列腺液(EPS)中 IL-1β、PGE$_2$ 含量,分析治疗前后的差异并进行组间比较。结果显示治疗后中药组 CPSI 疼痛不适、排尿症状、生活质量的影响及总评分较治疗前分别下降了 4.58 分、2.98 分、2.92 分和 9.75 分,对照组分别下降了 5.82 分、2.87 分、2.62 分和 11.51 分,两组间差异均无统计学意义。中药组中医证候积分下降了 9.94 分,对照组下降了 11.73 分,总有效率分别为 72.92% 和 86.67%,两组间差异无统计学意义。但 CPSI 疼痛不适、排尿症状、生活质量的影响、总评分及中医证候积分,中药组和对照组两组内治疗前后的差值均有非常显著统计学意义($P<0.001$)。治疗后中药组 IL-1β、PGE$_2$ 分别降低了 0.46 ng/ml 和 471.31 fg/L,对照组分别降低了 0.55 ng/ml 和 688.39 fg/L,对照组均优于中药组($P<0.01$)。结论:虎杖愈浊汤治疗 CPPS 湿热瘀阻证有效,其疗效机制与降低前列腺组织中 IL-1β 和 PGE$_2$ 含量有关。

(2)李兰群,周强,陈国宏,等.前列汤治疗慢性盆腔疼痛综合征湿热瘀阻证临床研究[J].北京中医药大学学报,2007,30(12):17-18.

观察具有清热利湿、活血化瘀功效的前列汤(虎杖、白芷、石韦等)治疗慢性盆腔疼痛综合征(CPPS)湿热瘀阻证的有效性和安全性。将 142 例患者随机均分为 2 组:中药组口服前列汤,每日 1 剂,分 2 次服;对照组口服塞来昔布胶囊 200 mg,每日 1 次。疗程均为 4 周。治疗前后检测前列腺按摩液(EPS)中白细胞和卵磷脂小体计数,进行慢性前列腺炎症状评分(CPSI)及中医证候评分,分析治疗前后的差异并进行两组间比较。结果:治疗后中药组 CPSI 评分较治疗前下降了 11 分,中医证候积分下降了 14.14 分,白细胞下降了 5.86;对照组 CPSI 评分较治疗前下降了 9.85 分,中医证候积分下降了 9.80 分,白细胞下降了 7.76。两组各项指标治疗前后的差值均有显著统计学意义($P<0.01$),两组间差异无统计学意义($P>0.05$)。两组治疗后卵磷脂小体计数分级均明显升高($P<0.01$),中药组优于对照组($P<0.01$)。两组治疗 CPPS 湿热瘀阻证的疗效差异无统计学意义($P>0.05$)。结论证实前列汤治疗 CPPS 湿热瘀阻证有效、安全。

(3)白遵光,陈志强,王树声,等.从内痈论治慢

性非细菌性前列腺炎/慢性盆腔疼痛综合征的临床观察[J].中国男科学杂志,2006,20(8):67-69.

白遵光等人认为本病的病机特点是湿热下注,气滞血瘀,络脉阻塞导致湿热交阻,热郁血瘀,热盛肉腐,酝酿成脓。以盆底坠胀疼痛、排尿异常、滴白等为主要表现,具有内痈"痈者奎也"的病机特点、"内病外痛"的证候特征以及内痈的病理产物——滴白,与肠痈、肺痈、肝痈等具有相似的成因及外候。因此,我们认为慢性前列腺炎是内痈的一种类型,适用于消、托、补三期辨证原则。

本病初起,由于正气未衰,邪气乖张,正邪搏结于下焦,表现为以膀胱刺激征及盆底疼痛为主的证候特征。此期中医辨证为湿热瘀阻,属内痈早期,即所谓的"邪奎",治疗应采用消法,以清热利湿、散瘀消肿为治则,祛邪外出。如治不及时,病情发展,正气渐虚,湿浊潴留不得外泄,临床以腰骶部坠胀、疼痛不适为主。由于正虚无力御邪,故热象不显。此属内痈中期,正虚邪实,治疗宜采用托法,以托毒排邪,益气合营为治则,扶正祛邪。本病病程较长,久病致虚,加之许多患者都有过服或误服药物的情况,到后期,患者多表现为脏腑亏虚之候,治疗以补法为主。从结果看,治疗有效率达到 85.7%,NIH-CPSI 各项评分指标均明显改善,前列腺液中白细胞的数量亦明显减少,说明了该辨证方法的可行性,具有临床推广价值。

(4)杨晓玉,黄新飞,何映,等.复方风灵颗粒治疗慢性盆腔疼痛综合征临床研究[J].辽宁中医杂志,2006,33(1):23-24.

该病以盆腔疼痛为主症,杨晓玉等认为中心环节是湿邪为患。根据"风能胜湿"理论,以祛湿为先机,取得良效。总结出具有祛风除湿、活血止痛功效的"复方风灵颗粒"(组成:威灵仙30 g,白芷、独活各10 g,红藤15 g,防风10 g,牛膝15 g,石韦10 g,钩藤20 g,萆薢15 g),临床治疗65例CPPS患者,有效率为85.12%。其治疗前"疼痛(pain)""排尿症状(urinary function)"和"生活质量影响(quality of life impact)"平均得分分别为(14.2±1.9)分、(5.3±1.4)分、(10.7±1.3)分,总分(28.6±5.6)分。将"疼痛"与"排尿症状"得分之和评价症状严重程度,中度者42例,重度者23例。治疗4~8周后上述各项评分均有下降,分别为(5.8±2.8)分、(2.6±1.4)分、(6.5±3.3)分、(15.5±4.5)分,经统计学处理差异均有显著性(P

均<0.05)。治疗 4 周后依疗效判断标准,其中临床显效37例(56.9%),有效21例(32.3%),无效7例(10.8%)。54例获访者中,除6例复发,需间断用药以维持疗效外,均获得持久疗效。

(曾庆琪、戴宁、王劲松、邹强、卞廷松、温建余)

第五节 良性前列腺增生症

良性前列腺增生症属中医学"癃闭""精癃"等范畴,历代医家又将小便不利,短少点滴,病势较缓者称为"癃";小便困难,闭塞不通,病势较急者称为"闭"。两者常合而称为"癃闭"。《素问·灵兰秘典论》曰:"膀胱者,州都之官,津液藏焉,气化则能出矣。"又曰:"三焦者,决渎之官,水道出焉。"《灵枢·经脉》曰:"肝足厥阴之脉……是肝所生病者……遗溺闭癃。"《素问·经脉别论》曰:"饮入于胃,游溢精气,上输于脾,脾气散精,上归于肺,通调水道,下输膀胱。"《灵枢·口问》曰:"中气不足,溲便为之变。"《素问·宣明五气》曰:"膀胱不利为癃。"《诸病源候论·小便病诸候》曰:"小便不利,由膀胱与肾俱有热故也。"这些都是对本病的病因病机和症状学的描述。

良性前列腺增生症的临床症状主要有下尿路刺激症状和膀胱出口梗阻症状,主要表现为排尿困难,夜尿频数,但在病变过程中可出现急性尿潴留、急迫性或充盈性尿失禁、血尿等。良性前列腺增生症是老年男性的常见疾病,组织学上其发病率随着年龄的增长而增加,一般发生在40岁以后,少数发生在30岁以后。国外资料显示,30~40岁的发病率为8%,41~50岁为20%,51~60岁为50%,61~70岁为70%,90岁以上为90%。近年来,由于生活水平的不断提高,饮食结构的改变,平均寿命的延长,我国的发病率也逐渐上升,过去多发生在50岁以后,近些年来发病年龄有所提前。

【病因病机】

肾主水液而司二便,与膀胱相表里,人体水液的输布与排泄,有赖于三焦的气化,而三焦气化又有赖于肺、脾、肾三脏,尤其是肾的气化。本病的发生主要是由于年老肾虚,气化失司,开阖不利;或湿热之邪,下注膀胱;或热壅于肺,不能通调水道,膀胱气化不利;或饮食失洁,劳倦伤脾,脾气虚弱,不能升清降浊;或情志不畅,肝气郁滞;或败精瘀血,阻滞尿道等诸多原因,影响三焦气化,从而发生"癃闭"。其病位在精室与膀胱,与肺、脾、肾、三焦密切相关。本病以脾肾亏虚为本,以肾虚为主,湿热、血瘀、气滞为标。

【诊断】

1. **临床表现** 良性前列腺增生症的症状一般出现在50岁以后,早期表现为尿频,尤其是夜间排尿次数增多,每次尿量不多,随着尿频出现,逐渐发生排尿困难,初为排尿踌躇、排尿时间延长、尿线变细而尿无力,渐而尿流中断及终末小便滴沥不尽,甚至可出现充盈性尿失禁。合并炎症、结石者可有血尿。晚期可能出现肾积水、肾功能损害或并发痔、疝、脱肛等。

直肠指诊是诊断良性前列腺增生症的一种重要而又最简单的方法。应在膀胱排空后进行,患者取站立,两脚约与肩平,腹部靠近检查台一侧弯腰受检,或取膝胸卧位,年老体弱、病重者宜取仰卧位或侧卧位进行检查。检查时嘱患者张口放松,检查者戴好手套,用示指涂上润滑剂在肛门口处轻轻揉按后缓慢伸入直肠进行检查。前列腺增生时前列腺的长度和宽度增大,表面光滑,有时也可扪及结节,质地中等硬度,中央沟变浅、消失,甚或隆起。估计前列腺增生的程度,一般以如鸡蛋大为Ⅰ度,如鸭蛋大为Ⅱ度,如鹅蛋大为Ⅲ度。值得注意的是,前列腺触诊增大不明显而临床症状典型者,并不能完全排除前列腺增生的诊断。因为增生的前列腺突入膀胱时,直肠指诊不一定能触及肿大的腺体。

2. **辅助检查**

(1) B超检查:前列腺B超可经腹部耻骨上、尿道或直肠途径进行。经腹部B超检查时膀胱需适度充盈,以储尿200~300 ml为宜,可清楚显示前列腺增生,尤其是突入膀胱的部分,而且可以了解膀胱的结构和测定残余尿,但对前列腺内部结构的分辨较差。经尿道B超虽能弥补不足,但因其有创伤性而较少采用。经直肠B超目前被普遍采用,此法还可以精确测定前列腺体积、动态测定前列腺移行带与尿道周围腺体体积不断增大而构成的良性前列腺增生。另外,经腹部B超还可以了解泌尿系统如肾、输尿管有无积水、扩张、结石或占位性病变。残余尿达50~60 ml即提示膀胱逼尿肌处于早期失代偿状态。

(2) 尿流率测定:尿流率有两项主要指标,最大尿流率(Qmax)和平均尿流率(Qave),以最大尿流率尤为重要。但最大尿流率减低不能区分梗阻

和逼尿肌收缩力减低,必要时行尿流动力学等检查。由于最大尿流率存在个体差异和容量依赖性,因此,尿量在150~200 ml时进行检查较为准确,必要时可重复检查。正常男性最大尿流率(Qmax)≥20 ml/s,Qmax<15 ml/s提示排尿功能异常。

(3) 尿流动力学检查:尿流动力学检查对良性前列腺增生症的诊断具有重要意义,可确定梗阻的程度、前列腺部尿道及内外括约肌的阻力、逼尿肌的功能状态。根据所测得的尿流率、逼尿肌压力、尿道压力的曲线,以及括约肌肌电图等数据,可分析前列腺症候群是因梗阻或是激惹所致。可结合其他相关检查以除外神经系统病变或糖尿病所致神经源性膀胱的可能。

(4) 尿道膀胱镜检查:尿道膀胱镜检查可了解尿道、前列腺、膀胱颈及膀胱的情况,但不宜作为前列腺增生的常规检查。当怀疑良性前列腺增生症患者合并尿道狭窄、膀胱占位性病变时建议进行此项检查。通过膀胱尿道镜检查可以了解:① 前列腺增大所致的尿道或膀胱颈梗阻的特点;② 膀胱颈后唇抬高所致的梗阻;③ 膀胱憩室和膀胱小梁的形成;④ 膀胱结石;⑤ 膀胱肿瘤;⑥膀胱残余尿量的测定;⑦ 尿道狭窄的部位和程度。

(5) 泌尿系造影检查:静脉尿路造影(IVU)可以了解是否合并尿路结石、有无肾和输尿管积水及双肾功能;腹部平片可了解有无阳性结石;膀胱造影可显示膀胱颈部或底部受压变形情况;尿道造影可显示前列腺尿道段的狭窄程度等。

(6) 血清前列腺特异抗原(PSA)检查:前列腺炎、良性前列腺增生症、前列腺癌都可能引起血清PSA升高。前列腺炎、良性前列腺增生症时血清PSA轻度升高,为4.0~10.0 ng/ml;如果血清PSA>10.0 ng/ml或血清PSA不断递增,则应高度怀疑前列腺癌的可能。血清PSA升高可以作为前列腺癌活检的指征。血清PSA作为一项危险因素可以预测良性前列腺增生症的临床进展,从而指导治疗方法的选择。

(7) CT/MRI:良性前列腺增生症的诊断不需要进行CT和MRI的检查,必要时可用作鉴别诊断。

(8) 前列腺活体检查:血清PSA升高、有结节的前列腺增生患者必要时做病理活检,以诊断或者除外前列腺癌。

【鉴别诊断】

1. **神经源性膀胱功能障碍** 临床表现与良性

前列腺增生症相似,有排尿困难和尿潴留,亦可继发泌尿系感染、结石、肾积水和肾功能不全。老年患者较易误诊为良性前列腺增生症,但神经源性膀胱功能障碍常有明显的神经系统损害的病史和体征,如糖尿病、中风、脊柱外伤等病史,常同时伴有下肢感觉和运动障碍、肛门括约肌松弛和反射消失,大便功能异常。通过膀胱测压、尿流动力学检查可鉴别。

2. **膀胱颈纤维化增生** 又称膀胱颈挛缩,临床表现与前列腺增生相似,但直肠指诊及B超等检查前列腺并无增大,发病年龄较轻,40~50岁出现症状,继发于慢性炎症,膀胱颈部平滑肌为结缔组织所替代。膀胱镜检时,膀胱颈后唇抬高,后尿道与膀胱三角区收缩变短。

3. **尿道狭窄** 可发生于任何年龄,既往多有尿道的外伤史、经尿道的手术史、留置导尿史以及尿道感染史,尿流率测定曲线为平台曲线,膀胱镜检查及尿道造影可明确诊断。

4. **前列腺癌** 引起尿路梗阻的机制与良性前列腺增生症相似,常与前列腺增生同时存在,但梗阻症状进展比较快,直肠指诊前列腺表面可扪及高低不平的硬性结节,可结合PSA、B超,必要时行前列腺穿刺活检以确诊。

5. **膀胱癌** 常先有无痛性血尿,膀胱颈附近的膀胱癌可表现为膀胱出口梗阻症状,特点是排尿困难出现在血尿之后。直肠指诊前列腺正常,膀胱镜、CT检查可确诊。

6. **前列腺囊肿** 前列腺囊肿也称为苗勒氏导管囊肿,是由苗勒氏导管囊肿的残余部分形成的,可出现尿频、尿线细而无力,大的囊肿将膀胱底及尿道推向前方可致急性尿潴留。直肠指诊可于前列腺底部正中扪及囊肿,B超、CT、MRI可明确。

【治疗】

本病的病位在膀胱、精室,属本虚标实,根据"腑以通为用"的原则,治疗当着重于通,实证以祛邪为主,治宜清湿热、散瘀结、利气机而通调水道;虚证则当扶正为主,治宜补脾肾、助气化而气化水行,小便得通。正所谓"膀胱者,州都之官,津液藏焉,气化则能出矣"。

一、内治

(一)辨证施治

1. **肺热壅盛证** 小便点滴不通或不爽,小腹胀满或痛,呼吸短促或伴咳嗽,咽干、口渴欲饮,舌红苔薄黄,脉数。治宜清泻肺热,通利水道。方选清肺饮加减。常用药物有黄芩、桑白皮、栀子、麦冬、木通、车前子、石韦、杏仁等。大便不通者,加大黄、全瓜蒌。鼻塞、头痛、脉浮等表证者,加薄荷、桔梗;肺阴不足、舌红少津者,加白茅根、芦根、知母。

2. **膀胱湿热证** 小便量少不畅,甚或点滴不通,小便短赤灼热,尿频尿急涩痛,小腹胀满或痛,口苦口黏或口干不欲饮,大便秘结,或有发热,舌红苔黄腻,脉象滑数。治宜清热利湿,通利小便。方选八正散加减。常用药物有萹蓄、瞿麦、车前子、滑石、木通、大黄、栀子、甘草。若心火旺而心烦、口舌生疮者,加灯心草、导赤散;若见身热,可加金银花、白花蛇舌草、蒲公英、芦根;若有血尿者,可加白茅根、小蓟、生地;若小便浑浊者,可加土茯苓、革薢、冬瓜仁。

3. **肝郁气滞证** 小便不通或通而不畅,胁腹胀痛,情绪抑郁,或心烦易怒,舌红苔薄或薄黄,脉弦。治宜疏肝理气,通利小便。方选沉香散加减。常用药物有沉香、橘皮、石韦、冬葵子、王不留行、滑石、白芍、当归等。肝郁甚者,加川楝子、郁金、乌药;肝郁化火者,加栀子、牡丹皮、龙胆草;肝阳上亢者,加龙骨、牡蛎。

4. **尿路瘀阻证** 小便点滴而下,或尿细如线,甚或阻塞不通,小腹胀满疼痛,舌质紫暗或有瘀斑、瘀点,脉涩。治宜行瘀散结,通利水道。方选代抵当丸加减。常用药物有桃仁、红花、穿山甲、大黄、当归尾、肉桂、芒硝、生地、牛膝。若有尿路结石,加金钱草、海金沙、冬葵子;兼尿血者,加三七粉、茜草、琥珀粉吞服;病久气血两虚者,加黄芪、党参、当归、熟地;瘀血重者加土鳖虫、地龙。

5. **中气不足证** 时欲小便而不得出,或量少而不畅,小腹坠胀,神疲乏力,气短懒言,声低气怯,或气坠肛脱,便意频数,食欲不振,舌质淡,苔薄白,脉细弱。治宜升清降浊,化气行水。方选补中益气汤合春泽汤加减。常用药物有党参、黄芪、茯苓、白术、升麻、柴胡、当归、猪苓、泽泻、桂枝等。若脾胃气虚而见腹胀、便溏、嗳气、舌苔白腻者,加半夏、陈皮、木香、砂仁;小便涩痛者,去桂枝,加车前子、王不留行、琥珀粉。

6. **肾阳虚衰证** 小便不通或点滴不爽,或小便频数,夜尿频数,排尿无力,尿后滴沥,神怯气弱,畏寒肢冷,腰膝酸软或冷痛,小腹坠胀或隐痛,舌淡或紫暗或瘀斑,苔白,脉沉细而尺弱。治宜温阳补肾,化气行水。方选济生肾气丸加减。常用药物有制附子、肉桂、熟地、怀山药、山萸萸、茯苓、牡丹皮、泽泻、车前子、牛膝、益智仁、王不留行等。若肾阳虚而畏寒肢冷、腰膝冷痛甚者，加仙茅、淫羊藿；尿频甚者加桑螵蛸、覆盆子；腰膝酸软者加杜仲、桑寄生；气虚而见神怯气弱、少气懒言者，加党参、黄芪。

7. 肾阴亏虚证　小便点滴而下，或时欲小便而不得，尿细如线，尿少黄赤，尿道灼热，夜尿频数，伴腰膝酸软，头晕耳鸣，口燥咽干，潮热盗汗，手足心热，舌红苔少，脉细数。治宜滋阴清热、化气行水。方选滋肾通关丸合知柏地黄丸加减。常用药物有知母、黄柏、生地、怀山药、山萸萸、茯苓、牡丹皮、泽泻、肉桂、王不留行等。若阴虚火旺而骨蒸潮热、头晕耳鸣者，加龟甲、鳖甲、地骨皮；口干渴者加天冬、天花粉；大便秘结者加大黄、玄参；小便热痛者加芦根、白花蛇舌草、白薇。

（二）中成药、验方

1. 中成药

（1）气滞血瘀证：鳖甲煎丸，每次 6～9 g，每日 2 次。

（2）湿热瘀阻证：前列通瘀胶囊，每次 5 粒，每日 3 次。

（3）肾阳虚衰证：济生肾气丸，每次 6 g，每日 2 次。

（4）肾虚血瘀证：灵泽片，每次 4 片，每日 3 次；前列癃闭通颗粒，每次 5 g，每日 3 次。

（5）脾虚气陷证：补中益气丸，每次 6 g，每日 2 次。

2. 验方

（1）八味地黄丸加减：熟地 12 g，怀山药 12 g，茯苓 10 g，泽泻 6 g，熟附子 5 g，怀牛膝 10 g，肉桂 3 g（冲服），盐杜仲 10 g，补骨脂 10 g，火麻仁 15 g。每日 1 剂，水煎取汁，分 2 次服。适用于肾阴阳两虚之良性前列腺增生症。

（2）补肾化瘀散结汤：淫羊藿 12 g，枸杞子 12 g，车前子 12 g，王不留行 15 g，菟丝子 15 g，怀牛膝 15 g，黄芪 20 g，丹参 20 g，炮山甲 10 g，枳壳 10 g。每日 1 剂，水煎取汁，分 2 次服。适用于肾虚血瘀之良性前列腺增生症。

（3）五核汤加味：荔枝核 12 g，橘核 12 g，柚核 12 g，黄皮核 12 g，川楝子 12 g，炮山甲 12 g，莪术 15 g，菟丝子 15 g，路路通 15 g，牛膝 15 g，黄芪 20 g，车前子 12 g。每日 1 剂，水煎取汁，分 2 次服。

适用于气滞痰阻之良性前列腺增生症。

（4）济阴寒通汤：知母 15 g，熟地 15 g，黄柏 15 g，地肤子 15 g，龟甲 15 g，滑石 20 g，白芍 20 g，淫羊藿 20 g，刘寄奴 20 g。每日 1 剂，水煎取汁，分 2 次服。适用于阴虚湿热之良性前列腺增生症。

（5）前列汤：怀山药 30 g，车前子 20 g，王不留行 15 g，怀牛膝 15 g，乌药 15 g，益母草 15 g，炒橘核 15 g，炒荔枝核 15 g，地龙 15 g，小茴香 10 g，炮山甲 10 g，大青叶 20 g，白花蛇舌草 30 g，甘草 6 g，琥珀 4 g（冲服）。每日 1 剂，水煎取汁，分 2 次服。适用于脾肾两虚、痰瘀互结之良性前列腺增生症。

（6）桃核承气汤加味：赤芍 12 g，土牛膝 12 g，蒲公英 12 g，车前草 12 g，桃仁 6 g，大黄 6 g（后入），玄明粉 6 g（后入），桂枝 6 g，甘草 3 g。每日 1 剂，水煎取汁，分 2 次服。适用于湿热瘀阻、腑气不通之良性前列腺增生症。

（7）双虎通关丸（蜜丸）：琥珀粉、当归尾、虎杖、桃仁、石韦各 1 g，大黄、海金沙各 1.5 g，土鳖虫 2 g。每日 3 次，每次 1 丸，用萹草、白花蛇舌草各 30 g，煎汤送服。适用于湿热瘀阻之良性前列腺增生症。

（三）西药治疗

主要通过两种途径减轻或缓解良性前列腺增生症患者的病情：① 松弛膀胱颈、前列腺的平滑肌紧张，减轻或缓解前列腺增生所致的功能性梗阻症状；② 缩小前列腺腺体以减轻或消除机械性梗阻。治疗药物主要有 α 肾上腺素能受体阻滞剂、5α 还原酶抑制剂和植物制剂。

1. α 肾上腺素能受体阻滞剂

（1）非选择性 α 受体阻滞剂：酚苄明 10 mg 口服，每日 2 次。

（2）选择性 α_1 受体阻滞剂：哌唑嗪 1～2 mg 口服，每日 2 次。

（3）选择性长效 α_1 受体阻滞剂：特拉唑嗪 2 mg 口服，每日 1 次。

（4）选择性长效 α_1－A 受体阻滞剂：坦索罗辛 0.2 mg 口服，每日 1 次。

2. 5α 还原酶抑制剂　非那雄胺 5 mg，口服，每日 1 次。

3. 植物制剂

（1）普适泰（裸麦花粉提取物）：每次 1 片，每日 2 次。

（2）通尿灵（太得恩，非洲洋李干树皮提取物）：

每次 2 片,每日 2 次。

（3）伯泌松（锯齿棕榈浆果提取物）：160 mg,每日 2 次。

二、外治

1. 敷脐疗法

（1）独头蒜头 1 个,栀子 3 枚,盐少许,捣烂贴脐。

（2）椒辛散：白胡椒 15 g,北细辛 10 g,共研细末备用。每取椒辛散 3 g,外覆 4 cm×4 cm 麝香风湿膏粘贴敷脐。3 日一换,10 次为 1 个疗程,停药 2 日开始第二疗程。

2. 中药灌肠
瓦楞子 15 g,王不留行 15 g,夏枯草 15 g,当归 15 g,炮山甲 6 g,黄柏 10 g,桃仁 10 g,牡丹皮 10 g,益母草 15 g,肉桂 4 g,荆芥 15 g,大黄 10 g。上药煎汁两次,滤渣,合而浓缩取汁 100～200 ml,保温 35～37℃,保留灌肠 2 小时。每日 1 次,15 日为 1 个疗程。

三、非手术介入疗法

非手术介入治疗的方法主要包括前列腺部尿道的球囊扩张、尿道支架、前列腺扩裂治疗、前列腺注射治疗、前列腺冷冻治疗、高能聚焦超声波治疗（HIFU）、经尿道激光治疗、经尿道针刺消融（TUNA）和经尿道微波热疗（TUMT）等。

四、手术疗法

手术疗法的目的是解除梗阻、消除症状,是治疗良性前列腺增生症的最有效的方法。手术治疗并不是将整个前列腺切除,而是切除增生的前列腺,包括开放式手术和非开放式手术。开放式手术包括耻骨上经膀胱前列腺摘除术、耻骨后前列腺摘除术、经会阴前列腺摘除术;非开放式手术包括经尿道前列腺电切术（TURP）、经尿道前列腺汽化（TUVP）、经尿道前列腺汽化切除（TUVRP）。经尿道前列腺电切术（TURP）是治疗良性前列腺增生症的"金标准",也是一种微创治疗。

五、针灸疗法

（1）气海、关元、三阴交、命门、肾俞、膀胱俞、足三里等穴,每次取穴 2～3 个,交替治疗。

（2）耳针取肾、膀胱、交感等穴,以王不留行籽贴压治疗。

六、其他疗法

（1）杜仲猪腰汤：盐杜仲 30 g,肉苁蓉 20 g,猪腰 1 只。加水煲熟,盐调后食用。适用于小便不利偏阳虚者。

（2）赤小豆鲤鱼汤：赤小豆 60 g,鲤鱼 1 条（约 150 g）。加水煲熟,由盐调后,食肉饮汤。适用于小便不利偏湿热者。

【预防与调护】

（1）保持心情舒畅,避免因情志不畅而加重病情。适当进行体育锻炼,增强体质。

（2）避免久坐、憋尿、受寒。

（3）多食富含纤维食物,保持大便通畅,适当多饮水,防止泌尿系统感染和尿路结石。禁酒、忌食辛辣等刺激性食物。

（4）性生活不宜过度频繁。

（5）慎用感冒药,忌服阿托品一类药物,以免发生急性尿潴留。

【现代文献摘录】

（1）张亚大,卢子杰,张平,等. 益肾逐瘀汤治疗良性前列腺增生症 100 例疗效观察及对性激素的影响[J]. 新中医,2003,(09)：17 - 19.

选择 100 例患者,辨证分为血瘀下焦、膀胱湿热、肾阴亏虚、肾阳不足和肺热气闭 5 型,以益肾逐瘀汤为基础方（由黄芪、熟地、山茱萸、菟丝子、枸杞子、怀牛膝、泽泻、土鳖虫、肉桂、附子组成）治疗。于治疗前和治疗 8 周后,分别测定患者体内性激素水平,对不同证型治疗前后的性激素变化进行比较。结果：临床痊愈 18 例,显效 34 例,有效 38 例,无效 10 例,总有效率 90.0%。结果显示,治疗后睾酮（T）明显升高（$P < 0.01$）,雌二醇（E_2）降低（$P < 0.05$）,E_2/T 显著降低（$P < 0.01$）,催乳素（PRL）/T 降低（$P < 0.05$）。其中以血瘀下焦证和肾阳不足证治疗后 T 值明显升高、E_2 显著下降（$P < 0.01$）。结论：益肾逐瘀汤治疗良性前列腺增生症,通过改善老年人整体功能,恢复性激素平衡,从而达到较为理想的临床疗效,又以血瘀下焦和肾阳不足患者更为明显。

（2）李其信,区显维,远庚彦. 通癃启闭汤治疗良性前列腺增生的临床研究[J]. 中华中医药学刊,2011,(06)：23 - 25.

口服通癃启闭汤,对照组（41 例）口服前列舒乐颗粒。观察治疗前后患者的中医症状评分、国际前列腺症状评分（I - PSS 评分）、生活质量评分（QOL）、最大尿流率（Q_{max}）、膀胱残余尿量（PRV）、前列腺体积（PV）及血清前列腺特异性抗原（PSA）的变化，并对出现的不良反应进行记录。结果：治疗组总有效率为 90.2%，对照组为 70.7%，差异有显著性（$P<0.05$）；且治疗组在改善中医症状、减轻患者 I-PSS、改善 QOL、提高 Qmax 和减少 PRV 等方面，疗效均明显优于对照组（均 $P<0.05$）；治疗组 PV 和血清 PSA 下降幅度大于对照组，但无显著统计学意义（$P>0.05$）。结论：通癃启闭汤治疗 BPH 可以显著改善患者主观症状及客观指标，且安全、有效。

（3）苏志国，许化恒，李丽华.益肾通关汤治疗前列腺增生 108 例[J].新中医，2008，（09）：21-22.

采用益肾通关汤治疗（黄芪、牛膝、白花蛇舌草、车前子各 30 g，山药、白芍、肉苁蓉各 20 g，当归、熟地、枸杞子、山茱萸、杜仲、菟丝子、巴戟天各 15 g，三七粉 6 g 冲服）；对照组 78 例采用前列康片治疗。观察临床症状、前列腺体积、尿流率、残余尿等指标，结果：治疗组总有效率为 92.59%，复发率为 30.43%。对照组总有效率为 66.67%，复发率为 83.33%。两组比较，差异均有非常显著性意义（$P<0.01$）。结论：益肾通关汤治疗良性前列腺增生疗效显著，复发率低。

（4）远庚彦，李其信.萆薢分清饮加味治疗前列腺增生 40 例临床观察[J].河北中医，2011，（10）：51.

将 80 例前列腺增生患者随机分为两组，治疗组 40 例予萆薢分清饮加味治疗，对照组 40 例予盐酸坦索罗辛缓释胶囊口服治疗，两组均 1 个月为 1 个疗程，3 个月后观察两组治疗前后 I-PSS、QOL、前列腺体积、Qmax 及膀胱残余尿量变化情况，统计临床疗效。结果治疗组总有效率 82.5%，对照组总有效率 72.5%，两组总有效率比较差异无统计学意义（$P>0.05$），疗效相当。两组治疗后 I-PSS、QOL、PRV 与本组治疗前比较均明显下降（$P<0.01$），Qmax 升高（$P<0.01$），且两组治疗后比较差异均有统计学意义（$P<0.05$）。两组治疗前后前列腺体积均无明显变化（$P>0.05$）。两组均无不良反应。结论萆薢分清饮加味可明显改善前列腺增生患者临床症状及生活质量，提高 Qmax，减少膀胱残余尿量，无副作用。

（5）陈双彪，苏腾良，陈祖红，等.水蛭斑蝥汤治疗良性前列腺增生症 30 例临床观察[J].广西中医药，2008，（06）.

将 60 例患者随机分为两组，每组各 30 例。治疗组以水蛭斑蝥汤加减治疗，对照组以非那雄胺治疗。观察临床疗效及治疗前后国际前列腺症状评分（I-PSS 评分）、生活质量指数（L）、前列腺体积的变化。疗程结束半年后对显效患者随访。结果：治疗组总有效率为 93.33%，对照组为 66.67%，2 组比较差异有显著性意义（$P<0.05$）。治疗后 2 组 I-PSS 评分、L、前列腺体积变化等均有改善，与治疗前比较，差异有显著性或非常显著性意义（$P<0.05$ 或 $P<0.01$）；两组 I-PSS 评分、L 治疗后比较，差异有显著性意义（$P<0.05$）。对显效的患者随访，治疗组未见复发，对照组有 4 例复发，治疗组优于对照组（$P<0.05$）。两组治疗前后肝功能、肾功能、心电图均未见异常。治疗组不良反应率低于对照组（$P<0.05$）。结论：水蛭斑蝥汤治疗前列腺增生症临床疗效好，能显著改善临床症状，提高生活质量，而且不良反应率低。

（曾庆琪、戴宁、邹强、卞廷松）

第六节　前　列　腺　癌

前列腺癌是男性最常见的恶性肿瘤之一，主要是指发生于前列腺的恶性肿瘤，早期前列腺癌通常没有症状，晚期可出现尿频尿急、排尿困难，甚至急性尿潴留、血尿、尿失禁、骨痛等的病症。中医古代文献并无前列腺癌的记载，但据其临床表现可参考中医精癃、血尿、积聚、癥瘕等范畴。《难经》云："积者，五脏所生；聚者，六腑所成也。"《诸病源候论》云："盘牢不移动者是癥也"，"久病必瘀"，"十瘤九瘀"。

流行病学资料显示前列腺癌的发病率在世界范围位居男性恶性肿瘤的第二，在美国的发病率已经超过肺癌，成为男性恶性肿瘤的第一位。在我国，以上海为例，近 30 年，随着人口老龄化及生活条件的改善，前列腺癌发病率从 1973—1975 年的 1.6/10 万升高到 1997—1999 年的 5.3/10 万，增加了 3.3 倍。2007 年前列腺癌的发病率升高至 19.88/10 万。北京地区 1982—1984 年的发病率为 1.3/105，1985—1987 年为 2.41/105。近年，我国前列腺癌的发病率也已跃居泌尿系肿瘤的第一位。

【病因病机】

前列腺癌的危险因素包括年龄和种族、遗传因素、饮食因素、激素水平等，其脏腑病变主要责之于肾与膀胱，同时与老龄功能减退、其他脏腑虚衰等均有关系。

1. 情志失调，肝气不疏　从经络关系看，前列腺属阴器,阴器者主筋,为足厥阴肝经、足太阴脾经、足阳明胃经、足少阴肾经所聚,为冲、任、督之汇所。情志抑郁,肝失疏泄,脏腑经络失和,气机阻滞,聚而不散,即成聚证;若久病,由气滞而致血行不畅,脉络瘀阻,是为积证。《金匮翼》云:"气滞成积也,凡忧思郁怒,久不得解者,多成此疾。"

2. 饮食所伤或房事失宜,痰湿瘀阻　酒食所伤,或房事失宜,脏腑失调,脾胃失健,脾肾亏虚,湿浊内生,凝聚成痰,痰阻气机,血行不畅,脉络阻滞,乃成积聚。《太平圣惠方》云:"夫人饮食不节,生冷过度,脾胃虚弱,不能消化,与脏气相搏,结聚成块,日渐生长,盘牢不移。"

3. 感受外邪,久聚成积　外感六淫之邪,内因正气不足和七情乖戾,机体阴阳失衡,脏腑功能失调,经络气血运行失常,气滞血瘀,痰湿毒聚,相互交结而成积。《金匮翼》云:"积聚之病,非独痰、食、气、血,即风寒外感,亦能成之。然痰、食、气、血,非得风寒,未必成积;风寒之邪,不遇痰、食、气、血,亦未必成积。"

4. 正气亏虚,邪毒留恋　前列腺癌好发于老年人,老年人生理特点是脏腑气血虚衰,由于年老正虚,癌瘤邪毒留恋,乘虚而进,所以很多患者出现临床症状前来就诊时已经转移,属于晚期。癌肿易于耗散正气,导致正虚不固,是肿瘤的特性之一。前列腺癌病情隐匿,临床确诊多数已是晚期,人体经受癌毒长时间侵袭,留恋体内,使正气更易耗伤。西医学的内分泌治疗、放疗和化学治疗,耗伤正气。抗雄激素药物、放射线、化学药物等在针对肿瘤治疗的同时,在一定程度上耗伤了人体的正气。正如《黄帝内经》所云:"年过半百而阴气自半";"男子七八,肝气衰,筋不能动,天癸竭,精少,肾脏衰,形体皆极"。

因此年老脏腑虚衰、功能减退、阴阳失调、气化不利是导致本病的根本原因;情志失调,饮食不节,房事失调,使肝、脾、肾、肺、三焦等脏腑功能失常,导致经络不通、败精瘀血停滞、湿热蕴毒而发为本病。同时,湿毒痰瘀流窜于脏腑经络,甚至深入骨髓膏肓,不但聚而成为毒瘤,使经络气血不通,水湿不行,而且消耗元气与水谷精微,形成正虚毒恋之证。正如《圣济总录》所述:"气血流行不失其常,则形体和平,及郁结壅塞,则乘虚投隙,瘤所以生。"癌毒是导致癌症发生发展的关键。脏腑功能紊乱,气血运行失常,造成机体生理或病理产物不能及时排

出体外,蕴积体内,人体阴阳失衡,内环境紊乱,诱发癌肿的发生。湿、痰、瘀、毒是晚期前列腺癌患者的标实特点。

西医学方面,前列腺癌的病因尚未明确,美国流行病学调查显示前列腺癌的发病与年龄明显呈正相关。目前病因学研究提示,前列腺癌与生活方式相关,特别是与富含脂肪、肉类和奶类饮食相关。家族史是前列腺癌的高危因素,一级亲属患有前列腺癌的男性发病危险是普通人的 2 倍。雄激素与前列腺癌的发病有关,睾丸切除术和使用雌激素,皆能作为前列腺癌的治疗手段,两者的 5 年存活率相似。前列腺癌多发生在外层腺体(相当于后叶与侧叶),尿道周围腺体少见,可直接浸润周围组织,也可经血行、淋巴转移。癌分化越差,转移越快。较早发生血行转移是前列腺癌的特点。血行转移可使脊椎与骨盆受累,也可转移到肝、肺、肾、肾上腺及脑。

【诊断】

前列腺癌主要依据临床症状、直肠指诊、前列腺特异抗原(PSA)、影像学和穿刺活检等方面进行诊断,其中活体组织检查是确诊手段。

1. 临床表现　前列腺癌多起源于前列腺的外周带,起病较为隐匿,生长较为缓慢,早期前列腺癌通常没有症状,病情发展可有相应症状,如尿路梗阻症状:尿频,尿线变细,排尿困难,尿痛,尿潴留,血尿。直肠梗阻症状:肿瘤向直肠凸出,浸润生长可引起排便困难,但此时已不是早期。部分病例可因前列腺指诊(DRE)和经直肠超声(TRUS)等检查时发现。

2. 直肠指诊(DRE)　大多数前列腺癌起源于前列腺的外周带,早期可在腺体某个局部触及坚硬的小结节或在双侧腺体触及散在的质地中等的结节。肿瘤增大后可见病侧明显隆起,质硬,表面不平,有时可侵犯两侧,晚期肿块固定,明显压迫直肠腔,甚至向直肠浸润破溃,并侵犯膀胱底部三角区。当侵犯精囊时,可触及条索状并向双侧骨盆伸展的硬块。直肠指诊为临床常用而又操作简便的检查方法。考虑到 DRE 可能影响 PSA 值,应在 PSA 抽血后进行 DRE。

3. 前列腺特异性抗原(PSA)　PSA 具有更高的前列腺癌阳性诊断预测率,同时可以提高局限性前列腺癌的诊断率和增加前列腺癌根治性治疗的机会。国内经专家讨论达成共识,对 50 岁以上有

下尿路症状的男性进行常规 PSA 和 DRE 检查,对于有前列腺癌家族史的男性人群,应该从 45 岁开始定期检查、随访。对 DRE 异常、有临床征象(如骨痛、骨折等)或影像学异常等应进行 PSA 检查。PSA 检测应在前列腺按摩后 1 周,直肠指诊、膀胱镜检查、导尿等操作 48 小时后,射精 24 小时后,前列腺穿刺 1 个月后进行。PSA 检测时应无急性前列腺炎、尿潴留等疾病。PSA 结果的判定:目前国内外比较一致的观点,血清总 PSA(tPSA)> 4.0 ng/ml 为异常。对初次 PSA 异常者建议复查。血清 PSA 受年龄和前列腺大小等因素的影响,一般认为当血清 PSA 浓度在 4～10 ng/ml 之间,发生前列腺癌的可能性为 19%～22%;若 PSA 大于 10 ng/ml,可能性高达 50%～60%。如 PSA 浓度 >20 ng/ml 时则有 80% 以上的概率诊断为前列腺癌。据报道,PSA 为 20～25 ng/ml 的前列腺癌患者累及精囊腺和淋巴结的阳性风险率大约为 65%,前列腺囊外扩散的风险率约为 74%。PSA 为 50～100 ng/ml 的前列腺癌患者精囊腺和淋巴结转移的阳性率约为 80%。临床上可根据这一指标,结合患者的一般情况和其他检查结果进行肿瘤的分级与分期,并可作为是否手术或采用何种手术方法、确定手术范围的重要参考依据。PSA 的检测对前列腺癌术后患者还具有监测作用。因为从理论上分析,所有前列腺组织切除后,PSA 应该消失,但事实并非如此,不少患者行根治术后,用 Tandam - R 法检测,PSA 常波动在 0.4～0.6 ng/ml。但是如果大于这个水平,则极有可能是癌肿复发。

4. 血清磷酸酶测定　包括血清酸性磷酸酶与碱性磷酸酶。血清酸性磷酸酶主要来自前列腺上皮,正常值为 7～28 U/L。当癌变侵犯包膜等造成局部扩散或转移时,此酶则大量进入血液循环,检测时显著增高。当前列腺癌局限于腺内时,酸性磷酸酶多正常。一些骨肿瘤或甲状旁腺功能亢进患者,或前列腺按摩后 1～2 日内,酸性磷酸酶可升高。雄激素能刺激酸性磷酸酶升高,雌激素则相反,解释检测结果时应注意。血清碱性磷酸酶正常值为 20～75 U/L。前列腺癌有骨转移后,碱性磷酸酶大量进入血液循环,约有 70% 病例增高,故亦有一定的检查参考价值。

5. 影像学检查

(1)经直肠超声检查(TRUS):在 TRUS 引导下在前列腺以及周围组织结构寻找可疑病灶,在前列腺癌诊断中敏感度很高,但特异度较低。前列腺内低回声病灶要与正常前列腺、良性前列腺增生、前列腺炎、前列腺梗死等鉴别。TRUS 引导下前列腺系统性穿刺活检是目前诊断前列腺癌最可靠检查。

(2)CT 检查:CT 检查对于早期前列腺癌的诊断敏感性低于磁共振。前列腺癌患者进行 CT 检查的目的主要是协助临床医师进行肿瘤的临床分期,对于肿瘤邻近组织和器官的侵犯及盆腔内转移性淋巴结肿大,CT 的诊断敏感性与 MRI 相似。

(3)MRI 检查:MRI 检查可以显示前列腺包膜的完整性、是否侵犯前列腺周围组织及器官,MRI 还可以显示盆腔淋巴结受侵犯的情况及骨转移的病灶。在临床分期上有较重要的作用。MRI 检查在鉴别前列腺癌与伴钙化的前列腺炎、较大的 BPH、前列腺瘢痕、结核等病变时常无法明确诊断。因此影像学检查 TRUS、CT、MRI 等在前列腺癌的诊断方面都存在局限性,最终明确诊断还需要前列腺穿刺活检取得组织学诊断。

(4)骨核素扫描(ECT):可判断有无骨转移,ECT 可比常规 X 线片提前 3～6 个月发现骨转移灶。

6. 前列腺穿刺活检　前列腺活检指征:① 直肠指诊发现结节,任何 PSA 值。② B 超发现前列腺低回声结节或 MRI 发现异常信号,任何 PSA 值。③ PSA > 10 ng/ml,任何 f/tPSA 和 PSAD 值。④ PSA 为 4～10 ng/ml,f/tPSA 异常或 PSAD 值异常。穿刺时机:因前列腺穿刺导致腺体内出血会影响进一步影像学分期,因此活检需在 MRI 检查后进行。穿刺活检针数:研究表明,穿刺 10 针以上的阳性率明显高于 10 针以下,且不增加并发症的发生率。

【鉴别诊断】

1. 前列腺增生　临床表现主要为排尿异常。症状可分为梗阻性和刺激性两类。梗阻症状为排尿不畅、间断、终末滴沥、尿线细而无力、排尿不尽等。刺激症状为尿频、尿急、尿痛、夜尿多。直肠指诊可发现前列腺增大,中间沟消失或隆起。B 超可检查前列腺大小、结构是否异常及膀胱有无残余尿等。CT 及 MRI 有助于鉴别前列腺癌。

2. 前列腺结核　年轻人多见,有结核病史,膀胱刺激症状明显,可伴终末血尿。尿中可找到抗酸杆菌,抗结核治疗有效。

3. 前列腺结石 多无症状。当合并前列腺增生、感染，尿道受阻时，才有相应表现。肛指检查可扪及硬结。同一部位多粒结石时可扪及捻发感，境界清楚。X 线检查显示多个结石围绕透光的尿道呈马蹄状或环状。

4. 肉芽肿前列腺炎 特异性肉芽肿前列腺炎可以出现在经尿道卡介苗灌注之后近期内，亦可出现在治疗后 1 年左右。非特异性肉芽肿前列腺炎的好发年龄在 55 岁左右，患者有明显膀胱刺激或尿道症状，尿道梗阻症状进展很快。前列腺质地硬，表面可以不光整。血清前列腺特异抗原（PSA）可见轻度升高。前列腺穿刺活检可以明确诊断。

【治疗】

扶正祛邪、调整阴阳、减毒增效为总的治疗原则。具体方案应根据临床分期分级及全身情况而定，在根治术或内分泌、放疗治疗等的基础上，根据不同分期辨证加予中医治疗。早期行根治性手术和放射治疗为主，辅以中医药的围手术期或围放疗期快速康复治疗；晚期前列腺癌首选内分泌治疗，结合中医药减毒增效治疗；激素非依赖性患者以中医药辨证治疗为主，或行化疗结合中医药辨证治疗。中医药治疗以扶正补虚、调整阴阳为主，兼清热解毒、活血化瘀、利水渗湿、化痰散结等以祛邪。

一、内治

（一）辨证施治

1. 湿热内蕴证 小便不利，或有尿道涩痛，尿色黄浊，小腹胀满，口干口苦。肛检前列腺有硬结节，凹凸不平。舌质红，苔黄腻，脉弦滑。治宜清利湿热，祛瘀散结。方用四妙丸加减。常用药物有牛膝、薏苡仁、苍术、黄柏、芒果核、土茯苓、浙贝母、白花蛇舌草、泽兰、海藻等。若见舌淡便烂等脾虚证者，去白花蛇舌草，加扁豆、陈皮以助化湿；有血精者，加白茅根、紫草、小蓟；小便涩痛加萹蓄、瞿麦、灯心草。

2. 瘀阻精室证 小便滴沥难排，尿细如线，甚或癃闭不通，小腹作痛，或有血尿。舌质紫暗或有瘀斑，脉细涩。治宜行瘀散结，通利水道。方选代抵挡汤加减。常用药物有大黄、败酱草、炮山甲、当归尾、桃仁、芒硝、生地、肉桂、瞿麦、猪苓。小腹痛甚者加红花、牛膝以行气活血止痛；会阴部刺痛，加生蒲黄、莪术、皂角刺；小便不通者加金钱草、鸡内金以利水通淋；腹股沟疼痛，痛有定处，加延胡索、乳香、没药；如病久血虚，面色不华，宜养血行瘀，可

于方中再加黄芪、人参。

3. 气阴两虚证 小便不畅，或滴沥不尽，尿线无力，气短、神疲、虚烦、潮热汗出、口干，舌红苔少，脉细数。治宜益气养阴。方选生脉散加减。常用药物有太子参、麦冬、五味子、黄芪、白术、炙甘草、牡蛎、山茱萸、糯稻根。阴亏过甚，烦热而渴，加生石膏、石斛；眼花、目涩、耳鸣，加菊花、决明子、谷精草；乏力明显者加黄芪、山药；汗出甚者，予以枸杞子、女贞子、银柴胡以养阴清虚热；烦热盗汗，加地骨皮、胡黄连；大便秘结加瓜蒌仁、火麻仁。

4. 脾肾阳虚证 小便不畅，或滴沥不尽，尿线无力，面色㿠白，消瘦，神疲倦怠，腰膝酸软，食少便溏，舌淡胖苔白，脉沉细无力。治宜温肾健脾，益气回阳。方选四逆散和四君子汤加减。常用药物有熟附子、鹿角胶、干姜、红参、熟地、白术、白芍、当归、大枣、炙甘草、桂枝。腰膝酸软，下腹空虚，肛周坠胀，气短懒言，加黄芪、党参、升麻；心胸郁闷，善太息，加瓜蒌壳、薤白；四肢不温加仙茅、巴戟天、熟地、女贞子、山茱萸、淫羊藿、菟丝子等温阳补肾；面色㿠白，消瘦，神疲倦怠，加黄芪、陈皮；便溏者加茯苓健脾祛湿；下腰痛楚，腰膝酸软，加续断、杜仲、狗脊。

5. 正虚邪恋证 小便不畅，或滴沥不尽，尿线无力，腰膝酸软，神疲乏力，口干寐差，身骨疼痛。舌淡红或嫩红少苔，脉沉细数或涩。治宜扶正补虚，解毒通络。方选十全大补汤加减。常用药物有人参、黄芪、白术、当归、川芎、鳖甲、半枝莲、全蝎、巴戟天、山茱萸、泽兰、枸杞子、炙甘草。正虚邪甚加巴戟天、蜈蚣、地龙、丹参；虚火内扰者加肉桂、麦冬；若口干舌红脉数，为毒蕴化热，宜去巴戟天，改用菟丝子、知母以滋阴清热；若便烂舌淡，是脾虚不运，宜加陈皮、茯苓以健脾祛湿；腰膝酸软，腿软无力者加杜仲、怀牛膝、川续断、补骨脂。

（二）中成药、验方

1. 中成药

（1）湿热内蕴证：龙胆泻肝丸，每日 3 次，每次 1 丸。

（2）瘀阻精室证：血府逐瘀胶囊，每日 3 次，每次 4 粒；或大黄䗪虫丸，每日 2 次，每次 2~4 g。

（3）气阴两虚证：生脉饮，每日 3 次，每次 10 ml；六味地黄丸合补中益气丸，每日 3 次，每次各 10 丸。

（4）脾肾阳虚证：金匮肾气丸，每日 3 次，每次

1 丸;或右归丸,每日 2 次,每次 1 丸。

(5)正虚邪恋证:十全大补丸,每日 3 次,每次 1 丸;合大补阴丸,每日 3 次,每次 1 丸。

2. 验方

(1)全蝎 5 g,当归、白芍、甘草各 60 g。共研细末,分成 40 包,每服半包至 1 包,早晚各 1 次。

(2)海藻 30 g,昆布 30 g,三棱 15 g,莪术 10 g,当归 15 g,赤芍 15 g,牡丹皮 30 g,水煎服。

(3)野葡萄根 60 g,白花蛇舌草 60 g,半枝莲 30 g,菝葜 120 g,水煎服。

(4)鸡血藤 30 g,当归 10 g,炙首乌 10 g,狗脊 15 g,川牛膝 15 g,益母草 30 g。

(5)桃仁 10 g,红花 5 g,干地黄 12 g,赤芍 10 g,当归 10 g,川芎 6 g,川牛膝 10 g,生蒲黄 10 g,五灵脂 10 g,延胡索 10 g。每日 1 剂,水煎,分 2 次服。

(6)夏枯草 60 g,败酱草 30 g,金钱草 30 g,王不留行 30 g,龙葵 30 g,薏苡仁 60 g,水煎服。

(7)土茯苓 120 g,水煎服。

(三)西药治疗

1. **内分泌治疗** 适应证:① 转移前列腺癌,包括 N_1 和 M_1 期(去势、MAB、IHT);② 局限早期前列腺癌或局部进展前列腺癌,无法行根治性前列腺切除术或放射治疗(去势、MAB、IHT);③ 根治性前列腺切除术或根治性放疗前的新辅助内分泌治疗(去势、MAB);④ 配合放射治疗的辅助内分泌治疗(去势、MAB);⑤ 治愈性治疗后局部复发,但无法再行局部治疗(去势、MAB、IHT);⑥ 治愈性治疗后远处转移(去势、MAB、IHT);⑦ 去势抵抗期的雄激素持续抑制(去势、雄激素生物合成抑制剂)。

治疗方法:① 去势;② 最大限度雄激素阻断(MAB);③ 间歇内分泌治疗(IHT);④ 根治性治疗前新辅助内分泌治疗;⑤ 辅助内分泌治疗。

2. **放射治疗** 外放射治疗(EBRT)适用于各期前列腺癌患者。推荐使用三维适形放射治疗(3D-CRT)和调强适形放射治疗(IMRT),方法有根治性放射治疗、辅助性放射治疗、姑息性放射治疗。近距离照射治疗包括短暂插植治疗和永久粒子种植治疗。同时符合以下 3 个条件为单纯近距离照射治疗的适应证:临床分期为 $T_1 \sim T_2a$ 期;Gleason 分级为 2~6;PSA<10 ng/ml。

3. **单一抗雄激素治疗** 适合于治疗局部晚期,无远处转移的前列腺癌患者,即 $T_3 \sim 4N_xM_0$ 期。推荐应用非类固醇类抗雄激素药物,如比卡鲁胺 150 mg,口服,每日 1 次。

4. **去势抵抗性前列腺癌(CRPC)的治疗** 对于非转移性 CRPC 患者的治疗,在持续抑制睾酮水平(去势)的基础上,加二线内分泌治疗:① 加用抗雄激素药物。② 抗雄激素撤退治疗。③ 抗雄激素药物互换。④ 肾上腺雄激素合成抑制剂:如酮康唑、氨基苯乙哌啶酮、皮质激素(氢化可的松、泼尼松、地塞米松)。⑤ 低剂量的雌二醇、甲地孕酮等。对于未经化疗无症状或轻微症状但身体状况良好的转移性 CRPC(mCRPC)患者的治疗选择二线内分泌治疗及醋酸阿比特龙联合泼尼松、多西他赛及 sipuleucel-T 治疗;未经化疗,有症状但身体状况良好的 mCRPC 患者治疗不给予雌莫司汀或 sipuleucel-T 治疗,可采用多西他赛、醋酸阿比特龙联合泼尼松、酮康唑联合皮质激素、米托蒽醌或放射性核素治疗;未经化疗,有症状且身体状况差的 mCRPC 患者治疗建议采用醋酸阿比特龙联合泼尼松治疗;既往接受过多西他赛化疗,但身体状况良好的 mCRPC 患者治疗采用醋酸阿比特龙联合泼尼松、卡巴他赛或 MDV3100 治疗;既往接受过多西他赛化疗,但身体状况差的 mCRPC 患者治疗主要采用姑息性治疗,可以对一些患者有选择性给予醋酸阿比特龙联合皮质激素、MDV3100,酮康唑联合皮质激素或放射性核素治疗;合并有骨转移患者可选择双膦酸盐、denosumab(一种人源化的单克隆抗体)、放射治疗,或镇痛药物治疗。药物镇痛须规律服药,并按阶梯服药:从非阿片类药物至弱阿片类,再至强阿片类药物的逐级上升,还要进行适当的辅助治疗(包括神经抑制剂、放疗、化疗、手术等)。

5. **其他** 主动监测适用于:① 极低危患者,PSA<10 ng/ml,Gleason 评分≤6,阳性活检数≤2,每条穿刺标本的肿瘤≤50% 的临床 $T_1c \sim T_2a$ 前列腺癌。② 临床 T_1a,分化良好或中等的前列腺癌,预期寿命>10 年的较年轻患者,此类患者要密切随访 PSA、TRUS 和前列腺活检。③ 临床 $T_1b \sim T_2b$,分化良好或中等的前列腺癌,预期寿命<10 年的无症状患者。但此类患者应密切随访,每 3 个月复诊,做 PSA、DRE 检查,必要时缩短复诊间隔时间和进行影像学检查。对于 PSA、DRE 检查和影像学检查进展的患者可考虑转为其他治疗。还有前列腺癌的冷冻治疗(CSAP)、高能聚焦超声

（HIFU）和组织内肿瘤射频消融（RITA）等试验性局部治疗方法。

二、针灸疗法

（1）蜂针疗法：适用于骨转移引起骨痛者，蛋白质过敏者禁用。选穴或部位：阿是穴。

（2）毫针：骨痛患者选阿是穴，尿潴留患者选气海、关元及长强穴，其余按中医辨证取石门、关元、中极、曲骨、照海、水泉、肾俞、大钟。每穴留针10～20分钟。正虚者可于针后加艾灸1～5壮（艾条灸5～15分钟）。

三、手术疗法

（1）根治性手术：适用于 T_1～T_2 的局限性前列腺癌，预期寿命大于10年。方法：推荐开放式耻骨后前列腺根治性切除术和腹腔镜前列腺根治性切除术，有条件的可开展机器人辅助前列腺根治性切除术。

（2）经尿道前列腺电切术：适用于晚期前列腺癌肿梗阻尿路引起小便困难，用于缓解尿路梗阻情况。

【预防与调护】

（1）开展健康教育，关注男性健康。注意预防受凉感冒，勿过度劳累，保持大小便通畅，少憋尿。

（2）建议老年男性在日常生活中应适量饮水，少食辛辣刺激食物，忌烟酒，以清淡新鲜的饮食为主，少吃肥甘厚腻、煎炸炙煿之品；少食辛辣刺激食物，忌烟酒。

（3）避免久坐湿冷之地及大便干燥。特别是有前列腺增大的患者，要警惕合并前列腺癌的可能，定期到专科做必要的检查，以便及时发现和及时治疗。

（4）精神调理。多参加集体公益活动，保持心情开朗，适当锻炼身体等。

【现代文献摘录】

（1）吕立国，陈志强，王树声，等.中西医结合扶正抑瘤法治疗前列腺癌142例临床观察[J].新中医,2008,40(1)：26-27.

陈志强以扶正抑瘤基本方加减治疗晚期前列腺癌142例，结果表明扶正抑瘤法可延缓前列腺癌的进展，减少骨转移灶数目，提高患者生存质量。

（2）钟嘹，赖海标，黄智峰，等.川龙抑癌汤配合抗雄激素治疗晚期前列腺癌临床体会[J].中国中医急症,2010,19(2)：315-316.

运用川龙抑癌汤配合抗雄激素治疗前列腺癌，结果显示，该方法可在一定程度上提高疗效及生活质量，减轻症状，改善体力，降低血清PSA，延迟抗雄激素治疗后出现非依赖的时间。

（3）厉将斌，王沛，那彦群，等.前列腺癌中医药治疗的经验与思路[J].中国中西医结合杂志,2002,22(6)：425.

以祛毒补肾、活血散结、清利湿热、益气养阴为法治疗晚期前列腺癌。本病的治疗，根据"急则治其标，缓则治其本"的原则，以治本为先，标本兼顾。具体治则以祛毒补肾、活血散结、清利湿热、益气养阴为其法，方以自制前列腺癌方为主加减。基本方药为：龙葵15～30g，生首乌15～30g，女贞子15～30g，生黄芪15～30g，干蟾皮5～8g，莪术10～15g，夏枯草10～15g，菟丝子10～20，补骨脂10～15g，猪苓、茯苓各15～30g。本方以龙葵、女贞子为君，以干蟾皮、菟丝子、莪术、黄芪等为臣，以猪苓、茯苓、夏枯草、生首乌、补肾脂作佐使之用。一般前列腺较大、质地硬韧者，可加穿山甲、皂角刺、三棱、露蜂房等以加强活血散结的作用；排尿不畅、滴沥明显者，可加大茴香、覆盆子、车前子等温化水湿之药；伴尿频急痛等下焦湿热症状者，可加黄柏、地龙、土茯苓、萆薢、白茅根等清利湿热之品；伴腰痛乏力等症状者，加可肉桂、阿胶、枸杞子等以助补肾之功；伴椎骨等骨骼转移者，可加骨碎补、狗脊、蜈蚣、僵蚕、自然铜等壮筋骨、通经络之物。

（古炽明、彭煜、袁少英）

第七节　前列腺癌术后

根据2012年世界范围的调查结果，前列腺癌在中国的发病率出现了显著上升，根据国家癌症中心的最新数据，前列腺癌自2008年起成为泌尿系统中发病率最高的肿瘤，2009年的发病率达到9.92/10万，前列腺癌患者主要是老年男性，高峰年龄为75～79岁。根治性前列腺切除术是治愈局限性前列腺癌最有效的方法之一，主要术式有传统的开放性经会阴、经耻骨后前列腺癌根治术及近年发展的腹腔镜前列腺癌根治术和机器人辅助腹腔镜前列腺癌根治术。手术后主要并发症有阴茎勃起功能障碍、尿失禁、膀胱尿道吻合口狭窄、尿道狭窄、高碳酸血症、继发出血等。

【病因病机】

前列腺癌术后血脉破损,血不循经,溢于脉外,郁遏精室,瘀久化热,下焦阳滞,气血凝滞,膀胱气化不利,水道不畅。年老体弱,脾胃气虚,突遭重创,脾失运化,水谷生化乏源,营养不良;或失血过多,导致气血两虚。久病体虚,热耗津液,肾阴亏耗,导致气阴两伤。或久用抗癌、激素类药物,脾胃受损,水湿内阻停,聚而成痰,浊阴不化;肝肾同源,精血互生,阴精受损,气血亏耗,生化无源,故见肝肾阴虚。患病日久,药毒内结,横犯脏腑,元气暗耗,命门火衰,导致阴阳两虚。

【诊断】

前列腺癌术后,早期可出现血尿及尿路刺激症状,后期可出现疲倦乏力,局部疼痛、出血、腹胀、纳呆等全身虚弱症状。此类患者多属年老体弱,术前及术后生活质量都较低。主要是根据患者前列腺癌的相关检查以及手术后有否出现并发症做出诊断。同时排除导致阴茎勃起功能障碍、尿失禁、膀胱尿道吻合口狭窄、尿道狭窄、高碳酸血症、出血等症状的其他疾病。

【治疗】

一、内治

(一)辨证施治

1. 下焦湿热,瘀血内聚证 前列腺癌术后早期(术后3日内),常见尿急、尿频、尿痛、血尿,或伴低热、寐差、纳差、口干等症状,并可见舌淡苔黄,脉弦数。治宜清热利湿通淋,活血凉血止血,以减轻尿血、尿痛等尿路症状,防止术后感染。方用小蓟饮子、八正散或石韦散加减。常用药物有田七、大蓟、小蓟、生地、滑石、竹叶、甘草、车前子、蒲公英、蒲黄炭、桃仁、仙鹤草、红芪等。尿血明显者加白茅根、侧柏叶、凉血止血;尿痛明显者加琥珀、槐花炭。

2. 气阴两虚,痰瘀毒结证 前列腺手术数日以后(术后4~14日),常见神疲肢乏,腰膝酸软,头晕气短,盗汗寐差,尿频尿急,或尿线无力或余沥不尽,自汗,舌暗淡,苔少而干,脉细弱。治宜扶正祛瘀,攻补兼施,以缓解尿路症状,促进术口愈合。方用生脉散合扶正攻毒方。常用药物有黄芪、太子参、白术、茯苓、陈皮、龟甲、菟丝子、山茱萸、半枝莲、全蝎、泽兰、甘草等。如气虚明显者加五指毛桃、红景天;腰膝酸软甚者加杜仲、续断、桑寄生;痰瘀明显者加玄参、浙贝母、牡蛎。

3. 气血亏耗证 患者出院后(术后15日以后),神疲肢倦,面色苍白,爪甲不华,头晕心悸,气短自汗,尿频,舌淡,苔薄白,脉沉细无力。治宜益气养血,祛湿解毒。方用十全大补汤加减。常用药物有黄芪、党参、白术、茯苓、熟地、白芍、川芎、当归、肉桂、鳖甲、土茯苓、白花蛇舌草、半枝莲、甘草等。如气虚明显者加五指毛桃;血虚明显者加阿胶;自汗明显者加防风、五味子、麦冬。

4. 气阴亏虚证 常见面色苍白或两颧潮红,心烦不舒,口干咽燥,神疲肢乏,头晕,手足心热,脘痞纳呆,小便淡黄,尿频便干,舌淡红苔少,边有齿痕,脉细数而无力。治宜益气养阴,清热解毒。方用生脉饮合六味地黄汤加减。常用药物有西洋参、太子参、麦冬、五味子、山茱萸、玄参、黄芪、石斛、牡丹皮、泽泻、生地、白花蛇舌草、半枝莲、蛇莓。如虚火旺者加女贞子、墨旱莲;口渴明显者加天冬、沙参;胃脘痞满甚者加枳实、厚朴;饮食积滞加炒麦芽、炒谷芽、炒山楂;大便干结者加黑芝麻、肉苁蓉。

5. 脾胃阳虚证 常见胃脘痞闷,似胀非胀,食少纳呆,食后胃脘发堵,倦怠乏力,舌质淡或胖,苔薄白或厚腻,脉细弱或缓细。治宜健脾和胃,扶正祛毒。方用升阳益胃汤加减。常用药物有黄芪、党参、白术、陈皮、法夏、羌活、独活、柴胡、防风、泽泻、土茯苓、半枝莲、白花蛇舌草、蛇莓等。如倦怠乏力重者加红参;食滞胃脘者加炒麦芽、炒谷芽、炒山楂;胃脘胀甚者加厚朴、枳壳。

6. 肝肾阴虚证 常见头晕目眩,目干,易疲劳,肢体麻木,口燥咽干,失眠多梦,两胁隐痛,腰膝酸软,耳鸣,尿血,舌红少苔,脉弦细数。治宜补益肝肾,养阴排毒。方用一贯煎加减。如胸胁胀痛明显者加柴胡、白芍、枳壳;虚火旺者加知母、黄柏;腰酸重者加杜仲、川续断、狗脊。

7. 阴阳两虚证 常见形寒肢冷、面色苍白,神疲乏力,少气懒言,纳呆食少,声暗音哑,呕心欲呕,面黄消瘦,骨蒸潮热,心悸盗汗,心烦失眠,大便溏薄或泄泻,小便清长,或有尿频尿急,尿无力或余沥不尽,舌淡苔白,脉沉细。治法宜滋阴温温阳,扶正托毒。方用添精补髓丹加减。常用药物有鹿茸、熟地、山药、山茱萸、龟甲、肉苁蓉、巴戟天、杜仲、枸杞子、五味子、菟丝子、淫羊藿、补骨脂、党参、白术、炮山甲、地龙、柏子仁、川椒、厚朴、赤石脂。如若阴虚火旺者去淫羊藿,加女贞子、墨旱莲;气虚明显者加红参;心烦失眠甚者加酸枣仁、煅龙骨、煅牡蛎。

(二)中成药、验方

1. 中成药

(1) 下焦湿热、瘀血内聚证:灵泽片,每次4片,每日3次。

(2) 气阴两虚,痰瘀毒结证:大黄䗪虫丸合生脉胶囊。大黄䗪虫丸,每次9g,每日3次;生脉胶囊,每次3粒,每日3次。

(3) 气血亏耗证:十全大补丸,每次1丸,每日2次。

(4) 气阴亏虚证:百令片,每次5片,每日3次;生脉胶囊,每次3粒,每日3次。

(5) 脾胃阳虚证:补中益气胶囊,每次6g,每日3次。

(6) 肝肾阴虚证:六味地黄丸,每次6g,每日3次。

(7) 阴阳两虚证:填精补髓丸每次6g,每日3次;还少胶囊,每次5粒,每日3次。

2. 验方

(1) 人参10g,鹿茸6g,当归12g,肉苁蓉15g,山茱萸15g,大枣20g。每日1剂,水煎,分2次服。适用于阴阳两虚证。

(2) 当归15g,大枣20g,黄芪20g,生姜10g,羊肉250g。每日1剂,吃羊肉,喝汤。适用于气血亏耗证。

(3) 黄芪30g,西洋参10g,鳖甲20g(先煎),石斛20g。每日1剂,水煎,分2次服。适用于气阴两虚证。

(4) 五味子10g,补骨脂10g,肉豆蔻15g,党参15g,白术15g,山药30g,生姜10g,大枣20g。每日1剂,水煎,分2次服。适用于脾胃阳虚证。

(三)西药治疗

严格按照前列腺癌相关指南用药治疗。

二、针灸疗法

1. 针刺疗法

(1) 下焦湿热,瘀血内聚证:取膀胱俞、中极、阳陵泉、阴陵泉、内庭、太白、地机。操作:先泻后补。

(2) 气阴两虚,痰瘀毒结证:取太溪、气海、足三里、三阴交、血海、丰隆、公孙。操作:导气法或先补后泻。

(3) 气血亏耗证:取关元、气海、足三里、三阴交、阴陵泉、蠡沟、膈俞、中脘、章门。操作:补法或烧山火,或灸法,直接灸或隔附子灸。

(4) 气阴亏虚证:取膻中、肺俞、气海俞、肾俞、照海、太溪、阴包、阴郄、太渊。操作:导气法。

(5) 脾胃阳虚证:脾俞、胃俞、气海、中脘、滑肉门、足三里、上巨虚、关元俞。操作:灸法,直接灸或隔附子灸,或补法、烧山火。

(6) 肝肾阴虚证:肝俞、肾俞、期门、京门、水泉、阴郄、志室。操作:导气法。

(7) 阴阳两虚证:膏肓俞、腰阳关、命门、关元、关元俞、气海、气海俞、各脏腑的背俞穴、募穴。操作:灸法,直接灸或隔附子灸,或补法、烧山火。

2. 艾灸疗法 适用气血亏耗、脾胃阳虚、阴阳两虚证。可使用隔姜灸、隔附子灸及隔盐灸或督脉灸,按辨证选穴,每次选用8～10个穴位,每次20分钟,重者甚至可取督灸法。

3. 穴位注射 患者出院后,按照辨证分型选用相应穴位和药物。

(1) 气血亏耗,脾胃阳虚证:黄芪注射液等。

(2) 肝肾阴虚,气阴亏虚证:胎盘组织液、生脉注射液等。

(3) 阴阳两虚证:高丽参注射液、鹿茸注射液、卡介菌多糖核酸注射液等。

【预防与调护】

(1) 中医药在前列腺癌根治术后治疗方面体现其独特优势,能根据病患不同证型辨证处方,起到扶正祛邪、增效减毒的作用,减少手术引起的并发症,提高患者生存质量,但必须密切注意患者的具体情况,严格按照有关的指南用相关的西药。

(2) 注意调畅患者情志,心理疏导和疏肝解郁法当贯穿治疗始终,长期用药,其副作用明显,加上一些家庭因素,从而影响患者的依从性,在很大程度上影响治疗效果。不良的心理状态,如抑郁等可能导致患者放弃治疗,甚者选择轻生。

(3) 注意保护脾胃,因脾胃为后天之本,古人云:"正气内存,邪不可干,邪之所凑,其气必虚。""有胃气则生,无胃气则死。"人体必要的营养均需通过脾胃运化吸收才能获得,病者才有正气继续抗邪,因此必须全程注意患者的脾胃健运,提高患者抗病能力。

【现代文献摘录】

(1) 袁少英,郑进福,何超拔,等.前列腺癌术后的中医辨证论治[J].辽宁中医杂志,2015,45(9):3.

前列腺癌术后临床表现多为虚实夹杂,邪去正虚,以虚为主,中医药在前列腺癌根治术后的治疗方面有其独特优势,临床用药,遵循扶正补虚,攻补兼施原则,兼清热解毒、活血化瘀、利水渗湿、化痰散结等法祛邪。根据患者术后及出院后的临床表现分为不同证型辨证处方,主要分为前列腺术后早期以及前列腺手术数日以后气血两虚、气阴两虚、脾胃失调、肝肾阴虚、阴阳两虚等证型,采取相应的中药进行治疗,起到扶正祛邪,增效减毒的作用,减少手术引起的并发症,提高患者生存质量,延长生存期,具有较好的应用前景。

(2) 尤耀东,任飞强,常德贵.常德贵教授寒温并用法治疗前列腺癌经验[J].四川中医,2015,33(3):15-16.

鉴于前列腺癌具有难治、严重影响患者生活质量及高致死率的特点,常德贵运用寒温并用法,自创芪蓝方治疗前列腺癌,为中医药治疗前列腺癌提供一种新的方法和思路。常德贵认为前列腺癌具有寒热错杂的病机特点,虚实夹杂,寒热并存,贯穿前列腺癌整个病程。基于此,以"调气和血,寒热并用"为治法,创芪蓝方,该方中药组成有黄芪、葫芦巴、绞股蓝、土茯苓和蜣螂等中药。基础实验研究、临床应用均表明该方能改善前列腺癌患者排尿症状,降低 PSA 值,延缓肿瘤进展,提高患者的生存质量。

(袁少英、古炽明、魏明俊)

第八节 精囊炎

精囊炎是继发于泌尿生殖系统感染及精囊而发生的炎症,其主要特征是血精,临床上并不少见。重者可见肉眼血精,轻者显微镜下可见红细胞,且常与前列腺炎同时发生。精囊炎可分为急性与慢性两种,有病原体的感染以及局部的易感因素是诱发急性前列腺炎的重要原因。任何导致前列腺、精囊充血的因素,例如酗酒、受寒、纵欲过度、会阴损伤或长时间受压等都能诱发急性精囊炎的发生。本病相当于中医学的"血精"。

【病因病机】

1. 精室湿热　湿热之邪侵袭下焦,精室血络受损而致血精。

2. 气血瘀阻　精室湿热蕴结日久,瘀血败精内停,气血瘀滞;或外伤阴部,络破血溢,瘀血内阻,新血不得归经而成血精。

3. 阴虚火旺　素体阴虚,或纵欲过度,肾精亏损;或过服温燥助阳之品,热伤阴分,阴虚内热,火炎精室,血络被灼,迫血妄行而成血精。

4. 气不摄血　劳倦过度,饥饱失常,中气受损;或久病、大病气血不足,不摄血,而致血精。

【诊断】

1. 临床表现　急性精囊炎常伴全身症状如发热、寒战等,有不明原因下腹部、会阴部隐痛,伴有排尿不适、烧灼感及尿频、尿急,性欲减退,射精剧痛。直肠指诊可扪及精囊肿大并有明显触痛。慢性精囊炎的特征为血精,性交时精液呈粉红色或暗红色或夹有血丝,或小便有灼热感、尿急、尿频,下腹部或会阴部隐痛不适,射精痛,性功能减退等。

2. 辅助检查　精液检查可见红细胞、脓细胞及死精子。直肠 B 超检查可见精囊增大,边缘毛糙,囊腔增大,回声不均匀。

【鉴别诊断】

1. 精囊结核　精囊结核也可出现血精,但精囊结核时精液量往往减少,直肠指诊有时可触及局部变硬或有结节,累及附睾时,输精管呈串珠样改变,精液检查可发现结核杆菌。CT 提示精囊外缘呈波浪状,界限模糊,呈囊性或实性影,囊性低回声密度影,内壁界面不清。

2. 精囊结石　临床少见,有腹股沟疼痛及血精。触诊前列腺外上缘坚硬或有结石摩擦感,B 超可探及精囊内强回声,后伴声影。

3. 精囊腺癌　早期可无明显症状,晚期癌肿增大,侵及膀胱和前列腺可出现排便困难,下腹部或腰骶部坠胀不适等症状。直肠指诊时在前列腺顶端可触及不规则肿物,通常无触痛。精囊 MRI 有助于鉴别诊断。

【治疗】

一、内治

（一）辨证施治

1. 精室湿热证　血精量多,色红或鲜红,会阴部或小腹、腰部胀滞不舒,口苦而干,小便黄赤、频数、灼热而痛,舌红苔,黄腻,脉滑数。治宜清利精室。方选小蓟饮子合三妙丸加减。常用药物有小蓟根、车前草、木通、蒲黄、淡竹叶、藕节、苍术、川牛膝、生地、栀子、碧玉散。热盛者加金银花、连翘、蒲公英;血瘀者加三七粉、马鞭草、丹参。

2. 瘀血阻滞证　血精量少,色暗红或挟血块,会阴部疼痛,小腹胀滞,舌暗红或紫斑,苔薄白,脉涩。治宜活血祛瘀止痛。方选血府逐瘀汤加减。常用药物有红花、赤芍、柴胡、川芎、当归、桃仁、川牛膝、生地、女贞子、墨旱莲、大枣、三七粉。湿热未净者加黄柏、知母、碧玉散；阴虚火旺者加阿胶、炙龟甲、炙鳖甲；气不摄血者加生黄芪、党参、白术。

3. 阴虚火旺证　精血色红，量少，射精疼痛，会阴坠胀不适，心烦失眠，面部升火，口干咽燥，舌红少津、苔少或剥，脉细数。治宜养阴降火止血。方选二至地黄丸加减。常用药物有白茅根、仙鹤草、山药、女贞子、墨旱莲、泽泻、茯苓、阿胶、生地、山茱萸、牡丹皮、甘草。气虚甚者加党参、生黄芪、白术；瘀血阻滞者加三棱、莪术、川牛膝、丹参、三七粉；湿热未净者加知母、黄柏、碧玉散。

4. 气不摄血证　血精淡红，时多时少，头眩目晕，面色不华，神疲时倦，少气懒言，纳谷不香，夜寐不安，苔薄白，舌淡，脉细弱。治宜益气摄血。方选归脾汤加减。常用药物有黄芪、仙鹤草、白术、党参、山药、陈皮、茯苓、龙眼肉、当归、阿胶、大枣、甘草；血瘀者加川牛膝、三七粉、丹参。

（二）中成药、验方

1. 中成药

（1）精室湿热证：萆薢分清丸合十灰丸，每日3次，各服6g。

（2）瘀血阻滞证：三七片，每日3次，每次4片。

（3）阴虚火旺证：知柏地黄丸或大补阴丸，每日3次，每次8g。

（4）气不摄血证：归脾丸或补中益气丸，每日3次，每次8g。

2. 验方

（1）加味三妙丸：苍术9g，黄柏9g，牛膝9g，地锦草30g，马鞭草30g，一枝黄花20g，甘草6g。每日1剂，水煎，分2次服。适用于精室湿热之精囊炎。

（2）理血汤：仙鹤草30g，赤芍10g，牡丹皮20g，蒲黄10g，当归10g，三七粉3g（分吞）。每日1剂，水煎，分2次服。适用于瘀血阻滞之精囊炎。

（3）经验方：知母20g，黄柏20g，川楝子10g，白茅根30g，土茯苓20g，大蓟10g，小蓟10g，女贞子15g，牡丹皮10g，地榆炭10g。可随症加减，每日1剂，水煎，分2次服。适用于精室湿热之精囊炎。

（4）滑石15g（包煎），甘草5g，金银花10g，地榆炭15g。每日1剂，水煎，分2次服。适用于精室湿热之精囊炎。

（5）桃红四物汤加减：桃仁12g，红花10g，当归10g，生地10g，川芎10g，芍药10g，蒲黄10g，五灵脂10g。每日1剂，水煎，分2次服。适用于瘀血阻滞之血精症。

（三）西药治疗

若由于急性前列腺炎、尿道炎、膀胱炎等细菌性感染并发的精囊炎，应选用敏感抗生素治疗，并配合局部的物理疗法，可促进药物的局部吸收。

1. 抗感染治疗　对于细菌培养阳性者，应根据药敏结果选用有效的、能穿透前列腺包膜的抗生素治疗。常用药物有大环内酯类、磺胺类、喹诺酮类、头孢菌素类等。当感染可疑而细菌培养阴性者，应考虑衣原体、类杆菌感染的可能，可给予四环素、甲硝唑治疗。抗生素通常要连续使用2周以上才能起到较好疗效。

（1）磺胺甲噁唑：每次2片，每日2次。

（2）环丙沙星：每次500mg，每日2次，或每次200mg，静脉滴注，每日2次。

（3）左氧氟沙星：每次100～200mg，每日2～3次；或每次200mg，静脉滴注，每日2次。

（4）头孢拉定：每次0.5g，每日4次；或每次2g，静脉滴注，每日2次。

（5）罗红霉素片：每次150mg，每日2次。

除了全身抗感染治疗外，尚可局部用药。方法是：通过精囊镜进入精囊，选用敏感抗生素，行精囊冲洗，使局部药液浓度增高，起到快速杀灭病菌的作用。

2. 止血药治疗

（1）酚磺乙胺：每次0.25～0.75g，静脉注射或肌内注射，每日2～3次。

（2）维生素K_3：每次4mg，每日3次；或每日8mg肌内注射。

（3）肾上腺色腙：每次5mg，每日3次；或每日10mg肌内注射。

二、外治

中药保留灌肠疗法：采用清热利湿、活血止痛类中药汤剂保留灌肠，适用于精室湿热、瘀阻血络型精囊炎或合并前列腺炎者，精室湿热者采用三花通窍方保留灌肠，瘀阻血络者采用红莓通窍方保留灌肠。

三、针灸疗法

（1）精室湿热证：取中极、归来、三阴交、大肠俞、交信、血海、中封。操作：泻法。

（2）瘀阻血络证：取中极、归来、三阴交、交信、血海、膈俞、肝俞。操作：泻法。

（3）阴虚火旺证：取三阴交、交信、血海、阴谷、曲泉或阴郄、水泉。操作：平补平泻。

（4）气虚失摄证：取中极、归来、三阴交、血海、脾俞、章门、隐白。操作：平补平泻或补法。

四、手术疗法

脓肿形成者行经会阴部穿刺抽吸减压术；保守治疗无效，血精反复发作者，可行精囊镜探查及手术。一方面可以明确病因，另一方面还可针对病因行相应处理，如射精管狭窄扩张及内切开、精囊结石碎石、射精管囊肿切除以及精囊冲洗等。术后早期，患者主要出现血尿、尿频急痛及会阴部坠胀等不适，中医辨证为湿热下注，以清热利湿为法，方以八正散加减治疗；中后期，尿频急及血尿消失，患者主要表现为会阴部坠胀，腰骶部酸痛，中医辨证为气滞血瘀，以行气活血祛瘀为法，以保持精囊及射精管通畅，方以血府逐瘀加减治疗。

【预防与调护】

（1）急性期忌房事，减少性刺激，以免局部充血、出血。避免不必要的检查及按压。

（2）慎食辛辣肥甘、炙煿之品，戒绝烟酒。平时可用温开水坐浴，以利炎症吸收。

【现代文献摘录】

陈慰填，陈德宁，古宇能，等.化瘀止血方治疗精囊炎临床研究[J].中医学报，2015（04）：580-581.

观察化瘀止血方治疗精囊炎的临床疗效。将60例精囊炎患者随机分为治疗组和对照组，各30例。治疗组口服化瘀止血方，对照组口服敏感抗生素或左氧氟沙星及肾上腺色腙。观察两组1个月后症状的改善情况。结果：治疗组有效率为90.00%，对照组有效率为73.33%，两组比较差异有统计学意义（$P<0.05$）。

（彭煜、袁少英）

第九节　精囊肿瘤

精囊是一对迂曲的管状结构，位于前列腺上方、膀胱底与直肠之间，其外侧为盲端，内下端变细与输精管末端汇合成射精管而开口于尿道嵴上。其分泌物黏稠，含丰富的枸橼酸及果糖，为精子提供载物与能源，有助于精子活动及运送。中医学典籍中，尚未发现"精囊"的对应名称，但可将其归入"精室"范畴。精室有广义和狭义之分，狭义仅指前列腺，广义指睾丸、附睾、输精管、精囊、前列腺等内生殖器官的总称。《中西汇通医经精义》云："男子名为精室，乃血气交会化精成胎之所，最为紧要。"《素问》云："七八，肝气衰，筋不能动，天癸竭，精少，肾脏衰，形体皆极。"

精囊肿瘤包括良性和恶性两种。精囊良性肿瘤包括乳头状腺瘤、囊腺瘤、平滑肌瘤、纤维瘤、神经瘤、畸胎瘤等。精囊恶性肿瘤主要为腺癌，其他病理类型有平滑肌肉瘤、血管肉瘤、生殖细胞瘤、精原细胞瘤、绒毛膜上皮癌等。其中，恶性肿瘤又有原发性和继发性之分，原发性恶性精囊肿瘤极其罕见，至2007年国外文献统计仅发现54例。本文主要叙述精囊腺癌。

【病因病机】

中医学认为"正气存内，邪不可干""邪之所凑，其气必虚"，故可将其病因概括为：① 邪毒外侵，聚于精室，气血运行不畅，日久成积；② 饮食不调或房事失宜，脾肾亏虚，痰湿内生，日久湿热蕴结；③ 情志失调，气郁而结，日久痰瘀互结，积于下焦。西医学认为本病的发病可能与遗传、激素水平紊乱、性生活等有一定关系。

【诊断】

1. 临床表现　精囊腺癌早期无症状，后期可出现血精、尿频、尿急、尿痛、间歇性血尿、排尿困难、尿潴留、便秘。晚期因侵犯前列腺、膀胱、输尿管或直肠，可引起会阴及直肠疼痛，有时继发睾丸、附睾炎症等。因就诊时多属晚期，故难以确定肿瘤是否起源于精囊，还是来自前列腺或直肠等。实际上，精囊的继发性肿瘤更为常见。

2. 诊断要点　原发性精囊腺癌有下列特征：① 发病年龄一般大于50岁；② 当症状出现时，肿瘤常已扩展到前列腺、膀胱或直肠；③ 常引起前列腺或输尿管梗阻；④ 病理组织学表现有产生黏液的乳头状腺癌或退行性改变的腺癌；⑤ 血清PSA和PAP正常；⑥ 血清CEA可升高。

3. 辅助检查　经腹部或直肠B超检查可直接显示扩大变形的精囊、肿块及与周围组织的浸润程度。精囊造影可见精囊梗阻、变形、充盈缺损。静脉尿路造影可见输尿管下段受压，膀胱底部不对称隆起。精液脱落细胞检查、超声引导针吸、组织活检对肿瘤的诊断有重要意义。

【鉴别诊断】

1. 精囊退行性变 多见于 40 岁以后，精囊出现老年性改变，上皮细胞为立方或扁平细胞，并出现巨核细胞，导管内常被覆体积大、胞质多、核大深染的大细胞，但无核分裂象。

2. 原发性精囊淀粉样变 随年龄的增长，精囊上皮固有层内出现淀粉样变，HE 染色呈均匀稠密的嗜酸性物质，不累及精囊的血管壁。可有血精、腹股沟疼痛及尿路刺激症状。直肠指诊可触及精囊增厚或有触痛。

【治疗】

一、内治

辨证施治

《经》云："五脏之道，皆出于经隧，以行气血，血气不和，百病乃变化而生。"本病病因病机与脏腑气血不和密切相关，或因气滞血瘀痰浊，或因多痰多湿，或因体虚邪犯，久则痰瘀凝滞精道，气血运行失畅，精室脉络阻滞，临床当辨证论治。

1. 湿热蕴结证 小便滴沥不畅，色黄，可有血精，小腹胀满，大便秘结，口干口苦，舌质红，苔黄腻，脉滑数。治以清热利湿。方选八正散加减。常用药物有车前子、瞿麦、萹蓄、滑石、甘草梢、栀子、大黄、白茅根、黄柏。小腹胀满，可加橘核、荔枝核。

2. 气滞血瘀证 小便不畅，尿痛，会阴或直肠疼痛，夜间加重，面色晦暗，舌质紫暗，苔白腻，脉弦涩。治以活血化瘀。方选桃仁红花煎加减。常用药物有丹参、赤芍、川芎、桃仁、红花、延胡索、香附、青皮、生地、当归。疼痛剧烈者，可加乌药、川楝子、荔枝核。

3. 痰瘀互结证 排尿困难，尿急，尿痛，会阴或直肠疼痛，甚者腰背或骨节疼痛，剧痛难忍，口干舌燥，烦躁不安，大便秘结，舌质紫暗，苔少，脉细弦。治以解毒散结，化痰逐瘀。方选血府逐瘀汤加减。常用药物有当归、生地、桃仁、红花、枳壳、赤芍、柴胡、甘草、桔梗、川芎、牛膝、浙贝母、地龙、蜈蚣。疼痛剧烈者，可加乌药、川楝子、荔枝核。

4. 正虚毒炽证 排尿无力，或癃闭，周身隐痛或剧痛，精神萎靡，面色晦暗或苍白，纳差，舌质紫或有瘀斑，苔黄，脉弱无力。治以调补气血，清热解毒。方选八珍汤加减。常用药物有党参、白术、茯苓、甘草、当归、白芍、川芎、熟地、生姜、大枣。乏力，可加制首乌、续断。

5. 气血亏虚证 多见于晚期、手术后、放化疗后，形体消瘦，面色萎黄，头晕目眩，神倦乏力，少气懒言，舌质淡，苔薄白，脉沉细。治以补益气血，养心安神。方选香贝养荣汤加减。常用药物有白术、党参、茯苓、陈皮、熟地、川芎、当归、贝母、香附、白芍、桔梗、甘草。白细胞降低者，可加苦参、补骨脂。

二、针灸治疗

（1）小便淋漓不畅或癃闭，可选用肾俞、膀胱俞、关元、中极、三阴交、承山、阴陵泉。用泻法，留针 15 分钟。

（2）会阴疼痛，可选用肾俞、三阴交、肝俞、足三里、委中。轻刺激，留针 15 分钟。

三、西医治疗

手术是本病的基本治疗措施，原则上做根治性切除术，包括膀胱、前列腺、精囊切除及盆腔淋巴结切除。如果肿瘤已经侵犯周围组织，需做全盆腔脏器切除术。术后辅以放疗、化疗或雌激素治疗。

【预防与调护】

（1）禁酒，忌过食肥甘及辛辣食物。

（2）生活规律，劳逸结合，不要久坐，或骑车时间过长。

（3）调节情志，保持乐观情绪，树立战胜疾病的信心。

（4）保持外生殖器清洁，避免不洁性生活。

【现代文献摘录】

芮桦，周伟民，袁雪锋，等. 腹腔镜原发精囊良性肿瘤切除术的临床应用[J]. 腹腔镜外科杂志，2014，19(2)：72-73.

行腹腔镜原发精囊良性肿瘤切除术体会：① 术前常规清洁灌肠，术前 1 日使用口服抗生素如甲硝唑，可减少直肠损伤带来的并发症。② 术中采取头低脚高位，以减少肠管对术野的影响。③ 术中先寻找膀胱直肠凹陷，此时可见膀胱后面有上下两道弓状隆起，第二道弓状隆起为输尿管壶腹部及精囊位置的标志，可用超声刀横行打开第二道弓状隆起处的腹膜返折，并迅速找到患侧输精管。④ 于输精管的外下方分离找到精囊及精囊肿瘤。⑤ 精囊供应血管主要是两条，一条位于尖部，一条位于基底部，术中可用超声刀慢档切断精囊供应血管后再切断供应肿瘤的血管，但精囊尖部外侧靠近髂外动静脉，如肿瘤体积较大或肿瘤位于精囊尖部，分离精囊尖部时需注意髂外动静脉，避免损伤后造成大出血。⑥ 肿瘤较大、靠近前列腺侧血管蒂时，注意保留周围的神经血管束，分离肿瘤与神经血管束时尽量采用钝性或锐性分离，避免术后造成阴茎勃起功能障碍。⑦ 肿瘤较大压迫周围脏器，分离时注意保护周围的膀胱、同侧输尿管、直肠、前列腺，防止损伤。⑧ 如术中直肠前列腺较难分离出平面时，可用手指伸入直肠帮助确诊，避免直肠损伤。

原发精囊良性肿瘤罕见，与传统开放手术相比，腹腔镜手术处理盆腔深部的精囊肿瘤视野暴露好、患者创伤小、术后康复快，是治疗原发精囊良性肿瘤可行、安全、有效的微创术式。

（彭煜）

第 十 章

阴 茎 疾 病

第一节 阴茎硬结症

阴茎硬结症属于中医学的"阴茎痰核""玉茎结疽"等范畴，为前阴疾病。明代汪机著的《外科理例》中述："一弱人茎根结核，如大豆许，劳则肿痛。"《素问·厥论》："前阴者，宗筋之所聚，太阳、阳明之所合也。"《灵枢·经脉》："肝者，筋之合也，筋者，聚于阴器。"

阴茎硬结症，即阴茎纤维性海绵体炎，是阴茎海绵体白膜与阴茎筋膜之间发生纤维硬结的一种病变。临床特征为隐伏发展的阴茎白膜纤维性局限性斑块、质硬，可引起阴茎勃起疼痛、阴茎弯曲畸形及病变远端阴茎勃起不坚。本病多发生于45～60岁的中年男性，平均发病年龄为53岁左右。

【病因病机】

中医学认为，本病的病因病机主要与肝、脾、肾三脏关系密切。盖肝之经脉绕阴器，肝主疏泄，若情志不遂，或暴怒伤肝，肝郁气滞则气血运行不畅，瘀血阻于阴茎脉络，可致本病发生。肾主前阴，肝肾不足，感受寒湿，侵入厥阴之络；或脾肾阳虚，聚湿生痰，痰瘀凝结，流注经络而发病。此外，阴茎损伤，交媾不洁亦可致瘀血、痰湿留滞经络而发为本病。

【诊断】

1. 临床表现　阴茎硬结症患者的临床表现根据疾病的发展主要分为两个阶段，第一阶段主要是阴茎硬结、勃起疼痛和（或）勃起时畸形，称之为活动期。发病12～18个月后病情逐步稳定，进入相对静止的稳定期，临床特点为阴茎弯曲畸形的稳定和勃起疼痛的消失，病理学特征为成熟瘢痕的形成。在这一期，绝大部分患者的勃起疼痛能缓解，而阴茎弯曲则多不能缓解。另外，阴茎硬结症的晚期可能出现勃起功能障碍，可能与阴茎严重变形、连枷阴茎、阴茎血管功能受损等器质性原因和患者焦虑、烦躁等心理性原因有关。

在患者阴茎的背侧和腹侧可触及一个明显的斑块或硬结区，通常位于背侧，导致背侧弯曲。两侧及腹侧斑块引起的弯曲较少，但勃起或性交时可有疼痛。疼痛病不严重，但能影响患者的勃起功能。

2. 辅助检查

（1）多普勒超声检查可估计硬结斑块的位置及大小，同时还能清楚显示阴茎段尿道的结构或局限性受压迫变窄的表现，可监测治疗进展，是一般诊断及随访的首选检查。

（2）勃起功能障碍的检查，ED患者应进一步评估勃起功能，以了解阴茎海绵体的结构、白膜、背动脉和海绵体动、静脉功能以及海绵体窦动脉间的侧动脉连接情况。

（3）MRI可提供阴茎结构不重叠的影像，可用于手术治疗前了解阴茎的解剖学特征。

【鉴别诊断】

1. 阴茎骨化病　为阴茎海绵体胶原纤维增生发生钙化所致，临床较罕见。其临床表现也有阴茎勃起时疼痛，性交困难，但其阴茎局部不是一个或多个硬结，而是整个阴茎海绵体质地比较坚硬，阴茎背侧的触诊可鉴别。另外，阴茎X线摄片可见阴茎海绵体骨化的征象，阴茎海绵体造影可以显示充盈缺损，阴茎有密度增高的阴影。

2. 阴茎结核　本病为结核杆菌侵犯阴茎所致。当结核在海绵体内蔓延时，局部若发生纤维化也可使阴茎发生弯曲。阴茎结核也很罕见，其好发部位多为阴茎头部，表现为结节或慢性溃疡。局部活检、结核病灶及溃疡分泌物的直接涂片或培养查出结核杆菌可鉴别。

3. 阴茎癌　阴茎癌若浸润阴茎海绵体时，可使海绵体出现硬结,但病变常为阴茎头、包皮内板、冠状沟处的菜花样肿物。局部活检发现癌细胞可资鉴别。

【治疗】

一、内治

(一)辨证施治

1. 痰浊凝结证 阴茎背侧有一个或数个索条或斑块状硬结,倦怠乏力,纳呆腹胀,形体肥胖,大便溏薄,口淡无味。舌淡,苔白腻,脉濡或滑。治宜健脾和胃,化痰散结。方选二陈汤加减。常用药物有半夏、胆南星、僵蚕、白芥子、白附子等。湿浊壅盛者可加苍术、厚朴;兼有热象者加黄连、黄柏;久病脾虚者可加党参、白术、山药等。

2. 痰瘀互阻证 阴茎背侧痰核,按之较硬,硬结经久未消,胸闷,纳差,性情急躁易怒。舌质暗,苔薄白或白腻,脉弦或涩。治宜化痰逐瘀,行气散结。方选化痰逐瘀散结汤加减。常用药物有当归、牛膝、红花、蜈蚣、夏枯草、牡蛎、白芍等。兼有阴虚者加制首乌、夜交藤、鸡血藤;兼有脾气虚者加白术、黄芪;小便不利者加萆薢、车前子。

3. 阴虚痰火证 阴茎背侧痰核,硬结表面皮肤微红微痛,头晕耳鸣,健忘,腰酸,梦遗,伴五心烦热,口干津少。舌红苔腻而黄,脉细数。治宜滋阴清热,化痰散结。方选知柏地黄丸、大补阴丸或左归丸加减。常用药物有熟地、山药、山茱萸、茯苓、泽泻、知母、黄柏等。如结节坚硬不消者可加白芥子、玄参、穿山甲、橘核等。

(二)中成药、验方

1. 中成药

(1)浊痰凝结证:消痰丸,每次服用 6 g,每日 3 次。

(2)痰瘀互阻证:大黄䗪虫丸,口服,每次 9 g,每日 3 次;或西黄丸,口服,每次 9 g,每日 3 次。

2. 验方

(1)温肾补脾散结汤:附片 10 g,韭菜子 15 g,熟地 20 g,山药 15 g,白术 15 g,枣皮 15 g,夏枯草 15 g,莪术 15 g,山茱萸 15 g,鸡血藤 15 g,淫羊藿 15 g,地龙 10 g。每日 1 剂,水煎,分 2 次服用。适用于脾肾两虚,寒痰阻络之阴茎硬结症。

(2)复元活血汤合海藻玉壶汤:柴胡 15 g,青皮 20 g,木香 15 g,当归 10 g,桃仁 15 g,红花 15 g,川芎 15 g,穿山甲 10 g,海藻 15 g,昆布 15 g,陈皮 15 g,法半夏 15 g,贝母 15 g,连翘 15 g,白芥子

15 g,川楝子 15 g,附子 5 g,小茴香 15 g,白芍 45 g。每日 1 剂,水煎,分 2 次服用。适用于肝经气滞,血瘀阻络之阴茎硬结症。

(3)疏肝活血散:由当归尾、赤芍、丹参、红花、枳实、柴胡、陈皮、香附、青皮、穿山甲、橘核、全蝎、蜈蚣、土鳖虫、僵蚕、白花蛇组成。上药共为末,装胶囊,每次 5 g,每日 2 次,1 个月左右为 1 个疗程。适用于肝郁气滞、血瘀阻络之阴茎痰核症。

(三)西药治疗

(1)皮质激素治疗:泼尼松,口服 5 mg,每日 2~3 次,共 2~3 个月;或地塞米松 2 mg,加 2% 普鲁卡因 1 ml,局部注射,每周 1~2 次。

(2)维生素药物治疗:维生素 E 100 mg,每日 3 次,连服 3~6 个月;或维生素 E 每日 30 mg,口服,连服 6~9 个月。

(3)其他:有零星的报道可用对氨苯甲酸钠(氨苯甲酸),每日 12 g,分次口服,连用 6~12 个月。但有显著的胃肠道反应。

二、外治

(1)食醋磨紫金锭或万应锭,涂搽患处,每日 2~3 次。

(2)红灵丹或藤黄粉敷于硬结处,用胶布盖贴,隔日一换。

(3)阳和解凝膏剪成小块贴患处。

(4)化毒散软膏、甘乳膏、黄连膏、紫色消肿膏等具有一定的软坚散结作用。

(5)当归尾 12 g,小茴香 8 g,红花 9 g,白芷 6 g,桂皮 10 g,伸筋草 15 g。煎水熏洗患处。

(6)野菊花 60 g,生甘草 60 g。煎水外洗。

三、手术疗法

外科疗法即切除斑块,局部的间隙可用脂肪组织或假器填充,或用腹部皮肤移植,这种方法是 Wild 等人于 1979 年报道的。另外,Nesbit 术式即切除病变腹侧部分白膜,以纠正阴茎弯曲。由于手术可以引起新生瘢痕,故此种治疗方法仅用于病变严重,保守治疗无效,不能完成性生活或有重度钙化者。

四、针灸治疗

取曲骨、中极、三阴交为主穴,配以关元、大赫、鱼际及局部环针刺法,手法以泻为主。或辨证取穴,如选用肝经的太冲、曲泉穴,肾经的水泉、照海,脾经的太白、商丘等。留针 10~30 分钟。若属寒

证,可用灸法。

五、其他治疗

(1) 理疗:采用 1％组胺混悬胶冻涂于阴茎硬结表面,再通入低压直流电,使离子透入,每日 1 次,每次 10～15 分钟,20 次为 1 个疗程。

(2) 放射治疗:硬结局部用低度 X 线放射,每次剂量控制住 1.5～2.0 Gy。每周 2 次,2 周为 1 个疗程,2 个月后可重复进行。

(3) 注射疗法:用醋酸确炎舒松-A 注射剂(康宁克通-A)局部注射。方法:患者平卧,常规对阴茎消毒,用 1 ml 注射器 4～6 号针头抽取醋酸确炎舒松-A 1 ml(40 mg),左手固定阴茎,先在硬结周围缓慢注射,拔针后以 75％乙醇压迫 2 分钟,卧床休息 2 小时。每周 1 次,3 次为 1 个疗程。一般第 2 次注射后可将药液注射入硬结中心。

(4) 电离子透入疗法:Moneorsi 等应用经皮药物(地塞米松、维拉帕米等)电流导入疗法,治疗阴茎硬结症,电流 3 mA,每次 20 分钟,每周 3 次,共 3 周。90％症状缓解,阴茎形状也有改善,疗效确切。

【预防与调护】

(1) 积极治疗动脉粥样硬化、高血压、糖尿病等。

(2) 适当补充各种维生素,尤其是维生素 E。

(3) 改正酗酒等不良习惯。

(4) 尽量避免阴茎部的外伤。

(5) 保持局部清洁,穿宽松、柔软的内裤。

【现代文献摘录】

霍东增.疏肝化瘀散结汤治疗阴茎硬结症[J].山东中医杂志,2009,08:578.

应用疏肝化瘀散结汤(柴胡 10 g,当归尾 12 g,桃仁 12 g,皂刺 10 g,鳖甲 15 g,川楝子 10 g,海藻 15 g,昆布 15 g,陈皮 10 g,茯苓 15 g,瓦楞子 15 g,炮穿山甲 6 g,夏枯草 12 g,青皮 10 g)治疗 11 阴茎硬结症患者,每日 1 剂,头两煎内服,第三煎熏洗患处 20 分钟,30 日为 1 个疗程。经过 2～3 个疗程连续治疗,均有疗效。其中治愈(硬结消失,临床症状消失)3 例(占 27.3％);显效(硬结缩小 1/2 以上,临床症状消失或明显改善)6 例(占 54.5％);有效(硬结较前缩小或变软,临床症状减轻)2 例(占 18.2％)。总有效率 100％。

(李海松)

第二节　龟头包皮炎

龟头包皮炎属于中医学的"疳疮"范畴,大致与"袖口疳""臊疳"等相似。如《外科启玄》记载:"袖口疳乃龟头及颈上有疮……而外皮裹不见其疮,如袖口之包手故名之。"还记载:"玉茎有疮痒且疼,亦有水,盖因交媾不洗,肝经有湿热所致。"

龟头炎指龟头黏膜的炎症,而包皮炎指包皮及其黏膜面的炎症,但龟头炎和包皮炎常同时存在,故统称为龟头包皮炎。

【病因病机】

本病的形成多由于肝胆湿热下注,局部不洁,蕴久成毒而致。患者情志不舒,肝气郁结,肝气郁久化火,滋生湿热;或肝克脾土,脾不能运化水湿,湿热之邪内生。肝胆湿热,下注于阴茎,致使局部气血瘀滞,故有龟头及包皮局部潮红、糜烂、灼痛等症。总之,本病多因湿热、火毒下扰,袭于阴茎而生,多责之于肝脾两脏。西医学认为其发病的主要原因为包茎或包皮过长,不洁性交,药物刺激或过敏。

【诊断】

1. 临床表现　本病常发于包茎或包皮过长的患者。潜伏期一般为 3～7 日。初起阴茎头和包皮红肿、灼热、疼痛、奇痒,继而发生糜烂,或形成大小不等的溃疡,并有臭秽的乳白色脓性分泌物。后期可见包皮、阴茎头粘连,包皮不能上翻,严重者尿道外口狭窄。一般无全身症状。发展至坏疽时,可有寒战发热,周身乏力,腹股沟淋巴结肿痛。外周血白细胞总数及中性粒细胞比例可有升高。急性炎症初期包皮内板、龟头黏膜出现潮红、肿胀,继而若将包皮翻开可见龟头和包皮内面充血和糜烂,甚至有浅表小溃疡,有恶臭的乳白色脓性分泌物。若包皮过长者,包皮肿胀,包皮口缩小不能上翻,可以引起龟头水肿甚至缺血坏死。腹股沟淋巴结肿大及有压痛。后期可引起包皮龟头部粘连,包皮不能上翻,甚至造成尿道外口狭窄。

2. 实验室检查　部分患者可有血象异常,如白细胞总数增高,中性粒细胞比例增高。局部分泌物涂片或细菌培养可以发现各种致病微生物。

【鉴别诊断】

1. 接触性皮炎　常发生于应用避孕套或避孕

膏后,停用后能自愈或易于治愈。

2. 固定性药疹 有服药史,停药后易于治愈。愈后留灰褐色色素沉着,再次服药仍在原处复发。

3. 软性下疳 由链锁状杆菌(杜克雷嗜血杆菌)引起的一种自传接种性疾病。患者有不洁性交史。冠状沟、包皮系带两侧之小窝内和包皮内侧、龟头、阴茎等处初起可见红色丘疹,以后变为脓疱,继而破裂形成表浅溃疡,呈穿凿状或潜蚀性,触之柔软剧痛,容易出血。其分泌物较龟头包皮炎少,臭味也较轻。分泌物直接涂片或用培养基接种脓液检查出杜克雷杆菌是诊断本病的重要手段。

4. 阴茎梅毒 此病是由梅毒螺旋体引起的一种危害严重的性传播疾病,患者有不洁性交史。于阴茎冠状沟、包皮内侧或边缘、龟头等处可见一个或多个病灶。初起时患处微红,以后成为直径 1 cm 左右的硬结,表面糜烂,继而形成溃疡,溃疡面表浅,疮面平整,基底宽阔,边缘高起似纽扣状,局部无疼痛及瘙痒感,触之如软骨样。在糜烂面或浅溃疡分泌物中含有大量螺旋体,以暗视野检查发现梅毒螺旋体或梅毒血清试验即可确认为本病。

5. 淋病 淋病是由淋球菌引起的一种泌尿生殖系统的传染病。患者多有不洁性交史,尿道外口红肿、发痒、疼痛、尿道口流脓,部分患者两侧腹股沟淋巴结肿大、疼痛,甚至化脓。尿道脓液涂片染色检查可见多形核白细胞内有革兰阴性双球菌存在,或培养有淋球菌生长是本病的特殊检查方法。

6. 阴茎疱疹 此病为病毒引起的一种性传播疾病。于龟头、包皮、冠状沟和阴茎背侧皮肤等处出现成群的水疱,破溃后形成浅表溃疡。病程较短,常有复发史。从溃疡表面分泌物中分离出特殊的疱疹病毒是重要的鉴别诊断依据。

7. 特异性坏疽性阴茎头炎 本病为龟头的急性或慢性破坏性溃疡性病变,常常由于各种化脓性细菌等感染,或由螺旋体及梭状杆菌混合感染所致。初发时龟头及包皮黏膜有微小糜烂,表面有大量黄白色臭味渗出液,逐渐形成溃疡,严重者可发生坏死,甚至可因败血症而死亡。分泌物涂片或细菌培养可以发现螺旋体与梭状杆菌。

【治疗】

临床上对此病多采用祛风胜湿、清热消肿、利湿解毒,或健脾祛浊、托毒消肿、和营生肌之法。

一、内治

(一)辨证施治

1. 肝经湿热证 龟头包皮局部皮肤糜烂、渗液,向周围浸润,擦之易出血,局部疼痛加重,行走不便,伴口苦、面红目赤、身热、小便黄赤。舌苔黄腻,脉弦滑数。治宜清热利湿解毒。方选龙胆泻肝汤加减。常用药物有龙胆草、栀子、黄芩、木通、泽泻、车前子、生地等。局部渗液较多者加用黄柏、牛膝;热毒炽盛者可加蒲公英、紫花地丁、金银花、连翘等。

2. 肝郁脾虚证 龟头包皮局部皮肤糜烂、渗液,向周围浸润,面色萎黄,胸胁胀满,烦躁易怒,少气懒言,纳呆便溏,质淡,苔薄白,脉弦细。治宜疏肝健脾利湿。方选逍遥散合胃苓汤加减。常用药物有柴胡、茯苓、白芍、陈皮、半夏、郁金、当归、枳壳等。纳呆者加砂仁、鸡内金;睡眠差者加夜交藤、酸枣仁。

3. 热毒壅盛证 包皮肿胀光亮,状如水晶,破流腥水,麻痒而痛,小便黄赤,舌苔黄腻,脉弦滑。治宜清热解毒。方选黄连解毒汤加减。常用药物有黄连、黄芩、黄柏、栀子、木通、竹叶、芦荟等。若尿赤涩痛者加滑石、通草;糜烂处渗出较多者加茵陈、土茯苓;大便秘结者加大黄、桃仁等。

(二)中成药、验方

1. 中成药

(1)肝经湿热证:龙胆泻肝丸,每次 6 g,每日 3 次;八正合剂,每次 20 ml,每日 3 次。

(2)肝郁脾虚证:逍遥丸,每次 6 g,每日 3 次;健脾丸,每次 6 g,每日 3 次。

(3)热毒壅盛证:黄连解毒丸,每次 6 g,每日 3 次;芦荟丸,每次 6 g,每日 3 次。

2. 验方

(1)大黄蒺藜汤:大黄 30 g,白蒺藜 24 g,赤芍 10 g,苦参、地肤子、薏苡仁各 20 g,荆芥、防风各 10 g,黄柏、重楼各 15 g。每日 1 剂,水煎,分 2 次服。适用于湿热下注之龟头包皮炎。

(2)加减消风散:荆芥、防风、通草、蝉蜕、苦参、炒苍术、当归、知母各 10 g,生地 15 g,生石膏 20 g,白僵蚕 15 g,甘草 5 g。每日 1 剂,水煎,分 2 次服。适用于湿热下注型且瘙痒严重者。

二、外治

(1)防风、艾叶、川椒各 10 g,明矾 5 g,煎水外洗,每日 1 剂,每日 1～2 次。适用于阴茎或包皮红赤灼热、疼痛瘙痒及肿胀等症。

（2）大蓟根适量，捣烂敷阴茎。

（3）红肿未破溃时，用马齿苋、龙胆草，煎水外洗，然后涂黄连软膏或甘草油调敷，每日3～4次。

（4）形成溃疡时，用生肌散或珍珠散局部撒布或油调后再涂敷。

（5）参叶三花三白汤外洗：用人参叶30g，七叶一枝花、野菊花、腊梅花、白蔹、紫草各20g，白及5g，水煎取液适量，冷湿敷及洗涤局部，每日1剂，早晚各洗1次。适用于龟头包皮炎伴肿、痛、渗液及溃疡。

（6）黄柏15g，煎汤适量，待温后，将包皮上翻浸洗，每次15分钟，每日2～3次。适用于龟头包皮炎的急性期红、肿、热、痛等症。

三、西药治疗

（1）抗生素：适用于感染明显伴有全身症状者。肌内注射青霉素80万～160万U，每日2次。或四环素0.5g静脉滴注，每日2次。或红霉素0.5g，每日4次，共7日。亦可选用氨苄西林、头孢唑林、头孢拉定等。

（2）针对致病因素进行特殊治疗：如念珠菌性龟头炎可给予制菌霉素、氟康唑、酮康唑。阿米巴性龟头炎给予依米丁注射液。滴虫性龟头炎可给予甲硝唑0.4g，每日3次，口服，连服7～10日。

（3）1%～3%的克霉唑霜或1∶5万U的制霉菌素软膏，用于治疗局部有念珠菌感染者。

（4）红霉素、土霉素、金霉素等抗生素软膏外涂，用于治疗局部有细菌感染者。

（5）0.1%的利凡诺溶液湿敷或以5%的间苯二酚溶液湿敷，每日2次。

（6）以1∶（5000～8000）的高锰酸钾溶液浸洗局部（轻柔地将包皮上翻，尽量暴露病变处的皮肤黏膜，但要避免发生包茎嵌顿，以上溶液清洗局部并外治后再将包皮复位）。

（7）形成溃疡者，每日用呋喃西林或庆大霉素纱条换药。

（8）对念珠菌性龟头炎局部用克霉唑软膏或咪康唑（达克宁）软膏等外涂。

四、手术治疗

如果包皮或龟头炎伴有包茎或包皮过长时，待急性炎症控制后需进行包皮环切术。如果伴有尿道外口狭窄者宜行狭窄尿道外口的整复手术。

【预防与调护】

（1）包皮过长及包茎者，应及早行包皮环切术。

（2）注意保持阴部清洁、干爽，勤换内裤。洗涤时不可用力搓洗及频繁使用碱性皂液。

（3）有药物过敏史，应注意用药安全。

【现代文献摘录】

陈佐龙，毕焕州，刘拥军.中药外用治疗念珠菌性龟头包皮炎41例[J].中医药信息，2002，19（3）：9.

用中药经验方（土槿皮50g，百部、苦参、蒲公英各30g，地肤子、白鲜皮、黄柏、大黄各20g）治疗念珠菌性龟头包皮炎患者41例，每日1剂，水煎过滤，冷却至30℃左右浸泡洗涤，每次10～15分钟，每日2次。结果41例患者全部治愈，临床症状消失，局部皮肤恢复正常，化验室局部涂片镜检假菌丝转阴。疗程最短4日，最长14日，平均疗程7日。说明以清热利湿，泻火解毒，杀虫止痒之法治疗念珠菌性龟头包皮炎有显著疗效。

（李海松）

第三节　包皮过敏性水肿

包皮过敏性水肿系急性过敏性反应性疾病，是指以昆虫叮咬为诱因，机体的过敏体质为发病基础的皮肤炎症反应。多见于学龄前儿童。本病相当于中医学"鸡豚疽""阴肿"的范畴。

【病因病机】

《诸病源候论·阴肿候》指出："足少阴为肾之经，其气下通于阴。与血气相搏结，则阴肿也。"病因在于小儿先天不足，肾气不充，易感受风邪，或夏秋季节昆虫叮咬包皮而邪毒侵入等。病机在于风邪与血气相搏结于前阴，营卫失和，风淫水阻，水湿停聚而致病；或脾失健运，痰湿内生，下注宗筋，聚滞前阴肌腠而致。

昆虫叮咬后释放的抗原或毒素引起过敏，造成包皮血管神经性水肿，而反应轻重则取决于机体的敏感状态。致病的昆虫甚多，如蚊、蠓、螨、臭虫、跳蚤、虱等。由于儿童皮肤细嫩，特别易受侵犯，因此以学龄前儿童最多见。也有人认为与消化功能障碍或对药物、食物过敏有关。

【诊断】

包皮突然水肿，色白光亮透明，触之光滑而软。肿胀严重者，包皮发亮，势如水晶，严重水肿可影响排尿。如系昆虫叮咬者有虫咬痕迹,且瘙痒明显,尤以夜间为剧。若因搔抓而继发感染时,阴茎包皮红、肿、热、痛,并伴有全身症状。

本病的临床特点为包皮水肿,无红、肿、热、痛,一般不涉及龟头,故诊断容易。

【鉴别诊断】

1. **隐翅虫皮炎** 皮损为条状紫红色斑,上有密集排列的粟粒大小的脓包,红斑中心还有条状紫色表浅坏死区,疼痛明显,腹股沟淋巴结可肿大,有压痛,严重者可伴有全身症状。

2. **毛虫皮炎** 沾染毛虫数分钟至数小时发病,主要引起剧烈瘙痒和成群密集的红斑和风团。

3. **阴部固定性药疹** 为药物过敏所致,常见的药物有磺胺、解热止痛药、镇静药等。皮疹表现为局限性圆形或椭圆形红斑,鲜红色或紫红色。炎症明显者中央可形成水疱、糜烂,愈后可留有色素沉着。每次服同样的药物后,常在同一部位发生。发生的部位有龟头、包皮、冠状沟、阴茎系带及阴囊等。

【治疗】

一、内治

(一)辨证施治

1. **外感风邪证** 包皮水肿、瘙痒。抓破后阴茎红肿疼痛,局部有渗出液。苔白或黄,脉浮数。治以疏风清热,除湿止痛。选消风散加减。方中荆芥、防风、牛蒡子、蝉蜕疏风透表止痒为君药,祛除在表之风邪。配伍苍术散风除湿,木通渗利湿热,更以石膏、知母清热泻火皆为臣药。由于风邪浸淫,损伤阴血,故配当归、生地活血凉血,取治风先治血之意,生甘草清热解毒,调和诸药为使药。

2. **痰浊凝滞证** 包皮水肿,不红不痛,一般不溃破。形体虚羸,食少便溏,面色萎黄,舌淡苔白,脉细弱。法当健脾益气,祛湿化浊。方用参苓白术散加减。方中以人参、白术、茯苓益气健脾为君药;臣以扁豆、薏苡仁、山药、莲子肉健脾渗湿化浊;佐以砂仁芳香醒脾,行气和胃,使其补而不滞;桔梗为手太阴经引经药,载诸药上行,甘草益气和中。

(二)中成药、验方

1. 中成药

(1)南通蛇药:儿童每次4片,每日4次。

(2)小金片:儿童每次2片,每日2次。适用于痰浊凝滞证。

2. 验方

(1)金银花12 g,蒲公英12 g,甘草3 g。水煎服,每日1剂。

(2)地肤子10 g,甘草3 g,每日1剂。

(3)防风10 g,甘草3 g。水煎服,每日1剂。

二、外治

(1)青木香15 g,栀子15 g,煎成浓液去渣后涂抹患处,每日2～3次。

(2)芒硝50 g,明矾5 g,以500 ml开水冲化,用纱布浸吸药液后,待温湿敷阴茎部,凉后更换,每次1分钟,每日3～5次。

(3)艾叶10 g,加水200 ml,煎1～2分钟,去渣取汁,置于广口瓶中加盖自然冷却后,浸洗阴茎,每次10～15分钟,间隔20～30分钟。

(4)南通蛇药5～10 g,研末后以温开水调成糊状外敷,每日3次。注意勿涂在尿道口上。

(5)三黄洗剂外搽:大黄、黄柏、黄芩、苦参各等量,共研细末。上药粉10 g,加蒸馏水100 ml外搽。

三、西医治疗

(1)抗组胺药:苯海拉明每次25～50 mg,每日3次;异丙嗪每次12.5 mg,每日2～3次;氯苯那敏每次4 mg,每日3次;赛庚啶每日0.25 mg/kg,分3次口服。

(2)局部治疗:可选用5%硫黄松馏油霜外搽,1%樟脑酊炉甘石洗剂外搽,1%龙胆紫溶液,1%依沙吖啶溶液外搽,1%间苯二酚溶液湿敷等。有化脓感染者用抗生素糊剂或霜剂,如0.01%～0.02%的呋喃西林,1%～3%庆大霉素。

【预防与调护】

(1)搞好环境卫生,灭蚊、螨、跳蚤等可用敌敌畏喷洒室内外。

(2)养成良好的个人卫生习惯,尤其注意小儿不宜暴露外阴,防止虫咬,一旦患病,注意保护包皮,免受损伤感染。

【现代文献摘录】

(1)蒋祖明.凤尾草治疗小儿过敏性阴茎包皮水肿[J].江苏医药,1977(12):34.

用鲜凤尾草2～3棵(连根)洗净,加水500 g,煎煮后用水趁热熏洗患处。每日1～2次,每次10～15分钟。经试用20余例,一般都在应用2日内痊愈。

（2）宋昌规,宋增彪.黄柏、苍术油膏治疗小儿过敏性阴茎包皮水肿[J].江苏医药,1976(04)：40.

宋昌规等自 1987 年以来,运用此协定处方治疗小儿阴茎包皮过敏性水肿 11 例,获效满意。

（1）药物组成及用法：黄连、紫草、黄芩、香附、甘草各 1 份,大黄、黄柏、栀子各 2 份,共研细末以备用。用时以冷开水调成糊状,外敷患处。

（2）临床资料和治疗结果：本组 11 例均为门诊病例,年龄最大的为 7 岁,最小的为 2 岁,病程最长的为 6 日,最短的为 1 日。结果 11 例全部治愈。多数用药 1 日症状消失,只有 2 例用药 2 日症状才消失。

（3）病例举例：患儿廖某,男,5 岁。1988 年 1 月 4 日就诊。其母代诉：患儿于 3 日前发现自己的阴茎肿胀,略痒,肿痛。无尿频、尿急、尿痛症状。于当地中医治疗,内服龙胆泻肝汤 2 剂,效不显。诊见：阴茎肿大如常 8 倍,包皮呈半透明状,即予四黄栀紫香草散外敷,每日 4～5 次。用药 2 次后,包皮水肿逐渐减轻,晚上睡觉时包皮水肿消失,阴茎包皮恢复原状。

（李海松）

第四节　龟头固定性药疹

龟头固定性药疹又称药物性阴茎龟头炎,其发病部位在阴茎龟头,是药物性皮炎的一种类型。中医文献把此病归属于"中药毒""风毒""热毒""湿毒疮"等范畴。

【病因病机】

中医学认为本病多有禀性不耐,机体与某种特殊的药物有特殊的变应性关系。加之湿热内蕴,药毒与风、热、湿等邪气蕴蒸肌肤,与气血相搏而发病,若药毒侵袭机体,邪毒化热,血热生风,侵袭肌表则发生瘙痒、灼热感、风团等;热蒸皮肤则发生丘疹、红斑等;药毒与湿邪交作,蕴发皮肤则发生水疱、糜烂、渗液;药毒郁而化火,火毒炽盛,外伤皮肤,内攻脏腑,热入营血而致气血两燔,则出现高热、神昏、大汗、大渴等症;火热之邪一则燔灼营血,二则耗伤阴血,而致阴血虚损,则发生皮肤干燥脱屑等损害。因此,本病早期以火热、湿毒、邪实为主,而后期则以气阴两伤、正虚为主。

西医学认为本病为药物引起的一种变态反应。大多数药物为半抗原,需在体内和高分子量的载体（蛋白质、多糖或氨基酸）结合形成不可逆的共价键时,才可能成为完全抗原。引起致病的药物半抗原,可能经血液循环与表皮下方的黑色素细胞和基底层细胞中的蛋白或受体结合,形成完全抗原;再经郎格罕细胞检出、处理;并传递给真皮的淋巴细胞或近卫淋巴结,以后刺激 T 细胞和 B 细胞产生淋巴因子和抗体;最后引起基底细胞的炎症和损伤。

【诊断】

1. 临床表现

（1）症状：全身症状由于药物影响的脏器、组织、器官及程度、范围等不同而有差异,因此症状多样,表现复杂,但都有一定的潜伏期。内用药引起的,第 1 次多在 4～20 日内发生,重复用药的常在 24 小时以内发生。局部症状多为阴茎有痒、痛感、灼热感,摩擦时更加剧烈,甚至影响正常活动。

（2）体征：初在阴茎龟头处出现一个或数个圆形或椭圆形水肿性红斑,有时呈紫红色,直径 1～2 cm,边缘清楚,局部有灼热感,炎症剧烈者,中央可形成水疱、破溃、糜烂,并有多处脓性分泌物。将愈时候,糜烂面呈鲜红色,经 1 周左右结痂,愈后不留瘢痕,但留有明显的色素沉着,呈紫黑色或灰黑色斑。可持续数月至 1 年以上不退。阴茎药疹严重时,龟头、包皮可重度水肿,大片糜烂伴浆液渗出。本病皮疹具有固定性特点,即在第 1 次发疹后,如再服同一种药物,常在数分钟或数小时后在原处又出现同样皮疹。每发 1 次,皮疹消失后的色素沉着更加显著。

2. 诊断要点　根据服药或打针后,在阴茎龟头处出现红斑、水肿、渗液或糜烂,且每次服同一药或同类药物后必然在同一处复发即可诊断。必要时可做药物诱发试验证实,待患者痊愈后,服小剂量可疑药物,若有瘙痒性红斑发于原发疹处,即可确定为致敏药物。

3. 辅助检查

（1）血白细胞可略有升高,伴感染者可明显升高;部分患者嗜酸性粒细胞有一定程度的升高,而药物性大疱性表皮松解症患者的嗜酸性粒细胞绝对计数极低或者为零。

（2）用比浊汁测定患者是否对某药过敏。方法是将可疑药物加于患者血清中,从低浓度测起,逐渐增加浓度,可以测定各稀释度血清的浑浊度,然后画出曲线。对照组血清可逐渐澄清,而过敏血清则出现浑浊。

（3）由药物反应引起的各脏器受损等情况可分别查血、尿、便常规及肝、肾功能等，但仅作观察药物反应用。

【鉴别诊断】

1. 包皮龟头炎　常发生于有包茎的患者。可由各种不同原因引起，如包皮垢及局部物理因素刺激、各种感染因素等。表现为包皮及龟头肿胀，龟头表面发红、糜烂；腹股沟淋巴结肿大疼痛。患者无药物过敏史。

2. 软下疳　为由杜克雷嗜血杆菌引起的一种性传播疾病。表现为在阴茎、龟头出现多个浅表性圆形或不规则形疼痛性溃疡，有不洁性交史，溃疡脓性分泌物中可分离出链锁状杆菌。

【治疗】

首先尽可能明确病因，立即停用致敏或可疑致敏性药物，并终身禁用。

一、内治

辨证施治

1. 风热内扰证　皮损主要为阴茎龟头水肿，皮疹淡红、瘙痒，严重者出现水疱糜烂、渗液，伴有恶寒、发热、头痛、小便黄。舌质淡红或舌尖红，苔薄黄，脉浮数。治宜消风清热，凉血解毒。方用消风散化裁。药物组成：荆芥 10 g，防风 10 g，蝉蜕 10 g，苦参 10 g，金银花 20 g，竹叶 10 g，生石膏 30 g（先下），知母 10 g，生地 30 g，牡丹皮 10 g，赤芍 10 g，甘草 10 g。水煎服，每日 1 剂，分 2 次口服。

2. 肝经湿热证　龟头皮损处呈红斑、水疱，甚则表皮剥脱，湿烂浸渍，脂水频流，剧烈瘙痒，烦躁，口干，大便燥结，小便黄赤，或有发热。舌质红，苔黄腻，脉滑数。治宜清热凉血，解毒利湿。方用清热除湿汤化裁。药物组成：泽泻 10 g，六一散 10 g，车前子 10 g，牡丹皮 10 g，赤芍 10 g，茯苓皮 12 g，黄芩 10 g，栀子 10 g，生地 30 g。水煎服，每日 1 剂，分 2 次服。

3. 气营两燔证　起病急骤，龟头焮红赤肿，粟疹水疱累累，伴壮热神昏，口干唇焦，渴喜冷饮，大便干结，小溲短赤。舌质红绛，苔少或镜面舌，脉象细数。治宜清热凉营，解毒化斑。方用化斑汤加减。药物组成：水牛角粉 6 g，生石膏 30 g，知母 10 g，玄参 12 g，连翘 10 g，莲子心 6 g，生甘草 10 g，牡丹皮 10 g，生地 30 g。水煎服，每日 1 剂，分 2 次服。

4. 热盛伤阴证　龟头潮红，层层脱屑，如糠似秕，隐隐作痒，肌肤干燥，伴口渴欲饮，便干溲赤。舌绛少苔，甚则龟裂，脉象细数。治宜养阴解毒，益气凉血。方用益胃汤化裁。药物组成：生地 30 g，石斛 10 g，麦冬 10 g，北沙参 12 g，连翘 10 g，玄参 10 g，牡丹皮 10 g，赤芍 10 g，地骨皮 10 g，太子参 10 g，生山药 15 g。水煎服，每日 1 剂，分 2 次口服。本证型为疾病后期，热毒未除，阴血已伤，阴血不能荣润肌肤，则肌肤干燥，层层脱屑。疾病后期，舌象辨证极为关键。舌红少苔是阴液已伤，正气难复的表现。此时"存得一分津液，便有一分生机"。观舌有无津液，常可预见转归。此时宜以大剂甘寒之品滋养胃阴；若用咸寒之品常滋腻碍胃，适得其反；亦不可以大剂苦寒之品，否则伤伐脾胃，更损正气。本证治疗时，当酌加活血凉血之品，如丹参、赤芍、牡丹皮等，以活血化瘀，兼清血中余热。

二、外治

急性期用湿敷法：如蒲公英 30～60 g，或桑叶 15 g，或野菊花 15 g，煎水后冷湿敷。糜烂渗液好转后，用青黛膏外搽。

选用无刺激、具保护性并有一定收敛作用的药物，根据损害的特点进行治疗。肿胀明显或渗液性损害，可用生理盐水或次醋酸铝液 1∶20～1∶40 进行开放性湿敷，每次 20 分钟，若已连续 6 次后，须停用至少 0.5 小时，才能再次应用。渗出一旦停止，即可改用 0.5%～1% 氢化可的松霜，或硼锌糊，或 30% 氧化锌油。

三、西医治疗

抗组胺药：选 H_1 受体拮抗剂，如苯海拉明每次 50 mg，每日 3 次，或 20 mg 肌内注射，每日 3 次，对皮肤瘙痒与水肿的缓解有一定效果。对重症剥脱性皮炎型药疹者，及早使用大剂量糖皮质激素为挽救生命的关键措施，用量应足以控制临床症状为准。一般用量为相当于泼尼松每日 60～100 mg 的剂量。不能口服时，以琥珀酸氢化可的松 200～400 mg 或氟美松 5～10 mg，加在 5%～10% 葡萄糖 500～1 000 ml，静脉点滴，8 小时内输完。待病情稳定后可改口服，症状控制后应尽快减量至停药。

【预防与调护】

告知患者避免再服用相关药物，以防今后再患此病。发病期间避免搔抓、摩擦、热水浴或肥皂水洗涤及其他附加刺激。摒除辛辣刺激性食物，避免精神过度紧张。

【现代文献摘录】

刘瑞玉. 氦-氖激光治疗龟头炎、龟头部固定性药疹8例分析[J]. 皮肤与性病,1993(12):2.

龟头炎、龟头部固定性药疹由于部位特殊、用药不便、易受磨擦等原因,临床治疗较困难。而氦-氖激光可刺激皮肤组织,扩张血管,改善局部血液循环,促进组织再生;对酶活性有显著影响,加快神经功能的传导,激发代谢变化;并增加吞噬细胞的吞噬功能,从而对局部病变起到消炎、止痛,促进溃疡愈合。经临床使用,对龟头部损害治疗效果较好,是一种值得推广的治疗方法。

(李海松)

第五节　嵌顿包茎

嵌顿包茎多见于包茎及包皮过长者,包皮上翻至阴茎头后方,未能及时复位,包皮口紧勒在冠状沟处,影响淋巴及静脉回流而引起包皮及阴茎头水肿。包皮发生水肿后,包皮口狭窄环越来越紧,如不及时处理,其远端阴茎可致坏死及脱落。

【病因病机】

包皮上翻不能回复,包皮络脉受阻,血行不畅,气滞血瘀,可致包皮龟头坏死,局部水肿疼痛。

【诊断】

包皮水肿、阴茎头剧烈疼痛。随时间延长,逐渐出现阴茎头水肿,阴茎头肿大呈暗紫色;水肿的包皮翻在冠状沟上,水肿包皮的上方可见狭窄包皮环。嵌顿包茎如不能及时复位,时间过长会导致远端阴茎坏死及脱落,并有可能出现疲乏、发热、食欲不振等全身性症状。查体包皮外口上翻至冠状沟处不能还纳,局部肿胀,皮色光亮,龟头色紫,或有压痛,即可作出诊断。

【鉴别诊断】

1. 包皮虫咬皮炎　包皮红肿痛痒,但包皮未上翻,小儿多见。

2. 阴茎嵌顿　多因金属环、橡皮筋等套入阴茎发生绞窄而发生,致使阴茎肿胀、疼痛,异物可陷入阴茎而不易发现,严重者阴茎远端可发生坏死。

【治疗】

一、手法复位

需紧急手法复位处理,及时治疗,行手法复位。如手法复位失败或嵌顿时间过长,应行包皮背侧切开。复位后,再根据症状内服药物,以宣畅气机,活血通络。痊愈后,可行包皮环切术,以防再发。

手法复位:两手示指及中指夹住阴茎包皮狭窄环后方,两拇指压挤阴茎头,使其慢慢通过狭窄的包皮环,同时两手示指及中指将包皮从阴茎体自上向下翻推,使之复位。水肿较严重时,可在无菌条件下,在包皮水肿明显处用针头浅刺多处,然后挤压,使水肿液流出,以达到减压目的,然后再行手法复位。

二、内治

(一)辨证施治

1. 肝郁气滞证　包皮上翻至阴茎头以上,不能还纳,包皮水肿,局部疼痛。舌淡红,苔薄白,脉紧。治宜行气通络,消胀止痛。方用金铃子散合活络效灵丹加减。常用药物有川楝子、延胡索、当归、丹参、乳香、没药等。

2. 瘀血阻络证　包皮水肿,色暗红,可出现小瘀点,疼痛如针刺。舌质暗红或伴瘀点,苔薄黄,脉弦紧或弦涩。治宜活血化瘀,通络止痛。方选七厘散加减。常用药物有血竭、儿茶、乳香、没药、红花、麝香、冰片等。

(二)中成药、验方

1. 中成药　云南白药胶囊:口服,每次1～2粒,每日4次。

2. 验方　千斤拔15 g,宽筋藤15 g,苏木15 g,红花10 g,九里明10 g,金银花10 g,黄柏10 g,紫花地丁10 g。上药加水煎至1 000 ml,温度降至40℃时将药液倒入盆中泡洗阴茎15～20分钟,每日2次。

三、外治

湿敷方:芒硝、黄柏、马齿苋、蒲公英各30 g。水煎候温,用毛巾浸湿外敷患处或将阴茎浸入药液,每次10～15分钟,每日2次。

四、西药治疗

疼痛剧烈时可口服镇静、止痛药,如布洛芬,口服。12岁以上儿童及成人1次200 mg,若持续疼痛或发热,可间隔4～6小时服药1次,24小时不超过4次。

五、手术疗法

若手法复位失败,应做包皮背侧切开术,其要点是切开狭窄环,否则不会奏效,日后须行包皮环切术。若当时组织健康,无坏死糜烂,可即时行包皮环切术,以达到彻底治疗的目的。

【预防与调护】

(1)普及性知识,儿童及青少年不要随意玩弄阴茎。首次行房前应进行相关知识的学习。

(2)包皮过长或包茎者可行包皮环切术,防止发生包皮嵌顿。

(3)一旦发生嵌顿包茎,应立即进行手法复位,如手法复位失败,应立即就诊。复位成功后嘱患者注意休息,避免剧烈活动,并配合活血化瘀、清热解毒的中药治疗。

【现代文献摘录】

潘丰,陈宝龙,管伟,等.平行袖状切除法治疗嵌顿包茎[J].现代泌尿外科杂志,2005(03):144.

潘丰等自2000年6月开始,对嵌顿包茎手术方法进行改良,即采用平行切开袖状切除法,取得满意效果。皮肤常规准备,患者平卧位,手术区域碘伏常规消毒铺巾,采取2%利多卡因5~10 ml阴茎根部皮下浸润麻醉,嵌入部及感染区域再次反复碘伏冲洗、涂拭。切口选择嵌顿远端平行于冠状沟约5 mm,环行切开或剪开包皮内板皮肤全层,可见少许渗血或渗液。再距嵌入的包皮缘近端约10 mm环行切开或剪开包皮全层,皮下浅行钝性分离,同时离断缩窄环,使嵌顿完全松解,切除皮瓣。止血,皮缘间断缝合,碘伏纱条外敷后无菌纱布包扎固定。术后常规口服消炎药、止痛药,发热者静脉滴注抗生素,3~4日换药1次,7~8日后去除敷料拆线或2~3周后待缝线自行脱落。手术时间30分钟左右,术后切口无或少许渗血,术中失血2~4 ml,术后无感染及水肿,切口一期愈合。术后包皮功能正常,外形达到美容效果。

(李海松)

第六节 阻塞性淋巴管炎

本病属于"口疝""阴癞疝""子肿"等范畴。口疝之名最早见于《黄帝内经》,《素问·骨空论》记载了七疝,"癞疝"即为其中之一。张子和曰:"癞疝其状阴囊肿缒如升如斗,不痒不痛者是也,得之地气卑湿所生,故江淮之间,湫溏之处,多感此疾,宜导湿利水。"《疡医大全》曰:"癞疝者,阴囊肿大如升斗,不痒不痛,此因感受湿气,是以阴核气结,亦有灼痛者。"

阴茎阴囊象皮肿多发生在丝虫病流行区,发病早期常常是反复发作的阴囊弥漫性淋巴管炎,后期由于反复淋巴管炎与淋巴液渗出对皮肤与皮下组织的长期慢性刺激,使皮肤与皮下结缔组织增厚变硬、干燥,皮肤外观呈橘皮样、颗粒状和疣状增生,阴囊皮肤失去弹性与收缩力。

【病因病机】

本病病机多为痰湿瘀结,痰热瘀结。久居潮湿之地,或以水为事,湿性重着阴沉,阻于厥阴之脉,郁久不化,导致痰凝血瘀,结滞于内,而发阴囊肿硬麻木。痰湿久留,未能及时治疗,郁久化热,或痰湿瘀结复感外邪,痰热内阻,瘀结于厥阴之脉。

【诊断】

1. 临床表现 患者有丝虫病流行区居住史或丝虫感染史,有阴囊部反复发作的蜂窝织炎或淋巴管炎病史。大多数患者急性期有寒战、高热、阴囊肿痛症状,常伴腹股沟淋巴结肿大及压痛,炎症数日后可消退,但每年可有数日发作,久而久之阴囊体积逐渐增大。体检早期表现为阴囊肿大,皮肤粗糙增厚,质地较柔软,水肿可波及阴茎。晚期阴囊进一步肿大,有时可大如儿头,甚至达数十千克,成为巨大畸形物。阴囊皮肤增厚变硬可达数厘米,呈干燥皮革样,失去弹性及收缩力。阴茎皮肤也可同时增厚,并易出现皲裂与继发感染,严重影响患者的活动及局部外观。由于阴囊象皮肿体积巨大,常使阴茎及包皮收缩下陷,甚至完全埋藏于阴囊象皮肿内。

2. 辅助检查 入睡后静脉抽血检查可发现微丝蚴,将有助于诊断。血嗜酸性粒细胞增5%以上。鞘膜积液、鞘膜乳糜肿或尿液内也可找到微丝蚴。病理切片检查可发现丝虫虫体及嗜酸性粒细胞大量浸润,并有嗜酸性粒细胞肉芽肿形成。

【鉴别诊断】

1. 附睾炎 阴囊包块,附睾肿大,轻度压痛,与睾丸界限清,可继发鞘膜积液。皮肤肿胀但不变厚,白细胞计数升高,可有尿道分泌物及膀胱刺激征。

2. 附睾结核 发病缓慢,输精管呈串珠样改变,无触痛,可合并轻度睾丸鞘膜积液,无菌性脓尿及结核菌浓缩液检查阳性。

3. 睾丸肿瘤 为无痛性肿块,质地坚实有沉重感,睾丸有结节,局部组织软化或波动血浆 HCG 升高,AFP 协助检查有助于确诊。

【治疗】

本病由水湿阻络,痰凝血瘀而成。证属实证,治以除湿软坚消肿为要,然临证应辨其热之有无,佐以清热之法。

一、内治

(一)辨证施治

1. 痰湿瘀结证 临床表现初起多为阴囊,阴茎水肿,继则阴囊肿大,阴茎大多不肿大,阴茎常被肿大的阴囊覆盖,影响行动和性生活甚者阴囊肿大如斗,有重坠感,皮肤极度肥厚变硬,表面有高低不平的结节,不红不热,不痛不痒,不酿脓。舌质淡,苔白厚,脉濡缓。治宜行气利湿,软坚消肿。方用橘核丸加减。常用药物有橘核、木香、厚朴、枳实、川楝子、桃仁、延胡索、昆布、海藻。瘀结甚者加三棱、莪术、赤芍、红花;痰湿重者加苍术、半夏、贝母。

2. 痰热互结证 临床表现阴囊肿大粗厚坚硬重坠,红肿痒痛。舌质红或紫暗,苔黄腻,脉滑数或弦数。治宜清热化湿,软坚消肿。方用橘核丸合龙胆泻肝汤加减。常用药物有橘核、木香、厚朴、枳实、川楝子、龙胆草、木通、栀子、黄芩等。

(二)中成药、验方

1. 中成药 新消片(组成为生雄黄、生乳香、丁香),每次 5 片,每日 2 次。连服 2 周,停用 2 周。

2. 验方

(1)小茴香 15 g,食盐 4 g,炒焦为末,再加青壳鸡蛋 1 个,同煎为饼。睡前用酒送服,4 日为 1 个疗程,间隔 5 日再服下一个疗程,可连服 4 个疗程。

(2)新鲜刘寄奴根 120 g,水煎服。10~15 日为 1 个疗程。

二、外治

(1)威灵仙、血见愁、土牛膝、五加皮、生姜皮各等份,煎汤熏洗。

(2)局部外敷青熬膏。

三、西药治疗

急性发作期或继发感染时应卧床休息,抬高阴囊,使用抗生素,同时治疗丝虫病,给予抗丝虫药物治疗。乙胺嗪每次 200 mg 口服,每日 3 次,连用 7 日。或乙胺嗪与卡巴肿合并治疗,卡巴肿每次 0.5 g,每日 2 次;乙胺嗪每次 50 mg,每日 2 次,口服,连用 10 日为 1 个疗程。

四、手术疗法

手术可分为两类:一类是切除增生及水肿组织,保留原有皮肤,利用原有皮肤修补所形成的缺损,这种方法适用于轻度水肿。另外一种手术方法是切除增厚的皮肤及增生水肿组织,利用植皮来修补缺损,这种手术适用于重度或巨大的象皮肿。

【预防与调护】

(1)远离疫区,注意休息,保持清洁,防止感染。

(2)利用阴囊托,促进回流。

【现代文献摘录】

郝通利,王晓雄,洪宝发.放射性损伤致巨大阴囊阴茎象皮肿的外科治疗[J].临床泌尿外科杂志,2006,21(12):927-929.

目的:探讨放射性损伤所致阴囊、阴茎象皮肿的发病原因及手术治疗方法。方法:结合文献回顾性分析 3 例巨大阴囊、阴茎象皮肿患者的发病机制,总结其手术治疗经验。3 例患者均按整形手术原则广泛切除病变组织,利用近腹股沟区残余皮瓣重建阴囊和阴茎。结果:3 例患者术后疗效均满意。结论:放射性损伤所致巨大阴茎、阴囊象皮肿是盆腔和(或)腹股沟区放射治疗的晚期并发症,放射治疗的时间间隔及单位时间内的放射剂量是影响发病的重要因素。慎重选择适宜的放射治疗参数有助于预防放射性损伤所致阴囊、阴茎象皮肿的发生;外科手术是治疗放射性损伤所致阴囊、阴茎象皮肿的有效方法。

(李海松)

第七节 阴茎结核

阴茎结核属中医学"痰核"范畴,亦称为"阴茎痞",未溃破时称为"结节",发生溃疡时多称之为"疳疮"。关于阴茎结核一病,古代医籍论述者较为罕见,仅《三因极一病证方论》在论述痨病时,有痨在宗筋的记载,如"男子失精……其蒸在玉房""小腹疗痛,筋脉纵缓,阴器自强,其蒸在宗筋"。

本病非男科常见病,发病率低,而误诊率高,患者多有接触结核患者的病史,或有泌尿生殖系或其他部位的结核病史,病原为结核杆菌。阴茎结核可因直接接触感染或泌尿生殖系结核蔓延所致。

【病因病机】

本症的发生多因素体肝肾阴虚,复因湿热下

注,聚于阴茎;或房事过度,房事不洁,邪毒侵袭;或正气内虚,痨虫乘虚而入,蚀损宗筋所致。

【诊断】

1. 临床表现 本病患者常有阴茎直接接触结核病变的病史,或有泌尿生殖系及其他部位的结核病史。可见阴茎头部有结节或慢性溃疡,不痛,分泌物较少,长期不愈,有继发感染时病情恶化,疼痛、分泌物增多。溃疡初为单发,继为多发,互相融合,可将阴茎头全部破坏。溃疡边缘清楚,呈潜掘形,周围浸润硬结,基底为肉芽组织或干酪坏死组织,尿道外口溃疡可合并狭窄。

2. 实验室检查

(1)分泌物直接涂片、培养或结核菌素试验,可检出结核杆菌。

(2)局部或淋巴结组织检查可以见到典型的结核结节,可有干酪样坏死。

【鉴别诊断】

1. 阴茎痰核 阴茎背侧单个或多个结节,伴阴茎勃起疼痛及弯曲,不会溃烂。阴茎结核的结节多生于龟头部位,初期结节也不破溃,但不伴有阴茎勃起疼痛及弯曲,后期则发生溃烂,且多有痨病史。

2. 阴茎癌 龟头内板多发。多有包茎或包皮过长的病史,病程稍缓。早期常发生龟头溃疡,边缘硬而不整齐。腹股沟淋巴结肿大。肿瘤为菜花状,溃疡在肿瘤上形成,病理活检可发现癌细胞。

3. 软下疳 龟头及冠状沟多发。有不洁性交史,阴茎头及包皮黏膜溃疡有臭味的分泌物,腹股沟淋巴结肿大,常形成脓肿。杜克雷皮肤试验阳性,分泌物直接涂片或培养可检出杜克雷杆菌。

【治疗】

其治疗急原则是扶正杀虫,早期佐清化痰浊,中期佐滋阴降火、清热除湿,后期佐补益气血,硬结明显者加软坚散结之品。内服同时配以外治,在使用中药治疗的同时,还需联合使用抗结核药物,才能收到满意效果。

一、内治

(一)辨证施治

1. 痰湿凝滞证 龟头部有小结节,单发或多发,未溃破,微痛或不痛。舌淡胖,边有齿印,苔薄白腻,脉细滑。治宜温阳化痰,除湿软坚。方选阳和汤或加味二陈汤加减。常用药物有半夏、陈皮、厚朴、苍术、麻黄、白芥子等。疼痛较重者加延胡索、没药;食少便溏者加山药、茯苓、白术等;畏寒怕冷者可加淫羊藿、肉苁蓉等。

2. 湿热下注证 临床表现龟头部有小结节,已溃或未溃,局部灼热隐痛,伴小便黄赤,阴囊潮湿。舌质红,苔黄腻而厚,脉弦滑。治宜清热利湿解毒。方用龙胆泻肝汤。常用药物有龙胆草、栀子、黄芩、柴胡、车前子、木通、泽泻等。兼见失眠、眩晕、烦热汗出、腰酸、脉细数者,服滋阴除湿汤加减;大便秘结者加大黄、当归;脓出臭秽者加蒲公英、败酱草。

3. 邪去正虚证 病久阴茎硬结破溃,流淌滋水如干酪,久不收口。舌淡或红,脉细弱或细数。治以补虚透托。兼见头晕、气短乏力,神疲倦怠,面色㿠白,舌淡苔薄,脉细弱者,属气血两虚,治以益气养血,托里透脓,方用十全大补汤、托里排脓汤加减。兼见腰膝酸软,午后低热,口干舌红,脉细数者属肝肾阴亏,治以补益肝肾,方用六味地黄丸加减。兼见食少便溏,腰膝冷痛者属脾肾两虚,治以健脾补肾,方用四君汤加肉苁蓉、巴戟天、淫羊藿。兼见痰湿未尽、热邪未清者,用滋阴除湿汤或舒肝溃坚汤加减。各证均可加生黄芪、白芍、甲珠以托毒外出,生肌敛疮。

(二)中成药

(1)犀黄丸:口服,每次2粒,每日3次。

(2)五味龙虎散:口服,每次1.5g,每日2次。

二、外治

(1)20%的黄连水湿敷患处。

(2)未溃时用冲和膏、阳和解凝膏等敷贴或以黄酒调川乌、草乌末外敷。溃后用1%泽漆液,注入痰管,或用甲字提毒粉撒入痰道或疮面,也可用五五丹药线,提脓去腐。脓尽时用生肌散、海马拔毒生肌䞍乡、粗生肌粉生肌收口,外贴紫色疽疮膏,若脓肿形成不能吸收又久不溃烂者,应切开排脓,然后用溃后外治药治疗。

三、西药治疗

选用抗结核药物。如链霉素0.5g,肌内注射,每日2次;异烟肼0.1g,每日1次,顿服;对氨基水杨酸钠2~4g,每日3次,口服;利福平0.45~0.6g,每日1次,口服。

四、手术疗法

对阴茎结核破坏范围较大,保守疗法不易奏效者,则在抗结核药配合下保守切除或病灶清除,尽量多保留阴茎组织,术后续用抗结核药。

【预防与调护】

（1）增加营养，保证优质蛋白质的摄入，宜高蛋白、高维生素、清淡饮食。忌食辛辣刺激食物。

（2）注意休息，节制房事，避免劳累。

（3）配合抗结核药物，坚持治疗。

【现代文献摘录】

黄力，姚启盛，陈从波.阴茎结核的诊治（附3例报告）[J].中华男科学杂志，2005，11（3）：233-234.

阴茎结核临床比较少见，常易误诊误治。黄力等于2001年9月至2004年2月收治3例。本病早期诊断比较困难，因少见常不易考虑本病，多数病例开始均误诊，甚至作了阴茎切除手术，术后病理检查后才确诊。因此，确诊需依靠病理检查。阴茎结核的阴茎头或体部呈结节或慢性溃疡，溃疡一般无疼痛，久治不愈，边缘清楚，周围硬，基底为肉芽组织或干酪样坏死组织，病变累及阴茎海绵体时，阴茎纤维化而弯曲，尿道外口溃疡可合并狭窄。确诊后首先予以联合抗结核治疗，可治愈并可保全阴茎的完整。

（李海松）

第八节　阴茎癌

阴茎癌指阴茎部发生的鳞状上皮细胞癌。属中医学"肾岩"，又因日久疱面翻花，形似石榴，故又称"翻花下疳"。始见于《疡科心得集·辨肾岩翻花绝证治》。

本病多见于中老年人，但青壮年亦有发病，其发生率与社会经济文化、宗教信仰，尤其是卫生条件有密切关系。在欧美各国，本病仅占男性全部恶性肿瘤的1%。我国20世纪50年代，本病在泌尿生殖系肿瘤中居首位，占38.2%～51.6%，之后由于各方面条件的改善，其发生率逐年下降。值得注意的是农村和文化落后的边远地区，阴茎癌发病率仍高，尚需做大量卫生教育普及工作。

【病因病机】

由于包茎或包皮过长，秽垢久蕴，积毒蚀于肌肤而成此证。或由"袖口疳"久久不愈演变而来。或湿热下注，素体阳盛或久食肥甘滋腻之品，湿热内生，蕴积于足厥阴肝经，积聚龟头而生。肝肾精亏阴虚，忧思郁虑，相火内灼，水不涵木，肝经血少，络脉空虚，虚火痰浊侵袭，导致经络阻塞，积聚阴茎而成。研究表明，阴茎癌的发病与阴茎头及包皮的慢性炎症刺激有密切关系。包茎包皮垢充积及卫生条件差被证实为发病的主要因素。临床发现，阴茎癌患者绝大多数均有包茎或包皮过长史，包茎、包皮过长与阴茎癌的发生可视为因果关系。

【诊断】

1. **临床表现**　早期多无明显症状，可在阴茎头、包皮、系带和冠状沟附近见有丘疹、红斑、结节、溃疡等病变。常伴有慢性炎症，抗炎治疗无效，日趋增大恶化。包皮不能上翻的患者发现较晚，患者自己摸到硬结或肿物，包皮口有脓性分泌物，肿物继续增大突出于包皮口或穿破包皮呈菜花样，表面有坏死组织和恶臭的渗出物，多无排尿困难，但常有尿线散乱。腹股沟淋巴结肿大，质较软者为炎性肿大，质硬者为转移癌。转移癌破溃，甚至侵犯股动脉引起致命性大出血。晚期患者全身情况恶化，出现食欲不振等症状。

2. **辅助检查**　可行组织活检，分为四期。Ⅰ期：肿瘤局限于阴茎头或包皮。Ⅱ期：肿瘤浸润阴茎体或海绵体，无淋巴结或远处转移。Ⅲ期：肿瘤局限于阴茎体，有腹股沟淋巴结转移。Ⅳ期：肿瘤超出阴茎体之外，有淋巴结转移，不可切除，或有远处转移。

【鉴别诊断】

1. **阴茎乳头状瘤**　可发生于包皮、阴茎头及冠状沟等处。初发为一小的局部隆起，渐增大呈乳头状，有蒂或无蒂，呈红色或淡红色，质地较软、生长缓慢。继发感染者，可有恶臭分泌物，临床易误诊为阴茎癌，可由活体组织检查确诊。

2. **阴茎结核**　有泌尿生殖系结核病史，病变多在龟头系带处。初期为红色疱疹，以后呈浅溃疡，而溃疡周围硬韧，基底部为肉芽组织，有时溃疡扩大或造成龟头坏死。鉴别要点，一靠病史，二做病理检查。

3. **阴茎纤维硬结症**　本症为慢性纤维组织增生，在阴茎海绵体也有形成肿块、阴茎弯曲等变化，易与阴茎肿瘤相混，两者应注意鉴别。纤维硬结症多发生于阴茎海绵体，以局部纤维结节为主。虽然肿块硬韧，境界也不清楚，但较癌肿肿块硬度差，增长也缓慢，而且表面尚光滑，有一定的活动性，一般很少形成溃疡及腹股沟淋巴结肿大。

【治疗】

本病治疗早期以祛邪为主，应根据肿瘤分期、病变范围、年龄等因素采取综合疗法，如手术、化疗等。后期以扶正为主。

一、内治

（一）辨证施治

1. 湿热下注证 阴茎龟头或冠状沟生有丘疹或菜花状结节，局部灼热，疼痛不休，出血流液，气味恶臭，甚至腹股沟淋巴结肿大，小便不畅，大便干。舌质绛，苔黄腻，脉沉弦。治宜清热利湿，解毒消肿。方选龙胆泻肝汤加减。常用药物有龙胆草、栀子、黄芩、木通、泽泻、车前子、半枝莲、白花蛇舌草、土茯苓等。

2. 肝郁痰凝证 临床表现阴茎局部出现硬节，逐渐增大，范围较小，质硬，疼痛轻微伴痒感，郁闷不舒，小腹不适，胁肋胀痛。舌淡红，苔白腻，脉弦。治宜清肝解郁，软坚化痰。方药选用散肿溃坚汤加减。常用药物有柴胡、白芍、陈皮、瓜蒌根、昆布、海藻、归尾、三棱等。可酌情加牡蛎、公英、半枝莲等。

3. 阴虚火旺证 局部灼热疼痛剧烈，溃烂，有血样分泌物，恶臭难闻。伴头晕失眠、五心烦热、腰膝酸软，乏力消瘦。舌红少苔，脉细数。治宜滋阴降火，解毒软坚。方选大补阴丸加减。常用药物有知母、黄柏、生地、玄参、龙葵、白花蛇舌草等。可酌情加夏枯草、土茯苓等。

4. 气血两虚证 后期多表现为气血两虚。肿块脱落，创面肉色淡红或紫暗，新肉不生，伴面色无华，神疲懒言，乏力消瘦。舌淡少苔，脉细无力。治宜补益气血。方选十全大补汤加减。常用药物有黄芪、党参、白术、茯苓、当归、白芍、柴胡、升麻、川芎、怀牛膝、熟地、大枣、肉桂（后下）、甘草。可加半枝莲、土茯苓等。食少便溏可加木香、砂仁。

以上各型均可酌加半枝莲、白花蛇舌草、土茯苓、山慈菇、蟾蜍皮、蜈蚣、蛇莓、天龙等抗癌解毒之品。

（二）中成药、验方

1. 中成药

（1）湿热下注证：龙胆泻肝丸，每次 6 g，每日 2 次。

（2）肝郁痰凝证：西黄丸，口服，每次 3 g，每日 2 次。

（3）阴虚火旺证：知柏地黄丸，每次 20 g，每日 2 次。

（4）气血两虚证：人参养荣丸，每次 9 g，每日 2 次。

2. 验方

（1）红粉 9 g，轻粉 6 g，水银 3 g，红枣适量共研末为丸，每丸如绿豆大，每日 1 丸，不可超过 2 丸。此药毒性较剧，必须在严格的观察使用，遇有不适即停药，或间断用药。

（2）乌梅 27 枚，卤水 1 000 ml。同放于砂锅或搪瓷缸内，煮沸后文火持续 20 分钟左右，放置 24 小时后备用。成人每日 6 次，每次 3 ml，饭前、饭后各服 1 次，同时也可外搽。服药期间忌食白酒、红糖、酸辣等物。

二、外治

（1）新鲜山慈菇捣烂外敷。出血不止者可用云南白药外敷。

（2）初起可用千金散、红油膏，溃后用皮癌净。

三、西药治疗

博莱霉素，30 mg 静脉注射或肌内注射，每周 2 次；15～30 mg 局部注射，每周 1 次，每疗程总剂量为 300～450 mg。

四、手术疗法

争取早期手术治疗。直径在 1 cm 以下，局限于包皮的肿瘤可做包皮环切术。位于阴茎头和冠状沟附近，尚未侵犯阴茎海绵体的肿瘤可行局部切除。肿瘤直径超过 1 cm 或虽小于 1 cm 但已侵犯海绵体，应做阴茎部分切除，切除断端至少距肿瘤 2 cm 以上。若肿瘤较广泛，应行阴茎全切除术。如疑有腹股沟淋巴结转移应行双侧腹股沟淋巴结清扫术。

五、其他疗法

放射治疗。年轻患者行放射治疗可保留阴茎完整性，但效果不如手术切除，且较大肿瘤仍应手术切除。

【预防与调护】

（1）阴茎癌是可以预防的。应保持清洁，包茎或包皮过长者应做包皮环切术；未做包皮环切术者，应经常将包皮上翻清洗。

（2）开展卫生宣传积极治疗慢性阴茎头包皮炎。

（3）做到早期诊断，早期治疗，以提高治愈率，延长生存时间。

(4) 保持心情舒畅,提高治愈疾病的信心。

(5) 加强营养,多食高蛋白,低脂肪食物。

【现代文献摘录】

吴春华,张勇,闫廷雄.阴茎癌 68 例临床分析 [J].临床泌尿外科杂志,2000,15(2):68-69.

目的:寻求阴茎癌有效合理的治疗方法。方法:总结分析了阴茎癌 68 例,其中鳞状细胞癌 58 例,乳头状瘤恶变 10 例。行阴茎部分切除术 57 例,阴茎全切除并尿道会阴部造口术 11 例,随后行双侧腹股沟淋巴结清扫术 6 例。结果:46 例获得随访,行阴茎部分切除术者 5 年和 10 年以上生存率分别为 87.7% 和 82.2%,行阴茎全切除术者 5 年和 10 年生存率分别为 85.8% 和 80.4%,两者比较无显著性差异($P>0.05$)。结论:包茎、包皮过长及不良的卫生习惯是导致阴茎癌的主要因素。阴茎部分切除术是治疗Ⅰ、Ⅱ期阴茎癌合理和有效的方法,其生存率与阴茎全切除术无差别。对于有明显转移者,应积极行腹股沟淋巴结清扫术。

(李海松)

第十一章
阴 囊 疾 病

第一节 阴囊湿疹

阴囊湿疹是一种常见的阴囊皮肤病,属中医学"绣球风""肾囊风"等范畴。《诸病源候论》中即有记载:"大虚劳损,肾气不足,故阴冷,汗液自流,风邪乘之则瘙痒。"并指出病机为"邪客腠理,而正气不泄,邪正相干在皮肤,故痒,搔之则生疮"。《外科正宗》首先提出"肾囊风"病名,谓:"肾囊风,乃肝经风湿而成,其患作痒,喜浴热汤,甚者疙瘩顽麻,破流滋水。"

临床病理过程分急性期、亚急性期、慢性期三个阶段。其中急性期、亚急性期相当于"糜烂型",慢性期相当于"干燥型"。本病多见于夏季。治疗多采用中西医结合、内外并治等综合疗法,能收到满意疗效。

【病因病机】

本病常因阴囊潮湿,汗液浸渍,内裤摩擦所致;或饮食不节,或湿热内生,下注肝经,或聚于阴囊而成;或湿热久稽,伤津耗血,血虚燥而生风所致。

【诊断】

1. 急性期表现 发病较快,初起阴囊表皮可见针头大小的、成群的丘疹和水疱,边缘呈弥漫性。继续发展时,水疱有时融合形成较大的疱,疱破裂后形成糜烂面,有渗液,浆液干燥后形成痂,阴囊红肿,有继发感染时则有脓液流出,之后炎症逐渐减轻,红肿渐消,分泌物减少,丘疹和疱疹不再发生,糜烂愈合。患者自觉瘙痒,重者难以忍受,呈间歇性或阵发性发作,常于夜间或情志变化时加剧,影响睡眠。可伴有便秘、小便黄赤、阴囊潮湿、心烦、苔黄腻、脉滑数等症状。

2. 亚急性期表现 介于急性与慢性之间的病程阶段。患部皮损较急性者轻,潮红肿胀显著减轻,渗出减少,以小丘疹为主,结痂、鳞屑较多。仍有瘙痒,一般无全身不适,或伴胸闷、纳呆、便溏、溲赤、苔腻、脉滑等症。常有演变为慢性的倾向,也可因外界刺激而呈急性发作。

3. 慢性期表现 分为干燥型和潮湿型两种。潮湿型整个阴囊肿胀突出,有轻度糜烂、溢液、结痂和显著浸润、肥厚,皱纹深阔,稍发亮,色素加深,阴囊比正常显著增大,由于严重瘙痒间有累累抓痕。另一种为干燥型,水肿变厚不如前者突出,有薄痂和鳞屑,呈灰色,由于浸润变厚,间有裂隙,可有不规则的色素消失。常伴性情急躁、失眠、头昏乏力、腰膝酸软、苔薄、脉濡细等症状。

【鉴别诊断】

1. 阴囊癣 为浅部真菌感染,损害为针头大小丘疹或丘疱疹,排列成环状。常有清楚的边缘,伴有糠皮状脱屑。取鳞屑检查可见菌丝和孢子。

2. 核黄素缺乏症 可见阴囊皮损为边缘清楚的淡红色斑片,有丘疹、结痂、浸润和肥厚,并伴舌尖和舌萎缩。用维生素 B_2 治疗有明显效果。

3. 阴囊神经性皮炎 可见连成片的扁平丘疹,严重者遍布整个阴囊。其特点是:虽有瘙痒但无渗液,日久皮肤变厚呈席纹状。

【治疗】

本病初期以清热祛风、除湿止痒为主,视其湿热、风热之不同,分别论治。风热者,清热疏风止痒;湿热者,清热除湿止痒。日久化燥伤阴者,宜养血润燥、清热止痒;肾虚者酌以补肾,并须与外治法相合,以期速愈。所以,祛风、清热、燥湿与补肾,是本病的基本治则。

一、内治

(一)辨证施治

1. 风热外袭证 初起阴囊干燥作痒,喜浴热汤,甚则起疙瘩如赤粟,搔破后流黄水,皮肤灼热疼痛。舌质红,苔薄黄,脉弦数。治宜清热疏风止痒。方选消风散加减。常用药物有当归、生地、防风、蝉蜕、荆芥、牛蒡子、石膏、知母、木通等。若局部瘙痒甚者,加白鲜皮、地肤子;糜烂、渗液多者,加黄连、苍术。

2. 湿热下注证 阴囊瘙痒、浸润潮红,破后湿烂、脂水频流、患处肿胀,伴大便不爽、小便黄赤。舌质红,苔黄腻,脉滑数。治宜清热除湿止痒,佐以解毒。方选龙胆泻肝汤加减。常用药物有龙胆草、黄芩、栀子、柴胡、泽泻、木通、车前子、生地、当归等。痒甚者,加徐长卿、蝉蜕;湿偏重者,重用车前子,加牛膝、六一散;湿热久蕴成毒、红肿胀者,重用生地,加赤芍、牡丹皮。

3. 血虚风燥证 病情反复发作,日久不愈,阴囊肥厚、干燥,不时作痒,皲裂疼痛,伴头昏乏力、腰膝酸软。舌红,少苔,脉细数。治宜滋阴养血,润燥除湿。方选滋阴除湿汤加减。常用药物有熟地、当归、白芍、川芎、柴胡、黄芩、知母、地骨皮、泽泻、陈皮等。阴虚重者,加制首乌、白蒺藜;瘙痒甚难以入眠者,加珍珠母、生牡蛎、夜交藤;腰膝酸软者,加狗脊、菟丝子;皮肤粗糙肥厚者,加丹参、鸡血藤、干地龙。

4. 阳虚风乘证 阴囊湿冷,汗出瘙痒,兼见肾阳虚证如畏寒肢冷,腰膝酸软,神疲倦怠。舌质淡胖,脉沉细。治宜温补肾阳,祛风除湿。方选《济生》肾气丸加减。常用药物有桂枝、附子、熟地、山药、山茱萸、泽泻、茯苓、牡丹皮、牛膝、车前子等。肾阳虚甚者,加杜仲、淫羊藿;湿胜者,加苍术、薏苡仁;风胜者,加防风、白芷。

(二)中成药、验方

1. 中成药

(1)防风通圣丸:每次 1 丸,每日 2～3 次口服。适用于风邪偏盛者。

(2)二妙丸:每次 1 丸,每日 2～3 次口服,适用于湿邪偏盛者;风湿相兼者,防风通圣丸和二妙丸同服。

2. 验方

(1)阴囊湿疹方:茵陈 20 g,苦参 30 g,黄柏 10 g,白鲜皮 25 g,猪苓 10 g,茯苓 10 g,薏苡仁 10 g,紫花地丁 30 g,玄参 20 g,当归 10 g,六一散 15 g,明矾 10 g,共为粗末,每袋 60 g。每次 1 袋,将药末装入纱布袋内扎紧,放入容器内,开水浸泡 10 分钟,然后熏洗患处,每日 1 次,每次 20 分钟。

(2)阴囊湿疹验方:生大黄、大黄炭、生地榆、地榆炭各 30 g,共为细末,以香油调为稀糊状,取 4 层纱布 1 块,将药摊于布面,敷患处,并包扎固定,卧床休息,早晚各 1 次,连用 3 日。

(3)生山香 50 g,金银花 60 g,蒲公英 60 g,九里明 60 g,黄柏 20 g,五倍子 6 g,白矾 3 g,蛇床子 20 g,苍耳子 20 g,川椒 5 g,孩儿茶 15 g,荆芥 20 g。水煎汤,每日先熏后洗 2～3 次,连续熏洗至病愈。

二、外治

急性期以冷敷为主,每次可用约 3 000 ml 净水,不加任何药物,或加明矾 3 g。或用 10％黄柏溶液或蒲公英 30 g,野菊花 15 g 煎汤,待冷后湿敷。若合并感染,则加 1 g 氯己定或 0.1 g 高锰酸钾化开入 3 000 ml 净水,这些方法对阴囊奇痒和渗出效果很好。慢性期传统疗法可青黛膏或皮枯膏,加热烘疗法更好,亦可用烟熏法或苦参汤药浴。

三、西药治疗

(1)全身疗法:急性、亚急性期可用 10％葡萄糖酸钙或 10％硫代硫酸钠,或 0.25％普鲁卡因 20 ml 加维生素 C 1～2 g 静脉注射,每日 1 次。同时,可选用维生素 B_1、维生素 C 及各种抗组胺药物内服。未能奏效者,可考虑应用皮质激素。伴有细菌感染、发热、淋巴结肿大者可适当选用抗生素。

(2)局部治疗:急性期,仅有潮红、丘疹或少数小疱而无渗液,治宜缓和消炎、避免刺激,可选用湿敷或具有止痒作用的洗剂。常用的有 2％～3％硼酸水,或炉甘石洗剂或 2％冰片、5％明矾炉甘石洗剂等。水疱糜烂渗出明显者,宜收敛、消炎,以促进表皮修复,可选用防腐、收敛性药液作湿敷,常用者如复方硫酸铜溶液、2％～3％硼酸水、0.5％醋酸铝或马齿苋煎水。亚急性期,治疗以消炎、止痒、干燥、收敛为主。选用氧化锌油剂、泥膏或乳剂为宜。慢性期,治疗应以止痒为原则,抑制表皮细胞增生,促进真皮炎症浸润吸收。选用软膏、乳剂、泥膏为宜。如 5％～10％复方松馏油软膏、2％冰片、10％～20％黑豆馏油软膏、皮质激素乳剂等。

四、针灸疗法

(1)穴位注射:异丙嗪 12.5 mg,加维生素 B_1 1 ml,取长强穴,每日注射 1 次。

(2)穴位注射:卡介菌多糖核酸 2 ml,取足三里、曲池,每 3 日注射 1 次。

(3)耳针:取交感、神门、肺、大肠、内分泌、皮质下、心等耳穴,用揿针留针 2 日,或磁珠、王不留行籽耳穴胶布按压,保留 3 日,左右耳交替使用。

五、其他疗法

液氮冷冻治疗、X 线或放射性同位素敷贴疗法等,可用于病期较久的慢性局限性者。

【预防与调护】

(1) 减少局部刺激,尽可能地避免用手搔抓局部,也不要用热水或肥皂水去清洗局部,更不能用那些刺激性较强的药物在局部涂抹,特别注意的是不能随便应用激素类药物在局部涂抹,这些都是非常容易使疾病恶化或重新发生的常见因素。

(2) 避免食用一些刺激性食物,如葱、姜、蒜、浓茶、咖啡、酒类及其他容易引起过敏的食物,如鱼、虾等海味。

(3) 内裤宜用纯棉制品,不宜过紧,减少局部摩擦。

(4) 切忌滥用药物及用力搔抓、揉搓等。

【现代文献摘录】

刘若缨,杨玉峰,杨瑛,等.中西医结合治疗阴囊湿疹 120 例分析[J].中医药学刊,2004(06):1113 - 1114.

刘若缨等观察中西医结合治疗阴囊湿疹的临床疗效。将 240 例阴囊湿疹患者随机分为中西医结合治疗组(简称治疗组)和单纯西药治疗的西药对照组(简称对照组),两组均为 120 例。对照组口服氯雷他定(先灵葆雅制药有限公司生产,10 mg/片,6 片/盒)每次 10 mg,每日 1 次,连续 14 日;患处外涂曲安奈德益康唑软膏(西安杨森制药有限公司生产,每支 15 g)早晚各 1 次,连续 14 日。治疗组,口服、外涂以上西药并同时用中药外洗治疗,处方:苦参、生地榆、茵陈、野菊、百部、黄精、大黄各 30 g,明矾 15 g。每日 1 剂,水煎 2 次,去渣取滤液浓缩至 1 500 ml,每日 1 次,每次外洗 20 分钟,水温 30～40℃,连续 14 日。观察症状及体征:如阴囊干燥、浸润肥厚、肿胀、潮红等皮损表现;对所有患者进行半年随访,观察疾病复发率。结果:经过治疗,两组患者的临床表现均有不同程度的改善,其中治疗组在减轻阴囊潮红、渗液、肿胀方面较明显,与对照组比较差异有显著性(P＜0.01)。对两组所有患者进行半年随访,治疗组有 18 例方法,复发率为 15%,对照组有 42 例复发,复发率为 35%,两组比较差异有显著性(P＜0.01)。对照组明显高于治疗

组。结论:中西医结合治疗组总有效率 91.67%,与单纯西药对照组 79.17% 比较有显著差异;在减轻阴囊潮红、渗液、肿胀方面,以及降低疾病复发率等方面明显优于对照组。研究表明中西医结合治疗对阴囊湿疹有良好的临床应用价值。

(李海松)

第二节　阴囊血肿

阴囊血肿属于中医学"血疝"的范畴。《济生方》中有:"外肾因仆损而伤,睾丸偏大,有时疼痛者,此中有死血,名血疝。"从而明确指出阴囊外伤后形成血肿谓之"血疝"。《血证论·跌打血》则阐述了病机及治则:"凡跌打未破者,其血坏损,伤其肌血,则肿痛……已伤之血,流注结滞,着而不去者,须逐去之。"

阴囊血肿是阴囊各种损伤尤其是闭合性损伤的常见并发症,偶然并发于阴囊及其内容物手术、腹股沟手术等,常见于青壮年。发现睾丸及其附件有严重损伤,如睾丸破裂、附睾损伤、精索内动脉断裂等所致的阴囊血肿,必须早期手术探查,以尽量减少并发症或后遗症,降低睾丸切除率,防止睾丸萎缩。

【病因病机】

阴囊血肿多由跌打损伤和手术不慎引起。阴囊部跌打损伤,致使血络破损,血液瘀积于阴囊,即可形成阴囊血肿。在阴囊部的手术过程中,若止血不慎,血液外渗,即可在术后形成阴囊血肿。

【诊断】

1. 临床表现　有阴囊部受伤或手术史,局部肿胀、剧痛。初期阴囊肿胀明显,压痛;中期血肿逐渐稳定,阴囊外表由紫黑色变为黄褐色;经 2～3 周,疼痛逐渐缓解,肿胀消退。

2. 其他　穿刺可获得血性液体。透光试验阴性,B 超检查有助于血肿鉴别。

【鉴别诊断】

1. 阴囊象皮肿　血肿晚期形成肿块,阴囊壁增厚时,需与阴囊象皮肿相鉴别。阴囊象皮肿以阴囊肿大,阴囊壁极度肥厚变硬如象皮样为特征,但无外伤、手术后之瘀血产生过程。

2. 睾丸肿瘤　肿块逐渐增大,有明显的沉重和下坠感,睾丸表面不平或境界不清,行 B 超、CT、

MRI或睾丸活检可资鉴别。

【治疗】

本病由创伤而致阴囊血络破损，血液外溢，瘀滞于阴囊，日久瘀积不去，凝滞成结，治宜逐瘀。所以行气化瘀之治疗总则贯穿始终。初期止血化瘀、行气消肿镇痛，至出血停止，瘀血凝结；后期血肿机化，则宜疏肝理气、活血化瘀、软坚散结。

一、内治

（一）辨证施治

1. 早期（肿块及阴囊壁增厚之前）　阴囊肿胀，皮肤呈紫暗色或瘀斑状，自觉阴囊坠胀、疼痛。舌质紫，苔薄黄，脉涩。治宜止血化瘀，消肿止痛。方选十灰散合花蕊石散加减。常用药物有大蓟、小蓟、侧柏叶、茜草根、棕榈皮、大黄、牡丹皮、栀子、花蕊石等。若有化热趋势者，加蒲公英、金银花、黄柏；若出血止，去大蓟、小蓟、侧柏叶、棕榈皮、栀子，加当归、赤芍、川芎、红花。

2. 晚期（肿块已形成、阴囊壁变厚）　血肿机化，阴囊壁增厚，睾丸肿硬，疼痛不显，脉舌如常，或舌质紫。治宜活血化瘀，通络散结。方选复元活血汤合活络效灵丹加减。常用中药有当归、丹参、红花、桃仁、乳香、没药、大黄、穿山甲、柴胡、水蛭、牡蛎。气虚者，加黄芪；阴囊冷者，加小茴香、肉桂。

（二）中成药、验方

1. 中成药

（1）云南白药：每次1g，每日3次，温开水调服。

（2）十宝丹：每次2g，每日2次，温开水送下。

2. 验方　琥珀粉1g，每日2次，蜂蜜调服。

二、外治

（1）阴囊血肿在不断增大时，应卧床休息。用阴囊托压迫抬高阴囊，局部冷敷。

（2）中药坐浴：红花15g，金银花15g，大黄15g，黄连15g，夏枯草30g。将上药装入纱袋，置脸盆内，加水3000～4000ml，用文火煎20～30分钟，取出药袋，乘热熏患处，待温度适宜（以不烫为度），将会阴及阴囊浸入药液中，药液凉则加温。每日2～3次，每次30分钟。

三、西医治疗

阴囊血肿只是一个症状，是指阴囊外伤或手术后一上述任何部位因血管损伤而积血。诊断阴囊血肿并不困难，但必须明确损伤的部位和程度，才能决定治疗方式的选择，借助B超尤其是彩超、CT检查可明确诊断有无睾丸及其附件的损伤和损伤程度。

轻度血肿，一般不需手术，仅局部冷敷，休息，托起阴囊，适当给予止痛药物即可。若发现睾丸及其附件的严重损伤如睾丸破裂、附睾损伤、精索内动脉断裂等所致的阴囊血肿，必须早期手术探查，以尽量减少并发症或后遗症，降低睾丸切除率，防止睾丸萎缩。即使未发现严重损伤但鞘膜腔积血量大，也应尽早切开引流，可防止因压力过高而致睾丸萎缩。

【预防与调护】

（1）平时避免脚踢、骑跨、挤压等直接暴力伤及阴囊。阴囊部手术时止血要彻底。

（2）患病期间不要过多活动，以免加重病情，应以卧床休息为宜。

【现代文献摘录】

李临刚. 阴囊血肿的诊断与中西医结合治疗[C]//2009世界中医男科学术大会暨世界中医药学会联合会第三届男科学术大会中华中医药学会第九届男科学术大会国际中医男科学会第五届学术大会论文集，2009：569-570.

阴囊血肿患者217例，年龄15～58岁，平均37.6岁。左侧91例（41.94%）、右侧107例（49.31%）、双侧19例（8.75%）。脚踢伤28例（12.90%）、骑跨伤63例（29.03%）、车祸伤56例（25.81%）、钝器打伤14例（6.45%）、穿刺伤33例（15.21%）、阴囊内容物手术继发19例（8.76%）、腹股沟手术继发4例（1.84%）。外伤患者均表现有阴囊肿胀疼痛、皮肤瘀血青紫、阴囊内容物形态界限久清、触痛明显等症状；复合伤者另有其他相应症状；只要仔细轻柔触诊多可触及患侧睾丸，若大小基本正常或略增大，则可排除睾丸破裂伤；但无论触诊结果如何都应借助B超、彩超、CT等检查进一步确诊。结果发现睾丸损伤38例，其中睾丸破裂23例，睾丸血肿15例，无睾丸扭转。另有29例患者血肿进行性增大，手术探查发现精索主干血管损伤。阴囊内容物手术继发血肿患者发现术后5日以上阴囊肿胀不减轻、皮肤瘀血、彩超未见阴囊内积血；腹股沟手术患者则术后1～2日发现阴囊肿大，彩超发现阴囊积血。

治疗方法：23例睾丸破裂患者均经手术探查

证实并行睾丸白膜修补术,其中 2 例因破裂严重而切除;29 例精索主干血管损伤患者则行手术止血、血肿清除;腹股沟手术继发阴囊积血者行血肿穿刺抽血;睾丸血肿、阴囊血肿患者均保守治疗,方法包括中医辨证施治,配合抗生素、止血剂静脉滴注。手术治疗患者术后再行相同保守治疗。中医治疗原则:初期止血化瘀、行气消肿镇痛,后期则宜疏肝理气、活血化瘀、软坚散结。自拟行气化瘀汤水煎服,基础方:柴胡、川郁金、川楝子、生地、生蒲黄、五灵脂、当归尾、川牛膝。损伤初期,血溢内停,肿胀疼痛,瘀血下坠,皮肤青紫,则用行气化瘀Ⅰ号方:基础方加大小蓟、侧柏叶、棕榈皮、血余炭。至出血停止,瘀血凝结,肿硬下坠,隐痛或不痛,则用行气化瘀Ⅱ号方:基础方加荔橘核、三棱、莪术、贝母、丹参、赤芍。另拟外用方:桃仁、红花、川芎、当归尾、川花椒、川厚朴、酒炒大黄,水煎外洗,药渣布包外敷,以增强化瘀通络之效。治疗初期配合应用抗生素和止血剂,减少出血,为中医治疗创造条件,并防止血肿继发感染。痛甚者可用镇痛剂。若血肿继发感染形成脓肿,则及时切开引流。

结果:有 9 例发生睾丸萎缩,其中睾丸破裂者 3 例,术中发现损伤位于睾丸门动脉,虽然进行了修补,术后依然发生睾丸萎缩;睾丸血肿者 2 例,考虑为睾丸门动脉损伤或血肿压迫动脉致睾丸组织缺血;精索主干血管损伤者 4 例,为接近睾丸的精索动脉断裂,终致睾丸萎缩。有 7 例血肿继发感染而行切开引流。其余患者经上述治疗后阴囊肿痛消失,血肿完全吸收,阴囊恢复正常形态与功能,治愈率 92.63%,疗程 7～30 日,平均 16 日。有 193 例患者获得随访,随访时间 3～12 月,无继发睾丸萎缩,随访率 88.94%。

(李海松)

第三节 鞘 膜 积 液

鞘膜积液属中医学的"水疝""水癫"等范畴。《灵枢·刺节真邪论》说:"茎垂者,身中之机,阴精之候,津液之道也。故饮食不节,喜怒不时,津液内溢,乃下留于睾,水道不通,日大不休,俯仰不便,趋翔不能,此病荥然有水,不上不下,铍石所取,形不可匿,常不得蔽,故命曰去爪。"《三因极一病证方论》称之为"水癫",如说:"病者久坐冷湿,湿气下袭,致阴肿胀,名曰水癫。"《儒门事亲》曰:"水病,其

状肾囊肿胀,阴汗时出,或囊肿而状如水晶,或囊痒而燥出黄水,或少腹中按之如水声。得于饮水醉酒,使内过劳,汗出而遇风寒湿之气,聚于囊中,故水多,令人为卒病。宜以通水之剂下之。有漏针去水者,人多不得其法。"

鞘膜积液是睾丸或精索鞘膜积液引起阴囊或精索部囊形肿物的一种疾病,鞘膜积液可发生于各年龄组。新生儿鞘膜积液占足月男婴的 80%～94%。随着年龄增长,鞘膜壁层淋巴管吸收功能逐渐成熟,90% 先天性鞘膜积液常在 12～24 个月内被吸收;成人患有鞘膜积液约为 1%。根据病理部位则分为以下几种:睾丸鞘膜积液、精索鞘膜积液、闭合型鞘膜积液、交通性鞘膜积液、睾丸精索鞘膜积液(婴儿型)。

睾丸鞘膜积液分为原发和继发两种。原发者病因不清,病程缓慢,病理学检查常见鞘膜慢性炎症反应。继发者则伴有原发疾病,如急性者见于睾丸炎、附睾炎、创伤或高热、心衰等全身性疾病。慢性者多无明显诱因,有时可见于阴囊慢性损伤或腹股沟区淋巴结、静脉切除等局部手术以后,亦可并发于阴囊内某些疾病,如肿瘤、结核、梅毒等。丝虫病、血吸虫病也可引起鞘膜积液。婴儿型鞘膜积液与其淋巴系统发育迟缓有关。原发性鞘膜积液多为淡黄色清亮液体,属于渗出液。继发性急性鞘膜积液浑浊可呈乳糜样、淡红或棕红色,炎症重时可为脓性。鞘膜壁常纤维增厚、钙化。睾丸可因长时间压迫而萎缩。

【病因病机】

本症的发生关键是气血阻滞,水液停聚。而先天不足,外感寒湿、湿热,跌仆损伤等均是导致脉络瘀阻、气血不畅、水液停聚的间接因素。本病与肝、脾、肾三脏有关,因脾肾为制水之脏,而其功能须赖肝之疏泄,故肝寒不疏,脾虚不运,肾虚失约,则水之输布失常,水湿下聚,或因虚而感水湿,停滞囊中而病水疝。外伤络阻,水液不行也可引起本病。

【诊断】

1. 临床表现 主要表现为阴囊内或腹股沟区有一囊性肿块。少量鞘膜积液时无不适症状,常在体检时被偶然发现;积液量较多者常感到阴囊下垂、发胀、精索牵引痛等。巨大睾丸鞘膜积液时,阴茎缩入包皮内,影响排尿与性生活,步行和劳动亦不方便。交通性鞘膜积液、站立时阴囊肿大,平卧

后托起阴囊,积液逐渐流入腹腔,囊肿缩小或消失。

2. **体格检查**　发现睾丸鞘膜积液的肿物位于阴囊内,呈卵圆形或梨形,皮肤可呈蓝色;精索鞘膜积液位于腹股沟或睾丸上方,与睾丸有明显分界;交通性鞘膜积液时,卧位积液囊可缩小或消失。睾丸鞘膜积液质软,有弹性和囊性感,触不到睾丸和附睾。精索鞘膜积液,可移动,其下方可触到睾丸和附睾。交通性鞘膜积液挤压积液囊可缩小或消失。

3. **辅助检查**　透光试验阳性,但在继发炎症出血时可为阴性。B超检查可进一步明确诊断,对疑为睾丸肿瘤等引起的继发性睾丸鞘膜积液有重要意义。

【鉴别诊断】

1. **腹股沟斜疝**　多发生于儿童及青壮年男性,右侧多于左侧。嘱患者咳嗽时,外环口有冲击感,透光试验阴性,疝内容物可回纳,可触及睾丸。

2. **精液囊肿**　精液囊肿常位于睾丸后上方,与附睾头贴近,穿刺液呈乳白色,并从中可找到精子。

【治疗】

根据《景岳全书·疝气》的"治疝必先治气,故治疝者,必于诸证之中,俱当兼用气药"的观点,本病的治疗原则为疏肝理气。又当依据病性的寒热虚实之不同而论治。寒湿者,兼散寒化湿;湿热者,兼清利湿热;有肾阳虚见证者,宜温补肝肾。

一、内治

（一）辨证施治

1. **寒湿证**　多见于阴囊肿胀,重坠明显,状如水晶,或小腹部不适,按之作水声,阴部冷湿,腰际发凉。舌淡苔白,脉沉滑。治宜温散寒湿,化气行水。方选五苓散合导气汤加减。常用药物有茯苓、泽泻、猪苓、白术、桂枝、川楝子、木香、小茴香、吴茱萸。若腰际冷痛加狗脊、菟丝子;阴囊肿硬加桃仁、红花;坠胀明显加升麻、丝瓜络。

2. **湿热证**　多见于阴囊肿痛灼热,甚至皮肤溃破,滋生黄水,小便短赤,大便黏腻不爽。舌苔黄腻,脉弦滑数。治宜泻热利湿,清肝理气。方选龙胆泻肝汤加减。常用药物有龙胆草、栀子、黄芩、泽泻、木通、车前子、当归、生地、金银花、连翘、蒲公英。小便短赤加淡竹叶、滑石;大便黏滞不畅、肛门灼热者,加大黄、厚朴。

3. **脾肾阳虚证**　多见于阴囊肿大,甚则亮如水晶,不红不热,不痛,或少腹坠胀抽痛,睡卧缩小,立行则增大,可见阴囊不温,便溏,畏寒肢冷。舌淡苔薄白,脉细弱。治宜温肾健脾,化气行水。方选《济生》肾气丸、真武汤加减。常用药物有熟地、山茱萸、牡丹皮、山药、茯苓、泽泻、肉桂、制附子、牛膝、车前子、白芍、白术、生姜。少腹胀痛者加乌药、木香、小茴香。

（二）中成药、验方

1. **中成药**

（1）寒湿证:五苓散,每日2次,每次6～9g。

（2）湿热证:龙胆泻肝丸,每日2次,每次3～6g。

（3）脾肾阳虚证:济生肾气丸,每日2～3次,每次6g。

2. **验方**

（1）宣胞丸:黑牵牛（半生半熟）、青木香各30g,斑蝥（用5枚青木香炒香）7枚、川木通30g（炒）。上药为末,用酒糊为丸,每服30丸;酒或盐汤送下。适用于水湿壅盛、阻滞经隧之鞘膜积液。（《普济方》）

（2）腰子散:黑牵牛（炒熟）、白牵牛（炒熟）各等份;上为末,每用9g,以猪腰1副,对剖切开,缝入川椒50粒,茴香100粒,并以牵牛末遍掺其中,线系、湿纸重裹,煨香熟,出火气尽后,空腹嚼吃,好酒送下,少顷就枕。适用于水湿下注之鞘膜积液。（《仁斋直指》）

（3）茴楝五苓散:猪苓、白术、茯苓、泽泻各10g,桂枝、小茴香各4g,川楝子10g,葱、盐各少许。每日1剂,水煎,分2次服。适用于肝气不舒、水湿下注之鞘膜积液。（《医宗金鉴》）

（4）水疝汤:萆薢、茯苓、泽泻、石斛、车前子各6g;每日1剂,水煎,分2次服。适用于寒湿积聚之鞘膜积液。（《中医验方汇选》）

（5）萹蓄苡仁汤:萹蓄、薏苡仁各30g,每日1剂,水煎,分2次服。适用于湿热积聚之鞘膜积液。（《浙江中医杂志》）

（三）西药治疗

目前临床上治疗没有直接针对鞘膜积液的西药物,一般采用保守治疗,主要为针对原发性疾病的治疗。对于病程缓慢,积液少、张力小而长期不增长,且无明显症状者,2岁以前儿童鞘膜积液往往能自行吸收,一般不需手术治疗。

二、外治

(1) 浸洗法:① 肉桂 6 g,煅龙骨、五倍子、枯矾各 15 g。共捣碎加水 700 ml,煮沸 30 分钟,将药液滤出,候温浸洗阴囊 30 分钟,每日 1～2 次,适用于寒证。② 枯矾、五倍子各 12 g,研粗末,加水 300 ml,水煎 30 分钟,倒出药液候温浸泡阴囊,每日 2～3 次,适用于热证。③ 金银花、蝉蜕、苏叶各 30 g,水煎 2 次去渣混合药液,微温时浸洗或热敷患处,每次 30 分钟,每日 2～3 次,用于脾肾阳虚证。

(2) 敷药法:湿热型用金黄散,以水调敷患处。寒湿型用回阳玉龙膏,以酒蜜调敷患处;或用暖脐膏贴敷患处;还可用肉桂、冰片各等分,研细末,撒于黑药膏上外敷。

(3) 阴囊托法:阴囊肿大较甚者,用前述方法浸洗局部并敷上药后,用阴囊托带托起阴囊。或用灶心土末炒热后加入川椒及茴香末拌匀,装入布袋内,安置在阴囊下,然后用阴囊托带兜起阴囊。

(4) 穿刺法:较小而壁薄者、幼儿水疝、拒绝手术及手术有禁忌证者,严格消毒后,用注射器抽取积液;或用三棱针轻刺皮囊,放出黄水。

三、手术疗法

睾丸鞘膜积液的主要手术方式有睾丸鞘膜翻转术、睾丸鞘膜折叠术、鞘膜切除术。精索鞘膜积液要将囊肿全部剥离切除。近年来,随着腹腔镜技术的发展,采用腹腔镜治疗交通性鞘膜积液的技术越来越成熟。由于腹腔镜的局部放大作用,能清晰辨认内环口血管,缝合时可避免损伤精索血管及输精管;术后并发症少,疼痛轻,住院时间短,无明显瘢痕。

四、针灸疗法

针灸治疗,取府舍(左)、散中、曲骨、肾俞。灸大踇趾螺纹正中,或悬灸患处。

五、其他疗法

按摩:沿精索走向进行局部按摩,有助于积液吸收。

【预防与调护】

(1) 居处宜干燥之地,少涉冷水,忌坐湿地。

(2) 饮食清淡,节制房事。

(3) 保护外肾,避免外伤。

(4) 早诊断,早治疗,防止病情加重。积极治疗睾丸炎等原发病。

(5) 香橼泡水代茶常饮,利气化湿,可防可治。

(6) 从先天作起,如加强孕妇营养,提高胎儿素质。

【现代文献摘录】

王虹.中药内服外用治疗小儿睾丸鞘膜积液疗效观察[J].辽宁中医杂志,2006,33(12):17.

探讨自拟处方健脾温肾活血汤内服外用辨治小儿睾丸鞘膜积液的临床疗效。将 54 例睾丸鞘膜积液患儿随机分为治疗组 26 例和对照组 28 例,治疗组采用健脾温肾活血汤内服外用。结果:总有效率治疗组为 96.15%,对照组为 82.14%。两组比较,差异显著($P<0.05$),治疗组疗效优于对照组。

(翟亚春)

第四节 阴囊象皮肿

阴囊象皮肿属中医学的"癀疝""阴癀疝""子肿"等范畴。《素问·骨空论》中首次提出七疝,"癀疝"即为其中之一。《素问·脉解》记载:"所谓癀癃疝腹胀者,曰阴亦盛而脉胀不通,故曰癀癃疝也。"

阴囊象皮肿好发于有丝虫病或流行区域居住病史,以及阴囊部丹毒反复发作史患者。阴囊象皮肿是班氏丝虫感染后的并发症,阴茎阴囊可同时出现,亦可单独发生。早期病理变化为淋巴管炎和淋巴结炎,晚期则为淋巴循环阻塞的后果。

【病因病机】

本症的发生多因痰湿瘀结,导致痰凝血瘀,结滞于内,而发阴囊肿硬麻木。或因痰热瘀结,气滞血凝,瘀结于厥阴之脉而发为本病。

【诊断】

1. 临床表现 典型的阴囊象皮肿表现为阴囊肿大如斗,沉重下坠,皮肤极度肥厚变硬,表面粗糙不平,状同象皮,为淋巴丝虫病晚期的临床表现,诊断较易。

本病早期往往表现为反复发作的精索炎和附睾炎。患者发热,一侧自腹股沟向下蔓延的阴囊疼痛,附睾肿大、压痛,精索上有一处或数处结节,触痛明显。继之则有阴囊、阴茎皮肤反复水肿,水液外渗。

2. 体格检查 发现阴囊肿大如斗,沉重下坠,严重者阴囊可达 4.5～10 kg,阴茎内陷,皮肤极度肥厚变硬,表面粗糙不平,状同象皮。可伴有下肢象皮肿、乳糜尿、鞘膜积液。

3. 辅助检查

（1）病原学检查：可在夜间采集周围血，直接涂片查找微丝蚴虫。对血中微丝蚴虫阴性者，可做病变淋巴结活检，寻找成虫。

（2）免疫学检查：① 皮内试验，注射犬恶丝虫抗原 0.05 ml 于受试者前臂，15 分钟后丘疹直径＞0.9 cm 者为阳性。此试验敏感性和特异高，与血中微丝蚴检出符合率为 86.2％～94.1％。② 间接荧光抗体试验，国内以牛丝虫成虫为抗原，间接荧光抗体法查患者血清中抗体，阳性率 85％～99.2％。该法具高度特异性和敏感性，适用于流行病学调查，又可反映防治成效。③ 酶联免疫吸附试验，以该法查血清中抗体，灵敏度高、特异性强、操作简便，为本病较理想的辅助诊断方法。④ 检测循环抗原，对微丝蚴阳性患者有较高的敏感性，为一种特异诊断方法，但对微丝蚴阴性患者则敏感性较差。用单克隆抗体查循环抗原可作为抗丝虫病药物疗效评价的检测方法。

【鉴别诊断】

1. 附睾炎 阴囊包块，附睾肿大，轻度压痛。与睾丸界限清，可继发鞘膜积液。皮肤肿胀但不变厚，白细胞计数升高，可有尿道分泌物及膀胱刺激征。

2. 附睾结核 发病缓慢，输精管呈串珠样改变，无触痛，可合并轻度睾丸鞘膜积液，无菌性脓尿及结核菌浓缩液检查阳性。

3. 睾丸肿瘤 为无痛性肿块，质地坚实，有沉重感，睾丸有结节，局部组织软化或波动。血浆 HCG 升高，AFP 协助检查有助于确诊。

【治疗】

本病总由水湿阻络，痰凝血瘀而成，证属实证，治以除湿、软坚、消肿为要，然临证应辨其热之有无，而佐以清热之法。

一、内治

（一）辨证施治

1. 痰湿瘀结证 初起多为阴囊、阴茎水肿，继则阴囊肿大，阴茎大多不肿大，阴茎常被肿大的阴囊覆盖，影响行动和性生活，甚者阴囊肿大如斗，有重坠感，皮肤极度肥厚变硬，表面有高低不平的结节，不红不热，不痛不痒，不酿脓。舌质淡，苔白厚，脉濡缓。治宜行气利湿，软坚消肿。方选橘核丸加减。常用药物有橘核、木香、厚朴、枳实、川楝子、桃仁、延胡索、木通、桂心、昆布、海藻。瘀结甚者，加三棱、莪术、赤芍、红花；痰湿重者，加苍术、土茯苓、半夏、贝母。

2. 痰热瘀结证 多见于阴囊肿大粗厚，坚硬重坠，红肿痒痛。舌质红或紫暗，苔黄腻，脉滑数或弦数。治宜清热化湿，软坚消肿。方选橘核丸合龙胆泻肝汤加减。常用药物有橘核、木香、厚朴、枳实、川楝子、桃仁、延胡索、木通、桂心、昆布、海藻、龙胆草、栀子、黄芩、泽泻、车前子、当归、生地、金银花、连翘、蒲公英。

（二）中成药、验方

1. 中成药

（1）痰湿瘀结证：茴香橘核丸，每日 2 次，每次 6～9 g。

（2）痰热瘀结证：茴香橘核丸，每日 2 次，每次 6～9 g；或龙胆泻肝丸，每日 2 次，每次 3～6 g。

2. 验方

（1）化浊化瘀汤：全瓜蒌 20 g，路路通 10 g，桃仁泥 10 g，红花 10 g，冬瓜皮 30 g，金银花 15 g，丹参 10 g，粉萆薢 12 g，延胡索 10 g，酒大黄 3 g。每日 1 剂，水煎，分 2 次服。适用于瘀浊积聚之阴囊象皮肿。（《辽宁中医杂志》）

（2）除湿行气汤：金铃子 10 g，广木香 6 g，川桂枝 5 g，川牛膝 10 g，泽泻 10 g，牡丹皮 10 g，车前子 10 g（包），陈皮 6 g，小茴香 5 g，黄柏 5 g，知母 6 g。每日 1 剂，水煎，分 2 次服。适用于水湿下注之阴囊象皮肿。（《中医男科百问》）

（3）补中益气汤：白术、陈皮、升麻、甘草、当归、人参、柴胡、熟地、怀山药、茯苓、制半夏、川芎、生姜、大枣。每日 1 剂，水煎，分 2 次服。适用于中气不足之阴囊象皮肿。（《中医男科百问》）

（4）治瘕丸：桃仁 10 枚，桂心、泽泻、蒺藜子、地肤子、防风、冬葵、橘皮、茯苓、五味子、芍药各 100 g，细辛、牡丹皮、海藻各 50 g，狐阴 1 具；蜘蛛 50 枚。上 16 味，为细末，蜜和，如梧子，服 10 丸，稍稍加至 30 丸。适用于气滞血瘀之阴囊象皮肿。（《备急千金要方》）

（三）西药治疗

阴囊象皮肿急性发作期或继发感染时，应卧床休息，抬高阴囊，使用抗生素，同时治疗丝虫病。对于查到微丝蚴的患者，给予抗丝虫药物治疗。乙胺嗪每次 200 mg 口服，每日 3 次，连用 7 日。或乙胺嗪与卡巴肿合用，卡巴肿每次 0.5 g，每日 2 次；并加用乙胺嗪每次 50 mg，每日 2 次，口服，连用 10 日为 1 个疗程。

二、外治

（1）熏洗法：威灵仙、血见愁、土牛膝、五加皮、生姜皮各等份，煎汤熏洗。

（2）慢性期可用透骨草 60 g，鲜樟树叶、松针各 30 g，生姜 15 g，切碎，煎汤熏洗，每晚 1 次，每次 15 分钟。白果树叶适量，每日煎水熏洗局部 1～2 次。

（3）外敷法：局部外敷青熬膏。

（4）阴囊托法：阴囊肿大较甚者，用前述方法浸洗局部并敷上药后，用阴囊托带托起阴囊。

三、手术疗法

手术的目的是为了减少功能障碍及改善外观，在原则上可分为两类。

（1）切除增生及水肿组织，保留全部或部分原有皮肤，利用原有皮肤修补所形成的缺损，这种手术适用于轻度或重度阴囊象皮肿。

（2）切除增厚的皮肤与增生及水肿组织，用皮肤移植法修补缺损。这种手术适用于重度或巨大的阴囊象皮肿。

【预防与调护】

（1）忌久坐湿地，避免蚊子叮咬。积极治疗丝虫病，防止丝虫侵犯阴茎、阴囊。

（2）应用阴囊托带，利于淋巴液回流。

（3）饮食清淡，忌食厚味。常以淡盐水清洗局部，保持清洁干燥。

（4）注意休息，保持阴囊清洁，减少感染机会。

（5）急性发作或继发感染时，卧床休息。禁忌房事。

【现代文献摘录】

张晓忠，杨青山，贺飞，等.先天性阴茎、阴囊象皮肿的临床特征（附 1 例报告）[J].中华男科学杂志，2012，18（8）：71.

阴茎、阴囊象皮肿是较为少见的疾病，多见于丝虫病流行区，因感染丝虫病而引起，多单独发生于阴茎，阴茎、阴囊同时发病者少见，先天性阴茎、阴囊象皮肿更为罕见。本文报告 1 例先天性阴茎、阴囊象皮肿病例，并结合文献分析，探讨先天性阴茎、阴囊象皮肿的临床特征，以提高临床对本病的诊治水平。讨论：阴茎、阴囊象皮肿是临床较为少见的疾病，Peaos 等根据致病因素的不同，将阴茎阴囊象皮肿分为先天性与继发性两大类。先天性者

主要由淋巴-血管系统的发育异常所致，而继发性阴茎阴囊象皮肿的发生则主要与细菌或真菌感染、丝虫病、反复发作的非细菌性炎症、低蛋白血症、肿瘤、手术损伤或放射性损伤有关。患者如出现阴茎和（或）阴囊水肿，有丝虫病流行地区生活史，下肢有类似病变者，有放射治疗史、结核病及肿瘤外伤病史者应考虑本病。鉴别诊断应排除鞘膜积液、睾丸肿瘤、巨大尖锐湿疣等疾病。先天性阴茎、阴囊象皮肿药物治疗效果不佳，应以外科手术治疗为主。

（翟亚春）

第五节　阴囊蜂窝织炎

阴囊蜂窝织炎属中医学的"囊痈""肾囊痈"等范畴。《丹溪手镜·肺痿肺痈肠痈二十二》说："囊痈，乃湿热下注也。浊气流人渗道。因阴道亏，水道不利而然……"明代汪机《外科理例·囊痈》说："囊痈，湿热下注也，有作脓者，此浊气顺下……"陈实功《外科正宗·囊痈》说："夫囊痈者，乃阴虚湿热流注于囊，结而为肿……"《医宗金鉴·外科心法要诀》认为："肾囊痈此证生于肾囊，红肿焮热疼痛，身发寒热，口干饮冷，由肝肾湿热下注肾囊而成。"

阴囊蜂窝织炎，是发生于阴囊部位的化脓性疾患。临床以阴囊红肿热痛为特点。其病理表现为阴囊皮肤、内膜广泛的弥漫性化脓性炎症，病原菌多为金黄色葡萄球菌，有时为溶血性链球菌，也可由厌氧性或腐败性细菌所引起。由于阴囊皮肤皱襞多，易使细菌停留繁殖，如阴囊有搔伤，细菌即可侵入，因此感染大部分为原发性。也可为继发性，即由其他局部化脓性感染直接扩散而来，或由淋巴系统或血行感染所致。

【病因病机】

囊痈的病机皆为肝肾湿热下注所致。素体肝肾阴虚，感受湿热之邪，或过食醇酒厚味，喜食辛辣肥甘品，酿成湿热，下注蕴结肾囊，使经络阻遏，气血不通，聚而成痈；久坐湿地，或水中作业，或冒雨涉水，外感湿毒，湿邪阻络化热，热郁不散，蕴积阴囊而成痈。湿热蕴滞阴囊肌腠，营气不从，故发为痈，盛热腐肉则成脓肿。

【诊断】

1.临床表现　初起时阴囊红肿，焮热疼痛，寒

热交作,继则肿胀增大,单侧或双侧阴囊皮肤紧张光亮,形如瓢状,坠胀疼痛加剧,局部灼热烫手。若治疗不及时而继续发展,则病势加剧,形成脓肿,溃烂流脓,股缝有肿大淋巴结,可伴全身发热、口干饮冷、小便赤热等全身症状。

2. 体格检查 发现初期阴囊皮肤红肿,继则红肿加重,皮肤紧张光亮,形如瓢状,溃后肿痛均减,脓出黄稠者疮口易敛;溃后脓水稀薄而痛不减者,收口较慢。

3. 辅助检查 白细胞计数明显升高,血沉速度加快,分泌物镜检可见脓细胞。

【鉴别诊断】

1. 腺炎性睾丸炎 为流行性腮腺炎的并发症,常见于流行性腮腺炎后期5～7日,睾丸肿痛,阴囊皮色微红或不红,一般多在7～14日消退,不至化脓。但若诊治不及时,则可致睾丸发育不全而影响生育。

2. 阴囊急性淋巴管炎 病变比较局限,边缘为红色隆起,肿胀的表皮可有小水泡,或密集成片,一般无坏死现象,且病势相对缓和。

3. 鞘膜积液 阴囊一侧肿大,不红不热,透光试验阳性。另有阴囊肿大,状如水晶,按之软而即起,亦发红而热者为阴囊水肿,无疼痛及全身症状,有接触过敏史。

4. 阴囊急性炎症性坏疽 发病迅速,1～2日之内阴囊皮肉腐烂、湿裂,甚而睾丸外露,病势颇重。多见于平时不注意个人卫生的体弱老人。

【治疗】

囊痈初起,先辨寒热。阴囊红肿,发热恶寒,为实热之证。若寒热由轻加重,为毒热炽盛;寒热由重渐轻,为邪退正复之象。囊痈成脓溃后,细察脓液,脓液稠厚色黄白、色泽新明者,气血充盛;如黄浊质稠,色泽不净为毒邪有余;如黄白质稀,色泽洁净,气血虽虚,未为败象;如脓液稀薄,腥秽恶臭者,为正气衰败,毒邪内盛之象。

急性期宜清利湿热,解毒消痈;已化脓者,宜清热解毒兼托毒排脓;慢性期宜调补肝肾,活血散结;已溃脓液清稀者,宜补益气血兼托脓。

一、内治

(一)辨证施治

1. 湿热蕴结证(早期) 阴囊红肿焮热,甚则肿大如瓢,亮如水晶,伴有全身发热恶寒、口干饮冷、

小便赤涩。舌红,苔黄腻,脉洪数或滑数。治宜清热利湿解毒。方选龙胆泻肝汤加金银花、连翘。常用药物有龙胆草、栀子、黄芩、泽泻、木通、车前子、当归、生地、金银花、连翘、蒲公英。若化脓,或溃后脓液黄稠者,可加炙山甲,皂角刺透脓。

2. 肝肾阴亏,热毒未解证(后期) 阴囊化脓演破,脓液稀薄,肿痛不减,收口较慢。苔薄质红,脉细数。治宜滋阴除湿清热。方选滋阴除湿汤加减。常用药物有川芎、当归、白芍、熟地、柴胡、黄芩、陈皮、知母、贝母、泽泻、地骨皮、甘草。若溃后脓液清稀而多,疮口迟迟不敛,舌淡脉虚细者,属气血两虚,宜十全大补汤加减治之,以补益气血,托疮生肌。

(二)中成药、验方

1. 中成药

(1)湿热蕴结证(早期):龙胆泻肝丸,每日2次,每次3～6g;或仙方活命片,每日1～2次,每次8片。

(2)肝肾阴亏,热毒未解证(后期):十全大补丸,每日2次,每次1袋。

2. 验方

(1)加味五苓散:川楝子12g,泽泻15g,木通、橘核、槟榔、小茴香各12g,肉桂6g,土炒白术12g,赤茯苓15g,猪苓12g。每日1剂,水煎,分2次服。适用于水气不利,下注经络之阴囊蜂窝织炎。(《医宗金鉴》)

(2)清肝胜湿汤:黄芩、栀子(生,研)、当归、生地、白芍药(酒炒)、川芎、柴胡、天花粉、龙胆草各3g,甘草(生)、泽泻、木通各1.5g,灯心草5g。每日1剂,水煎,分2次服。适用于湿热内蕴,下注肝络之阴囊蜂窝织炎。(《医宗金鉴》)

(3)黑龙汤:龙胆草(炒黑)、柴胡、木通、当归、甘草节、金银花、皂角、赤芍、吴茱萸、防风、黄连各等份。上药共为细末,每日10～20g,水煎服。适用于湿热下注,肾囊结痈之阴囊蜂窝织炎。(《杂病源流犀烛》)

(4)萆薢化毒汤:萆薢15g,当归尾6g,牡丹皮、牛膝、防己、木瓜各10g,薏苡仁、秦艽各12g。每日1剂,水煎,分2次服。适用于湿热下注,热毒壅结之阴囊蜂窝织炎。(《疡科心得集》)

(5)清散汤:茯苓、赤茯苓、当归、栀子(炒炭)、荆芥、黄柏各3g,防风0.9g,生地、麦冬各6g,甘草1.5g。每日1剂,水煎,分2次服。适用于肝经

虚火内盛,湿热之邪下注之阴囊蜂窝织炎。(《外科真诠》)

(三)西药治疗

给予磺胺药或大剂量抗生素,如青霉素、红霉素等抗感染治疗。

二、外治

(1)如意金黄散 10 g,用凡士林调匀,敷于阴囊,然后用纱布包扎,每日换药 1 次。

(2)白矾 60 g,雄黄 30 g,生甘草 15 g,水煎后趁热熏洗,每日 1～2 次。

(3)5%芒硝溶液,湿敷阴囊。

(4)鲜马齿苋洗净,砸烂,捣如糊状调敷。

三、手术疗法

对于形成脓肿的阴囊蜂窝织炎,应做多处切开引流,对于厌氧菌性或腐败性细菌引起的蜂窝状炎,应早做切开引流,切除坏死组织,创口用 3%过氯化氢溶液冲洗和湿敷。

【预防与调护】

(1)卧床休息,用布带或阴囊托悬吊。

(2)忌食辛辣等刺激性食物,多进食高蛋白高维生素食物。

(3)禁性交。

(4)皮肤避免外伤或其他轻微损伤。

(5)发现有中毒症状者应及时处理,防止并发症的发生。

【现代文献摘录】

张凯.中西医结合治疗糖尿病合并皮肤感染[J].中国厂矿医学,2004,17(1):21.

糖尿病合并皮肤感染是指糖尿病患者在患病过程中,由于真菌或细菌感染,而继发于指间、腹股沟、乳下、腋下、肛门区、阴道、阴囊等处,继发感染的皮肤发生红肿、瘙痒、脱屑,或皮肤任何部位发生疖、痈、蜂窝组织炎、脓疱病,除具有红、肿、热、痛等炎性反应及恶寒、发热等全身症状外,还有缠绵不愈、反复发作、溃后不易收口等特点。本院自 1998 年 9 月至 2002 年 12 月,使用中药方剂对创面进行搔刮处理,配合本院自制的烫伤紫油纱(含紫草、大黄、麻油等)与常规糖尿病治疗相结合的方法,治疗皮肤溃疡者 50 例,取得良好效果。结果:本组 50 例,治愈 37 例,好转 12 例,无效 1 例,治疗时间为 22～67 日,平均 35.6 日。随诊 21 例,无 1 例复发。讨论:糖尿病常易并发皮肤感染,使隐性患者明确

化,有时病情发展迅速而难以控制,尤其急性感染,最容易使糖尿病恶化,而突发酮症酸中毒昏迷,给糖尿病治疗带来困难,有时甚至造成不良影响。中西医结合疗法取得了良好疗效,不同药物的应用对皮肤感染的治疗作用机制也有待进一步探索与研究,并且会取得新的进展,为治疗本病提供新的途径。

(翟亚春)

第六节 阴囊坏疽

阴囊坏疽属中医学的"脱囊""阴囊毒""囊发"等范畴。此病始见于清代高锦庭《疡科心得集》:"又有脱囊,起时寒热交作,囊红睾肿,皮肤湿裂,隔日即黑,间日腐秽,不数日间其囊尽脱。"金代窦汉卿称之为"阴囊毒",认为是"肝经湿热不利""血气凝聚、寒湿不散"所致,治以内外相兼。

阴囊坏疽是突然发生在阴囊的急性炎性坏疽。临床以起病急,阻囊红肿紫黑,迅速溃烂,甚则可使整个阴囊皮肤腐脱,睾丸外露为特征,系凶险的外科急症。

【病因病机】

本症的发生多因湿热火毒之邪下注厥阴之经,壅阻阴囊,气血凝滞,热盛肉腐,而发囊脱。病因为外阴不洁,久坐湿地,毒邪乘虚而入或阴囊瘙痒,肆意搔抓,感染湿毒而生又或气阴两虚,湿热内生,湿毒乘虚而致。

【诊断】

1. 临床表现 典型症状为起病急骤,初起阴囊皮肤潮红、肿胀,形成红斑、水疱,继而溃烂,渗出大量黄色稀薄分泌物,奇臭。之后阴囊皮肤坏死、潮湿,蔓延迅速,可扩展到阴茎和腹壁,甚至可达腋部,阴囊坏死严重者,可见睾丸裸露。全身中毒症状严重,可有高热、寒战、恶心、呕吐,甚者神昏谵语等。

2. 辅助检查 血常规白细胞总数可达$(20～30)\times10^9/L$,中性粒细胞多超过 80%,且有核左移。为查明致病菌可做脓液涂片镜检及培养。

【鉴别诊断】

1. 阴囊急性淋巴管炎 病变比较局限,边缘为红色隆起,肿胀的表皮可有小水疱,或密集成片,一般无坏死现象,且病势相对缓和。

2. 阴囊蜂窝织炎　病势较缓,阴囊红肿光亮。触痛明显,虽中心区亦可发生坏死,然不同于阴囊特发性坏疽,囊皮尽脱,睾丸裸露,扪之有捻发音。

3. 睾丸炎　睾丸炎起病急骤,阴囊红肿灼热等与本病相似。但睾丸炎之阴囊红肿多为一侧,睾丸明显肿大压痛。本病为全阴囊红肿焮热剧痛,不伴有睾丸肿大,可资鉴别。

【治疗】

此病来势凶猛,发展迅速,必须及早治疗。外科清创处理为首选治疗方法,经清创后,可辅以中医药治疗。初期应以清肝利湿、解毒消肿为主;中期应凉血解毒、养阴托脓;后期则应大补气血。

一、内治

(一)辨证施治

1. 初期(阴囊未腐烂之前)　阴囊红肿热痛,伴全身发热、寒战,口干欲饮,大便干燥,舌质红苔黄,脉滑数。治宜清肝利湿,解毒消肿。方选龙胆泻肝汤合仙方活命饮加减。常用药物有龙胆草、栀子、黄芩、泽泻、木通、车前子、当归、生地、金银花、连翘、蒲公英、防风、白芷、当归尾、赤芍药、乳香、没药、贝母、天花粉、陈皮、穿山甲、皂角刺。可加蒲公英、紫花地丁、连翘、黄柏、白花蛇舌草等,以增强其清热解毒,利湿消肿之力。

2. 中期(阴囊已开始腐烂脱落)　阴囊红肿,焮热疼痛,继之皮肤紧张湿裂,其色紫黑,继则阴囊迅速腐烂,渗出有臭味液体,腐肉大片脱落,睾丸外露,全身恶寒发热。舌红苔黄腻,脉弦数或洪数。治宜凉血解毒,养阴托脓。方选清瘟败毒饮加减。常用药物有水牛角、石膏、栀子、桔梗、黄芩、知母、赤芍、玄参、连翘、竹叶、甘草、牡丹皮。若见烦躁不安,神昏谵语等火毒内陷之象者,当治以凉血解毒,泻热养阴,清心开窍,方用清营汤合黄连解毒汤加减。

3. 后期(腐脱已止,新肉始生而缓慢)　阴囊腐脱已止,新肉生长缓慢,神疲乏力,面色不华,口干唇燥,大便秘结。舌质红,苔薄,脉数无力。治宜益气养阴。方选圣愈汤加减。常用药物有人参、白芍、当归身、黄芪、熟地、白芍、川芎、玄参、天花粉、牡丹皮、金银花。

(二)中成药、验方

1. 中成药

(1)初期(阴囊未腐烂之前):龙胆泻肝丸,每日2次,每次3～6g;或仙方活命片,每日1～2次,每次8片。

(2)中期(阴囊已开始腐烂脱落):大败毒胶囊,每日4次,每次5粒;或黄连解毒丸,每日3次,每次3g。

(3)后期(腐脱已止,新肉始生而缓慢):金黄散,涂抹于患处。

2. 验方

(1)黄连解毒汤:黄连9g,黄柏、黄芩各6g,栀子14枚。每日1剂,水煎,分2次服。适用于实热火毒,蕴于下焦之阴囊坏疽。(《肘后备急方》)

(2)三白散:白茯苓100g,桑白皮、白术、木通、陈皮各15g。上药共为细末,每服6g,姜汤调下。适用于湿热下注,阻滞肝脉之阴囊坏疽。(《医学入门》)

(3)加味泻肝汤:龙胆草(酒拌炒)、当归尾、车前子(炒)、泽泻、生地、芍药(炒)、黄连(炒)、黄柏(酒拌炒)、知母(酒拌)、防风各3g,甘草梢1.5g。每日1剂,水煎,分2次服。适用于湿热火毒蕴结,下注肝胆之络之阴囊坏疽。(《证治准绳》)

(4)滋阴九宝汤:川芎、当归、白芍、生地、黄连、天花粉、知母、黄柏、大黄(蜜水拌炒)各6g。每日1剂,水煎,分2次服。适用于阴虚之体,热壅血滞之阴囊坏疽。(《外科正宗》)

(5)救腐汤:人参、当归各50g,黄芪100g,白术50g、茯苓、黄柏、薏苡仁各15g,泽泻10g,白芍50g,葛根、炒黑栀子各10g。每日1剂,水煎,分2次服。适用于败精流注,气机不畅之阴囊坏疽。(《外科正宗》)

(三)西药治疗

应采取积极的全身性治疗,使用大剂量抗生素和特异性血清。特发性阴囊坏疽病死率较高(17%～27%),及早给予抗生素和特异性多价血清,并切开引流,可大大降低病死率。近年来应用大气压高压氧每日1～2次,可提高生存率。

二、外治

(1)玉露散:芙蓉叶(去梗茎)不拘多少,研细末外敷。

(2)金黄散:大黄、黄柏、姜黄、白芷各2500g,天南星、陈皮、苍术、厚朴、甘草各1000g,天花粉5000g,共研细末外敷。

(3)七三丹:熟石膏7份,升丹3份,共研细末外敷。功效是提脓祛腐。

三、手术疗法

一旦明确诊断为阴囊坏疽,均应立即切开阴囊皮肤,不论是否有坏死,作多切口,Dakim液湿敷,1：5 000高锰酸钾、过氧化锌局部应用。因释放氧缓慢,疗效优于过氧化氢。坏死组织在2周左右开始脱落,肉芽逐渐生长,由于阴囊皮肤修复能力强,有时即使睾丸与精索裸露,经过4~6周仍可被新生皮肤所覆盖。

【预防与调护】

(1)本病防护,要节制房事,少食肥甘,注意个人卫生,以防湿热内生及邪毒侵入。

(2)患病后,宜仰卧静养,并以阴囊托固定患处,初期、中期要忌食辛辣之物,后期要加强营养,以利恢复。

【现代文献摘录】

王尉,何恢绪,胡卫列,等.Fournier坏疽的诊治(附16例报告)[J].中华泌尿外科杂志,2004,25(1)：51.

探讨Fournier坏疽的诊断及治疗。方法：对16例男性Fournier坏疽患者的临床资料进行分析。患者年龄24~84岁,平均51岁。其中阴囊坏疽13例,阴茎皮肤坏疽3例。细菌培养14例,阳性9例。16例均行外科清创、引流、抗感染等治疗,4例行高压氧治疗。结果：13例经二期缝合痊愈出院,其中2例1个月后取皮瓣行阴茎、阴囊成形术。死亡3例,其中2例并发败血症,1例高龄患者早期出现肾功能受损而致多器官功能衰竭。结论：Fournier坏疽的治疗以早期广泛清创及应用广谱抗生素为主,加强局部引流,有条件者可行高压氧治疗。

(翟亚春)

第七节　阴囊Paget病

阴囊Paget病,即阴囊恶性肿瘤,中医学文献中无与本病相关的记载。中医学认为,本病多由前阴不洁或受损,秽毒侵染,"蓄积留止,大聚乃起";或脏腑素亏,更加情志内伤而发病,与肝肾两脏关系最为密切。

本病的发生与职业有一定关系,尤其好发于从事与煤烟、沥青、焦油等有密切接触的职业工人。发病时间较长,潜伏期可长达10~20年,以50~70岁的中老年人多见。

【病因病机】

本症的发生多因禀赋不足,肝肾素虚,或房劳、情志所伤,相火内炽,肝肾精血亏损,络脉空虚,痰瘀秽毒侵及肾囊皮肤,经脉阻滞所致。

【诊断】

1. 临床表现　阴囊癌早期无不适症状。随着癌肿块增大,可有局部坠胀不适感。溃疡时疼痛明显,晚期则由于癌毒的侵蚀,以及发生转移,可见乏力、纳差、消瘦等恶病质表现,或伴见远隔部位转移癌的相应症状。

阴囊癌的早期表现,呈小疣状结节或丘疹样隆起,单个或多个不等,无疼痛,以后逐渐增大形成肿块,质硬,突出于阴囊表面。历经数月或数年,溃破后继发感染,出现疼痛。溃疡边缘硬而且高出皮肤表面,外翻,中央凹陷;溃疡面呈颗粒状,微红,不新鲜,伴有血性或脓性分泌物,味臭秽。

2. 诊断要点　本病的误诊率、漏诊率比较高,关键在于提高警惕。对于50岁以上老年人发生在外生殖器或肛周久治不愈的湿疹样皮肤损害,特别是边界明显者,应及时行病理活检以明确诊断。组织学上见单个或成巢的Paget细胞,细胞周围表皮角化过度或角化不全,有时可出现糜烂或溃疡,棘层增厚,可以确诊。

3. 临床分期　临床上,根据病变部位大小、有无淋巴结转移等情况,常将阴囊癌分为以下四期。

Ⅰ期：Ⅰ1期,病变局限在阴囊;Ⅰ2期,病变累及邻近器官如阴茎、精索,但没有其他转移。

Ⅱ期：可切除的腹股沟或髂腹股沟淋巴结转移。

Ⅲ期：髂腹股沟淋巴结转移无法切除。

Ⅳ期：有远处转移,如肺、主动脉旁淋巴结等处。

4. 辅助检查

(1)早期实验室检查正常。伴感染时,血中白细胞总数及嗜中性粒细胞明显增高。

(2)应常规拍摄胸部X线片,做消化道钡剂造影或静脉肾盂造影。

(3)阴囊病灶和腹股沟淋巴结的活体组织检查有特异性诊断价值。

【鉴别诊断】

1. 慢性湿疹　年资浅的医生最容易误诊,湿疹皮损多样变化,可有水疱、糜烂、渗出,间有丘疹、皮肤肥厚、苔藓化等表现,边界不清。一般常规治疗有效,可以获得部分或完全愈合,病理下无典型的 Paget 细胞。

2. 皮肤原位癌 对癌胚抗原呈阴性反应,可见胞核簇集的多核巨噬上皮细胞和个别角化不良细胞。

3. 浅表型恶性黑素瘤 癌细胞直接与真皮接触,对癌胚抗原、多巴、PAS 染色和阿新蓝染均呈阴性反应。

【治疗】

本病为恶性肿瘤疾病,确诊后首选手术治疗,术后可辅以中医药调理。遵《黄帝内经》"实则泻之、虚则补之、坚者削之"的原则,初起邪盛正不衰者,宜泻实为主或补泻兼施;中后期气血两虚,脾胃衰败则宜补益为主。

一、内治

(一)辨证施治

1. 痰瘀凝结证 癌肿初起,阴囊皮肤见有丘疹、结节、疣状物逐渐增大,皮色正常,无疼痛,全身症状不明显。舌脉如常,或舌见紫气,苔薄白或白腻,脉滑。治宜活血祛瘀,化痰消坚。方选桃红四物汤合二陈汤加减。常用药物有当归、白芍、熟地、川芎、桃仁、红花、法半夏、陈皮、茯苓、甘草。

2. 肝肾阴虚证 癌肿中期,肿块增大溃破,疮面稍红,滋流秽水或血水,腐臭难闻,自觉疼痛,或伴午后低热,面色潮红,口干尿赤,腰膝酸软。舌红少苔,脉细数。治宜滋阴降火,解毒散结。方选知柏地黄汤加味。常用药物有熟地、山茱萸、干山药、泽泻、茯苓(去皮)、牡丹皮、知母、黄柏。若疮面污秽不洁,加萆薢、凤尾草;有腹股沟淋巴结转移者,加夏枯草、海藻、僵蚕等;出血不止,加仙鹤草。

3. 气血两虚证 多为癌肿晚期。病灶久溃不敛,疮面不鲜,滋流清稀血水,伴形体消瘦,面色㿠白,神疲乏力,纳差,或见咯血、胸痛。舌淡,脉细无力。治宜补益气血,扶正抗癌。方选人参养荣汤加味。常用药物有白芍、当归、陈皮、黄芪、桂心(去粗皮)、人参、白术(煨)、甘草(炙)、熟地(制)、五味子、茯苓、远志。

(二)中成药、验方

1. 中成药

(1)痰瘀凝结证:桃红清血丸,每日 2～5 丸。

(2)肝肾阴虚证:知柏地黄丸,每日 2 次,每次 6 g。

(3)气血两虚证:人参养荣丸,每日 1～2 次,每次 1 袋。

2. 验方

(1)化湿解毒汤:金银花、滑石各 30 g,连翘、黄柏、白鲜皮、海桐皮各 15 g,黄芩 10 g。每日 1 剂,水煎,分 2 次服。适用于热毒久稽,湿热下注之阴囊 Paget 病。(《陕西中医》)

(2)四物消风散:生地 12 g,当归、荆芥、防风各 9 g,赤芍 12 g,川芎 6 g,白鲜皮 15 g,蝉蜕 6 g,薄荷 3 g,独活 9 g,柴胡 5 g,红枣 7 枚。每日 1 剂,水煎,分 2 次服。适用于血虚风燥之阴囊 Paget 病。(《上海中医药杂志》)

(3)加味消风散:当归、生地、防风各 12 g,蝉蜕 6 g,荆芥、牛蒡子各 9 g,石膏 30 g(先煎),知母 10 g,木通 6 g,柴胡 9 g,龙胆草 6 g。每日 1 剂,水煎,分 2 次服。适用于风热外袭之阴囊 Paget 病。(《中医男科临床手册》)

(4)清热利湿止痒汤:柴胡 5 g,栀子、龙胆草、白鲜皮各 10 g,赤茯苓 12 g,车前草 30 g,地肤子 12 g。每日 1 剂,水煎,分 2 次服。适用于湿热下注之阴囊 Paget 病。(《中医男科临床手册》)

(5)加味济生肾气丸:肉桂 6 g,附子 10 g(先煎),车前子 15 g(先煎),牛膝 10 g,山药 30 g,生地 15 g,泽泻 10 g,牡丹皮 8 g,苍术、黄柏各 6 g,桑寄生 15 g。每日 1 剂,水煎,分 2 次服。适用于肾虚风乘之阴囊 Paget 病。(《中医男科临床手册》)

(三)西药治疗

(1)化学疗法:对晚期无法手术切除或已有远处转移的病例,可用化学疗法。常用的药物有环磷酰胺、5-氟尿嘧啶、氮芥等。具体方案可参考有关专著。

(2)放射治疗:阴囊 Paget 病对 X 线照射不敏感,放射治疗效果不肯定,常为尝试性治疗。

二、手术疗法

手术为首选方法,目前提倡在显微镜下的外科切除。对原发性肿瘤应局部广泛切除,除阴囊内容物受到浸润或阴囊皮肤累及大半外,应尽可能保留阴囊内容物。如有腹股沟淋巴结转移者,应一并清除。

【预防与调护】

(1)改善工作环境,改进劳动保护,尽量避免致癌物质的浸渍。

（2）经常清洗外阴,保持局部皮肤清洁,干燥。

（3）内裤宜柔软、舒适,忌抓搔,减少局部刺激。

（4）保持心情舒畅,解除思想负担,坚定愈病信心。

（5）合理营养,增强体质,避免过劳。

（6）定期查体,早期发现,及时治疗,可提高治愈率。

【现代文献摘录】

王栋,李长岭.阴囊 Paget 病的诊断和治疗（附 15 例报告）[J]. 中华泌尿外科杂志,2000,21 (3):33.

探讨阴囊 Paget 病的临床特点及治疗方法。总结阴囊 Paget 病 15 例,全部行患处活检,14 例接受手术治疗。结果:15 例患者皮肤病理切片均可见 Paget 病的典型特征,其中 A_1 期 4 例,A_2 期 8 例,B 期 3 例。14 例术后平均随访 5.3 年,局部复发 4 例,无因癌死亡病例。结论:可疑阴囊 Paget 病尽早行皮肤活检确诊并常规行全身系统检查。根治手术效果好,预后满意。对局部复发病例可行二次手术。

（翟亚春）

第十二章

睾 丸 疾 病

第一节　细菌性睾丸炎

细菌性睾丸炎是由多种致病因素引起的睾丸炎性病变。该病属于中医学"子痈""卵子瘟"等范畴。

细菌性睾丸炎常见致病菌为大肠杆菌、变形杆菌及葡萄球菌等。本病主要系急性附睾炎累及，血行感染少见。急性化脓性睾丸炎常与附睾炎、精索炎并发。临床上有急性、慢性之分，急性者主要表现睾丸红肿疼痛、发热、恶寒等，慢性者则以睾丸逐渐肿大、质地硬、疼痛轻微、日久不愈等为其特点。

【病因病机】

1. **湿热下注**　久居湿热之地，感受湿热邪气，或饮食不节，恣食肥甘厚味，损伤脾胃，内生湿浊，蕴久化热，下注宗筋，发为子痈。

2. **感受寒湿**　素体阳虚，复感寒湿，循经结于阴器，寒凝则血滞络阻；或久处寒湿，或冒雨涉水，或过食寒凉，感受寒湿之邪，寒邪侵犯肝之经脉，经络气机不利，气血瘀阻，结毒而发。

3. **情志不舒**　长期忧思愤怒，情志不舒，肝气郁结，疏泄不利，气郁化热，邪热郁结肝经；或外感风热之邪，侵犯肝经，疏泄失职，热郁络阻，发为子痈。

4. **跌仆损伤**　跌仆外伤，睾丸血络受损，气滞血瘀，络脉空虚，复感邪毒而发为本病。

5. **过度劳累**　房事不节或劳累过度，正气虚弱，则外邪乘虚而入，引发子痈。

此外，素体阴虚，挟有湿热体质，感受温热邪气的侵袭，内外合邪，易发本病。

【诊断】

1. **临床表现**　有急慢性附睾炎病史、膀胱炎、尿道炎病史、前列腺手术史或长期留置导尿管的病史。急性睾丸炎发病急，单侧或双侧睾丸胀痛、质地变硬是典型的临床表现，疼痛向同侧腹股沟、下腹部放射，可伴有寒战、高热及恶心、呕吐等胃肠道症状。如合并附睾炎，附睾、睾丸界限不清，附睾变硬，输精管增粗。可伴有鞘膜积液。若形成睾丸脓肿时，可扪及波动感。慢性睾丸炎患者则自觉睾丸隐隐作痛，或有下坠感觉。

2. **其他**　血白细胞计数及中性粒细胞比例明显升高。尿常规检查可有白细胞及红细胞。伴有鞘膜积液时，超声诊断检查可提示睾丸附睾炎症范围。彩色超声诊断有助于与精索、睾丸及附睾扭转及与嵌顿斜疝的鉴别诊断。

【鉴别诊断】

1. **急性附睾炎**　急性附睾炎多首先在附睾尾部发生，继之发展蔓延至整个附睾及睾丸。常有排尿异常症状。尿常规可见白细胞或脓细胞，前列腺液培养可有细菌生长。在早期炎症尚未波及睾丸时易与睾丸炎鉴别。

2. **腹股沟斜疝嵌顿**　该病可出现阴囊肿痛，但有阴囊内睾丸上方的肿物可以还纳的病史，并伴有阵发性腹痛、恶心、呕吐、肛门停止排气等肠梗阻症状。触诊检查局部肿块张力增高，压痛明显，而睾丸无肿胀压痛。行彩超可资鉴别。

3. **精索扭转**　多见于青少年。有剧烈活动史。患侧精索及睾丸剧烈疼痛，可出现休克。扭转早期，睾丸位置可因提睾肌痉挛及精索缩短而上移，附睾移位于睾丸前侧面或上方，托起阴囊时疼痛并不减轻，反而加重。后期两者均能引起睾丸局部缺血，难以鉴别时应及时手术探查。

【治疗】

一、内治

（一）辨证施治

1. **湿热下注证**　发病急，病情发展快，睾丸肿痛明显,甚则痛如刀割,痛引少腹及腹股沟,压痛明显,阴囊皮肤红肿灼热,甚或溃破流脓,伴有高热寒战,头身疼痛,口干渴饮,小便黄赤。舌红,苔黄腻,脉弦滑数。治宜清利湿热,解毒消痈。已化脓者宜清热解毒,托毒排脓。方选龙胆泻肝汤加减。常用药物有龙胆草、黄芩、金银花、连翘、生薏苡仁、生地、生甘草、川楝子、蒲公英、牡丹皮。若高热、睾丸疼痛较剧者,加羚羊角粉,并加蒲公英、金银花;若酿脓者,加皂刺、黄芪、当归以托脓外出。

2. 肝郁血瘀证　睾丸肿大胀痛。痛引少腹及腹股沟,有轻压痛,阴囊皮肤无明显红肿灼热;或有外伤史,阴囊瘀血,睾丸肿痛。舌质暗红或有瘀点、瘀斑,苔薄白,脉弦或涩。治宜疏肝理气,活血通络。方选柴胡疏肝散合桃红四物汤。常用药物有柴胡、当归、白芍、桃仁、红花、当归尾、川芎、川牛膝、荔枝核、败酱草等。

3. 寒湿凝滞证　睾丸硬结,日久不散,坠胀隐痛,阴囊潮湿、发凉,遇寒加剧,得暖则缓,形寒肢冷。舌质淡润,苔薄白或白腻,脉弦细或沉弦。治宜温经散寒,化湿通络。方选暖肝煎加减。常用药物有当归、枸杞子、小茴香、肉桂、乌药、柴胡、白芍、升麻、白蒺藜、橘核。

4. 肝肾阴虚证　睾丸萎缩,一侧或双侧睾丸软小,偶感隐痛,头晕耳鸣,腰膝酸软,口干咽燥,潮热、盗汗,五心烦热,精液量减少。舌红,苔少,脉细数。治宜滋养肝肾。方选六味地黄丸加减。常用药物有熟地、山茱萸、生山药、牡丹皮、女贞子、墨旱莲、制首乌。若结节不散加王不留行、生牡蛎、川贝母以活血散结。

(二) 中成药、验方

1. 中成药

(1) 牛黄解毒片:每次服 3 片,每日 3 次;或新癀片,每次服 3 片,每日 3 次。适用于急性期。

(2) 知柏地黄丸:每次服 30 粒,每日 2 次;或杞菊地黄丸,每次服 30 粒,每日 2 次。适用于慢性期或肝肾阴虚证。

2. 验方

(1) 贯众煎剂:用贯众 60 g 去毛洗净,加水 700 ml,煎至 500 ml,当茶饮,每日 1 剂。适用于急性期。

(2) 当归 12 g,川芎 9 g,白芷 9 g,防风 6 g,甘草 6 g,细辛 3 g,红花 9 g,连翘 9 g,乳香 6 g,没药 6 g。水煎 200 ml,分 3 次服。适用于慢性期。

(3) 海藻 30 g,炒橘核 12 g,炒小茴香 10 g。水煎服,每日 1 剂。

二、外治

(1) 如意金黄散 6 g,用适量鸡蛋清或蜂蜜、凡士林调匀,敷于阴囊,然后用纱布包扎,每日换药 1 次。适用于急性期。

(2) 鲜马鞭草 100 g,捣烂外敷于阴囊,纱布包扎,每日换药 1 次。适用于急性期。

(3) 小茴香 60 g,大青盐 120 g,炒热置布袋内热敷。用于慢性期。

(4) 如已化脓,可穿刺抽脓或切开排脓,溃后脓多时用五五丹外敷,脓少时用九一丹药线引流,外敷生肌膏,脓水已尽,用生肌玉红膏外敷。

三、针刺治疗

(1) 体针:选太冲、大敦、气海、关元、三阴交、归来、曲泉、中封、合谷等穴位。针刺均用泻法,偏寒者针刺得气留针 15～20 分钟;偏湿热者只针不灸,隔日 1 次,6 次为 1 个疗程。

(2) 耳针:选外生殖器、睾丸、神阙、皮质下、肾上腺等耳穴。强刺激,留针 1 小时,中间行针 3 次,7 次为 1 个疗程。用于急性睾丸炎。

四、西医治疗

(1) 药物治疗:对细菌性睾丸炎应全身使用抗菌药物。抗生素使用前应先采集尿标本行细菌学检查以指导用药、及时调整用药。可供选择的药物有头孢菌素类,如头孢呋辛钠、头孢曲松钠以及喹诺酮类药物,也可应用广谱青霉素。用药时间不少于 1～2 周,同时警惕可能存在的睾丸缺血。剧烈的睾丸胀痛可使用长效麻醉药行患侧精索封闭,缓解疼痛,改善睾丸血液循环,保护生精功能。解热镇痛药、类固醇治疗能缩短病毒性睾丸炎疼痛时间,但不能减轻睾丸肿胀和减少对侧睾丸炎发生的可能。

(2) 手术治疗:睾丸形成脓肿后,抗生素治疗难以奏效,脓肿切开引流极易形成术后睾丸皮肤窦道。如脓肿较大,睾丸萎缩在所难免,因此对这类患者可行睾丸切除。白膜切开可使免疫源性精子外溢,加重炎症反应,故行睾丸白膜切开减压应特别慎重。多数急性睾丸炎经过及时有效地治疗可得到迅速控制和治愈,少数治疗不及时、不彻底者可转变成慢性睾丸炎。睾丸炎急性期通常为 1 周,部分患者 1～2 个月后可出现不同程度睾丸萎缩。

如睾丸萎缩者，可做睾丸切除，切除睾丸送病理学检查。

【预防与调护】

（1）平时注意锻炼身体，增强体质，经常清洗外生殖器，勤换内裤，保持阴囊的清洁卫生，节制房事，可预防此病的发生。

（2）急性期应卧床休息，用布带或阴囊托将阴囊悬吊，炎症早期可做患侧阴囊冷敷阴囊皮肤。

（3）急性期禁止性生活，慢性期节制性生活。

（4）忌食辛辣油腻食物，勿劳累后涉水履冰，久坐湿地。多饮开水，以加快毒物的排泄。

（5）食疗。豆衣 10 g，金银花 15 g，代茶饮，每日 1 次；或赤小豆煮汤，常服之。

【现代文献摘录】

（1）张守军. 鱼腥草注射液配合西药局部封闭治疗急性化脓性睾丸炎［J］. 基层医学论坛，2015（05）：674－675.

目的：探讨鱼腥草注射液配合西药局部封闭治疗急性化脓性睾丸炎的临床疗效。方法：选择 70 例急性化脓性睾丸炎患者，随机分为对照组和观察组，对照组患者采用西药全身治疗，观察组则采用鱼腥草注射液配合西药局部封闭治疗，疗程均为 7 日。治疗结束后，比较分析 2 组患者治疗效果。结果：观察组患者的疼痛消失时间以及白细胞下降至正常所需时间均短于对照组，观察组治疗总有效率显著高于对照组，差异有显著性（$P < 0.05$）。结论：鱼腥草注射液配合西药局部封闭治疗急性化脓性睾丸炎安全可靠，疗效确切，能够较快缓解患者症状，具有临床应用价值。

（2）兰友明，兰义明. 重用薏苡仁治疗急性睾丸炎［J］. 中医杂志，2011，23：2056.

自拟薏苡橘核汤治疗急性睾丸炎，方中重用薏苡仁为主药。药物组成及用法：薏苡仁 60 g，橘核 15 g，荔枝核 10 g，牛膝 10 g，黄柏 10 g，川楝子 10 g。水煎服，每日 1 剂。

林某，男，23 岁。右侧睾丸突起肿大如鸡蛋，局部红热肿痛，触痛明显，行走不便，伴恶寒发热，大便秘结，小便短赤，舌红，苔黄腻，脉滑数。体温 38.7℃，血白细胞 15.8×10^9/L，中性粒细胞 82%。诊为急性睾丸炎。予薏苡橘核汤，服药 3 剂，病告痊愈。随访 1 年未复发。

（3）吴健放，蔡昌龙，刘云飞，等. 双柏散加味内外兼治急性附睾睾丸炎临床研究［J］. 新中医，2012（08）：95－96.

目的：观察双柏散加味内外兼治急性附睾睾丸炎的临床疗效。方法：将符合纳入标准的 236 例急性附睾睾丸炎患者按简单随机法分成 2 组，治疗组 132 例，口服双柏散加味汤剂，予颗粒剂双柏散加颗粒剂栀子、桃仁与三七粉调成膏药外敷阴囊，并根据药敏试验选用抗炎药物治疗；对照组 104 例，单纯根据药敏试验选用抗炎药物治疗。治疗 15 日，参照相关疗效标准评估疗效，检测治疗前后血清抗精子抗体（AsAb）。结果：治愈率、总有效率治疗组分别为 83.33%、96.21%，对照组分别为 63.46%、85.58%，2 组治愈率、总有效率比较，差异均有显著性意义（$P < 0.05$）。血清 AsAb 阳性转阴率治疗组为 50.00%，对照组为 12.50%，2 组比较，差异有显著性意义（$P < 0.05$）。结论：双柏散加味内外兼治不仅可以提高急性附睾睾丸炎的疗效，而且可以提升血清 AsAb 阳性转阴率；与西医抗炎治疗联合，可以达到 $1+1 \geq 2$ 的治疗效应。其原因可能是：① 加味双柏散有较强的抗菌消炎作用，使局部炎症得到迅速控制，抑制异常的免疫反应。② 加味双柏散的活血化瘀功用，一方面改善局部，尤其是睾丸、附睾的血供与淋巴回流，疏通微循环；另一方面通过增强血-睾屏障的功能，增加精浆免疫抑制因子产生及提高精子内各种酶的活力，调整机体免疫机制与内在平衡，从而消除 AsAb 或降低其活性。③ 大黄、黄柏、栀子药入肝经，振奋厥阴肝经之经气，从更高的层次提高机体祛邪的能力，为保证精子生存质量创造有利条件。

（李海松）

第二节　睾丸扭转

中医学没有类似病名和病证的记载，中医称睾丸为肾子，有中医学者将该病撰名为"子扭"。

睾丸扭转又称精索扭转，是睾丸顺精索纵轴旋转造成其血流供应受阻、减少或中断引起的睾丸缺血性病变，最终睾丸组织坏死，继而发生睾丸萎缩。

睾丸扭转最早见于 1776 年英国医生 Hunter 报道的 1 例典型病例，一名 18 岁男子在无任何不适及外伤的情况下，滑冰数小时后突然左侧睾丸剧烈疼痛，保守治疗数周后睾丸萎缩；次年患者右侧睾丸又发生同样症状,几周后睾丸体积显著缩小。1840 年 Delasiauve 报告一名 15 岁男孩发生附睾扭转并手术切除;1896 年 Enderlen 发现犬的睾丸在扭转 16 小时后发生严重病理损害。1970 年,Skoglund 研究 718 例病例后指出,睾丸扭转发生的两个高峰期是出生后第一年和青春期。1984 年 Rabinowitz 指出,儿童提睾反射消失提示睾丸扭转。目前同位素及超声多普勒检查有助于睾丸扭转的诊断。

【病因病机】

睾丸和精索的先天畸形是主要病因。

(1)鞘膜附着于精索末端的位置过高,使鞘膜容量增大,呈"钟铃样"畸形,睾丸可以在鞘膜腔内自由旋转。

(2)睾丸附睾裸露部位缺乏,未能与周围组织粘连固定,远端精索完全包绕在鞘膜之内,睾丸悬挂其中,失去固定而游离度增大。

(3)睾丸和附睾之间的系膜过长,睾丸引带缺如或过长,鞘膜腔过大也易引起睾丸扭转。

(4)隐睾、睾丸异位及多睾症也是睾丸扭转的危险因素。此外,家族性睾丸扭转可能是遗传和环境因素所致。

后天诱因有多种,如睡眠中、性交或手淫,提睾肌随阴茎勃起而收缩,可使睾丸扭转;各种强烈运动增加腹压时,如重体力劳动、咳嗽、各种竞技或阴囊受暴力袭击等均可诱发睾丸扭转。

【诊断】

1. 临床表现　常有剧烈运动或阴囊部损伤史。突发性患侧睾丸剧烈疼痛,可向下腹部或股内侧放射,常伴恶心、呕吐等症状。

鞘膜内睾丸扭转的典型症状是突然发生一侧阴囊内睾丸疼痛,呈持续性,可加剧并放射到腹股沟及下腹部,伴恶心呕吐。阴囊红肿,或在外伤后皮肤有出血点,局部有压痛,开始时可触及睾丸和位置异常的附睾,但几小时后即不能区分阴囊内结构。由于提睾肌痉挛及精索扭转缩短,睾丸常向上移位。

鞘膜外形睾丸扭转是鞘膜及其内容物全部扭转。临床表现主要是患儿哭闹,半侧阴囊红肿,阴囊内肿块可比正常睾丸大数倍,不透光,不能触及正常睾丸。在新生儿,表现为阴囊肿硬、疼痛和压痛。

2. 分类

(1)按扭转部位分类

1)鞘膜内睾丸扭转:发生在鞘膜之内的睾丸扭转称之为鞘膜内睾丸扭转,是最常见的类型。其发病原因主要与解剖异常有关:① 睾丸的引带过长或缺如,睾丸系膜过长均可导致睾丸活动度明显增加,容易引起扭转。② 睾丸鞘膜壁层在精索部位的止点高。③ 鞘膜完全包绕睾丸,而缺少了正常情况下睾丸附睾后外侧与阴囊壁直接附着的固定作用,使睾丸活动度增高。④ 隐睾、睾丸下降不全发生扭转的发病率高与解剖异常有关。如提睾肌发育不全,对睾丸缺乏保护,隐睾位于腹腔时,由于腹腔内容物的影响,活动度较大,易受挤压及牵拉。隐睾合并斜疝时,由于疝内容物致使腹股沟管增大,而较小的隐睾就有了较大的活动空间和较大的活动度。

2)鞘膜外睾丸扭转:指扭转发生于睾丸鞘膜的上方,位于鞘膜之外,较为少见,主要见于新生儿。

3)睾丸与附睾之间扭转:此种扭转较为少见,见于睾丸与附睾附着部位有先天畸形的患者,如附睾头与睾丸分离,附睾尾未发育或闭锁,附睾尾与输精管长袢型等,这些先天异常使附睾与睾丸间连接松弛而易于扭转。

(2)按扭转发生时间分类:新生儿睾丸扭转按照其发生时间可以分为两种类型,即宫腔内睾丸扭转和经产道睾丸扭转,两者发生时间不同,表现和结果也不一致。宫腔内睾丸扭转是胎儿在宫腔内发生睾丸扭转,而出生后才被发现;经产道睾丸扭转则是在生产过程中由于产道挤压、提睾肌的收缩等原因引起的睾丸扭转。

3. 辅助检查　目前睾丸扭转最为有效的辅助检查是多普勒和 ^{99m}Tc 同位素扫描。

(1)超声多普勒:睾丸扭转时超声多普勒检查敏感性为 86%～100%,特异性为 100%,准确率可达到 97%。在睾丸扭转急性期,超声多普勒检查提示:睾丸血流量减少或消失,而睾丸周围的组织血流正常。3～8 日后睾丸血流持续降低,而睾丸周围组织血流量有增加趋势。

(2)^{99m}Tc 同位素睾丸血流扫描:该项检查对睾丸扭转的敏感性为 80%～100%,特异性为 89%～100%。睾丸扭转急性期在快速序列血流相的典型表现为睾丸核素分布减少,在静态图像上显示有圆形的放射缺损区。但应注意与睾丸鞘膜积液相鉴别,因有时睾丸鞘膜积液也有同样的同位素图像改变。

超声多普勒与^{99m}锝同位素扫描结合起来,准确率更高。

4. 病理分级 睾丸扭转病理损害的程度不依赖于精索扭转的程度及扭转持续的时间。根据大体标本及镜下观察可以分为三级。

(1)一级扭转:病理改变较轻,睾丸实质间隙水肿,伴有毛细血管扩张及静脉扩张,其内充满了红细胞。

(2)二级扭转:睾丸小叶间隙腔内充满了弥漫性出血,伴有部分间质细胞死亡,大量的精原细胞脱落,精细曲管内的精母细胞广泛坏死,偶见坏死区域导致血-睾屏障的破坏。

(3)三级扭转:较常见,包括显著的小管坏死和严重的睾丸小叶间隙内出血,所有的精子细胞与精原细胞均坏死。

【鉴别诊断】

睾丸扭转诊断比较困难,容易误诊为急性睾丸炎、睾丸附件扭转、腹股沟斜疝嵌顿、输尿管结石、急性阑尾炎等病。

1. 急性睾丸炎 可有睾丸疼痛等症状,但此病多见于成年人,发病较缓,疼痛较轻,睾丸附睾在正常位置,伴有恶寒、发热。血常规检查中性粒细胞明显升高。Prehn征及罗希氏征阴性,放射性核素扫描及多普勒血流检查显示患侧血流增加。

2. 睾丸附件扭转 睾丸附件扭转多数在0~13岁的儿童发生。临床症状为突然发生睾丸疼痛,疼痛程度轻重不一,可向腹股沟及下腹部放射,并伴有恶心、呕吐。查体:阴囊皮肤轻度红肿,有时能见到睾丸上方的蓝色小体(即梗死的附件),睾丸、附睾及精索的界限可清晰触及,有时能于睾丸表面触摸到豆样大小的痛性结节,睾丸位置并不抬高无横位改变,提睾肌反射存在。多普勒及同位素扫描在大多数情况下,显示正常的睾丸血液灌流图像。偶有血液灌流量增加的患者,可能是反应性充血引起的。

3. 腹股沟斜疝嵌顿 也有阴囊部剧烈疼痛等症状,但一般有可复性疝囊或腹股沟部肿物的病史,伴有腹部疼痛、恶心呕吐、肛门停止排气排便、肠鸣音亢进等肠梗阻的症状,触诊检查肿物与睾丸有一定界限,睾丸形态正常无触痛,Prehn征和罗希氏征阴性。

4. 输尿管结石 突发性腰腹部绞痛,并可放射至下腹部、会阴部及阴囊,也可伴恶心、呕吐等症状;尿常规检查可见红细胞,可借助KUB、超声或CT等检查以资鉴别。此时,阴囊及其内容物无异常。

5. 急性阑尾炎 右侧隐睾扭转须与急性阑尾炎鉴别,阑尾炎有转移性右下腹疼痛的病史;血常规白细胞升高,伴有发热;若有腹膜炎可出现腹膜刺激症状,压痛及反跳痛,而隐睾扭转疼痛一开始即固定,体温不升高,血常规大多正常。

【治疗】

睾丸扭转一旦确诊,应即刻治疗,治疗目的是尽早解除扭转,恢复睾丸血供,挽救睾丸。同时行睾丸复位固定,防止再次扭转。常见的治疗方法如下。

1. 手法复位 适用于发病早期的儿童及成人睾丸扭转,新生儿睾丸扭转不宜用手法复位。先给患者行精索封闭,然后按照扭转的相反方向,进行手法复位。复位成功的标志是睾丸位置下降,精索松弛,患者疼痛减轻,多普勒或同位素检查血流恢复正常。手法复位虽解除了扭转,恢复了睾丸血供,避免了手术,但没有固定复位后的睾丸,因此,仍有再次发生睾丸扭转的可能。

2. 手术复位 当睾丸扭转不能完全确诊时,应尽早手术探查。新生儿多发生鞘膜外扭转,应直接进行手术复位固定。手法复位失败的患者应尽早进行手术复位并固定睾丸。手术越早,睾丸挽救率越高。手术中复位后,应该仔细观察睾丸有无生机,可用温热盐水热敷精索睾丸10~15分钟,促进血液循环。

难以确定睾丸有无活力时可以切开睾丸白膜,观察出血情况,若血供良好则需固定睾丸,用不可吸收的缝线将睾丸固定于阴囊壁及阴囊中隔上。若睾丸已无生机则应切除睾丸,切除睾丸应取慎重态度。

至于是否对侧睾丸需同时固定,目前意见不一。基于有双侧睾丸同时或异时发生扭转的报道,建议同时进行对侧睾丸固定为宜。

【预后】

1. 扭转与缺血 睾丸缺血的程度与扭转的程度及持续的时间有关,睾丸扭转的度数越大,缺血越严重,挽救的机会也就越小。

睾丸缺血1小时,损害是可逆的,对侧睾丸无病损,扭转5小时内睾丸挽救率为83％,10小时内挽救率为70％,大于10小时只有20％睾丸得到挽救。扭转8～12小时,患侧的睾丸将不可避免地发生萎缩;扭转超过24小时,认为所有睾丸都没有生机。

2. 扭转后血清激素水平的改变　单侧睾丸扭转90％患者的睾酮、TSH、LH均在正常范围内,有时FSH可轻度升高,且升高的FSH与降低的精子计数相关。双侧睾丸扭转患者睾酮低于正常水平,FSH与LH均升高。

【预防与调护】

(1) 注意孕妇保健,加强营养,避免接触有害物品。

(2) 在运动或劳动时注意保护阴囊,避免外伤。

【现代文献摘录】

(1) 王定勇,邓金华,宋大清,等.睾丸扭转误诊113例分析[J].中华男科学杂志,2004(11):864-866.

目的:提高睾丸扭转(精索扭转)诊治水平。方法:回顾分析1994—2004年总计113例睾丸扭转误诊的临床资料。结果:首诊误诊率84.3％。误诊为急性附睾睾丸炎81例(71.7％),鞘膜积液10例(8.8％),急性肠炎7例(6.2％),泌尿系结石5例(4.4％),腹股沟疝5例(4.4％),睾丸肿3例(2.7％),附睾结核2例(1.8％)。发病至误诊时间为2小时至2个月,平均6.3日。手法复位成功3例,92例行手术探查,睾丸、附睾切除64例,睾丸萎缩26例,总计睾丸毁损率为79.6％。结论:提高首诊医生对睾丸扭转的诊治水平是减少误诊的关键,诊断流程采用病史、体征、彩超三者结合,治疗的最佳方法是积极开展阴囊急诊的手术探查。

(2) 袁平成,汪良,陈小刚,等.精索扭转的循证诊断与治疗[J].临床泌尿外科杂志,2014(11):999-1002.

目的:系统评价精索扭转的诊断及处理方法。方法:计算机检索Cochrane图书馆、PubMed、维普资讯、CNKI,查找有关精索扭转的随机对照研究,检索时限均为1990—2012年,研究者对文献质量进行严格评价和资料提取,采用盲法分析。结果:共纳入27篇文献,3 541例患者纳入研究。结果表明:多普勒彩超在诊断阴囊急症明显优于常规超声,成为阴囊急症的首选影像学诊断方法;对任何年龄段的急性阴囊疼痛的患者均应行手术探查,没有足够的证据支持单侧精索扭转行对侧睾丸固定;精索扭转对于患侧睾丸生育功能的影响会随着患者年龄的增长而增加,对于健侧睾丸的影响尚存在争议。结论:对于有阴囊症状的患者应及时行阴囊多普勒彩超筛查,对于已确认精索扭转患者及阴囊急症患者应立即行阴囊手术探查,根据具体情况以决定是否行双侧睾丸固定术,对患者生育功能应加强随访。

(李海松)

第三节　睾丸损伤

睾丸损伤属中医学"跌打损伤"范畴。

睾丸在外界因素的作用下发生损伤,称为睾丸损伤,也叫睾丸外伤。睾丸体积小,深藏于阴囊内,活动度大,表面又有坚韧的白膜保护,还受躯干、肢体保护,故损伤机会很少。跌打、踢伤、球击伤、骑跨伤、交通事故、工农业劳动中的撞击、运动场上的竞技等直接暴力,可将睾丸挤于耻骨联合、耻骨弓或两大腿内侧而造成损伤。此外,刀刺伤、火器伤、枪击及手术不慎也可造成睾丸损伤。

睾丸损伤常伴有阴囊或邻近组织损伤。

【病因病机】

本病多因跌打损伤致睾丸或阴囊之血络破损,血液郁积而成;或因手术不慎,损伤睾丸脉络,日久瘀血凝滞,血络痹阻,睾丸失于濡养,导致睾丸萎缩。

1. 闭合性损伤　闭合性损伤多发生于青壮年,多见的致伤原因为直接暴力,如挫伤、踢伤、挤压伤、劳动意外、捏挤和撕拉伤等。伤时阴囊睾丸多悬空,或被挤压固定于耻骨或大腿间,轻则组织破损,重则睾丸破裂。闭合性损伤的病理分型有以下三型。

(1) 睾丸挫伤:挫伤时,仅有睾丸间质毛细血管小出血灶、轻度水肿及曲细精管破裂等。

(2) 睾丸破裂与碎裂伤:在睾丸破裂与碎裂时,均有白膜的破裂,睾丸实质的损伤程度严重,有明显的血肿与剧烈的疼痛,常发生创伤性睾丸炎,最后导致睾丸萎缩。

(3) 睾丸脱位:外伤性睾丸脱位是指睾丸被挤

压到阴囊以外的部位,常由于会阴部钝性外力挤压所致。睾丸脱位所在位置取决于暴力的大小、方向、性质及局部解剖薄弱环节等情况。内脱位指睾丸移至腹股沟管、股管、会阴部等处的皮下;外脱位是指睾丸移至腹股沟、阴茎根部、耻骨支出或会阴部等处的皮下。

（4）睾丸扭转:睾丸扭转时间短、局部肿胀不严重时,首先试行手法复位,即先顺时针旋转,若睾丸能回纳阴囊,疼痛减轻,显示复位成功;若疼痛加重、睾丸不能回纳阴囊,再逆时针旋转复位。若睾丸扭转超过8～12小时,或局部红肿,应施行开放性手术探查,视睾丸生机而决定是否施行睾丸切除术。

2. **开放性损伤**　战时或平时都可发生。子弹、弹片贯通阴囊睾丸,或刺伤、切割、车祸碾压、轮带撕脱阴囊阴茎皮肤导致睾丸开放性损伤。此类损伤范围大,常涉及邻近组织,也可见睾丸破裂或睾丸脱位。

3. **医源性损伤**　在进行附睾切除术、腹股沟疝修补术、巨大鞘膜积液翻转术、精索内静脉高位结扎术及睾丸固定术等手术时,如分离不慎、盲目结扎,均可造成睾丸动脉的损伤,导致睾丸供血不足,睾丸部分或完全性萎缩。

【诊断】

1. 临床表现

（1）症状:闭合性损伤常主诉阴囊内剧烈疼痛,且向腹股沟及下腹部放射,严重者可引起疼痛性休克。多有阴囊瘀斑,阴囊血肿。部分伤员诉恶心、呕吐、心悸、冷汗。开放性损伤除主诉阴囊胀痛或阴囊皮肤剧痛外,睾丸裸露,有伤口出血或活动性大出血。合并尿道损伤可有排尿困难。

（2）体征:单纯睾丸挫伤不伴阴囊血肿可触及坚硬增大的睾丸,触痛明显;闭合伤伴有阴囊血肿的睾丸破裂,睾丸的轮廓不易扪清;睾丸脱位时可发现阴囊空虚,在脱位睾丸处有触痛,并可扪及睾丸状肿物;外伤史并不明显,突然睾丸及精索走行区疼痛剧烈,局部迅速水肿,腹股沟管皮下环处肿胀,压痛明显,可触及睾丸状肿物,多为睾丸扭转。如为开放伤,可见阴囊裂口内睾丸脱出或白膜破裂,睾丸组织裸露,或有活动性大出血。

2. 影像学检查

（1）B超检查:可以准确判断单纯阴囊血肿或睾丸破裂。睾丸白膜是否完整,有无睾丸组织突出

白膜外,能精确鉴别睾丸破裂与睾丸挫伤,以及睾丸内血肿的存在,因而可确定手术治疗是否必要,这也是睾丸损伤诊断的难点。早期超声诊断对睾丸破裂诊断准确率可达95%,可发现睾丸轮廓回声中断（睾丸白膜破裂）或两断端相互分离（睾丸断裂）;睾丸实质内单个或多个不规则边界欠清楚的低回声区（睾丸实质血肿）。发生假阳性或假阴性的主要原因是较大阴囊血肿特别是睾丸周围血凝块干扰超声图像。在条件允许时,阴囊受伤后应尽快接受超声诊断,即使仅有单纯阴囊血肿或睾丸实质小血肿,在超声检查监视下进行保守治疗也更为安全。近年来高分辨率超声诊断和彩色多普勒超声技术的应用,进一步提高了对阴囊损伤特别是睾丸血流状态判断的准确性,对睾丸扭转的诊断具有重要价值。此外,超声诊断对易疏忽的双侧睾丸损伤的诊断具有特殊意义。

（2）CT检查:可见睾丸密度不均匀,高密度影提示睾丸实质内出血,低密度影提示水肿、积液。睾丸破裂后睾丸失去正常形态,模糊不清。CT检查可帮助判断睾丸的损伤程度。

（3）放射性同位素扫描:应用^{99m}Tc睾丸扫描可诊断睾丸破裂,诊断符合率高达100%。

【鉴别诊断】

1. **阴囊损伤**　阴囊损伤也有外伤及手术史,但阴囊主要症状为阴囊皮肤青紫,胀痛伴触痛,行走时有坠痛感,但睾丸正常。当然,如果阴囊损伤严重也可引起睾丸损伤。

2. **精索损伤**　精索损伤有外伤及手术史,局部疼痛剧烈,可放射到下腹部、会阴部等。临床症状仅有阴囊坠胀不适,精索增粗,触痛明显。但睾丸正常,一般没有触痛。

【治疗】

睾丸损伤的治疗首先必须按西医一般处理原则作紧急处理。中医治疗主要是为了加强镇痛、止血,可促进睾丸的修复。西医治疗原则为镇痛,治疗疼痛性休克、止血、预防感染及对损伤睾丸的局部处理。

一、内治

（一）辨证施治

1. **络伤血溢证**　阴囊肿胀疼痛、皮肤青紫瘀血,睾丸肿大坚硬,疼痛剧烈,伴恶心、呕吐、发热等症状。舌质紫暗或有瘀斑,脉弦涩。治宜化瘀止

血,消肿止痛。方选常用十灰散合花蕊石散加减。常用药物有花蕊石、炒蒲黄、三七(另冲)、茜草、血余炭、大蓟、小蓟、大黄、延胡索、川楝子、侧柏叶。若热象明显,可加蒲公英、金银花、黄柏、生地以清热凉血;若出血已止,可去大蓟、小蓟、侧柏叶、血余炭,加当归、赤芍、川芎、红花等药,以增强活血化瘀之功。

2. 血脉瘀滞证　睾丸肿硬,疼痛不剧,阴囊肿胀减轻,囊壁增厚,内有肿块形成时有隐痛,会阴部不适。舌质紫暗或有瘀斑,脉涩。治宜活血化瘀,通络散结。方选复元活血汤合桃红四物汤加减。常用药物有当归尾、柴胡、丹参、赤芍、桃仁、川芎、川牛膝、泽兰、炒王不留行、牡蛎。若气虚明显可加黄芪、党参以补气;阴囊发冷加小茴香、肉桂、乌药以温经散寒。

(二)中成药、验方

1. 中成药

(1)云南白药:重者先服"保险子"1枚,以后每次1g,每日3次,温开水调服。适用于睾丸损伤出血者。

(2)独一味胶囊:每次4粒,每日3次,口服。

2. 验方

(1)三七伤药或治伤散,每次1.5g,每日2次,黄酒调服。

(2)琥珀粉3g,每日2次,蜂蜜调服。

二、外治

(1)治伤散或三七粉适量,冷开水调敷患处,每日换药2次。

(2)云南白药适量,掺撒伤口或用冷开水调敷患处,每日1~2次。

三、西医治疗

(1)睾丸挫伤:对无明显血肿,未发现鞘膜积血者,可以采取卧床休息,提睾带固定,局部冷敷,应用止血药、镇痛剂与抗生素。

(2)睾丸破裂:如为开放性睾丸损伤,应彻底清创,冲洗干净阴囊伤口及脱出阴囊外的睾丸,止血后检查睾丸损伤的程度。清创时尽量保留正常的睾丸组织;将破裂的白膜用4-0可吸收性缝线褥式缝合,并将脱出的睾丸实质还纳至睾丸白膜内,再将睾丸放回阴囊,然后用丝线间断缝合阴囊伤口,留置橡皮引流片,以防止血肿的发生。术后24~48小时拔除引流片。对睾丸裂伤较大者或碎裂者可做睾丸部分切除并尽量保留睾丸组织。若

一侧睾丸已完全粉碎,血供完全丧失,则应切除睾丸。双侧睾丸严重损伤者,如情况允许,应尽量保留部分睾丸组织成活。

(3)闭合性睾丸损伤的早期手术探查:随着检查设备与技术的改进,对闭合性睾丸损伤程度的诊断已有了很大提高。但需要指出,对于合并鞘膜积血显著者,采取穿刺排血的保守方法是不可取的,而应及早行手术探查、清除血肿、止血和修补白膜的裂口。

(4)睾丸脱位的治疗:应该力争早期复位,对于位于腹股沟皮下、阴茎根部、会阴部的外脱位,可在局部水肿不明显的情况下3日内手法复位。

外脱位手法复位失败者和内脱位(腹股沟管、股管、腹腔内)者均应行手术探查。如发现睾丸破裂则要行修复术,最后将睾丸复位并加以固定。

【预防与调护】

(1)劳动或运动时应注意安全,防止损伤睾丸。

(2)有异位睾丸,尤其是外置外露且固定的睾丸易遭受外力打击,这些患者应尽早行睾丸复位固定术。

(3)损伤初期应卧床休息,局部冷敷,用阴囊托抬高阴囊。晚期可热敷或理疗,以加速睾丸血肿的吸收。

【现代文献摘录】

(1)周益福,倪春超,郑婷婷,等.生脉注射液对不同周龄大鼠睾丸扭转复位后睾丸损伤影响的研究[J].中华男科学杂志,2011(02):185-188.

目的:探讨生脉注射液对不同周龄大鼠睾丸扭转复位后睾丸损伤影响的差异。方法:3周、6周、12周健康雄性SD大鼠各16只,随机分成睾丸扭转复位+注射生脉注射液组(实验组)和睾丸扭转复位+注射生理盐水组(对照组),每组8只,建立睾丸扭转动物模型(左侧阴囊切开,绕精索顺时针扭转睾丸720°2小时),并于手术后24小时处死,测定各组大鼠睾丸组织内总抗氧化能力(T-AOC)、超氧化物歧化酶(SOD)活性与丙二醛(MDA)含量。结果:与各自对照组比较,3周、6周实验组大鼠左侧睾丸组织中T-AOC、SOD活性和MDA含量均无显著性改变($P>0.05$);12周实验组大鼠左侧睾丸组织中SOD、T-AOC明显升高,而MDA含量显著降低,差异均具有显著性($P<0.05$)。结论:生脉注射液对睾丸扭转复位后的缺

血再灌注急性损伤有保护作用,但对不同周龄大鼠的再灌注损伤保护作用不同,存在年龄相关性差异,对较大周龄大鼠的急性保护作用较为明显。

(2) 杜鹏,丘勇超,潘恩山.中西医结合治验急性睾丸开放性损伤1例[J].新中医,2007(07):79-80.

患男,20岁。患者于2006年3月15日被机器砂轮打伤右侧阴囊睾丸及阴茎包皮,流血约1小时,送本院急诊手术。术中见阴囊皮肤破裂约5 cm,阴茎皮肤破溃约2/3周长,均有活动性出血。探查发现右侧睾丸白膜破裂约4 cm,睾丸内容物外溢并出血,左侧睾丸白膜完整。清创后用4-0可吸收性缝线褥式缝合破裂的右侧睾丸白膜,用丝线间断缝合阴囊及包皮创口,留置橡皮引流片,患者住院1周后出院。诊断为急性睾丸开放性损伤。中医辨证属气滞血瘀、湿热瘀毒、精路阻塞。患者出院后,予以口服前列通胶囊以行气活血、通络化瘀毒;口服黄精赞育胶囊以补肾培补精气,促进睾丸生精功能的恢复。患者坚持门诊治疗,并随访6个月,半年内共复查3次计算机辅助精液分析(CASA)。2006年4月18日第1次CASA检查结果示:无精子。触诊患侧睾丸仍肿痛明显,辨证属气滞血瘀、湿热瘀毒。而CASA示无精子则符合肾精亏虚合并精路阻塞,故仍坚持采用原治疗方案。2006年5月30日复查CASA示:无精子。但精液沉渣镜检示有精子,说明阻塞的精路已经通畅,但由于外伤导致睾丸生精功能下降,故精子浓度低。检查患侧睾丸肿痛明显好转,嘱停服前列通胶囊,继续口服黄精赞育胶囊以促进恢复肾之精气。2006年7月19日检查:右侧睾丸肿大,大小约25 cm,质地较硬,无压痛;左侧睾丸大小约15 cm,质地中等,无压痛,双侧精索未扣及异常。CASA复查结果示:精子浓度76.146×10^9/L,精子活率63.18%,A级13.096%,B级14.62%,C级35.56%,D级36.82%。经口服中成药治疗6个月,患者睾丸生精功能基本正常。

(李海松)

第四节 睾丸肿瘤

中医学没有类似病名或病证的记载,根据中医把肿瘤称为"岩"的习惯,有学者把本病命名为"子岩"。

睾丸肿瘤较少见,其发病率占男性肿瘤的1%~1.5%,占泌尿系统肿瘤的5%。其发病率在不同地区具有明显的差异,最高的是斯堪的纳维亚地区(丹麦和挪威)、瑞士、德国和新西兰,美国和英国居中,非洲和亚洲发病率最低。20世纪以来,全球发病率有逐渐升高的趋势。我国发病率为1/10万左右,占男性全部恶性肿瘤的1%~2%,占泌尿生殖系统恶性肿瘤的3%~9%。据统计,北京城区1993—1997年睾丸肿瘤发病率为0.5/10万,上海地区1978—1989年间为0.8/10万,其中以1988年最高,达1.1/10万。双侧睾丸肿瘤占1%~2%。绝大部分病例是生殖细胞肿瘤,占90%~95%,生殖细胞肿瘤已经成为15~35岁男性最常见的实体肿瘤,本章节着重讨论生殖细胞肿瘤。

【病因病机】

1. 先天因素 先天禀赋不足,肾气亏虚,天癸不充,睾丸隐匿不下,腹腔环境温度高,日久蕴热化毒,形成子岩。

2. 瘀阻经脉 跌打损伤,手术不慎,睾丸损伤,血脉瘀滞,瘀血化热,瘀热相煎,酿毒成子岩。

3. 邪毒外袭 饮食不节或房劳过度,或邪毒感染,损伤肾阴,相火亢盛,肾精被灼,睾丸失养,日渐萎缩,恶变形成子岩。

西医学常见病因,如下。

1. 隐睾 3%~7.5%的睾丸肿瘤发生于隐睾,隐睾发生睾丸肿瘤的概率要比正常人高20~40倍,其原因可能与隐睾位置、局部温度、血运障碍、内分泌功能失调和性腺发育不全等有关。腹内型隐睾其睾丸肿瘤发生率为22.7%,而腹股沟管深环与浅环型隐睾仅6.8%。10岁以后行睾丸固定术者术后不能防止肿瘤发生,10岁以前行睾丸固定术可明显减少肿瘤发生,3岁以前手术则能避免肿瘤发生。

2. 遗传 睾丸肿瘤患者中,其近亲中16%有肿瘤家族史,显然与遗传因素有关。

3. 多乳症 多乳症与睾丸肿瘤也有关系。其原因可能是胚胎发育3个月时乳房嵴未自然消失,此时也正当泌尿生殖系统发生期,故易并发异常。

4. 睾丸女性综合征 患有本症的患者也容易发生睾丸肿瘤,其概率要比正常人高40倍。

5. 损伤 损伤包括外伤如睾丸损伤和一些化学物品如农药、除草剂等损伤,曾一度被认为是睾丸肿瘤的主要原因。

6. 激素 内分泌与睾丸肿瘤的成因有关。睾丸肿瘤多见于性腺分泌旺盛的青壮年,或在内分泌作用活跃期。临床上有些睾丸肿瘤,其促性腺激素明显升高。

7. 感染　很多病毒性疾病如麻疹、天花、流行性腮腺炎以及某些细菌性感染如猩红热、肠伤寒等均可并发睾丸炎、继发性睾丸萎缩,以及细胞变性引起睾丸肿瘤。

【诊断】

1. 临床表现　逐渐增大的无痛性睾丸肿块,早期症状不明显,仅有轻度坠胀感,有时感觉阴囊或下腹部、腹股沟牵拉感。

较小的睾丸肿瘤外观无明显异常,肿瘤较大时可见阴囊下垂、阴囊皮肤发紧、发亮,晚期偶见皮肤水肿,鲜红或暗红。局部触诊可触及肿大的睾丸,表面可以光滑,有时也可扣及结节或分叶状感觉,压痛不明显,质地偏硬,坚如岩石,手托睾丸有明显沉重感。透光试验阴性。

2. 辅助检查

(1) X线检查:胸部 X 线片了解有无肺部转移,可以发现 1 cm 以上的肺部转移灶。静脉尿路造影可了解腹部淋巴转移病灶与泌尿系统的关系。

(2) B超检查:是本病的首选检查。不仅可以确定肿块位于睾丸内还是睾丸外,明确睾丸肿块特点,还可以了解对侧睾丸情况,敏感性几乎为100%。纯精原细胞瘤回声呈中等亮度细小光点,均匀分布;胚胎癌、畸胎癌及混合性肿瘤,则呈混乱不匀的声波。超声除了解睾丸情况外,还可探测腹膜后有无转移肿块、肾蒂有无淋巴结转移或者腹腔脏器有无肿块等。对于高危患者利用超声检查监测对侧睾丸也是非常有必要的。

(3) 腹部和盆腔 CT 检查:目前被认为是腹膜后淋巴结转移的最佳检查方法,可以检测到小于2 cm 的淋巴结。

(4) MRI 检查:正常睾丸组织的 MRI 影像在 T1 和 T2 加权上为均质信号,肿瘤组织在 T2 加权上表现为低信号,其对睾丸肿瘤诊断的敏感性为100%,特异性为 95%～100%。也有报道,MRI 对区分精原细胞瘤和非精原细胞瘤有一定作用,但还没有得到广泛认可。

MRI 检查对腹膜后淋巴结转移的检测总体上来讲并不优于CT,而且费用昂贵,所以在很大程度上限制了其在睾丸肿瘤转移方面的常规应用。

(5) PET 检查:PET(positron emission tomography)作为一种高新检查手段在睾丸肿瘤腹膜后淋巴结转移方面也有应用,但是其与 CT 相比并没有显示出优势所在,两者均不能检测到微小的转移病灶。

(6) 足背淋巴造影:有助于发现淋巴转移,现已很少采用。

(7) 肿瘤标记物:主要有 AFP 和 HCG 两种。睾丸肿瘤中 AFP 在全部卵黄囊瘤、50%～70%胚胎癌、畸胎癌时升高,而纯绒癌和精原细胞瘤不升高。HCG 在全部绒癌和 40%～60%胚胎癌升高,纯精原细胞瘤 5%～10%升高。肿瘤标记物可作为观察疗效的指标。

(8) 睾丸肿瘤禁忌穿刺活检,避免肿瘤扩散。

3. 分类　睾丸肿瘤的分类标准很多,根据目前临床应用,比较公认的是 2004 年国际卫生组织(WHO)制订的分类标准,详见下表(表 12-1)。

表 12-1　2004 年 WHO 指定的睾丸肿瘤分类标准

1. 生殖细胞肿瘤
　曲细精管内生殖细胞肿瘤
　精原细胞瘤(包括伴有合体滋养细胞层细胞者)
　精母细胞型精原细胞瘤(注意精母细胞型精原细胞瘤伴有肉瘤样成分)
　胚胎癌
　卵黄囊瘤(内胚窦瘤)
　绒毛膜上皮癌
　畸胎瘤(成熟畸胎瘤、不成熟畸胎瘤以及畸胎瘤伴有恶性成分)
　一种以上组织类型肿瘤(混合型)——说明各种成分百分比
2. 性索/性腺间质肿瘤
　间质细胞瘤
　恶性间质细胞瘤
　支持细胞瘤
　——富含脂质型(lipid-rich variant)
　——硬化型
　——大细胞钙化型
　恶性支持细胞肿瘤
　颗粒细胞瘤
　——成人型
　——幼年型
　泡膜细胞瘤/纤维细胞瘤
　其他性索/性腺间质肿瘤
　——未完全分化型
　——混合型
　包含生殖细胞和性索/性腺间质的肿瘤(性腺母细胞瘤)
3. 其他非特异性间质肿瘤
　卵巢上皮类型肿瘤
　集合管和睾丸网肿瘤
　非特异间质肿瘤(良性和恶性)

4. 分期标准　目前睾丸肿瘤公认的分期标准为国际抗癌联盟(UICC) 2002 年公布的分期标准,具体情况见下表(表 12-2)。

表12-2　TNM分期(UICC,2002年,第6版)

原发肿瘤(T)：

pTx	原发肿瘤无法评价(未行睾丸切除则用Tx)
pT0	无原发肿瘤的证据(如睾丸瘢痕)
pTis	曲细精管内生殖细胞肿瘤(原位癌)
pT1	肿瘤局限于睾丸和附睾,不伴有血管/淋巴管浸润,可以浸润睾丸白膜但是无鞘膜侵犯
pT2	肿瘤局限于睾丸和附睾,伴有血管/淋巴管浸润,或者肿瘤通过睾丸白膜侵犯鞘膜
pT3	肿瘤侵犯精索,有或没有血管/淋巴管浸润
pT4	肿瘤侵犯阴囊,有或没有血管/淋巴管浸润

临床区域淋巴结(N)：

Nx	区域淋巴结转移情况无法评价
N0	没有区域淋巴结转移
N1	转移淋巴结最大径线≤2 cm
N2	转移淋巴结最大径线>2 cm,但≤5 cm
N3	转移淋巴结>5 cm

病理区域淋巴结(PN)：

pNx	区域淋巴结转移情况无法评价
pN0	没有区域淋巴结转移
pN1	转移淋巴结数≤5 个,且最大径线≤2 cm
pN2	单个转移淋巴结,最大径线>2 cm,但≤5 cm;或者5个以上≤5 cm的阳性淋巴结;或者存在扩散到淋巴结外的证据
pN3	转移淋巴结>5 cm

远处转移(M)：

Mx	远处转移情况无法评价
M0	无远处转移
M1	远处转移
M1a	区域外淋巴结或者肺转移
M1b	其他部位转移

血清肿瘤标志物(S)：

Sx	无法评价标志物
S0	标志物水平不高
S1	AFP<1 000 ng/ml,且 HCG<5 000 U/L,且 LDH<正常值上限的 1.5 倍
S2	AFP 1 000～10 000 ng/ml,或 HCG 5 000～50 000 U/L,或 LDH 正常值上限的 1.5～10 倍
S3	AFP>10 000 ng/ml,或 HCG>50 000 U/L,或 LDH>正常值上限的 10 倍

【鉴别诊断】

1. **急性化脓性睾丸炎**　睾丸肿大并有鞘膜积液时与睾丸肿瘤相似,但同时伴有寒战、发热、阴囊内容物疼痛,触痛明显。血常规检查中性粒细胞明显升高,抗菌药物治疗有效。超声及放射性核素扫描有助于鉴别诊断。

2. **睾丸鞘膜积液**　睾丸鞘膜积液也可见阴囊肿大,但积液有囊性感,睾丸不易触到,有弹性,透光试验阳性。超声和CT有助鉴别诊断。

3. **睾丸梅毒**　睾丸肿大呈球形,或有硬结,类似睾丸肿瘤。但其结节较小且较轻,尤其是睾丸感觉消失,触痛不敏感,并常有冶游史,梅毒血清试验阳性及梅毒螺旋体检查阳性,有助于鉴别诊断。

4. **附睾结核**　当累及睾丸,产生结节时与睾丸肿瘤相似。但附睾结核多见于附睾尾部,病变常累及输精管,形成串珠状结节,易侵犯阴囊皮肤,形成瘘管,晚期病例附睾尾部因有干酪性变,直肠指诊可触及前列腺、精囊有浸润与硬结,而睾丸肿瘤不会累及上述部位。

【治疗】

一、内治

睾丸肿瘤首选西医手术及化疗、放疗。中医辨证有助于增效减毒,提高患者的免疫力及对放疗、化疗的耐受力,提高患者的生活质量,延长患者生命。部分患者可带病生存。

(一)辨证施治

1. **热毒瘀结证**　有隐睾或睾丸外伤史。自觉睾丸沉重,质地坚硬如石,局部硬结,阴囊坠胀不适,或轻微疼痛,尿色黄,大便干。舌质红,苔薄白或黄,脉涩或数。治宜清热解毒,活血散结。方选桃红四物汤和五味消毒饮加减。常用药物有当归、川芎、桃仁、红花、赤芍、蒲公英、金银花、紫花地丁、山慈菇、莪术、三棱、白花蛇舌草、半枝莲、生甘草。

2. **阴虚火旺证**　自觉睾丸沉重肿大,发展迅速,局部硬结明显,隐隐作痛,偶有睾丸剧烈疼痛,局部肿胀,阴囊皮肤发红,潮热,面色潮红,头晕、耳鸣,腰膝酸软。舌红,少苔,脉细数。治宜滋阴降火,解毒散结。方选知柏地黄汤加减。常用药物有黄柏、知母、熟地、泽泻、山茱萸、山药、牡丹皮、土茯苓、半枝莲、山慈菇、白花蛇舌草、夏枯草。若睾丸疼痛剧烈,可加川楝子、延胡索、荔枝核;肿胀明显,加乳香、没药、山甲珠。

3. **气血两虚证**　睾丸肿大坚硬,正常感觉消失,表面凹凸不平,可见全身转移症状,形消体瘦,面色苍白,心悸,少寐,神疲懒言,纳呆,腹胀,或见腹背疼痛,骨痛,咳嗽呼吸困难等症。舌淡,苔薄,脉细无力。治宜补益气血,解毒止痛。方选人参养荣汤加味。常用药物有党参、黄芪、当归、白芍、熟地、川芎、炒白术、茯苓、鸡血藤、白花蛇舌草、山慈菇、半枝莲。若疼痛较甚,可酌加延胡索、郁金、川楝子;偏阳虚者,加肉苁蓉、杜仲;偏阴虚者,加枸杞子、女贞子。

(二)单方、验方

(1)龙葵 60 g,水煎,每日 2 次口服。

(2)薏苡仁 30 g,猪苓 15 g,茯苓 15 g,土茯苓 12 g,大黄 6 g,龙葵 15 g,半枝莲 15 g,白花蛇舌草 30 g,汉防己 12 g,甲珠 10 g,黄芪 20 g。水煎服,每日 1 剂。适用于热毒瘀结型。

(3)党参、三棱、莪术、荔枝核各 15 g,白术、茯苓、半夏、青皮、橘核各 12 g,陈皮 10 g,夏枯草 15 g,甘草 3 g。水煎服,每日 1 剂。适用于精原细胞瘤。

睾丸生殖细胞瘤的治疗一般采用手术、化疗和放疗的综合疗法,疗效较好,有效率可达 90% 以上。

二、西药治疗

化疗对精原细胞瘤的疗效较好,目前多采用以顺铂(DDP)为中心的联合化疗方案。DDP 能与 DNA 结合并破坏其功能,从而抑制肿瘤细胞内 DNA 合成,达到治疗目的。采用 DDP 联合化疗方案睾丸肿瘤的 3 年无瘤生存率可达 80% 以上。临床常用的化疗方案如下。

(1)PVB 方案:DDP 20 mg/m² 第 1~5 日静脉滴注,长春花碱(VBL)10 mg 或长春新碱(VCR)2 mg 第 2 日静脉滴注;博来霉素(BLM)30 mg 第 2、第 9、第 16 日静脉滴注(第 9、第 16 日可肌内注射)或平阳霉素(PYM)16 mg 第 2、第 9、第 16 日静脉滴注。每 3 周重复 1 次,一般 3~4 个疗程。

(2)BEP 方案:DDP 20 mg/m² 第 1~5 日静脉滴注,鬼臼乙叉苷(依托泊苷,VP - 16)100 mg/m² 第 1~5 日静脉滴注,BLM 30 mg 第 2、第 9、第 16 日肌内注射。每 3 周重复 1 次,一般 2~4 个疗程。

(3)EP 方案:DDP 20 mg/m² 第 1~5 日静脉滴注,VP - 16 100 mg/m² 第 1~5 日静脉滴注。每 3 周重复 1 次,一般 2~4 个疗程。

(4)VIP 方案(挽救性治疗方案):VP - 16 75 mg/m² 第 1~5 日静脉滴注或 VBL 0.11 mg/kg 第 1、第 2 日静脉滴注,异环磷酰胺(IFO)1.2 g/m² 第 1~5 日静脉滴注,DDP 20 mg/m² 第 1~5 日静脉滴注。每 3 周重复 1 次,一般 3~4 个疗程。

上述方案中 PVB 化疗方案是经典的睾丸肿瘤化疗方案,问世以来几经修改,目前仍是一线化疗方案。BEP 方案因对部分 PVB 治疗失败的病例也有效,并发症相对较少,现已成为一线化疗的首选方案。EP 方案作为因对博来霉素禁忌而不宜采用 BEP 方案患者的替代化疗方案。含有 IFO 的 VIP 方案常用于初次治疗失败病例的挽救性治疗。其他化疗方案还包括 IC(卡铂＋异环磷酰胺)、HOP(异环磷酰胺＋长春新碱＋顺铂)、COC(环磷酰胺＋长春新碱＋卡铂)方案等。

三、手术治疗

包括根治性睾丸切除、腹膜后淋巴结清除术及其他转移灶切除术等。

(1)根治性睾丸切除术:该项手术强调应取腹股沟切口,并先结扎精索血管,避免肿瘤转移或种植、减少局部复发。切除的睾丸应做病理切片,如为精原细胞瘤要加放疗或化疗,如为胚胎癌或恶性畸胎瘤应加腹膜后淋巴结清除术或放疗,绒毛膜上皮癌应加化疗。

(2)腹膜后淋巴结清除术(RPLND):是治疗睾丸癌的一项重要措施。本项手术又有根治性(rRPLND)、改良性(mRPLND)和保留神经性腹膜后淋巴结清除术(nsRPLND)等三种术式。目前,《中国泌尿外科疾病诊断治疗指南》(2011 版)推荐 nsRPLND 术式,该术式肿瘤复发率与传统术式相仿,但逆行射精、阳痿和不育等并发症的发生率明显降低。

腹腔镜腹膜后的淋巴结清除术,具有手术简单、创伤少等优点。

(3)残余肿瘤及转移病灶的切除术:睾丸肿瘤患者在最初的 RPLND 后常需化疗或放疗,但部分患者化疗或放疗期间肿瘤标记物升高持续存在,表明有残余肿瘤存在。如经 X 线片证实残余肿块≥3 cm,则应予以补救性化疗后再行 RPLND。

四、放射治疗

睾丸生殖细胞瘤对放射线高度敏感,放射治疗常在术后进行。对于睾丸原位或者<3 cm 复发病灶可直接予以 35 Gy 照射 4~5 周,62.5%～85% 能获得长期缓解;而对于体积>3 cm 的复发病灶以化学治疗为主,可辅助放射治疗控制局部转移病灶。

【预防与调护】

(1)及早治疗隐睾及其他异位睾丸,避免睾丸外伤与房事过度。

（2）对萎缩睾丸应随时观察，若有恶变趋向则应立即手术摘除。

（3）加强饮食营养，注意清洁卫生，保持良好心理状态，适当运动，增强体质，树立战胜疾病的信心。

【现代文献摘录】

（1）王辉，孙桂芝.孙桂芝教授治疗睾丸癌经验［J］.辽宁中医药大学学报，2011（12）：131－132.

孙桂芝指出，肝、肾、脾亏虚在睾丸癌的发生中具有重要的作用。肝经沿大腿内侧中线向上循行，绕阴器，至小腹，所以肝经气血充盈、经脉通畅对睾丸生理、病理意义重大。肝与肾关系密切，肝藏血，肾藏精，肾中精气旺盛，方能化精为血；肝血充盈，肾中之精才能滋养。肾阳不足，脾阳亦无以温煦，脾失健运，水湿内生，循肝经下注，日久蕴而生热化毒，在睾丸癌的发生中起重要的作用。《华佗神医密传》云："本证（囊痛）由肝肾阴虚，湿热下注所致。"《医宗金鉴·卷六十九·肾囊痈》云："肾囊红肿为发痈，寒热口干焮疼痛，肝肾湿热流注此，失治溃深露睾凶。"明确提出了肝肾亏虚、湿热内蕴是睾丸癌病因病机的关键。另有隐睾患者，先天不足，肾气亏虚，隐匿体内之睾丸因体位不正，经脉逆乱，不能得到肾精、肝血滋养，代谢失常，蕴久化热，夹湿生毒，而成癌肿。或情志不遂，肝郁气滞，气血循肝经在阴器处瘀滞，日久成肿。跌打外伤，损及睾丸，瘀阻经络，肝血肾精不能滋养睾丸，日久瘀阻化而生变，成毒成癌。色欲无度，肾精亏耗，肝血空虚，或先天肾精不足，以致睾丸失养，败精枯血内结，日久化毒成癌。一些病毒性疾病，如麻疹、流行性腮腺炎等，常有伴发睾丸炎，此外感湿热邪毒，循肝肾之经下注，蛰伏于内，他日肝肾亏虚，睾丸滋养失常，无力制毒，化生癌肿。而接受放疗、化疗等治疗，或处于中晚期的患者，除有肝肾不足外，多伴有身体羸弱，气血亏虚之证。

针对睾丸癌的病因病机，孙桂芝提出睾丸癌的治法应着重于补肝肾、温下焦、散寒湿、破积气、和气血、通血脉、除恶毒。根据患者不同的病期和临证时具体证候不同，灵活选用。

（2）郑连文，赵忠文，马淑敏，等.睾丸肿瘤66例临床分析［J］.中华泌尿外科杂志，2004（01）：49.

1984年6月至1998年4月共收治睾丸肿瘤66例，年龄为14个月至84岁，平均36岁；<5岁者10例，均为胚胎癌；5～18岁者1例，为横纹肌肉瘤；18～40岁者44例，其中精原细胞瘤25例，胚胎癌6例，良性畸胎瘤3例，恶性（恶变）畸胎瘤6例，混合性生殖细胞瘤2例，脂肪瘤、间质细胞瘤各1例；>40岁者11例，其中精原细胞瘤8例，纤维性假瘤、交界性纤维细胞瘤、睾丸皮下腺癌浸润各1例。有隐睾病史者6例（均为精原细胞瘤）。66例均手术治疗。2例良性肿瘤行单纯肿瘤切除术。33例精原细胞瘤患者中，Ⅰ期24例行根治性睾丸肿瘤切除术加术后放疗，4例行单纯根治性睾丸肿瘤切除；Ⅱ期5例行根治性睾丸肿瘤切除术加术前和（或）术后放疗、化疗。26例非精原细胞性生殖细胞瘤患者中，18例Ⅰ～Ⅱ期者行肿瘤切除加腹膜后淋巴结清扫加化疗；8例Ⅲ期者行根治性肿瘤切除加术前和（或）术后放、化疗；1例胚胎癌因肿瘤与腔静脉粘连，仅行肿瘤部分切除。结果：66例患者中，随访51例，随访率77％。随访时间4～10年，平均5.3年。精原细胞瘤26例，3年、5年生存率分别为92％（24/26）和81％（21/26）；非精原细胞性生殖细胞瘤21例，3年、5年生存率分别为76％（16/21）和52％（11/21）。其他肿瘤中1例横纹肌肉瘤术后13个月死亡，1例84岁患者于术后半年死于心肌梗死，余死亡患者均死于肿瘤转移或复发。目前睾丸肿瘤治疗主要决定于病理性质和分期，精原细胞瘤Ⅰ、Ⅱ期应行根治性睾丸肿瘤切除术，术后辅以放疗，Ⅲ期以放疗、化疗为主。NSGCT Ⅰ、Ⅱ期应行根治性睾丸肿瘤切除术加腹膜后淋巴结清除术，术后辅以放疗，Ⅲ期以化疗为主。

（李海松）

第五节　隐睾症

隐睾症又称睾丸下降不全，指单侧或双侧睾丸停留在下降途径上的任何位置，临床上可分为高位隐睾和低位隐睾。中医学称单侧隐睾为"独肾"，双侧隐睾则没有类似名称；有文献把本病归属于"天宦"范畴。隐睾症是睾丸下降不正常的总称。在睾丸下降过程中，早产儿的隐睾发生率为30.3％，是正常成熟儿的6倍。隐睾本身症状并不明显，常影响睾丸发育，导致生育能力下降或不育、成年后易恶变或发生睾丸肿瘤，如不及时治疗，预后多不良。

【病因病机】

先天禀赋不足，肾气亏虚，天癸不充，致使肾子发育停滞或延迟，不能降入阴囊，形成隐睾。隐睾症的病因还不明确,一般是从解剖因素、内分泌因素和遗传因素来考虑。

1. 解剖因素

(1)睾丸系膜太短,不允许睾丸充分下降。

(2)睾丸系膜与腹膜发生粘连。

(3)睾丸血管的发育异常或存在皱褶,从上方牵拉而限制睾丸下降。

(4)精索血管或输精管太短。

(5)睾丸和附睾的直径大于腹股沟管的直径,以至于无法通过。

(6)睾丸融合而变得太大,无法下降。

(7)睾丸引带缺如、太短或固定。

(8)提睾肌活动过于剧烈,妨碍睾丸下降。

(9)腹股沟管的发育不良,不能让睾丸通过。

(10)阴囊发育不良,缺少容纳睾丸的腔隙。

2. 内分泌因素 睾丸下降需要充足的性激素刺激,尤其是来自母体的促性腺激素。妊娠最后 2 周时,母体促性腺激素大量释放,促使胎儿的睾丸下降至阴囊。如果分泌不足,便可能导致隐睾。

3. 遗传因素 部分隐睾患者有明显家族史,故遗传因素也许是隐睾发生原因之一。

【诊断】

隐睾症常见于婴幼儿,一般无明显症状。由于鞘状突未闭导致腹股沟疝,则可出现腹股沟区可复性肿物。患侧阴囊扁平,双侧隐睾常伴有阴囊发育不全,阴囊内不能触到睾丸。部分患儿可在腹股沟处触及睾丸。并发嵌顿疝、睾丸扭转时出现阴囊或腹股沟急性疼痛和肿胀等小儿阴囊急症的表现。

满 1 周岁及以上小儿正常状态下直立位,单侧或双侧阴囊内未触及睾丸,或者睾丸停留于腹股沟、阴囊根部。一般情况下,患者的阴囊均发育较差,远远小于正常人的阴囊。有部分隐睾患者会发生腹股沟斜疝,主要原因为睾丸下降不全导致腹膜鞘突不能闭合所造成。阴囊内无睾丸可引起患者精神上的创伤,并有自卑感。隐睾的周围温度比阴囊内高 1.5～2.0℃,这使得睾丸生精上皮细胞萎缩,阻碍精子的发育,造成一部分成年隐睾患者以不育症前来就诊。隐睾发生恶变的概率多于正常位置的睾丸,为 20～50 倍。

(1)依据临床表现诊断并不困难。但须注意阴囊内未触及睾丸,并非全都是隐睾。

(2)由于小儿提睾肌反射较活跃,遇有寒冷、惊吓等刺激后,提睾肌收缩使阴囊内睾丸上提到外环或腹股沟管内,其临床表现酷似隐睾。当消除刺激因素,睾丸可被推入阴囊,并能停留者,谓回缩性睾丸(retractile testis),多见于学龄前后儿童,常被误为隐睾。

(3)睾丸位于腹股沟部位,能够被推入阴囊内,但松手后立即退回原位,此谓滑动睾丸(gliding testis),应属隐睾。

(4)应仔细检查股部、会阴部、耻骨部,以排除异位睾丸。

(5)不能触及的睾丸,如何判断睾丸位置或有无睾丸,曾有用睾丸动脉或静脉造影检查,现很少应用。无损伤检查有超声诊断、CT 和 MRI 等,虽然有助于诊断,但只是仅供参考。近年采用腹腔镜检查能够比较准确地作出判定。腹内隐睾可以清楚看到睾丸位置、形态等,腹股沟管隐睾可见到通往内环的精索血管和输精管,对无睾丸症也有鉴别价值。

(6)双侧未触及的隐睾,还应与真两性畸形、女性假两性畸形、男性假两性畸形鉴别。

【鉴别诊断】

1. 先天性睾丸发育不全 阴囊发育不良,空虚无睾丸,无生殖能力,第二性征差,呈宦官型发育,如皮下脂肪丰满,皮肤细,语调高,胡须、阴毛稀少,喉结不明显。腹部 B 超及手术探查均无睾丸。多见于遗传性疾病,染色体异常所致。

2. 缩阳症 由于提睾肌反射或寒冷刺激,睾丸可回缩至腹股沟,阴囊内扪不到睾丸,但待腹部温暖,睾丸可回复。隐睾则不受温度变化的影响。

3. 腹股沟淋巴结 常与位于腹股沟部的隐睾相似。但淋巴结为豆形,质地较硬,大小不一,且数目较多,不活动,阴囊内睾丸存在。

4. 男性假两性畸形 常合并有隐睾。此外生殖器官有严重畸形,如尿道下裂、阴囊分裂,似女性外阴,但 B 超及手术探查可发现睾丸。

5. 真两性畸形、女性假两性畸形 通过染色体检查及 CT、MRI 可确诊。

【治疗】

一、内治

本病多属肾精亏虚,单侧或双侧阴囊较小,阴囊内触之无睾丸,常在腹股沟处触及隐睾。或伴有不同程度的发育迟缓,动作迟钝,发脱齿摇,头晕、耳鸣,腰膝酸软。舌淡苔白,脉沉而无力。治宜补肾益精。方选补肾散,药物组成:熟地15 g,山茱萸12 g,枸杞子15 g,怀牛膝15 g,紫河车3 g(另冲),党参10 g,淫羊藿10 g,巴戟天10 g,补骨脂10 g,仙茅5 g,蜈蚣1条。

二、西药治疗

(1)激素治疗:用于治疗隐睾的激素有两种,即人绒毛膜促性腺激素(HCG)与黄体生成素释放激素(LHRH)或促性腺素释放激素(GnRH)。

应用HCG治疗的睾丸下降率为14%~50%。1个疗程用量为1万~1.5万U,常用量为1 000~1 500 U,每周2次,肌内注射。HCG用量低于1.5万U不会影响骨龄,用药过程偶见阴茎增大,停药后即可消退。

应用LHRH治疗的睾丸下降率为13%~70%。用法为鼻黏膜喷雾给药,每次400 μg分两侧鼻孔用药,每日3次,4周为1个疗程,无副作用。

(2)综合治疗:小儿10月龄仍为隐睾时,采用LHRH喷鼻治疗1个疗程。如不成功,则用HCG每周1 500 U,共3周。如有复发可再用LHRH治疗1个疗程。若内分泌治疗失败,应在1岁之后2岁之前手术治疗。目前LHRH尚不能普遍供应,HCG为主要用药。

三、手术治疗

(1)睾丸固定术:睾丸固定术是治疗隐睾最主要和最有效方法。手术时机的选择非常重要,目前多主张在2岁前行手术治疗,原因是2岁后患儿的睾丸组织已经发生病理变化。该手术的手术适应证为:① 无机械性障碍的隐睾经HCG治疗后仍未下降者。② 下降途径存在机械性障碍者,如合并腹股沟疝的隐睾。③ 异位睾丸。④ 鞘突未闭合。⑤ 成人隐睾,若单侧隐睾的睾丸已高度萎缩,以防睾丸恶性变,应行睾丸切除,否则应行睾丸固定术。

(2)睾丸移植:随着显微外科的发展,用自体睾丸移植法治疗高位隐睾获得较好效果。其方法是将整个隐睾连同它的血管一齐切下,"搬家"到阴囊里,再在显微镜下手术,将睾丸血管小心地吻合在腹壁下动脉、静脉上,以保证睾丸的血运。适用于隐睾位置较高无法下拖或位于腹腔内或腹膜后等部位,无法拖入阴囊的患者。

(3)睾丸切除术:适应于隐睾已经萎缩而明显发育不良者。此类隐睾已丧失生精能力,无保留价值,为防止恶变,可行睾丸切除术。

【预防与调护】

(1)本病预防应从胚胎开始,孕妇应加强营养,适当活动,保持心情舒畅,身心健康,注意用药宜忌,避免接触有害物质,以免影响胎儿发育。

(2)一旦患病,应及早服药治疗,不可乱行挤按,以防损伤睾丸。建议尽早手术治疗,不可延误时机。

【现代文献摘录】

(1)吴冠伟,阿不都赛买提·艾力,郑璐,等.478例小儿低位隐睾治疗方式选择及疗效分析[J].临床与病理杂志,2015(07):1380-1384.

目的:进一步探讨小儿低位隐睾的临床特点和治疗方式。方法:回顾性分析2008年10月至2014年10月间首次在我院泌尿外科接受治疗的478例(573侧)低位隐睾患儿的临床资料,根据年龄大小分别采用内分泌治疗(A组)和手术治疗(B组),比较小儿低位隐睾在运用不同治疗方法后睾丸降入阴囊的成功率、睾丸萎缩或回缩的发生率及围手术期并发症的情况。结果:A组158例(198侧)睾丸降入阴囊的总成功率为38.4%(76/198),其中A1组(0.5~1.0岁)成功率为53.6%(52/97),A2组(1.0~2.0岁)成功率为23.8%(24/101),差异有统计学意义($P<0.01$),随访期内未出现睾丸萎缩,睾丸回缩发生率分别为3.8%(2/52)和8.3%(2/24),差异有统计学意义($P<0.05$)。B组320例(375侧)采用三种术式,其中B1组(经腹股沟法)175例(198侧)、B2组(经阴囊法)87例(99侧)、B3组(经腹腔镜法)58例(78侧),睾丸降入阴囊的成功率均为100%,术后随访期内睾丸均未发生萎缩,睾丸回缩发生率分别为1.5%(3/198)、2.0%(2/99)、0%(0/78),差异无统计学意义($P>0.05$);围手术期并发症发生率分别为2.5%(5/198)、1.0%(1/99)、1.3%(1/78),差异无统计学意义($P>0.05$)。结论:首次接受治疗且年龄小于1岁的低位隐睾患儿,应首选内分泌治疗;年龄大于1岁低位隐睾患儿,应首选经阴囊隐睾下降固定术。

(2)马立东,陈洁.中西医结合治疗隐睾症24例[J].吉林中医药,1996(02):25.

马立东等将1990—1994年采用隐睾睾丸松解固定术后加服中药治疗24例总结如下。24例患者均进行隐睾精索松解固定加睾丸内膜囊固定术,术后1周加服中药,以疏肝解郁,补肾助阳,方用逍遥丸合八仙长寿丸、五子衍宗丸加减。结果：24 例隐睾患者术后 1 周检查，患侧隐睾均复位固定良好，其中 3 例稍感患侧阴囊牵拉不适，经服中药逍遥散合六味地黄汤加减 1 个疗程（15 日），不适感消失，17 岁以下患者经服逍遥散合六味地黄汤加减 2 个疗程，显效者 3 例，服药 4 个疗程，显效者 8 例，总有效率达 84.6％。17 岁以上者，术前平均精子数小于 $6×10^7$/ml，精子活力 50％以下，术后 1 周加服逍遥丸合八仙长寿汤及五子衍宗汤加减，2 个疗程后复查，平均精子数达 $1.1×10^8$/ml，精子活力达 80％，治疗前后对比，有明显改善。

（李海松）

第六节　睾丸萎缩

睾丸萎缩是因先天遗传因素或某些疾病损伤睾丸，致使睾丸发育不良的病症。中医学没有类似病名与病证的记载。睾丸俗称"卵子""肾子"，睾丸萎缩既是病名，又是症状，故称"子萎"。有先天性和继发性之分，先天性如某些遗传性疾病、染色体异常、先天性畸形等；后天性如隐睾、长期接触热源、放射线、睾丸外伤、扭转、局部压迫、流行性腮腺炎、内分泌异常、精索静脉曲张、某些药物因素或全身性疾病等均可引起睾丸萎缩。

【病因病机】

1. 天癸不充，肾精亏极　先天禀赋不足，肾气亏损，天癸不充，睾丸失于濡养，发育不良；或后天失于涸养，纵欲过度，形成子萎。

2. 湿毒下注，热伤阴津　嗜食辛辣肥甘厚味，或性交不洁，邪毒内传，患子痈或卵子瘟，余邪未尽，热伤阴津，睾丸失于滋润，导致子萎。

3. 肝郁不舒，瘀血阻滞　情志不舒，肝气郁结，疏泄不利，血脉瘀滞，不能荣于肾子，跌打损伤或手术不慎，睾丸受损，气血不和，睾丸失于濡养，睾丸日渐萎缩。

【诊断】

1. 临床表现　阴囊内不能扪及睾丸，或睾丸极小，质地极软。伴第二性征及外生殖器发育不良。或有睾丸炎或腮腺炎性睾丸炎病史，睾丸外伤史。病愈后见睾丸逐渐萎缩。可伴不育症及性功能障碍。

2. 诊断要点　根据病史、症状、体征及实验室检查可确诊。如卡尔曼综合征（Kallmann 综合征）可见性腺功能低下、嗅觉缺失及先天性畸形。Klinefelter 综合征可见染色体检查 46XXY、46XY/47XXY 嵌合体、48XXXY 等，后天性睾丸萎缩，如根据睾丸外伤史、精索静脉曲张、睾丸扭转等确诊。

【治疗】

一、内治

（一）辨证施治

1. 肾精不足证　有遗传病史或内分泌异常病史。症见：睾丸萎缩或先天缺如，生殖器发育不良，第二性征不明显，精液稀薄或量少，身材矮小，发脱齿摇，健忘恍惚，耳鸣耳聋，或阳痿。舌质淡红，苔白，尺脉弱。治宜补肾填精。方选毓麟珠加减，药物组成：熟地 15 g，当归 10 g，怀山药 15 g，枸杞子 10 g，胡桃肉 10 g，鹿角胶 10 g（烊化），巴戟天 10 g，杜仲 10 g，山茱萸 15 g，川椒 5 g，人参 5 g，白术 10 g，茯苓 10 g，白芍 10 g，川芎 10 g，炙甘草 5 g。

2. 气阴两伤证　治法：益气养阴。有睾丸炎或腮腺炎性睾丸炎病史。可见：睾丸萎缩，口渴喜饮，神疲乏力，气短懒言，不思饮食。舌质红，舌体胖，边有齿痕，苔白，脉细数无力。治宜益气养阴。方选生脉散合一贯煎加减，药物组成：人参 10 g，麦冬 10 g，五味子 10 g，北沙参 10 g，当归身 10 g，生地 15 g，枸杞子 10 g，川楝子 10 g，生黄芪 20 g，大枣 20 g。

3. 肝郁气滞证　睾丸萎缩，阴囊皮肤颜色晦暗，或隐痛作胀，胸闷不舒，善叹息，胁肋胀痛。舌质淡红，苔薄白，脉弦。治宜疏肝解郁，活血通络。方选柴胡疏肝散合桃红四物汤加减，药物组成：柴胡 9 g，当归 15 g，白芍 15 g，香附 10 g，茯苓 15 g，炒白术 12 g，桃仁 10 g，红花 6 g，川芎 9 g，熟地 10 g，菟丝子 20 g。

4. 气血瘀滞证　有睾丸外伤、手术或扭转史。睾丸萎缩，阴囊皮肤紫暗，小腹坠痛，阴部发凉，口淡不渴。舌质紫暗或有瘀点、瘀斑，脉沉涩。治宜活血化瘀，温经补肾。方选少腹逐瘀汤加减，药物组成：当归 15 g，桃仁 12 g，红花 6 g，赤芍 10 g，乌药 9 g，地龙 10 g，菟丝子 15 g，淫羊藿 15 g，肉桂 3 g，丹参 20 g，川牛膝 15 g。

（二）中成药、验方

1. 中成药

（1）龟龄集：每日 2 次，每次 0.5 g。适用于肾精不足之睾丸萎缩。

（2）生脉饮：每日 3 次，每次 1 支；或大补阴丸,每日 3 次,每次 8 g。适用于气阴两伤之睾丸萎缩。

（3）大黄䗪虫丸:每日 2 次,每次 3～5 g。适用于气血瘀滞之睾丸萎缩。

2. 验方

（1）雄蚕蛾 10 g,羊睾丸 1 对,枸杞子 10 g,肉苁蓉 10 g,山茱萸 10 g,大枣 20 g。每日 1 剂,水煎,分 2 次服。适用于肾精不足之睾丸萎缩。

（2）当归 15 g,生姜 10 g,羊肉 250 g,每日 1 剂,吃羊肉,喝汤。适用于肾阳不振之睾丸萎缩。

（3）生黄芪 30 g,当归 10 g,鳖甲 10 g(先煎),龟甲 10 g(先煎)。每日 1 剂,水煎,分 2 次服。适用于气阴两虚之睾丸萎缩。

（4）川芎 10 g,当归 10 g,丹参 15 g,急性子 10 g,三棱 10 g,莪术 10 g,大枣 20 g。每日 1 剂,水煎,分 2 次服。适用于气血瘀滞之睾丸萎缩。

（5）川牛膝 15 g,桃仁 10 g,红花 5 g,当归 10 g,王不留行 10 g,路路通 15 g,刘寄奴 10 g,甘草 5 g。每日 1 剂,水煎,分 2 次服。适用于气血瘀滞之睾丸萎缩。

二、针灸治疗

双侧达至穴(翳明、风池连线上,近风池穴 1/3 处),毫针平补平泻,隔日 1 次,10 次为 1 个疗程。或足三里、三阴交、血海,毫针平补加灸,10 次为 1 个疗程。

三、西药治疗

（1）激素治疗:人绒毛膜促性腺激素(HCG) 1 000～2 000 U,每周 1 次,肌内注射,连续 8 次。人类绝经期促性腺激素(HMG)150 U,肌内注射,每周 3 次。口服甲基睾丸素 5 mg,每日 3 次,口服,连续 2 周。

（2）维生素:维生素 A 2.5 万 U,每日 3 次,口服。复合维生素 B,每次 2 片,每日 3 次,口服。维生素 C 100～200 mg,每日 3 次,口服。维生素 E 50 mg,每日 2 次,口服。

（3）精氨酸 1 g,每日 1 次,口服,2～3 个月为 1 个疗程。谷氨酸 2～4 g,每日 1 次,口服。

【预防与调护】

睾丸萎缩一旦发生,很难治愈,故应重在预防。预防先天性睾丸疾病应重在孕妇保健,优生优育,注意用药禁忌,加强营养,避免患者接触放射线及化学性致畸物质。避免继发性的睾丸萎缩则应重在保护睾丸,防止外伤,远离诱发睾丸萎缩的各种因素如温度、压力、放射线、药物等,加强营养,注意锻炼身体,增强体质,防止腮腺炎病毒感染。禁吃棉籽油,少吃辛辣煎炒及油腻食物,少抽烟喝酒。

【现代文献摘录】

（1）倪继红,崔怡芬,王德芬,等.助阳益肾汤防治小鼠睾丸萎缩的实验研究[J].新中医,1997 (03)：40 - 41.

研究用中药助阳益肾汤对 X 线照射造成的睾丸萎缩的小鼠进行治疗,从小鼠睾丸体积、重量、睾重/体重比进行分析,并应用图像分析法对小鼠睾丸做形态定量研究。结果显示经治疗后第 14、第 21、第 49 日睾丸体积、睾重/体重比值、睾丸曲细精管面积、睾丸曲细精管上皮厚度照光治疗组优于照光对照组,说明阳益肾汤促进细胞修复和减轻照光对小鼠睾丸损伤的作用,提示中西医结合防治小儿睾丸发育不良及隐睾症导致睾丸萎缩的前景。

（2）王乐善,杨吉相.收汗存津法治愈睾丸萎缩一例[J].辽宁中医杂志,1980(05)：14.

王乐善治疗睾丸萎缩不拘常法,运用收汗存津法,投以玉屏风散并配合针刺达治穴,在短时间内治愈 1 例。王乐善认为,表虚不能卫外,则津液不固而汗,是气虚之阳浮,血虚不能养肝,肝血不足,气血互根。黄芪补气生血,收汗存津;白术健脾益气,培补中焦,能益气生血;防风益气健脾,收汗存津的玉屏风散配合针刺,经治疗 19 日,睾丸萎缩就恢复正常。

（3）王彤秋.实睾冲剂治疗腮腺炎并发睾丸炎后睾丸萎缩 12 例[J].中国医药指南,2013,20：277 - 278.

王彤秋采用实睾冲剂治疗腮腺炎并发睾丸炎后导致的睾丸萎缩,用 200 ml、80℃温开水冲服,每日 2 次,服药 28 日为 1 个疗程,服药期间渐自取效,期满善后可随机继续调理巩固 1～4 周。结果：治疗 12 例,显效 6 例,显效率 50％;好转 4 例,好转率 33.35％;总有效率 83.3％。无效 2 例,无效率 16.6％。实睾冲剂的组成：熟地 10 g,枸杞子 10 g,山茱萸 6 g,巴戟天 10 g,肉苁蓉 10 g,淫羊藿 10 g,菟丝子 10 g,五味子 6 g,蛇床子 10 g,覆盆子 10 g。十味药组合起来,补精血与温肾阳相结合,取阴阳互根之意,欲阴生则从温阳中求之,温阳则阴生。这样受损的睾丸组织才能得到修复,焕发生机,萎缩的睾丸组织再生,恢复生精的功能。

(李海松)

第十三章
附 睾 疾 病

第一节 附睾炎

附睾炎属中医学的"子痈""子痛"或"偏坠"等范畴。其症状描述最早见于《灵枢·经脉》："……丈夫疝……足厥阴之别名曰蠡沟……其别者循胫上睾结于茎,其病气逆则睾肿卒疝……"后世医家对其症状及病因病机又有补充,《诸病源候论·卷三十四》："……劳伤举重伤于少阴之经,其气不卫于阴,气胀不通,故成溃也……"《外台秘要·卷二十六》："男子卵大颓病……男子阴肿大如斗,核痛……"《外科正宗·囊痈论第三十三》："痈,初起寒热交作,肾子作痛,疼连小腹者,宜发散寒邪。"清代祁坤《外科大成·下部前》："囊内睾丸上,忽然突出一点,坚硬如筋头,疼痛异常,身发寒热者,暗疗也。"清代王洪绪在《外科证治全生集·阴证门》曰:"子痈,肾子作痛而不升上,外观红色者是也,迟则成患,溃烂致命,其未成脓者,用枸橘汤一服即愈。"

西医学认为附睾炎是指由细菌感染附睾引起的非特异性炎症,是阴囊内最常见的感染性疾病。本病可发生于任何年龄,但多见于成人,发病率最高的年龄为14～35岁。本病按临床经过分为急性附睾炎和慢性附睾炎。阴囊内的非特异性感染,常继发于前列腺炎、尿道炎,易伴发睾丸炎,少数可引起附睾阻塞导致不育。

【病因病机】

本病由于感受湿热或寒湿邪气,或过食肥甘辛辣,酿生湿热所致。或由于感受湿热、火毒、内侵肝经,结于宗筋;或长期忍精憋尿,湿浊精郁而生热;抑或房事不节不洁,感受湿热毒邪等,湿热下注厥阴之络,阻塞气血,而致气滞血瘀,结而为痈。或情志抑郁,肝气不舒,气郁化热,湿聚成痰;或素体阳虚,复感寒湿,痰聚络阻等,久病不愈,阳气大伤,阳虚生寒,寒凝痰聚,最终发为本病。

本病病变部位在附睾及睾丸,其病机为:在一种或多种致病因素的作用下,机体阴阳失调,脏腑功能紊乱,气血运行失常,邪毒下注肝经,蕴结于附睾及睾丸,郁久化热,热壅血瘀,肉腐成脓。急性期以邪盛正不衰的实热证为主,慢性期多为虚证、寒证,或以正虚邪恋,本虚标实为主。子痈后期,邪去正衰,阴津耗损,脉络不通,睾丸失于濡养,则易引起萎缩,导致不育。若急性子痈失治误治,日久不愈,导致气血不足,则转为慢性子痈;慢性子痈若复感湿热之邪也可表现为急性子痈。

大多数急性附睾睾丸炎是由细菌感染所致。最常见的细菌是引起尿路感染的大肠埃希菌,其他还有金黄色葡萄球菌、淋球菌和链球菌等,特别是见于最近接受过器械检查或留置尿管的患者,以及泌尿系统的器质性或功能性异常的患者。感染因子可以通过输精管、血管、淋巴管或直接通过周围组织的损伤到达附睾和睾丸,引起炎症。主要感染途径是局部的炎症扩散,大多来源于尿道或膀胱的感染;血液感染途径较少见。

【诊断】

(一) 急性附睾炎

1. 临床表现 起病急,症状重,附睾及睾丸肿痛,局部迅速肿大,有时在3～4小时内增大1倍。疼痛剧烈,沿精索向腹股沟区放射,甚至上达腹部与腰部,可有寒战高热等全身症状,亦可合并有膀胱炎、前列腺炎及尿道炎等症状。

2. 体格检查 见患侧阴囊肿大,触诊可及肿大附睾,质地偏硬,压痛明显。早期可区分附睾与睾丸界限,但数小时后即融成一硬块。患侧腹股沟处及阴囊内精索增粗,压痛明显。伴有输精管炎者,可有同侧下腹部剧痛,压痛,痛甚拒按,类似急性腹膜炎体征。化脓时阴囊皮肤光亮而软,局部有波动感,可自行穿破。有时可合并继发性鞘膜积液。

3. 辅助检查 血白细胞偏高,其中中性粒细胞计数明显增高。尿常规、中段尿培养应作为基本检查,尿常规可见大量白细胞,可伴有红细胞。中段尿培养以明确细菌的种类。彩色多普勒的急性附睾炎声像图特点:患侧附睾体积增大,以头尾部增大明显,回声减低或增高,可伴有睾丸体积增大,实质回声不均匀。若患者主诉有尿道分泌物、尿路刺激症状或阴茎痛,可行中段尿培养或使用尿道拭子做细菌培养或淋球菌、衣原体检查。如果患者伴有前列腺炎症状,应当考虑进行下尿路病原体定位检查。

（二）慢性附睾炎

1. 临床表现　除感染病原体或机体免疫力下降时急性发作外,一般无特异症状。偶尔自觉睾丸不适、隐痛、坠胀。多数慢性附睾炎患者并无急性发作病史,少数患者可以有反复急性发作。多伴有慢性前列腺炎。部分患者因偶然发现阴囊内肿物或不育症就诊而发现。

2. 体格检查　见患侧附睾增厚、增大,触有硬结,有轻度压痛或无压痛。与睾丸界限清楚,精索正常或增粗。可合并睾丸鞘膜积液。

3. 辅助检查　反复中段尿培养,可有各种引起泌尿系感染的致病菌。精液分析可见精子活动力减弱,阻塞严重可致无精子症。

【鉴别诊断】

（一）急性附睾炎的鉴别诊断

1. 病毒性睾丸炎　流行性腮腺炎所致睾丸炎中医名为卵子瘟。有流行性腮腺炎史,7～10日后出现阴囊肿胀疼痛,体检见一侧或双侧睾丸肿大,压痛明显,多能区分睾丸和附睾。成年患者常见睾丸萎缩后遗症,严重可引起不育症。血中淋巴细胞比例增高,尿液分析无白细胞及细菌。

2. 睾丸扭转　多见于青少年,与急性附睾炎症状非常相似,多发生在剧烈活动后,局部症状重而全身症状轻;早期于睾丸前扪及附睾,稍后睾丸、附睾界限不清,睾丸常向上收缩,抬高睾丸疼痛加剧（Prehn征阳性）。而附睾炎局部症状与全身症状均表现明显,抬高睾丸时疼痛减轻。阴囊彩色多普勒检查对附睾炎与急性睾丸扭转的鉴别具有重要意义,CDFI显示血流信号减少或消失,急性炎症时则显示高血流信号,必要时手术探查。

3. 睾丸附睾肿瘤　阴囊内实质性肿块,一般无痛,但伴有疼痛者须与本病鉴别。阴囊彩色多普勒检查及MRI检查有助于鉴别,必要时手术探查。

4. 嵌顿性腹股沟斜疝　可出现阴囊肿痛,但有阴囊内睾丸上方的肿物可以还纳的病史,并伴有腹痛腹胀、恶心呕吐、肛门停止排气等肠梗阻症状。触诊检查局部肿块张力增高,压痛明显,而睾丸附睾无肿胀压痛。阴囊彩色多普勒检查可鉴别。

（二）慢性附睾炎的鉴别诊断

1. 附睾结核　多有结核病病史,病程缓慢,疼痛不明显,体温不升高或有低热、盗汗。触诊时附睾可与睾丸区分,输精管有串珠样结节,前列腺和同侧精索变硬。早期尿液可查到抗酸杆菌,TB-DNA-PCR阳性,往往于发生无精症就诊时发现。

2. 阴囊内丝虫病肉芽肿　有丝虫病史,有反复发作史,硬结在附睾或输精管附近的精索内,与附睾可分开,且硬结大小在短期内往往有较大的改变,而慢性附睾炎硬结则改变缓慢。

3. 睾丸肿瘤　尤其是靠近附睾部位的睾丸肿瘤,常误诊为慢性附睾炎或附睾结核。三者均同属于阴囊内肿物,睾丸肿瘤特点是肿块部位在睾丸内而附睾正常。阴囊彩色多普勒检查有助于鉴别诊断,必要时手术探查。

4. 精液囊肿　其多见于附睾头部,与附睾头上极相连,而慢性附睾炎或附睾结核多在附睾尾部。精液囊肿多为圆形,光滑质软,张力较大,透光试验阳性,穿刺囊肿有乳白色液体,显微镜下可见有精子。

5. 附睾肿瘤　临床少见。附睾肿大,好发于附睾尾部,多无明显症状。有些可有轻微疼痛、不适及坠胀感,肿瘤侵及附睾大部分甚至输精管,或者并发感染时,局部疼痛可加重。与附睾炎症、结核等病变鉴别困难时,需行阴囊MRI检查甚至手术探查以确诊。

【治疗】

《外科大成·总论部》曰:"痛疽不论上中下,唯在阴阳二症推。"一般而言,急性子痈多属实热证,属阳;慢性子痈为虚证或本虚标实证,属阴。急性期宜清利湿热,解毒消痈;已化脓者,宜清热解毒兼托毒排脓;慢性期宜调补肝肾,活血散结;已溃脓液清稀者,宜补益气血兼托毒排脓。此外,根据本病的特点和患者体质,可以采取全身治疗与局部治疗、内治与外治相结合的方法。肿痛期可外敷解毒止痛药;成脓期应及时切开引流,同时可用去腐生肌药,以促进创面早日愈合。

一、内治

（一）辨证施治

1. **湿热下注证** 初起阴囊部突作胀痛，并迅速肿大，疼痛加剧，向腹股沟及小腹部放射。阴囊皮肤焮红，触之附睾肿硬，痛甚拒按，甚或睾丸亦肿痛；精索粗硬，触痛明显。可伴有恶寒发热，肢体酸痛，口渴欲饮，恶心纳差，小便短赤涩痛，苔黄腻，脉滑数。治宜清热利湿，解毒消痈。方选龙胆泻肝汤加减。常用药物有龙胆草、栀子、柴胡、黄芩、生地、泽泻、当归、木通、甘草等。伴高热者，加金银花、连翘、蒲公英、重楼等；阴囊肿胀及水肿者，加车前草、泽泻、萆薢等；疼痛较剧者，加延胡索、川楝子、制乳香、制没药等。

2. **热毒壅盛证** 为成脓期。阴囊肿胀不减，疼痛较甚，伴高热，查附睾肿硬，与皮肤粘连，阴囊皮肤焮红光亮，出现波动感，舌红苔黄腻，脉数或洪数。治宜清热解毒，活血透脓。方选仙方活命饮加减。常用药物有穿山甲、甘草、防风、没药、赤芍、白芷、归尾、乳香、贝母、天花粉、皂角刺、金银花、陈皮等。

3. **脓出毒泄证** 脓成穿溃或切开排脓后，脓色黄稠，睾丸肿痛减轻，热退或尚有微热，或脓液清稀，身困乏力，疮口不收。舌质红，苔黄腻，脉滑数。治宜益气养阴，清热除湿。方选滋阴除湿汤加减。常用药物有川芎、当归、白芍、熟地、柴胡、黄芩、陈皮、知母、浙贝母、泽泻、甘草、地骨皮等。

4. **气滞血瘀证** 附睾炎急性期后，病程缓慢，附睾硬结不消，微痛或不痛，伴有睾丸坠胀不适，舌暗苔白，脉滑或弦。治宜疏肝行气，活血散瘀，化痰散结。方选橘核丸加减。常用药物有橘核、海藻、昆布、赤芍、川楝子、桃仁、厚朴、木通、枳实、延胡索、桂心、木香。疼痛明显者，加乌药、茴香、川楝子等；结节明显者，加莪术、三棱、丹参等；坠胀明显者，加柴胡、升麻、黄芪、桔梗等。

5. **阳虚痰凝证** 附睾硬结日久不散，睾丸坠胀隐痛，可有阴囊潮湿发凉，形寒肢冷，舌质淡润，苔薄白或白腻，脉弦细或沉弦。治宜温经散寒，化湿通络。方选暖肝煎加减。常用药物有当归、枸杞子、茯苓、小茴香、肉桂、乌药、沉香等。气血不足者，加八珍或四物；寒重者，加吴茱萸、干姜、附子等；疼痛剧烈者，加青皮、木香等。

6. **气血两虚证** 病程缠绵日久，气血耗伤，溃后脓液清稀，可有头晕乏力，面色无华，舌淡，苔薄白，脉细弱。治宜补益气血，兼以透脓。方选八珍汤加减。常用药物有人参、白术、茯苓、甘草、当归、熟地、赤芍、川芎等。脓液久而不尽者，加黄芪、白芷、皂角刺等；毒邪未尽者，加金银花、连翘、蒲公英等。

7. **肝郁痰凝证** 多属慢性附睾炎，平时无明显症状，多因触及附睾硬结而就诊，偶尔自觉睾丸不适、隐痛、坠胀，舌淡红，苔薄白，脉弦或弦滑。治宜疏肝理气，化痰消肿。方选枸橘汤加减。常用药物有枸橘、川楝子、青皮、陈皮、赤芍、泽兰、泽泻、秦艽、茯苓、生甘草。若疼痛明显，肿块难消者，加丹参、三棱、莪术等。

（二）中成药、验方

1. **中成药**

（1）龙胆泻肝丸：每次6g，每日3次。适用于湿热下注型急性附睾炎。

（2）牛黄解毒片：每服3片，每日3次。适用于热毒壅盛型急性附睾炎。

（3）犀黄丸：每次1丸，每日2次，适用于热毒壅盛型急性附睾炎；紫金锭，内服每次0.6～1g，每日2～3次，外敷每次0.9～1.8g，每日1～2次。适用于热毒壅盛型急性附睾炎。

（4）大黄䗪虫丸：每次6g，每日3次；或血府逐瘀胶囊，每次4粒，每日3次。适用于瘀血阻滞型慢性附睾炎。

（5）乌灵胶囊：每日3次，每次3粒。适用于肝郁气滞型慢性附睾炎。

（6）十全大补丸：每次3g，每日3次。适用于气血亏虚型慢性附睾炎。

2. **验方**

（1）清睾汤：龙胆草、川楝子、地龙各15g，车前子、海藻各30g，生地、昆布各20g，柴胡、橘核、枳实、五灵脂、桃仁、广木香各12g，萆草60g，大黄9g。适用于急性附睾炎之湿热下注证。

（2）附睾炎汤：虎杖20g，萆薢、乳香、没药、川芎、白芍、桃仁、当归、夏枯草各10g。适用于急性附睾炎之湿热瘀阻证。

（3）抗炎活血汤：柴胡、连翘、毛冬青、萆薢各15g，龙胆草、黄芩、桃仁、红花各12g，马鞭草、金银花、丹参、川牛膝各30g，白花蛇舌草、赤芍、虎杖各20g。适用于急性附睾炎之热毒壅盛证。

（4）消炎衍宗汤：生地12g，制首乌15g，女贞子15g，泽泻10g，蒲公英15g，赤芍、白芍各15g，生甘草 6 g,紫花地丁 15 g,牛膝 15 g,丹参 25 g,柴胡 10 g,黄芩 10 g,炒薏苡仁 25 g,栀子 10 g。适用于急性附睾炎之热毒壅盛证。

（5）香橘散：橘核、小茴香、山楂、黄芩、当归、延胡索、丹参、生地、牡丹皮、皂角刺、猫爪草、忍冬藤。适用于急性附睾炎之气滞血瘀证。

（6）桃核承气汤：大黄 10 g,桃仁 15 g,当归 10 g,鸡内金 30 g,土茯苓 30 g,鸡血藤 30 g,甘草梢 10 g。适用于急性附睾炎之血瘀证。

（7）大补阴丸加味：黄柏、熟地各 15 g,知母、龟甲各 10 g,猪脊髓 1 匙（蒸熟兑服）,金银花 30 g,荔枝核 20 g。适用于急性附睾炎日久伤阴证。

（8）加味枸橘汤：柴胡、赤芍、川楝子、龙胆草各 10 g,荔枝核、广橘核、泽泻各 12 g,茵陈 20 g,秦艽、车前子各 15 g,生甘草 6 g。适用于附睾炎各期。

（9）荔橘汤：荔枝核 30 g,橘核 15 g,柴胡 15 g,延胡索 15 g,川楝子 10 g,小茴香 10 g,当归 15 g,赤芍 15 g,制乳香、没药各 6 g,红藤 30 g,白花蛇舌草 30 g,皂角刺 10 g。适用于慢性附睾炎。

（10）四逆散加味：柴胡 10 g,白芍 15 g,枳实 10 g,炙甘草 6 g,荔核 10 g,橘核 10 g,浙贝母 15 g,郁金 10 g,桃仁 10 g,蒲公英 20 g。适用于慢性附睾炎。

（三）西药治疗

一般根据药敏试验选择敏感抗生素。疼痛严重者,可予吲哚美辛栓塞肛门,或利多卡因局部封闭治疗；肿胀严重者可用硫酸镁湿敷消肿；如合并急性睾丸炎,可选择地塞米松等激素缓解急性期睾丸损伤。

二、外治

《实用中医外科学》子痈中指出："外治初用金黄膏外敷；溃后用二八丹或九一丹药线引流,以金黄膏盖贴；脓尽用生肌散,红油膏盖贴。"

（1）附睾炎急性期可冷敷缓解疼痛,慢性期热敷促进消肿。

（2）鲜马齿苋、鲜蒲公英各 100 g,捣如泥,外敷肿处,每日 2 次,适用于急性附睾炎肿痛明显者。

（3）大黄 30 g,芒硝 30 g,栀子 20 g,乳香 10 g,没药 10 g,白芷 20 g。水煎剂清洗患处,每日 2 次。适用于湿热下注之急性附睾炎。

（4）小茴香 60 g,大青盐 124 g,炒热置入布袋内热敷,用于慢性期。

（5）子痈破溃者,脓多时予五五丹药线,脓少时予九一丹药线。

三、手术疗法

急性附睾炎,如形成脓肿有波动感者,应及时穿刺抽脓或切开引流。若炎症控制不理想,伴有睾丸缺血时,应行附睾切开减压,纵行或横行多处切开附睾脏层鞘膜,如能同时切开邻近的精索外筋膜,则更有助于改善睾丸的血液循环,但要避免伤及附睾管。如出现睾丸梗死,应切除睾丸。反复发作来源于慢性前列腺炎的附睾炎,可考虑结扎输精管后再进行治疗。对多次反复发作者,亦可考虑做附睾切除术。

四、针灸治疗

（1）取穴：横骨、大赫、阳谷、行间、曲泉。针刺法：大赫透横骨,使针感达阴部,余穴采用泻法,适用于急性附睾炎之湿热下注证。

（2）取穴：大敦、太冲、气海、归来、曲泉。用泻法,适用于急性附睾炎。

【预防与调护】

（1）平素清淡饮食,忌食辛辣刺激性食物,戒烟酒。

（2）调畅情志,适度锻炼,增强体质。

（3）急性期禁止性生活,注意休息,可用阴囊托兜起阴囊。

（4）急性发作时当积极治疗,以免病情迁延,甚至影响生育。

（5）平时进行各种活动时,应注意保护阴囊,避免阴囊、睾丸损伤。

（6）注意个人清洁卫生,减少感染机会,积极治疗包皮龟头炎、前列腺炎、精囊炎及其他泌尿系统炎症。

（7）在进行导尿、经尿道电切术或阴囊部手术史,应严格无菌操作,避免感染。

【现代文献摘录】

（1）郑武,崔云,冯奕.中药外洗结合精索封闭治疗急性附睾炎 56 例疗效观察[J].中国中医药科技,2008(05)：19.

目的：观察中药外洗结合精索封闭治疗急性附睾炎疗效。方法：将 96 例急性附睾炎患者,按随机数字表法,分为治疗组和对照组。治疗组 56 例,年龄 16～66 岁,平均 35 岁,病程 1～3 日,平均 1.6 日,单侧附睾发病者 52 例,双侧附睾发病者 4 例；

对照组 40 例,年龄 15~68 岁,平均 36 岁,病程 1~3 日,平均 1.5 日,单侧附睾发病者 37 例,双侧附睾发病者 3 例。两组患者年龄、病程及临床表现均经统计学处理,差异无显著性意义($P>0.05$),具有可比性。治疗方法:对照组,2%聚维酮碘溶液消毒患侧阴囊及腹股沟处皮肤,以 2%利多卡因针 5 ml,阿米卡星针 0.2 g,地塞米松针 5 mg,行患侧精索鞘膜内封闭,每周 2 次。治疗组,在上述治疗基础上加用中药外洗,基本方用龙胆泻肝汤加减:龙胆草 10 g,栀子 10 g,黄芩 10 g,柴胡 10 g,车前子 20 g (包煎),泽泻 10 g,通草 3 g,当归 10 g,丹参 20 g,马鞭草 20 g,夏枯草 15 g,浙贝母 15 g,赤小豆 15 g,川楝子 15 g。临证加减:阴囊红肿明显且伴发热者加败酱草 20 g,野菊花 20 g,虎杖 15 g;附睾疼痛剧烈者加延胡索 15 g,制乳香、没药各 10 g。每日 1 剂,水煎,分早、晚 2 次待温外洗,每次 20 分钟。治疗期间两组患者均需卧床休息,抬高阴囊,精索封闭后 24 小时内禁止洗浴、性生活及体力劳动。两组疗程均为 14 日,治疗 1 个疗程观察结果。疗效标准参照《中医病证诊断疗效标准》中"子痈"的疗效标准。治愈:肿块消散,全身症状消失,血白细胞总数和(或)分类计数下降和(或)正常,彩色多普勒检查发现患侧附睾恢复正常,未见结节样改变。好转:肿痛减轻,全身症状缓解,彩色多普勒检查发现患侧附睾轻度肿大,或留有结节样改变。未愈:局部及全身症状无改善,彩色多普勒检查发现患侧附睾仍肿大,可见结节样改变。结果:治疗组治愈 45 例,好转 7 例,未愈 4 例,总有效率 92.9%;对照组治愈 22 例,好转 11 例,未愈 7 例,总有效率 82.5%,经检验两组有效率 $P<0.05$,认为两组治疗效果有统计学差异。

(2) 陈德宁,冯德勇. 前痛定方治疗慢性附睾炎 56 例[J]. 江苏中医药,2010,42(11):47.

目的:观察自拟前痛定方治疗慢性附睾炎疗效。方法:入选慢性附睾炎患者 56 例,其中已婚 31 例,未婚 25 例;年龄 20~50 岁,平均年龄 (34.47±2.35)岁;病程 3~72 个月,平均病程 (20.45±14.76)个月;有急性附睾炎病史 23 例。诊断标准:① 有急性附睾炎或慢性前列腺炎、精囊炎病史;② 阴囊部坠胀、钝痛,向同侧腹股沟区及少腹部放射;③ 查体附睾有硬结和触痛,输精管可增粗;④ B超提示附睾增大、内部回声部增强、血流阻力增大及血液流速增快等改变;⑤ 排除附睾结核及

肿瘤;⑥ 符合中医肝郁气滞的辨证标准。治疗方法:予前痛定方化裁。基本方组成:柴胡 10 g,白芍 15 g,枳实 10 g,炙甘草 5 g,橘核 20 g,车前子 15 g,丹参 15 g,桃仁 10 g,红花 5 g,黄柏 10 g,延胡索 15 g,川楝子 15 g,乌药 10 g。用法:水煎服,每日 1 剂。连续服用 4 周。疗效标准,治愈:症状消失,各项阳性体征基本转阴。显效:症状明显减轻,附睾硬结缩小或变软。好转:症状减轻,触痛不明显。无效:症状体征无变化。结果:56 例中,治愈 8 例,显效 15 例,好转 29 例,无效 4 例,总有效率 92.86%。

(李海松)

第二节 附睾囊肿

中医历代文献中无附睾囊肿病名的记载,属中医学的"痰核""痰包"等范畴。附睾囊肿指发生于附睾的囊性包块,其囊液中含有精子的又称精液囊肿,一般认为是输精管道系统的部分梗阻所致。本病好发于青壮年,多无明显症状,少数患者可有阴囊部坠胀不适或轻微疼痛。本病预后较好。

【病因病机】

中医学认为本病多因先天禀赋不足,后天失养,纵情于欲,阴精耗伤,相火偏亢,炼液成痰,循经结于附睾,发为囊肿;或者情志不遂,肝郁气滞,疏泄失常,则痰湿内阻,停积留滞,久而则成囊肿;或饮食不节,劳倦伤脾,痰湿内生,留于前阴而成。本病病位在附睾部,病性实者居多,或有虚实夹杂。瘀浊阻滞是其基本病机,所涉脏腑主要为肝、脾、肾三脏。

【诊断】

1. 临床表现 多见于少年。肿块小者无症状,大者可有阴囊部坠胀感或轻微疼痛,偶有性交后疼痛。附睾可触及边缘光滑、质软的囊性肿块,多数位于头部,小者刚可触及,大者如鸡蛋,透光试验阳性。

2. 辅助检查 囊肿穿刺液内可见精子为精液囊肿,彩色多普勒检查可协助诊断。

【鉴别诊断】

1. 精索鞘膜积液 肿物多位于精索部,与睾丸有明显分界,积液量少时无明显症状,积液量多时可有阴囊部钝痛及精索牵拉感,精液囊肿穿刺液内

多含精子,而精索鞘膜积液则无。

2.附睾结核 其肿物呈结节状,可与皮肤粘连,甚至破溃形成慢性窦道,输精管常呈串珠状,透光试验阴性,结核菌素试验呈阳性,血沉常增快。肿物多位于附睾尾部,而精液囊肿多位于附睾头部。

【治疗】

本病多因水液运化失常,酿湿生痰,阻遏气机,气滞痰浊互结于附睾,而生囊肿。其病位在附睾,涉及肝、脾、肾三脏。治疗当以祛痰软坚散结为主,佐以疏肝理气、健脾化湿、滋阴降火等。

一、内治

(一)辨证施治

1.气滞痰凝证 附睾头部可及圆形肿块,质软,边缘光滑,可有波动感,局部胀痛不适,伴情志抑郁,胸胁胀满,口苦,纳呆腹胀。舌淡,苔薄白,脉弦。治宜疏肝理气,化痰除湿。方选柴胡疏肝散合二陈汤加减。常用药物有陈皮、柴胡、川芎、枳壳、芍药、甘草、香附、半夏、茯苓等。

2.脾虚痰凝证 附睾头部可及圆形肿块,质软,纳差,大便溏泄或不爽。舌体胖,舌质淡红,苔白腻,脉滑。治宜健脾益气,化痰祛湿。方选参苓白术散加减。常用药物有莲子肉、薏苡仁、砂仁、桔梗、白扁豆、白茯苓、人参、甘草、白术、山药、浙贝母、玄参、牡蛎等。

3.阴虚痰凝证 附睾头部触及圆形肿块,质软,伴性欲亢进,阳强易举,交不射精,或性交疼痛。舌质红,苔薄黄,脉细数。治宜滋阴降火,化痰散结。方选大补阴丸合消瘰丸加减。常用药物有黄柏、知母、熟地、龟甲、猪脊髓、生牡蛎、玄参、川贝母、夏枯草等。

(二)中成药、验方

1.中成药

(1)止痛化癥胶囊:每次3粒,每日3次。适用于气滞痰凝型附睾囊肿。

(2)参苓白术散:每次6g,每日3次。适用于脾虚痰凝型附睾囊肿。

2.验方

(1)肾气汤:干地黄、山药、山茱萸、泽泻、茯苓、牡丹皮、桂枝、附子。水煎服,每日1剂。适用于肾阳虚型附睾囊肿。

(2)柴芍桃红四物汤:柴胡7g,芍药10g,桃仁10g,红花6g,生地10g,赤芍10g,当归10g,当归10g,川芎10g,浙贝母10g,王不留行10g,甘草4.5g。水煎服,每日1剂。适用于肝郁血瘀型附睾囊肿。

(三)西药治疗

一般无内服药物,可囊肿内注射药物,如硬化剂、无水乙醇等破坏囊肿的分泌功能,但该方法复发率高,且易感染。

二、外治

(1)玉枢丹醋调成糊状,外敷,每日更换1次。

(2)苏木40g,皂针20g,白芷10g,生牡蛎40g。水煎,热敷患处,每次20分钟,每日1次。

三、手术治疗

囊肿较大,症状明显或影响生活时,可行附睾囊肿切除术。即经阴囊切口显露游离囊肿,钳夹狭细的颈部,将其完整切除,颈部残端用肠线结扎。最好同时施行睾丸鞘膜翻转术,以防止鞘膜积液的发生。

四、其他疗法

X线照射法:用X线照射睾丸,抑制曲精小管的分泌。此方法适用于老年人及有子女者,照射剂量为6~8日内600~800Gy,不影响性欲,偶见睾丸萎缩。

【预防与调护】

(1)囊肿较大,坠胀疼痛明显时,可用阴囊托将阴囊托起,以减轻其痛苦。

(2)注意休息,保持个人清洁,防治感染。

(3)心情调适,起居有常,饮食有节,劳逸适度,房事规律。

(4)积极治疗泌尿生殖系统炎症及性功能紊乱,以减少该病的诱发因素。

【现代文献摘录】

杜杰,刘文国.埋线配合药物治疗附睾囊肿56例[J].上海针灸杂志,2008,27(11):30.

观察埋线配合中药内服治疗附睾囊肿疗效。56例均为门诊患者,年龄35~63岁,平均为43岁。其中35~40岁6例,41~50岁33例,51~59岁12例,60岁以上5例。56例患者中左侧附睾囊肿患者41例,右侧附睾囊肿12例,双侧附睾囊肿3例;同时伴见左侧精索静脉曲张者(属Ⅱ级以上)39例,伴见右侧精索静脉曲张者(属Ⅱ级以上)2例,伴见双侧精索静脉曲张者(属Ⅱ级以上)5例。纳入标准:以阴囊触诊检查附睾上有囊性结节,彩色B超检查确诊为附睾囊肿的患者作为入选标准。排除标准：经过实验室检查排除急性附睾炎、附睾结核、附睾肿瘤、精索鞘膜积液、睾丸鞘膜积液、阴囊内丝虫病等病例。治疗方法：针刺，穴位取关元、中极、曲骨、肝俞、肾俞。在利多卡因局麻下，用 00 号羊肠线埋线，关元、中极、曲骨穴用外科三棱缝皮针埋线；肝俞、肾俞用腰穿针埋线（即注线法）。穴位交替使用，15 日埋线 1 次，3 次为 1 个疗程，2 个疗程结束后统计治疗效果。以半夏、茯苓、白芥子、白僵蚕、柴胡、川楝子、香附、橘核、赤芍、蜈蚣、莪术、海藻为基本方。湿浊盛加苍术、厚朴；瘀血重者加桃仁、红花、当归。水煎口服，每日 1 剂。疗效标准：通过 B 超检查结合患者自觉症状制订标准。痊愈：附睾囊肿消失，自觉症状消失。好转：附睾囊肿缩小，自觉症状好转。无效：附睾囊肿治疗前后无变化，自觉症状未见好转。结果：共计治疗73 例，剔除中断治疗和随访联系不上的患者 17 例，对统计资料完整的 56 例进行疗效评定。痊愈29 例，占 51.8%；好转 18 例，占 32.1%；无效 9 例，占 16.1%。

（李海松）

第三节 附睾结核

附睾结核属中医学的"子痰""穿囊漏"等范畴。虽然古代医家未将其从子痰、囊痛中区分开，但其临床表现及病因病机多见记载，如明代汪机《外科理例·囊痛一百四》曰："一人年逾五十，患此疮口不敛，诊之微有湿热，治以龙胆泻肝汤，湿热悉退，乃以托里药及豆豉饼灸而愈。次年，复患湿热颇盛，仍用前汤四剂而退，又以滋阴药而消。若溃后虚而不补，少壮者成漏，老弱者不治……"明代申斗垣在《外科启玄·卷七》曰："外囊破裂漏水腥臭久治不愈……"《红炉点雪·卷二》曰："夫结核者，相火之所为，痰火之征兆也……愚谓结核之由，与疮疡痈毒之类大异……若夫结核则不然，盖始于真阴先竭，相火燔蒸熏迫，津液拂结凝聚，日积月累乃成，故久而不溃，此虚证也。初无痰火诸症，形体如故，而但见核者，唯在开始降火，消痰理气，核消结散则已……"《外科全生集·恶核痰核》曰："大者恶核，小者痰核，与石疽初起相同，然其寒凝甚结，毒根最深，极难软熟，未溃之前忌贴凉膏，忌投凉药，惟内服阳和汤，犀黄丸可消……"

西医学认为附睾结核由结核菌侵入附睾而产生，是男性常见的生殖系统结核之一，多见于 20～40 岁的青壮年。附睾结核常与泌尿系结核同时存在；男性生殖系统结核的最早症状常由附睾结核引起，也最容易发现，故临床上以附睾结核较多见。临床以附睾缓慢肿大的硬结，溃后流淌干酪样坏死或清稀脓水，瘘管经久不愈为特征。本病病程较长，一般预后较好，如系双侧病变，则可影响生育。

【病因病机】

本病系因肝肾亏损，脉络空虚，痨虫湿邪乘虚侵袭肝肾之经脉，下注凝结于肾子，痰湿为阴邪，损伤阳气，故表现为阳虚寒凝症状，其性黏滞，故往往经久不愈；痰湿阻滞经络，郁久化热，热盛肉腐，形成脓肿，溃后流干酪样坏死或清稀脓液；溃后流脓，经久不愈，气血两伤，导致气血亏虚；病程日久，阴液内耗，虚火内生，则见阴虚内热之象。本病病位在附睾，涉及肺、脾、肝、肾，病性属虚或虚实夹杂。

【诊断】

1. 临床表现 可有泌尿系统及其他系统的结核病史。起病缓慢，可有阴囊酸胀感，为持续性，疲劳时加重，可合并有尿频、尿急、尿痛、终末血尿、血精及会阴不适等症状，继发非特异性感染时疼痛明显。全身伴或不伴全身性结核中毒症状，病久可见低热、盗汗、消瘦及全身乏力等。少数患者可表现为急性发作，症状类似急性附睾炎。附睾尾部触及大小不等、凹凸不平，压痛轻微之硬结，可与阴囊皮肤粘连，形成慢性冷脓肿，无红肿热痛，溃后流出干酪样坏死组织，逐渐变清稀，形成窦道。前列腺和精囊指诊可能大小正常或缩小，质地变硬，表面有结节，压痛轻微。输精管增粗变硬，出现无痛性结节甚则串珠状结节。侵犯睾丸可继发睾丸鞘膜积液。

2. 辅助检查 血常规可见淋巴细胞增高，血沉加快；尿常规可见白细胞；前列腺液、精液涂片或多次 24 小时尿液沉淀涂片可查得抗酸杆菌，结核菌培养阳性；结核菌素试验阳性；干扰素释放分析技术（T-SPOT-SB）对本病具有较高的敏感性；精液检查可见精液量减少，精子计数减少，活动力降低，甚至可见无精子症；尿道镜可见后尿道及膀胱颈部结节性炎症、溃疡或肉芽肿；彩色多普勒、超声、CT 及 MRI 可明确肿块性质，超声表现为外形呈欠规整的结节样低回声，回声不均匀，可有小的液性暗区及散在点状钙化,少数表现为增强及杂乱回声的肿块,界限不清,有助于明确诊断及鉴别,穿刺活检慎用。

【鉴别诊断】

1. 非特异性附睾炎　包括急、慢性附睾炎,均有附睾肿大、结节、疼痛等症状;但急性附睾炎多全身症状明显,局部疼痛剧烈,阴囊红肿热痛;慢性附睾炎则无低热、盗汗及消瘦等表现,且输精管不形成串珠状硬结,阴囊皮肤无窦道形成。结核菌素试验及寻找抗酸杆菌可助鉴别。

2. 淋菌性附睾炎　多有不洁性交史,起病急,附睾疼痛剧烈,尿道分泌物较多,无附睾硬结与窦道,分泌物涂片可查出革兰阴性双球菌。

3. 阴囊内丝虫病　有丝虫病流行区居住史及丝虫感染史,其结节在短期内发展或消退,变化较大,多数位于附睾头部和输精管附近,常伴有鞘膜积液或鞘膜乳糜积液、阴囊或下肢象皮肿等。血常规嗜酸性粒细胞增高,夜间采血可查到微丝蚴。

4. 精液囊肿　结节为囊性,边缘整齐光滑,多发于近附睾头部,输精管无明显改变,囊肿穿刺可抽出乳白色含精子的液体。

5. 附睾肿瘤　多见于中老年人,附睾肿大,多发于附睾尾部,多无明显症状,彩色多普勒、CT及MRI可助鉴别。

【治疗】

《外科大成·结核》曰:"结核生于皮里膜外,如果中之核,坚而不痛,或由火气热郁者,但令热敷,其肿自消……由湿痰流注者,宜行气化痰……反甚者,肝火血燥也,溃而不愈者虚也……"本病病性以虚证居多,或虚实兼夹。基本病机为正虚痨虫侵袭,痰湿凝滞,本虚标实为其基本特点。根治痨虫是治疗关键,扶正祛邪为其基本治则。根据其病程发展,早期当以补肾活血,化痰散结为治法;成脓期,当以滋养肝肾,清热透脓为大法;后期当以补益气血,祛瘀生肌为主。

一、内治

(一)辨证施治

1. 痰浊凝结证　发病缓慢,附睾肿大,睾丸隐痛,附睾尾部扪及大小不等、凹凸不平的结节,压痛轻微,全身症状不明显,舌淡,苔白腻,脉滑或沉迟。治宜温经通络,化痰散结。方选阳和汤加减。常用药物有熟地、肉桂、麻黄、鹿角胶、白芥子、姜炭、生甘草。体质强壮者,可加服或交替服用小金丹。

2. 痰瘀互结证　见于中期,附睾肿硬,结节大小不等,输精管增粗,甚至如囊珠状,局部坠胀或疼痛,苔薄白,舌淡红,脉滑。治宜化痰软坚。方选软坚化结方加减。常用药物有桂枝、牡蛎、红藤、夏枯草、三棱、莪术、桃仁、杏仁、小茴香、橘核。阳虚者加白芥子、鹿角胶、生姜炭;血瘀者加川牛膝、丹参、穿山甲;气虚者加黄芪、党参、白术;气滞者加荔枝核、川楝子、乌药,阴虚者加鳖甲、龟甲、百合。

3. 阴虚火旺证　局部疼痛,脓肿形成,午后潮热颧红,夜寐盗汗,消瘦乏力,腰膝酸软,舌红,少苔,脉沉细滑。治宜滋阴清热,托里透脓。方选知柏地黄汤加减。常用药物有知母、黄柏、生地、山药、山茱萸、茯苓、泽泻、牡丹皮、贝母、黄芪、皂角刺、白芷等。体质强壮者可加服或交替服用小金丹;热毒盛者可加服犀黄丸。

4. 气血两虚证　附睾结核,溃后久不收口,脓液清稀,疮口内陷,颜色暗红,形成瘘管,神倦乏力,少气懒言,舌淡,苔薄白,脉细无力。治宜益气养血,固护正气。方选十全大补汤加减。常用药物有人参、肉桂、川芎、熟地、茯苓、白术、炙甘草、黄芪、当归、芍药。

(二)中成药、验方

1. 中成药

(1)小金丹片:每次4片,每日2次。适用于附睾结核各阶段。

(2)知柏地黄丸或六味地黄丸:每次1丸,每日2~3次。适用于成脓期兼阴虚内热证。

(3)犀黄丸:每次3g,每日2次。适用于成脓期兼阴虚内热证。

(4)十全大补丸或人参养荣丸:每次1丸,每日2~3次。适用于附睾结核溃后形成瘘管,气血两亏期。

2. 验方

(1)狼毒枣:成人每服10枚,每日3次,2日后逐日递增1枚,至每次20枚为极量,饭前服。适用于一切泌尿生殖系结核。

(2)软坚化结方:桂枝10g,牡蛎30g,红藤15g,夏枯草15g,三棱10g,莪术10g,桃仁10g,杏仁10g。水煎服,每日1剂。适用于寒痰凝结者。

(3)加味少腹逐瘀汤:小茴香、干姜、延胡索、没药、当归、川芎、官桂、赤芍、蒲黄、五灵脂、猫爪草、夏枯草、海藻、昆布、䗪虫。另以蜈蚣、穿山甲、壁虎等份研末,每服 6 g,每日 1 次。适用于附睾结核痰瘀互结证。

(4)加减散肿溃坚汤:黄芩 10 g,知母 10 g,黄柏 10 g,天花粉 30 g,桔梗 10 g,昆布 10 g,柴胡 10 g,升麻 9 g,连翘 10 g,三棱 9 g,莪术 9 g,葛根 30 g,当归尾 10 g,赤芍 10 g,黄连 6 g,甘草 3 g。水煎服,每日 1 剂。适用于湿热蕴结者。

(5)大补阴丸:炒黄柏 9 g,炒知母 9 g,熟地 15 g,龟甲 15 g,猪脊髓。水煎服,每日 1 剂。适用于附睾结核之阴虚火旺证。

(6)舒肝溃坚汤:当归 10 g,赤芍 10 g,香附 10 g,僵蚕 10 g,柴胡 10 g,夏枯草 15 g,川芎 9 g,穿山甲 10 g,红花 9 g,姜黄 9 g,石决明 10 g,陈皮 9 g,甘草 3 g。适用于溃烂而睾丸仍坚肿者。

(7)西洋参 6 g,泡服或嚼服,适用于气血两虚者。

(三)西药治疗

附睾结核明确诊断后当遵循早期、联用、适量、规律和全程的原则使用抗结核药物。国际防结核和肺病联合会(IUATLD)推荐标准短程化疗方案:2HRZ/4HR,前 2 个月为强化阶段,每日口服异烟肼 300 mg、利福平 450 mg 和吡嗪酰胺 1 500 mg,后 4 个月为巩固阶段,每日口服异烟肼和利福平,对于复发性结核巩固阶段应为 6 个月。

化疗过程中定期复查尿常规、肝功能、细菌学检查、血沉、静脉尿路造影和 B 超等。一般情况下,化疗 2～3 周后尿中结核菌转阴,尿无传染性。疗程结束后,应在第 3、第 6、第 12 个月进行复查,形成钙化灶者随访时间应延长。

二、外治

(1)未溃者,冲和膏外敷,每 2 日换药 1 次;或外敷紫金锭膏,每日换药 1 次;如有继发感染,外敷青敷膏或金黄膏。

(2)葱归溻肿汤外洗,每日 2 次。

(3)夏枯草、百部、败酱草各 30 g。水煎,取药液热敷肿块处,每日 2 次,每次 30 分钟。适用于附睾结核未破溃者。

(4)川乌、草乌、姜半夏、制南星、青黛各等份,研末,陈酒、白蜜调糊外敷结节处。适用于附睾结核痰浊凝聚型。

(5)附睾结核溃后形成窦道,可用拔毒药拌于纸捻上,插入窦道内、外用黄连油膏纱布盖贴,每日换药 1 次;或用五五丹药线提脓祛腐;脓尽后用桃花散或生肌散收口,或用柏椿膏盖贴亦效。

三、手术疗法

当形成脓肿或窦道及抗结核化疗无效时,或者肿块逐渐增大,与肿瘤无法鉴别者,可将附睾切除;睾丸受侵犯时,应切除病变的部分睾丸;输精管高位切断后置于皮下;附睾结核较少经生殖道传播,对侧输精管可不用结扎。术前至少服用抗结核药物 2 周,术后使用抗结核药物 3 个月以上。

四、针灸治疗

(1)穴位取三阴交、关元、照海、大敦、阿是穴。针三阴交、关元、照海,用泻法;灸大敦、隔姜灸阿是穴。适用于寒痰凝结型。

(2)穴位取肝俞、脾俞、肾俞、足三里、丰隆。针用平补平泻,加灸。适用于附睾结核之痰瘀凝聚者。

(3)穴位取太冲、阴陵泉、三阴交、急脉、中封、蠡沟。针上述穴位,用平补平泻。适用于阴虚内热型。

(4)穴位取关元、气海、中极、血海、三阴交、三角穴(位于脐轮左右侧下方,距脐斜下约 2 寸,在凹满穴与大巨穴之间微上方。其穴位定位方法是以细线横量患者口之长度,以口角边缘为限,将口角长度记下,再在脐轮左右分开斜量,成为三角等度,做下标记便是)。针关元透气海及中极、血海、三阴交,灸三角穴,先补后泻。适用于溃烂而附睾睾丸仍坚肿者。

(5)穴位取合谷、曲骨、足三里、三阴交。针用平补平泻法,加灸。适用于附睾结核之气血不足者。

【预防与调护】

(1)按国家规定接种疫苗。

(2)调畅情志,起居有常,饮食有节,劳逸适度,增强抵抗力。

(3)坚持早期、联用、适量、规律和全程的原则及时治疗肺或其他器官结核。

(4)注意个人清洁卫生,避免结核传染播散。

(5)如阴囊坠胀疼痛明显者,可用阴囊托托起阴囊,以缓解症状。

【现代文献摘录】

袁崖娜,崔承彬,李文欣,等.抗核宁胶囊的体外抗结核菌作用[J].中国药学杂志,2000,35(4):

259.

目的：抗核宁胶囊是用于治疗结核的中药民间复方制剂，由马鹿角、瓜蒌、远志、白及、川贝母等多味中药组成。东北民间将该制剂用于治疗肺结核、淋巴结核、肾结核、骨结核、附睾结核以及结核性胸膜炎等各种结核病，疗效甚佳，因此，袁崖娜等对抗核宁对人型结核杆菌的体外抗菌作用进行了初步试验。

方法：抗核宁乙醇提取物及水提物的制备，取抗核宁胶囊 250 粒的内容物 87 g，加无水乙醇 1 000 ml，50℃恒温搅拌 24 小时，滤取乙醇溶液，药渣用同法再提取 2 次，合并乙醇溶液，减压浓缩，得黄色黏稠状醇提物 29 g（每粒胶囊相当于 116 mg 醇提物）。醇提后的药渣 56 g，加蒸馏水 600 ml，加热煮沸，并在搅拌下保持沸腾 1 小时，6 000 r/min 离心 6 分钟，滤取上清液，药渣用同法再提取 1 次，合并 2 次水溶液，冷冻干燥，得水提物 21 g（每粒胶囊相当于 84 mg 水提物）。体外抗结核实验：① 含药培养基的制备，采用苏通液体培养基，用试管倍比稀释法，制成不同药物浓度的培养基，每管 2 ml，分别含抗核宁醇提物 1 000 μg/ml、500 μg/ml、250 μg/ml、125 μg/ml、62.5 μg/ml，抗核宁水提物 128 μg/ml、64 μg/ml、32 μg/ml、16 μg/ml、8 μg/ml、4 μg/ml，异烟肼 0.50 μg/ml、0.25 μg/ml、0.125 μg/ml、0.062 μg/ml、0.031 μg/ml。② 菌种液的制备，将人型结核分枝杆菌 H37RV 在罗氏培养基斜面上培养 3 周，取该培养物，用试管磨菌比浊法制成 1 mg/ml 的菌悬液，再稀释成 10 μg/ml 的浓度备用。③ 接种及培养观察，每根含药培养基试管分别接种 0.1 ml 菌悬液（1 μg），同一药物同浓度的培养基试管各接种 2 根，37℃培养 2 周，观察有无活菌生长，判断药物的作用。

结果：抗核宁醇提物 62.5 μg/ml 及 125 μg/ml 的试管有活菌生物，250 μg/ml、500 μg/ml 及 1 000 μg/ml 的试管无活菌生长；水提物 4～32 μg/ml 的试管有活菌生长，64 μg/ml 及 128 μg/ml 的试管无活菌生长；异烟肼 0.031 μg/ml 及 0.062 μg/ml 的试管有活菌生长，0.125 μg/ml、0.25 μg/ml 及 0.50 μg/ml 的试管无活菌生长。

(李海松、沈坚华)

第四节 附睾肿瘤

中医文献中无附睾肿瘤病名的记载，由于中医学一般将肿瘤称为"岩"，故把附睾肿瘤称为"子岩"。

附睾肿瘤临床少见。据统计只占男性生殖系肿瘤的 2.5%。绝大多数为原发性，继发性可为精索肿瘤和睾丸及其鞘膜肿瘤的直接浸润、前列腺癌的逆行转移、恶性淋巴瘤、肝癌、肺癌、肾癌等的全身性扩散。原发性附睾肿瘤多为单侧性病变，好发于 20～50 岁性功能活跃时期，其中 80% 为良性肿瘤，多为腺瘤样瘤、平滑肌瘤、错构瘤、血管瘤、脂肪瘤等；恶性肿瘤较少见，只占 20%，常为肉瘤，包括平滑肌肉瘤、横纹肌肉瘤、纤维肉瘤，其次为腺癌、胚胎癌、恶性淋巴瘤等。

【病因病机】

先天禀赋不足，肾气亏虚，加之久居湿地，湿邪侵袭，凝聚于附睾，日久蕴热化毒，形成子岩；跌打损伤，手术不慎，附睾损伤，气滞血瘀，肝郁痰凝，久之瘀血化热，瘀热相煎，酿毒成子岩；饮食不节或房劳过度，加之邪毒感染，耗伤肾阴，相火亢盛，附睾失养，日久恶变形成子岩。本病病位在肾子，病变脏腑主要在肝肾，为肝肾二经疾患。病性以实居多，后期则虚实夹杂。

【诊断】

1. 临床表现 附睾肿瘤可发生于任何年龄段，大者 80 岁，小者 14 个月，但以 20～50 岁性功能活跃的青壮年居多。临床多以附睾肿块，伴睾丸隐痛、坠感或会阴不适为主，亦有相当部分病例系无意中发现"附睾肿块"而就医。

良性肿瘤病变发展缓慢，2～3 年内变化不大，长者可达 30 年无明显进展；恶性肿瘤则生长迅速，就诊时常已侵犯睾丸和精索。多数附睾肿瘤为单侧病变，左侧多于右侧，比例为 1.6：1。双侧病变多为平滑肌瘤或恶性淋巴瘤，良性肿瘤多发生于附睾尾部，头部次之；恶性肿瘤往往因已浸润整个附睾，故原发部位难以辨认。附睾良性肿瘤一般成圆形或卵圆形，表面光滑，界限清楚，与周围组织无粘连，实质感，质坚硬，即使为囊性病变查体多似实质感，一般无压痛或轻微疼痛，瘤体直径一般在 0.5～3 cm；恶性肿瘤则生长迅速，表面不光滑呈结节状，界限不清，质硬，往往侵及周围组织。

临床采用经直肠彩色多普勒、核磁共振、针吸活检细胞学检查等，皆有助于诊断与鉴别，但对青少年睾丸行 CT 或其他放射性检查时需慎重，以免伤害睾丸内生精上皮。

2. 辅助检查　生殖细胞肿瘤标记物如人绒毛膜促性腺激素β亚单位（β－HCG）、甲胎蛋白（AFP）、癌胚抗原（CEA）等对诊断有一定帮助；附睾肿块病理组织学检查可以发现肿瘤细胞；淋巴造影可见腹膜后淋巴结有充盈缺损征象；彩色多普勒、CT、核磁共振成像可以发现肿块。

【鉴别诊断】

因附睾肿瘤很少见，又无特异表现，故术前诊断非常困难，常误诊为附睾结核、慢性附睾炎、精液囊肿、睾丸肿瘤、鞘膜积液等病。

1. 附睾结核　附睾肿胀结节无疼痛。但多有结核病史，结核结节局部不规则，质硬有触痛，输精管增厚变硬成串珠样，重者阴囊部可有窦道形成，分泌物镜检、结核杆菌培养可为阳性。

2. 慢性附睾炎　附睾肿大，增长缓慢，疼痛、压痛不明显，尿培养或尿道分泌物培养可有细菌，诊断困难时应手术探查，病理检查见小管上皮肿胀，管腔内有渗出物，间质内有炎细胞浸润。

3. 精液囊肿　附睾处无痛性结节，为位于附睾头部的圆形肿块，表面光滑，波动感明显。彩色多普勒检查附睾头部有圆形透声区，其大小一般为1～2 cm，诊断性穿刺可抽出乳白色液体，镜检可见精子。

4. 睾丸鞘膜积液　阴囊内肿块，呈球形或梨形，表面光滑，囊性有波动感，透光试验阳性。

【治疗】

附睾良性肿瘤发展缓慢，定期观察即可，若症状明显或发展迅速与附睾恶性肿瘤难以鉴别时，需手术病理确诊；附睾恶性肿瘤多采用手术、放疗和化疗的综合疗法。本病的基本病机是一个由实向虚的转化过程，前期实证居多，中期多为虚实夹杂；后期虚证为主。治疗原则前期以祛邪为主，后期以扶正为主。具体治法早期宜清热解毒，化瘀散结；中期宜滋阴降火，解毒散结；晚期则宜补益气血，缓急止痛。

一、内治

（一）辨证施治

1. 瘀毒交结证　临床表现相当于肿瘤早期，附睾肿大，质地坚硬，局部硬结，阴囊坠胀不适，轻微疼痛。无明显全身症状，小便黄，大便干。舌红，苔薄白，脉涩。治宜清热解毒，化瘀散结。方选复元活血汤加减。常用药物有柴胡、天花粉、当归、红花、甘草、穿山甲、大黄、桃仁等。可加马鞭草、山慈菇、白花蛇舌草等抗肿瘤药物，诸药合用，共奏清热解毒、化瘀散结之功效。

2. 阴虚火旺证　附睾肿大，发展迅速，局部硬结明显，隐隐作痛，偶有睾丸急剧疼痛，局部肿胀、阴囊皮肤发红，出现全身症状如午后低热，面色潮红，头晕耳鸣，腰酸足软。舌红，少苔，脉细数。治宜滋阴降火，解毒散结。方选知柏地黄汤加减。常用药物有知母、黄柏、熟地、山茱萸、牡丹皮、茯苓、泽泻、山药等。再加土茯苓、半枝莲、白花蛇舌草、炙鳖甲、山慈菇、天葵子以解毒散结消肿瘤；若睾丸疼痛剧烈，可加川楝子、延胡索、荔枝核、蒲公英以清热止痛；肿胀明显加车前子、乳香、没药、穿山甲以活血化瘀，消肿止痛。

3. 气血两虚证　属肿瘤晚期，附睾肿大坚硬，表面凹凸不平，并可出现全身转移症状，形体消瘦，面色㿠白，心悸少寐，神疲懒言，纳呆腹胀，或见腹背痛，骨痛，胸痛，咳嗽咯血等症。舌淡，苔薄，脉细无力。治宜补益气血，缓急止痛。方选人参养荣汤加味。常用药物有白芍、当归、陈皮、黄芪、桂心、人参、白术、甘草、熟地、五味子、茯苓、远志等。可加山慈菇、石见穿、白花蛇舌草、半枝莲、炙鳖甲等药以解毒散结抗癌；若疼痛较甚，可酌加延胡索、香附、川楝子以行气止痛；偏阳虚的加鹿角、冬虫夏草、肉苁蓉、杜仲以温肾壮阳；偏阴虚的加枸杞子、女贞子、龟甲、沙参、何首乌等药以滋阴养血。

（二）中成药、验方

1. 中成药

（1）鸦胆子油：每次20～30 ml，每日1次。用于附睾肿瘤各期。

（2）黄芪注射液：肌内注射或静脉注射，每次4 ml，每日1次。适用于附睾肿瘤放化疗后，或附睾肿瘤后期气血亏虚证。

（3）芪珍胶囊：口服，每次5粒，每日3次。适用于附睾肿瘤放化疗后，或附睾肿瘤后期气血亏虚证。

（4）知柏地黄丸：每次8粒，每日3次。用于附睾肿瘤之阴虚火旺证。

（5）升白颗粒：每次2袋，每日3次。用于放化疗后白细胞低者。

2. 验方　党参、白术、茯苓、薏苡仁、花粉、莪术、大青叶、淡竹叶各12 g，半枝莲、皂角刺、白花蛇舌草各 30 g,蜂房 10 g,甘草 3 g,蟑螂 4～6 个(焙干研细,冲服)。将上药煎水约 1 000 ml,作茶饮,1～3 日 1 剂,连续服用。适用于附睾平滑肌肉瘤。

(三)西药治疗

原发性附睾恶性肿瘤预后较差,为了防止复发和远处转移,术后患者需依据具体病理类型、组织来源、结合耐受力个体差异,接受化疗或放疗。由于附睾恶性肿瘤报道较少,尚不能评价出最佳放疗、化疗方案。现多参照睾丸肿瘤化疗方案,主要有 PVB 方案:博来霉素、顺铂、长春碱;及 BEP 方案:顺铂、依托泊苷、博来霉素。另外有报道原发性附睾横纹肌肉瘤的患者采用 VDC 方案化疗,即长春新碱、更生霉素、环磷酰胺;若肿瘤明确上皮来源,可选用卡铂和紫杉醇进行化疗,在肿瘤对基于卡铂的化疗不敏感时,可用吉西他滨补救治疗。

另外,免疫疗法在抗肿瘤治疗中也起着重要作用,主要药物有卡介苗、白细胞介素-2、干扰素及转移因子等,其通过生物调节作用,增加机体抵抗力。

二、手术治疗

附睾良性肿瘤发展缓慢,一般不需手术,肿胀严重,症状明显时可行单纯肿瘤切除术或患侧附睾切除术,术后无复发,预后良好;对怀疑附睾恶性肿瘤的,应行术中组织冰冻切片检查,如果是恶性则施行根治性睾丸附睾切除术,先控制精索血流,再分别切扎输精管和精索,并根据肿瘤性质决定是否作腹膜后淋巴结清扫。术后可辅以放化疗,肉瘤以化疗为主,放疗为辅;未分化癌以放疗为主,化疗为辅。

三、放射治疗

目前尚无可靠的附睾肿瘤放疗方案,对附睾恶性肿瘤无明显其他脏器转移者,依据其病理类型选择是否放疗,一般予 25～30 Gy 的放射治疗,其范围包括腹主动脉旁及髂腹股沟淋巴结。有淋巴结转移者,局部淋巴结可加照 10 Gy。

【预防与调护】

(1)对于阴囊内肿块,应及时就诊,定期复诊。

(2)注意个人清洁卫生,饮食有节,劳逸适度,避免睾丸外伤及纵欲无度等刺激因素。

(3)调畅情志,乐观向上,积极面对。

(4)注意术后及放化疗后的恢复。

(5)避免阴囊外伤和放射等因素的影响。

【现代文献摘录】

甘卫东,孙则禹,戴玉田,等. 附睾肿块 155 例临床分析[J]. 中华男科学,2001,7(6):380-381.

目的:提高附睾肿块的诊断和治疗水平。方法:采用手术治疗附睾肿块 155 例,其中 79 例行附睾切除,76 例行单纯性肿块切除。所有病例均行病理学检查。结果:囊肿占 46.45%,非特异性炎性肿块占 25.16%,结核占 9.03%,肉芽肿占 9.68%,良性肿瘤占 9.68%。结论:附睾肿块大部分为良性病变,只有保守治疗无效和怀疑为肿瘤时方需手术治疗。B 超可鉴别附睾囊肿与实质性肿块。附睾炎性肿块、肉芽肿,有时与附睾肿瘤难以鉴别,应适当放宽手术指征,必要时术中进行快速病理切片检查。

(李海松)

第十四章
精索精病

第一节 精索炎

中医无精索炎病名,但根据本病临床表现,多以"囊痈"论治。本病多由肝经湿热下注引起,后期伴有气滞血瘀证,故临床多以清利肝胆为主,佐以活血化瘀。

本病是精索中除输精管以外的组织感染,包括血管、淋巴管、结缔组织等。绝大部分是急性发作,病原体为普通细菌或结核杆菌,常同时伴有附睾炎等。另外还有几种特殊类型的精索炎,如地方性精索炎、丝虫性精索炎、性病性淋巴肉芽肿精索炎、梅毒性精索炎等。

【病因病机】

本病多由各种原因导致的湿热下注、痰瘀互结引起。若平素恣情纵欲,肾中精气受损,湿热之邪可乘虚而入;嗜食辛辣可损伤脾胃,致使湿热内生;情志不遂,郁怒伤肝可使痰浊内生;跌仆损伤可致瘀血内结。种种原因引起湿热下注、痰瘀互结,气血阻络,脉络瘀阻可致精索增粗、变硬。若日久不愈,可形成精索增粗、僵硬,导致性功能障碍及男性不育症。

【诊断】

本病主要表现是沿精索走向的疼痛,并向阴囊、阴茎与会阴放射。可伴发热、畏寒等全身症状及附睾炎的表现,日久可见精索增粗、变硬。根据本病临床表现,一般可做出诊断。

另外,有几种特殊类型的精索炎:① 地方性精索炎。此种类型有流行特点,是一种类似蜂窝组织炎的急性精索感染。表现为精索肿胀、变硬与压痛,伴发热,有时可形成脓肿与坏死。亚急性或慢性患者可出现精索纤维结节。② 丝虫性精索炎。可见下肢、阴囊等部位病变。通常为慢性病程,精索增粗变硬,出现局部疼痛,病变组织内可发现丝虫。③ 性病性淋巴肉芽肿精索炎。来自深部髂淋巴结,侵犯淋巴管,有时侵犯精索血管,产生精索疼痛及精索淋巴肉芽肿。④ 梅毒性精索炎,较少见。梅毒患者可出现精索部位疼痛,精索增粗、变硬、压痛。

【鉴别诊断】

1. **急性附睾炎** 一般急性发作,表现为阴囊部位突发性疼痛,可放射到腰部,较为剧烈。检查附睾,明显肿大,显著压痛,表面皮肤微红。而精索炎,检查睾丸及附睾无肿大、无压痛。

2. **慢性附睾炎** 可有类似精索炎的疼痛,但检查附睾多呈硬块状,有轻度压痛与不适。而精索炎检查睾丸及附睾无肿大、无压痛。

【治疗】

本病多由肝经湿热下注、气机阻滞引起,治疗应清利肝胆湿热,并加以理气活血、补益肝肾。

一、内治

（一）辨证施治

1. **湿热下注证** 表现为精索部位的疼痛,并向阴囊、阴茎及会阴部放射。起病急,伴发热,口苦咽干,小便短赤。苔黄,舌红,脉弦数或滑数。治宜清热利湿。方选龙胆泻肝汤加减。常用药物有龙胆草、栀子、黄芩、木通、泽泻、车前子、柴胡、当归、生地等。血瘀者可加牡丹皮、王不留行、赤芍、刘寄奴等;大便不通者可加生大黄。

2. **气血瘀阻证** 表现为精索部位的疼痛,并向阴囊、阴茎及会阴部放射。伴少腹胀痛、痛点固定或呈刺痛,或可触及包块,固定不移。苔暗或有瘀斑、瘀点,脉弦或涩。治宜活血化瘀止痛。方选血府逐瘀汤加减。常用药物有桃仁、红花、生地、川芎、赤芍、当归、柴胡、桔梗、牛膝、川楝子。小腹冷痛者可加小茴香、乌药。

3. **肝肾亏虚证** 多为沿精索方向的慢性疼痛,向阴囊、阴茎、会阴部位放射。伴头晕目眩、腰膝酸软、失眠多梦、性功能障碍或男性不育症等。舌淡苔薄，脉沉细无力。选左归丸加减。常用药物有熟地、山药、山茱萸、牛膝、菟丝子、鹿角胶、龟甲胶等。常加当归、川楝子、丹参、小茴香、荔枝核等活血化瘀、疏肝理气。

（二）中成药、验方

1. 中成药

（1）湿热下注证：龙胆泻肝丸，每日 3 次，每次 8 g。癃清片，每日 3 次，每次 8 片。

（2）气滞血瘀证：血府逐瘀胶囊，每日 3 次，每次 4 粒或大黄䗪虫丸，每日 2 次，每次 2～4 g。

（3）肝肾亏虚证：左归丸加橘核丸，每日 3 次，每次 5～8 g。

2. 验方　枸杞子 30 g，三七根 15 g，煎汤服。鲜鱼腥草绞汁服。

（三）西药治疗

抗生素治疗。普通细菌感染多选青霉素、头孢类抗生素，结核杆菌感染应进行抗结核治疗，地方性精索炎多选用青霉素，丝虫性精索炎需用乙胺嗪、卡巴砷等抗丝虫治疗，性病性淋巴肉芽肿精索炎根据不同的病原选用不同药物治疗，梅毒性精索炎应抗梅毒治疗。

二、外治

（1）制乳香、没药各 15 g，七叶一枝花 60 g，羌活 15 g，小茴香 10 g，丹参 30 g。水煎，熏洗局部，每次 20 分钟，每日 2 次。

（2）鲜蒲公英、鲜马鞭草、鲜夏枯草各 100 g，鲜竹叶 30 g，水煎熏洗患处，或局部湿敷。

（3）三黄汤、苦参汤等煎汤熏洗。

三、针灸疗法

穴位取行间、阴陵泉、阳陵泉、悬钟、大敦。湿热下注型加昆仑、血海；气滞血瘀型加太冲、肝俞；肝肾亏虚型加太溪、肾俞。每日 1 次，留针 30 分钟，可加电针。

【预防与调护】

（1）预防性病，节欲健身，增强体质。

（2）忌食辛辣。

（3）戒除烟酒，饮食宜清淡而富有营养。

【现代文献摘录】

邓志阳，常顺伍，冯进江.高频超声诊断急性附睾-精索炎 56 例临床分析[J].实用医院临床杂志，2008,5(4)：92-93.

目的：探讨高频超声诊断急性附睾-精索炎中的临床价值。方法：对 56 例急性附睾-精索炎患者应用超声仪观察附睾及精索形态大小、内部回声、血流分布、频谱变化及与周围组织的毗邻关系；睾丸鞘膜腔、阴囊壁积液水肿情况及内部血流分布、性质、频谱形态及血流参数情况。结果：急性附睾-精索炎在二维图像上表现为不同程度的水肿、体积增大、回声不均，彩色多普勒显示血供丰富等血流动力学改变，治疗后血流明显减少。结论：超声图像具有直观、准确、方便、非侵入性，可视为急性附睾-精索炎的诊断及鉴别诊断的首选检查方法，是临床治疗方案的可靠依据。

（李海松）

第二节　节育术后并发症

男性节育术后并发症是男性实施节育术之后发生的一类术后并发症，包括出血与血肿、感染、痛性结节、附睾郁积、性功能障碍、神经症等。中医古籍无本病病名。

本病是随着男性节育术的开展而出现的。只要术前做好准备工作，严格按照操作规范手术，并发症很少。但是由于各种原因，仍有少数患者术后出现并发症。

【病因病机】

从脏腑与外肾关系来看，肝、肾、脾等有经络与外肾相通，冲、任、督脉等与之直接相连。因此，这一类疾病病位或在肝、肾、脾，或在冲、任、督脉。又肝主筋，输精管结扎术主要是损伤外肾经筋，故术后并发症与肝的关系更为密切。

输精管结扎虽只损伤局部，但可因各种原因影响脏腑生理功能，如复感外邪，或调护不当，便可引起输精管结扎术后并发症如术后情志不畅，或房事过早过频，可致性功能减退；或手术损伤脉络，离经之血流注阴囊而为血肿；或术后护理不当，饮食失节，过食辛辣厚味，酿生湿热，循经下注外肾；或局部不洁，感受湿热，毒邪侵袭，热毒郁滞外肾，从而导致外肾红肿热痛；或术损筋经，经脉气阻，气血不得宣通或素体阳虚，术后感受寒湿，均可致经脉气血凝滞，经脉拘急，从而导致外肾坠胀、疼痛，以及痛连少腹、腰股等症状，如湿热、寒湿或瘀血留着不去，而成痛块结节；如素体阳盛者，感受寒湿；或气滞血瘀，久之郁而化热，导致局部红肿热痛或术损脉络,败精郁滞阻塞外肾,导致肾子肿胀疼痛等。总之,输精管结扎术后并发症的基本病理是经脉阻滞,湿热、瘀血、败精阻滞外肾,滞留不散。

【诊断】

患者可出现绝育术后局部出血、血肿、感染、痛性结节附睾郁积、性功能障碍、睾丸萎缩、提睾肌痉挛、精索神经痛等。

【治疗】

一、内治

(一)辨证施治

1. 肝郁气滞证 节育术后阴囊胀痛牵引少腹两股,精神抑郁或烦躁易怒,胸胁满闷,或性欲低下,体倦食少,舌淡苔薄,脉弦细。治宜疏肝解郁,宣畅气机。方用逍遥丸加减。常用药物有柴胡、当归、白芍、茯苓、枳实、甘草等。

2. 湿热蕴结证 节育术后阴囊或肾子肿胀热痛,疼痛较剧,痛引两胯,或皮肤红热,甚则肉腐成脓,或肢体沉重困倦,或伴身热、口渴、口苦,小便赤涩灼痛,大便不爽或秘结,舌红苔黄腻,脉弦数或滑数。治宜清热祛湿,宣畅气机。方用龙胆泻肝汤加减。常用药物有龙胆草、黄芩、柴胡、木通、泽泻、车前子、栀子等。

3. 瘀血阻滞证 节育术后阴囊肿胀疼痛剧烈,刺痛或胀痛,痛处不移,触之痛剧,甚或阴囊皮肤青紫,舌暗或有瘀点,脉沉涩或沉弦。治宜活血化瘀,止血消肿。方用复元活血汤加减。常用药物有桃仁、红花、龟甲、瓜蒌、大黄、柴胡、穿山甲等。

4. 寒湿凝滞证 节育术后睾丸系坠胀疼痛,痛引少腹两股或阴囊紧缩,疼痛受寒加重,得暖减轻,形寒畏冷,舌淡苔白或白滑,脉沉迟。治宜散寒除湿,宣畅气机。方用枸橘汤加减。常用药物有枸橘、川楝子、秦艽、陈皮、赤芍、泽泻、防风、甘草等。

5. 肝肾两虚证 节育术后阴囊或睾丸坠胀,疼痛绵绵不休,或睾丸缩小,阴囊上缩,腰酸膝软,头晕目眩,性欲减退,阴茎萎软或勃起不坚,舌淡苔白或舌红少苔,脉沉细或细数。治宜滋养肝肾,养阴止痛。方用一贯煎加减。常用药物有地黄、川楝子、北沙参、麦冬、当归、枸杞子等。

(二)中成药、验方

1. 中成药

(1)肝郁气滞证:柴胡疏肝散,每次9g,每日2次。

(2)湿热蕴结证:龙胆泻肝丸,每日3次,每次8g。癃清片,每日3次,每次8片。

(3)瘀血阻滞证:血府逐瘀胶囊,每日3次,每次4粒;或大黄䗪虫丸,每日2次,每次2~4g。

(4)寒湿凝滞证:茴香橘核丸,每次6g,每日3次。

(5)肝肾两虚证:左归丸加橘核丸,每日3次,每次5~8g。

2. 验方

(1)柴胡10g,知母12g,黄柏12g,川楝子10g,赤芍10g,龙胆草10g,荔枝核12g,橘核12g,泽泻12g,茵陈20g,穿破石15g,车前子15g,甘草6g。每日1剂,水煎,分2次服。

(2)大黄15g,昆布15g,海藻15g,芒硝3g。每日1剂,水煎,分2次服。

(3)黄柏15g,熟地15g,知母12g,龟甲12g,猪脊髓(蒸熟兑服)一匙,金银花30g,荔枝核20g,玄参10g,海藻15g,川楝子10g,橘核15g。每日1剂,水煎,分2次服。

(4)当归12g,川芎10g,白芷10g,红花10g,乳香6g,没药6g,连翘10g,防风5g,甘草3g,细辛3g。每日1剂,水煎,分2次服。

(三)西药治疗

局部感染者可用抗生素治疗。普通细菌感染多选青霉素、头孢类抗生素。伤口破溃者,按照外科要求,勤换药,避免全身感染。

二、外治

(1)制乳香、没药各15g,七叶一枝花60g,羌活15g,小茴香10g,丹参30g。水煎,熏洗局部,每次20分钟,每日2次。

(2)鲜蒲公英、鲜马鞭草、鲜夏枯草各100g,鲜竹叶30g。水煎,熏洗患处,或局部湿敷。

(3)生香附100g,食盐100g,炒热后加酒醋适量,布包频熨患处。

(4)当归30g,没药15g,玄明粉20g,小茴香20g,米醋200ml,盐50g。加水1000ml,稍煎,外洗患处,每日2次。

(5)如意金黄散6g,用适量鸡蛋清或蜂蜜或凡士林调匀,敷于阴囊,然后用纱布包扎,每日换药1次。

(6)大黄30g,玄明粉20g,当归尾20g,没药15g,米醋200ml,盐60g。加水1000ml稍煎,外洗患处,每日2次。

三、针灸疗法

（1）毫针：穴位取行间、阴陵泉、阳陵泉、悬钟、大敦、太冲、肝俞。肝郁气滞型加期门、日月，用平补平泻法；湿热蕴结型加昆仑、太白，用泻法；寒湿凝滞型加气海、关元，用灸法；肝肾两虚型加肾俞、阴包，用补法。

（2）隔姜灸：取肥大老生姜，用清水洗净，横切成约 0.2 cm 厚的均匀薄片。穴位取血海、太冲、八髎、气冲、阴廉、急脉等，姜片置于穴位上，艾炷置姜片上，连灸 15 壮，每日 1～2 次。

【预防与调护】

术前要认真做好受术者的思想工作，向受术者介绍手术的过程与健康的关系，解除其恐惧、疑虑。术中要严格无菌操作，认真、仔细地按操作规程进行手术，准确无误地结扎输精管，不过多损伤周围组织。术后要留观 2 小时，如无阴囊出血可以返家，途中不骑自行车，休息 1 周，尽量减少活动，术后 2 周内禁止房事。饮食清淡而富营养，忌食辛辣、煎炒、炙爆之物或生冷之品，保持局部清洁卫生。既病之后，则要根据不同病情给予相应护理，医护结合，提高疗效。

【现代文献摘录】

（1）欧兰芳，刘敏. 男子节育术后综合征的辨治[J]. 新中医，2000(01)：52.

欧兰芳等将男子节育后综合征分为三种类型：肝郁气滞型采用逍遥散加减治疗，肝肾阴虚型采用麦味地黄丸加减治疗，神经亏损型采用归肾丸加减治疗，临床治疗效果良好。

（2）姜殿林，董桂虎，徐霞. 输精管节育术后并发症的诊治及原因分析[J]. 实用临床医学，2005(08)：84-85.

姜殿林等研究 1993—2004 年济南市长清区计划生育服务站、济南市长清区马山镇计划生育服务站两站共做输精管结扎手术 4 246 例，通过对并发症自诉者的普查鉴定，确诊为并发症者 33 例，分别为皮下出血和血肿 4 例，感染 3 例，痛性结节 9 例，附睾郁积 12 例，性功能障碍 5 例，并发症平均总发生率为 7.8‰。从以上并发症来看，痛性结节、附睾郁积的发生率最高。血肿 4 例、感染 3 例均治愈；痛性结节 9 例，治愈 8 例；附睾郁积 12 例，治愈 10 例；性功能障碍 5 例均治愈，总治愈率为 91%。输精管节育术并发症大部分是可以防止发生的，关键在于预防。要认真执行手术常规，如术前科学知识的宣传，消除受术者的思想顾虑，严格掌握手术适应证及无菌消毒制度，操作认真仔细等。术后认真观察 1～2 小时，发生问题，及时处理。术后随访检查是避免某些并发症的重要环节。

（李海松、袁少英）

第十五章
性 传 播 疾 病

第一节 梅　毒

梅毒属于中医学"霉疮""疳疮""杨梅疮"等范畴。我国早在明代就有梅毒学专著《霉疮秘录》问世，该书明确指出梅毒始于16世纪初期，由西方经广东传入我国。该书首创使用雄黄、丹砂等砷、汞制剂治疗梅毒的方法。清代《医宗金鉴》记载了梅毒有多种名称，并予以形象描述，如："此症一名广疮，因其毒出自岭南；一名时疮，以时气乖变，邪气凑袭之故；一名棉花疮，因其缠绵不已也；一名翻花杨梅，因窠粒破烂，肉反突于外，如黄蜡色；一名天泡疮，因其夹湿而生白疱也；有形如赤豆嵌于肉内，坚硬如针，名杨梅痘；有形如风疹作痒，名杨梅疹；先起红晕，后发斑点者，名杨梅斑；色红作痒，其圈大小不一，二三相套，因食秽毒之物，入大肠而发，名杨梅圈。"

梅毒是由苍白螺旋体引起的一种慢性系统性性传播疾病，早期主要侵犯皮肤和黏膜，晚期可使多个系统器官受累，如心血管、中枢神经系统。梅毒在1949年前为我国主要性病，流行情况严重，部分地区发病率高达10%～48%，1962年后基本消灭。20世纪80年代以来，随着对外交流和旅游事业的发展，梅毒的发病率也逐步上升。本病可发生于任何年龄。

【病因病机】

中医学认为梅毒的传染有精化传染、气化传染及胎传染毒等。精化传染是与患者性接触精泄时毒气乘肝肾之虚入里；气化传染是通过接吻、哺乳、接触污染物品等染触秽毒，毒气循脾肺二经传入；胎中染毒是禀受于母体之毒而发，一旦受邪，则毒邪聚累于五脏。毒气外发于皮毛、阴茎，内伤于骨髓、关窍、脏腑，变化多端，证候复杂。

梅毒传染途径主要由性接触传染，其他途径有经胎盘使胎儿感染，非性接触传染如接吻、握手、妇科检查、哺乳，间接接触传染为接触受污染的物品所致，个别患者因输血受到感染。通过输血受染的患者一般不发生一期梅毒，而直接发生二期梅毒。

【诊断】

1. 临床表现　梅毒可根据传播途径的不同可分为后天获得性梅毒和胎传梅毒（先天梅毒）；根据病程的不同又可分为早期梅毒（病期<2年）和晚期梅毒（病期>2年）。

（1）一期梅毒：主要表现为硬下疳和腹股沟或患部近卫淋巴结肿大，一般无全身症状。

硬下疳是由梅毒螺旋体在侵入部位引起的无痛性炎症反应。好发于外生殖器（90%），也可见于肛周、宫颈、口唇、舌、乳房、手指等部位，后者易被漏诊或误诊。典型的硬下疳初起为粟粒大小丘疹，无痛性，数日内丘疹扩大形成硬结，表面发生坏死形成单个直径为1～2 cm、圆形或椭圆形无痛性溃疡，边界清楚，周边水肿并隆起，基底呈肉红色，触之具有软骨样硬度，表面有浆液性分泌物，内含大量的梅毒螺旋体，传染性极强。未经治疗的硬下疳可持续3～4周，治疗者在1～2周后消退，消退后遗留暗红色表浅性瘢痕或色素沉着。

出现硬下疳后数日到1周，单侧或双侧腹股沟或患部近卫淋巴结肿大，呈质地较硬的隆起，相互孤立不粘连，表面无红肿破溃，一般不痛，以腹股沟淋巴结肿大最常见，中医学称为横痃。消退常需要数月。淋巴结穿刺检查可见大量的梅毒螺旋体。

实验室检查：暗视野显微镜检查，皮肤黏膜损害或淋巴结穿刺液可见梅毒螺旋体、梅毒血清学试验阳性，但极早期可为阴性。如感染不足2～3周，非梅毒螺旋体血清试验可为阴性，应于感染4周后复查。

（2）二期梅毒：主要表现为杨梅疮。一期梅毒未经治疗或治疗不彻底，梅毒螺旋体由淋巴系统进入血液循环形成菌血症播散全身,引起皮肤黏膜及系统性损害,常在硬下疳发生后 4～6 周出现,病期在 2 年之内。

典型的二期梅毒皮肤黏膜损害常呈泛发性、对称性分布,传染性强,不经治疗一般持续数周可自行消退。皮疹多形性,但单个患者在一定时期常以一种类型皮损为主。斑疹性梅毒疹(玫瑰疹)表现为玫瑰色或褐红色、圆形或椭圆形斑疹,直径 1～2 cm,压之褪色,皮损数目多,互不融合,好发于躯干及四肢近端。丘疹性梅毒疹出现稍晚,表现为针帽至核桃大小、肉红色或铜红色的丘疹或结节,质地坚实,表面光滑或覆有黏着性鳞屑,好发于面、躯干和四肢屈侧。脓疱性梅毒疹多见于体质衰弱者,表现为潮红基底上的脓疱,表面有浅表或深在性溃疡,愈后可留瘢痕。掌跖部位梅毒疹表现为绿豆至黄豆大小、铜红色、浸润性斑疹或斑丘疹,常有领圈样脱屑,互不融合,具有一定特征性。

肛周、外生殖器、会阴、腹股沟及股内侧等部位可见扁平湿疣。扁平湿疣的皮损初起为表面湿润的扁平丘疹,随后扩大或融合成直径 1～3 cm 大小的扁平斑块,边缘整齐或呈分叶状,基底宽而无蒂,周围暗红色浸润,表面糜烂,少量渗液。

此外,二期梅毒还可见虫蚀样脱发、梅毒性白斑(多见颈部)、口腔黏膜的损害、骨关节损害(起骨膜炎、关节炎、骨炎、骨髓炎、腱鞘炎或滑囊炎)、眼损害(虹膜炎、虹膜睫状体炎、脉络膜炎、视网膜炎、视神经炎、角膜炎、间质性角膜炎及葡萄膜炎,均可引起视力损害)和神经损害(主要有无症状神经梅毒、梅毒性脑膜炎、脑血管梅毒)。全身浅表淋巴结可肿大。

二期早发梅毒未经治疗或治疗不当,经 2～3 个月可自行消退。患者免疫力降低可导致二期复发梅毒,皮损较大,数目较少,破坏性大。

实验室检查:暗视野显微镜检查,二期皮疹扁平湿疣、湿丘疹,易查见梅毒螺旋体。非梅毒螺旋体血清试验及梅毒螺旋体血清试验为阳性。

(3)三期梅毒:皮肤黏膜损害主要表现为结节性梅毒疹,早期梅毒未经治疗或治疗不充分,经过 3～4 年(最早 2 年,最晚 20 年),40% 患者发生三期梅毒。

多好发于头面部、肩部、背部及四肢伸侧。皮损直径为 0.2～1 cm,呈簇集排列的铜红色浸润性结节,表面光滑,也可被覆黏着性鳞屑或顶端坏死形成溃疡,新旧皮损可此起彼伏,迁延数年,呈簇集状、环状、匐行奇异状分布或融合成凹凸不平的大结节;无自觉症状。梅毒性树胶肿又称为梅毒瘤,是三期梅毒的标志,也是破坏性最强的一种皮损。好发于小腿,少数发生于骨骼、口腔、上呼吸道黏膜及内脏。小腿皮损初起常为单发的无痛性皮下结节,逐渐增大,中央逐渐软化、破溃形成直径 2～10 cm 的穿凿状溃疡,呈肾形或马蹄形,境界清楚,边缘锐利,基底表面有黏稠树胶状分泌物渗出,愈后形成萎缩性瘢痕。黏膜损害也表现为坏死、溃疡,并在不同部位出现相应临床表现(如口腔黏膜损害导致发音及进食困难,眼部黏膜损害导致眼痛、视力障碍、阿-罗瞳孔,甚至失明等)。

此外,三期梅毒的骨梅毒、眼梅毒、神经梅毒表现多类似于二期梅毒损害,但都较重。还伴有心血管梅毒(表现为单纯性主动脉炎、主动脉瓣关闭不全、冠状动脉狭窄或阻塞、主动脉瘤及心肌树胶肿等)。

实验室检查:梅毒血清学试验,非梅毒螺旋体血清试验大多阳性,极少数晚期梅毒可呈阴性,梅毒螺旋体血清试验为阳性。组织病理有三期梅毒的组织病理变化。脑神经梅毒脊液检查:白细胞计数 $\geq 5 \times 10^6/L$,蛋白量 > 500 mg/L,脑脊液 FTA-ABS 试验和(或)VDRI 试验阳性。

(4)隐性梅毒(潜伏梅毒):凡有梅毒感染史,无临床症状或临床症状已消失,除梅毒血清学阳性外无任何阳性体征,并且脑脊液检查正常者称为隐性梅毒,其发生与机体免疫力较强或治疗暂时抑制 TP 有关,病期 2 年内为早期潜伏梅毒,2 年以上为晚期潜伏梅毒。实验室检查梅毒血清反应阳性(需排除生物学假阳性)。脑脊液检查阴性。

(5)先天性梅毒:早期先天梅毒(2 岁以内)患儿常早产,发育营养差、消瘦、脱水、皮肤松弛,貌似老人,哭声低弱嘶哑,躁动不安。皮肤黏膜损害多在出生 3 周后出现,少数出生时即有,皮损与二期获得性梅毒相似。口周及肛周常形成皲裂,愈后遗留放射状瘢痕,具有特征性。梅毒性鼻炎多在出生后 1～2 月内发生。初期为鼻黏膜卡他症状,病情加剧后鼻黏膜可出现溃疡,排出血性黏稠分泌物,堵塞鼻孔造成呼吸、吸吮困难,严重者可导致鼻中隔穿孔、鼻梁塌陷,形成鞍鼻。骨梅毒较常见,可表现为骨软骨炎、骨髓炎、骨膜炎及梅毒性指炎等,引起肢体疼痛、活动受限,状如肢体麻痹,称梅毒性假瘫。

晚期先天梅毒（2岁以上）：似获得性三期梅毒，以间质性角膜炎、哈钦森齿、马鞍鼻、神经性耳聋等为较常见的特征，还可出现皮肤乳膜树胶肿及骨膜炎等。

隐性胎传梅毒：除感染源于母体外，余同获得性隐性梅毒。

实验室检查：早期先天梅毒皮肤及黏膜损害中可见梅毒螺旋体，非梅毒血清学试验阳性。其滴度≥母亲2个稀释度（4倍），或随访3个月滴度呈上升趋势有确诊意义。梅毒螺旋体血清试验阳性，其IgM抗体检测阳性有确诊意义，阴性不能排除胎传梅毒。

（6）妊娠梅毒：妊娠梅毒妇女妊娠期发生或发现的活动性梅毒或潜伏梅毒称妊娠梅毒。

2. **梅毒分期诊断标准**

（1）一期梅毒：① 疑似病例，潜伏期一般为2～3周；符合一期临床表现和梅毒螺旋体抗原血清学试验阳性。② 确诊病例，疑似病例和两类梅毒血清学试验均为阳性为确诊病例。

（2）二期梅毒：① 疑似病例，可有一期梅毒史，病期2年以内；符合二期临床表现。② 确诊病例，疑似病例加两类梅毒血清学试验均为阳性；或疑似病例和暗视野螺旋体检查阳性。

（3）三期梅毒：① 疑似病例，可有一期或二期梅毒史；病期2年以上；符合三期临床表现。② 确诊病例，疑似病例加两类梅毒血清学试验均为阳性。

【治疗】

一、内治

梅毒虽有成熟的西医驱梅方案，但作为辅助的中医学治疗辨证论治，能较好地改善症状，加快病情痊愈。

（一）辨证施治

1. **肝经湿热证** 外生殖器及肛门，或乳房等处有单个，质地坚韧的丘疹，四周掀肿，患处灼热，腹股沟色白坚硬之肿块，或于胸、腹、腰、四肢屈侧及颈部杨梅疹、杨梅痘或杨梅斑，伴口苦纳呆，尿短赤，大便秘结，苔黄腻，脉弦数。治宜清肝解毒，利湿化斑。方选龙胆泻肝汤合萆薢渗湿汤加减。常用药物有龙胆草、栀子、黄芩、泽泻、生地、车前子、萆薢、牡丹皮、薏苡仁等。若疳疮较重，加金银花、土茯苓等；若脓液较多，加野菊花、蒲公英等。

2. **痰瘀互结证** 疳疮破溃，四周坚硬突起，或横痃质坚韧，或杨梅结呈紫色结节，或腹硬如砖，肝脾肿大，舌淡紫或暗，苔腻或滑润，脉滑或细涩。治宜祛痰解毒，化痰散结。方选二陈汤合消瘰丸加减。常用药物有陈皮、半夏、茯苓、牡蛎、贝母、玄参等。若疼痛较重，则加木瓜、桂枝。

3. **脾虚湿蕴证** 疳疮破溃，疮面淡润，或结毒遍生，皮色褐暗，或皮肤水疱，滋流黄水，伴筋骨酸痛，胸闷纳呆，食少便溏，舌胖润，苔腻脉滑或濡。治宜健脾化湿，解毒化浊。方选芎归二术汤加减。常用药物有苍术、白术、川芎、当归、茯苓、薏苡仁、皂角刺、防风、木瓜等。若口干喜饮，加天花粉；若口舌生疮，加黄连、白花蛇舌草、大青叶等。

4. **气血两虚证** 结毒溃面肉芽苍白，脓水清稀，久不收口，面色萎黄，伴头晕、眼花，心悸怔忡，气短懒言，舌淡，苔薄，脉细无力。治宜补气养血，扶正固本。方选十全大补汤加减。常用药物有陈皮、半夏、党参、茯苓、甘草、白术、川芎、生地等。若心慌心悸，加龙眼肉；若四肢不温，加熟附子、肉桂等。

5. **气阴两虚证** 病程日久，低热不退，皮肤干燥，溃面干枯，久不收口，发枯脱落，伴口干咽燥或头晕目眩，舌红，苔少或花剥苔，脉细数无力。治宜益气养阴，补肾填精，方选生脉散和大补阴丸加减。常用药物有党参、麦冬、五味子、知母、黄柏、熟地等。若汗出较多，加五味子、麻黄根、浮小麦等。

（二）中成药、验方

1. **中成药**

（1）肝经湿热证：龙胆泻肝丸合栀子金花丸，每日3次，每次10g。

（2）痰瘀互结证：犀角解毒丸合内消瘰疬丸，每日3次，每次6g。

（3）脾虚湿蕴证：四妙丸，每日3次，每次6g。

（4）气血两虚证：滋补大力丸，每日3次，每次9g。

（5）气阴两虚证：大补阴丸或六味地黄丸，每日3次，每次9g。

2. **验方**

（1）土茯苓60g水煎服，每日1次。连服15日为1个疗程。

（2）土茯苓合剂：土茯苓180g，金银花60g，甘草30g。每剂分5日煎服完，每服5剂为1个疗程。以上两方适用于已经足量西药驱梅治疗而血清反应始终固定不变者。

（3）梅斑散：金银花 25 g，玄参 20 g，穿山甲 15 g，栀子 15 g，紫草 10 g，山豆根 10 g，牡丹皮 5 g，皂荚 5 g。取皂角 5 g 用温水浸泡 30 分钟后，弃皂角取浸泡水煎上药，每日 1 剂，分 2 次服用。此方适应于早期梅毒。

（4）土茯苓 30 g，金银花 15 g，苍耳子 10 g，白鲜皮 10 g，甘草 10 g。每日 1 剂，水煎，分 2 次服。适用于一期、二期梅毒。

（5）大败毒汤：当归 10 g，麦冬 10 g，玄参 10 g，僵蚕 10 g，连翘 10 g，赤芍 6 g，牡丹皮 6 g，川贝母 6 g，防风 6 g，蝉蜕 6 g，天花粉 6 g，知母 6 g，荆芥 6 g，青皮 6 g，甘草 6 g，金银花 12 g，玄明粉 12 g（冲服），大黄 15 g（后下），蜈蚣 3 条，全蝎 3 个，葱白为引。每日 1 剂，3 杯水煎取 1 杯，早晨空腹温服。处方中大黄、玄明粉，可根据患者体质强弱而灵活加减，服本方后如症状好转，未完全消失者，可改服消毒丸（见下方）。适用于三期梅毒。

（6）消毒丸：轻粉 2.4 g（炒黄），杏仁 9 g，红花 9 g，大黄 9 g，小红枣适量（煮熟去皮核）。前四味药共研细末，以枣肉为丸，分为 7 个，第 1 日吃 4 个，第 2 日吃 3 个，空腹服，白开水送下。适用于三期梅毒。

（三）西医治疗

1. 早期梅毒　包括一期、二期及早期潜伏梅毒。

（1）青霉素：苄星青霉素 240 万 U，分两侧臀部肌内注射，每周 1 次，共 2 次；或普鲁卡因青霉素 80 万 U，每日 1 次，肌内注射，连续 15 日，总量 800 万～1 200 万 U。

（2）青霉素过敏者：替代方案。头孢曲松 0.5～1 g，每日 1 次，肌内注射，连用 10 日。多西环素 100 mg，每日 2 次，口服，连续 15 日；或四环素 500 mg，每日 4 次，口服，连续 15 日；或红霉素，用法同四环素。

2. 晚期梅毒　包括三期皮肤黏膜、骨骼梅毒，晚期潜伏梅毒或不能确定病期的潜伏梅毒及二期复发梅毒。

（1）青霉素：苄星青霉素 240 万，分两侧臀部肌内注射，每周 1 次，连续 3 次；或普鲁卡因青霉素 80 万 U，每日 1 次，肌内注射，连续 20 日为 1 个疗程。也可根据情况，2 周后进行第 2 个疗程。

（2）青霉素过敏者：多西环素 100 mg，每日 2 次，口服，连续 30 日；或四环素，500 mg，每日 4 次，口服，连续 30 日。

3. 心血管梅毒　应住院治疗。如有心力衰竭，应予以控制后，再开始抗梅治疗。为避免吉海反应的发生，青霉素注射前一日口服泼尼松龙 10 mg，每日 2 次，连续 3 日。水剂青霉素应从小剂量开始，逐渐增加剂量，首日 10 万 U，每日 1 次，肌内注射；次日 10 万 U，每日 2 次，肌内注射；第 3 日 20 万 U，每日 2 次，肌内注射，自第 4 日用普鲁卡因青霉素 80 万 U，肌内注射，每日 1 次，连续 20 日为 1 个疗程，共 2 个疗程或更多，疗程间停药 2 周。必要时可给予多个疗程。或苄星青霉素 240 万 U，分两侧臀部肌内注射，每周 1 次，共 3 次。

青霉素过敏者，选用下列方案治疗，但疗效不如青霉素可靠。多西环素 100 mg，每日 2 次，口服，连续 30 日；或四环素 500 mg，每日 2 次，口服，连服 30 日；或红霉素，用法同四环素。

4. 神经梅毒　应住院治疗。为避免吉海反应，可在青霉素注射前一日口服泼尼松龙 10 mg，每日 2 次，连续 3 日。水剂青霉素，每日 1 800 万～2 400 万 U，静脉滴注，即 300 万～400 万 U，每 4 小时 1 次，连续 10～14 日，必要时继以苄星青霉素 240 万 U，每周 1 次，肌内注射，连续 3 次。或普鲁卡因青霉素 240 万，每日 1 次，同时口服丙磺舒 0.5 g，每日 4 次，共 10～14 日。继以苄星青霉素 240 万，每周 1 次，肌内注射，连续 3 次。

青霉素过敏者，可选用下列方案。头孢曲松 0.5～1 g，每日 1 次，肌内注射，连续 10 日。多西环素 100 mg，每日 2 次，口服，连续 30 日；或四环素 500 mg，每日 4 次，口服，连续 30 日。

5. 先天梅毒（胎传梅毒）

（1）早期先天梅毒（2 岁以内）

1）脑脊液异常者：水剂青霉素 G 10 万～15 万 U/(kg·d)，出生后 7 日以内的新生儿，以 5 万 U/kg，静脉注射每 12 小时 1 次；出生 7 日以后的婴儿每 8 小时 1 次，直至总疗程 10～14 日；或普鲁卡因青霉素 G 5 万 U/(kg·d)，肌内注射，每日 1 次，连续 10～14 日。

2）脑脊液正常者：苄星青霉素 G 5 万 U/(kg·d)，分两侧臀部肌内注射。如无条件检查脑脊液者，可按脑脊液异常者进行治疗。

（2）晚期先天梅毒（2 岁以上）：水剂青霉素 G 20 万 U～30 万 U/(kg·d)，每 4～6 小时 1 次，静脉注射或肌内注射,连续 10～14 日。或普鲁卡因青霉素 G 5 万 U/(kg·d),肌内注射,连续 10～14 日为 1 个疗程。可考虑给第 2 个疗程。

对较大儿童青霉素用量,不应该超过成人同期患者的治疗用量。

青霉素过敏者,可用头孢曲松 250 mg,每日 1 次,肌内注射,连用 10～14 日。8 岁以下儿童禁用四环素。

6. HIV 感染者梅毒　苄星青霉素 G 240 万 U 肌内注射,每周 1 次,连续 3 次;或苄星青霉素 G 240 万 U 肌内注射 1 次,同时加用其他有效的抗生素。

7. 疗后随访及判愈标准　梅毒经充分治疗,应随访 2～3 年。第 1 年每 3 个月复查 1 次,以后每半年复查 1 次,包括临床和血清学(非梅毒螺旋体抗原试验)。如血清反应由阴性转阳性或滴度升高 4 倍以上属血清复发或症状复发,均应加倍复治。如在疗后 6 个月内血清滴度未有 4 倍下降,应视为治疗失败,或再感染,除需加倍重新治疗外,还应考虑做脑脊液检查,以观察神经系统有无梅毒感染。一期梅毒在 1 年以内、二期梅毒在 2 年以内多数患者血清反应可转阴。少数梅毒持续低滴度(随访 3 年以上)可判为血清固定。神经梅毒要定期检查脑脊液,每半年 1 次,直到脑脊液完全转为正常。

8. 注意事项

(1) 个别患者可发生吉海反应,亦称治疗休克,发生于注射青霉素第 1 针后数小时到 24 小时内,表现为损害部位症状加重,可伴发热,经 12～24 小时症状可逐渐减轻。早期梅毒皮疹、骨膜炎及晚期非重要器官的梅毒,损害症状加重,时间较短且常无严重后果;内脏晚期梅毒以及胎传梅毒,内脏有病变时反应后果极其严重。预防的方法是,可在注射青霉素前 1 日开始口服泼尼松 5 mg,每日 4 次,连续 3 日。

(2) 近年来研究显示,对大环内酯类抗生素耐药的梅毒螺旋体菌株在世界各地有增长趋势,因此不再推荐大环内酯类药物作为梅毒的替代治疗方案。如必须使用,应进行严密的临床和血清学随访。

二、外治

(1) 疳疮可用鹅黄散、珍珠散外敷。每日 2～3 次。

(2) 横痃、杨梅结毒未溃可用冲合膏调醋外敷,已溃可先敷五五丹,再敷玉红膏,腐肉尽则可用生肌散外掺,再敷玉红膏。

【预防与调护】

(1) 本病应及早、足量、规则治疗,尽可能避免心血管梅毒、神经梅毒及严重并发症的发生。

(2) 性伴同时接受治疗,治疗期间禁止性生活,避免再感染及引起他人感染。

(3) 治疗后应定期随访,进行体格检查、血清学检查及影像学检查以考察疗效。一般至少坚持 3 年,第 1 年内每 3 个月复查 1 次,第 2 年内每半年复查 1 次,第 3 年在年末复查 1 次;神经梅毒同时每 6 个月进行脑脊液检查;妊娠梅毒经治疗在分娩前应每月复查 1 次;梅毒孕妇分娩出的婴儿,应在出生后第 1、第 2、第 3、第 6 和第 12 个月进行随访。

(4) 病程 1 年以上的患者、复发患者、血清固定患者及伴有视力、听力异常的患者均应接受脑脊液检查以了解是否存在神经梅毒。

【现代文献摘录】

方大定. 梅毒中西医结合若干问题的探讨[J]. 中国中西医结合皮肤性病学杂志,2011,2(10):69－71.

早期梅毒中医药治疗应重视透邪解毒,防止内陷导致日后严重病变。"菌、毒、炎并治"对吉海反应的防治具有针对性。晚期梅毒"治疗矛盾",应重视中医药恢复组织损伤及功能障碍的作用,将驱梅与保护患者并重作为中西医结合的科学治疗理念。中医防梅毒内陷,属于"治未病"的"已病防变"范畴,可以血清固定和发展为神经梅毒及其他严重病变作为防范的重点目标。神经梅毒的防范主张借鉴地黄饮子治疗脊髓痨的经验。从用土茯苓等中药治疗梅毒可看出一些改善血清反应和血清固定的思路,作为研究参考线索。

(李斌、袁晓明)

第二节　淋　　病

淋病是一种由淋球菌所致的泌尿生殖系统化脓性炎性疾病,属中医学的"淋浊""精浊""白浊""花柳毒淋"等范畴。《素问·宣明五气》中记载:"膀胱不利为癃。"癃即淋之古称。《金匮要略》中记有:"淋之为病,小便如粟状,小腹弦急,痛引脐中。"《中藏经》亦云:"诸淋者……胃热饮酒,过醉入房,竭伤精神,劳伤血气。"虽然古人所论淋证是指广义的泌尿系疾病总称,与当今医学所认识的不尽相同,但从其所描述之症中看,亦包括了现代性病中的淋病,而且已意识到"淋"与性接触的关系。唐代《千金方》记载:"气淋之为病,溺难涩,常有余涩……膏淋之为病,尿似膏自出;劳淋之为病,劳倦即痛,引带冲下……"《河间之书》云:"淋是小便涩痛而不通者,为热。"《丹溪心法》:"若热极或淋,服药不效者,宜减桂五苓散,加木通、滑石、灯心、瞿小麦各少许,蜜水调下。"李梴《医案入门》曰:"热淋者,暴淋痛甚,八正散或五苓散,合败毒散,加味石膏汤。急痛者,六一散二钱加木香、槟榔、小茴香各一钱为末,口服。"这些有关淋证方面的论述,至今仍在临床中应用。

淋病的发病率目前在我国性传播疾病中居首位。本病可发于任何年龄,但以性活跃期的青壮年多见,常有不洁性交史,发病急促,常在感染者3～5日发病。主要表现为尿频、尿急、尿道刺痛或尿道溢脓,甚至排尿困难。

【病因病机】

本病的发生多归因于房事不洁,感受淫毒湿热之邪,湿热毒下注而致。初为湿热实证;若治不及时,邪可伤正,则致虚实夹杂之证。

1. 湿热下注　酒色过度,湿热内蕴,加之房事不洁,感染淋毒,湿热邪毒结聚下焦,流注膀胱、精室,致气化不利,清浊不分,而为本病。

2. 脾肾亏虚　若感病日久,耗伤正气,抑或房事不节,损及脾肾,致脾虚肾亏。脾虚则中气下陷,清浊不分;肾阴亏虚则下之不固,精浊下走,散时有白浊淋下而为本病。

【诊断】

1. 诊断要点　凡有不洁性接触史,临床表现为尿频、尿急、尿痛、排尿困难、尿道口溢脓者,一般可作出诊断。而急性期通过男性患者尿道口分泌物涂片阳性有诊断价值,淋球菌培养是淋病确诊的重要依据。

2. 分类　淋病主要通过性接触传染,男女感染的概率相等,潜伏期平均3～5日。发于男性的淋病根据感染部位不同主要分为以下几种类型。

(1)淋病性尿道炎:初时尿道外口出现轻痒、灼热和微痛感,尿道外口周围渐渐发红和轻度浮肿。2～3日后尿道口先有稀薄的黏液,随后见大量黏稠的黄白色脓液自尿道口溢出,有时可呈黄绿色。由于淋球菌感染和脓液的刺激,尿道口可发红、浮肿和外翻。患者有尿痛和尿液灼热感。重者因疼痛而不敢排尿或有尿中断现象。由于炎症刺激,阴茎有痛性勃起。在前尿道炎发作2～3周后,约有60%的患者可出现淋球菌越过外括约肌进入后尿道引起急性后尿道炎,此时主要症状有尿频、尿痛、终尿痛和终末血尿等。严重者可有一时性尿潴留和血性精液等。脓液可流向附近器官组织,引起前列腺炎、精囊炎、输精管炎和附睾炎等并发症。全身可有低热、食欲不振、乏力和头痛等症状。2～3周后,脓液减少,尿频、尿痛等症状可消退而进入静止期。可因各种原因引起急性发作。

(2)淋菌性直肠炎:男性淋菌性直肠炎多发生在同性恋人群中。淋菌性直肠炎的症状在个体间相差很大,可以从无症状到有严重的大量脓性分泌物、明显的肛门刺痛、直肠烧灼痛、里急后重和黏液脓血便。

(3)淋菌性眼炎:多发生在新生儿,也可发生在成人。新生儿淋菌性眼炎主要在分娩过程中有淋菌感染的母亲的产道分泌物感染了新生儿的眼睛所致。该病在开始时常表现为结膜炎,分泌物逐渐增多。24小时后呈黏稠脓性分泌物,故又名"脓漏眼"。眼结膜充血,水肿。病情可迅速发展,出现角膜浑浊、溃疡、虹膜睫状体炎,最后可致失明。成人淋菌性眼炎发生的较少,一旦发生症状可能很重。主要是生殖器的分泌物被手或毛巾等带入眼内引起,多为单侧。症状主要为结膜充血、水肿、大量脓性分泌物,严重时角膜可发生溃疡,导致视力减退甚至失明。

(4)淋菌性咽炎:淋菌的咽部感染多发生在同性恋人群中。咽部的淋球菌感染通常是无症状的,大多数有症状的患者只有轻度咽炎,表现为轻微的嗓子痛和咽部红斑。较少患者有急性渗出性咽炎,偶尔见到扁桃体炎。

(5)儿童淋球菌感染:幼儿常由于性虐待、与感染的成人密切接触及接触被淋菌污染的物品而获得。男孩淋球菌感染的常见类型是尿道炎,主要症状有排尿困难和尿道黄绿色脓性分泌物,也可同时发生附睾炎。女孩主要表现为急性外阴道炎,阴道口黏膜红肿有黄绿色脓性分泌物,可有糜烂、渗液和淋菌性尿道炎表现。

(6)淋球菌性皮肤感染:因淋球菌对鳞状上皮不易感染,故少见。此种感染大多由于尿道分泌物污染所致,如在龟头、冠状沟、下肢近端、手指等处发生小脓疱或溃疡。

(7)播散性淋病:淋球菌入血,可引起败血症、多发性关节炎、心包炎、心内膜炎、脑膜炎及皮肤损害。

3. 实验室检查

(1)泌尿生殖道标本涂片:男性取尿道口分泌物涂片,革兰染色镜检,见到脓细胞内有革兰阴性双球菌为阳性。对急性期男性患者有诊断价值。对女性检出率低,有假阴性,必要时应做培养。

(2)淋球菌培养及药敏试验:淋球菌培养是淋病的确诊试验。药敏试验可以协助临床药物治疗,也有助于监测淋球菌耐药的流行情况。慢性男性淋病患者,最好前列腺液及尿道取材同时培养,以提高检出率。

(3)抗原检测方法:已有免疫荧光及酶联免疫技术诊断淋病,但敏感性和特异性都较差。

(4)聚合酶链反应(PCR)和连接酶链反应(LCR):敏感性和特异性都较高,已广泛用于临床诊断,目前也不能用作判愈试验。

【鉴别诊断】

1. 非淋菌性尿道炎 潜伏期1~3周或更长。无症状或尿道刺激症状很轻微,无或少量黏液分泌物,分泌物培养或PCR检测为衣原体或支原体,淋球菌培养为阴性。

2. 非特异性尿道炎 非特异性尿道炎常有机械刺激、创伤、泌尿生殖道邻近脏器细菌感染、炎症等诱因,导致尿道刺激症状,无明显分泌物和尿道口炎症,淋球菌、衣原体、支原体检查阴性。

3. 龟头包皮炎 包皮过长,不洁或受刺激致细菌或真菌感染,包皮龟头弥散性充血,水肿,糜烂渗出或有污垢,尿道口炎症不显著,无尿道刺激症状。实验室检查可证实有细菌、真菌或滴虫感染,淋菌检查阴性。

4. 念珠菌性尿道炎 没有尿道刺激症状,尿道分泌物量多黏稠,为黄色或豆腐渣样。淋菌检查阴性,培养可见白色念珠菌。

【治疗】

根据淋病的治法为清热利湿,祛浊。淋病初期以尿频、尿痛、脓性分泌物为主要表现,此因湿热下注,溢于尿道,多为实证。病程日久,淋浊淋沥不清,此为正虚邪不去,虚中夹实。

一、内治

因淋病病发在内,故内治法为淋病的主要治疗方法。根据淋病的临床表现、并发症等,又可分为湿热下注、热毒壅盛、脾气下陷及脾肾虚损4个证型进行辨证施治。

(一)辨证施治

1. 湿热下注证 小便频数涩痛,尿量少而尿意不尽,或痛不敢尿甚或尿道口时时流溢出沍样或脓性分泌物,小腹拘急,腰腹沉重下坠,睾丸胀痛。口苦口干,舌红苔黄腻,脉滑数。治宜清热化湿,解毒利浊。方选龙胆泻肝汤加减。常用药物有土茯苓、金银花、龙胆草、木通、栀子、连翘、车前子、川草薢、知母、黄柏、六一散。热重者加蒲公英、紫花地丁;气滞痛甚者加川楝子、枳实、路路通;大便秘结者加生大黄、玄明粉(冲服)。

2. 热毒壅盛证 尿频、尿急、尿痛加剧,尿浊如沍浆,或如脓涕,腥臭气味重,伴有发热、头痛、血尿,大便干结。舌红,苔黄腻,脉滑数。治宜泻火解毒,利水通淋。方选黄连解毒汤加减。常用药物有黄连、黄柏、黄芩、栀子、连翘、金银花、灯心草、木通、瞿麦、车前子、墨旱莲。热盛便秘者加生大黄(后下)、玄明粉、枳壳;虚火盛者加墨旱莲、生地、牡丹皮、赤芍。

3. 脾气下陷证 小便热赤涩痛不甚,淋涩不已,色如乳浆或米沍,反复发作,时作时止,日久不愈,劳累后加重,倦怠乏力,面黄无华,食少纳差,或有腰酸遗精。舌淡,苔白,脉细弱。治宜健脾升阳,除湿化浊。主方选加味补中益气汤加减。常用药物有黄芪、党参、白术、法半夏、陈皮、当归、柴胡、薏苡仁、土茯苓、蒲公英、川草薢、升麻、甘草。余毒又盛时去黄芪、党参,加金银花、连翘、龙胆草;气滞者加川楝子、枳壳、荔枝核。

4. 脾肾虚损证 淋病经久不愈,尿道涩痛不舒,便时溢浊或点滴淋漓,会阴部及睾丸隐痛,头晕目眩,口渴欲饮,潮热盗汗,腰脊酸楚。舌质红,苔薄白,脉细沉。治宜补调肝肾。方选左归丸加味。常用药物有熟地、怀牛膝、龟甲、泽泻、赤茯苓、牡丹皮、山药、山茱萸、生地、川草薢、滑石、甘草。伴湿热者加知母、黄柏;阳虚者加熟附子、肉桂、补骨脂;血瘀者加丹参、三棱、莪术、川牛膝;气滞者加川楝子、橘核、枸橘。

(二)中成药、验方

1. 中成药

(1)湿热下注证:龙胆泻肝丸,每次6g,口服,每日 2 次;或八正合剂,每次 15～25 ml,口服,每日 3 次,用时摇匀。

(2)相火妄动证:知柏地黄丸,每次 10 g,口服,每日 2 次。

(3)湿毒伤阴证:尿路清合剂,每次 50 ml,口服,每日 2 次。

(4)脾气下陷证:补中益气丸,每次 9 g,口服,每日 2 次。

2. 验方

(1)通草散加减:金银花 15 g,连翘 15 g,紫花地丁 15 g,石韦 15 g,蒲黄 15 g,王不留行 15 g,车前草 15 g,野菊花 20 g,生地 20 g,通草 20 g,滑石 20 g(包煎),白茅根 30 g。每日一剂,水煎,分 2 次服。适用于毒邪窜犯,余毒外移,合并淋病性前列腺炎、附睾炎。

(2)除湿解毒消淋汤:土茯苓 30 g,萆薢 10 g,六一散 20 g(包煎),鱼腥草 30 g,瞿麦 15 g,黄柏 10 g,通草 10 g,柴胡 10 g,败酱草 10 g。每日 1 剂,水煎,分 2 次服。适用于湿毒内侵之淋病。

(3)除湿化瘀消淋汤:黄柏 10 g,萆薢 10 g,琥珀粉 5 g(分吞),赤芍 10 g,桃仁 10 g,鱼腥草 15 g,石韦 15 g,泽兰 15 g,生甘草 6 g,当归 10 g。每日 1 剂,水煎,分 2 次服。适用于湿热瘀阻之淋病。

(4)槐花 60 g,绿豆衣 20 g,车前子 15 g(包煎),生甘草 10 g。每日 1 剂,水煎,代茶时时饮之。适用于湿热内侵之淋病。

(5)土茯苓 60 g,金钱草 30 g,金银花 15 g,生甘草 10 g。每日 1 剂,煎汤代茶时时饮之。适用于湿毒内侵之淋病。

(6)消毒二仙汤:向日葵 30 g,鸦胆子 40 粒(去壳吞服)。将向日葵煎汤,吞服鸦胆子,每日 1 剂,分 4 次吞服。适用于热毒壅盛之淋病。

(三)西药治疗

目前我国的淋病治疗推荐方案如下。

(1)无合并症肛门、生殖器感染(尿道炎、宫颈炎、直肠炎):头孢曲松 250 mg,单剂肌内注射;或大观霉素 2 g,单剂肌内注射;或氧氟沙星 400 mg,顿服;或环丙沙星 500 mg,顿服;或头孢噻肟 1 g,单剂肌内注射。

(2)淋球菌眼炎:① 成人:头孢曲松 1 g,肌内注射,每日 1 次,连续 7 日;或大观霉素 2 g,肌内注射,每日 1 次,连续 7 日。② 新生儿:头孢曲松 25～50 mg/kg,肌内注射或静脉注射,每日 1 次(1

日量不超过 125 mg),连续 7 日;或大观霉素 40 mg/kg,肌内注射,每日 1 次,连续 7 日。③ 局部处理:灭菌生理盐水仔细冲洗患眼,每小时冲洗 1 次,直至无分泌物,也可用 0.5% 红霉素眼膏或 1% 硝酸银眼液点眼。

(3)有合并症淋病(淋菌性附睾炎):头孢曲松 250～500 mg,肌内注射,每日 1 次,连续 10 日;或大观霉素 2 g,肌内注射,每日 1 次,连续 10 日;或氧氟沙星 300 mg,口服,每日 2 次,连续 10 日。

(4)播散性淋球菌性感染:头孢曲松 1 g,肌内注射或静脉注射,每 24 小时 1 次,连续 10 日以上;或大观霉素 2 g,肌内注射,每日 2 次,连续 10 日以上。脑膜炎疗程为 2 周,心内膜炎疗程为 4 周。

(5)儿童淋球菌感染:头孢曲松 125 mg,单剂肌内注射;或大观霉素 40 mg/kg,单剂肌内注射,最大剂量不超过 2 g。

(6)合并沙眼衣原体或支原体感染:可使用四环素类或喹诺酮类药物治疗。

二、外治

(1)土茯苓、苦参、地肤子、蒲公英、野菊花、紫花地丁各 30 g,甘草 7.5 g。煎汤外洗,每日 2～3 次。适用于湿毒内侵或热毒奎盛之淋病,配合内服药同用。

(2)土茯苓 30 g,金银花、紫草、蛇床子、川椒、地肤子、白鲜皮各 15 g,甘草 10 g。煎汤外洗,每日 2～3 次。适用于湿毒、热毒或虚实夹杂之淋病,配合内服药同用。

(3)苦参 15 g,野菊花 15 g,金银花 15 g,黄柏 10 g,蛇床子 10 g。煎汤外洗,每日 2～3 次。适用于湿毒内结之淋病,配合内服药同用。

(4)土茯苓 30 g,紫草 15 g,蒲公英 15 g,金银花 15 g,蛇床子 10 g,川椒 10 g。每日 1 剂,水煎外洗,每日 2～3 次。适用于湿热下注之淋病,配合内服药同用。

(5)土茯苓 50 g,苦参 30 g,百部 30 g,蛇床子 30 g,地肤子 30 g,黄芩 20 g。每日 1 剂,水煎外洗,每日 2～3 次,7 日为 1 个疗程。适用于湿热下注之淋病,配合内服药同用。

(6)龙胆草 20 g,滑石 20 g,生地 20 g,蒲公英 20 g,苦参 20 g,黄芩 10 g,黄柏 10 g,甘草 10 g,金银花 30 g,土茯苓 40 g,白鲜皮 15 g,地肤子 15 g。每日 1 剂,水煎外洗,每日 2～3 次,7 日为 1 个疗程。适用于湿热下注之淋病,配合内服药同用。

三、针灸疗法

（1）体针：主穴取膀胱俞、三阴交、中极、阴陵泉、行间。血尿加血海，气虚加气海、足三里，脾虚加脾俞，肾虚加肾俞。

（2）灸法：用于虚证。取脾俞、曲泉。方法：直接灸，每次5～10分钟；间接灸，可在姜片上灸6～7壮，每日1次。

【预防与调护】

1. 生活调理

（1）进行伦理和性医学教育，避免不洁性行为，杜绝非婚性接触及多性伴生活，提倡性交时使用避孕套，预防感染。

（2）避免在公共场所感染，宜使用蹲式便器，坐式马桶使用前注意先擦干净，垫上纸后再用。

（3）淋病患者在未治愈前避免性行为。急性期应避免过劳和性冲动，以免加重病情。

（4）家庭中有淋病患者的要做好必要的隔离和个人卫生。浴巾、脸盆、浴缸、便器等分开使用，患者用过的物品应予消毒。煮沸、日光暴晒、市售含漂白粉和碘伏的消毒剂都有很好的杀菌作用。

（5）患病后及时、足量、规则用药，治疗后一定要做细菌学检查。

（6）患者的配偶和性伴侣需同时到医院做检查和治疗。

2. 饮食调理　患病期间禁酒，不吃辛辣及虾、蟹、刺激性食物等，多饮水。

3. 精神调理

（1）克服有病忌医的心理，积极早期诊治，以防疾病迁延。

（2）医者注意为患者保密，耐心解释，争取患者信任，提高治疗的依从性。

【现代文献摘录】

谢来平，钟自秀，甘俊林.中西医结合治疗慢性淋病50例[J].光明中医，2010，25（8）：1471 - 1472.

谢来平等为了观察中西医结合治疗慢性淋病的临床疗效，将100例患者随机分为对照组50例，治疗组50例。对照组采用西药常规综合治疗（头孢曲松钠2 g加入5％葡萄糖100 ml中静脉点滴，每日1次，连用10日；同时口服环丙沙星胶囊0.5 g，每日2次，连用30日）。治疗组在对照组治疗的基础上加用中药（自拟复方清淋汤：黄芩10 g，黄柏10 g，金银花30 g，土茯苓30 g，白花蛇舌草30 g，重楼20 g，穿心莲10 g，黄芪30 g，车前子10 g，白术10 g，菟丝子15 g，大枣20 g，蒲公英20 g，每日1剂，水煎2次，早晚分服）。两组均以30日为1个疗程，并进行比较。结果：治疗组对照组治愈率分别为92％、62％，两组比较有显著差异（$P < 0.01$）。结论：中西医结合治疗慢性淋病较单纯西药治疗具有明显优势，值得推广。

（朱明芳、黄古道、李其信）

第三节　非淋菌性尿道炎

非淋菌性尿道炎是一种由淋病奈瑟菌以外的其他病原体引起的尿道炎性性传播疾病。属中医学"淋证""溺浊""白浊"等范畴。早在《黄帝内经》中已对淋证的症状及病机进行了论述，如《素问·玉机真脏论》曰："少腹冤热而痛，出白。"《素问·至真要大论》曰："诸转反戾，水液浑浊，皆属于热。"《灵枢·口问》曰："中气不足，溲为之变。"后世医家更是进行了较多发挥，如《金匮要略》曰："淋之为病，小便如粟状，小腹弦急，痛引脐中。"《诸病源候论》曰："诸淋者，由肾虚而膀胱热故也。"《丹溪心法·淋篇》则认为："淋有五，皆属于热。"《景岳全书·淋浊》对本病论述为："淋之初病，则无不由乎热剧，无容辨矣……又有淋久不止，及痛涩皆去，而膏液不已，淋如白浊者，此惟中气下陷及命门不固之证也。"

非淋菌性尿道炎临床以尿道黏液脓性或浆液性分泌物，并伴尿痛为主要表现，而尿道分泌物及培养淋球菌均阴性。本病在我国发病率目前呈逐年上升趋势，2002年报道本病首次超过淋病而居性传播疾病的首位。本病好发于青壮年，男女均可见。发于男性多表现为尿道炎，发于女性则表现为宫颈炎。本书主要介绍男性非淋菌性尿道炎。

【病因病机】

本病的发生多与房事不洁，直接或间接感受秽浊之邪，酿成湿热，湿热秽浊之邪侵犯下焦，流注膀胱，熏浊尿道，使膀胱气化失司，水道不利，尿管阻塞有关；或因肝郁气滞，郁而化火，下侵膀胱，使气化不利；或房劳伤肾或久病伤及脾肾，脾肾亏虚，而致肾、膀胱气化失常，水道不利而发病。病情日久则久淋体虚，或为药毒所伤，损阴耗气而致气阴两虚，膀胱气化无权，湿邪留恋。总之，本病之实证多因湿热下注,膀胱水湿运化受阻,加之复染菌毒,溺为之变;虚证多因劳欲过度,或药毒所伤,戕伤肾元,肾虚寒冷,肾气不固,固摄无权,更易外感邪毒或邪毒不易祛除而致尿浊。

【诊断】

1. **临床表现**　本病潜伏期1～5周。本病男性主要侵犯尿道,症状与淋病相似,但程度较轻。常表现为尿道不适,或尿道刺痒,烧灼感和排尿困难、疼痛,少数有尿频;尿道口轻度红肿,分泌物稀薄、量少,为浆液性,脓性较少,多需用手挤压尿道才发现有分泌物溢出,长时间不排尿或早晨首次排尿前可见到溢出尿道口的分泌物污染内裤,结成糊状,可封住尿道口(俗称为"糊口")。有30%～40%患者可无任何症状,一成左右的患者可同时合并淋球菌感染,因此应特别引起注意,以防误诊或漏诊。

除了上述症状外,部分患者尚可出现以下并发症。① 附睾炎:多表现为单侧附睾疼痛、肿大,阴囊表面皮肤充血、水肿。亦可同时并发睾丸炎,症状与附睾炎相似,严重时阴囊明显肿胀、潮红、压痛、输精管变粗等。② 前列腺炎:患者会有不同程度的排尿不畅或排尿不尽感、腰酸背痛、会阴部和肛门部位的重坠和钝痛感,可产生性功能障碍,直肠指诊可触及肿大的前列腺,有压痛。急性期由于前列腺严重充血,肿大的腺体可造成尿道的梗阻症状如尿流变细、排尿无力、尿频和尿流中断等。③ Reiter综合征:多发生于HLA-27阳性患者。尿道炎与非淋菌性尿道炎症状相似;眼部症状多为双侧眼结膜炎等;关节炎为急性表现,受累关节为多发性、红、肿、热、痛,活动受限,常见关节腔积液。除此,患者还可能出现各种皮肤黏膜损害,常见的有脂溢性角化、银屑病样皮疹、环状包皮龟头炎、无痛性口腔溃疡和无痛性甲沟炎等。

2. **诊断要点**　凡有不洁性交史,男性患者尿道分泌物呈浆液性或浆液脓性,较稀薄,量少,少数情况下分泌物可呈脓性,量多,甚或带血性,尿痛或尿频、尿道刺痒和不适感。有时觉阴茎体局部疼痛;各种实验室检测查无淋球菌,但可有衣原体、支原体、滴虫、白色念珠菌等,可考虑为本病。

3. **实验室检查**　沙眼衣原体和解脲支原体、滴虫、白色念珠菌等检查方法如下。

(1)取男性尿道分泌物或刮片标本,作涂片革兰染色和淋球菌培养检查,淋球菌阴性。

(2)涂片检查:对于男性患者,取尿道分泌物

涂片,作革兰染色检查,可见多形核白细胞,在油镜(100×10倍)下平均每视野≥5个为阳性。晨尿或禁尿4小时后的首次尿(前段尿15 ml)离心后沉渣在高倍镜视野下,平均每视野多形核白细胞≥15个为阳性。

(3)沙眼衣原体检测:有聚合酶链反应法(PCR)、直接免疫荧光法、酶免疫法和抗原快速检测法。

(4)解脲支原体检测:培养法。

【鉴别诊断】

淋病　淋病起病较急,潜伏期短,2～5日,尿道刺激症状明显,尿道分泌物多,并呈脓性,分泌物镜检可见革兰阴性双球菌。

【治疗】

一、内治

(一)辨证施治

1. **湿热下注证**　尿道外口微红肿,有少许分泌物,或晨起尿道口被少许分泌物黏着,小便数、短赤、灼热刺痛感、急迫不爽,口苦,舌红苔腻,脉数。治宜清热利湿,通淋解毒。方八正散加减。常用药物有木通、车前子、萹蓄、瞿麦、栀子、草薢、黄柏、滑石、大黄、甘草。热毒甚者加金银花、蒲公英、紫花地丁;尿血者加白茅根、大蓟、小蓟。

2. **肝郁气滞证**　小便涩痛,尿不净感,小腹满痛或胸胁隐痛不适,尿道可有刺痒或似虫爬感,情志抑郁,或多烦善怒,口苦,舌红,苔薄或薄黄,脉弦。治宜清肝解郁,利气通淋。方选沉香散加减。常用药物有沉香、石韦、滑石、王不留行、瞿麦、萹蓄、冬葵子、当归、赤芍、白术、甘草。湿热者加车前子、草薢、黄柏;血瘀者加川牛膝、三棱、莪术。

3. **肝肾阴虚证**　排尿不畅或尿后余沥不尽,尿管内口干涩感,或刺痒不适日久不愈,反复发作,腰膝酸软,失眠多梦,口干心烦,尿黄便结,舌红少苔,脉细数。治宜滋阴清热。方选知柏地黄丸加减。常用药物有炒知母、炒黄柏、牡丹皮、干地黄、怀山药、茯苓、泽泻、山茱萸、瞿麦、车前子、萆草、墨旱莲。

4. **脾肾亏虚证**　病久缠绵,小便淋沥不尽,时作时止,遇劳即发,尿道口常有清稀分泌物,排尿时有不适,腰膝酸软,便溏纳呆,面色少华,精神困惫,畏寒肢冷,舌质淡,苔白,脉细弱。治宜健脾益肾。方选无比山药丸加减。常用药物有山药、熟地、赤

石脂、泽泻、肉苁蓉、山茱萸、菟丝子、巴戟天、杜仲、川牛膝、五味子。湿热者去熟地、山茱萸、五味子，加车前子、萆薢、黄柏；气滞者加沉香、大腹皮、乌药；血瘀者加川牛膝、三棱、莪术。

（二）中成药、验方

1. 中成药

（1）湿热下注证：穿心莲片，每次 3～5 片，每日 3 次，连服 5 日，2 周为 1 个疗程；或八正合剂，每次 15～25 ml，每日 3 次，用时摇匀。

（2）肝郁气滞证：十香丸，每日 2 次，每次 1 丸；或中满分消丸，每日 3 次，每次 6～8 g。

（3）肾阴亏虚证：知柏地黄丸，每次 10 g，每日 2 次，连服 6 日，停 1 日，1 个月为 1 个疗程。

（4）各种类型：尿路康冲剂，每次 2 包，每日 3 次；或尿路清合剂，每次 50 ml，每日 2 次，连用 2 周。

2. 验方

（1）萆薢 10 g，侧柏叶 10 g，牡丹皮 10 g，通草 10 g，赤茯苓 10 g，泽泻 10 g，黄柏 10 g，碧玉散 30 g（包煎），薏苡仁 30 g。1 剂，水煎，分 2 次服，第三煎熏洗患处。适用于湿热下注之非淋球菌性尿道炎。

（2）凤尾草全草 30～60 g，冰糖 10 g。浓煎内服，每日 2 次，连服 3～5 日。适用于湿热下注之非淋菌性尿道炎。

（3）苦参 15 g，柴胡 10 g，黄柏 10 g，蒲公英 30 g，马齿苋 10 g，石韦 30 g。每日 1 剂，水煎，分 2 次服。适用于湿热下注之非淋菌性尿道炎。

（4）白花蛇舌草 30 g，过路蜈蚣 30 g，车前子 30 g（包煎），败酱草 30 g，大蓟、小蓟各 12 g，茯苓 12 g，泽泻 12 g，白茅根 15 g，茜草根 10 g。每日 1 剂，水煎，分 2 次服。适用于湿热下注之非淋菌性尿道炎。

（5）地锦草 30 g，萹蓄草 15 g，石韦 30 g，泽泻 10 g，半枝莲 30 g，鸭跖草 30 g，黄柏 10 g。每日 1 剂，水煎，分 2 次服。适用于湿热下注之非淋菌性尿道炎。

（6）苦参 9～15 g，柴胡 9～18 g，黄柏 9 g，蒲公英 30 g，马齿苋 30 g，石韦 30 g。每日 1 剂，水煎，分 2 次服。适用于湿热下注之非淋菌性尿道炎。

（三）西医治疗

1. 成人非淋菌性尿道炎

（1）多西环素 100 mg，口服，每日 2 次，连服 7～14 日。

（2）盐酸四环素 500 mg，口服，每日 4 次，一般连服 14～21 日。

（3）红霉素 250 mg，口服，每日 4 次，连服 14 日。罗昔霉素或罗红霉素 150 mg，口服，每日 2 次，连服 7～14 日。或阿齐红霉素 1.0 g，1 次口服。

（4）美他环素口服，首日 1 次 200 mg，以后每次 100 mg，每日 2 次。

（5）氧氟沙星 200 mg，口服，每日 2 次，连服 14 日。或环丙沙星 200～400 mg，每日 2 次，连服 7 日。

（6）左旋氧氟沙星 100～200 mg，口服，每日 2 次，连服 7 日。

2. 儿童非淋菌性尿道炎

体重<45 kg 儿童，红霉素 50 mg/（kg·d），分 4 次口服，连服 10～14 日；体重≥45 kg 儿童的治疗方案同成年人。

二、外治

（1）擦洗法：苦参、大黄、金银花各 30 g，龙胆草、黄柏各 20 g。将上方加水浓煎去渣取汁，倒入盆中待温，用毛巾擦洗患处。每次 5～10 分钟，每日 2～6 次。

（2）熏洗法：生大黄、忍冬藤、红藤、重楼、蒲公英各 15～30 g，布包煎水，倒入盆中，盆上放置带孔木架，患者暴露患处于木架上进行熏蒸，待水温适宜后，臀部浸入盆中坐浴。或以苦参、黄柏、蛇床子、川椒、白鲜皮、贯众各 15～30 g，布包煎水，熏洗坐浴，每次 20～30 分钟，每日 1～2 次。

三、针灸疗法

（1）针刺：主穴取肾俞、关元、三阴交。腰痛加气海、志室；纳呆、神倦加足三里、公孙、内关、神门；烦渴欲饮加大椎、太渊、丰隆；阳痿加阴陵泉。实证施泻法，虚证施补法，每日 1 次。

（2）针刺：主穴取中极、阴陵泉、太溪、行间、三阴交。久病未愈可配肝俞、肾俞、脾俞、膀胱俞、气海、关元、足三里。实证施泻法，虚证施补法，每日 1 次。

（3）针刺：主穴取足三里、长强、三阴、气海，用毫针针刺。实证用泻法，虚证用补法或平补平泻法。

（4）灸法：可选取关元、太溪；艾卷点燃灸 15～30 分钟，间日 1 次。

（5）耳针：主穴可取尿道、膀胱、外生殖器、肝、肾、肾上腺，配穴选用耳尖、内分泌等。

四、其他疗法

双黄连粉针剂 6 g（由金银花、黄芩、连翘等组成,有抗菌、抗病毒、免疫调节作用),溶于 500 ml 生理盐水中静脉滴注。

【预防与调护】

1. 生活调理

(1)对本病的高危人群,应进行伦理和性医学教育,洁身自好,杜绝不洁性行为,提倡性交时使用避孕套,预防感染。

(2)患病后应及时、彻底治疗,不可半途而废。同时治疗性伴侣。

(3)注意治疗时禁忌性生活,或严格采取屏蔽措施,防止传染他人。

(4)高危新生儿应做及时的预防性治疗。

2. 饮食调理　治疗期间忌海鲜、虾、蟹、酒、咖啡及其他刺激之品等。

3. 精神调理

(1)克服有病忌医的心理,积极早期诊治,以防疾病迁延。

(2)医者注意为患者保密,耐心解释,争取患者信任,提高治疗的依从性。

【现代文献摘录】

陈达灿,禤国维.皮肤性病科专病中医临床诊治[M].2 版.北京:人民卫生出版社,2005:516-536.

陈达灿等在分型辨治本病的基础上,注重分期进行治疗。在本病始发阶段,往往出现小便频急、灼热涩痛,舌红苔黄等症,此乃湿热邪实深重,结聚膀胱,气化不利,随湿邪下注所致,常以八正散加减进行治疗。同时本病常呈现热重于湿的证候,热毒炽盛,入于血分,常加入凉血之品,如生地榆、生槐角、大青叶等以顿挫邪毒。伴胸胁引痛,情志抑郁者,可同时投以疏肝解郁之品如郁金、川楝子、白芍等;大便干者,加大黄以通腑泻热,同时引药下行而利湿;尿道口痒可加地肤子以清热利湿,止痒;腰痛加威灵仙、白芷以通络祛湿。但此期投之以大剂苦寒之品,易败脾伤胃,可同时投之以小剂的黄芪以鼓舞正气,使中气得运,脾健而湿渗。后期,由于邪毒久稽,迁延日久,正气亏耗,可致肾气虚弱,封藏失职,此期邪毒虽挫,但可有瘀浊残留,而呈虚实夹杂之象且以虚为主,治疗上当以补肾为主,兼以泄化瘀浊,多以知柏地黄丸或无比山药丸加减治疗,常选用淫羊藿、肉苁蓉、菟丝子、潼沙苑,配合生地、熟地、怀山药、女贞子、山茱萸等,以益肾固本、阴阳并调;同时佐以生薏苡仁、土茯苓、丹参、败酱草、赤芍等泄化瘀浊之品。对病程迁延日久、缠绵不解、反复发作者,此乃正伤余毒未清,或用药不当,药毒伤正气,或湿热余邪未清,膀胱气化不利,水热互结所致。除了余毒不清、湿热留恋,膀胱气化失司外,往往存在着气阴耗伤的情况,在治疗上,宜祛湿养阴、清热兼顾,在使用蒲公英、黄柏、鱼腥草、土茯苓、虎杖等清热利湿药物的同时,酌情加用墨旱莲、女贞子、石斛等养阴清热之品,以达到利水而不伤阴,养阴而不恋邪的目的;同时由于阴伤气耗,往往累及肾阳,此时可加入少量肉桂、黄芪等温肾助阳,从而达到振奋阳气、鼓舞正气之效果。

(朱明芳、黄古道、李其信)

第四节　尖锐湿疣

尖锐湿疣属中医学"臊疣""臊瘊"等范畴。该病是由人类乳头瘤病毒(HPV)引起的皮肤黏膜增生性性传播疾病。主要发生于生殖器,发生于会阴和肛门周围的以柔软增生物为特征。该病好发于性活跃的青中年人群,多由不洁性生活行为所致。

【病因病机】

中医学认为尖锐湿疣主要是由于房事不洁或间接接触污秽之物品,湿热淫毒从外侵入外阴皮肤黏膜,导致肝经郁热,气血不和,湿热毒邪搏结而成臊疣。由于湿毒为阴邪,其性黏滞,缠绵难去,容易耗伤正气。正虚邪恋,以致尖锐湿疣容易复发,难以根治。

西医学认为尖锐湿疣是由人类乳头瘤病毒(HPV)所致。HPV 是一种裸露型 DNV 病毒,目前已知它的分子生物学分型有 70 多种,其中 HPV-6、HPV-11、HPV-16、HPV-18 与人类外阴生殖器尖锐湿疣关系最为密切。人类是HPV 的唯一宿主,主要通过直接接触传染,亦有小部分通过间接接触或自体接种而感染。尖锐湿疣的发生、发展和复发与细胞免疫功能低下有很大关系。由于 HPV 亚临床感染和潜伏感染以及细胞免疫功能低下的原因,致使尖锐湿疣治疗后极易复发。

【诊断】

1. 临床表现　尖锐湿疣潜伏期 3 周至 8 个月,

平均 3 个月。尖锐湿疣的感染可分为 3 种情况：显性感染、亚临床感染、隐性（潜伏）感染。

（1）显性感染

1）症状：初起多为淡红色或皮色丘疹状，渐渐增大增多，融合成乳头状、菜花状或鸡冠状增生物，根部可有蒂，疣体可呈现条索状、蕈状或手指状。肛门、直肠尖锐湿疣可有疼痛或性交痛。但约 70% 患者无任何症状。少数病例疣体过度增生，成为巨大尖锐湿疣。

2）好发部位：男性多在包皮龟头、冠状沟、阴茎系带附近。另外，尖锐湿疣亦可发生于肛周、直肠、尿道口等部位。

（2）亚临床感染：通常指临床上肉眼不能辨认的病变。主要表现为很微小或外观正常的病损。病损区用 3%～5% 醋酸液局部外涂或湿敷 5～10 分钟，可出现局部感染区发白，即所谓"醋酸白现象"。

（3）隐性（潜伏）感染：是指外观皮肤黏膜正常，醋酸白试验阴性，但用分子生物学检测方法，如 PCR，在局部皮肤黏膜可检测到 HPV，具有传染性，可发展为亚临床感染和显性感染。如果经过合理治疗，亦可感染消失而不发病。

2. 诊断要点

（1）本病多见于性生活活跃的青年，儿童和老年人散见发病。

（2）有不洁性生活史或间接接触感染，配偶有尖锐湿疣病史。

（3）外阴生殖器或肛周出现柔软增生物，无自觉症状或仅有微痒不适。

（4）疣体的形态多样，常见的有菜花状、乳头状、鸡冠状、蘑菇状、丘疹状。亦有呈手指状、条带状、扁平状或不规则状。个别巨大尖锐湿疣可呈拳头状或袋状。一般疣体的基底小、较窄。

（5）发生在黏膜部位的疣体表现呈颗粒状或分叶状，伴有少许分泌物。

（6）大多数疣体短时间内明显增大或增多。

（7）醋酸白试验有助于诊断，对疣体不典型者可配合病理活检或 PCR 检测以确诊。

3. 实验室检查

（1）醋酸白试验：在可疑病损处外涂 3%～5% 醋酸 5～10 分钟（肛周病损 15 分钟），如果见局部皮肤黏膜变白，即为醋酸白试验阳性，可作为尖锐湿疣的诊断依据之一。此试验敏感性较高，偶尔在上皮增厚或外伤糜烂处出现假阳性，但假阳性变白的界限不清或不规则。

（2）聚合酶链反应（PCR）检测：主要用于亚临床感染和潜伏感染的检查。

（3）免疫组化和原位杂交：可检测出组织中 HPV。

（4）阴道镜检查：可配合醋酸白试验应用，对鉴别亚临床感染和不典型皮损有帮助。

【鉴别诊断】

1. **冠状沟珍珠样疹** 发生于男性冠状沟的一种良性上皮增生。皮疹细小呈现珍珠状或半球形，半透明，表现光滑发亮，均匀排列，无自觉症状，长时间不增大不发展，无传染性。临床上约有 10% 的男性有本病，一般无需治疗。

2. **扁平湿疣** 是二期梅毒的一种皮损表现。发生在外阴肛门部位，呈浸润性扁平隆起斑块或丘疹，表面灰白较多分泌物，基底宽广，不痛不痒。取分泌物暗视野检查可找到螺旋体，梅毒血清学检查阳性。

3. **传染性软疣** 有传染性软疣病毒所引起。皮损特点为半球状隆起的丘疹，表面光滑有蜡样光泽，中央脐窝状，成熟的皮损可从中央挤出凝乳状的软疣小体，有传染性。

4. **生殖器鲍温样丘疹病** 本病在病理上很像鳞状细胞原位癌（鲍温病），发病与 HPV-16 和 HPV-18 感染有关。皮损为紫色或棕红色丘疹或斑块，单个或多个，无自觉症状或微痒。病理活检可确诊。

5. **系带旁腺增生** 发生于男性的阴茎系带两侧，为对称单个芝麻大或针尖大丘疹，粉红色，无自觉症状，长时间不增大。

6. **生殖器癌** 浸润性结节肿块，易溃烂，溃疡基底坚硬，分泌物恶臭，易出血，活检可以确诊。

【治疗】

一、内治

尖锐湿疣临床上中医分为湿毒聚结、脾虚毒蕴和瘀毒相结证三型进行治疗。湿毒聚结型以燥湿清热，解毒驱邪为主；脾虚毒蕴以健脾益气，利湿解毒，扶正祛邪为主，瘀毒相结型以活血解毒为主。

（一）辨证施治

1. **湿毒聚结证** 外生殖器、肛门皮肤黏膜柔软赘生物菜花状或鸡冠状，表面灰白湿润或粉红滑润,或伴有瘙痒不适;口干口苦,大便干结或稀烂不畅,尿黄。舌红苔黄或黄腻,脉滑或濡细。治宜燥湿清热,解毒散结。治宜清利湿热。方选萆薢渗湿汤加减。常用药物有萆薢、滑石、薏苡仁、马齿苋、板蓝根、大青叶、黄柏、茯苓、牡丹皮、泽泻、木通、甘草。血瘀者加三棱、莪术、川牛膝;阴虚者加知母、生地、天花粉。

2. **脾虚毒蕴证** 外生殖器、肛门尖锐湿疣反复发作,屡治不愈,体弱肢倦,声低食少,大便溏烂,小便清长。舌质淡胖,苔白,脉细弱。治宜益气健脾,化湿解毒。方选参芪扶正方。常用药物有黄芪、党参、白术、薏苡仁、茯苓、板蓝根、虎杖、紫草、刘寄奴、白花蛇舌草、莪术、甘草等。纳呆者加山楂、麦芽、谷芽、枳实、厚朴;尿痛者加瞿麦、车前子、灯心草。

3. **瘀毒相结证** 疣体增大、体部呈菜花状,伴有恶臭,瘙痒明显,肛门内湿扰则有里急后重感。如感染则可见发热、周身不适等症状。舌暗红,苔薄腻,脉涩。治宜活血解毒,方选去疣三号方加味。常用药物有马齿苋、败酱草、紫草、薏苡仁、大青叶、赤芍、桃仁、红花、川牛膝、山慈菇、生甘草。热毒重者加土茯苓、板蓝根、紫草;出血者加三七粉、地榆、槐花米;阴虚者加知母、生地、天花粉。

(二)中成药、验方

1. **中成药**

(1)湿热下蕴证:龙胆泻肝丸,每日3次,每次9g;板蓝根冲剂,每日3次,每次1袋。

(2)脾虚毒蕴证:湿毒清胶囊,每日3次,每次5粒。

(3)瘀毒相结证:疮毒丸,每日2次,每次3g。

2. **验方**

(1)祛疣汤:代赭石30g(先煎),生牡蛎30g(先煎),灵磁石30g(先煎),珠珍母30g(先煎),桃仁10g,红花14g,陈皮10g,赤芍10g。每日1剂,水煎,分2次服,第三煎外洗患处。适用于瘀毒互结之尖锐湿疣。

金钱草汤:金钱草30g,土茯苓30g,金银花30g,车前草10g,皂角刺10g,连翘10g,夏枯草10g。每日1剂,水煎,分2次服,10剂为1个疗程。适用于湿热下蕴之尖锐湿疣。

(3)治疣汤:桃仁10g,红花10g,熟地10g,当归尾10g,赤芍、白芍各10g,白术10g,炙山甲6g(先煎),川芎6g,首乌6g,甘草6g,夏枯草

15g,板蓝根30g。每日1剂,水煎,分2次服。适用于瘀毒互结之尖锐湿疣。

(4)马齿苋60g,板蓝根30g,紫草15g,薏苡仁20g,大青叶30g,赤芍15g,红花15g。每日1剂,水煎,分2次服。适用于湿热下蕴之尖锐湿疣。

(5)桃仁10g,红花5g,牛膝12g,穿山甲10g(先煎),赤芍15g,牡丹皮12g,珍珠母4g(先煎),香附12g。每日1剂,水煎,分2次服。孕妇禁用。适用于瘀毒互结之尖锐湿疣。

(6)络石藤10g,当归10g,郁金10g,赤芍10g,牛膝10g,忍冬藤10g,红花6g,鸡血藤10g,磁石30g(先煎),炙山甲6g(先煎),山慈菇6g,龙骨30g(先煎),牡蛎30g(先煎),土茯苓30g。每日1剂,水煎,分2次服。适用于瘀毒互结之尖锐湿疣。

(7)二妙丸加味:苍术10g,黄柏10g,黄连5g,土茯苓30g,萆薢10g,龙胆草5g,紫草15g,马齿苋15g,败酱草15g,栀子10g,大青叶15g,甘草5g。每日1剂,水煎,分2次服。适用于湿热下蕴之尖锐湿疣。

(三)西医治疗

目前任何治疗方法都不能完全根除HPV,其治疗目的只是去除外生疣,改善症状和体征。故尽量不采用昂贵、具有毒性或遗留瘢痕的治疗措施。

1. **物理性治疗方法** 常用的包括CO_2激光、微波、电灼、冷冻、刮除、手术切除等。其中CO_2激光、手术切除可用于一些巨大的尖锐湿疣。这些治疗方法的优点是可以较快去除外生性疣体,但操作时必须注意局部创伤,易导致创面继发感染,不能解决尖锐湿疣的亚临床感染和潜伏感染,复发率高。

2. **药物治疗法**

(1)局部外用药物:常用的有20%足叶草脂和0.5%足叶草毒素(鬼臼毒素)、1%酞丁胺、5% 5氟尿嘧啶软膏,30%~50%三氯醋酸溶液,0.5%疱疹净霜等。其中足叶草毒素、5-氟尿嘧啶是细胞毒性制剂,局部刺激性较大,易引起红肿糜烂疼痛。

(2)局部注射药物:目前临床上常用的有干扰素制剂,亦有用博莱霉素。干扰素的主要作用是抗病毒和免疫调节。

(3)全身药物的应用:一般是在局部治疗的同时配合全身性用药治疗,常用的有更昔洛韦、干扰素、胸腺素等抗病毒和免疫调节剂,对减少尖锐湿

疣复发有较好疗效。

二、外治

尖锐湿疣的治疗临床上一般以外治法为主。外治的目的主要有两个,一是去除肉眼可见的增生性疣体,二是从外清除残留和潜伏的湿热毒邪。对于反复发作的尖锐湿疣,治疗又当内外合治,从内扶正祛邪,防止尖锐湿疣复发。

(1)鸦胆子制剂:常用单味鸦胆子或鸦胆子的复方制成油剂、糊剂、软膏直接点涂疣体使之枯萎脱落。有一定的刺激性,要注意掌握鸦胆子的分量和使用方法。

(2)水晶膏:石灰水、糯米各适量。将糯米放于石灰水中浸泡 24～36 小时,取糯米捣烂成膏备用,使用时将膏直接涂在疣体上,每日 1 次,直至疣体脱落。要注意保护周围正常皮肤。

(3)疣体注射:用中药莪术注射液或消痔灵注射液直接注射于疣体,使疣体枯萎、坏死、脱落。

(4)湿疣外洗方:虎杖 30 g,龙胆草 30 g,大黄 30 g,赤芍 20 g,石榴皮 30 g,枯矾、莪术各 30 g,紫草 30 g。水煎成 2 000 ml 微温擦洗疣体 15～20 分钟,每日 1～2 次。

(5)板蓝根洗方:板蓝根 30 g,大青叶 30 g,薏苡仁 30 g,苦参 30 g,蛇床子 30 g,黄柏 15 g,白鲜皮 15 g,地肤子 15 g,甘草 5 g。每日 1 剂,煎汤熏洗,每日 2～3 次,15 日为 1 个疗程。适用于湿热下蕴之尖锐湿疣。

(6)苦参 15 g,蛇床子 15 g,黄柏 15 g,百部 10 g,土茯苓 30 g。煎汤熏洗,每日 2～3 次,每次 15～20 分钟。适用于湿热下蕴初起之尖锐湿疣。

(7)板蓝根注射液,局部湿敷,每日 3 次,10 日为 1 个疗程。适用于各型之尖锐湿况。

(8)鸦胆子油外涂。疣体小者点涂患处,或用鸦胆子仁 1 份,花生油 3 份,浸泡 15 日后,涂于患处,每日 2～3 次。适用于湿热下蕴之尖锐湿疣。

(9)马齿苋 60 g,大青叶 30 g,明矾 20 g。煎汤先熏后洗,每日 2 次,每次 15 分钟。适用于湿热下蕴之尖锐湿疣。

三、针灸疗法

(1)火针:疣体较大需要局部麻醉,小者不用,用火针从疣体顶部直刺至疣体基底部,或从根部横刺,视疣体大小多次使用,直至脱落。

(2)灸法:局部麻醉后,将艾炷放在疣体上点燃任其烧尽,视疣体大小每次 1～3 炷,每日 1 次,

至疣体脱落。

(3)针灸治疗:湿热下蕴取曲池、阳陵泉、足五里、三阴交、足三里、阴陵泉、昆仑,泻法或透天凉。瘀毒相结取曲池、阳陵泉、足五里、三阴交、足三里、膈俞、血海,泻法或透天凉。

(4)穴位注射:一般用于疣体脱落后防止复发,使用卡介菌多糖核酸等,每次 2 ml,隔 3 日 1 次。穴位可取曲池、足三里、血海、丰隆、三阴交等,每次 1 个穴位,交替使用。

【预防与调护】

1. 生活调理

(1)对本病的高危人群,应进行伦理和性医学教育,洁身自好,杜绝不洁性行为,提倡性交时使用避孕套,预防感染。

(2)治疗期间最好使用一次性内裤。夫妻双方有尖锐湿疣的要同时治疗,并在治疗期间忌性生活。治疗后 3 个月内性生活要使用避孕套。

(3)包皮过程者宜手术切除。

(4)高危新生儿应做及时的预防性治疗。

2. 饮食调理

(1)治疗期间忌海鲜、虾、蟹、酒、咖啡及其他刺激之品等。

(2)治疗期间和治疗后 3 个月可经常用中药薏苡仁煲汤,每次 50～100 g,有预防和辅助治疗使用。

3. 精神调理

(1)克服有病忌医的心理,积极早期诊治,以防疾病迁延。

(2)医者注意为患者保密,耐心解释,争取患者信任,提高治疗的依从性。

【现代文献摘录】

(1)袁少英,伦新,覃湛,等.穴位注射对复发性尖锐湿疣患者免疫功能的影响[J].广州中医药大学学报,2008(01):47-50.

袁少英等观察穴位注射卡介菌多糖核酸对复发性尖锐湿疣(CA)患者免疫功能的调节作用。将 70 例复发性 CA 患者随机分为 2 组,全部病例均运用激光治疗消除疣体后,治疗组用卡介菌多糖核酸穴位注射(取穴:① 曲池、三阴交;② 阳陵泉、太冲。2 组穴位交替使用);对照组用卡介菌多糖核酸作肌内注射,每周 2 次,连用 12 周。于治疗前及治疗 3 个月后检测患者外周血 T 淋巴细胞亚群 CD3[+]、

CD4$^+$、CD8$^+$水平和CD4$^+$/CD8$^+$比值、自然杀伤(NK)细胞活性。另设正常对照组30例作比较。治疗前治疗组与对照组的CD3$^+$、CD4$^+$、CD8$^+$水平和CD4$^+$/CD8$^+$比值及NK细胞活性比较,差异均无显著性意义($P > 0.05$),但与正常对照组比较,除CD3$^+$百分率无明显改变($P > 0.05$)外,两组患者的CD4$^+$百分率、CD4$^+$/CD8$^+$比值、NK细胞活性均降低,CD8$^+$百分率升高,差异均有显著性意义($P < 0.01$)。经3个月治疗后,两组患者的CD4$^+$百分率、CD4$^+$/CD8$^+$比值、NK细胞活性均升高,而CD8$^+$百分率均降低,差异有显著性意义(与治疗前比较,$P < 0.01$);但治疗组上述指标的改善更加明显(与对照组比较,$P < 0.01$),并基本达到正常对照组水平($P > 0.05$)。可见穴位注射卡介菌多糖核酸疗法能调节复发性CA患者的免疫功能,提高患者的免疫力。

(2)徐宜厚.皮肤病中医诊疗学[M].北京:人民卫生出版社,1997:302.

徐宜厚认为尖锐湿疣的病因病机是过食肥甘炙脯、辛辣厚味,以致湿热内蕴,郁久化毒,下注二阴;或者不勤洗浴,经带污浊、淹渍体肤,湿热蕴毒;或者交媾不洁,染着淫毒,侵袭肤表,均能致病。

治疗分为内治和外治。内治分两型:① 湿热下注证,患处发生赘疣,形似乳头菜花,表面凹凸不平,摩擦后则潮湿渍渍,臭秽难闻,伴有食不知味,腹胀纳呆,二便不调,脉滑数,舌质红,苔黄腻。治宜清热利湿,佐以解毒,方用龙胆泻肝汤加减。② 湿热蕴毒证,病程较长,或愈又复发,疣体较大,形如鸡冠花,破后臭汁腐秽,甚则出血,臭不可近。女性白带增多,性交疼痛,脉弦数,舌质红,苔黄。治宜解毒化瘀,清热利湿。方用解毒通络汤加减:丝瓜络6g,炒三棱、赤芍、黄柏、紫花地丁、牡丹皮、苍术各10g,苦参、川牛膝各12g,紫草、土贝母、忍冬藤、活血藤各15g,生薏苡仁、夏枯草、马边草各30g,山慈菇4.5g。

(黄古道、朱明芳、魏明俊)

第五节 生殖器疱疹

生殖器疱疹是以生殖器部位出现群集小水疱和溃疡为特征的性传播疾病。属于中医学"热疮""阴疮""阴疳"的范畴。《神农本草经》最早记载了"阴疮"病名。《诸病源候论》中记载:"诸阳气在表,阳气盛则表热,因运动劳役,腠理则需而开,为风邪所客,风热相搏,留于皮肤则生疮。初作瘭浆,黄汁出,风多则痒,热多则痛,血气乘之则多脓血,故名热疮也。"《医宗金鉴·外科心法要诀》则曰:"阴人阴疮为总名,各有形证各属经,阴部忽然肿而作痒者,名为阴肿……"又云:"痛而多痒,溃而不深,形如剥皮烂李者,名瘑疮。"

本病是由单纯疱疹病毒(主要是HSV-2)引起,可发生于任何年龄,男女感染机会均等。本病的传播途径包括水平传播和垂直传播。水平传播是指性接触传播;垂直传播是指母—婴及母—胎儿间传播。

【病因病机】

中医学认为该病发于外阴,病在下焦,与肝、脾、肾关系密切。多因房事不洁,从外感受湿热淫毒,困阻外阴皮肤黏膜和下焦经络,以致外阴生殖器出现水疱、糜烂、灼热刺痛。反复发作者,耗气伤阴,导致肝肾阴虚,脾虚湿困,正虚邪恋,遇劳遇热则发。

西医学认为生殖器疱疹是由单纯疱疹病毒(HSV)所引起。HSV分为两个血清型,即HSV-1和HSV-2,其中约90%的生殖器疱疹是由HSV-2所致,另有10%是由HSV-1引起,近年来两型混合感染的病例不断增加。HSV通过性行为从皮肤黏膜或破损处进入体内,并在表皮或真皮细胞内复制,不论有无临床表现,病毒将充分复制并感染感觉或自主神经末梢,并且病毒由轴索运送到骶神经节内的神经细胞中长期潜伏。在某些因素,如饮食失调、过度疲劳、性生活频繁等导致机体免疫力下降时,神经节内潜伏的病毒被激活并复制增殖,沿周围神经向外移行至生殖器的皮肤黏膜部位引起红斑、水疱和溃疡。

【诊断】

凡有婚外性生活或配偶生殖器疱疹病史,或其他密切接触史;存在典型的临床表现,初次发作或反复发作者,则可诊断为本病。结合实验室检查以明确诊断。根据病史、症状和实验室检查、临床诊断,把生殖器疱疹分为原发性生殖器疱疹和复发性生殖器疱疹两型。

1. 临床表现

(1)原发性生殖器疱疹:多在感染后2~10日发病,典型表现为外阴生殖器或肛周部位出现多个

（一般为3～10个）群集小水疱,疱壁薄,疱液清,易溃破形成浅表糜烂,约1周内结痂,皮疹消退。在出水疱同时或之前伴有轻重不一的局部瘙痒或腹股沟淋巴结肿大,病情重者伴有发热和全身不适症状,病变发生在尿道可出现尿急、尿痛等尿道炎症。80%以上的原发性生殖器疱疹会出现复发。

（2）复发性生殖器疱疹:常在原发性生殖器疱疹后1～3个月发生。临床症状一般比原发性生殖器疱疹轻,但也有时轻时重者。复发的部位多在原发的地方或附近,亦可在不同的部位。复发症状的轻重、次数、频率与疲劳、饮酒、性生活、饮食等因素有关。经过治疗或服药期间的发作症状常不典型或轻微。

生殖器疱疹皮损一般是单侧发布,亦见双侧发病者。个别皮损可发生在大腿、臀部、骶部等远离生殖器的地方。相当部分复发性生殖器疱疹的患者由于发作频繁或由于婚姻生育等问题而有沉重的思想负担和精神压力,出现精神抑郁或性欲异常。

2. 实验室检查 用分子生物学方法（例如PCR）检测皮损HSV核酸,敏感性和特异性高,可以大大提高生殖器疱疹的确诊率。至于HSV血清抗体检测的临床应用价值还有待于进一步探讨。从水疱底部取材做细胞培养分离病毒是目前认为诊断生殖器疱疹的金标准,但因其技术条件要求高而不能普遍使用。

【鉴别诊断】

1. 硬下疳和软下疳 见下表（表15-1）。

表15-1 生殖器疱疹和硬下疳、软下疳的鉴别

病 名	生殖器疱疹	硬下疳	软下疳
皮损	红斑、成群水疱可发展成糜烂、溃疡	单个质硬的溃疡	质软的溃疡
疼痛	有痛感	无痛	有痛感
反复发生	常有	无	无
实验室检查	HSV-2（+）或HSV-1（+）	USR（+）或RPR（+）或梅毒螺旋体（+）	杜克雷嗜血杆菌（+）

2. 生殖器带状疱疹 带状疱疹由水痘-带状疱疹病毒引起,水疱较大较多,疼痛明显,一侧带状分布,治愈后一般不复发。

3. 生殖器固定红斑性药疹 发病与服药过敏有关,局部的红斑、水疱、大疱、糜烂溃疡,抗过敏治

疗有效。

4. 白塞综合征 本病又名口、眼、生殖器综合征,临床主要表现为外生殖器溃疡和复发性口腔溃疡,眼虹膜睫状体炎,伴皮肤针刺反应阳性或关节炎、静脉炎。

【治疗】
一、内治
（一）辨证施治

临床上原发性生殖器疱疹和复发性生殖器疱疹发作期多表现为下焦肝经湿热证,复发性生殖器疱疹非发作期多表现为湿毒内因,正虚邪恋证。治疗上疱疹发作期应以清热解毒,利湿祛邪为主,非发作期应以益气养阴,健脾利湿扶正为主。

1. 肝热湿毒证 生殖器群集小水疱,基底周边潮红,或水疱溃破形成糜烂面。自觉局部灼热疼痛或生殖器、大腿内侧引痛不适。口干口苦,大便干结,小便短赤不畅。舌红苔黄腻,脉弦数或滑数。此证多见于原发性生殖器疱疹或复发性生殖器疱疹发作期。治宜清利湿热,解毒。方选龙胆泻肝汤加减。常用药物有龙胆草、栀子、黄芩、柴胡、黄柏、木通、当归、制大黄、生地、车前子、碧玉散。热毒甚者加金银花、板蓝根、大青叶;大便秘结明显者,去苍术加大黄,以通腑泻热;疼痛明显者,加郁金、香附、三七末,以化瘀行气止痛。

2. 热毒内蕴 外生殖器糜烂,脓液腥臭,高热,头痛,心烦口干,小便赤涩,大便干结。苔黄,舌红,脉弦数。治宜清热解毒。方选黄连解毒汤加味。常用药物有黄连、黄柏、黄芩、栀子、牡丹皮、赤芍、板蓝根、大青叶、半边莲、野菊花、生甘草。阴伤者加生地、熟玉竹、玄参。

3. 正虚邪恋证 生殖器水疱反复发作的间歇期,腰膝酸软,手足心热,口干心烦,失眠多梦。或忧郁焦虑,忧心忡忡,食少困倦,大便溏烂。舌红少苔或舌淡苔白,脉细数或细弱。此证多见于复发性生殖器疱疹的非发作期和生殖器疱疹反复发作,体弱症轻者。治宜滋补肝肾,益气健脾利湿,扶正祛邪。方选知柏地黄丸加减。常用药物有知母、黄柏、山茱萸、山药、牡丹皮、茯苓、泽泻、玄参、生地、天花粉、板蓝根、大青叶、甘草。气虚者加黄芪、白术、党参;血瘀者加丹参、川牛膝、赤芍等;失眠口干明显者,加酸枣仁、麦冬养阴安神;忧虑肝郁症状明显者,加柴胡、合欢皮疏肝行气解郁;阳痿早泄肾虚症状明显者,加冬虫夏草、巴戟天补肾壮阳。

（二）中成药、验方

1. 中成药

（1）湿热下注证：龙胆泻肝丸，每日 3 次，每次 9 g；或连翘败毒丸，每日 3 次，每次 1 袋（粒）。

（2）热毒内蕴证：犀角解毒丸，每日 2～3 次，每次 1 粒；或五福化毒丹，每日 2～3 次，每次 1 粒，化服。

（3）正虚邪恋证：知柏地黄丸或大补阴丸，每日 3 次，每次 6～9 g。

2. 验方

（1）板蓝根 20 g，大青叶 20 g，薏苡仁 20 g，丹参 20 g，甘草 5 g。每日 1 剂，水煎，分 2 次服，第三煎外洗局部。适用于热毒内蕴之生殖器疱疹。

（2）马齿苋 30 g，板蓝根 15 g，紫草 12 g，败酱草 12 g。每日 1 剂，水煎，分 2 次服。适用于热毒内蕴之生殖器疱疹。

（3）白鲜皮 12 g，连翘 12 g，土茯苓 12 g，当归 6 g，苦参 6 g，苍术 6 g，生甘草 6 g，赤芍 10 g，牡丹皮 10 g，桑叶 10 g，黄芪 10 g，金银花 10 g。每日 1 剂，水煎，分 2 次服。适用于正虚邪恋复发之生殖器疱疹。

（三）西医治疗

目前西医主要应用抗病毒药物治疗生殖器疱疹，其次是配合应用免疫刺激或免疫调节增强剂。到目前为止，所有西医的治疗方法和药物，只是起到减轻复发症状和减少复发次数的作用，不能达到根治目的。抗病毒药物目前公认有效的主要有阿昔洛韦（ACV）以及它的前体药万乃洛韦（VZV）、泛昔洛韦（FCV）等。

二、外治

（1）紫草 30 g，虎杖 30 g，大黄 30 g，甘草 15 g。水煎成 500 ml，放凉后外洗患处。用于疱疹发作期间的治疗。

（2）用青黛散适量加麻油调匀后涂患处。

（3）疱疹溃破后的糜烂面用中成药喉风散外喷或用紫草油外搽。

（4）马齿苋 30 g，煎水待凉，用纱布叠 5～6 层浸药水湿敷，每日 2～3 次，每次 20 分钟，配合外搽玉露膏或金黄膏。

（5）生大黄 30 g，黄连 30 g，黄柏 30 g，乳香 15 g，没药 15 g。上药共为细末，芝麻油调成糊状，涂于疮面上，每日 1 次。适用于湿热下注之生殖器疱疹。

（6）板蓝根 30 g，大青叶 30 g，半边莲 30 g。煎汤外洗，每日 2～3 次，每次 20 分钟。也可选用以上一种新鲜者，捣烂敷于患处，每日换药 2～3 次。适用于热毒内蕴之生殖器疱疹。

三、针灸疗法

（1）发作期：可选用长强、曲骨等穴位针刺疗法，用泻法。

（2）非发作期：可选用足三里、三阴交、肾俞等穴位针刺治疗，用补法或艾灸。

【预防与调护】

1. 生活调理

（1）进行伦理和性医学教育，避免不洁性行为，杜绝非婚性接触及多性伴侣生活，提倡性交时使用避孕套，预防感染。

（2）夫妻一方有病者要注意性生活的安全措施，避免交叉感染。发作期间忌性生活，非发作期宜少过性生活并使用安全套。

（3）患者平时应加强体育锻炼，增强体质，提高免疫力。注意劳逸结合，避免工作过于疲劳，保证充足睡眠。

（4）患者的配偶和性伴侣需同时到医院做检查和治疗。

2. 饮食调理

（1）注意饮食调理，忌饮酒和少吃辛辣有刺激的食物。

（2）非发作期饮食调理：① 山药 30 g，玉竹 30 g，薏苡仁 50 g，瘦肉 200 g，煲汤。② 西洋参 10～15 g，切片水煎服，每周或 2 周 1 次，连服 3～6 个月。③ 冬虫夏草 12 g，黄芪 30 g，瘦肉适量，煲汤服。

3. 精神调理

（1）克服有病忌医的心理，积极早期诊治，以防疾病迁延。

（2）医者注意为患者保密，耐心解释，争取患者信任，提高治疗的依从性。

【现代文献摘录】

袁少英. 中西医结合治疗复发性生殖器疱疹 42 例疗效观察［J］. 新中医，2001(12)：38 - 39.

探讨中西医结合治疗复发生殖器疱疹的远期疗效，单纯使用万乃洛韦、解毒胶囊、卡介菌多糖核酸及后两者联合立用等 4 种方去，治疗复发性生殖器疱疹共 156 例，结果显示联合使用解毒胶囊与卡介菌多糖核酸组生殖疱疹组治疗后的年复发次数较单纯万乃洛韦明显低（$P<0.01$），也较单用解毒胶囊组或卡介菌多糖核酸组低（$P<0.05$）。结论：中西医结合的治疗方法有明显抑制病毒作用，对复发性生殖器疱疹有明显的远期疗效好。

（黄古道、朱明芳、吴文锋）

第六节 软下疳

软下疳属中医学的"妒精疮""阴疮"等范畴。《千金方》记载了"妒精疮者，男子在龟头，女于玉门内，并以疮疮，作白齐状，食之大痛，疮即不痛也"等症状学描述。

元代《外科精义》曰："一者湿阴疮，两者妒精疮，三者阴蚀疮。""由房劳，洗浴不洁，以致生疮。"明代《外科正宗》曰："下疳者，邪淫欲火郁滞而成。其来有三：一由男子欲念萌动，阳物兴举，淫火猖狂而未发泄者，以致败精浊血流滞中途，结而为肿者一也；二由夫人阴器瘀精浊气未净，接与交媾，以致淫精传袭而成者二也；三由……热药……多致火郁未发而成者三也。"由此可知，古人已认识到妒精疮（软下疳）是由不洁性交而引起的。淫邪欲火郁滞，败精浊血内阻，阴器不洁，淫乱交媾，互相传染而发此病。

软下疳是由杜克雷嗜血杆菌引起的一种急性性传播疾病。该病主要流行于热带、亚热带卫生条件较差的地区，如东南亚、非洲、中南美洲，但发达国家也有小流行，值得注意。

本病的特征是在感染部位（多在前阴部）先发生疼痛性溃疡，逐渐增大后变为脓肿，合并局部淋巴结肿大（横痃），可历经数周至数月而自愈。

【病因病机】

1. 湿热内蕴　素体湿热，久郁化毒，下注阴器；或纵欲淫乱，淫邪欲火循肝经下注而生湿热，湿热蕴毒，败精浊血内阻，瘀血败精聚而成疳。

2. 火毒外发　阴器不洁，淫乱交媾，邪淫欲火郁结成毒，火毒外发，蚀腐阴部肌肤而成疳。

【诊断】

1. 临床表现　本病潜伏期2～5日，无前驱症状。初起时在受感染的皮肤黏膜部发生1个红肿疼痛的小丘疹，1～2日内发展成脓疱，破溃而成溃疡，直径为1～2 cm，由于自身接种，波及邻近组织

而发展成为多发性的多个溃疡。溃疡具有以下特征：① 溃疡形状多为圆形、椭圆形，边缘不整齐，呈锯齿状。② 溃疡边缘潜蚀、穿凿，周围有炎性红晕。③ 溃疡面有污秽脓液，或覆以黄白色脂样苔，剥之出血且疼痛。④ 触之柔软、触痛，经2～3周或1～2个月愈合，有残留瘢痕。

生殖器软下疳，男性主要发生在冠状沟，其次为龟头、包皮及系带处；女性好发于大阴唇、小阴唇、阴唇系带、阴蒂、尿道口。非生殖器软下疳可发生于肛门周围、会阴部、下腹、口唇、手指、大腿、乳房等部位。

软下疳除上述典型表现外，尚有以下几种特殊类型。

（1）毛囊性软下疳（又称粟粒形软下疳）：溃疡约针头大小，但很深，呈底大口小的喷水状，病损往往沿外阴毛囊分布。

（2）隆起性软下疳：凹陷的溃疡底部因肉芽组织增生，显示明显隆起。

（3）白喉样软下疳：溃疡表面覆盖一层灰白色膜样物，坚实而不易剥离。

（4）坏疽性软下疳：溃疡表面覆盖有坏死的黑色焦痂，其下组织坏死而侵犯到很深的部位，数日之内可引起阴唇或阴茎大面积破坏，时有出血。

（5）侵蚀性软下疳：溃疡不断向周围扩散，逐渐增大，但向深部发展倾向较小。

（6）匐蜀性软下疳：与侵蚀性软下疳相似，其特点是溃疡不断向外扩散的同时，其早期溃疡可愈合，新形成的溃疡又再向外扩大，形成一条长而窄的浅损伤带。因此病程较长，可持续数月。

（7）混合性软下疳：指软下疳病原菌与梅毒螺旋体混合感染而发生的软下疳。其特点是潜伏期短，最初为软下疳症状，2～3周后逐渐出现软下疳症状。

软下疳合并症常见的有淋巴结炎（软下疳横痃）、包皮炎及嵌顿包茎、阴茎及阴唇象皮肿、尿道瘘等。有50%～60%软下疳会发生软下疳淋巴结炎，男性患者尤易发生，常为单侧性，左腹股沟多见，病变常在软下疳最严重破溃期（3～4周）出现，淋巴结明显肿大、压痛，其中心可软化，有波动感，进而坏死排脓，形成深在的淋巴结溃疡，边缘整齐，中医称之为"鱼口"，疼痛剧烈，时有发热，通常3～4周方能愈合。倘若软下疳发生于阴茎，病变可沿着阴茎淋巴管扩延，导致阴茎淋巴管肿胀，呈条索状，

可有豆大结节,有的可化脓,称横痃。

2. 辅助检查 涂片检查或血琼质培养杜克雷嗜血杆菌阳性。

【鉴别诊断】

1. 腹股沟淋巴肉芽肿 感染后 2～4 周发病,病变为进展性和浸润性。淋巴结破溃后形成多处瘘孔,弗莱试验阳性。

2. 硬下疳 潜伏期长,浸润性糜烂或单发性硬结,分泌物为浆液,无痛性横痃,不化脓破溃。梅毒螺旋体及梅毒血清反应阳性。

3. 阴部疱疹 集簇性小疱,表浅性糜烂,有浆性分泌物,1 周可自限痊愈。易复发。

【治疗】

一、内治

(一)辨证施治

1. 湿热蕴毒证 疳疮疼痛,迅即破溃流脓,疮面痂膜黄白相间,触之出血疼痛,或有横痃,肿痛溃脓,形成鱼口疮,或包皮红肿,或阴茎肿胀,排尿涩痛。舌质红,苔黄腻,脉滑数。治宜清热解毒,排脓消疮。方选八正散合二子清毒散加减。常用药物有萹蓄、大黄、滑石、黄柏、栀子、甘草、皂角刺、金银花、僵蚕、防风、荆芥、土茯苓、牛膝等。阴囊偏坠,有时走窜不定等气滞者加川楝子、橘叶核、小茴香。

2. 火毒炽盛证 疳疮多发,来势迅猛,脓肿溃烂成片,或隆起肿痛,或腐蚀出血,伴横痃肿痛,化脓溃破后形成鱼口,疼痛剧烈,时有发热,口渴,小便黄,大便秘结。舌红,苔黄,脉数有力。治宜泻火解毒,排脓消疮。方选黄连解毒汤合芦荟丸加减。常用药物有黄连、黄芩、黄柏、栀子、芦荟、青皮、雷丸、鹤虱、薏苡仁、赤小豆、连翘、蒲公英、土茯苓、紫花地丁、皂角等。阴囊偏坠疼痛,甚则刺痛,远行、久立则加重等瘀血阻滞者加三棱、莪术、川牛膝。

3. 阴虚火燥证 局部肿痛腐烂,小便短赤,或茎中涩痛,午后发热,口干咽燥,大便秘结,苔薄黄,舌红少津,脉细数。治宜滋阴降火。方选知柏地黄丸加味。常用药物有知母、黄柏、山茱萸、山药、牡丹皮、泽泻、茯苓、赤芍、紫草、丹参、生地、熟地、甘草。火毒未净者加黄连、黄柏、栀子。

4. 气血两虚证 疮口经久不愈,疮口肉芽苍白或晦暗,头晕目眩,面色萎黄,神疲乏力,食少纳呆。苔薄白、舌淡,脉沉细。治宜益气养血敛疮,方选内补黄芪汤加减。常用药物有黄芪、熟地、当归、人参、麦冬、茯苓、白芍、赤芍、白术、广陈皮、肉桂、甘草等。血瘀者加丹参、赤芍、莪术;阳虚者加熟附子(先煎)、鹿角片(先煎)、姜炭等;阴虚者加玄参、天冬、玉竹。

(二)中成药、验方

1. 中成药

(1)湿热蕴毒证:龙胆泻肝丸,每日 3 次,每次 6 g。

(2)火毒炽盛证:犀黄丸,每日 3 次,每次 6 g。

(3)阴虚火旺证:知柏地黄丸,每日 3 次,每次 6 g。

(4)气血两虚证:十全大补丸或八珍丸,每日 3 次,每次 9 g。

(5)肾精亏虚证:全鹿丸、《金匮》肾气丸,每日 3 次,每次 8 g。

2. 验方

(1)散毒神丹:土茯苓 30 g,黄柏 9 g,栀子 9 g,生甘草 9 g,肉桂 3 g(后下)。每日 1 剂,水煎,分 2 次服。适用于湿毒下注之软下疳。

(2)华佗治秽疮前阴腐烂神方:金银花 15 g,土茯苓 120 g,当归 60 g,熟地 60 g,黄柏 30 g,山茱萸 9 g,肉桂 3 g。以上共捣为末,每日 3 次沸水调服,每次 10 g。适用于正虚邪恋之软下疳。

(3)白花蛇舌草 100 g,萹蓄 100 g,瞿麦 100 g,土茯苓 30 g,黄连 30 g,甘草 10 g。每日 1 剂,水煎,分 2 次服,第三煎可外洗局部。适用于湿毒下注之软下疳。

(4)金银花 15 g,连翘 15 g,野菊花 15 g,紫花地丁 15 g,土牛膝 15 g,赤芍 10 g,川芎 10 g,龙胆草 10 g,碧玉散 20 g(包煎)。每日 1 剂,水煎,分 2 次服,第三煎外洗及坐浴局部。适用于火毒塞滞或毒火内蕴之软下疳。

(三)西药治疗

(1)增效磺胺制剂:为首选药物。每次 1 g,每日 2 次,连服 10～20 日。

(2)红霉素:每次 0.5 g,每日 4 次,连服 7～14 日。

(3)链霉素:每次 1 g,肌内注射,连用 8～10 日。

(4)头孢曲松:250 mg 单次肌内注射。

(5)头孢克肟:400 mg 单次口服。

其他抗生素如多西环素、卡那霉素、庆大霉素亦可应用,按常规剂量给药。

二、外治

(1) 大豆甘草汤:黑豆 50 g,生甘草 30 g,槐条 60 g。水浓煎,盛汤候温,日洗。

(2) 先以米泔水洗患处,再将珍珠散撒于疮面。

(3) 凤衣散:凤凰衣 3 g,轻粉 1.2 g,冰片 0.6 g,黄丹 3 g;鸭蛋清调敷,或干撒亦可。旱螺散:煅白田螺壳 9 g,轻粉 3 g,冰片 0.9 g,麝香 0.9 g;香油调敷。

(4) 三黄膏:黄连、黄柏、黄芩、栀子,每次换药 1 次;或紫花地丁软膏(紫花地丁)每日换药 1 次。

(5) 红膏药:松香、樟脑、白芷、贝母、轻粉、银朱、蜈蚣、冰片。用于横痃肿痛,温贴患处,每次 1 帖。

(6) 五五丹:熟石膏、升丹各 1 份,撒敷于患处。适用于软下疳溃破之后。

(7) 川楝子 15 g,黄连 15 g,花椒 15 g,葱根 15 g,艾叶 15 g。每日 1 次,水煎,熏洗局部。适用于湿毒下注之软下疳。

(8) 孩儿茶、轻粉、黄柏、冰片、煅橄榄核各等分,共研细末。

(9) 生肌散:生石膏、炉甘石、麻油、凡士林。先用绿豆 500 g,茶叶 20 g,煎汤熏洗局部,然后外用生肌散。适用于软下疳脓尽之后。

(10) 冲和膏:紫荆皮、独活、赤芍、白芷、石菖蒲。外敷。适用于软下疳未溃之前。

(11) 黄连 200 g,鸡内金 3 个,猪胆汁 10 只(炙)。共研极细末,调稀糊外敷患处。适用于湿毒下注之软下疳。

(12) 局部可用来苏尔(甲酚皂)或高锰酸钾溶液(1:5 000)浴后冲洗。

(13) 磺胺粉,外掺,每日 1~2 次。

(14) 抗生素软膏,外搽,每日 2~3 次。

三、针灸治疗

穴位取关元、气海、中极、水道、血海、三阴交。气血亏虚型加足三里,用补法;肾精亏虚型加太溪、肾俞,用补法;肝郁气滞加太冲、肝俞,用平补平泻。

四、手术疗法

(1) 包茎水肿或包茎嵌顿时,宜包皮切口排脓。包皮切除也可应用。

(2) 脓肿可抽出脓液,注入抗生素治之,不宜切开排脓。

【预防与调护】

(1) 洁身自爱,杜绝不洁性生活。

(2) 治疗期间不宜吃辛辣刺激发物。

【现代文献摘录】

韩永胖,张英俊,侯春莹.中西医结合治疗软下疳 45 例[J].皮肤病与性病,2003(02):56.

观察西医治疗联合中药外涂方法治疗软下疳的临床效果。收集 45 例经涂片检查确诊为软下疳的患者,予口服红霉素每日 0.5 g 4 次和复方磺胺甲噁唑 4 片,每日 2 次,服 7~10 日,同时先予生理盐水清洗患处,再用草密膏(甘草 10 g,蜂蜜 100 ml)涂搽溃疡面,每日 2~3 次,直至溃疡面愈合后再用半个月。并发腹股沟淋巴结脓肿者,经反复抽脓后,注入磺胺噻唑。结果:45 例全部治愈,随访后有 3 例复发,再用此法后痊愈,未见复发。结论:红霉素及复方磺胺甲噁唑对本病有非常好的疗效,但易复发,而加用草密膏局部外涂不但加速溃疡面愈合,而且大大减少了本病的复发率。方中蜂蜜有促进溃疡愈合的作用;甘草清热解毒,有杀灭嗜血杆菌的功效,故而用西药内服和中药膏外涂,疗效高,疗程短,方法简单,复发率低等,值得临床同道试用。

(张明、袁晓明、李其信)

第七节　性病性淋巴肉芽肿

性病性淋巴肉芽肿属中医学的"鱼口""便毒""阴疽横痃""骑马痈"等范畴。《疡科心得集》记载:"鱼口便毒,生于小腹下两腿合缝之间,左为鱼口,右为便毒,属厥阴肝经。此证得之奔走劳役,湿热下注者;唯交感不洁,遭淫而患者为多。"

性病性淋巴肉芽肿是由沙眼衣原体引起的传染病。主要由性交感染,又称第四性病,因其主要侵犯腹股沟淋巴结,又称腹股沟淋巴肉芽肿。其临床特点是,初起为红斑水疱性损害,可很快消退,不久引起局部淋巴结肿大,逐渐化脓破溃,可形成大量瘢痕,致局部淋巴回流障碍而形成外阴象皮肿等改变。

【病因病机】

纵欲淫乱,肾气亏虚,淫毒外侵,湿热阻滞经脉,气血瘀滞成脓,是本病的主要病因病机。

1. 肝经湿热　纵欲淫乱,湿热毒邪内侵,肝火下迫,蕴结肌肤,与淫邪相合,阻滞经脉,壅遏气血,郁而成痈疽横痃。

2. 肝肾湿火 淫毒内侵,肝火肾湿结滞于下,日久败精搏血,壅遏而成痈,脓毒外溃则为鱼口。

3. 气血亏虚 病之后期,肝郁化火,下烁肾阴,热盛肉腐成脓,脓水淋漓,耗伤气血,迁延日久,可转为虚损。

【诊断】

1. 临床表现 本病潜伏期1~4周,发病时可伴有发热、寒战、倦怠、头痛、关节痛、肝脾肿大等全身症状。病程分为三期。

(1)初疮期:在外阴部感染处发生红斑,水疱,破溃结痂,0.3~0.6 cm直径大小。疼痛不明显,1~2周痊愈。好发于包皮、龟头、冠状沟、阴唇、阴道与子宫颈等部位。由于溃疡不甚疼痛,往往被忽略,特别是女性,不被察觉。

(2)淋巴结脓肿期:初疮期后不久,局部淋巴结肿大,疼痛,互相粘连,融合成斑块,可从皮肤溃破而成瘘管,流脓日久可形成大量瘢痕,由于男女外生殖器部的淋巴回流途径不通,男性发生腹股沟淋巴结损害,叫"第四性病性横痃",可单侧或双侧发生。女性外阴部淋巴多流向直肠附近或髂淋巴结,所以脓肿溃破向直肠黏膜或肛门周围排出。可有局部红肿、疼痛、肿块、瘘管、流脓、全身发热等症状。该期数周至数月不等,可结痂自愈。

(3)象皮肿期:由于大量瘢痕形成,影响外阴部淋巴液回流受阻,随二期淋巴结脓肿,瘘管与大量瘢痕形成。发生外阴部淋巴水肿,日久可形成象皮肿。男性可见于阴茎与阴囊,女性发生在大小阴唇。可造成直肠狭窄,还可有直肠、肛门与阴道瘘等。

2. 辅助检查 弗莱试验阳性。补体结合试验阳性。

【鉴别诊断】

1. 病毒性横痃 生殖器部位有硬下疳,腹股沟淋巴结孤立性肿大(横痃),坚硬、不融合、不破溃、不疼痛,梅毒血清反应阳性。

2. 软下疳 横痃疼痛明显,破溃后不形成瘘孔,化脓溃疡为单房性,病程短,原发病损中可查到杜克雷杆菌。

3. 化脓性淋巴结炎 无性病史,邻近组织有外伤或感染史,病程较急较短。

4. 丝虫病 局部象皮肿明显,血检丝虫蚴阳性,可有乳糜尿,淋巴结不破溃,沟槽征阴性。

5. 肛门阿米巴病 以溃疡为主,阿米巴检查阳性。

6. 直肠癌 病理组织检查可证实。弗莱试验阴性。

7. 阴部疱疹 损害为表浅性水疱,疱破后可形成糜烂,有烧灼感,弗莱试验阴性。

【治疗】

一、内治

(一)辨证施治

1. 肝经湿热证 初发时阴部热痒生疹,随之起疱溃烂,而后胯下结肿渐大,坚硬不痛,微热不红,伴寒热往来,头痛,口苦心烦,少腹拘急,或有里急后重,便脓血,肛门灼热,妇女则见外阴肿痛,白带增多,色黄而稠,肛门窘迫,或腹中结块,小腹痞闷,上攻两胁,小便涩滞等。舌质红,苔黄腻,脉弦数。治宜清肝泻火,祛湿解毒,托邪散结。方选龙胆泻肝汤合红药散加减。常用药物有柴胡、龙胆草、栀子、黄芩、当归、生地、皂角刺、红花、苏木、穿山甲、僵蚕、连翘、大黄、浙贝母、乳香等。阴囊偏坠,有时走窜不定等气滞者加川楝子、橘叶核、小茴香;面色不华,神疲肢倦,劳累后尤甚等气血两虚者加党参、白术、熟地、制首乌;头目眩晕、腰膝酸软,房事后尤甚,精液量少等肾精不足者加淫羊藿、肉苁蓉、鹿角片、枸杞子。

2. 肝肾湿火证 胯腹肿块红紫焮痛,行走艰辛,至夜尤甚,烦躁口渴,肿处溃破后流脓不止,形如鱼口,日久难愈;或溃后发为皮瘘,稀脓漏出不断,形体日瘦,纳差乏力,盗汗。舌质红,苔黄,脉弦大有力或弦细。治宜清热解毒,托里透脓。方选仙方活命饮合托里透脓汤加减。常用药物有金银花、蒲公英、白芷、皂角刺、穿山甲、天花粉、赤芍、贝母、人参、黄芪、防风、荆芥、升麻等。阴囊偏坠疼痛,甚则刺痛,远行、久立则加重等瘀血阻滞者加三棱、莪术、川牛膝;面色不华,神疲肢倦,劳累后尤甚等气血两虚者加党参、白术、熟地、制首乌;阴囊冷感,形寒畏冷,小便清长等肝经虚寒者加肉桂(后下)、乌药、荜茇。

3. 气血虚弱证 发病后期,结核皮色渐转暗红,按之有波动感,随之皮肤破溃,流出稀薄脓液,形成窦道,彼愈此起,久不愈合。苔薄白,舌淡,脉濡。治宜托毒溃脓,方选托里透脓汤加减。常用药物有人参、生黄芪、白术、川牛膝、白芷、当归、穿山甲(先煎)、皂角刺、升麻、青皮、甘草。阳虚者加白芥子、鹿角片(先煎)、肉桂(后下);阴虚者加天花粉、生地、玄参;血瘀者加丹参、赤芍、莪术;阳虚者可用阳和汤加减。

4. 阳气虚衰证 症见溃后日久,窦道口皮色灰白晦暗,疮底秽浊,流出清稀脓液,神疲气短,畏寒怕冷,食少便溏,小便清长。苔薄白,舌淡,脉沉迟。治宜温阳通滞,方选阳和汤加减。常用药物有熟地、黄芪、鹿角胶、枸杞子、肉苁蓉、肉桂、熟附子、白芥子、姜炭、炙麻黄、生甘草。气虚甚者加人参、白术;血瘀者加丹参、川牛膝、莪术;气滞者加川楝子、薤白。

(二)中成药、验方

1. 中成药

(1)肝经湿热证:犀黄丸,每次 3 g,每日 2 次。

(2)肝肾湿火证:小金片,每次 3 片,每日 3 次。

(3)气血虚弱血:十全大补丸或人参养荣丸,每次 9 g,每日 3 次。

(4)阳气虚衰证:小金丹,每次 2 丸,每日 2~3 次。

2. 验方

(1)蒲公英 20 g,紫背天葵 20 g,野菊花 20 g,金银花 10 g,连翘 10 g,生栀子 10 g,生甘草 10 g。每日 1 剂,水煎,分 2 次服,第三煎待温后洗局部。适用于湿热下注之性病性淋巴肉芽肿。

(2)槐花 30 g,防风 9 g,炙穿山甲 9 g(先煎),连翘 9 g,僵蚕 9 g,荆芥 9 g,金银花 15 g,甘草 2.4 g。每日 1 剂,酒水同煎,分 2 次服。不效加乳香 3 g(去油),没药 5 g(去油)。适用于初期、中期之性病性淋巴肉芽肿。

(3)桃红四物汤加味:桃仁 10 g,红花 5 g,当归 10 g,川芎 10 g,赤白芍各 10 g,丹参 10 g,三棱 10 g,莪术 10 g,甘草 5 g。每日 1 剂,水煎,分 2 次服。适用于长期不愈、淋巴结炎与周围组织形成大量纤维化、有瘢痕挛缩者。

(4)生大黄 10 g(后下),全蝎 9 g(去头足炒),穿山甲 9 g(先煎),白芷 12 g。每日 1 剂,水煎,分 2 次服,适用于肝郁痰结之性病性淋巴肉芽肿。

(5)玄参、象贝母、白及、牡蛎各等分,共研细末,每日 3 次,每次 6 g。适用于肝郁痰结之性病性淋巴肉芽肿。

(三)西药治疗

(1)磺胺异恶唑:用于感染早期,系统足量服用。首次 4 g,以后每次 1 g,每日 2 次,共服 3 周。

(2)四环素:每次 0.5 g,每日 45 次,共服 3 周。

(3)多西环素:每次 0.1 g,每日 2 次,共服 3 周。

(4)红霉素:每次 0.5 g,每日 4 次,共服 3 周。

(5)利福平:每次 0.6 g,每日 1 次,共服 15 日。

二、外治

1. 中药外治法

(1)红膏油:温贴横痃处,1 次 1 帖,每日 1 次。

(2)祛腐生肌散:取适量撒于鱼口疮面上,或制成药捻纳入瘘道内,隔日或每日换药 1 次。

2. 西药外用药

(1)冲洗:局部可用来苏尔(甲酚皂)或高锰酸钾溶液(1:5 000)浴后冲洗,再撒磺胺粉。

(2)外搽:抗生素软膏如红霉素软膏、四环素软膏、磺胺软膏等。

三、针灸疗法

穴位取关元、气海、中极、水道、血海、三阴交。气血亏虚型加足三里,用补法;肾精亏虚型加太溪、肾俞,用补法;肝郁气滞加太冲、肝俞,用平补平泻法。

四、手术疗法

晚期直肠狭窄,轻度者可用直肠扩张器扩张,重者需做外科手术矫治或直肠切除术。有包皮及阴囊象皮肿者,亦可手术。

【预防与调护】

(1)预防措施与其他性病相同,应杜绝不洁性交史。

(2)患病期间忌辛辣及发物。

【现代文献摘录】

(1)潘洪君,潘春峰.针药结合巧治骑马痈 1 例[J].山西中医,2005(7):61.

观察针药结合治疗骑马痈的效果。病因为肝肾精伤阴亏,火毒蕴结而成。以重剂滋补肝肾之阴方治之,方选:制首乌、制龟甲、党参、黄芪、熟地、白芍、玉竹、菟丝子、肉苁蓉、枸杞子、甘草。每日 1 剂,口服。并用熊胆酒汁口服液(熊胆汁、枸杞子、白芍、黑蚂蚁、甘草等)每日 3 次,每次 1 支。并在患者中脘、脐下一寸、命根穴及双侧足三里针刺,行补泻之法。结果:3 日之后,病势控制,予改隔 2 日针灸 1 次,共 3 次,2 周治愈。讨论:骑马痈因肝肾精伤阴亏而起,火毒蕴结而成,发挥中医学针药结合补益肝肾,事半功倍。

(2)张民夫,张明,姜萍,等.性病性淋巴肉芽肿1 例[J].中国麻风皮肤病杂志,2008(04):305 - 307.

观察 1 例阴部小疮发展为双侧腹股沟淋巴结肿大、硬、疼痛伴发热的病例。溃疡组织液刮片革兰染色,肿大的细胞周围有密集的圆形 G 小颗粒,其周围有大小不等的泡状结构。肿大细胞的胞质内亦见多数小颗粒。吉姆萨染色见单核细胞胞核肿胀、溶解,胞质中见多数圆形或卵圆形紫色小颗粒散在或聚集成团,细胞膜周围被泡沫状结构包绕,含有多数紫红色颗粒。油镜下巨噬细胞层状膜样结构,中央有电子密度高的核样结构。由于衣原体进入细胞内,致使细胞核溶解或消失,细胞内见衣原体的包涵体。

(张明、李其信、张强)

第八节　传染性软疣

传染性软疣,属中医学"鼠乳""水瘊子"范畴,是由传染性软疣病毒所引起的一种接触性传染的皮肤病。隋代巢元方《诸病源候论》记载:"鼠乳者,身面忽生肉如鼠乳之状,谓之鼠乳。此亦是风邪搏于肌肉而变生也。"

传染性软疣多发生于儿童及性生活活跃的青年,多因密切接触而传播,也可自体接种。儿童多在集体生活中与患儿接触而被传染,皮损多发于暴露部位如面部、颈部、四肢。成人感染本病多与性交有关,皮损多发于躯干、下腹部、外阴及外生殖器,而且常并发其他性传播疾病。此外,成人也可以通过摔跤、按摩、浴室等公共场所感染本病病毒。

【病因病机】

本症的发生多因儿童及青年为阳胜之体,外感风热毒邪,客于肌肤,或肝火内动,积久成毒,搏结腠理致气血失和则全身起丘疹,经络不畅,津液不布,凝聚成痰,而见丘疹内有乳酪样物质;或肝气不疏,气机不畅,脾运不健,易生痰浊,痰浊凝聚肌肤,而成赘疣。

【诊断】

儿童及青年人除掌跖外任何部位均可发生,皮损呈半球状隆起,顶端有脐凹,表面有蜡样光泽,挑破可挤出乳酪样物质,一般可作出诊断。

1. 临床表现　传染性软疣患者皮损初起坚实,后逐渐变软,小者如米粒,大者如豌豆,呈半球形隆起,色灰白或乳白或正常皮色。表面光滑,有蜡样光泽,形似珍珠,中心微凹陷如脐窝,周围微红,用针挑破顶部,可挤出乳酪样物质,称软疣小体,愈后不留瘢痕。皮损数目少则数个,多则数十个,分散或集簇存在,但不相融合。胸背、四肢多见,偶发于面部、手足。一般无自觉不适,可伴有瘙痒,可因搔抓或自身传染而皮损增多。慢性可自行消退,但可复发。

2. 辅助检查

(1)直接涂片:挤压损害可自凹窝内排出乳酪样物质,涂于载玻片,做吉姆萨染色或赖特染色,光镜下观察,可见软疣小体。

(2)病理检查:组织病理特征性表现为棘细胞细质中见大量嗜酸性小包涵体,以后形成嗜碱性包涵体,即软疣小体,有诊断价值。

【鉴别诊断】

1. 寻常疣　表面粗糙不平,如花蕊状,呈乳头样,中间无脐形凹陷,不能挤出乳酪样物质。

2. 扁平苔藓　亦可见脐凹状皮疹损害,但好发于屈侧面,皮损为紫红色。

3. 汗管瘤　女性多见,好发于眼睑周围、鼻颊等部位。为针头大小的结节,分布密集,质坚硬,中心无脐窝,亦无软疣小体。

4. 基底细胞瘤　单个较大的皮损应与基底细胞瘤鉴别,后者多见于老年人,好发于面部、头部等暴露部位。有珍珠状隆起边缘的斑块或结节,表面出现角化、糜烂、溃疡、结痂,伴有毛细血管扩张,发展缓慢。

5. 角化棘皮瘤　多见于中年男性,好发于面中部、手背与臂部,为毛囊性圆顶状坚实的丘疹或结节,中央凹陷,其内充满角质栓,除去角质栓则呈火山口状。生长迅速,约 1 年内自行消退,遗留凹陷性瘢痕。

【治疗】

本病的治疗原则为祛风清热,解毒利湿。若皮疹较少,且较稳定,无新皮损出现者,可单用外治;若皮疹较多,不断有新丘疹出现,则应内治外治相结合。

一、内治

（一）辨证施治

1. **风热毒蕴证** 皮疹初起疣体数目多而大，色灰白、乳白或正常皮色，周缘微红，表面光滑如涂蜡，中心凹陷如脐窝，挑破顶部可挤出乳酪样物质，微痒，抓破感染时局部肿疼色红。伴口渴，或便干溲赤。舌红，苔薄黄，脉浮数。治宜祛风清热，解毒散结。方宜马齿苋合剂加减。常用药物有马齿苋、败酱草、大青叶、夏枯草、板蓝根、桑叶、生龙骨、生牡蛎、浙贝母等。皮损多发于头面，周缘色红，瘙痒剧烈等风热偏盛者加牛蒡子、野菊花、地肤子、白藓皮、苦参等；心烦易怒，夜寐不安，热毒内盛者加黄芩、栀子、珍珠母、酸枣仁等。

2. **肝郁痰凝证** 病程较长，皮疹色淡，发病以下半身为多，伴烦躁，纳食不香。舌淡苔白，脉弦。治宜疏肝解郁，化痰散结。方选治疣汤加减。常用药物有柴胡、桃仁、红花、夏枯草、丹参、当归、陈皮、鸡内金、生龙骨、生牡蛎等。皮损反复不愈，皮疹色微暗，胸闷胁胀气滞血瘀者加延胡索、川楝子、三棱、莪术等；神疲乏力，少气懒言，头晕目眩等气血亏虚者加黄芪、党参、白术等。

3. **脾虚湿阻证** 皮疹反复发作，疣体数目较少，散在分布于胸前、肩胛等处，颜色清淡或灰白，伴纳差，大便溏薄。舌质淡红，苔薄白，脉濡弱。治宜健脾利湿，软坚散结。方选复方薏苡仁汤加减。常用药物有薏苡仁、白术、茯苓、怀山药、白花蛇舌草、香附、萆薢、甘草等。皮损多发于下肢者加牛膝、黄柏；面色苍白，腹胀有冷感，或泛吐清水等脾阳虚者加干姜、党参、肉桂等。

4. **瘀积肌腠证** 症见皮损顶端中央有小白点或凹陷如脐窝，色灰白或正常肤色，周围微红，境界明显，能挤出乳酪状物。苔薄白，舌暗红，脉涩。治宜活血祛疣。方选祛疣汤加减。常用药物有代赭石、生牡蛎、灵磁石、桃仁、红花、陈皮、赤芍、珍珠母、薏苡仁。风热者加桑叶、菊花、杏仁；气滞者加川楝子、制香附、乌药。

（二）中成药、验方

1. **中成药**

(1) 风热毒蕴证：黄连上清丸，每日3次，每次3丸；或牛黄解毒丸，每日3次，每次3丸。

(2) 肝郁痰凝证：六香丸或橘核丸，每日3次，每次5~8g。

(3) 脾虚湿阻证：参苓白术丸，每日2次，每次

8g。

(4) 瘀积肌腠证：舒筋活血片，每日3次，每次5片。

2. **验方**

(1) 解毒清疣汤：大青叶15g，板蓝根15g，连翘15g，土茯苓15g，紫花地丁10g，香附10g，郁金10g，白花蛇舌草15g，浙贝母10g，紫草10g，甘草6g。水煎服，每日1剂，分2次服。适应于热毒壅盛之传染性软疣。

(2) 平疣汤：大青叶、紫草根、败酱草各24g，土茯苓、蒲公英、生薏苡仁各30g，连翘15g，板蓝根15g，重楼10g。水煎服，每日1剂，分2次服。适用于风热毒蕴之传染性软疣。

(3) 清肝消疣方：柴胡10g，郁金10g，香附10g，牡蛎30g，牡丹皮10g，石决明30g，赤芍10g，紫草10g，薏苡仁30g，玄参15g，大青叶15g，甘草6g。水煎服，每日1剂，分2次服。适用于肝郁痰凝之传染性软疣。

(4) 消疣方：生牡蛎30g，穿山甲10g，珍珠母30g，桃仁10g，红花10g，赤芍10g，陈皮6g。水煎服，每日1剂，分2次服。适用于气滞血瘀之传染性软疣。

(5) 平胃散加减：白术6g，厚朴6g，陈皮10g，茯苓10g，生麦芽15g，炒薏苡仁20g，黄芩6g。水煎服，每日1剂，分2次服。适用于脾虚湿阻之传染性软疣。

（三）西药治疗

目前临床上治疗没有直接针对传染性软疣的西药物。一般采用经验性的药物治疗，主要以抗病毒、免疫调节治疗为主。

(1) 溶菌酶：100mg，每日3次。

(2) α-2b干扰素：100万~300万U，肌内注射，隔日1次。

(3) 聚肌胞：1次1~2mg，肌内注射，每3日1次，10次为1个疗程。

二、外治

(1) 可用5%咪喹莫特或颠倒散洗剂外搽，或用金霉素软膏外涂或用液态石炭酸，棉棒蘸药少许，点涂疣上，3日点1次，1~3次后可结痂脱落痊愈。适用于疣体小，数目多者。

(2) 斑蝥膏：斑蝥12.5g，雄黄2g，捣研细末，加蜂蜜半食匙，混合调匀成膏，装瓶内备用。用法：疣上先涂碘酒消毒，依疣样大小，挑取相当大小斑

蛰膏,用拇指丸成扁圆形,放于疣面上,再用胶布固定;局部略有红肿痛起小疱,经 10～15 小时,可将疣剥离皮肤。

(3)苍术洗剂:马齿苋 30 g,苍术、蜂房、白芷各 10 g,陈皮、苦参各 15 g,蛇床子 12 g,细辛 6 g。水煎,趁热温洗患处,每次 20 分钟,每日早、晚各 1 次,7 日为 1 个疗程。适用于疣体发于下半身。

(4)木贼汤:木贼 30 g,香附 30 g,板蓝根 30 g,山豆根 30 g。水煎,每日 1～2 次,洗搓患处。适用于传染性软疣。

(5)板蓝根 50 g,大青叶 50 g。每日 2～3 次,水煎洗擦患处。适用于传染性软疣。

(6)红花 30 g,干姜 30 g,生半夏 30 g,骨碎补 40 g,吴茱萸 15 g,樟脑 10 g。用 75% 乙醇 1 000 ml 浸泡 1 周,滤渣后即可应用,涂搽患处。适用于传染性软疣。

(7)先在局部用 75% 乙醇消毒,后用缝衣针,经消毒后,在软疣顶端挑破,挤出乳酪样物汁,再以棉棒蘸 2% 碘酒涂在挑破处,压迫止血。疣数多者可分批挑治。

(8)局部消毒后用刮匙将疣体刮去,大的疣体刮除后创面渗血可用棉签压迫止血,然后在创面外敷珍珠粉,疣多者可分批刮除。

(9)先将局部消毒,用无齿镊夹住疣体,快速用力向上拔除,能夹出乳酪样小栓,疣体大者,可先在基底剥离再分次拔除,用消毒纱布止血,避免感染,然后涂以 5% 碘酊或 3.3% 三氯醋酸,并压迫止血。

三、针灸疗法

(1)针刺放血疗法:用三棱针在双足隐白、大敦及双手少商穴进针,以自然出血大度,5～10 分钟后,擦去血迹,隔日治疗 1 次。

(2)火针:常规消毒后,以酒精灯烧红专用火针,快速刺入疣体根部,数日后结痂脱落。

(3)液氮冷冻、微波或电干燥疗法。

四、手术治疗

传染性软疣:对于其他办法治疗失败或者不愿接受服药、外搽药的患者,手术切除治疗不失为一种好的方法,其可以彻底切除疣体并有效防止复发。

【预防与调护】

(1)注意隔离,健康人群减少与患者接触,特别是公共场所如幼托机构、浴室、泳池等应加强消毒。

(2)注意杜绝不洁性交,不混用洁具、搓澡巾等。慎用搓澡巾(特别是尼龙搓澡巾)过度搓澡,勤换衣服,最好煮沸消毒。

(3)避免搔抓,以防自体接触传染,皮疹增多。

【现代文献摘录】

(1)白春玲.中西医结合治疗传染性软疣 21 例[J].现代中西医结合杂志,2001,18:1788.

观察中西药内服及局部外敷的方法治疗传染性软疣的临床效果。收集 21 例均符合传染性软疣的临床诊断的患者分别采用西药给予抗病毒、预防感染以及对症治疗,对已形成软疣小体的则用注射针头将软疣小体挤出,再涂 2% 碘酒;内服中药(板蓝根 30 g,薏苡仁 30 g,防风 10 g,木贼 10 g,生槟榔 6 g);局部外敷中药(墨旱莲 13 g,马齿苋 13 g,冰片 40 g,骨碎补 3 g,放入乙醇中浸泡 7 日后,局部外敷,每日 7～8 次)。结果:21 例均痊愈,软疣干燥结痂,软疣小体消失,痒感消失。结论:中医认为传染性软疣多由风热毒邪搏于肌肤而生,所以用以清热解毒、祛风除湿的方剂,同时配以局部中药外敷以清热解毒、敛疮散结,再加上抗病毒药物的使用以及局部软疣小体的清除,使病情在各个发展阶段均得到很好的治疗,从而缩短了疗程,效果好,无毒副作用,值得临床推广。

(2)刁爱玲.中药外洗治疗传染性软疣 79 例疗效观察[J].中国当代医药,2010,08:63.

观察中药外洗治疗传染性软疣的疗效。从门诊收集传染性软疣者 79 例,嘱患者使用中药外洗方法(木贼草、香附各 40 g,金银花、夏枯草各 40 g,山豆根、板蓝根各 30 g,加适量水,煮沸后再用文火煎煮 20 分钟,待水微温时外洗患处或用纱布外敷 20～25 分钟,每日 2 次,每 2 日 1 剂,3 剂为 1 个疗程。连用 3 个疗程)。疗效判定在最后 1 个疗程结束后进行,随访 3 个月。结果:临床治愈率为 58.23%,总有效率为 82.28%。结论:中药外洗治疗传染性软疣简单、经济,组方合理,疗效确切,值得推广。

(3)李珊,王志力,李富华.炎琥宁注射液治疗传染性软疣 65 例[J].中国民间疗法,2014(01):27-28.

观察炎琥宁注射液联合传统钳夹软疣治疗方法的临床效果。收集 110 例皮疹典型者,随机分为治疗组和对照组。对照组使用止血钳夹破软疣挤出软疣小体,压迫止血,表面再涂碘伏。治疗组用

5%碘伏常规消毒后,用棉棒蘸取炎琥宁注射液,反复涂擦皮损表面至表面粗糙,使药物充分吸收,每日 3 次,连用 10 日。皮疹较大者,先挑破表面皮肤或直接挤出软疣小体,再涂药物。结果:治疗组 65 例痊愈 45 例,显效 20 例,无效 0 例;对照组 45 例,痊愈 21 例,显效 20 例,无效 4 例。结论:炎琥宁注射液外用治疗传染性软疣,提高了疗效,愈后无瘢痕,无复发,操作简单,对皮肤无刺激,患者无痛苦,适合在基层医疗单位中推广使用。

(4)秦亮,王晓刚,鹿艳群,等.燥湿化痰法治疗传染性软疣 100 例临床观察[J].河北中医,2012(01):37-38.

观察燥湿化痰法结合传统外治拔疣法治疗传染性软疣效果。收集 200 例符合《皮肤性病临床医嘱手册》中传染性软疣诊断标准的病例,随机分为治疗组与对照组。对照组予传统外治拔疣法治疗,治疗组在对照组治疗基础上予燥湿化痰中药(陈皮 15 g,清半夏 9 g,茯苓 12 g,炙甘草 9 g,芥子 9 g。皮损红赤加牡丹皮 9 g,赤芍药 12 g;并发感染加蒲公英 20 g,败酱草 20 g;瘙痒甚加荆芥 9 g,防风 9 g;舌苔黄腻明显加黄芩 12 g,黄连 9 g。每日 1 剂,水煎取汁 300 ml,分早、晚 2 次服,小儿酌减)。结果:治疗组与对照组痊愈率、复发率比较差异均有统计学意义,治疗组疗效优于对照组。结论:在传统外治拔疣法基础上采用燥湿化痰中药内服治疗传染性软疣与单纯传统外治拔疣法疗效比较,前者明显达到缩短病程、提高治愈率和降低复发率的效果。

(张明、张强、吴文锋)

第九节　白塞综合征

白塞综合征与汉代张仲景《金匮要略》中的"狐惑病"相似。"狐惑之为病,状如伤寒……蚀于喉为惑,蚀阴为狐",并且可兼有"目赤如鸠眼",伴发狐疑惑乱不定的精神症状。本病属于"寒疡""阴疮"范畴。

本病是以原因不明的细小血管炎为病理基础的慢性、进行性复发性、多系统损害的疾病。以口腔、外阴溃疡、眼炎、皮肤损害为临床特征。故又称外生殖器溃疡和虹膜炎三联综合征,在男科就诊者,多以阴茎部位溃疡、尿痛、尿急、尿频就诊多见。除眼、口和生殖器发病外,还可累及大动脉、静脉、消化道、关节、皮肤及神经系统等。本病呈慢性、反复发作,严重者可危及生命。

【病因病机】

1. 外感邪毒　先天不足,气虚体弱,卫外不固。喉、口为肺脾之窍,风湿热邪内犯,往往易于先致喉口部生患;风热之邪易乘肝阴相对不足而犯眼目。湿热之邪下注,易犯前后二阴。风湿、热邪滞结于喉、二阴,化热蚀膜而成黏膜溃疡。

2. 湿热内蕴　感受湿热毒气,或过食肥甘,损伤脾胃,湿热内生,以致湿热毒火上熏口、眼,下注阴器,发为阴蚀。

3. 心脾积热　外感风热,或内生湿热,久蕴归心,邪热不去,心火下移热小肠、下阴、火扰神明,心神不定,湿蒙心窍则意志不决。

4. 热毒内攻　风湿热邪蕴结于素体阴虚津亏者,邪热循肝经下注二阴,火燔肌腠,则见阴部溃疡、红肿热痛。易化成热毒,无处发泄,内客脏腑或营血,出现高热、烦躁;津伤口燥,黏膜红斑疮疡更大。

5. 精阴亏损　因先天肝肾不足,或病久耗伤精气。若肝肾阴虚,则水不制火。虚致溃疡不敛,从而发生虚损性黏膜溃疡。

6. 气血两虚　后天脾胃受损,调摄不慎,气血亏乏,久病体虚,摄纳不足或脾胃受损,化生乏源,气血匮乏,失于濡养,溃疡久不收敛。

7. 脾肾阳虚　湿热、火毒及虚热之邪可耗伤阴精,而阴是阳的物质基础,阴损及阳而脾肾阳虚,或素体阳虚,以致湿毒不化,阻塞黏膜经络,而致疮疡久溃不收。

8. 阴虚火旺　素体阴虚,或久病、大病伤阴,阴虚生内热,虚火上浮口眼、下炽阴器。

9. 气滞血瘀　风湿热毒久郁于内,或虚火痰毒久郁肝经,病久正气耗伤气虚不运,阴疮久不收口。

以上病因病机可单独发生,但往往是数种兼发,如肺脾气虚兼外感、肝肾阴虚兼热毒、肝肾阳虚兼气血凝滞、湿毒蕴结与脾肾阳虚等,临症必须灵活应用。

【诊断】

1. 临床表现　本病以青壮年为主,男性多于女性;轻者无全身症状,或偶感疲劳无力,关节疼痛,头昏头痛,食欲下降,体重减轻。在急性型或慢性型的急性加重时期,发热及上述症状会加重。

(1)口腔溃疡:表现为复发性口腔阿弗他溃

疡,以此为首发症状者占 70%。全程发生者在 95% 以上。在整个病程过程中不出现口腔溃疡者罕见。溃疡单发或多发,呈圆形或椭圆形,直径 2~10 mm,边界清楚,深浅不一,中心有淡黄色坏死基底,周围为鲜红色晕,发生于唇、齿龈、口腔黏膜、软腭、硬腭、舌体、扁桃体、咽喉以及食道和鼻腔。溃疡极痛者可致进食困难,并有口臭。溃疡可自行消退,也可反复发作。一般可分为三类:① 滤泡性口炎(轻型),全身症状较轻、口腔溃疡浅、数量少、病程短,1~2 周后自愈。易反复发作。② 溃疡性口炎(较重型),全身症状较明显。常见于咽部、溃疡面积大而深,伴剧痛,经 4~6 周痊愈,反复发作。③ 疱疹性口炎(最重型),可见于口腔的任何部位。溃疡小,分布密集,数量众多,易反复发作,全身症状也较严重。

(2)生殖器溃疡:一般发生于口腔尿末或者皮肤病变以后,少数可为初发症状。男性生殖器溃疡的发生率较低,症状亦轻。女性患者绝大多数都有外生殖器溃疡,发生的时间较早,其局部表理及病程和口腔溃疡很相似。男性主要发生于阴囊、阴茎和龟头,也可以发生于尿道。女性主要发生于大小阴唇,也可以发生于阴道和子宫颈。两性均可发生于会阴、肛门或直肠内。溃疡常伴有明显的疼痛,经 1~3 周渐愈。发作期间可伴有局部淋巴结肿大。

(3)眼部病变:一般发生较晚,从初发的症状到眼部病变的出现,短则数月,长则数十年。其病变按部位可分为眼球前段病变和眼球后段病变。前段病变主要为虹膜睫状体炎、前房积脓、结膜炎和角膜炎。后段病变主要为脉络膜炎、视神经乳头炎、视神经萎缩和玻璃体病变等。一般先发生眼前前段病变,而后逐渐波及眼球后段。常累及双眼,上述任何眼部病变均可反复发作。眼球后段病变常导致青光眼、白内障和失明。

(4)皮肤症状:为本病的常见症状之一,发生率仅次于口腔溃疡。占 60%~95%。多发生于黏膜病变以后,少数患者皮肤病变为初发症状,皮疹包括丘疹、水疱、脓疱、脓皮病、毛囊炎、痤疮、疖、结节性红斑和多形红斑样损害等。面部、躯干、臀部、生殖器周围、肛门和四肢均可发生,以痤疮样损害、毛囊炎、结节性红斑为最常见。

40%~70%患者皮肤针刺同形反应阳性,即用生理盐水皮内注射、无菌针头皮内刺入,受刺部位于 24 小时左右发生毛囊炎和脓疱,以后逐渐消退。静脉输液引起的反应最明显,有时与血栓性静脉炎同时存在。

(5)关节症状:表现为多发性游走性关节炎,红肿热痛和关节积液。以大关节受累较多,常侵犯膝关节,其次为踝关节和肘关节。关节症状常与发热、血沉快、皮肤结节性红斑同时存在。

(6)血管炎:一般为复发性浅表或深部性血栓性静脉炎,好发于四肢,常伴发热、局部肿胀、疼痛和血液循环障碍。持续数日至数周。反复发作的静脉炎常后遗肢体浮肿和溃疡病变。颅内血栓性静脉炎可引起颅内视神经乳头水肿和头痛。

受累的动脉有颈总动脉、锁骨下动脉、尺桡动脉、主动脉、股动脉及其分支。因动脉病变而产生临床表现有无脉症、雷诺现象、间歇性跛行、动脉瘤、大动脉炎综合征、缺血性疼痛、四肢末端营养障碍和肢体坏死。肺部血栓性脉管炎可导致发作性大咳血。

(7)神经系统病变:一般来说,中枢神经病变较多,周围神经受累机会较少,运动神经受累机会多,感觉神经受累机会少。中枢神经系统病变是由于血管炎和血管周围炎所致的脑组织灶性软化,大多数经过慢性,少数发生较急。中枢神经系统各部分均可受累,可引起脑膜炎症候群、脑干症候群,以及精神错乱症候群等。

(8)其他系统病变:本病还可并发副睾炎、尿道炎、间质性肺炎、胸膜炎、心肌炎、节段性回肠炎、非特异性胃肠道炎症和溃疡、胰腺炎、腮腺炎、扁桃体炎等。女性患者可引起月经周期紊乱。

(9)实验室检查:贫血、血沉快,高丙种球蛋白血、血内纤维蛋白原及凝血因子Ⅷ增高,部分病例冷球蛋白阳性,溶纤维蛋白活动则降低。血清中有抑纤维蛋白溶酶激活剂物质。

2. 诊断标准　目前常采用的诊断标准系 1990 年国际白塞综合征研究组提出的,现介绍如下。① 反复性口腔溃疡:包括轻型小溃疡、较重型大溃疡或疱疹样型溃疡,一年内至少反复发作 3 次。② 复发性生殖器溃疡或瘢痕(尤其是男性)。③ 眼损害:前葡萄膜炎,后葡萄膜炎,裂隙灯检查时发现玻璃体浑浊或视网膜血管炎。④ 皮肤损害:结节性红斑、假性毛囊炎、脓性丘疹、青春期后(未服用糖皮质激素)出现的痤疮样结节。⑤ 针刺反应阳性:针刺试验后经 24~48 小时判定为阳性。诊断白塞综合征必须具有复发性口腔溃疡,并且至少伴有其余四项中的两项以上者,但需除外其他疾病。与本病密切相关并有助诊断的症状有:关节痛或关节炎、皮下栓塞性静脉炎、深静脉栓塞、动脉栓塞和(或)动脉瘤、中枢神经系统病变、消化道溃疡、副睾炎和家族史。

【鉴别诊断】

临床出现口、眼、生殖器及皮肤症状者,容易考虑本病,但需与其他皮肤病如药疹、多形红斑、单纯疱疹、天疱疮、瘢痕性天疱疮等鉴别。溃疡严重并伴有系统表现者需与坏疽性脓皮病和 Wegener 肉芽肿病相鉴别。鉴别中需特别注意的有以下两病:① 瑞特综合征,可有眼结膜及葡萄膜炎、关节炎、皮肤黏膜病变,有时难与白塞综合征鉴别。但瑞特综合征阴部溃疡较白塞综合征更深,皮疹以蛎壳样银屑病和皮肤角化病为主要表现,系统损害轻,HLA - B27 阳性,可有淋病或非淋菌性尿道炎的病史。② 炎症性肠病,可有眼葡萄膜炎、皮肤红斑结节、黏膜溃疡及关节疼痛等,需与累及肠道的白塞综合征鉴别。白塞综合征肠道损害好发于右半结肠回盲部,病变部连续,两病的组织病理也不同,炎症性肠病常见肉芽肿样损害。

【治疗】

一、内治

(一)辨证施治

1. **风热内侵证** 外生殖器溃疡初起,疡痛不甚伴疲劳乏力、关节酸痛。口腔溃疡浅、数量小、病程短、咽喉肿痛、口干,或者目赤肿痛,怕风吹。舌苔薄黄,舌质淡红,脉浮数。治宜消风清热,解毒利咽。方选消风散加减。常用药物有牛蒡子、薄荷、防风、赤芍、生地、生石膏、黄芩、甘草、大青叶、射干、藏青果、山豆根、蝉蜕、金银花、连翘等。

2. **湿热内蕴证** 前阴和后阴黏膜溃疡、疼痛,尿痛、尿频、尿急,大便疼痛。发热不扬,头痛头重,胸闷腹胀。口咽部溃疡面积大而深,伴剧痛。眼睛红肿胀痛,小腹部会阴部作胀。黏膜溃疡反复发作,附近淋巴结肿大。舌苔黄腻,舌质红,脉滑数。治宜清热利湿,解毒护膜。若湿热下注二阴,方选龙胆泻肝汤、三妙丸,或选萆薢渗湿汤加减。常用药物有茯苓、生甘草、金银花、板蓝根、连翘、蜂房、茵陈、龙胆草、川黄连、黄柏、泽泻、薏苡仁、壁虎、当归、山豆根、车前草等。

3. **心脾湿毒证** 会阴红肿糜烂,大便黏腻或便结,尿赤发热,口腔溃疡,舌部溃疡糜烂,伴心烦意乱、疑惑不定、失眠不寐、口干口渴、口腔有异常气味。舌苔黄腻,舌质红,脉滑数。治宜清心理脾,解毒化湿。方选甘草泻心汤加减。常用药物有甘草、人参、姜半夏、藿香、佩兰、白术、黄芩、黄连、赤小豆、泽泻、山豆根、藏青果、滑石、生栀子等。

4. **热毒内攻证** 会阴、肛周等多处黏膜溃疡反复发作,创面有脓性分泌物,伴疼痛肿胀;皮肤红斑、结节,关节红肿疼痛,目赤肿痛。高热不退,淋巴结肿大,口渴思饮,大便干或燥结不下。皮肤针刺同形反应阳性。舌苔黄,舌质红,脉弦滑。治宜清热凉血,解毒护膜。方选清营汤加减或解毒凉血汤加减。常用药物有金银花、连翘、黄连、麦冬、丹参、玄参、生地、淡竹叶、水牛角粉、板蓝根、大青叶、地骨皮、赤芍、生石膏、羚羊角粉等。并可配合西黄丸或安宫牛黄丸、片仔癀等中成药。

5. **肝肾亏虚证** 病程日久,外阴、口腔黏膜溃疡时轻时重,头目眩晕,爪甲不、面色淡白,腰膝酸软,精神萎靡。少苔或无苔,舌质红,脉细。治宜滋补肝肾;方选六味地黄汤加减。常用药物有生地、山药、山茱萸、茯苓、泽泻、玄参、枸杞子、麦冬、五味子、肿节风、菟丝子等。

6. **气血两虚证** 生殖器与口腔黏膜溃疡久不收口,渗出脂水,疼痛不甚,进食困难,二便作痛,眼睛微红干涩作痛,视物模糊,皮肤红斑、结节,毛囊炎反复发作,口、眼、生殖器、皮肤四种损害此起彼伏,面色萎黄,短气懒言,肢倦乏力,舌质淡润,脉细。治宜益气补血,解毒通络。方选归脾丸加减。常用药物有野荞麦、当归、丹参、人参、生黄芪、白芍、甘草、熟地、炒白术、蜂房。

7. **脾肾阳虚证** 长期反复出现外阴及口腔溃疡,伴有结节性红斑或脉管闭塞症。病情遇寒加重,冬季尤甚。多种合并症相继发生。全身乏力,少气懒言,手足不温,神疲困顿,纳差,五更泄泻,下肢浮肿,遗精阳痿。舌苔白或少苔,舌质淡红,脉细弱。治宜补脾温肾,散寒解毒。方选《金匮》肾气丸加减。常用药物有党参、茯苓、白术、甘草、制附子、白芍、补骨脂、益智仁、砂仁、炒薏苡仁、山茱萸、肉桂、泽泻、车前子、射干等。

8. **阴虚火旺证** 眼睑、口腔咽喉、阴茎、阴囊溃疡日久不愈,暗红灼痛,视力减退,低热起伏,五心烦热,口干咽燥,头目眩晕,苔少或剥,舌红少津,脉细数。治宜滋阴降火。方选知柏地黄丸加减。常用药物有知母、黄柏、生地、山茱萸、山药、牡丹皮、泽泻、茯苓、北沙参、甘草、黄芪、太子参、党参、川楝子、枳壳、柴胡、丹参、川牛膝、赤芍。

9. 气滞血瘀证 会阴疡口久不收敛，疡痛不已，伴皮肤黧黑，肌肤甲错，粗糙干燥，舌暗有瘀点、瘀斑，苔白润，脉细涩甚沉。治宜活血化瘀，益气通络。方选膈下逐瘀汤。常用药物有丹参、茜草、益母草、桃仁、红花、三棱、莪术、大黄、橘皮、香附、刘寄奴、党参等。

此外，湿热毒邪可阻滞气机瘀滞，阴血不足及阳气亏损也可导致容量及动力不足之因虚致瘀致滞。所以各证型之中都应配伍使用化瘀药，如解毒化瘀和补益化瘀，解毒化瘀常用白花蛇舌草、茜草、紫草、忍冬藤、益母草、毛冬青、虎杖、十大功劳等；补益化瘀常用鬼箭羽、丹参、当归、川芎、生地、天花粉等。

（二）中成药、验方

1. 中成药

（1）风热型可选用银黄片。

（2）湿热型可选用甘露消毒丹、二妙丸。

（3）热毒型可选用解毒清心丸、清降片、清热消炎宁胶囊、比拜克胶囊等。

（4）补益类可选用人参健脾丸、云芝胶囊、右归丸、肾气丸、知柏地黄丸、养阴清肺膏等。

2. 验方

（1）甘草泻心汤合导赤散加减：生炙甘草各25 g，党参40 g，干姜15 g，黄芩10 g，黄连10 g，法半夏15 g，茯苓30 g，生地20 g，竹叶15 g，莲子10 g，大枣10枚。每日1剂，水煎，分2次服。适用于湿热内蕴，兼脾虚之白塞综合征。

（2）二至地黄汤加减：生地12 g，白芍10 g，山药10 g，茯苓10 g，泽泻10 g，女贞子10 g，墨旱莲10 g，牡丹皮6 g，炙鳖甲20 g（先煎）。每日1剂，水煎，分2次服。适用于阴虚火旺之白塞综合征。

（3）解毒除湿汤：当归12 g，甘草12 g，土茯苓30 g，壁虎4～8条，赤小豆25 g，板蓝根25 g，鹿角25 g，蜂房30 g，连翘15 g，薏苡仁15 g，泽泻9 g。每日1剂，水煎，分2次服。适用于湿热内蕴之白塞综合征。

（4）治惑丸：槐实60 g，苦参60 g，芦荟30 g，干漆2 g，广木香60 g，桃仁60 g，青葙子30 g，明雄黄30 g，广犀角30 g（用水牛角代替）。共研极细末，水泛为丸，每日3次，每次8 g。适用于湿热内蕴之白塞综合征。

（5）白塞综合征加减方：炙附子10 g（先煎），党参10 g，白术10 g，茯苓10 g，半夏10 g，三棱10 g，莪术10 g，归尾10 g，赤芍10 g，红花10 g，肉桂3 g（后下），干姜3 g，甘草3 g。气虚者加重黄芪30～50 g，每日1剂，水煎，分2次服。适用于脾肾阳虚，兼有血瘀之白塞综合征。

（三）西医治疗

（1）皮质类固醇激素：适用于急性发作的眼部病变，伴有神经系统和大血管病变者，口、眼、生殖器溃疡面积较大较深或发高热持续不退等较重病，可予泼尼松每日30～60 mg，分3次口服，病情控制后减量，完全缓解后可停用。

（2）秋水仙碱0.5 mg，每日2次，口服，对眼部病变及结节性红斑疗效较好。

（3）反应停：对控制口腔、生殖器溃疡有较好疗效，开始每日200 mg，口服，病情控制后逐渐减量为每日25～50 mg，每晚1次口服维持。儿童及生育年龄患者慎用。

（4）有关节炎及结节性红斑者可口服非激素类抗炎药。

（5）免疫增强剂如转移因子、左旋咪唑可望减少复发。

（6）大剂量维生素E、复合维生素B、维生素C可作为辅助用药。

二、外治

1. 中药外用药

（1）鱼腥草眼药水：点眼，每日数次。适用于眼睑病变者。

（2）口腔溃疡：选用西瓜霜、锡类散、珠黄散、绿袍散之一种，吹于患部。吹药之前先用藏青果水剂（藏青果、薄荷、金银花、苍术各10～15 g，水煎）漱口。

（3）外阴溃疡：用苦参汤或蛇床子汤煎汁外洗，然后用白珍珠散、黄连粉外掺；溃疡较重者可用青蛤散麻油调外搽。

（4）马齿苋30 g，黄柏15 g，败酱草30 g。每日1剂，煎水外洗。适用于湿热内蕴之白塞综合征。

（5）眼痛流泪或羞明：选用野菊花、千里光煎汁过滤外敷或冲洗。

（6）苦参汤方：苦参80 g，水煎，熏洗外生殖器。适用于湿热内蕴之白塞综合征。

（7）青吹口散：煅石膏、煅人中白、青黛、薄荷、黄连、黄柏、川连、煅月石、冰片适量。共为细末，敷于创面，每日3次。适用于各型之白塞综合征，口腔、外生殖器溃疡者。

（8）金银花15g，菊花15g。开水泡，每日1剂，含漱口多次。适用于白塞综合征口腔溃疡者。

（9）马齿苋30g，黄柏15g，败酱草30g。每日1剂，煎水外洗。适用于湿热内蕴之白塞综合征。

2. 西药外治　口腔溃疡可局部应用口腔溃疡软膏，生殖器溃疡可用1∶2000黄连素溶液清洗，外搽抗生素软膏。

三、针灸疗法

（1）毫针治疗：穴位取风池、中脘、关元、肝俞、脾俞、内关、三阴交、太冲、足临泣。每次取4～5穴，前后穴位轮换使用，每日1次，20次为1个疗程。

配穴及用法：风热内侵证，用平补平泻法加少商、商阳点刺出血；湿热内蕴证，加内庭、阴陵泉，用泻法，厉兑、隐白点刺出血；心脾湿毒证，加神门、三阴交，用泻法，少冲、少泽点刺出血；热毒内攻证，用透天凉法，加大椎，点刺放血，十二经井穴点刺出血；肝肾亏虚证，加三阴交、足三里、太溪，用补法；气血两虚证，加三阴交、足三里、气海、丰隆，用灸法；脾肾阳虚证，加足三里、命门、腰阳关，用灸法；阴虚火旺证，加太溪、水泉、阴谷，用平补平泻法；气滞血瘀证，加血海、膈俞，用泻法。

（2）耳针法：穴位取神门、交感、肺、肝、肾、脾、口、眼、荨麻疹区、内分泌。

配穴及用法：胃肠症状明显，加胃、膈、腹；神经症状明显，加枕、皮质下、神经衰弱点；黏膜溃疡明显，加心、大肠；头痛甚，加太阳；热毒盛，耳尖或耳垂放血。每日或每隔日1次，15次为1个疗程。

（3）灸法：穴位取中脘、关元、气海、肾俞、足三里、腰阳关、命门、溃疡部位。

配穴及用法：用艾灸器灸或艾条灸时以局部红晕为度，对于溃疡部位施灸要以溃疡表面糜烂发干为度，每日1～2次，20次为1个疗程，用于虚证。

【预防与调护】

要善于开导孤僻抑郁患者，使之心情舒畅，性格豁达，遇事不怒、不悲、不忧、不躁。注意口腔黏膜保护，保持口腔卫生，防止机械性损伤口腔黏膜。前后二阴经常用中药洁净外洗。若有溃疡应注意及时换药。饮食清淡，忌食荤腥发物及其他刺激性食品。

【现代文献摘录】

（1）王彬彬. 中医辨证治疗白塞综合征30例[J]. 长春中医药大学学报，2008（06）：697.

观察应用中医药疗法治疗白塞综合征的疗效。根据辨证与辨病相结合的原则，应用自拟方治疗白塞综合征30例。3个月为1个疗程，用药1个月后均见效，病情缓解，口腔溃疡愈合快，间歇期延长，全身症状减轻。1个疗程后，显效19例，有效8例，无效3例，总有效率为90%。据临床观察证实，对于血热实证，内治法采用清热凉血、解毒理疮；对于阴虚血热证，内治法采用滋阴降火、凉血理疮，疗效满意。用内治法治疗的同时，配合苦参汤漱口或洗患处。前房积脓者，可用当归赤小豆汤养血排脓；肛门及下阴溃疡者，可用雄黄熏之。同时要注意提高身体素质，增强免疫功能。

（2）朱红军，杜金龙. 中西医结合治疗白塞病37例[J]. 河南中医，2011（12）：1418.

观察中西医结合治疗白塞综合征的临床疗效。67例确诊患者随机分为治疗组37例，对照组30例。对照组采用口服肾上腺皮质激素联合免疫抑制剂治疗，治疗组在对照组治疗的基础上加服自拟滋阴愈疮汤治疗（熟地15g，当归15g，知母10g，麦冬10g，黄柏10g，菟丝子9g，女贞子9g，白芍9g，牡丹皮9g，肉桂6g，甘草6g。每日1剂，煎2次，混匀后分2次温服。湿热盛者加茯苓10g；气虚盛者加黄芪15g）。结果：治疗组显效22例，好转12例，未愈3例，有效率为91.9%；对照组显效12例，好转11例，未愈7例，有效率为76.7%。两组有效率比较有显著差异。结论：中西医结合治疗白塞综合征疗效显著。

（张明、傅兆杰、袁晓明）

第十节　艾　滋　病

艾滋病（AIDS）全名为获得性免疫缺陷综合征，属中医学"疫疠""虚劳""瘰疬"范畴。符合《素问·刺法论》所云"五疫之至，皆相染易，无问大小，病状相似"的特点。

本病是人感染人类免疫缺陷病毒（HIV）后，引起细胞免疫功能尤其是T辅助细胞免疫功能缺陷，导致各种条件性感染和肿瘤发生，预后差，病死率极高，成为目前危及人类健康与社会发展的世界性医学难题之一，预防与控制的任务十分艰巨。

【病因病机】

中医学认为艾滋病的发病有内因与外因两种。内因为房事过度，正气受损，气血亏虚；外因为感受瘟邪淫毒，损伤机体。两者互为因果，正虚邪实，瘟毒横窜脏腑，脏腑功能受损，最后导致脏腑阴阳气血的虚衰。

西医学认为，HIV 是导致艾滋病的病毒。HIV 属逆转录病毒，细胞膜芽生，可分为两型，HIV-2 是从西非地区所分离的，HIV-1 则从欧美、中非等地区分离的。HIV 对外界抵抗力弱，对热和一般消毒剂不耐受，但对紫外线不敏感。

HIV 的主要传播途径有三条，包括性接触（同性或异性间）传播、血液传播（共用针头和使用不安全的血液制品）以及母婴垂直传播。目前在我国，HIV 的传播以血液传播为主，但近年来通过性行为传播的比例也在急速上升。目前尚无证据表明 HIV 可通过飞沫、握手、共用餐具、拥抱、握手、电话、蚊虫叮咬而传播。此外，防治性病有利于控制 HIV 感染/AIDS 流行。

HIV 感染后有一定的潜伏期，由于患者细胞免疫功能障碍相继出现各种条件性感染和肿瘤发生，而目前又没有特别有效的治疗手段。因此，病死率极高。

【诊断】

艾滋病的诊断主要依靠病史（同性恋史、多性伴史、静脉药瘾史、接受输血或血制品史等）、临床表现及实验室检查来确立，其中以后者最为重要，包括 HIV 检测、患者免疫功能检测及相关病原微生物检测等。

1. 临床表现　艾滋病的临床发病过程，主要包括三期：急性 HIV 感染、无症状 HIV 感染和艾滋病三个阶段。艾滋病在整个发病过程的各期中，都有多种不同的皮肤表现，认识这些表现对于诊断和论治都有一定的意义。

（1）急性 HIV 感染：在感染艾滋病的前 3 个月左右为感染早期，这段时期患者血液中 HIV 抗体检测可能呈阴性，故也称窗口期。通常在接触 HIV 后 1～2 周，感染者出现免疫系统急性损伤。主要表现为发热、乏力、咽痛及全身不适症状（类似于上呼吸道感染），少数患者可有头痛、皮损、脑膜脑炎或急性多发性神经炎；体检有颈、枕、腋部淋巴结肿大及肝脾肿大。上述表现多在 1 个月内消失。

（2）无症状 HIV 感染：可由原发 HIV 感染或急性感染症状消失后延伸而来，短至数月，长至 20 年，平均 8～10 年。临床上没有任何表现，部分患者可出现持续性淋巴结肿大并维持相当长的时间，也有些可以发展为 AIDS。此期感染者血清中能检出 HIV 抗体，具有传染性。

（3）艾滋病：患者有发热、腹泻、体重下降、全身浅表淋巴结肿大，常合并各种条件性感染（如口腔念珠菌感染、卡氏肺囊虫肺炎、巨细胞病毒感染、疱疹病毒感染、弓形体病、隐球菌脑膜炎、肺结核）和肿瘤（如卡波西肉瘤、淋巴瘤等），部分中青年患者可出现痴呆。卡氏肺囊虫肺炎或中枢神经系统的感染是多数艾滋病患者死亡的直接原因。未经治疗者在进入此期后的平均生存期为 12～18 个月。

HIV 感染的皮肤表现：

（1）非感染性皮肤损害：皮损多形性，可类似于脂溢性皮炎、鱼鳞病、毛发红糠疹、银屑病等，但通常病情更为严重。此外还可出现特应性皮炎、光敏性皮炎、玫瑰糠疹、荨麻疹、多形红斑及痤疮样皮损。

（2）感染性皮肤损害：① 带状疱疹，累及范围常较大，可出现水疱、大疱、血疱，疼痛剧烈，极易感染，可引起脑炎、肺炎，甚至死亡。② 单纯疱疹，常复发频繁，皮损分布呈局限性或播散性，表现为持续性口腔、生殖器、肛周重度疱疹，可长期不愈并形成深溃疡。③ 疣，可表现为寻常疣、扁平疣、传染性软疣等，男性同性恋患者的肛周、直肠部常有尖锐湿疣。④ 真菌感染，鹅口疮是免疫缺陷最早出现的症状，此外常出现较严重的浅表真菌感染（如泛发性体股癣、手足癣和多发性甲癣等）。⑤ 细菌感染，表现为毛囊炎、多发性皮肤脓肿或疖。

（3）皮肤肿瘤：① 卡波西肉瘤，常见于鼻尖、口腔黏膜、躯干、四肢等处；皮损开始为粉红色斑疹，以后颜色变暗，形成淡紫色或棕色的斑疹或斑块，最后变为出血性皮损和结节。② 淋巴瘤，皮损无特异性，可为丘疹或结节，诊断主要依靠病理检查。③ 恶性黑色素瘤、鳞癌等。

2. 诊断标准

（1）急性 HIV 感染：受检血清初筛试验阳性，确诊试验阳性者。

（2）艾滋病确诊患者：HIV抗体阳性，又具有下述任何一项者，可确诊为艾滋病患者。① 近期内（3～6个月）体重减轻10％以上，且持续发热达38℃1个月以上。② 近期内（3～6个月）体重减轻10％以上，且持续腹泻（每日3～5次）1个月以上。③卡氏肺囊虫肺炎。④卡波西肉瘤。⑤明显的霉菌或其他条件致病菌感染。

（3）若HIV抗体阳性者体重减轻、发热、腹泻症状接近上述第一项标准，且具有以下任何一项时，可为实验确诊艾滋病患者。① CD4$^+$/CD8$^+$淋巴细胞计数比值＜1，CD4$^+$T淋巴细胞计数下降。② 全身淋巴结肿大。③ 明显的中枢神经系统占位性病变的症状和体征，出现痴呆、辨别能力丧失或运动神经功能障碍。

3. 实验室检查

（1）HIV检测：包括病毒分离培养、抗体检测、抗原检测、病毒核酸检测、病毒载量检测。我国现阶段HIV实验室检测主要为HIV抗体检测，在HIV抗体初筛试验阳性后再做确诊试验，确诊试验阳性者才能确定为HIV感染。

（2）免疫缺陷的实验室检查：① 外周血淋巴细胞计数，作为HIV感染病情进展的衡量标志之一，并按计数结果分为3组，≥2×10^9/L；1～2×10^9/L；＜1×10^9/L。② CD4$^+$T淋巴细胞计数，血液中CD4$^+$细胞测定是衡量机体免疫功能的一个重要指标。根据CD4$^+$细胞数目将HIV感染分为3组，≥0.5×10^9/L；0.2～0.5×10^9/L；＜0.2×10^9/L。③ CD4$^+$/CD8$^+$T淋巴细胞比值＜1，主要由CD4$^+$T淋巴细胞减少所致。④ β$_2$微球蛋白测定，艾滋病患者明显增高。

（3）条件致病菌感染的病原微生物检查：几乎每例艾滋病患者都至少有一种条件致病菌感染，应根据临床表现进行相应的病原微生物检查。

【鉴别诊断】

1. 继发性免疫缺陷　为长期使用激素、进行放化疗或其他恶性肿瘤引起的免疫缺陷。

2. 特发性CD4$^+$T细胞减少症　本病类似艾滋病，但无HIV感染。

【治疗】

一、内治

（一）辨证施治

1. 肺胃阴虚证　多见于以呼吸系统症状为主，或早期、中期患者。症见发热、干咳无痰或少量黏痰或痰中带血，气短，胸痛，全身乏力，消瘦，口干，咽燥，盗汗，皮疹瘙痒，舌质红，苔薄黄花剥或黄腻，脉细数。治宜益气养阴，清热化痰。方选参苓白术散合百合固金汤加减。常用药物有党参、茯苓、白术、甘草、陈皮、莲子肉、薏苡仁、砂仁、贝母、麦冬等。若阴虚发热，则加青蒿、地骨皮、鳖甲；若咽喉肿痛，则加牛蒡子、玄参、射干等。

2. 脾胃虚损证　多见于以消化系统症状为主的患者。症见腹泻呈稀水样，少数夹有脓血或黏液，里急后重不明显，常伴有腹痛，并见发热，乏力，消瘦，恶心呕吐，食欲不振，腹痛腹泻，吞咽困难，口腔黏膜、舌部疼痛及有白斑，或有白色块状物（鹅口疮），舌质淡，苔黄腻或白腻，脉濡细。治宜健脾益气，和胃止泻。方选补中益气汤、小柴胡汤、温胆汤加减。常用药物有黄芪、甘草、党参、当归、陈皮、升麻、柴胡、白术、茯苓、半夏等。若有淋巴结肿大，则加夏枯草、山慈菇等。

3. 气虚血瘀证　症见全身大部分淋巴结肿大加重，面部因细菌、霉菌、病毒感染出现疱疹、红斑或口腔周围白斑，或出现紫斑，尤以大腿部位为明显，神疲肢倦，日渐消瘦，持续发热，夜间盗汗，有时出现白头手指，舌暗红，苔薄，脉细数。治宜益气活血。方选补阳还五汤加减，常用药物有黄芪、党参、白术、天冬、麦冬、五味子、当归、赤芍、白芍、川芎、桃仁、地龙、丹参、枸杞子、百合、山茱萸、红花、甘草、红枣。阴虚盗汗甚者加碧桃干、糯稻根、浮小麦；发热者加金银花、连翘、白花蛇舌草；淋巴结肿大明显者加夏枯草、生牡蛎、山慈菇。

4. 脾肾两亏证　多见于晚期患者，预后极差。症见发热或低热缠绵，形体极度消瘦，神情倦怠，心悸气促，头晕目眩，腰膝酸痛，食欲不振，恶心或呃逆频作，腹泻剧烈或五更泄泻，腹痛肢冷，口干，盗汗，毛发枯槁，易脱落，爪甲苍白，皮肤瘙痒，或有鹅口疮，舌红无苔，或舌淡苔薄白，脉沉细无力或细数。治宜益气健脾，温肾止泻。方选四君子汤合四神丸加减，常用药物有肉豆蔻、甘草、茯苓、白术、党参、吴茱萸、熟地等。若有肿瘤，则加夏枯草、僵蚕、重楼等。

5. 热盛痰蒙证　此证多见于侵犯中枢神经系统的晚期垂危者，病情凶险，常在数日内死亡。症见发热，头痛，恶心呕吐，神志不清，或神昏谵语，项强肢厥，四肢抽搐；或伴癫痫，或呈痴呆状；或因周围神经损害,有肢体疼痛,行动困难等,苔黄腻,脉细数或滑数。治宜清热化痰,熄风开窍。方用安宫牛黄丸、钩藤饮加减。常用药物有牛黄、郁金、栀子、天麻、钩藤、石决明等。若有血瘀,则加桃仁、赤芍等;若有肺热,则加桑白皮、鱼腥草等。

6. 阴阳离决证 症见发热头痛,恶心呕吐,神志不清,项强惊厥、四肢抽搐、痴呆发狂,或循衣摸床,撮空引线,或撒手握拳,或呃逆频频,喘咳不止,面赤如妆,汗出如油。手足逆冷,均为病入膏肓,难治之症,苔光少津、舌红,脉沉细无根。治宜开窍救脱。实证方选安宫牛黄丸,常用药物有牛黄、郁金、犀角、黄芩、黄连、雄黄、栀子、朱砂、梅片、麝香、珍珠。虚证方选参附龙牡汤加减,常用药物有人参、熟附块、生龙骨、牡蛎。

(二)中成药

近年来随着以中西医结合治疗艾滋病的研究的发展和国内外以中草药抗艾滋病的研究,已发现了一些能抑制 HIV 的方药,如紫花地丁、丹参等。运用动物模型筛选出了有免疫增强或免疫调节的中药,如人参、黄芪、熟地等。此外还发现了一些中药对某些条件感染的病原体有抑制作用,从而能控制其感染。

(1)肺胃阴虚证:琼玉膏,每日 3 次,每次 30 g。

(2)气虚血瘀证:三七片,每日 3 次,每服 4 片。

(3)脾肾两亏证:人参蛤蚧散,每日 2 次,每次调服 5 g。

(4)热盛痰蒙证:人参粉,每日 3 次,每次 5 g。

(5)阴阳离决证:虚证用野山参粉,每次 5 g 吞服、顿服。

(三)西医治疗

1. 抗 HIV 药物

(1)叠氮胸苷:用量为每日 300～600 mg,分次口服。儿童年龄在 3 个月以上者每 6 小时给药 1 次,每次 180 mg/m² 体表面积。

(2)双脱氧肌苷:用量为 150～300 mg,每日 2 次口服。儿童 25～100 mg,每日 2 次口服。儿童 25～100 mg,每日 2 次口服。

(3)双脱氧胞苷:用量为 0.75 mg,每日 2～3 次,与叠氮胸苷联合用药。

(4)司他夫啶:作用与双脱氧胸苷相近,与前 3 种同为逆转录酶抑制剂。

可选用上述 4 种的 2～3 种联合用药。

2. 免疫调节剂

(1)干扰素 α:早期用药,每次以 300 万 U 皮下注射,每日 1 次,2～4 周以后改为每周 3 次,每疗程 2～3 个月。

(2)白细胞介素-2(IL-2):可用重组 IL-2 每日 250 万 U 连续静脉滴注 24 小时,每周 5 日,共 4～8 周。

(3)粒细胞-巨噬细胞集落刺激因子(GM-CSF)及粒细胞-集落刺激因子(G-CSF)。

3. 条件性感染治疗 真菌、病毒或细菌如结核杆菌的感染,应选用敏感药物进行规范治疗。

【预防与调护】

根据中医学数千年来的临床经验及理论基础,以及对少数患者的治疗观察来看,用中医药防治艾滋病的前景是良好的,特别是中医药对自身免疫疾病、免疫缺陷症、病毒感染等均有一定疗效。用中医方法治疗艾滋病,在缓解症状、延长生命诸方面,有非常广阔的前景。

美国公共卫生署(1983)提出的预防艾滋病建议如下。

(1)应避免同艾滋病患者或怀疑为艾滋病患者的人,包括Ⅳ类药物滥用者,发生性接触。

(2)有多个性伴侣的人,或与一个有多个性伴侣的人发生性接触,发生艾滋病的可能性就会增加。

(3)某些性行为,特别是有损伤直肠黏膜的性行为,传染上艾滋病的概率更大。

(4)有Ⅳ类药物滥用或成瘾的人,特别是他们之间共用针头传染艾滋病的机会更大。

(5)应用艾滋病危险成员的血液、血浆有高度可能被传染。

(6)医师应严格地坚持有关输血的医疗适应证,而且鼓励自身输血。

【现代文献摘录】

张艳燕,李星锐,杨小平,等.284 例无症状 HIV 感染者的中医药干预研究[J].中医研究,2011,11(24):30-31.

观察中医药治疗经血液传播的无症状 HIV 感染者的临床疗效。采用随机、双盲、安慰剂平行对照临床研究方法,选择经血液传播的无症状期 HIV 感染者 284 例作为受试者,随机分为治疗组和对照组,比例约 2:1。受试者入组后,根据中医辨证结果,治疗组给予相应证型中药制剂(无证可辨或气虚证给予益艾康胶囊,兼阴虚证给予艾宁颗粒,兼湿热证给予唐草片,兼血瘀证给予艾奇康胶囊,兼痰瘀证给予金龙胶囊),对照组给予相应证型中药制剂的模拟剂,试验周期 18 个月。观察安全性指标和疗效性指标。结果:治疗后病毒载量相对稳定,CD4$^+$计数有所上升,生存质量大大提高。结论:中医药有助于提高无症状 HIV 感染者的免疫力和生存质量,从而延缓其发病时间。

(李斌)

第十一节 股 癣

股癣属中医学"圆癣"范畴,常呈圆形,故名之。早在隋代《诸病源候论》中就提到:"作圆文隐起,四畔赤,亦痒痛是也。"还记载了"此由风湿邪气克于腠理,复值寒与气血相搏"的病因病机论述。

股癣是感染真菌后引起的皮肤病,多好发于腹股沟部位,单侧或双侧发生,常见于肥胖人士。引起股癣的真菌可以通过内衣、浴巾等传播,也可通过性生活传播,故股癣也被列入性传播疾病之中。

【病因病机】

脾胃湿热内蕴,生风化燥,肌肤失养,或皮肤腠理洞开,外风袭人以至于结聚不散,气血不和,或湿毒聚集,外感湿热之毒,蕴积皮肤;或久居湿地、感染湿毒,脾胃二经湿热下注而成,而多由肥胖痰湿之体患病。染病日久,正虚邪盛或素体亏虚,外阴不洁,秽浊积垢,邪热内聚,日久伤气耗阴而成。

股癣主要由红色毛癣菌、大小孢子菌等感染引起。本病通过直接或间接接触传染,也可通过自身感染(先患手、足、甲癣等)而发生。

【诊断】

1. **临床表现** 股癣的皮损初起为红色丘疹、丘疱疹或小水疱,继之形成有鳞屑的红色斑片,境界清楚,皮损边缘不断向外扩展,中央趋于消退,形成境界清楚的环状或多环状,边缘可分布丘疹、丘疱疹和水疱,中央色素沉着。亲动物性皮肤癣菌引起的皮损炎症反应明显,自觉瘙痒,可因长期搔抓刺激引起局部湿疹样改变或浸润肥厚呈苔藓样变。

股癣好发于腹股沟部位,单侧或双侧发生,亦常发生于臀部。基本皮损与体癣相同,由于患处透气性差、潮湿、易摩擦,常使皮损炎症明显,瘙痒显著。

2. **诊断要点** 根据临床表现、鳞屑直接镜检查到菌丝或孢子,体股癣诊断一般不难。皮肤真菌检查前常先用 75% 乙醇消毒。将皮屑置玻片上,加一滴 10% KOH 溶液,盖上盖玻片,在酒精灯火焰上稍加热,待标本溶解,轻轻加压盖玻片使标本透明即可镜检。可用于检查有无菌丝或孢子。

【鉴别诊断】

1. **慢性湿疹** 常对称发生,皮损多形性,边界不明显,痒剧,可反复发作。

2. **牛皮癣** 有明显的皮肤肥厚,粗糙,没有水疱,真菌检查阴性。

3. **玫瑰糠疹** 颜色鲜红,边缘明显,无中心自愈倾向,病程数周,一般无反复发作。

【治疗】

本病的治疗,无论中西医学,皆以外治为主,反复迁延难愈者,方用内服药物治疗。

一、内治

(一)辨证施治

本病主症见皮损蔓延浸淫,黄痂堆积糜烂,瘙痒剧烈,舌苔腻,脉濡,证属湿毒聚集。治宜清热化湿。方选苦参汤加减。常用药物有苦参、黄柏、地肤子、蛇床子等。

(二)中成药

内服可用连翘败毒丸、五福化毒丹等。

(三)西医治疗

可口服伊曲康唑(每日 100 mg,顿服,疗程 15 日)或特比萘芬(每日 250 mg,疗程 1~2 周),与外用药物治疗联用可增加疗效。

二、外治

(1) 斑蝥米醋液:斑蝥 1 g,蜈蚣 4 条,白信 6 g,樟脑、白及、土槿皮、大黄、马钱子各 9 g。将上药用米醋 1 000 ml 浸泡 42 小时后备用,用药液浸泡患手 30 分钟,每日 1 次。

(2) 苦参洗剂:苦参 50 g,蛇床子、百部、川花椒、土槿皮、白鲜皮各 25 g,明矾 30 g,合并细菌感染加黄柏 15 g。上药加水 1 500~2 500 g,浸泡 1 小时左右,文火煮沸 15~30 分钟,将药液倒入脚盆内,浸泡患足,每日 1~2 次,每次 10~20 分钟,药液第 2 日可加温再用。

(3) 颠倒散洗剂:硫黄、生大黄各 7.5 g,石灰水 100 ml,将硫黄、大黄研极细末后,加入石灰水(将石灰与水搅浑,待澄清后,取中间清水)100 ml混合而成。应用时先将药水充分振摇,再搽患处,每日 3～4 次。适用于股癣。

(4) 治癣方:浮萍 15 g,苍耳子 15 g,苍术15 g,苦参 15 g,黄芩 10 g,香附 10 g。每日 1 剂,浓煎,待温后洗患处,每日 2～3 次。

(5) 西医外用药物:可外用克霉唑霜、酮康唑霜、联苯苄唑霜、特比萘芬霜、复方苯甲酸擦剂、复方雷琐辛擦剂等,应强调坚持用药 2 周以上或皮损消退后继续用药 1～2 周以免复发。腹股沟部位皮肤薄嫩,应选择刺激性小、浓度较低的外用药,并保持局部清洁干燥。

【预防与调护】

(1) 养成良好的卫生习惯,每日清洗阴股部,保持局部洁净;勤换内裤,经常洗晒衣被,有利痊愈。

(2) 穿着宽松,内衣裤更换为吸水性好的柔软棉质。减少出汗,保持患处干燥。

(3) 不使用他人内衣、内裤及洗浴用品,避免与患癣病的患者及动物直接接触,避免传染。

(4) 避免进食辛辣刺激性食物和发物,戒烟酒,饮食以清淡为宜,多吃些新鲜蔬菜和水果。

(5) 注意不要用过热的水清洁,不要使用碱性洗涤用品,应使用弱酸性的洗浴产品,对皮脂膜无伤害也不会加重皮损。避免抓挠致破,继发感染。

(6) 治疗股癣应持续用药,不应该不痒即停药,治疗应彻底,菌检阴性反应才停止治疗。积极治疗身体其他部位的癣疾,如手足癣、甲癣和体癣等,以利根治,防止复发。不可使用含激素产品,激素可促进真菌生长和繁殖;同时还有可能形成激素依赖,最终继发激素依赖性皮炎。

【现代文献摘录】

罗小军,朵丽娜,刘红霞. 中药肤癣洗剂治疗浅部真菌病临床疗效与安全性的随机对照试验[J].中华中医药杂志,2016,31(3):57-58.

中医学认为,手、足、股、体癣等主要由湿热、虫、毒三邪所致,治宜除湿热、燥湿杀虫。肤癣洗剂是刘红霞在赵炳南创立的苍肤洗剂(苍耳子、地肤子、蛇床子、百部、苦参、土槿皮、枯矾)的基础上,结合临床实践经验于原方去枯矾,加土茯苓、大黄组成。方中苍耳子、地肤子为君药,苍耳子辛散苦燥,具散风除湿、通窍止痛的功效,善治风邪侵表、皮肤

瘙痒等症;地肤子清热利湿,祛风止痒,作为臣药以加强燥湿杀虫之功。配以蛇床子苦温,能燥湿杀虫;百部、土槿皮燥湿、杀虫止痒;苦参苦寒,功善清热燥湿,祛风杀虫;外加土茯苓达清热除湿解毒而为佐药。大黄以活血通络为使药,诸药合用,共奏燥湿、杀虫、止痒之功。

(李斌、张强、李其信)

第十二节　疥　疮

疥疮是由疥虫(疥螨)寄生在人体皮肤所引起的一种接触传染性皮肤病。甲骨文中就有关于"疥"的记载。历代医书对"疥疮"的记载很多,隋代《诸病源候论》中就谈到"多著于手足间,遂相对如新生荣萸子,痛痒抓搔成疮"。

本病有传染性,常为集体感染或家庭中数人同病。特点是好发于角质层较薄的部位,如指缝、腕屈侧、股内侧、小腹等处。夜间剧痒,皮损处有灰白色、浅黑色或普通皮色的隧道,可找到疥虫。

【病因病机】

中医学认为疥疮是由人型疥虫通过密切接触而传染,如因使用患者用过而未经消毒的衣服、被子、凉席、用具等传染而得。除此之外,"邪之所凑,其气必虚",疥疮的形成,还和人体内自身风湿热蕴相关。

现代医学研究认为疥螨是一种表皮内寄生虫,分为人型疥螨和动物疥螨两大类,人的疥疮主要由人型疥螨引起。人型疥螨呈扁平椭圆形,腹侧前后各有两对足,雌虫体长 0.3～0.5 mm,雄虫较小,在交配后不久即死亡,雌虫受精后钻入皮肤角质层内,掘成隧道并在其内产卵,产卵 40～50 个后死于隧道内,虫卵经 3～4 日孵化成幼虫,再经 2～3 日变为若虫,后者经过两次蜕皮变为成虫。疥螨离开人体后可存活 2～3 日。

【诊断】

1. 临床表现　疥螨好发于皮肤薄嫩部位(如指缝、腕部、肘窝、腋窝、乳房下、脐周、下腹部、股内侧和外生殖器等部位),成年人头面部和掌跖部不易受累,而婴幼儿任何部位均可受累。皮损为米粒大小的丘疹、丘疱疹和灰白色或浅灰色线状隧道,丘疹为正常肤色或淡红色,反应剧烈者其顶端可出现脓疱;男性患者病程长或疥疮活跃时可在阴囊、阴

茎、龟头等部位出现直径 3～5 mm 的暗红色结节（疥疮结节），是疥螨引起的皮肤良性淋巴细胞增生性反应。自觉剧烈瘙痒，尤以晚间为甚。久病者常因搔抓而出现湿疹样变或继发脓皮病、淋巴结炎；婴幼儿偶可发生以大疱为主的大疱性疥疮。本病多发生于冬季，病程长短不一，有的可迁延数月。

2. 诊断要点　根据接触史、典型临床表现结合疥螨检查一般可确诊。疥螨的检查一般选择指缝、手腕的屈侧等处未经搔抓的丘疱疹、水疱或隧道，用消毒针头挑出隧道盲端灰白色小点置玻片上，或用蘸上矿物油的消毒手术刀轻刮皮损 6～7 次，取附着物移至玻片上，滴一滴生理盐水后镜检即可。

【鉴别诊断】

皮肤瘙痒症　皮肤瘙痒症无疥疮的线性隧道、丘疹和水疱等皮疹，可见皮损多为抓痕、血痂等，无传染性，无好发部位。

【治疗】

本病以外治为主，内服药物对减轻症状有帮助。

一、内治

（一）辨证施治

1. 风热互结证　证见瘙痒难忍，遇热更甚，皮损处有丘疹或水疱，搔抓后滋水淋漓，多伴夜寐不安、烦躁，小便短赤，苔薄黄，舌红，脉浮数。治宜散风清热。方选消风散加减。常用药物有荆芥、防风、蝉蜕、苦参、苍术、牛蒡子、石膏、地肤子、白鲜皮、甘草。

2. 湿热蕴结证　症见瘙痒不已，搔抓后皮肤破损处有脓疱、流滋水、结痂，心烦口苦，大便干结，小便混浊，苔黄腻，舌红，脉濡数。治宜清热利湿。方选萆薢渗湿汤加减。常用药物有萆薢、薏苡仁、黄柏、赤茯苓、泽泻、通草、白鲜皮、地肤子、碧玉散。挟风者加荆芥、防风、蝉蜕。

（二）中成药、验方

1. 中成药

（1）风热互结证：选用防风通圣散，每日 3 次，每次 6 g。

（2）湿热蕴结证：选用三妙丸，每日 3 次，每次 9 g。

2. 验方

（1）风热互结证：可选散风清热利湿方。荆芥 6 g，桑叶 6 g，苦参 9 g，黄柏 9 g，金银花 12 g，连翘 9 g，牡丹皮 6 g，地肤子 9 g，茯苓皮 9 g，草薢 12 g。每日 1 剂，水煎，分 2 次服。或扫疥方：苦参 12 g，焦栀子 9 g，茯苓 12 g，泽泻 9 g，荆芥 6 g，土茯苓 12 g，僵蚕 6 g，重楼 10 g，甘草 3 g，每日 1 剂，水煎，分 2 次服。

（2）湿热蕴结证可选：板蓝根 30 g，大青叶 30 g，连翘 15 g，蒲公英 30 g，败酱草 30 g，紫草 15 g，百部 10 g，马齿苋 30 g，白鲜皮 30 g，苦参 15 g。每日 1 剂，水煎，分 2 次服。或茵陈 15 g，薏苡仁 15 g，百部 10 g，土茯苓 15 g，白鲜皮 15 g，马齿苋 15 g，苦参 15 g，板蓝根 15 g，车前子 15 g，地肤子 10 g。每日 1 剂，水煎，分 2 次服。

二、外治

（1）10%～20% 硫黄软膏（婴幼儿用 5%）：洗澡后除头面部外涂全身，每日 1～2 次，连用 3～4 日为 1 个疗程。治疗过程中不洗澡、不更衣，治疗后 1～2 周内如有新疹发生需重复治疗。

（2）可选疥得治外涂患处。

（3）苦参 40 g，百部 40 g，黄柏 30 g，花椒 20 g，明矾 15 g，乌梅 20 g。放凉水 2 000 ml，煮沸 5 分钟去渣，待药液温度降至 40℃左右，令患者坐浴。适用于结节型疥疮，将结节全部浸入药液中，用手轻捏结节，每日 1 次，每次坐浴 15 分钟，每剂药液可连用 3 次，浴前加温。

（4）硫黄 50 g，樟脑 5 g，百部根 50 g，撑牛子根（为鼠李科鼠李属黄药的干燥根）50 g，冰片 2 g，捣烂研末，溶于 95% 乙醇 500 ml 中，24 小时后过滤即得。用时加温，趁热涂搽患部，每日 3 次，共 3～6 日。

（5）桐油 90 g，硫黄 50 g，花椒 20 g。先将桐油煎沸，再将硫黄、花椒为末，入油内煎 10 分钟，贮瓶备用。用法：先将药煎热，用鸡毛涂搽患处。待疮愈，再换衣，衣用开水烫洗杀虫。此方药对各种疥疮都有效，一般只搽几次即愈。

三、其他疗法

对于阴囊及其他部位疥疮结节，久不消散、瘙痒不止者，在使用林旦乳膏或硫黄软膏的同时，用泼尼松或曲安奈德 1 ml 配 2% 利多卡因注射液在疥疮结节内注射适量。

【预防与调护】

（1）应注意个人卫生，勤洗澡、勤晒被褥。

（2）患者应及时隔离，家庭或集体宿舍中的患者应同时治疗。

（3）污染物品应煮沸消毒或在日光下暴晒以杀灭疥螨。

【现代文献摘录】

苏小茹，罗益. 疥灵丹合导赤散治疗疥疮60例[J]. 新中医，2005，37（9）：19.

疥疮的治疗原则为杀虫、疏风清热、利湿止痒，方以疥灵丹合导赤散加减。处方：栀子、当归、苦参、生地、木通、甘草各10 g，枳壳、连翘、荆芥、羌活各8 g，蒺藜、白芷各15 g，竹叶4 g。视病情调整药量药味，心烦、小便黄竹叶可加至8 g，另加黄芩12 g；水疱大者蒺藜用至20 g，羌活用至12 g。每日1剂，水煎，分早晚2次温服，7日为1个疗程。临床中用常规方法治疗对患者剧痒效果不佳，受《黄帝内经》"诸痛痒疮，皆属于心"的启示，选用钱乙《小儿药证直诀》导赤散合用《古今医鉴》疥灵丹，组成一治疗疥疮的专方，改为水煎剂，治疗效果明显增强，一般多在4日内止痒，有效避免患者挠抓患处，预防感染。方中连翘、荆芥、羌活、白芷入肺经散风止痒；蒺藜、苦参杀疥虫止痒；栀子、木通、竹叶利湿清热；枳壳理气、当归活血，两者促进气血运行，有利湿热之邪外出，以免蕴毒于经致湿热不清；生地养阴清热；甘草解毒，调和诸药。

（李斌、傅兆杰）

第十三节　滴虫病

滴虫病是由毛滴虫感染所致的一种常见的性传播疾病，对于男性患者而言，主要累及尿道及前列腺。滴虫病可以经过性传播，也可以通过其他途径传播。临床实践中，本病绝大多数是通过性传播的，尤其是青年性活跃者居多。此外，本病在热带和亚热带地区较为常见，尤其卫生条件差的地区感染率更高。本病可属中医学"阴痒""虫证"的范畴。

男性感染毛滴虫后大多无症状，但女性大多有症状，表现为阴道恶臭的黄绿色分泌物，并有外阴刺激症状。感染滴虫不出现临床症状者称为带虫者。本章主要论述男性滴虫病。

【病因病机】

中医学认为本病是由于湿热蕴结，生虫化腐所致，其主要的病因是湿热生虫。若素体脾虚，肝气

犯脾，致使湿邪内生，湿热之邪日久可以生虫、化腐。湿热生虫是本病的主要的病因病机，但是湿热伤人日久，可以损伤人体肝肾之阴。

西医学认为毛滴虫为一种鞭毛虫，属原虫类，没有包囊期，只有滋养体期。滋养体呈梨形，长7～32 μm，略大于分叶核白细胞。煞白透明，有折光性。其前端有鞭毛3～5根，平均4根。本病主要通过游泳、洗浴、性交等途径感染。

【诊断】

男性患者的滴虫病，主要表现为滴虫性尿道炎与滴虫性前列腺炎。

1. 滴虫性尿道炎的主要诊断依据

（1）症状与体征：尿道口处痒感、烧灼痛，伴尿频、尿急、尿痛与终末血尿。尿道口红肿，并有少量无色透明的稀薄或乳状分泌物。晨起时有少许分泌物附着于尿道口上。

（2）实验室检查：取新鲜尿道分泌物或尿液、前列腺液，加盐水涂片镜检，可发现活动的毛滴虫。

（3）膀胱尿道镜检查：可观察到后尿道、膀胱颈部、三角区有充血，红色小乳头状息肉样隆起，并黏附有一层菲薄的絮状物。

2. 滴虫性前列腺炎的主要诊断依据

（1）当患者出现慢性前列腺炎的症状，采用常规抗生素及其他综合治疗措施无效果，若配偶患有滴虫性阴道炎时，应该考虑到患者可能存在滴虫性前列腺炎。取前列腺液直接涂片，进行显微镜镜检，也可以通过染色法来检查比常规的分泌物或前列腺液涂片直接镜检更加敏感准确。

（2）辅助检查

1）直接镜检：男性患者采用晨起第1次排尿前的尿道分泌物或晨起第1次尿的沉渣作悬滴法镜检。留取标本前，应清洗会阴部、尿道口周围。标本于检查前应注意保暖。可反复检查，必要时可行培养。

2）滴虫培养：此法较直接镜检更敏感。培养在厌氧环境下孵育至少48小时，若阴性应连续培养7日并定期检查。

【治疗】

中医治疗主要针对湿热生虫证治疗，但湿热伤人日久，可以损伤人体肝肾之阴。所以在后期的治疗中，要特别注意滋补肝肾，兼以清热除湿。

一、内治

（一）辨证施治

1. 湿热生虫证　龟头包皮潮湿，分泌物量多臭秽，尿道口瘙痒疼痛或奇痒难忍，有分泌物，可伴有尿频、尿急、尿道灼痛，舌红苔白黄腻，脉濡滑。治宜清热除湿，杀虫止痒。方选龙胆泻肝汤加减。常用药物有龙胆草、黄芩、栀子、泽泻、木通、车前子、当归、柴胡、生地、白鲜皮、贯众、川楝子、鹤虱等。若瘙痒较剧，则加土茯苓、地肤子、白鲜皮；若尿频、尿急较重，则加金银花、连翘、贯众等。

2. 肝肾不足证　症见外阴瘙痒不堪，局部皮肤肥厚，色紫褐或灰白，常伴有心烦寐少，头昏眼花，月经紊乱，舌质红，舌苔少，脉细弱。治疗宜滋补肝肾，养阴除湿。方选六味地黄汤加减。常用药物有生地、熟地、泽泻、牡丹皮、山药、山茱萸、知母、黄柏等。若瘙痒较剧，则加白鲜皮、地肤子、鹤虱、乌梅等。

（二）中成药、验方

1. 中成药

（1）连翘败毒丸：每次 9 g，每日 1 次。

（2）苦参片：每次 4～6 片，口服，每日 3 次。

2. 验方

（1）知母 10 g，黄柏 10 g，白鲜皮 10 g，地肤子 10 g，蛇床子 10 g，苦参 10 g，甘草 5 g。每日 1 剂，水煎，分 2 次服，第三煎熏洗局部。适用于湿热生虫证之滴虫病。

（2）生地、熟地各 15 g，当归 10 g，白芍 10 g，山茱萸 10 g，山药 10 g，牡丹皮 10 g，泽泻 10 g，土茯苓 20 g，大枣 20 g。每日 1 剂，水煎，分 2 次服。适用于肝肾不足证之滴虫病。

（3）知母 10 g，黄柏 10 g，白鲜皮 10 g，地肤子 10 g，蛇床子 10 g，苦参 10 g，甘草 5 g。每日 1 剂，水煎，分 2 次服，第三煎熏洗局部。适用于湿热生虫证之滴虫病。

（4）生地、熟地各 15 g，当归 10 g，白芍 10 g，山茱萸 10 g，山药 10 g，牡丹皮 10 g，泽泻 10 g，土茯苓 20 g，大枣 20 g。每日 1 剂，水煎，分 2 次服。适用于肝肾不足证之滴虫病。

（三）西医治疗

（1）口服甲硝唑：0.2～0.4 g，每日 3 次，10 日为 1 个疗程。用本药治疗期间应避免饮酒及酒精饮品，以免引起戒酒硫样反应，并注意药的副作用。

（2）硝马唑：每次 250 mg，每日 2 次，服用6 日。

（3）氟硝咪唑：每次 200 mg，每日 3 次，连服 5 日。

二、外治

（1）溻痒方：鹤虱 30 g，苦参 15 g，威灵仙 15 g，当归尾 15 g，蛇床子 15 g，狼毒 15 g。水煎熏洗或坐浴。每日 1 次。

（2）苦参汤：苦参 60 g，蛇床子 30 g，金银花 30 g，菊花 60 g，黄柏 15 g，地肤子 15 g，石菖蒲 10 g。水煎去渣，临用前加猪胆汁 4～5 滴，熏洗，每日 1 次。

（3）冲洗方：蛇床子 30 g，地肤子 15 g，苦参 30 g，川椒 9 g，白矾 30 g。水煎后冲洗外阴，每日 1 次。

（4）蛇床子洗剂：蛇床子 30 g，贯众 30 g，秦皮 30 g，乌梅 10 g，明矾 30 g。水煎熏洗，每日 1 次。

（5）保龄洗剂：百部 20 g，苦参 15 g，地肤子 15 g，蛇床子 15 g，白鲜皮 15 g，千里光 15 g，马齿苋 20 g，野菊花 15 g，鹤虱 30 g。以上药煎水，用于坐浴或洗涤患部。

（6）透骨草 10 g，蒲公英 5 g，马齿苋 5 g，紫花地丁 5 g，防风 5 g，独活 5 g，艾叶 6 g，甘草 3 g。每日 1 剂，煎汤熏洗患部。

（7）蛇花汤：蛇床子 30 g，花椒 9 g，黄柏 9 g，白矾 9 g，苦参 15 g。煎汤熏洗或冲洗阴道，每日 2 次。

【预防与调护】

（1）要勤洗澡，养成洗手习惯，经常清洗外阴和肛门，尽量多喝水。

（2）选择棉质内裤，避免穿紧身裤及内裤，选择吸汗舒适的棉质内裤以保持阴部清洁干爽，减低滴虫生长的机会。

（3）洁身自爱，避免不洁性交。夫妇一方患病后，其配偶或性伴应同时接受检查和治疗，以免相互传染，治疗困难。

（4）洗外阴用的盆、毛巾要专人专用。尽量避免使用公共坐式马桶或与他人共用浴盆、浴缸，最好洗淋浴。

（5）要坚持治疗 1～2 个疗程，自觉症状消退后要去医院检查，实验室检查证实至少 3 次毛滴虫阴性才能认为治愈。

【现代文献摘录】

何康．男性毛滴虫性尿道炎 215 例致病情况调查[J].临床皮肤科杂志,2004(01)：19.

对 215 例滴虫性阴道炎患者的配偶尿道分泌物进行了湿片镜检,以了解男性毛滴虫性尿道炎的感染和发病情况。检查方法：用无菌棉拭子插入尿道 2～3 cm 旋转 2 周并停留片刻；对尿道分泌物较多者,由阴茎根部向前挤压尿道,挤出的分泌物直接取材；将采集到的标本置于含 0.25 ml 生理盐水的试管中,制作湿片,检查阴道毛滴虫,具有特征形态学和活动性虫体的标本为阳性。结果检出阴道毛滴虫 43 例,其中无任何症状和体征者 22 例,尿道痛痒 21 例,有排尿刺激症状 16 例,有分泌物者 15 例,尿道口略红肿或有疼痛感 13 例。有上述症状或体征 1 项以上者 21 例,这 21 例为发病者,发病率为 9.77%。

（伦新、傅兆杰、袁晓明）

第十四节　阴虱病

阴虱病属中医学"阴虱疮""八脚虫疮",该病名始见于《外科证治全书》。虱又名"八角虱""八角虫""八脚虫"等。凡寄生在阴部及肛门周围体毛区域,谓阴虱病。

【病因病机】

中医学认为本病因房事不洁,或卫生观念差,相互传染,乃至阴虱叮咬皮肤,毒邪内侵,阻于肌肤,浸淫蔓延,久病至肝肾二经浊气生热,郁久化浊而致。

西医学认为阴虱病的病原体是一种体外寄生虫——阴虱。阴虱体形小而扁平,呈浅黄色或茶褐色的小斑点,肉眼可看见,平均长 1～2 mm,雌阴虱体长 1.5～2.0 mm,雄阴虱体长 0.8～1.2 mm。肉眼看阴虱是一个个灰黄色的小粒,一时往往难以发现。阴虱有三对足,前足细长,后两对足较宽有钩形尖刺,形状狠猛,胸腹部相连,腹短宽似螃蟹。阴虱病多发生在那些卫生条件差、居住环境拥挤的人身上,我国以农村居多。

西医学认为阴虱病有三个传染途径,即性接触传染、直接接触传染和间接接触传染三种。而通过性接触传染的阴虱病最常见,约占 95% 以上。

（1）性接触传染：性行为时常造成阴虱寻找新的宿主的机会,传染于新的宿主,故阴虱病常在性乱者之中流行。

（2）直接接触传染：指非性接触的其他直接接触性传染。由于生活条件所限,住房拥挤,卫生条件差,与患有阴虱病的患者同床共寝,密切接触,也可传染该病。

（3）间接接触传染：阴虱、虱卵常随着阴毛的脱落而污染内裤、毛巾、床单、马桶等,其他人接触阴虱污染的这些物品而受到传染。

【诊断】

1. 临床表现　阴虱的临床症状是瘙痒,但是瘙痒的程度则因人而异。瘙痒是由于阴虱用爪勾刺向皮肤打洞或穿洞,虱喙叮咬和注入唾液时才发生。阴虱在吸血时注入唾液是因为唾液能防止血液凝固,有利于吸血。阴虱每日吸血数次,故瘙痒为阵发性的。

皮疹在阴虱病中也很常见。在阴虱叮咬处常有微孔（肉眼看不见）,局部发红,有小红斑点,其上有血痂；微孔处约经 5 日,局部产生过敏反应,常隆起出现丘疹。因搔抓常出现感染,见脓疱、渗液、结痂。此外,在患处附近可见到 0.2～2 cm 大的青灰色斑,不痛不痒,压之不褪色,可持续数月,这种青灰色斑也可见于胸腹部、股内侧等处。这种青灰色斑发生的原因目前还不清楚,可能与阴虱叮咬时的唾液进入血液所引起有关。

2. 诊断要点　根据接触史、临床表现可考虑本病,如找到成虫或虫卵则可确诊。

3. 阴虱的检查　用剪刀剪下附有阴虱和虫卵的阴毛,以 70% 乙醇或 5%～10% 甲醛溶液固定后放在玻片上,滴一滴 10% KOH 溶液后镜检即可。

【治疗】

本病以外治为主,若染毒过重,亦可酌情内治。

一、内治

（一）辨证施治

湿毒壅滞证：常因剧烈抓搔,导致皮肤红热,甚则流脓成疮,舌红,苔薄黄,脉滑数。治宜清热解毒,凉血利湿。方选黄连解毒汤。常用药物有黄连、黄柏、黄芩、栀子、生地等。若瘙痒剧烈,则加白鲜皮、地肤子、苦参；若成脓较多,则加白茅根、泽泻；若臖核肿大,则加金银花、夏枯草。

（二）中成药、验方

百部散,药物组成：百部 150 g,蛇床子 60 g,苦参 50 g,黄柏 40 g,地肤子 30 g。加水 1 500 ml,煎至 1 200 ml,先熏后洗阴部至肛周,每次约 20 分钟,每日 2 次。第 2 次熏洗后将药渣趁热敷于阴部和肛周约 15 分钟。

（三）西医治疗

1. 林旦(1%)(γ-六氯苯,γ-666)：剂型有洗剂、香波和霜剂。该药有杀灭阴虱成虫和虫卵的作用。使用方法是将该药涂于患处,8 小时后洗净药物,观察 3～5 日,如未愈,可重复治疗 1 次。因该药过度吸收后可引起神经系统不良反应,应慎用于孕妇、儿童、患处大片表皮脱落和阴囊上有多个皮损者。

2. 马拉硫磷洗剂：该药有杀灭阴虱成虫和虫卵的作用。使用方法是将该药涂于患处,8～12 小时后洗净。

3. 扑灭司林(1%)：使用该药对感染部位充分洗涤后 10 分钟再用温水慢慢洗净,观察 7～10 日,如未愈,可重复治疗 1 次。

4. 25% 苯甲酸苄酯乳剂：外用,应隔日洗浴,并于 1 周后重复 1 次。

二、外治

（1）20%～50% 百部酊：外擦,每日 2 次,连续 1～2 周。

（2）硫黄软膏(6%)：局部涂搽,每日 2 次,连用 10 日为 1 个疗程。

（3）百部酒：百部 60 g,白酒 180 ml。百部研为粗末,浸入白酒中,以文火煮 32 分钟后,用纱布包好百部,入睡前敷于患处,一般用药 1 次即愈。

（4）银杏无忧散：水银(铝制)、杏仁(捣膏)、轻粉、雄黄、狼毒、芦荟各 3 g,麝香 0.3 g。先将后五味为末,再加入前两味研匀,另用土菖蒲煎汤,洗净局部,水调搽。

【预防与调护】

（1）剃除阴毛,内衣、内裤及洗浴用具应煮沸消毒,保持清洁卫生。

（2）患者应避免性生活,以免传染他人。外用药物擦拭患处。

（3）对患者使用的衣物、床上用品和污染物应煮沸灭虱或用熨斗熨烫。

（4）性伴侣应同时进行检查和治疗。

【现代文献摘录】

刘民厚. 阴虱洗剂治疗阴虱[J]. 中国民间疗法,2014(02):75.

应用阴虱洗剂治疗阴虱,效果明显,且不易复发。药用：百部 30 g,苦参 30 g,黄柏 30 g。剃净阴毛后,取熬好的以上方剂涂擦阴部及肛周,每日 2 次,连用 5 日。使用的衣物、床上用品和污染物应煮沸灭虱。

（李斌、王古道）

第十六章

男 科 杂 病

第一节 男性亚健康状态

亚健康是人体处于健康和患病之间的一种过渡状态,在身体上、心理上没有疾病,但主观上却有许多不适的症状和心理体验。中医对亚健康问题的认识历史悠久,早在《素问·四气调神大论》中"治未病"的思想就已经提升到理性的高度:"是故圣人不治已病治未病,不治已乱治未乱,此之谓也。夫病已成而后药之,乱已成而后治之,譬犹渴而穿井,斗而铸锥,不亦晚乎。"

世界卫生组织(WHO)的一项全球性调查表明,75%的人处于亚健康状态。由于男性在社会中所处的地位特殊,身体的亚健康状态尤其突出。

【病因病机】

中医学认为,人体的健康状态是人与自然、社会相互协调以及自身阴阳动态平衡的结果。《素问·生气通天论》曰:"阴平阳秘,精神乃治。阴阳离决,精气乃绝。"如果阴阳失衡,即可产生亚健康状态乃至疾病。因此中医将亚健康状态的病因病机归结为饮食、起居、情志、劳逸失常等所致人体脏腑、经络的生理功能紊乱,最终导致阴阳失调。

【诊断】

1. 临床表现

(1)躯体症状:头昏不爽、两目干涩、胸闷气短、心慌阵作、身倦乏力、少气懒言、脘腹胀闷不适、纳谷不香、食欲减退等。

(2)心理状态:精神不振、情绪低落、抑郁寡欢或急躁易怒、心中懊恼、焦虑紧张、睡眠欠佳、记忆力减退、兴趣及精力下降等。

(3)社会表现:不能较好的承担相应的社会角色,工作、学习困难,人际关系紧张,家庭关系不和谐,性能力的下降,难以进行正常的社会交往。

男性的亚健康状态,除了具有一般的亚健康状态所表现的症状之外,还有一些男性特有的表现,主要体现在性功能的减退,如性欲不旺盛、性唤起缓慢、勃起迟缓、勃起不坚硬、射精无力、射精过早或射精困难、性高潮快感减退、性交频数较前降低等,这些性事能力的减退尚达不到诊断为常见男科疾病的标准,但却是临床上经常遇到的问题,临床医生经常能遇到被这些烦恼困扰而前来就医者。

2. 辅助检查 尚无任何可确诊疾病的客观依据。

【治疗】

本病主要表现为精神情志的异常,治疗原则为疏肝解郁,调畅情志。

一、内治

(一)辨证施治

1. 肝郁气滞证 性情急躁,紧张焦虑,心烦易怒,多梦易惊,脘闷纳呆,心情郁闷,善太息,胸胁窜痛。舌淡红或暗红,脉弦。治宜疏肝解郁。方选柴胡疏肝散加减。常用药物有柴胡、陈皮、川芎、香附、枳壳、芍药、甘草。

2. 气郁化火证 性情急躁易怒,焦虑不安,失眠多梦,口干口苦,眩晕耳鸣,大便干结。舌质红,苔黄,脉弦数。治宜疏肝解郁,清肝泻火。方选丹栀逍遥散。常用药物有牡丹皮、栀子、当归、芍药、柴胡、茯苓、白术、甘草、薄荷等。

3. 肝脾不调证 精神抑郁,两胁作痛,头痛眩晕,寒热往来,不耐劳作,神疲食少。舌质红,脉弦虚。治宜疏肝健脾。方选逍遥散。常用药物有柴胡、当归、芍药、茯苓、白术、薄荷、甘草等。

4. 心脾两虚证 体倦乏力,耐力下降,心悸怔忡,健忘失眠,困倦嗜睡,食少便溏,面色萎黄。舌淡,苔薄白,脉细弱。治宜健脾养心。方选归脾汤。常用药物有党参、白术、当归、黄芪、龙眼肉、木香、酸枣仁、茯神、柏子仁、远志、炙甘草。

5. 脾虚痰盛证 肢倦乏力,胸闷脘痞,食欲不振,眩晕耳鸣,头重身困,恶心呕吐。舌淡,苔腻,脉濡。治宜健脾豁痰。方选香砂六君子汤。常用药物有木香、砂仁、陈皮、半夏、党参、茯苓、白术、甘草等。

6. 脾肾气虚证 身倦乏力,少气懒言,神疲嗜睡,腰膝酸软,性能力下降,肠鸣腹痛,或周身浮肿,形寒肢冷。舌淡,苔白滑,脉沉细弱。治宜温补脾肾。方选右归丸加人参、淫羊藿。常用药物有熟地、山药、山茱萸、菟丝子、当归、杜仲、枸杞子、鹿角胶、制附子、肉桂等。

7. 肝肾阴虚证 头眩目干,腰膝酸软,梦遗滑精,须发早白,牙齿松动,面色憔悴,潮热盗汗。舌红,苔黄少津或少苔,脉细数。治宜滋养肝肾。方选杞菊地黄丸加减。常用药物有枸杞子、菊花、熟地、山茱萸、山药、泽泻、茯苓、牡丹皮、黄精、何首乌等。

8. 心肾不交证 心烦焦虑,失眠多梦,腰背酸痛,多梦惊恐,心悸健忘,头晕耳鸣,潮热盗汗。舌红,少苔,脉细数。治宜交通心肾。方选交泰丸合天王补心丹加减。常用药物有黄连、肉桂、玄参、丹参、人参、当归、五味子、远志、柏子仁、酸枣仁、茯神、生地、天冬、麦冬、桔梗等。

9. 瘀血内阻证 头痛、身痛、胸痛、腰痛,时轻时重,肌肤色暗不华,失眠多梦,肌肤甲错,脱发。舌质暗或有瘀斑,脉细涩。治宜养血活血通络。方选血府逐瘀汤加减。常用药物有当归、川芎、生地、桃仁、红花、赤芍、枳壳、柴胡、桔梗、牛膝、甘草等。

(二)中成药、验方

1. 中成药

(1) 肝郁气滞证:柴胡舒肝丸,每日 2 次,每次 1 丸。

(2) 气郁化火证:丹栀逍遥丸,每日 2 次,每次 6～9 g。

(3) 肝脾不调证:逍遥丸,每日 2 次,每次 1 丸。

(4) 心脾两虚证:归脾丸,每日 3 次,每次 6 g。

(5) 脾虚痰盛证:香砂六君子丸,每日 2 次,每次 6～9 g。

(6) 脾肾气虚证:右归丸,每日 3 次,每次 1 丸。

(7) 肝肾阴虚证:杞菊地黄丸,每日 2 次,每次 1 丸。

(8) 心肾不交证:乌灵胶囊,每日 3 次,每次 3 粒;交泰丸,每日 2 次,每次 1.5～2.5 g;天王补心丹,每日 3 次,每次 8 丸。

(9) 瘀血内阻证:血府逐瘀胶囊,每日 3 次,每次 4 粒。

2. 验方

(1) 健脑补肾丸:人参、鹿茸、狗鞭、肉桂、金樱子、杜仲、当归、远志、酸枣仁、龙骨、牡蛎、金牛草、牛蒡子、川牛膝、金银花、连翘、蝉蜕、山药、砂仁、茯苓、白术、桂枝、甘草、白芍、豆蔻。功效健脑补肾,益气健脾,安神定志。用于健忘失眠,头晕目眩,耳鸣心悸,腰膝酸软,神经衰弱等。

(2) 人参归脾丸:本品成分为人参、白术(麸炒)、茯苓、甘草(蜜炙)、黄芪(蜜炙)、当归、木香、远志(去心甘草炙)、龙眼肉、酸枣仁(炒)。功效益气补血,健脾养心。用于气血不足,心悸,失眠,食少乏力,面色萎黄等。

(三)西药治疗

目前西医西药尚无治疗方法。

二、外治

(1) 物理疗法:指用光、热、电、磁、声、气体、水等各种物理因子直接作用于皮肤肌肉和其他感觉器官,使大脑对其进行整合作用,通过对机体进行神经或体液调节,改善局部不适感及症状。如中频电疗、低电波、超声波、半导体激光、磁疗、蜡疗等。

(2) 针灸推拿:针刺穴位以百会、四神聪、内关、涌泉、足三里、三阴交、阳陵泉、太冲、命门、神阙等穴位配伍治疗最为常用。此外,中医推拿按摩与各种针刺方法的相互配合都是防治亚健康的有效办法和途径。

(3) 心理调治:中医注重心理养生,中医心理养生术主张要"适嗜欲于世俗之间,无愤嗔之心,行不欲离于世,举不欲观于俗,外不劳行于事,内无思想之患,以恬愉为务"。当心理失衡时,可采用如下心理调治法:其一,以情胜法。是以五志相胜为指导,医者以言行、事物为手段,激起病者某种情感变化,达到治疗目的。即《素问·阴阳应象大论》中"悲胜怒""喜胜忧""思胜悲""怒胜思""恐胜喜"学说。其二,移情易性法。指导患者培养广泛的兴趣,转移对某事某人的过多情感和注意力,学会情绪的自我控制和调节方法,进行自我修养方面的锻炼,树立正确的人生观,自我淡化和松弛,正视现实,并帮助其进行情绪调整,对引起情绪反应的内因、外因进行分析,让其采用改变环境、与人交谈等针对性的措施。

(4)饮食护理:中医学有"药食同源"的传统理论。人们日常生活中的普通蔬菜瓜果均具有四气五味,既可食用,又可治病,一举两得,且无毒副作用。中医可根据不同亚健康人群、不同体质类型,或以食疗,或以药膳,或以保健食品进行针对性防范。此外,营养全面均衡,三餐营养合理搭配,坚持吃早餐,不偏食。减少动、植物脂肪、甜食和钠盐的摄入,增加豆制品、蔬菜、水果等富含维生素和膳食纤维的食物。

(5)运动护理:有氧运动可以保持脑力和体力的协调,提高心肺功能,改善脂肪和糖代谢,避免过度肥胖,防止骨质疏松,提高免疫力。传统体育保健包括导引(如五禽戏、八段锦、易筋经)、武术(如太极拳、太极剑)和气功,传统体育保健强调意守、调息、动作的统一,具有扶正祛邪、调节精神、改善功能、平衡阴阳、疏通经络、调和气血、延年益寿、减缓衰老等功效。传统体育保健锻炼可以使人心情舒畅,消除消极情绪,远离病态心理,改善微循环,提高白细胞的吞噬作用,调节内分泌,对中枢神经系统、呼吸系统、消化系统和心血管系统都有明显的保健作用。

【预防与调护】

从健康到亚健康再到疾病是个连续渐进的过程。亚健康状态的预防包括两层含义:从健康到亚健康的预防和从亚健康到疾病的预防。中医认为健康的生活、行为、工作方式是提高生命质量、预防亚健康和疾病的根本方法。主张饮食有节,起居有常,情志条畅,劳逸适度等养生之术,即是中医调治亚健康状态高度的概括。

【现代文献摘录】

孙岸弢,程伟.亚健康新思维与中医学"治未病"思想之契合[J].中医药信息,2004(03):1-3.

中医学认为,亚健康形成的主要机制与中医"三因"学说密切相关,其成因是饮食不节、起居无常、情志不遂、劳逸无度、年老体衰等原因导致脏腑阴阳气血失调或正气耗伤。而西医学则认为导致亚健康的主要原因是生活和工作节奏加快、心理和社会压力加重、饮食不规律、长期处于紧张状态、睡眠不足和自然衰老等,并指出人类疾病的50%是与不良生活方式有关。由此可见中医学与西医学对亚健康产生的认识是相近的。

医学的目的首先是"消患于未兆""济羸劣以获安",其次才是治疗疾病。这里所谓的"未兆",即是未有显著疾病之征兆;所谓"羸劣"即是虚羸、虚损等不健康的虚证,但不一定是有病,而这些正是现在所说的亚健康状态。《黄帝内经》在明确地提出"治未病"的预防原则后,还把"阴平阳秘"的"阴阳平和之人"作为心身和谐的健康标准。"不治已病治未病"是《黄帝内经》提出的防病养生谋略,是卫生界"预防为主"战略的最早记载。如上所述,这种"治未病"思想包括未病先防、既病防变、已病防渐等多方面的内容,要求人们不但要治病,而且要防病,更要注意阻止病变发展的趋势,在病变未产生之前就加以调治,这样才能掌握健康的主动权。

人们应顺应生活起居规律,保持良好的心态,"适嗜欲于世俗之间,无恚嗔之心,行不欲离于世,被服章,举不欲观于俗,外不劳形于事,内无思想之患,以恬愉为务,以自得为功;形体不敝,精神不散,亦可以百数"。这种保养气精、保持良好心境的具体方法,与西医学干预防止亚健康的对策颇多相似。

(王传航)

第二节　男性更年期综合征

男性更年期综合征,也称中老年男性部分性腺激素缺乏综合征、更年期抑郁症,男性老年前期诸症等,是男性从中年向老年过渡阶段时,由于机体逐渐衰老,内分泌功能尤其是性腺功能减退,男性激素调节紊乱而出现的一组临床症候群,以精神神经症状、自主神经功能紊乱、心理障碍、性功能减退为主要表现。

中医学中无此病名,但历代医家对于该病所表现的一系列症状则有充分的认识。如《千金翼方·卷十二·养老大例》曰:"人年五十以上,阳气日衰,损与日至,人力渐退,忘前失后,兴居怠惰,计授皆不称心。视听不稳,多退少进,日月不等,万事零落,心无聊赖,健忘嗔怒,情性变异,食欲无味,寝处不安。"对本症的治疗也多按内科辨证治疗,将其归入"虚劳""眩晕""心悸""郁证"等范畴。

本病好发于55~65岁之间的男性,由于个体修养、文化素质、生活习惯、心理特征的不同,所表现的症状各不相同,轻重程度不等。轻者只微感不适,重者症状明显而影响工作、学习、生活。

【病因病机】

男性更年期正是"七八,肝气衰,筋不能动;天癸竭,精少,肾脏衰,形体皆极,八八则齿发去"的阶段,肾气逐渐衰少,精血日趋不足,导致肾的阴阳失调。由于肾阴、肾阳是各脏阴阳的根本,肾阴肾阳的失调进而导致各脏器功能紊乱,从而形成了男性更年期综合征的病理基础。

【诊断】

本病多发生在55～65岁之间的男性,起病可急可缓,但以缓慢者居多,本病以"功能减退"为特征,诊断应该在充分排除其他器质性病变的情况下进行。部分患者血清睾酮、尿17-羟皮质醇、尿-17羟皮质酮可有异常改变,HCG可下降,睾酮试验治疗后症状可缓解或消失。

【鉴别诊断】

1. 狂躁症和抑郁症 这是男性更年期精神病变的两种病变,狂躁症往往是先有乏力、烦躁、严重的失眠,长时间情绪高涨,常伴有语言动作的增多和夸大的思维内容的表现。抑郁症多有感情淡漠、失眠、乏力、食欲减退、长时间的情绪低落等表现。此两种病症发病年龄较早。初发年龄多在青壮年。

2. 心脏神经症 是神经症的一种类型,以心悸、胸痛、疲乏、神经过敏为突出表现。较多见于女性及青年人、中年人,年龄20～40岁之间,可有心动过速、失眠、多梦等症状,心脏X线检查、心电图及实验室检查多正常。

【治疗】

本病以肾气虚衰为主,治疗时要根据证候特点辨证论治。肾阴虚者,治以滋补肾阴;肾阳虚者,温肾壮阳;肾阴阳两虚者,治以调补阴阳。肝肾阴虚者,则滋补肝肾,育阴潜阳;肝郁脾虚者,则疏肝解郁,养血健脾。总之,调补阴阳,舒畅气血,是本病的基本治则。

一、内治

(一)辨证施治

1. 肾阴虚证 形体消瘦,潮热盗汗,咽干颧红,或手足心热,溲黄便秘,常伴耳鸣、耳聋、记忆力减退、腰膝酸软、性功能减退等。舌红少苔,脉细数。治宜滋阴补肾,清热降火。方选知柏地黄丸加味。常用药物有知母、黄柏、熟地、山茱萸、山药、牡丹皮、泽泻、茯苓等。可酌加麦冬、五味子、沙参以滋养肺阴,借金生水,虚则补其母之意。盗汗者,可加地骨皮、黄精。

2. 肾阳虚证 精神萎靡,畏寒肢冷,腰酸膝软,阴茎及阴囊发凉,或阴汗时出,性欲减退,阳痿早泄,小便清长或大便稀溏。舌淡质胖,脉沉尺弱。治宜补肾壮阳。方选《金匮》肾气丸加味。常用药物有制附子、肉桂、熟地、山药、山茱萸、牡丹皮、泽泻、茯苓等。

3. 肾阴阳两虚证 头晕耳鸣,失眠健忘,悲喜无常,烘热汗出,畏寒怕冷,浮肿便溏,腰膝酸软,性功能减退。舌淡,苔薄,脉细弱。治宜滋阴补肾,温补肾阳。方选二仙汤加减。常用药物有仙茅、淫羊藿、巴戟天、当归、知母、黄柏等。

4. 肝肾阴虚证 头晕耳鸣、目眩、健忘、发脱齿摇,腰膝酸软,急躁易怒,或精神紧张,五心烦热,咽干颧红,甚或遗精。舌红,少苔,脉细数。治宜滋补肝肾,育阴潜阳。方选一贯煎合六味地黄丸加减。常用药物有生地、熟地、沙参、当归、枸杞子、麦冬、川楝子、山药、山茱萸、牡丹皮、泽泻、茯苓等。亦可加生龙骨、生牡蛎、龟甲等以滋阴潜阳。失眠多梦,加酸枣仁、柏子仁。

5. 脾肾阳虚证 形体肥胖,面色㿠白,精神疲倦,形寒肢冷,健忘嗜眠,或浮肿便溏,或纳差腹胀,或腰膝少腹冷痛。舌体胖大,舌质淡,苔薄白或薄腻,脉细弱或沉迟无力。治宜温阳补肾,健脾祛湿。方选温补二仙汤。常用药物有仙茅、淫羊藿、制附子、肉桂、党参、炒白术、干姜、陈皮、炙甘草、五味子、制何首乌等。

6. 心肾不交证 心烦不宁,健忘多梦,心悸怔忡,腰膝酸软,甚或遗精,五心烦热,盗汗。舌红少苔少津,脉沉细数。治宜滋阴降火,交通心肾。方选交泰丸合天王补心丹加减。常用药物有黄连、肉桂、天冬、麦冬、酸枣仁、柏子仁、远志、茯神、五味子、朱砂、桔梗、玄参等。

(二)中成药、验方

1. 中成药

(1)肾阴虚证:知柏地黄丸,每日2次,每次1丸。

(2)肾阳虚证:金匮肾气丸,每日2次,每次1丸。

(3)肾阴阳两虚证:十全大补丸,每日2次,每次1丸。

(4)肝肾阴虚证:二至丸,每日2次,每次1丸。

（5）脾肾阳虚证：济生肾气丸，每日2次，每次1丸；人参归脾丸：每日2次，每次1丸。

（6）心肾不交证：乌灵胶囊，每日3次，每次3粒；韩氏交泰丸，每日2次，每次1丸。

2. 验方

（1）龟龄集：人参、鹿茸、海马、枸杞子、丁香、牛膝、锁阳、熟地、补骨脂、肉苁蓉、淫羊藿、砂仁等28味。可强身补脑，固肾补气，增进食欲。本品用于肾亏阳弱、记忆减退、夜梦精溢、腰酸腿软、气虚咳嗽、五更溏泻、食欲不振。

（2）至宝三鞭丸：鹿鞭、海狗鞭、狗鞭、海马、鹿茸、人参、阳起石、覆盆子、补骨脂（炒）、远志、淫羊藿（炙）、菟丝子（蒸）等20味。可补血生精，健脑补肾。本品用于体质虚弱、神经衰弱、腰背酸痛、用脑过度、贫血头晕、惊悸健忘、自汗虚汗、畏寒失眠、面色苍白、气虚食减。

（三）西医治疗

根据临床表现，以对症治疗为主。检查激素水平，如果睾酮偏低，应给予睾酮补充治疗，常用制剂为十一酸睾酮胶丸或针剂，外用贴剂在国外也有广泛应用。对于症状较重者，也可选用镇静剂如溴剂、巴比妥类药物、地西泮等；调节自主神经功能药物，如谷维素等；抗抑郁药，如丙咪嗪、阿米替林等；维生素类药物，如维生素E、维生素B族等。

二、针灸治疗

根据临床表现的不同，辨证施穴。

（1）肾阴虚者：选肾俞、京门、后溪、阴郄、关元、翳风穴。腰酸痛者加委中、腰阳关、志室。针法宜平补平泻。

（2）肾阳虚者：选肾俞、关元、命门、太溪、阳痿。腰膝酸软加委中、腰阳关；肢冷加气海。针法以补为主，或加灸。

（3）肝肾阴虚者：选肝俞、肾俞、太冲、太溪、神门穴。皮肤瘙痒者可加曲池、血海、三阴交；烘热加涌泉、照海。针法平补平泻。

（4）脾肾阳虚者：选脾俞、肾俞、命门、关元、太溪、足三里穴。肢冷可灸气海；少腹冷痛加灸足三里。针法以补为主。

（5）心肾不交者：选膈俞、肾俞、心俞、内关、三阴交穴。潮热盗汗加后溪、阴郄；虚烦不眠加神门。针法为补泻交替。

三、饮食疗法

（1）黄精15～30g，芍药100～200g，鸡1只或半只。将鸡洗净切块，并与上两味药放入盘中，隔水炖煮，调味服食。分2次使用，隔日1剂，连服数剂，适用于肾阴虚者。

（2）首乌20g，枸杞子20g，大枣10枚，鸡蛋2个。加水适量同煮，蛋熟后去壳再煮，将水煮至1碗，去药渣调味，饮汤食蛋。每日1次，连服15～30日，适用于肝肾阴虚者。

（3）干荔枝肉50g，山药、莲子各10g，大米50g。将前三味捣烂，加水适量煮至烂熟时，加大米煮粥。每晚服食，经常食用。适用于脾肾阳虚者。

（4）沙参15g，玉竹15g，粳米60g。将沙参、玉竹用布包好，同粳米煮粥食。每日1次，连服数日。适用于心肾不交者。

四、气功疗法

在气功师的指导下做气功锻炼，根据病情，因人而异，选择动静结合、温和的功法。如养心站柱功、平衡气血保健功、八段锦以及冲任督带导引功等。

【预防与调护】

调护在男性更年期综合征的防治中具有重要作用。《罗氏会约医镜·治法精要》说："凡一切损身者戒之，益身者遵之，早为陪之，后天人功，可以挽回造化。"平时宜起居有常，适度房事，保养肾精；饮食有节，顾护脾胃，戒除烟酒；调摄精神，减少忧烦，和顺气血；加强锻炼，增强身体素质，提高机体的适应能力。

【现代文献摘录】

左良军.男性更年期综合征王琦男科学认知实践[J].牡丹江医学院学报，2013（02）：73-75.

男性更年期综合征也称为男性更年期抑郁症、男性老年前期诸症。王琦从中医男科学学术思想出发，认知本病。本病以肾气虚衰为主，治疗时要根据证候表现特点，肾阴虚者，治以滋补肾阴；肾阳虚者，温肾壮阳；肾阴阳两虚者，治以调补阴阳。其他如肝肾阴虚者，则滋补肝肾，育阴潜阳；肝郁脾虚者，则疏肝解郁，养血健脾。总之，调补阴阳、疏畅气血是本病的基本治则。西医学根据临床表现，以对症治疗为主。常用的镇静剂如溴剂、巴比妥类药物、地西泮等；调节自主神经功能药物，如谷维素等；抗抑郁药，如丙咪嗪、阿米替林等；维生素类药物如维生素E、维生素B族等；以及激素替代疗法等。

（王传航）

第三节　男性乳房发育症

男性乳房发育症亦称为女性化乳房或女性型乳房,指男性乳房不正常发育并增大。男性乳房发育症可以发生在男性的任何年龄段,新生男婴的乳房发育可能与体内留有母亲的少量雌激素有关,这部分雌激素代谢后乳房发育可恢复到正常水平;青春期男性,只要不是过度肥胖,多数可在青春发育期后自行消退。该病通常无法确定病因,多数与乳房组织对于激素刺激过度敏感有关。肥胖者以及皮下脂肪较厚者易发本病,单纯因肥胖而导致乳房部位较为肥大则称为假性乳房发育症或脂肪性乳房发育症。因运动、健美造成的胸肌发达不属乳房发育。

中医学无男性乳房发育症病名,但古代外科学著作对男性乳房发育多有论述,如《疡医大全》记载:"男子乳房忽然臃肿如妇人之状,扪之疼痛,经年累月不消。"主要指男性出现单侧或双侧乳房增大,并可触及直径 2～4 cm 大小的肿块;质地硬,或有压痛等。正如外科专家陈实功所述:"乳癖乃乳中结核,形如丸卵,或堕重作痛,或不痛,皮色不变。"本病的主要病机是体内阴阳失调,肝肾亏虚,痰瘀互结于肝经。《疡科心得集》就指出:"肝虚血燥,肾虚精怯,故结肿而痛。"由此可见,前人对本病的病因病机及证治均有一定的认识。

本病的发生,多由先天不足,气血不和,冲任失调、气郁痰凝所致。也可因手术创伤、睾丸外伤、肿瘤病变、药物使用不当而诱发。因乳头属肝、乳房属肾,故男子乳病的发病常于肝肾功能失调有关。俞听鸿在《外证医案汇编》中说:"乳中结核,虽云肝病,其本在肾。"

【病因病机】

男性乳房发育症主要为情志不调,肝气郁结,或痰凝气滞,或房事失节,损伤肝肾;或服药不当,手术损伤,睾丸外伤,肿瘤病变等所致。以肝肾阴虚,经络气血运行不畅、痰凝、气滞、血瘀阻滞为主要病机。

【诊断】

1. 临床表现　患者乳腺增大,质地中等,边界清楚,推之可移,或有乳腺疼痛,或有压痛。慢性者多无症状。多见于男性青春期,个别与睾丸功能不全有关。也可发生于中老年人,可因肝病及生殖系统疾病所致。

2. 辅助检查

(1) 用 HCG 的 β 亚基放射免疫法测血浆 HCG 水平可升高。血浆 PRL 及甲状腺激素测定,有助于高泌乳素血症、甲状腺功能亢进及甲状腺功能减退的诊断。

(2) X 线及红外热像仪检查有助于鉴别诊断。

【鉴别诊断】

1. 男性乳腺炎　多有局部外伤、感染史,局部红、肿、热、痛,且有畏寒、发热等全身症状,溃后疮口容易收口。

2. 男性乳腺癌　少见,多为单侧。乳晕部可触及无痛性结节状肿块,坚硬如石,界限不清,表面高低不平,活动度差,乳头有血性溢液,腋窝淋巴结肿大。

3. 肥胖性乳房隆起　多见于肥胖者,乳房呈弥漫性脂肪堆积,按之柔软无压痛。

【治疗】

本病缘于气滞痰凝,肝肾阴虚,阴阳失衡,故治以疏肝解郁、化痰散结、活血通络为主;虚证滋补肝肾,调和阴阳,佐以行气散结软坚。

一、内治

（一）辨证施治

1. 肝气郁结、痰浊凝滞证　单侧或双侧乳房的乳晕部位结有肿块、疼痛,常随情绪变化而消长,伴有胸胁郁闷不舒,乳头溢液,口干。舌淡,苔白或薄黄,脉弦。治宜疏肝解郁,化痰散结。方选男妇乳病汤。常用药物有香附、青皮、橘叶、夏枯草。

2. 肝肾阴虚、脉络失养证　单侧或双侧乳房结节成块,微痛或不痛,伴头晕耳鸣,腰膝酸软,心烦口干。舌红,苔薄白少苔,脉弦细数。治宜补益肝肾,软坚散结。方选一贯煎加减。常用药物有生地、沙参、当归、枸杞子、麦冬、川楝子等。

（二）中成药、验方

1. 中成药

(1) 肝气郁结、痰浊凝滞证:丹栀逍遥散,每日 3 次,每次 6 g;消瘰丸,每日 3 次,每次 6 g。

(2) 肝肾阴虚、脉络失养证:六味地黄丸,每日 3 次,每次 6 g;小金片,每日 3 次,每次 4 片。

2. 验方　逍遥丸:柴胡、当归、白芍、白术(炒)、茯苓、炙甘草、薄荷。疏肝健脾,用于肝气不舒、情致郁结所致男性乳房发育。

（三）西药治疗

寻找病因,针对病因进行治疗。若系药物引起者,应停用有关药物。抗雌激素药物如他莫昔芬及氯米芬对某些患者有解除乳腺疼痛及使乳腺的异常发育逆转的作用。

二、外治

用阳和解凝膏加黑退消贴敷患者,一般7日更换1次。

三、针灸疗法

穴位取期门、太冲、中都、中脘。方法:用毫针平刺,留针15分钟,每日1次,配合七星针叩击患处。

四、手术疗法

病程较长,药物治疗困难,乳腺已纤维化者,应做整形切除术。

【预防与调护】

平时注意营养平衡、锻炼身体、减少皮下脂肪的过度堆积,适当减重,强健筋肉,对于预防男性乳房发育症有一定作用。轻度发育者,可以通过穿着胸围隐藏发育的乳房。

【现代文献摘录】

游约章.中医辨治男性乳房发育症72例[J].甘肃中医学院学报,2006(03):34-35.

探讨男性乳房发育症的中医辨治分型和治疗结果。方法:对72例男性乳房发育症患者进行临床辨治,并观察其疗效。结果:72例男性乳房发育症患者中痰气郁结24例,痊愈15例,显效5例,有效4例;肝郁血虚型24例,痊愈9例,显效7例,有效6例,无效2例;肝肾亏虚型15例,痊愈6例,显效4例,有效2例,无效3例;肾阳虚衰型9例,痊愈4例,显效1例,有效1例,无效3例。总有效率88.9%。结论:男性乳房发育症发病初期多以痰气郁结型、肝郁血虚型为主,邪实而正气未衰,故疗效较好;病久多合并睾丸疾病、慢性前列腺炎和慢性肝炎、肝硬化等,证见肝肾亏虚,肾阳虚衰,痰气交结,虚实夹杂,故缠绵难愈。

（王传航）

第四节　男子性早熟

性早熟是指男童在9岁前、女童在8岁前呈现第二性征为特征的发育异常。性早熟在男女儿童中的发生率为0.6%左右。男性性早熟在古代中医文献中曾有医案记录,或称"早老"。

【病因病机】

本病在临床上以肾阴亏损,相火偏旺者居多。若先天禀赋不足,或后天脏腑失调,久病伤肾,以致肾之阴阳失衡,导致本病的发生;肝肾同源,同居下焦,若肾精不足,肝血不充,阴不制阳,肝阳亢盛,相火妄动,或肝火疏泄,气机不畅,亦能导致天癸病态异常而引起本病。

【诊断】

患者睾丸、阴茎及阴囊提前发育,生长发育加速,骨龄大于实际年龄,骨龄显著大于身长年龄。脑器质性病变的存在。

性早熟分为真性(完全性)和假性(不完全性)2种。真性(完全性)性早熟包括:体质性、特发性、中枢神经系统疾病、严重甲状腺功能减退、雄激素长期作用后。假性(不完全性)性早熟包括:分泌促性腺激素肿瘤、雄激素分泌过多、睾丸间质细胞增生。

【治疗】

本病治疗以滋阴泻火为主,肝郁者佐以疏肝解郁。

一、内治

（一）辨证施治

1. **阴虚火旺证**　第二性征过早出现,性功能亢进,伴五心烦热,夜寐不安,头晕耳鸣。舌质红,少苔,脉细数。治宜滋肾阴,泻相火。方选大补阴丸合知柏地黄汤加减。常用药物有知母、黄柏、熟地、龟甲、山茱萸、山药、牡丹皮、泽泻、茯苓等。

2. **肝郁化火证**　第二性征过早出现,性功能亢进,烦躁易怒,乳房触痛明显。舌质稍红或有紫气,脉弦或涩。治宜疏肝气,清相火。方选丹栀逍遥散加减。常用药物有牡丹皮、栀子、柴胡、当归、白芍、茯苓、白术、甘草、薄荷等。乳房触痛明显加橘叶。

（二）中成药、验方

1. 中成药

(1)阴虚火旺证:虎潜丸,每日2～3次,每次1丸。

(2)肝郁化火证:龙胆泻肝丸,每日2次,每次10粒。

2. 验方

(1)三草汤:夏枯草、龙胆草、墨旱莲、生地、黄柏、知母、青蒿、女贞子、地骨皮、牡丹皮。滋阴潜阳,泻火散结,抑制过早发育。

(2)滋阴泻火丸:生地 9 g,知母 9 g,元参 9 g,夏枯草 9 g,黄柏 9 g,泽泻 9 g,炙龟甲 12 g,赤芍 9 g,生甘草 6 g。研细末,炼蜜为丸。每服 1 丸,每日 2 次。适用于性早熟属阴虚火旺者。

(3)滋阴安神汤:夜交藤 15 g,枣仁 10 g,知母 10 g,黄柏 10 g,熟地 10 g,枸杞子 10 g,山药 10 g,牡丹皮 10 g。水煎,每日 1 剂,分 3 次服。适用于性早熟属肾阴不足者。

二、西药治疗

1. 完全性性早熟

(1)类固醇激素:如甲羟孕酮通过负反馈作用抑制促性腺激素的分泌,使男性睾丸缩小,勃起减少。适量应用可使生长速度及骨骼成熟减缓。剂量为 10～20 mg,口服,每日 2 次,但应警惕其副作用。

(2)促性腺激素释放激素促效剂:应在内分泌科医生指导下使用。

(3)支持治疗:如精神治疗。

(4)病因治疗:如肿瘤的手术及化疗;甲状腺功能减退所致者,补充甲状腺素。

2. 不完全性早熟治疗　针对病因进行治疗。

三、针灸治疗

(1)取肾俞、委中、三阴交、太溪、命门、照海等穴,针用平补平泻法,每日 1 次。适用于肾阴虚相火妄动证。

(2)取阳陵泉、行间、蠡沟、水泉、印堂穴,用泻法,不灸,每日 1 次,留针 30 分钟。适用于肝郁阳亢,相火妄动证。

【预防与调护】

(1)治疗隐睾应慎用促性腺激素。

(2)饮食有节,注意食品安全。

(3)注重儿童性教育,避免过早接触不良性文化。

【现代文献摘录】

晏国娟.儿童性早熟相关因素研究[J].临床荟萃,2013(06):719-721.

导致性早熟发生的原因非常复杂,一般认为除了先天或后天的疾病因素外,性早熟的发生是遗传因素与营养、生活环境因素相互作用的结果。对于性早熟的儿童来说,自身特殊的遗传基因是引发性早熟的内因,而营养过剩及环境中存在的内分泌干扰物则是不可忽视的外因。

性早熟预防工作的开展迫在眉睫,为了更好地预防性早熟的发生,应该从以下几个方面做出努力:① 加强性早熟危害性及病因的宣传工作,力求促成国家相关机构尽快健全食品安全及环境保护领域的法律法规,控制环境激素干扰物的大量产生。② 加强科教宣传,使广大儿童家长知悉如何预防儿童性早熟、最大限度避免性早熟可能带来的危害。③ 尽量避免接触 EDCs,做到少使用一次性用品,特别是一次性塑料制品及餐盒等,减少其向环境中释放大量环境激素及对环境的污染;不使用塑料袋在微波炉中加热食物;多用肥皂,少用洗涤剂,因肥皂水排放后能被微生物分解,而洗涤剂不能;少食用淡水及近海养殖的鱼虾。④ 引导儿童不要过度看电视、玩电脑及开灯睡眠。⑤ 儿童喂养要掌握适宜方式,做到营养均衡、适量,减少高热量、高脂肪食物的摄入,培养儿童良好的运动习惯,减少儿童肥胖的发生。⑥ 防止儿童过多接触具有性刺激因素的信息,对儿童进行正确的性教育。⑦ 对于有性早熟家族史的家庭,在条件允许的情况下,可以进行相关基因检测;发现儿童有性早熟迹象,尽早就医,做到早发现、早干预;如发现其他引起性早熟的原发疾病也可以及时进行针对性治疗。⑧ 合理治疗、合理用药,尽量避免医源性性早熟的发生。

(王传航)

第五节　房劳伤

房劳伤,又称"房劳""色欲伤"等,是因房事过度导致的以肾精亏损为主的一类病症。房劳伤与房事的频度有关,还与身体素质和心理状态密不可分。男女都可能发生房劳伤,男性的发病率远远大于女性。通常情况下,在性活跃年龄段,性交频度 2～3 日 1 次为宜,但实际情况是每个人的个人预期完全不同,个体差异性很大。如果房事频度远远大于自身的需求,则可能出现一系列身体和心理的不适感,以疲倦和性能力下降为主要表现。房劳伤往往是一组症状,临床上的实际发病率难以统计,患者多以性功能障碍、生育障碍、神经衰弱、中老年男性部分雄激素缺乏综合征等疾病就诊。

古代对于房劳伤的认识和论述已经非常深刻和全面,历代的主要医籍多有详细阐述。如《素问·上古天真论》曰:"以酒为浆,以妄为常,醉以入房,以欲竭其精,以耗散其真,不知持满,不时御神,务快其心,逆于生乐,起居无节,故半百而衰也。"论述了恣情纵欲、房事不节导致早衰的病因。《灵枢·邪气脏腑病形》云:"若醉入房,汗出当风,则伤脾。有所用力举重,若入房过度,汗出浴水,则伤肾。"论述了房劳损伤肾、脾等主要脏器的病机。

【病因病机】

本病的发生,是房事耗伤肾精,伤及气血,累及五脏,导致形神俱病。

1. 精亏气衰 素体虚弱,房事不节,恣情纵欲;或年少早淫,或年老体衰而不节房事,均可导致肾精亏损,精不化气,则元气渐衰。

2. 肺肾阴虚 素体阴虚,房事过度,损伤肾精,精不化阳,肾阴亏耗,肾病及肺,肾阴不能上滋肺阴,金水不能相生,日久即可形成以肺肾阴虚为主证的房劳证。

3. 肝肾阴虚 "肝肾同源",若房事过度,肾精亏耗,肾阴不足,不能上滋肝木,为肾病及肝,即可形成以肝肾阴虚为主证的房劳证。

4. 心肾不交 恣情纵欲,损伤肾精,精亏阴虚,肾水不能上济于心,则心火独亢,而致心肾不交。淫思邪念也可是心火不宁,相火妄动,暗耗阴精,日久亦可形成以心肾不交为主证的房劳证。

【诊断】

房劳伤的临床表现,往往同时有生理和精神两个方面的症状,以精神倦怠和性功能衰退为主要表现。患者可以有以下症状:精神萎靡,恍惚,面容憔悴,夜寐不宁,倦怠思睡,老态早现;食欲不振,体质下降,体态枯槁,有气无力;腰酸背痛,筋骨酸软乏力,头晕目眩,心悸气促;性功能减退,阳痿不举,早泄,遗精,滑精,血精,精液少而黏稠;排尿乏力,尿频、尿急、尿痛,淋浊不止;慢性干咳,咯血,潮热,盗汗,自汗。

【鉴别诊断】

1. 阴阳易 本病与阴阳易都为房事损精所致,临床表现如少气头昏等也颇相似。但阴阳易是在伤寒或者温病之后触犯房事而成,发病较快。而本病多缓慢发病,系房事过度,肾精亏耗,日久而成。

2. 虚劳 虚劳的病因多样复杂,不单是房劳所致,且有阴阳气血五脏虚损的临床表现;而房劳其病因为房事过度所致,主要为肾精亏损,损及他脏,多有肝肾亏虚表现。

【治疗】

治疗原则是补肾填精。精亏气衰者,以补肾益精、补气培元为主;肺肾阴虚者,以补肾益精、滋阴养肺为主;肝肾阴虚者,应滋补肝肾为要;心肾不交者,则应交通心肾为主。

一、内治

（一）辨证施治

1. 精亏气衰证 精神疲惫,二目无神,头昏欲睡,少气懒言,语音低微,肢体倦怠,腰膝酸软,阳痿,早泄,遗精。舌淡苔少,脉细无力。治宜补肾益精,益气培元。方选左归丸加味。常用药物有熟地、山药、枸杞子、山茱萸、牛膝、菟丝子、鹿角胶、龟甲胶等。气虚明显者,加人参、黄芪、紫河车;早泄、遗精者,加龙骨、牡蛎、金樱子;若阴损及阳,而呈精亏阳虚之证者,加右归丸。

2. 肺肾阴虚证 形体消瘦,面白颧红,五心烦热,潮热盗汗,干咳无痰,腰膝酸软,房事无精,溲短便秘。舌红无苔,脉细数。治宜滋补肾阴,清热润肺。方选八仙长寿丸加味。常用药物有熟地、山药、山茱萸、牡丹皮、泽泻、茯苓、麦冬、五味子、沙参、玉竹等。潮热盗汗者,加地骨皮;若阴虚火旺,火伤肺络,症见咳嗽带血者,可用百合固金汤。

3. 肝肾阴虚证 头晕目眩,耳鸣健忘,急躁易怒,五心烦热,腰膝酸软,失眠,梦遗,或阳强不收,或血精茎痛。舌红苔少,脉弦细数。治宜滋补肝肾,育阴潜阳。方选六味地黄丸合一贯煎加味。常用药物有熟地、山药、山茱萸、牡丹皮、泽泻、茯苓、生地、沙参、当归、枸杞子、麦冬、川楝子等。阳强者,加黄柏、知母;血精者,加白茅根、小蓟。

4. 心肾不交证 心烦不寐,心悸怔忡,烦热盗汗,健忘,腰膝酸软,滑精早泄,舌红尖赤或口舌生疮,脉细数。治宜交通心肾。方选心肾两交汤。常用药物有熟地、山茱萸、人参、当归、麦冬、酸枣仁、白芥子、黄连、肉桂等。滑精早泄者,加龙骨、牡蛎、金樱子。

（二）中成药、验方

1. 中成药

（1）精亏气衰证:左归丸,每日 2 次,每次 9g。

（2）肺肾阴虚证:百令片,每次 5 片,每日 3 次;百合固金丸,每日 2 次,每次 6g。

（3）肝肾阴虚证:归芍地黄丸,每日 2～3 次,每次 1 丸。

（4）心肾不交证:乌灵胶囊,每日 3 次,每次 3

粒;脑灵素片,每日 3 次,每次 3～4 片。

2.验方

(1)固精补肾丸:熟地、枸杞子、山药、杜仲、巴戟天、肉苁蓉各 270 g,山茱萸、覆盆子、楮实子、小茴香各 130 g,五味子、石菖蒲 60 g,金樱子、甘草各 110 g,茯苓、菟丝子各 180 g,牛膝 70 g,远志 90 g。性状:为黑色水丸;气芳香,味甘、辛、微苦。适用于伴有遗精、滑精、阳痿的房劳伤。

(2)填精补肾膏:党参 45 g,远志 45 g(甘草制),淫羊藿 45 g,黄芪 45 g(蜜炙),茯苓 45 g,狗脊 45 g,肉苁蓉 45 g(酒蒸),熟地 60 g,当归 45 g,巴戟天 45 g(酒制),杜仲 45 g(盐炒),枸杞子 45 g,锁阳 45 g(酒蒸),川牛膝 45 g,龟甲胶 45 g,鹿角胶 30 g。壮元阳,补精血。用于肾阳亏虚、精血不足、腰膝酸软、形寒肢冷、阳痿泄精、神经衰弱之房劳伤。

(3)枸杞子补肾生精丸:枸杞子、菟丝子、覆盆子、五味子、车前子、β 精氨酸等。适用于伴有前列腺炎、不育症的房劳伤。

(4)十补丸:炮附子 60 g,五味子 60 g,山茱萸、炒山药、牡丹皮、酒蒸鹿茸、熟地、白茯苓、肉桂、泽泻各 30 g。出自《济生方》。适用于久病房劳,阴损及阳。

二、针灸治疗

穴位取肾俞、关元、气海、足三里、三阴交。用毫针补法,并用灸法。

三、食疗

(1)狗肉枸杞子汤:狗肉 250 g,狗脊骨 20 g,枸杞子 30 g。炖汤服食,每日 1 剂,连服 1 个月。

(2)枸杞子红枣粥:枸杞子 15 g,红枣 9 枚,粳米 75 g。将大米洗净煮沸后放入枸杞子、红枣,炖煮至红枣烂熟即成。每晚睡前食用。宁心安神,通心肾。适用于心慌失眠、头晕及肾气衰退的房劳损伤。

(3)核桃仁墨鱼:大墨鱼 1 条去骨皮、肠杂,洗净;核桃仁 45 g,食盐、味精、酱油等适量文火炖煮。可活血通络,补肾壮阳。

(4)龟甲阿胶汤:龟甲 18 g,阿胶 10 g。可滋养阴血,适用于房劳过度、损伤阴血、潮热盗汗、头晕目眩等。

【预防与调护】

(1)正确认识性和性交,避免产生认识上的误区。随着发育的成熟,性能力也渐趋具备,男子二

八、女子二七即可阴阳合而有子。欲不可无,亦不可纵。无欲则郁,纵欲则过犹不及。

(2)如果因房事过于频繁出现了一系列症状,则应适当节制,静心调养,以利恢复。

【现代文献摘录】

焦达操.房劳与疾病[J].湖北民族学院学报(医学版),2002(02):46-47.

房劳,又称"房室劳",是指由于房事过度而导致的劳损症。若房事不节,或房事太过,超出了男女双方的适应能力,就会损伤脾肾而成房劳。若脾脏受损,则运化失职,水谷不化,气血乏源,使全身失养,虚损衰竭,便由之而生。肾为先天之本,生命之根,内寓真阴真阳。若肾脏受损,阴阳失调,即可影响其他脏器发生病理变化,遂成虚劳之证。正因为此,不少疾病的产生也多与房劳有关。由于虚损的程度不一,或兼外邪入侵,或兼七情所伤,故临床表现不尽一致。

房劳过度,确为损害身体健康的重要因素。它虽然不能直接导致疾病,但日久天长,耗伤真气,使人体抵抗力下降,病邪就会乘虚而入,以致疾病。这正是《黄帝内经》所说:"邪之所凑,其气必虚。"因此,必须适当节制房事,以固先天之根本,以充后天之化源。从而保持身体健康,精力充沛,延年益寿。

(王传航)

第六节 房事昏厥

房事昏厥,亦称色厥、色脱,是指在性交过程中或性高潮时突然晕厥的病症。多见于中青年男子。王肯堂《证治准绳》云:"得热厥之由,则为人必数醉,若饱以入房,气聚于脾中,肾气有衰,阳气独胜。"提出了热厥与房事损精、阴虚阳亢有关。

房事昏厥是在房事时突然发生的短暂的意识丧失情况,其原因可能与体位改变、低血糖、闷热、焦虑、疲劳、过度激动、过度兴奋、突遭惊吓等有关,其病因可分为血管神经性、体位性、心源性、脑性、低血糖和代谢病等。

【病因病机】

肾主藏精,为先天之本,内寓真阴真阳,是维持人体生命活动的基础,肾阴肾阳均为肾精所化,肾精充盛,则阴阳协调,各脏腑生理功能正常,体魄健壮。若房事纵欲,肾精亏损,精气不化,则气虚神

衰;精不化阴。则真阴亏虚,阴虚则阳亢为害,而成为房事昏厥的主要病理基础。

【诊断】

凡是在男女同房之际或房事之后,有突然昏不识人、气促、大汗淋漓、四肢厥冷为主症之临床表现者,即可诊断为房事昏厥。

【鉴别诊断】

1. 眩晕　头晕目眩如坐舟船,重者出现的四肢厥冷与房事昏厥相似,但无昏不识人,其发作多与房事无关。

2. 痫证　突然昏仆、不省人事等症状与本病相似,但无四肢厥逆,仅见四肢抽搐,更不限于房事后发病。

3. 中风　若昏厥而兼见口眼歪斜、肢体活动不利等症时,应考虑是否因房事而引发的中风。中风昏厥醒后多伴有偏瘫、口眼歪斜等后遗症,而房事昏厥醒后即如常人,易于鉴别。

【治疗】

应以急则治标为原则,迅速促其苏醒,精泄气脱者,以益气固脱为要;血随火逆者,以滋阴降火为急;气郁内闭者,则应该疏肝理气为先。厥回势定之后,再视其转归,辨证施治。

一、内治

(一)辨证施治

1. 精泄气脱证　泄精之后,突然昏仆,面色苍白,身出冷汗,四肢厥逆,呼吸微弱。脉细无力或虚大散乱。治宜益气固脱。方选独参汤。常用药物有人参。若厥逆较重,四肢冰冷,冷汗淋漓,脉微欲绝者,可选用参附汤;若厥回之后,阴液大伤,可见气阴两虚之证,可选用生脉散加紫河车;若气虚精亏者,可用固阴煎。

2. 血随火逆证　性交之际或性交之后,突然眩晕,继而昏不知人,四肢厥逆,面色潮红,甚则鼻衄。舌质红少苔,脉细数。治宜滋阴降火。方选知柏地黄汤加减。常用药物有知母、黄柏、熟地、山药、山茱萸、牡丹皮、泽泻、茯苓等。鼻衄者,加地骨皮、白茅根;呕血者,加代赭石;若脉虚无力,可加肉桂。

3. 气郁内闭证　情绪抑郁,性交之际,突然神昏,肢体强直、震颤,四肢厥逆,气憋唇青,胸腹胀满。舌质淡红,苔薄白,脉沉弦或结代。治宜疏肝理气。方选四逆散加味。常用药物有柴胡、白芍、枳实、甘草等。

(二)中成药

(1)精泄气脱证:人参注射液,肌内注射,每日1~2次,每次1支。

(2)血随火逆证:知柏地黄丸,每日3次,每次8丸。

(3)气郁内闭证:四逆散,每日2次,每次9g。

(三)西药治疗

(1)积极寻找病因,进行针对性治疗。

(2)发作时患者宜采取头低脚高的仰卧位,同时松解衣领,冬季要注意防寒。

(3)有呼吸微弱及困难时给予吸氧或呼吸兴奋剂。

(4)血压低时应酌情使用升压药。如有心动过缓时可应用阿托品。

(5)酌情选用脑代谢促进剂如细胞色素C及苏醒剂如醒脑静等。

二、针灸治疗

1. 体针

(1)选百会、神阙、关元、气海、足三里、素髎、十宣,强刺激,不留针。用于血随火逆,气郁内闭的昏厥。

(2)选百会、关元、气海、足三里,灸5~15分钟或补法针刺。用于精泄气脱者。

(3)选人中、合谷、十宣,强刺激,不留针。

2. 耳针　选皮质下、肾上腺、内分泌、交感心、肺、呼吸点,强刺激。

【预防与调护】

(1)房事应在身体状况较好的状态下进行,劳累、醉酒、饥饿、生气后应尽量避免房事。房事的环境、温度等应合适,避免在嘈杂、不密闭、温度过高的环境下进行房事。平时应注意情致调节,保持心情舒畅;注意身体锻炼,健康和健壮的体魄是保障性生活顺利进行的基础。

(2)一旦发生房事昏厥,切勿惊慌。应保持患者气道通畅,按压或针刺人中穴,神志清醒后可以给服适量红糖水。必要时及时送医。

【现代文献摘录】

(1)刘南,余锋,赵静.厥证中医证型研究思路探讨[J].广州中医药大学学报,2012(05):601-602.

刘南等通过分析历代医家文献及综述现代研究发现:目前的厥证证候研究主要局限于在一定范

围调查研究,或者是对古代医家论述的整理,以及临床若干病例的总结,而规范的、大样本的证候流行病学调查,对该病及其整体证候的分布规律则鲜见报道。医家多从自身的经验出发去辨证论治,从而出现了多种证候类型。厥证名称繁多,众说纷纭,仅据历代医籍中的有关资料记载,厥证的名称有以病因命名者,如食厥、酒厥、痰厥、色厥、水厥等;有以病性命名者,如阴厥、阳厥、虚厥、实厥;有以病之暴急危重而命名者,如暴厥、卒厥、大厥、薄厥、尸厥;有以病状命名者,如寒厥、清厥、痛厥、晕厥、心厥等;有以经络命名者,如巨阳厥、阳明厥、少阳厥等。《黄帝内经》的厥证理论十分丰富,其中以提示病因病机为主的一类厥证现多不作为病名沿用,但理论却不失其指导价值。厥证证型研究目前已取得了一定的进展,但因其发病范围广、种类多、病情危重复杂,迄今尚无统一的客观化和量化指标对厥证进行中医分型。

中医临床证型对临床治疗的指导作用具有无可替代性,鉴于目前厥证研究现状,需从以下几方面加以深入研究:① 将厥证从厥脱中独立出来,规范厥、脱概念。厥与脱有一定的区别,又有一定的联系。厥由轻转重为脱,脱证早期常表现为厥,两者常合并出现。目前临床多将厥脱并称,这在一定程度上混淆了两者之间的差别,不利于厥证的临床研究。厥证和脱证虽均为急危重症,但就病情而言,脱证则更为危重,且脱证一般无虚证,厥证临床可分虚实。此外对于厥的定义,有指肢体或手足逆冷,亦有指突然失去知觉,不省人事。结合临床实践,现在临床大多讨论的厥证主要指以昏仆、肢冷为特征的各种病证。② 寻找能指导厥证辨证分型的特异指标,将之定量化、标准化,为中医辨证分型、病机演变提供更好的依据。中医临床面对同一患者,不同的医家之所以会有不同的辨证分型,除学术流派及专业水平不同等因素之外,证表述的异质性也是重要的因素。比如同一证,来源不同,内涵不同,分型因而不同。同一证,同一来源,因症状主次不同,而临床辨证分型也可存在分歧,这正是由于证的表述的不规范而致。③ 进行厥证临床辨证分型客观化研究,中医证型分类应本着从临床出发、实用、有利于辨证论治的原则,其诊断标准不但要具有适当的特异性与敏感性,还应具有良好的实用性。随着时代的发展,同类或相同疾病的临床常见证型可能会发生变化。中医临床证型对临床治疗有重要指导作用。相同疾病不同历史时期临床证型的变异性,提示我们应适时进行相关疾病的临床证型研究,这是保持中医与时俱进和良好临床疗效的关键。④ 建立协作攻关课题组,在统一证型的基础上进行大规模的协作,协作组可首先形成相对成熟的证型及诊疗方案,在协作组成员单位内使用,并逐步开展临床验证工作,待进一步成熟后,在更大范围内推广使用,构建学术、技术交流平台,开展学术交流、技术协作、推广和科学研究,更好地促进各成员单位的学术交流,提高中医药学术水平和临床疗效,逐步形成中医专科品牌优势,推动和加强中医现代化建设。适时吸纳现代科学成果,处理好继承与创新的关系。从循证医学基本原理出发,有助于解决厥证中医证型规范化研究中存在的问题。此外尚可运用统计学原理,探讨厥证临床症状与证型之间的相关关系,应用决策树理论与技术更好地从临床诊断数据中辨析证候与症状间的复杂关系,总结归纳辨证规律,从而阐明厥证中医辨证本质。

(2) 褚关金,张炉高.色厥的辨证论治[J].浙江中医学院学报,1993(05):18-19.

褚关金等将色厥分为以下几种主要证型治疗:① 精随气脱。素体元气虚弱,或久病初愈。正气未复,不节房事,纵情恣欲,精竭于下,气脱于上。元气恣脱,气不摄精,精泄而厥。证见:男女交合,精泄突然昏厥,不省人事,面色苍白,汗出如珠,手足厥冷,呼吸微弱,气不相续。全身软瘫,舌淡苔薄白,脉沉细微。治宜大补元气,气旺则精生。方选独参汤或参附汤加味(别直参或新开河参、制附子、山茱萸、煅龙牡)。② 火衰阳脱。年过半百,或素体阳虚,纵情勉为,精泄阴泻于下,火衰阳浮于上,阳随精脱,阴阳不相接而厥。证见:男女交合,精泄昏厥,不省人事,言语不出,阴器内缩,身出冷汗,面色青紫,四肢厥冷,苔白舌淡紫,脉微细欲绝。治宜补火壮阳,益气回厥。方选四味回阳欲(《景岳全书》)加味(别直参或新开河参、制附子、干姜、炙草、五味子、煅龙牡)。③ 肝阳暴涨。年逾桑榆,上盛下虚,水不涵木,房事不讳,春阳大作,阴不潜阳,肝阳暴涨,挟气血痰火上潜而神识不清昏厥。证见:高年纵欲昏不识人,面色潮红,口臭气粗,牙闭口噤,双手握固。二便不通,苔黄舌红绛,脉弦细滑数。治宜辛凉开窍,清肝潜阳。可先用至宝丹或安宫牛黄丸灌服,并用羚羊角汤加味(羚羊角、龟甲、石决明、生地、牡丹皮、夏枯草、菊花、怀牛膝、郁金、白芍、石菖蒲）。④ 肝郁气实。形壮气盛，骤迁暴怒惊骇，怒则气逆而上，惊则气乱失常，男女勉合，气机逆乱，上塑心胸而厥。证见：形体壮实，悲愤填胸，男女交合，突然昏厥，不省人事，口噤握拳，呼吸气粗，四肢厥冷，苔薄黄舌红，脉伏或沉弦。治宜开郁降气，通窍醒神，方选四逆散合五磨饮子加味［柴胡 6 g，枳实 10 g，乌药 10 g，槟榔 10 g，白芍 12 g，甘草 5 g，广木香 5 g（冲），沉香 3 g（冲），郁金 10 g］。

（王传航）

第十七章
优生优育及节育

第一节　婚前及育前检查

婚前以及育前检查是优生优育的一个重要内容。通过健康检查可以发现有影响结婚或者是生育的疾病，从而为这些夫妇提出能够促进优生优育的医学建议。我国每年出现新生儿缺陷的频率，加上幼儿0～14岁期间出现先天残疾的概率已经占到了全年新生儿的5％左右，即我国每年将会新增120万左右的先天残疾儿童。自从2003年我国取消了强制婚检的规定后，婚检率大大降低，加上其他不可预知的因素，包括环境、食品、药物等污染因素，新生儿缺陷发生频率有一定的回升。根据2011年《中国妇幼卫生事业发展报告》统计，1996年我国新生儿出生缺陷发生率为每万人中87.8人，到2003年强制婚检取消时，约为每万人中120人，上升幅度为36.7％，2010年这项数字为每万人中149.9人，相较于2003年，增幅为24.9％，虽然增幅明显减缓，但出生缺陷率绝对值依然呈升高趋势。这对于我国人口质量的提高有着严重的制约作用。

从2009年开始，我国开展了全国范围的优生促进和预防出生缺陷的活动，这些活动措施在一定程度上减少了先天性缺陷儿的发生，但面临的困难还亟待进一步加强实际工作来解决。

一、婚前检查

婚前检查是指男女双方在办理结婚登记手续之前进行的常规体格检查和生殖器检查，是对男女双方可能患有的、影响结婚和生育的疾病进行的医学排查。

（一）婚前检查的意义

第一，有利于双方和下一代的健康。通过婚前全面的体检，可以提前发现一些异常情况和疾病，从而达到及早诊断、积极矫治的目的。如在体检中发现有对结婚或生育会产生暂时或永久影响的疾病，可在医生指导下作出对双方和下一代健康都有利的决定和安排。

第二，有利于优生，提高民族素质。通过家族史的询问、家系的调查、家谱的分析，医生可对某些遗传缺陷作出明确诊断，并根据其传递规律，推算出影响下一代优生的风险程度，从而帮助结婚双方制定婚育决策，以减少或避免不适当的婚配和遗传病儿的出生。

第三，有利于主动有效地掌握好受孕的时机和避孕方法。医生根据双方的健康状况、生理条件和生育计划，为他们选择最佳受孕时机或避孕方法，并指导他们实行有效的措施，掌握科学的技巧。对要求生育者，可帮助其提高计划受孕的成功率。对准备避孕者，可使之减少计划外怀孕和人工流产，为保护妇女儿童健康提供保证。

第四，婚检还不仅仅是一项健康检查，更重要的是向人们传播有关婚育健康的知识，进行健康婚育指导。比如，医疗保健机构会向准新人播放婚前医疗卫生知识、婚后计划生育等方面的宣传片，发放宣传材料，开展有关咨询和指导等。

婚前检查内容包括：婚前医学检查、婚前卫生指导、婚前卫生咨询。婚前医学检查的内容包括询问病史和体格检查两大部分。

（二）婚前医学检查

1. 询问病史　重点了解男性的生长发育史、泌尿生殖系统疾病和智力发育情况、遗精情况、睾丸有无外伤及附睾炎、腮腺炎等病史。要详细询问如有无性病、麻风病、精神病、各种传染病、遗传病，以及是否有家族近亲婚配史。对再婚的患者，要了解以往婚姻情况、生育情况。

2. 体格检查　包括内科检查、生殖器检查和实验室检查。

（1）内科检查：即全身体格检查。

（2）生殖器检查：重点检查第二性征，阴茎大小、长度、有无结节、睾丸大小。查男性生殖器时，要注意生殖道有无畸形、有无包茎、阴茎硬结、阴茎短小、尿道下裂、隐睾、睾丸过小、精索静脉曲张和鞘膜积液等。

（3）实验室检查：常规的一些指标如血常规、尿常规、胸透、肝功能和血型、血脂分析、血糖、甲状腺功能等。

必要时，还要做智商测定。

3. 必查项目

（1）指定传染病：《中华人民共和国传染病防治法》中规定的艾滋病、淋病、梅毒以及医学上认为影响结婚和生育的其他传染病。

（2）精神病：如严重的躁狂症、精神分裂症以及其他重型精神病等，这些疾病可能危害他人生命安全和身体健康，患者的心理问题还会引起很多严重后果。此类疾病需要精神科医生协助诊断。

（3）先天性遗传疾病：如白化病、原发性癫痫、软骨发育不良、强直性肌营养不良、遗传性视网膜色素变性，以及患者全部或部分丧失自主生活能力、子代再现风险高、医学上认为不宜生育的疾病。

（4）其他与婚育有关的疾病：如重要脏器疾病和生殖系统疾病等。

其他特殊检查，如乙型肝炎血清学标志检测、支原体和衣原体检查、精液常规、B超、乳腺、染色体检查等，应根据需要或自愿原则确定。

4. 婚检注意事项

（1）婚检要尽量与婚期拉开时间距离。婚检证明的有效期是3个月。

（2）婚检时女性要避开月经期，月经干净3日后再婚检，男性如果检查精液，需要禁欲3～4日。

（3）婚检前一日要休息好，不能太劳累，别喝酒。

（4）婚检前一日尽量吃清淡饮食。婚检当日早晨一定不能进食，必须空腹检查。

（5）在男方检查的同事，女性也应当在婚前做系列检查。如女性患有卵巢囊肿、子宫内膜异位症、1型糖尿病、急慢性肾小球肾炎、外阴性阴道炎等疾病，也可能会对婚姻生活有影响，严重的还可导致不孕。

（三）婚前卫生指导

（1）有关性卫生的保健和教育。包括性生理、性心理和性卫生的基础知识。

（2）新婚避孕知识及计划生育指导。婚后要求短期避孕，一般以外用避孕药具为宜，建议使用避孕套，方法简便，容易掌握。婚后要求较长期（1年以上）避孕除可选用外用避孕药具外，如无甾体激素药物禁忌，可选用口服避孕药，以短效为宜。婚后要求长期避孕或再婚后不准备生育者，应先用长效、安全、简便、经济的稳定性避孕方法，如宫内节育器、长效避孕针、皮下埋植等方法。对于终生不宜生育者，原则上患病一方应采取绝育或长效避孕措施。

（3）受孕前的准备、环境和疾病对后代影响等孕前保健知识。告诉男女双方受孕前的一些保健知识，除了身体，还包括心理、社会等方面。注意环境对生育的影响，如新装修的房子可能由于甲醛含量高导致胎儿畸形甚至流产，高压、高辐射可能导致婴儿畸形。一些疾病未控制可能导致生育问题如高血压、高血糖、甲状腺功能亢进。要建议患者了解这些疾病的常识，注意生育前疾病或症状的控制，在医生的指导下，选择合适的时机生育。

（4）遗传病的基本知识。遗传病由于可以在上、下代之间按一定的遗传方式垂直传递，在有血缘关系的家族中常有一定的发病比例。因此要引起重视。根据遗传性疾病的发病原因，可分成三大类：染色体病、单基因遗传病、多基因遗传病。

（5）影响婚育的有关疾病的基本知识。

1）以下疾病不宜结婚：① 直系血亲和三代以内旁系血亲之间不得通婚。② 男女双方均患有精神分裂症、躁狂抑郁症或其他重型精神病，或双方均为重度智力低下者，不宜婚配。

2）以下疾病需暂缓结婚：① 患指定传染病在传染期内，如麻风病、梅毒、病毒性肝炎。② 患有精神病在发作期间或尚未稳定满2年者。

3）以下疾病需劝阻结婚：① 影响性生活和生育的无法矫治的严重生殖器官缺陷或疾病，如真两性畸形、先天性无阴茎，以免婚后发生纠纷。② 已发展到威胁生命的重要脏器疾病或晚期恶性肿瘤，结婚生育会使病情更趋恶化，甚至缩短生命期限者，应劝阻结婚，更不宜生育。

4）以下疾病不宜生育：① 男女任何一方患有目前尚无有效治疗方法的某种严重的常染色体显性遗传病，子代再发风险大，如先天性无虹膜、结节性硬化、强直性肌营养不良等。② 男女双方均患有相同的严重的常染色体隐性遗传性疾病，如先天性聋哑。其子女发病机会大，故不宜生育。③男女任何一方患有严重的多基因遗传病，如精神分裂症、先天性心脏病等，并属高发家系者，即使病情稳定，亦不宜生育。

（6）其他生殖健康知识。

（四）婚前卫生咨询

婚检医师应针对医学检查结果发现的异常情况以及服务对象提出的具体问题进行解答、交换意见、提供信息，帮助受检对象在知情的基础上作出适宜的决定。医师在提出不宜结婚、不宜生育和暂缓结婚等医学意见时，应充分尊重服务对象的意愿，耐心、细致地讲明科学道理，对可能产生的后果给予重点解释，并由受检双方在体检表上签署知情意见。

婚前医学检查作为母婴保健专项技术，在降低出生缺陷、提高出生人口素质等方面发挥了重要的作用。婚前医学检查不仅是发现疾病的有效途径，而且是减少新生儿出生缺陷率，提高人口素质的客观需要，不仅涉及个人小家庭的幸福生活，还关系到民族大家庭的整体素质和社会的优良发展。

二、育前检查

男性生育前的检查，重点在于评估男性的生育功能。这里涉及三类男性。一是未经过正规的婚前检查，直接进入育前检查。二是长期同居，夫妻双方有性生活1年后未生育求诊的患者。三是曾经怀孕或已经生育有小孩要求再育的。因此，生育前的检查，对男性来说有一定的特殊性和针对性。具体来说，主要包含以下内容。

1. 全面的病史采集 重点了解男性的生长发育史、婚育史、泌尿生殖系统疾病以及睾丸有无外伤及附睾炎、腮腺炎等病史。要重点了解详细询问如有无性病、放射、毒素化学及高危物品的接触，对已经生育过的男性要重点了解生活史，对再婚的患者要了解以往婚姻情况、生育情况。

2. 体格检查 包括内科检查、生殖器检查和实验室检查。

（1）内科检查：即全身体格检查。

（2）生殖器检查：重视男性特殊检查。① 阴茎：注意有无严重的包茎、硬结、炎症、肿瘤或发育异常。② 尿道：有无瘘孔、下裂、硬结。③ 前列腺：经肛诊可检查其大小，有无硬结、肿物，还可按摩取前列腺液检查。④ 睾丸：测量其大小、触诊硬度，

有无硬结、压痛、肿物，是否为隐睾。⑤ 精索：触摸输精管的硬度，有无结节、压痛，有无精索静脉曲张。

（3）实验室检查：除了常规的一些指标如肝肾功能，还要检查血脂、血糖、甲状腺功能等。

3. 必需的检查 男性精液分析，可以通过精液分析了解精子的活率、密度、液化情况。其次，可以通过精浆生化等检查，了解精子过氧化物酶、顶体酶、精浆锌浓度、精子畸形率等指标。

4. 男性性功能的评估 在男性不育症的诊断及治疗中，首先需要排除性功能障碍。男性性功能障碍主要分为性欲障碍（性欲低下、性厌恶和性欲倒错）、勃起功能障碍（阴茎勃起功能障碍，即ED和阴茎异常勃起）和射精功能障碍（早泄、不射精和逆行射精）。《世界卫生组织男性不育标准化检查与诊疗手册》中明确指出如果平均每月阴道性交频率等于或小于2次则记录为性生活不足，可作为男性不育的一个病因学因素。而勃起功能障碍患者不仅影响性生活质量，而且有时会引起男性不育。如果勃起功能障碍患者不能在阴道内射精，或者在配偶排卵期不能进行性生活，或者在医院接受辅助生育技术治疗时不能成功取精等情况，都可能影响男性生育。在射精障碍的这一部分患者中，早泄患者如果能在阴道内射精，则一般不会影响生育。而逆行射精患者其生育问题的解决可以通过从尿液里回收精子进行人工授精或试管婴儿来完成。

5. 传染性疾病及遗传性疾病检查 肝炎、梅毒、艾滋病等传染病。要重点询问精神病、遗传病等，必要时还要求检查染色体、血型等。尤其是对反复多次流产的男女双方，染色体等检查非常有必要。男性一些免疫抗体的测定，对生育的评估非常重要。

参考文献

[1] 王灏晨,郭超,李宁,等.强制婚检政策取消前后我国出生缺陷发生率变动的 meta 分析[J].中国计划生育学杂志,2013(2):15.

[2] 张琚,吴方银,明娟,等.2004—2014 年四川省婚检率的变化趋势分析[J].中国妇幼保健,2016(3):37.

[3] 李玉伟.围生保健对优生优育的影响及相关因素分析[J].中国实用医药,2015(1):41.

[4] 马邦雨,何爱娟.婚前医学检查用于新生儿出生缺陷预防效果探讨[J].实用预防医学,2016(3):18.

[5] 刘建新,钟柏茂,隗伏冰,等.东莞市 2004—2014 年出

生缺陷调查[J].中国西医学杂志,2016(1):52.

[6]马明福,李川海,杨皓,等.重庆地区 5 062 例出生缺陷病例分析与防控探讨[J].中国优生与遗传杂志,2015(12):17.

[7]陆卫群,朱江.男性婚检者精液质量及生殖健康状况调查[J].中国计划生育学杂志,2016(1):59.

(何旭锋、崔云)

第二节 男性育前保健和调理方案

男性育前人群保健和调理是指对有生育意向(不管是第一胎还是再育),在工作、生活、环境等与日常相关的行为过程中,可能导致男性性功能及生育力下降的人群,进行人工干预或调理。

一、纳入标准

(1)处于生育期年龄的男性,一般指 18～55 岁的男性。

(2)从事特殊的工种如高温、高压、高湿度;带有化学物接触、放射物、毒物的可疑接触;垃圾处理厂、核电厂等辐射行业工作。

(3)多个性对象或者长期从事与色情工作接触的相关人群。

(4)体检中发现的存在影响生育的指标,如精液异常;睾丸体积≤12 ml;FSH、LH 异常等。

(5)有可能导致性功能异常的不良习惯如长期纵欲、性压抑或性心理障碍的。

(6)有家族生育功能影响的遗传倾向。

二、中医行为干预调理

(一)六步健康运动方案(每日工作生活健康表)

1. 实施步骤和操作细节 健康的运动和饮食,有助于男性功能的维持,是肾精得以不断运化和衍生的源泉。对于生育活动,健康的体魄是前提,日常行为中的健康运动和行为方式是重要的组成部分之一。

(1)晨起一杯水。有助于洗涤肠道,促进血液循环,改善排尿。

(2)饭后百步走。孙思邈在《千金翼方》中指出:"平日点心饭后,出门庭行五六十步,中食后,行一二百步,缓缓行,勿令气急。"脾主四肢,脾主肌肉,运动四肢就是运脾。饭后散步缓行,以助脾胃消化功能,这是"以动助脾"的养护之道。

(3)每日一水果。水果内含锌、硒等微量元素,葡萄、西瓜、番茄等均有助于男性性功能及精子的活力。

(4)8 小时睡眠。长期工作劳累、睡眠时间少,可导致免疫力下降,渐而影响精子。要知道精子也是人体的组成部分之一,没有良好的睡眠就没有活泼健康的精子。

(5)进出要平衡。每日的饮食,记得吃进多少就要消耗多少,肥胖、DM 等代谢综合征是精子的杀手。工作之余要通过活动的方式消耗每日多余的热量,保持一个健康的体形。

(6)每日笑一笑。《沈氏女科辑要》中说:"大约两情欢畅,百脉齐到,天癸与男女之精偕至,斯入任脉而成胎。"现代研究也显示,情绪波动大,容易紧张、焦虑的人,更容易出现激素紊乱,进而影响生殖健康。

2. 注意事项 使每一个亚健康或需要育前调理的人群,甚至是正常人群,保持一个良好的生活方式,虽然其中涉及具体的行为,可能因人而异。但仍不失为作为一个有助于人体健康共性的要求。比如作为特殊人群,如高温、高压、高湿度人群,建议活动适当要增强,尽可能多接触负氧离子的环境等需要医生在临床诊疗过程中去不断完善。

(二)中药治疗

传统中医药在治疗不育症方面具有得天独厚的优势。对不育症的病机研究,历来学术及流派、专著多见。现代诸多医院、学者也进行了总结和分析。《黄帝内经》精辟地论述了人体肾气对生长发育与生殖的关系,唐代的名方五子衍宗汤流传经世,派生出许多治疗不育症的临床验方。现代中医发扬了古人的观念,强调病机是肾虚挟湿热瘀毒,以肾虚、瘀血、湿热三者构成病变核心,病理特点是邪实居多,正虚为少,重点把握肾、肝、脾三脏。因此中医在用药上采用补肾填精,活血化瘀,兼清湿热,达到阴阳并调,补中有通,补中有清,而有效地提高治愈率。

根据中医辨证论治的总则,结合不同人的体质,予以中药调理。从肝、肾、脾、心等脏腑辨证,通过综合施治,达到提高精子活力,生育的目的。

中医主要分型:

1. 肾精亏虚 岳甫嘉云:"子专责在肾,种子之法,要在固精。"精血乃生身之本,化育之基,维系机体之生长、发育与生殖之力,肾藏精、主生殖为先天之本。若禀赋不足，素体虚弱，房事劳伤，恣情纵欲，少年早淫，大病久病伤及肝肾等皆可致其精血不足，阴精亏损，化气生精乏源而有绝嗣之殃。

方选五子衍宗丸合左归饮化裁。药用人参、肉苁蓉、紫河车、当归、桑椹子、鹿角胶、枸杞子、覆盆子、菟丝子、车前子、五味子、熟地、山茱萸、山药、茯苓等。

2. 肾阳不足 《扁鹊玉龙经》曰："阳气虚惫，失精绝子。"《医方集解》亦云："无子皆由肾冷精亏。"

方选暖肝煎、七宝美髯丹合右归饮加减。药用熟地、山药、山茱萸、枸杞子、巴戟天、杜仲、何首乌、怀牛膝、菟丝子、补骨脂、当归、淫羊藿、韭菜子、肉桂、制附片等。

3. 心脾两虚 "心藏血，肾藏精，精血充实，乃能生育。气不耗，归精于肾而为精；精不泄，归精于肝化清血。"（《张氏医通》）

方选归脾汤、七福饮合十全大补汤化裁。药用人参、黄芪、白术、茯苓、当归、熟地、川芎、白芍、酸枣仁、远志、枸杞子、黄精、木香、甘草、龙眼肉等。

4. 脾肺两虚 "得种子生息之元，生精最速，生子更易"。

方选参苓白术丸、补中益气汤合大补元煎加减。人参、白术、茯苓、山药、莲子肉、砂仁、黄芪、当归、升麻、柴胡、熟地、杜仲、枸杞子、巴戟天、山茱萸等。

5. 肝郁气滞 "凡病之起也，多由乎郁。肝经郁滞，失其疏泄，气血不和，殃及于肾，则藏精、生殖功能受损，或气机郁滞，血气失和，精道瘀滞而有不育之疾"。

方选柴胡疏肝散合右归丸化裁。药用柴胡、当归、白芍、川芎、香附、白蒺藜、茯神、石菖蒲、酸枣仁、远志、巴戟天、菟丝子、沙苑子、五味子、枸杞子等。

6. 湿热蕴结 壅盛下注，熏灼精室，精道滞塞，精室失常。

方选萆薢分清饮、四妙丸合菟丝子丸加减。药用萆薢、石菖蒲、益智仁、乌药、黄柏、莲子、土茯苓、丹参、车前子、薏苡仁、苍术、川牛膝、远志、菟丝子、沙苑子等。

7. 痰浊阻滞 痰饮流注下焦，内蕴精室窍道，气血运行受阻，精液化生不利。

方选越鞠丸加减。药用苍术、香附、川芎、半夏、胆南星、枳实、茯苓、石菖蒲、白术、山茱萸、菟丝子、巴戟天、桂枝、沙苑子、枸杞子等。

（三）膏方调理

男性育前干预和调理，属于中医治未病的范畴。男性生育，多与肝、脾、肾有关。从先后天学说出发，男性生育主要从后天调理。从行为学角度分析，导致男性不育的男性多见于以下人群：① 贪杯男人（平时无酒瘾，但经常需喝酒应酬和有酒瘾，日日醉的男人）。② 应酬男人（主要指平时工作精神压力大，容易疲劳、失眠、眼睛干涩、视物不清、不太运动的男人）。③ 脾胃虚弱的男人。④ 尴尬男人（每每在关键时刻力不从心，结果经常是不欢而散，严重影响了夫妻感情，并常伴有腰膝酸软、手脚畏凉、失眠等症状）。⑤ 肝功能不好的男人。⑥ 虚胖的男人。⑦ 经常熬夜的男人。从膏方的角度，利用疏肝健脾、补肾益精的药物进行人体功能调节和干预，可以有效提高机体免疫力，增强精子活力，提高生育能力。

（四）穴位贴敷

根据中医内病外治观点，制定贴敷验方。结合冬病夏治原理，在夏季利用一些温通的药物，如蛇床子、桂枝等，有温通经络、培本固元的疗效，外敷关元、神阙、涌泉等穴，可以改善男子精力不足、阳痿、早泄症状。

（五）生活方式干预

男性对自己的生活起居、饮食方式及情绪控制、作息环境等缺乏健康意识，不知道熬夜、酗酒、纵欲、久坐等这些不良习惯都会影响精子质量，导致生育能力下降。如何有效地进行生活方式的干预，是体现中医治未病的重要内容之一。

1. 生活起居

（1）不要穿紧身裤。部分男性患者喜欢穿紧身裤，且喜欢深色裤。紧身裤由于透气性较差，往往导致阴囊不透气，热量堆积；深色容易吸收热量，从而使外露于体表的睾丸温度升高，进而影响精子质量。另外，紧身裤容易并发阴囊湿疹，又喜食辛辣肥甘厚腻之品，致使阴囊湿疹反复发作，阴囊发热，睾丸温度则更高，致其温度调节功能失控，精子数量和活力下降。因此不建议男性患者穿紧身裤。

（2）辐射、高温、重金属污染、汽车尾气、化学物质污染等居住环境会影响男性的健康，特别是睾丸的生殖细胞对辐射较为敏感。受辐射后，睾丸的生精小管萎缩，生精停止，甚至可引起精子染色体畸变,而导致不育。住房装修一定要用环保材料,而且装修完后最好等一段时间再入住。

(3)环境类激素污染物:化学物质由于具有激素样或抗激素样属性,可影响人体内分泌,对生殖系统、胚胎发育和正常的生殖功能有副作用,这些物质大量使用都会对精液质量产生严重影响。环境中的铅、汞、锰等重金属也对接触工人的精液质量有不良影响。

(4)戒烟限酒:酒精对精子、卵子也有毒害作用,能引起不育、流产或影响胎儿的生长发育,甚至影响胎儿出生后的智力发育。吸烟过多会导致精子畸形;长期吸烟,正常精子的数量平均减少10%左右,吸烟时间越长,畸形精子越多,而且随着正常精子数目的不断减少,精子活动力也会减弱。

(5)规律起居:我们的生活起居必须有常,坚持按时作息,合理地安排起居作息,保持良好的生活习惯,坚持有规律的生活制度,尽量使工作、学习、休息、睡眠等活动保持一定的规律,顺应生物钟的要求。

2. 饮食方式 合理膳食,饮食要杂。各种各样的饮食,包括寒、热、温、良性等食物。建议要荤素搭配,宜“淡”“新”。原则包括:食物要多样、饥饱要适当、油脂要适量、粗细要搭配、食盐要限量、甜食要少吃、饮酒要节制、三餐要合理。男性可以多吃牛奶、鸡蛋、瘦肉、坚果、鱼鳔、鱼类、贝壳类海产品、红色肉类、新鲜水果、绿色蔬菜、谷类胚芽和麦麸等。因为绿色蔬菜中含有维生素C、维生素E、锌、硒等利于精子成长的成分。坚果、鱼鳔、鱼类中富含欧米茄-3脂肪酸,利于精子细胞成长。锌参与整个精子的生成、成熟、激活和获能的过程,通过补锌能有效提高精子浓度、精子活力,并可提高精液中液化酶的活性,缩短精液液化时间。维生素E是最重要的抗氧化剂之一,能促进抗氧化物酶的产生,改善精子质量。

3. 情志调节 情志与人体的许多疾病相关,如癌症、高血压、偏头痛、溃疡、不育等。性格对生育能力的影响,一方面可能与激素相关,情绪波动大,容易紧张、焦虑的人,更容易出现激素紊乱,进而影响生殖健康;另一方面,拥有上述性格的人,一般不愿过早结婚生子,甚至错过最佳生育年龄。此外,不良的性格可能影响夫妻关系,甚至导致离婚率升高。因此,保持“善良、宽容、乐观、淡泊”情绪非常重要。

4. 行为调节 和谐的性生活能使夫妻双方的身心保持健康,爱情有助于健康长寿,美满幸福的爱情可使对方体内分泌出一种令人健康长寿的代谢物质如激素酶、乙酰胆碱等。正常的性生活可以增强免疫功能,缓解疾病疼痛,解除紧张情绪,调节心理平衡,对促进身心健康有作用。

(六)保健功法调养

1. 保健按摩

(1)按摩颈脖及肩部:可使人体得到最深度的放松,压力水平大大降低,压力激素皮质醇水平明显下降,从而使得精液量及健康精子数增加,生育力自然提高。

手法:颈部及脖子、肩部,沿着血液流向心脏的方向推动,主要以抚推、轻扫、揉搓、拍捶几组动作,以轻重适中的按压力度,放松全身关节和紧绷的肌肉。适合在温馨的场合,创造一个较为宽松的气氛。

(2)按摩关元:关元穴具有补肾壮阳、温通经络、理气和血、补虚益损、壮一身之元气等作用。前人有“当人身上下四旁之中,故又名大中极,为男子藏精,女子蓄血之处也”之说。

手法:按摩120次,顺时针按摩60次,逆时针按摩60次。

(3)按摩命门:命门穴和肚脐相对应,在人体的后背上,肚脐相对的正后方。方法同按揉丹田,也是两手交叠,用手掌心劳宫穴按揉命门。

手法:按摩120次,顺时针按摩60次,逆时针按摩60次。

(4)阴茎按摩:经常对阴茎进行按摩,可以有效促进阴茎的血液循环,可以一定程度上改善性功能,起到保健作用。

手法:左手握阴茎根部向上轻提,右手四指轻柔阴囊根部。左手握阴茎根部向上轻提,用右手掌根部轻柔大腿根部,两侧各20次。左手握阴茎根部向上轻提,右手四指曲状,用右手四指中节轻压阴囊根部和肛门中间部。

2. 气功疗法 炼精提肾法:面朝南,两脚并立,与肩同宽,下颌微抬,全身放松。凝神静气,上虚下实。吸气时意念提收会阴部与内肾合一,呼气时全身放松,会阴部降回原位。如此反复呼吸升降若干次。一般适宜于晨起松柏丛中练习,宜安静的环境。

参考文献

[1] 龚瑞龙.城市男性职工生殖健康现状及干预对策研究[J].武汉科技大学学报,2015(5):72.

[2] 韩智超.男性不育症中医证候学规律研究[J].北京中医药大学学报,2011(5):15.

[3] 李立煌.中医治疗男性不育症规律的探讨[J].福建中医药大学学报,2013(6):42.

[4] 崔云,郑军状,江大为,等.从经络、气血论肝肾同源主男性不育症理论构建[J].辽宁中医药大学学报,2016(1):33.

[5] 宋春生,王福,赵家有.病证结合模式下无症状性男性不育症治疗思路[J].北京中医药大学学报,2015(11):19.

[6] 潘明,戚广崇.岳甫嘉男性不育的证治思想探析[J].上海中医药杂志,2016(1):71.

[7] 王骁生,赵冰,李海松,等.李海松从气论治男性不育症经验探讨[J].世界中西医结合杂志,2014(12):56.

[8] 李海松,李曰庆.男性不育症中医诊治的思路与方法[J].中国医药学导报,2000(2):33.

[9] 马文君.男性不育症中医证型分布及危险因素的调查研究[J].北京中医药大学学报,2015(5):39.

[10] 王利广.当代名老中医男性不育症医案的研究与对比[J].湖南中医药大学学报,2011(5):53.

[11] 张建国,王蓓玲,薛宗勇,等.男性不育症患者职业分布及行为调查[J].中国优生与遗传杂志,2006(10):67.

(何旭锋、崔云)

第三节　中药节育研究

自古以来,医者一直在寻找能帮助人类助孕及避孕的药物。从有记载以来,绝大多数医书对促进精子生长,解决不育的问题研究较多。"不孝有三,无后为大",传统的文化及伦理,都从"无嗣""无子"来理论;但对于节育相对报道较少。随着对中药药理作用的进一步研究表明,一些中药具有干扰精子生成或杀灭精子的作用,同时也为治疗男性不育提供依据。然系统研究中医药节育技术及成熟的方法有待于进一步探索。

自古以来,中医强调"脾为后天之本",特别强调脾胃的运化功能对人体津液输送,气血运行的重要性。脾肾两个脏腑,一个为先天之本,一个为后天之本。然先天不足的患者,本身生育能力偏低,谈不上节育问题。这里主要从饮食与中药内容进行阐述。

一、饮食节育

(1)豆腐:美国哈佛大学公共卫生学院乔治·查瓦罗从2000—2006年,跟踪调查了99名男性。每日都吃大豆制品的男性,体内雄激素的水平会受影响,发生勃起功能障碍的概率是不常吃者的3.46倍。其每毫升精液中只有4100万个精子,明显低于少吃大豆制品的男性。

(2)海鲜:研究显示,海鲜餐的男士头发的水银含量较生育功能正常的男士高近四成。水银不但会影响精子的活动及数量,长期在体内积聚亦会损害身体。水银可影响精子的活动能力及令精子数量降低。

(3)奶茶:奶茶多是用奶精、色素、香精和木薯粉(指奶茶中的珍珠)及自来水制成。而奶精主要成分氢化植物油,是一种反式脂肪酸。反式脂肪酸会减少男性激素的分泌,对精子的活跃性产生负面影响,中断精子在身体内的反应过程。

(4)啤酒:啤酒会使尿酸沉积导致肾小管阻塞,造成肾脏衰竭,从而影响精子活性。

(5)芹菜:实验发现,男性多吃芹菜会抑制睾酮的生成,从而有杀精作用,会减少精子数量。

(6)猪腰:根据台湾长庚医院的研究发现,猪、牛、羊的肝脏、肾脏等,均含有不同含量的重金属镉,人们在吃补的同时把镉也吃进肚子里了,很可能会造成不育不孕。

(7)咖啡:咖啡之所以具有提神醒脑的作用,是因为它所含的咖啡因刺激了人的交感神经。交感神经掌握人日间的所有活动,它受到刺激,人就会精神振奋,活力倍增。当交感神经活动频繁时,相对较弱的副交感神经就会受到压抑,临床表现为性欲的减退。

(8)炸鸡和烧烤类食物:烧烤和油炸的淀粉类食物中含有致癌毒物丙烯酰胺,可导致少弱精子症的发生。

二、中药节育

目前中草药抗生育仅限于实验研究,临床应用还需进一步研究。

(1)雷公藤:雷公藤总苷引起睾丸生殖上皮退行性改变,使曲细精管萎缩,血浆睾酮水平降低,具有明显的抗生精功效。临床上每日1~20 g,持续2周即引起患者精子减少,2个月精子可全部消失,停药3个月以上者,精子数明显增多或恢复正常,是一种有希望的抗生育药。

功能主治:祛风,解毒,杀虫。外用治风湿性关节炎、皮肤发痒,杀蛆虫、孑孓,灭钉螺,毒鼠。

（2）棉酚：棉酚的作用部位在睾丸，长期使用棉酚可造成生精上皮丢失。电镜下证实曲细精管内对棉酚最敏感的细胞是精子细胞与精母细胞，棉酚可使精子细胞的顶体肿胀、分离与碎裂。服药者开始每日口服 20 mg，用 2 个月，当精子数目下降到 400 万/ml 以下或产生残精症以后，改用每月 150～220 mg 维持量，每周 1～2 次。停药 3 个月后，服药者通常可恢复生育力，但会出现低血钾等副作用。

功能主治：行气，润肠，杀虫。用于治疗气滞腹痛、肠燥便秘、蛔虫、钩虫、疥癣瘙痒。

（3）蚯蚓：蚯蚓水煎剂的乙醇提取物及其成分之一是琥珀酸，对人精子和小鼠附睾尾内的精子具有快速的杀伤作用，1 分钟内全部失去活动能力的最低浓度为 25%，使人精子失活的最低浓度为 5%。蚯蚓制剂对人精子的作用表现为使精子迅速制动，特殊的凝集，以及破坏其结构。

功能主治：清热定惊，通络，平喘，利尿。用于高热神昏、惊痫抽搐、关节痹痛、肢体麻木、半身不遂、肺热喘咳、尿少水肿、高血压。

（4）苦参：具有较强而迅速的体外杀精作用。苦参使人体精子瞬间失活的最低含量为 15%，其杀精子作用主要为碎解精子。苦参杀伤精子的机制可能是由苦参碱引起精子生物膜结构脂蛋白的降解作用所致。10% 的苦参溶液可在 90 秒内使精子全部失去活力，15% 的苦参溶液可使精子在瞬间失去活力。

功能主治：清热燥湿；祛风杀虫。主治湿热泻痢、肠风便血、黄疸、小便不利、水肿、带下、阴痒、疥癣、麻风、皮肤瘙痒、湿毒疮疡。

（5）七叶一枝花：七叶一枝花其提取物及粗皂苷，均有较强的体外杀精作用。

功能主治：败毒抗癌，消肿止痛，清热定惊，镇咳平喘。治痈肿肺痨久咳、跌打损伤、蛇虫咬伤、淋巴结核、骨髓炎等症，是云南白药的主要成分之一。

（6）猪胆：益肺，补脾，润燥。治消渴、便秘、黄疸、百日咳、哮喘、泄泻、痢疾、目赤、喉痹、盯耳、痈肿。

（7）山慈菇：散结，化瘀。治咽喉肿痛、瘰疬、痈疽、疮肿、产后瘀滞。

（8）土贝母：散结，消肿，解毒。用于乳痈、瘰疬、乳腺炎、颈淋巴结结核、慢性淋巴炎、肥厚性鼻炎。

（9）满天星：清热利尿，化痰止咳。用于急性黄疸型肝炎、急性肾炎、百日咳、尿路结石、脚癣、带状疱疹、结膜炎、丹毒。

（10）蛇床子：应用扫描及透射电镜对经蛇床子作用后的人类精子结构的变化进行观察，结果，蛇床子对人类精子的表面形态和超微结构均有明显的破坏和损伤。

（11）五倍子：体外杀精试验表明，10% 五倍子甘油溶液（1:1）有杀精子作用。

（12）白头翁：科研人员通过体外杀精子研究发现白头翁皂苷使精子瞬间失活的最低有效浓度为 0.73 mg/ml。杀精效果比萜烯基苯氧聚乙氧乙醇（TS-88）强，而稍弱于壬基苯氧聚乙氧乙醇（NP-10）。随着对其杀精子机制、临床应用效果及安全性方面的进一步研究，白头翁皂苷可望成为一种理想的阴道杀精子药。

（13）大蒜：大蒜杀精的有效成分是大蒜素，0.75% 含量能使人和大鼠的精子在 20 秒内全部失活。

猪胆、山慈菇、土贝母、满天星、肥皂草等的提取物或皂苷都有不同程度的杀精作用。

参考文献

[1] 吴纯清.中药在节育方面的应用[J].吉林中医药,1983(6):33.

[2] 袁久荣.中草药节育研究概况及发展趋势[J].山东中医学院学报,1985(6):55.

[3] 陈桂敏,宋宝君,王永丽,等.中草药节育胶囊对成年雄大鼠生育调控作用实验研究[J].河北北方学院学报,2005(6):39.

（何旭锋、崔云）

附 录

精液分析	参　考　值
精子活动率(PR+NP)	≥40%(38~42)%
正常形态精子百分率	≥4%(3.0~4.0)%
精子存活率	≥58%(55~63)%
顶体完整率	≥75%
低渗肿胀率	≥58%(55~63)%
白细胞计数	<1×10⁶/ml
免疫珠试验	<50%
MAR 试验	<50%
抗精子抗体 ELISA 试验	阴性
精浆中性葡糖苷酶	35.1~87.7 U/ml 或 ≥20 mU/1 次射精
精浆果糖	0.87~3.95 g/L 或 ≥13 μmol/1 次射精
精浆锌	0.8~2.5 mmol/L 或 ≥2.4 μmol/1 次射精
生殖激素	
血清睾酮	男性 12~34 nmol/L；女性 0.4~3.6 nmoL/L；发育前 0.4~0.7 nmol/L
血清游离睾酮	50 岁以下男性 12.4~40 ng/L；50 岁以上男性 10.8~24.6 ng/L
血清雌二醇	男性 0.11~0.26 pmol/L；女性 0.13~3.15 pmoL/L
血清泌乳素	男性<20 μg/L；女性 5~40 μg/L
血清卵泡刺激素	男性 1~5 U/L；女性 1~9 U/L
血清黄体生成素	男性 0~25 U/L；女性随月经周期变化而改变
血清抑制素 B	参照试剂盒厂家提供的正常参考范围 注：不同厂家的试剂盒和不同方法的正常参考范围有所不同，请参照试剂盒说明书提供的正常参考范围。
前列腺液	乳白、稀薄
卵磷脂小体	满视野
白细胞	<10 个/HP
红细胞	<5 个/HP
颗粒细胞	<5 个/HP
淀粉样体	少量

附录一　实验室诊断指标

表 1　WHO 人类精液实验室检验手册（第五版）精液变量参考值下限

参　　数	参考值下限
精液体积	1.5 ml(1.4~1.7 ml)
总精子数	39×10⁶/1 次射精
精子浓度	15×10⁶/ml
总活力(快速前向运动＋非快速前向运动)	40%(38%~42%)
快速前向运动	32%(31%~34%)
存活率(活精子)	58%(55%~63%)
形态(正常形态)	4%(3%~4%)
伊红染色	≤40%
HOS	58%
pH	7.2
圆形细胞	5×10⁶/ml
白细胞(过氧化物酶染色阳性)	<1.0×10⁶/ml
MAR 试验(附着珠上的活动精子)	<50%
免疫珠试验(附着珠上的活动精子)	<50%
精浆锌	2.4 μmol/1 次射精
精浆果糖	13 μmol/1 次射精
精浆中性葡糖苷酶	20 mU/1 次射精

表 2　男科实验室诊断指标的正常参考值

精液分析	参　考　值
精液体积	≥1.5(1.4~1.7)ml
pH	≥7.2
外观	灰白色、均质、半流体状液体
气味	罂粟碱味
液化时间	<60 分钟
黏稠度	精液液化后的拉丝≤2 cm
精子浓度	≥15×10⁶/ml
前向运动精子百分率(PR)	≥32(31~34)%

续 表

精液分析	参 考 值
上皮细胞	少量
精子	少量
滴虫	未见或(一)
霉菌	未见或(一)
淋病双球菌	未查见革兰阴性双球菌
解脲支原体	阴性
人型支原体	阴性
沙眼衣原体	阴性

附录二 美国国立卫生研究院的 慢性前列腺症状指数 （NIH－CPSI）

◆ **疼痛或不适症状评分：**

1. 最近一周，你在以下区域出现过疼痛或不适吗

A. 睾丸与肛门之间区域（会阴部）　　有(1)；无(0)

B. 睾丸　　　　　　　　　　　　　　有(1)；无(0)

C. 阴茎头部（与排尿无关）　　　　　有(1)；无(0)

D. 腰部以下、耻骨上或膀胱区域　　　有(1)；无(0)

2. 最近一周，你有以下症状吗

A. 排尿时疼痛或烧灼感　　　　　　　有(1)；无(0)

B. 性高潮（射精）时或以后出现疼痛或不适

　　　　　　　　　　　　　　　　　有(1)；无(0)

3. 最近一周，你在上述这些区域是否经常疼痛或不适

无(0)；很少(1)；有时(2)；经常(3)；频繁(4)；几乎总是(5)。

4. 请你描述最近一周中，平均疼痛或不适感觉的程度。

□ □ □ □ □ □ □ □ □ □ □

0　1　2　3　4　5　6　7　8　9　10分

（不疼）　　　　　　（最严重的疼痛）

◆ **排尿症状评分：**

5. 最近一周，你是否经常有排尿不尽感

无(0)；

5次中少于1次(1)；

少于一半时间(2)；

大约一半时间(3)；

多于一半时间(4)；

几乎每次都有(5)。

6. 最近一周，你在两小时以内排尿的频度有多少

无(0)；

5次中少于1次(1)；

少于一半时间(2)；

大约一半时间(3)；

多于一半时间(4)；

几乎每次都有(5)。

◆ **症状的影响：**

7. 最近一周，你是否因为临床症状而妨碍了你做事情

无(0)；

仅有一点(1)；

有时候(2)；

很多(3)。

8. 最近一周，你是否经常想起自己的症状

无(0)；仅有一点(1)；有时候(2)；很多(3)。

◆ **生活质量：**

9. 如果你的余生将会伴随着现在最近一周同样的临床症状，你会感觉如何

非常高兴(0)；

愉快(1)；

比较满意(2)；

一般(3)；

不太满意(4)；

不愉快(5)；

非常恐惧(6)。

NIH－CPSI 积分研究结果包括：

（1）疼痛和不适的评分包括 1A、1B、1C、1D、2A、2B、3和4，各个问题分数的总和为0～21。

（2）排尿症状评分包括对5和6问题分数的总和为0～10。

（3）临床症状对生活质量的影响评分包括对问题7、8、9回答分数的总和为0～12。

积分的报告形式包括：

（1）将上述三个方面的积分分别报告，其中疼痛的亚评分为0～21分；排尿症状的亚评分为0～10分；症状对生活质量影响的亚评分为0～12分。

（2）将疼痛不适与排尿症状评分两项相加后进行报告，范围0～31分。轻症的积分为0～9分；中等程度积分为10～18分；严重患者积分为19～31分。

（3）报告总积分，范围为0～43分；轻度的积分为1～14分；中等程度积分为15～29分；严重患者的积分在30～43分。总积分越高，患者临床症状或病情越严重。

附录三 WHO男性不育 诊断标准

（1）特发性少精子症：精子浓度$<20 \times 10^6/ml$，但是精子总数>0，才可列为此。

该诊断必备下列条件：① 正常的性功能（包括射精功能）。② 和精子异常：少精子。③ 和没有其他可适用之诊断。

（2）特发性弱精子症：这要求精子浓度正常，但是活动

能力低下(快速直线向前的精子＜25％或前向运动精子＜50％)。

该诊断必备下列条件：① 正常的性功能和射精功能。② 和精子异常：弱精子。③ 和没有其他可适应之诊断。

(3)特发性畸形精子症：这要求精子浓度和活动力正常,但是形态学数据低(正常形态精子＜15％)。

该诊断必备下列条件：① 正常的性功能(包括射精功能)。② 和精子异常：畸形精子。③ 和没有其他可适用之诊断。

(4)梗阻性无精子症：若精液分析为无精子,而睾丸活检显示大多数精曲小管中有大量生精成分则可诊断。由于睾丸活检仅限于睾丸体积正常、FSH 正常的患者,因此这些条件亦适用于诊断。

该诊断必备下列条件：① 正常的性功能(包括射精功能)。② 和无精子。③ 和睾丸活检有精子存在。④ 和睾丸总体积≥30 ml。⑤ 和正常的血浆 FSH。⑥ 和没有其他可适用之诊断。

(5)特发性无精子症：当患者的无精子不明其因时,即由于睾丸体积小或 FSH 升高,而睾丸活检之指征或活检显示精曲小管中无精子,则可诊断。

该诊断必备下列条件：① 正常的性功能(包括射精功能)。② 无精子。③ 和(或)血清 FSH 增高。④ 和(或)总睾丸体积＜30 ml。⑤ 或睾丸活检精子缺如。⑥ 没有其他可适用之诊断。

附录四　勃起功能国际指数问卷

每个问题均指在过去 4 周内的性活动情况。

1. 最近 4 周内性活动中,多少时候阴茎能勃起

5＝几乎或总是能达到勃起

4＝多数时候能达到勃起(远于一半时候)

3＝有时能达到勃起(约一半时候)

2＝少数时候能达到勃起(远少于一半时候)

1＝几乎不能或完全不能勃起

0＝没有性活动

2. 最近 4 周内,有多少时候阴茎硬度足够插入配偶体内

5＝几乎或总是硬度足够

4＝多数时候感到硬度足够(远多于一半时候)

3＝有时感到硬度足够(约一半时候)

2＝少数时候感到硬度足够(远少于一半时候)

1＝几乎没有或没有感到硬度足够

0＝没有性活动

3. 最近 4 周内尝试性交时,有多少时候能够插入配偶体内

5＝几乎或总是能够插入

4＝多数时候能够插入(远多于一半时候)

3＝有时能够插入(约一半时候)

2＝少数时候能够插入(远少于一半时候)

1＝几乎不能或完全不能够插入

0＝没有尝试性交

4. 性交时,有多少时候能够维持勃起

5＝几乎或总是能够维持勃起

4＝多数时候能够维持勃起(远多于一半时候)

3＝有时候能够维持勃起(约一半时候)

2＝少数时候能够维持勃起(远少于一半时候)

1＝几乎不能或完全不能够维持勃起

0＝没有尝试性交

5. 性交时,维持阴茎勃起直至性交完毕有多大困难

0＝没有尝试性交　　1＝困难极大

2＝困难很大　　3＝困难

4＝有点困难　　5＝不困难

6. 最近 4 周内,尝试性交的次数是多少

0＝没有尝试性交　　1＝1~2 次

2＝3~4 次　　3＝5~6 次

4＝7~10 次　　5＝11 次以上

7. 性交时,有多少时候感到满足

5＝几乎或总是感到满足

4＝多数时候感到满足(远多于一半时候)

3＝有时感到满足(约一半时候)

2＝少数时候感到满足(远少于一半时候)

1＝几乎没有或没有感到满足

0＝没有尝试性交

8. 多大程度上享受到性交的快乐

5＝享受到极度快乐　　4＝享受到高度快乐

3＝享受到一般快乐　　2＝较少享受到快乐

1＝没有享受到快乐　　0＝没有性交

9. 多少时候伴有射精

5＝几乎或总是伴有射精

4＝多数时候伴有射精(远多于一半时候)

3＝有时伴有射精(约一半时候)

2＝少数时候伴有射精(远少于一半时候)

1＝几乎不或不伴有射精

0＝没有性刺激或性交

10. 多少时候有性高潮的感觉

5＝几乎或总是有性高潮

4＝多数时候有性高潮(远多于一半时候)

3＝有时有性高潮(约一半时候)

2＝少数时候有性高潮(远少于一半时候)

1＝几乎没有或没有性高潮

0＝没有性刺激或性交

11. 多少时候感觉有性欲

5＝几乎或总是有性欲

4＝多数时候有性欲(远多于一半时候)

3＝有时有性欲(约一半时候)

2＝少数时候有性欲(远少于一半时候)

1＝几乎没有或没有性欲

12. 最近 4 周内,性欲程度如何

5＝很高　　　　　4＝高

3＝中等　　　　　2＝低

1＝很低或完全没有

13. 最近 4 周内全部性生活的满意程度如何

5＝很满意　　　　4＝满意

3＝一半满意,一半不满意

2＝不满意　　　　1＝很不满意

14. 最近 4 周内和配偶的性关系的满意程度如何

5＝很满意　　　　4＝满意

3＝一半满意,一半不满意

2＝不满意　　　　1＝很不满意

15. 最近 4 周内您对阴茎勃起及维持勃起的自信程度如何

5＝很高　　　　　4＝高

3＝中等　　　　　2＝低

1＝很低

注:勃起功能国际指数主要积分评价(问题 1～5 和问题 15 积分和)。6～10 分,重度勃起功能障碍;11～16 分,中度勃起功能障碍;17～21 分,轻到中度勃起功能障碍;22～25 分,轻度勃起功能障碍;26～30 分,无勃起功能障碍。

附录五　迟发性性腺功能减退症(LOH)问卷

问卷 1　PADAM 症状评分表(伊斯坦布尔 Bosphorus 心理系推荐)

分类	症状	总是(3分)	经常(2分)	有时(1分)	没有(0分)	总分
体能症状	全身无力					
	失眠					
	食欲减退					
	骨和关节疼痛					
血管舒缩症状	潮热					
	阵汗					
	心悸					
	健忘					
精神心理症状	注意力不集中					
	恐惧感					
	烦躁易怒					
	对以前有兴趣的事物失去兴趣					

分类	症状	总是(3分)	经常(2分)	有时(1分)	没有(0分)	总分
性功能减退症状	对性生活失去兴趣					
	对性感的事物无动于衷					
	晨间自发性勃起消失					
	性交不成功					
	性交时不能勃起					

注:如果体能症状加上血管舒缩症状的总分≥5,或精神心理症状总分≥4,或性功能减退症状总分≥8,可能存在 PADAM。

问卷 2　症状(AMS)问卷(中华医学会男科学分会《男科疾病诊治指南》,2007)

1. 感到总体健康状况下降(总体健康状况,主观感觉)

2. 关节痛和肌肉痛(腰痛、关节痛、四肢痛、全背痛)

3. 多汗(非预期的/突然的阵汗、非劳力性潮热)

4. 睡眠障碍(入睡困难、睡眠过程障碍、早醒和感觉疲劳、睡眠不好、失眠)

5. 需要增加睡眠时间,常常感到疲劳

6. 烦躁易怒(爱发脾气、为小事生气、情绪化)

7. 神经质(内心压力、焦虑、烦躁不安)

8. 焦虑不安(感到惊恐)

9. 体力极差/缺乏活力(表现总体下降、活动减少、对休闲活动缺乏兴趣、感到做事少和收获少、感到必须强迫自己参加一些活动)

10. 肌肉力量下降(感到无力)

11. 情绪抑郁(情绪低落、忧伤、几乎落泪、缺乏动力、情绪波动、感到做什么事都没有意思)

12. 感到个人已走了下坡路

13. 感到精疲力竭、人生已到了最低点

14. 胡须生长减少

15. 性活动的频率和能力下降

16. 晨间勃起次数减少

17. 性欲减退(性活动失去愉悦感、缺乏性交欲望)

注:如有其他症状,请描述。

表 1　AMSA 评分

症状序号	评分	心理症状	体能症状	性功能症状
1				√
2			√	
3				√
4				√
5			√	
6		√		

续 表

症状序号	评分	心理症状	体能症状	性功能症状
7		√		
8		√		
9			√	
10			√	
11		√		
12				
13		√		
14				√
15				√

续 表

症状序号	评分	心理症状	体能症状	性功能症状
16				√
17				√

以上每项症状的评分：没有＝1分，轻度＝2分，中度＝3分，重度＝4分，极重＝5分；所有症状评分累加为总分。总分的评价如下（表2）。

表2 AMSA总分的评价

总 分	17～26分	27～36分	37～49分	＞50分
症状严重程度	无	轻度	中度	重度

附　方

一　画

一贯煎（《柳洲医话》）

[组成]　北沙参、麦冬、当归、川楝子、生地、枸杞子。

[功用]　养肝阴,疏肝气。肝阴不足,胃液亏耗而见胸胁不舒或疼痛、口干舌绛等症。

[用法]　水煎,分2次服。

二　画

二仙汤（经验方）

[组成]　仙茅、淫羊藿、当归、巴戟天、黄柏、知母。

[功用]　调摄冲任。

[用法]　水煎,分2次服。

二陈汤（《太平惠民和剂局方》）

[组成]　陈皮、半夏、茯苓各6g,甘草3g。

[功用]　燥湿化痰。治疮疡痰浊凝结之证。

[用法]　水煎服。

〔附〕二陈丸

[组成]　即二陈汤诸药。

[制法]　上药研细和匀,以姜汁泛丸。

[功用]　同二陈汤。

[用法]　每日服6～9g,用温开水送下。

二妙丸（《丹溪心法》）

[组成]　苍术180g(米泔水浸),黄柏120g(酒炒)。

[制法]　上药研为细末,水煮面糊为丸,如梧桐子大。

[功用]　清热化湿。治湿疹、臁疮等证,肌肤嫩红,作痒出水,属于湿热内盛者。

[用法]　每服9g,用淡盐汤送下。

十香丸（《景岳全书》）

[组成]　木香、沉香、泽泻、乌药、陈皮、丁香、小茴香、香附、煨荔枝核、皂角刺。

[功用]　行气止痛。适用于气滞、寒凝诸痛如附睾炎、阴缩、前列腺炎等。

[用法]　水煎服。

十灰丸（《十药神书》）

[组成]　大蓟、小蓟、棕榈、大黄、牡丹皮、荷叶、侧柏、栀子、茜草、茅根。

[制法]　上药炒炭,研末,以白及煎汤泛为丸。

[功用]　凉血止血。适用于各种出血症。

[用法]　每日服9g,分2次吞服。

十全大补汤（《医学发明》）

[组成]　当归9g,白术4.5g,茯苓9g,甘草3g,熟地9g,白芍4.5g,人参3g,川芎3g,黄芪9g,肉桂1.5g(冲服)。

[功用]　大补气血。治疮疡气血虚弱,患久不愈,或疮疡脓汁清稀,寒热,自汗盗汗,食少体倦,口渴。

[用法]　水煎服。

〔附〕十全大补丸

[组成]　即十全大补汤诸药。

[制法]　上药共研和匀,炼蜜为丸。

[功用]　同十全大补汤。

[用法]　每日服9g,用温开水送下。

十宝丹（《上海名医顾筱岩改良方》）

[组成]　血珀9g,煅人中白9g,朱砂9g,腰黄9g,青黛9g(水飞),炒月石30g,冰片6g,珠粉6g,滴乳石9g,牛黄3g。

[制法]　以上各药除炒月石、冰片、珠粉、牛黄外,均研细末和匀,再用水飞3～4日,研至无声为度,晒干再研细,最后将炒月石、冰片、珠粉、牛黄研细,与水飞之药粉和匀,用瓶盛装,不使出气备用。

[功用]　清热解毒,去腐。治咽喉、口、舌腐烂。

[用法]　用吹药器喷入,每日3～5次。

七宝美髯丹（邵应节方）

[组成]　何首乌600g(赤白雌雄各半),牛膝240g,补骨脂240g,白茯苓240g,菟丝子240g,当归身240g,枸杞子240g。

[制法]　上药研为细末,炼蜜和丸,如龙眼大。

[功用]　培补肝肾,益气养血。治肝肾两亏,气血不足,体弱羸瘦,须发早白,腰酸肢软。

[用法]　每服1丸,每日2次。空腹时细嚼,温酒或热汤、盐汤、米汤送下。忌食萝卜糟醋。

七厘散（《良方集腋》）

[组成]　血竭30g,麝香0.4g,冰片0.4g,乳香5g,没药5g,红花5g,朱砂4g,儿茶7.5g。

[功用] 外伤之瘀血肿痛,如会阴及阴茎、阴囊损伤血肿疼痛等。

[用法] 共研极细末,密闭贮存备用,每服 0.22~1.5 g,黄酒或温开水送服。外用适量,以酒调敷伤处。

八正散(《太平惠民和剂局方》)

[组成] 车前子、木通、瞿麦、萹蓄、滑石、甘草梢、栀子、大黄。

[功用] 清热泻火,利尿通淋。适用于湿热下注,小便黄赤,尿时涩痛,淋漓不畅或癃闭不通。

[用法] 水煎服。

八珍汤(《正体类要》)

[组成] 人参、白术、茯苓、甘草、当归、白芍、地黄、川芎。

[功用] 有补气补血之功。治气血俱虚,营卫不和,疮疡脓水清稀,久不收敛者。

[用法] 水煎服。

〔附〕八珍丸

[组成] 即八珍汤诸药。

[制法] 上药共研细末和匀,炼蜜为丸。

[功用] 同八珍汤。

[用法] 每日服 9 g,分 2 次吞服,用温开水送下。

〔附〕八珍颗粒

[用法] 每次 6 g,每日 2 次,开水送服。

人参蛤蚧散(《卫生宝鉴》)

[组成] 蛤蚧 1 对,杏仁 150 g,炙甘草 150 g,知母 60 g,桑白皮 60 g,人参 60 g,茯苓 60 g,贝母 60 g。

[功用] 补肺清热,化痰定喘。

[用法] 上药共研为末,每服 3~6 g,每日 2 次。

人参养荣丸(《太平惠民和剂局方》)

[组成] 白芍 90 g,当归 30 g,陈皮 30 g,黄芪 30 g,桂心 30 g,人参 30 g,白术 30 g,炙甘草 30 g,熟地 20 g,五味子 20 g,茯苓 20 g,远志 15 g。

[功用] 益气补血,养心安神。用于心气不足、心血亏耗之阳痿、不育等。

[用法] 每服 9 g,每日 2~3 次。

三 画

三才封髓丹(《普济本事方》)

[组成] 五味子、巴戟天、天冬、熟地、人参、黄柏、砂仁、甘草。

[功用] 益气养阴,固精补髓。用于气阴不足之精关不固,夜梦遗精,神疲体倦,头晕耳鸣,腰腿疲软,以及男科不育症、遗精、早泄、异常勃起等。

[用法] 每服 9 g,每日 3 次。

三层茴香丸(《景岳全书》)

[组成] 茴香 30 g,沙参 30 g,川楝子 30 g,木香 30 g。

[功用] 温肾祛寒,疏肝行气,消疝止痛。用于寒疝,阴囊肿大、胀坠疼痛如附睾炎、水疝、不育症、阳痿、阴缩等。

[用法] 每次 9 g,日服 2 次。

三妙丸(《医学正传》)

[组成] 苍术 180 g(米柑水浸),黄柏 120 g(酒炒),牛膝 60 g。

[制法] 上药共研为细末,水煮面糊为丸,如梧桐子大。

[功用] 利湿退肿,引达下焦。治湿热下注,两脚麻痿如火烙,足趾湿烂,小溲赤浊。

[用法] 每服 9 g,用淡盐汤送下。

大补阴丸(《丹溪心法》)

[组成] 熟地、龟甲各 180 g,黄柏、知母各 120 g。

[制法] 上药共研为末,将猪脊髓蒸,炼蜜同捣,和为丸如梧桐子大。

[功用] 降阴火,补肾水。治流痰、肾岩等证阴虚火旺者。

[用法] 每日服 6~9 g,空腹时淡盐汤送下。

大黄䗪虫丸(《金匮要略》)

[组成] 大黄 45 g,䗪虫 30 g,干地黄 300 g,赤芍药、桃仁、杏仁各 120 g,水蛭、蟅虫、蛴螬各 45 g,黄芩、甘草各 60 g,干漆 30 g。

[制法] 上药共研为细末,炼蜜为丸,每丸重 6 g。

[功用] 破血逐瘀,消坚散结。治血栓闭塞性脉管炎、闭塞性动脉硬化症、下肢深静脉血栓形成等。

[用法] 每服 6~12 g,每日 2 次。

小蓟饮子(《济生方》)

[组成] 生地、小蓟、滑石、木通、蒲黄、藕节、淡竹叶、当归、栀子、炙甘草。

[功用] 凉血止血,利水通淋。主治下焦瘀热而至血淋、小便频数、赤涩热痛等。

[用法] 水煎服。

小金片

[组成] 白胶香 15 g,当归 7.5 g,地龙 15 g,马钱子 15 g,五灵脂 15 g,制乳香 7.5 g,制没药 7.5 g,草乌 15 g,香墨 1.2 g。

[制法] 上药打成细粉,过 100 目筛,加入淀粉、糖浆适量,调成颗粒状,干燥后,轧片,片重 0.325 g,每片含生药 0.32 g。

[功用] 破瘀通络,祛痰化湿,消肿止痛。治流痰、瘰疬、瘿、岩、皮肤肿瘤等病。

[用法] 成人每日 2 次,每次 2~4 片,用温开水或黄酒送下;儿童减半;孕妇忌服。

马齿苋合剂(经验方)

[组成] 马齿苋 60 g,大青叶 15 g,蒲公英 15 g。

[功用] 清热利湿,凉血消斑。用于疱疹。

[用法] 每次 30 ml,日服 3 次。

四 画

天王补心丹(《摄生秘剖》)

[组成] 生地 120 g,五味子 15 g,当归身 60 g,天冬 60 g,麦

冬 60 g,柏子仁 60 g,酸枣仁 60 g,人参 15 g,玄参 15 g,丹
参 15 g,白茯苓 15 g,远志 15 g,桔梗 15 g,朱砂 15 g。

[功用] 滋阴养血,补心安神。常用于阴虚血少,心烦不
　　　　眠,心悸神疲,健忘梦遗,以及男科疾病如阳痿、遗精、早
　　　　泄、更年期综合征等。

[制法] 上药为末,炼蜜丸如梧桐子大,朱砂为衣。

[用法] 每服 9 g,空腹温开水或龙眼肉煎汤送下。

五五丹(经验方)

[组成] 熟石膏 5 g,升丹 5 g。

[功用] 提脓祛腐。治流痰、附骨疽、瘰疬等证,溃后腐肉
　　　　难脱,脓水不净者。

[用法] 掺于疮口中,或用药线蘸药插入疮口中,外盖膏药
　　　　或油膏,每日换药 1~2 次。

五味消毒饮(《医宗金鉴》)

[组成] 金银花、野菊、紫花地丁、天葵子、蒲公英。

[功用] 清热解毒。治疗疮初起,壮热憎寒。

[用法] 水煎服。

五神汤(《外科真诠》)

[组成] 茯苓、金银花、牛膝、车前子、紫花地丁。

[功用] 清热利湿。治中毒、附骨疽等证,由湿热凝结而
　　　　成者。

[用法] 水煎服。

五子衍宗丸(《证治准绳》)

[组成] 菟丝子 240 g,五味子 30 g,枸杞子 240 g,覆盆子
　　　　120 g,车前子 60 g。

[功用] 温阳益肾,补精添髓,种嗣衍宗。治肾虚遗精,阳
　　　　痿早泄,小便后淋漓不尽,精寒无子,闭经,带下稀薄,腰
　　　　酸膝软,须发早白,夜尿增多,舌淡嫩苔薄,脉沉细软。

五积散(《太平惠民和剂局方》)

[组成] 白芷、川芎、甘草、茯苓、当归、肉桂、白芍、半夏各
　　　　三两,橘皮、枳壳、麻黄各六两,苍术二十四两,干姜四两,
　　　　桔梗十二两,厚朴四两。

[功用] 解表散寒,温中消积。

[用法] 上药共为粗末,每服三钱,加生姜三片,水煎服。

五福化毒丹(《寿世保元》)

[组成] 桔梗、玄参、青黛、牙硝、人参、茯苓、甘草、银箔、麝
　　　　香、金箔。

[功用] 清热解毒。用于热毒蕴积所致阴囊肿毒、急性附
　　　　睾炎、阴囊坏疽等。

[用法] 蜜丸每服 3 g,每日 2 次。

无比山药丸(《太平惠民和剂局方》)

[组成] 山茱萸、泽泻、熟地、茯神、巴戟天、牛膝、赤石脂各
　　　　一两,山药二两,杜仲、菟丝子各三两,肉苁蓉四两,五味
　　　　子六两。

[功用] 补肾健脾,涩精止遗。治脾肾亏损之遗精梦泄、耳
　　　　鸣盗汗、遗尿症、白浊、不育症、更年期综合征、艾滋病等。

[用法] 蜜丸,梧桐子大,每服 20~30 丸。

云南白药胶囊

[功用] 活血止痛,化瘀止血,解毒消肿。用于跌打损伤,
　　　　瘀血肿痛,内外出血,疮疡肿毒及软组织挫伤,闭合性骨
　　　　折,支气管扩张及皮肤感染性疾病。男科常用于阴囊、会
　　　　阴挫伤、术后出血、急性附睾炎等。凡遇较重的跌打损伤
　　　　可先服保险子 1 粒,轻伤及其他病症不必服。

[用法] 每粒 0.25 g,日服 4 次,每次 1~2 粒。

少腹逐瘀汤(《医林改错》)

[组成] 小茴香 7 粒,干姜二分,延胡索一钱,没药一钱,当
　　　　归三钱,川芎一钱,赤芍一钱,蒲黄三钱五分,五灵脂
　　　　二钱。

[功用] 活血祛瘀,温经止痛。治少腹瘀血积块疼痛,或不
　　　　痛,或疼痛而无积块,或少腹胀满。男科常用于前列腺
　　　　炎、附睾炎、精索静脉曲张、疝气、阴囊血肿、会阴挫伤、生
　　　　殖系统肿瘤等疾病。

[用法] 水煎服。

内补黄芪汤(《外科发挥》)

[组成] 黄芪 10 g,麦冬 10 g,熟地 10 g,人参 10 g,茯苓
　　　　10 g,炙甘草 5 g,白芍药 5 g,远志 5 g,川芎 5 g,官桂 5 g,
　　　　当归 5 g,生姜 3 片,大枣 1 枚。

[功用] 补益气血,养阴生肌。治痈疽溃后,气血皆虚。男
　　　　科常用于阴茎痰核、阴茎硬结症、附睾炎、结核等疾病。

[用法] 水煎服。

内消瘰疬丸(《疡医大全》)

[组成] 夏枯草 240 g,玄参 150 g,青盐 150 g,海藻、贝母、
　　　　薄荷、天花粉、海蛤、白蔹、连翘(去心)、熟大黄、生甘草、
　　　　生地、桔梗、枳壳、当归、硝石各 30 g。

[制法] 上药磨细,酒糊丸,如梧桐子大。

[功用] 化痰消坚,止痛。治瘰疬。

止痛化癥胶囊

[组成] 白术、败酱草、川楝子、丹参、当归、党参、莪术、黄
　　　　芪、鸡血藤、炮姜、芡实、全蝎、肉桂、三棱、山药、土鳖虫、
　　　　蜈蚣、延胡索、鱼腥草。

[功用] 益气活血,散结止痛。用于气虚血瘀所致之月经
　　　　不调,痛经,癥瘕。男科常用于生殖系统肿痛、附睾囊肿、
　　　　阴茎硬结症等。

[用法] 每次 4~6 粒,每日 2~3 次。

牛黄解毒片(《上海中成药》)

[组成] 大黄、石膏、黄芩、桔梗、甘草、雄黄、牛黄、冰片。

[功用] 泻火解毒。治扁桃体炎、咽喉炎、齿龈炎、口舌糜
　　　　烂、疮疖热毒、大便不通。

[用法] 制成片剂,每片含生药量 0.75 g,吞服,每次 2 片,
　　　　每日 2 次。孕妇慎用。

化斑汤(《温病条辨》)

[组成] 石膏、知母、甘草、玄参、犀角(以水牛角代)、粳米。

[功用] 清热凉血。用于血热型白疕、红斑性狼疮。

[用法] 水煎服。

丹栀逍遥散(《太平惠民和剂局方》)

[组成] 柴胡、当归、白芍、白术、茯苓、甘草、薄荷、煨生姜、牡丹皮、栀子。

[功用] 疏肝解郁,健脾和营,兼清郁热。男科常用于阳痿、慢性前列腺炎、不育症、附睾炎、阴茎硬结症等。

[用法] 每日1剂,水煎取汁,分2次服。

〔附〕丹栀逍遥丸

[组成] 即丹栀逍遥散诸药。

[制法] 上药共研细末和匀,炼蜜为丸。

[功用] 同丹栀逍遥散。

[用法] 每日服9g,分2次吞服,用温开水送下。

六味地黄丸(《小儿药证直诀》)

[组成] 熟地240g,山茱萸、干山药各120g,牡丹皮、白茯苓、泽泻各90g。

[制法] 上药共为末,糊丸如梧桐子大。

[功用] 补肾水降虚火。

[用法] 每日服9g,淡盐汤送下。

六香丸(《实用中医男科手册》)

[组成] 大茴香、小茴香、木香、公丁香、降香、沉香、荜澄茄、橘核、荔枝核、白芍、延胡索、川楝子、昆布、海藻、乌药、香附、山楂、甘草。

[功用] 温经散寒,疏肝散结,行气止痛。用于附睾炎、囊肿、前列腺增生症、缩阳、不育症、精索静脉曲张等。

心肾两交汤(《辨证录》)

[组成] 熟地、麦冬、山药、芡实、川黄连、肉桂。

[功用] 补肾养心,交通心肾。治心肾不交,健忘失眠。男科用于早泄梦遗、更年期综合征、慢性前列腺炎等疾病。

五 画

玉屏风散(《世医得效方》)

[组成] 黄芪18g,白术6g,防风6g。

[功用] 补气,固表,止汗。治气虚自汗,易于感冒者。

[用法] 原为散剂,现作汤剂,加水煎服。

〔附〕玉屏风口服液

[组成] 即玉屏风散诸药,制成口服液制剂。

[功用] 同玉屏风散。

[用法] 每日3次,每次10ml。

左归丸(《景岳全书》)

[组成] 熟地240g,山药120g,山茱萸120g,菟丝子120g,枸杞子120g,怀牛膝90g,鹿角胶120g,龟甲胶120g。

[制法] 蜜丸。

[功用] 补肝肾,益精血。治肝肾精血亏损,形体消瘦,腰膝酸软,眩晕,遗精等证。

[用法] 每服3~6g,每日1~2次,淡盐汤送服。

右归丸(《景岳全书》)

[组成] 熟地240g,山药120g,山茱萸90g,枸杞子120g,

杜仲120g,菟丝子120g,制附子60~180g,肉桂60~120g,当归90g,鹿角胶120g。

[功用] 温肾阳,补精血。治肾阳不足,命门火衰,畏寒肢冷,阳痿,滑精,腰膝酸软等症。

[用法] 丸剂,每服3~6g。

石韦散(《普济方》)

[组成] 石韦、瞿麦、车前子、木通、冬葵子、赤苓、榆白皮、滑石、甘草。

[功用] 利水通淋。治尿路结石。

[用法] 水煎服。

龙胆泻肝汤(《医宗金鉴》)

[组成] 龙胆草(酒炒)、黄芩(炒)、栀子(酒炒)、泽泻各3g,木通、车前子、当归(酒炒)、生地(酒炒)、柴胡、甘草(生)各1.5g。

[功用] 清肝火,利湿热。治肝胆经实火湿热,胁痛耳聋,胆溢口苦,小便赤涩,如乳头破碎、乳发、蛇丹、阴肿、囊痈、耳脓等证。

[用法] 水煎服。

〔附〕龙胆泻肝丸

[组成] 即龙胆泻肝汤诸药。

[制法] 共研细末和匀,以水泛为丸。

[功用] 同龙胆泻肝汤。

[用法] 每日服9g,分2次吞服,用温开水送下。

石英温肾汤(经验方)

[组成] 紫石英10g,熟地15g,山药10g,菟丝子15g,淫羊藿15g,巴戟天15g,制附子6g,肉桂6g,艾叶10g,枸杞子15g,当归12g,女贞子15g。

[功用] 温阳补肾。男科用于性欲下降、阳痿、更年期综合征、缩阳症等疾病。

[用法] 水煎服。

甘草泻心汤(《伤寒论》)

[组成] 炙甘草9g,黄芩6g,半夏9g,黄连3g,干姜6g,人参6g,大枣4枚。

[功用] 益气和胃,消痞止呕。用于胃气虚弱,气结成痞,心下痞硬而满,干呕心烦不得安,腹中雷鸣下利,水谷不化;狐惑病,状如伤寒,默默欲眠,目不得闭,卧起不安,不欲饮食,恶闻饮食气味,其面目乍赤、乍黑、乍白,咽喉及前后二阴溃疡,声音嘶哑。男科用于生殖器疱疹、白塞综合征等。

甘露消毒丹(《温热经纬》)

[组成] 飞滑石450g,绵茵陈330g,淡黄芩300g,石菖蒲180g,川贝母150g,木通150g,藿香120g,射干120g,连翘120g,薄荷120g,白豆蔻120g。

[功用] 清热解毒,利湿化浊。男科常用于阳痿、慢性前列腺炎、疱疹、阴囊湿疹等。

[用法] 共为末,每日用10~15g,温开水冲服;或用神曲制成糊丸,每服6~9g,每日2~3次。亦可做汤剂水煎服,用量按原方比例酌减。

甘麦大枣汤(《金匮要略》)

[组成]　甘草9g,小麦15g,大枣10枚。

[功用]　养心安神,和中缓急。治脏躁,神恍惚,时时悲伤欲哭,不能自主,心中烦乱,睡眠不安,甚至言行失常,喜怒不节,呵欠频作,舌红少苔,脉细而数。

[用法]　水煎。

归脾汤(《济生方》)

[组成]　人参6g,白术6g(土炒),黄芪6g(炒),当归身3g,远志3g(去心),炙甘草1.5g,茯神6g,酸枣仁6g(炒研),青木香1.5g,龙眼肉6g,生姜3片,大枣2枚。

[功用]　养心健脾,益气补血。治岩、乳痰等疮疡,久溃不敛,气血两亏,心脾衰弱,心烦不寐者。

[用法]　水煎服。

〔附〕归脾丸

[组成]　即归脾汤诸药。

[制法]　除龙眼肉、生姜、大枣外,共研细末和匀,然后将龙眼肉、生姜、大枣煮烂和丸。

[功用]　同归脾汤。

[用法]　每日服9g,用温开水送下。

归芍地黄丸(《北京市中成药选集》)

[组成]　当归、白芍、熟地、山茱萸、干山药、泽泻、茯苓、牡丹皮。

[功用]　滋阴养血,柔肝补肾。主治肾阴不足,肝血亏虚之证,男科用于阳痿,不育症等。

四君子汤(《太平惠民和剂局方》)

[组成]　人参、甘草、白术、茯苓。

[功用]　益气健脾。主治脾气虚证。

[用法]　水煎服。

四物汤(《太平惠民和剂局方》)

[组成]　熟地、当归身、白芍、川芎。

[功用]　养血补血。治疮疡血虚之证。

[用法]　水煎服。

四神丸(《证治准绳》)

[组成]　肉豆蔻、五味子、补骨脂、吴茱萸。

[功用]　温补脾肾,收涩祛寒。治脾肾虚寒,五更泄泻,或慢性泄泻。

[用法]　每日2次,每次4.5g,用温开水或米汤送服。

四妙丸(《成方便读》)

[组成]　黄柏、苍术、薏苡仁、怀牛膝。

[功用]　清热利湿。男科用于慢性前列腺炎。

[用法]　水煎服。

四逆散(《伤寒论》)

[组成]　炙甘草、枳实、柴胡各等分。

[功用]　透邪解郁,疏肝理脾。治少阴病阳郁于内,四肢厥逆,或咳,或悸,或小便不利,或腹中痛,或泄利下重,脉弦;肝脾不和,脘腹胁肋诸痛;小儿发热肢厥;妇女月经不调,经行腹痛,乳房胀痛。

[用法]　上为细末,米汤调服,每次3~6g,每日3次。也可改作汤剂,水煎服,各药用量按常规剂量酌定。

四物安神汤(《杂病源流犀烛》)

[组成]　当归2.1g,白芍2.1g,生地2.1g,熟地2.1g,人参2.1g,白术2.1g,茯神2.1g,酸枣仁2.1g,炒黄连2.1g,炒柏子仁2.1g,麦冬2.1g,竹茹2.1g,大枣2枚,炒米1撮,乌梅2个。

[功用]　养血安神。治气血亏虚,心悸怔忡,心烦不安,失眠多梦,口舌生疮,舌红苔黄,脉细数。

生肌散(顾筱岩改良方)

[组成]　制炉甘石15g,滴乳石9g,滑石30g,血珀9g,朱砂3g,冰片0.3g,研极细末。

[功用]　生肌收口。治痈疽溃后,脓水将尽者。

[用法]　掺疮口中,外盖膏药或药膏。

生脉散(《内外伤辨惑论》)

[组成]　人参3~9g,麦冬12g,五味子3~9g。

[功用]　益气养阴,敛汗,生脉。

[用法]　每日1剂,水煎取汁顿服。

仙方活命饮(《医宗金鉴》)

[组成]　穿山甲、皂角刺、当归尾、甘草、金银花、赤芍、乳香、没药、天花粉、陈皮、防风、贝母、白芷。

[功用]　清热散风,行瘀活血。治一切痈疽肿疡、溃疡等。

[用法]　水煎服。

半贝丸(《格言联璧》)

[组成]　川贝母、法半夏。

[制法]　上药共研为末,生姜煎汁泛丸。

[功用]　燥湿化痰止咳。主治咳嗽多痰。

[用法]　每服6g,日服2次。也可作汤剂,水煎服,用量按原方比例酌减。

代抵当汤(《证治准绳》)

[组成]　大黄、芒硝、当归、生地、穿山甲、肉桂。

[功用]　活血祛瘀。主治蓄血腹痛,瘀滞闭经、痛经。

[用法]　水煎服。

代抵当丸(《血证论》)

[组成]　大黄、莪术、穿山甲、红花、桃仁、牡丹皮、当归、牛膝、夜明砂。

[功用]　活血逐瘀。主治虚人蓄血。

[用法]　水煎服。

加味二陈汤(《丹溪心法》)

[组成]　半夏、橘红、白茯苓、炙甘草、生姜、砂仁、丁香。

[功用]　化痰止咳,降逆止呕。主治停痰结气而呕。

[用法]　水煎服。

加减补中益气汤(《医宗必读》)

[组成]　人参、白术、黄芪、甘草、当归、陈皮、升麻、柴胡、茯苓、车前子。

[功用]　主治脾肺虚,小便黄赤。

[用法]　水煎服。

六 画

百合固金汤（《医方集解》）

[组成] 生地、熟地、麦冬、百合、炒白芍、当归、贝母、生甘草、玄参、桔梗。

[功用] 养阴润肺，化痰止咳。主治肺肾阴虚，咳痰带血，咽喉燥痛，手足心热，骨蒸盗汗，舌红少苔，脉细数。

[用法] 水煎服。

西黄丸（《中华人民共和国卫生部药品标准中药成方制剂，第九册》）

[组成] 牛黄、麝香、乳香（醋制）、没药（醋制）。

[功用] 清热解毒，和营消肿。用于痈疽疔毒、瘰疬、流注、癌肿等。

[用法] 口服。每次3g，每日2次。

芎归二术汤（《外科正宗》）

[组成] 白术一钱，苍术一钱，川芎一钱，当归一钱，人参一钱，茯苓一钱，薏苡仁一钱，皂角刺一钱，厚朴一钱，防风一钱，木瓜一钱，木通一钱，穿山甲一钱（炒），独活一钱，金银花二钱，甘草一钱，精猪肉二两，土茯苓四两。

[功用] 解毒消瘀，扶正固本。治杨梅结毒已成、未成，筋骨疼痛，步履艰辛，及溃后腐肉臭败，不能生肌收敛者。

[用法] 水3碗，煎一半，量病上下服之，去滓再煎服。

当归龙荟丸（《丹溪心法》）

[组成] 当归、龙胆草、栀子、黄连、黄柏、黄芩、芦荟、大黄、木香、麝香。

[制法] 上药研末，炼蜜为丸。

[功用] 清泻肝胆实火。主治肝胆实火，头晕目眩，神志不宁，甚则惊悸抽搐，谵语发狂，或胸腹胀痛，大便秘结，小便赤涩。

[用法] 每服3～6g，每日2次，温开水送下。亦可去芦荟、麝香，改作汤剂水煎服，用量按原方比例酌减。

交泰丸（《韩氏医通》）

[组成] 黄连、肉桂。

[制法] 上药研为细末，炼蜜为丸。

[功用] 交通心肾，安神。主治心火旺盛，心肾不交，心烦不安，下肢不温，不能入睡，舌红无苔，脉虚数等症。

[用法] 每服2g，下午、晚上各1次，或临睡前1小时服。

安神定志丸（《医学新悟》）

[组成] 人参、茯苓、茯神、远志、石菖蒲、龙齿。

[制法] 上药研末，炼蜜为丸，朱砂为衣。

[功用] 补心益志，镇惊安神。主治心胆气虚，易惊，心悸失眠，多梦，舌质淡，脉细弱。

[用法] 每服6g，每日2次。

血府逐瘀汤（《医林改错》）

[组成] 当归、生地、桃仁、红花、枳壳、赤芍、柴胡、甘草、桔梗、川芎、牛膝。

[功用] 活血祛瘀，理气止痛。

[用法] 每日1剂，水煎取汁，分2次服。

全鹿丸（《古方八阵》）

[组成] 人参、白术、茯苓、炙甘草、当归、川芎、生地、熟地、黄芪、天冬、麦冬、枸杞子、杜仲、牛膝、山药、芡实、菟丝子、五味子、锁阳、肉苁蓉、补骨脂、巴戟天、葫芦巴、川续断、覆盆子、褚实、秋石、陈皮、川椒、小茴香、沉香、青盐。

[制法] 用全鹿1只，去毛，将肚杂洗净，一起煮熟后，将肉横切焙干成末，将皮、骨等再入原汤煎熬成膏，和入肉末及药物成丸。

[功用] 大补虚损，壮肾阳，益精血。治老年阳衰精髓空虚，神疲形瘦，步履不便，手足麻木，遗尿等症。青壮年一般较少应用。

[用法] 每日6～9g，空腹淡盐汤送服。

冲和膏（《外科正宗》）

[组成] 紫荆皮150g，独活90g，赤芍60g，白芷30g，石菖蒲45g，研成细末。

[功用] 疏风活血，定痛消肿，祛冷软坚。治疮疡介于阴阳之间的证候。

[用法] 葱汁、陈酒调敷。

安宫牛黄丸（《温病条辨》）

[组成] 牛黄、郁金、犀角（以水牛角代）、黄芩、黄连、栀子、雄黄、朱砂各30g，冰片、麝香各7.5g，珠粉15g。

[制法] 研极细末，炼蜜和丸，每丸3g，金箔为衣，以蜡护之。

[功用] 清热解毒，化秽开窍，安神宁心。治疗疮走黄及疮疡毒邪内陷神昏谵语、狂躁痉厥抽搐者。

[用法] 每服1丸。脉虚者，人参汤送下；脉实者，银花薄荷汤送下。病重体实者，每日3服。

阳和汤（《外科全生集》）

[组成] 麻黄、熟地、白芥子（炒研）、炮姜炭甘草、肉桂、鹿角胶。

[功用] 温经散寒，化痰补虚。治流痰及一切阴疽，漫肿平塌，不红不热者。

[用法] 水煎服。

阳和解凝膏（《外科正宗》）

[组成] 鲜牛蒡子根、叶、梗1500g，鲜白凤仙梗120g，川芎120g，川附、桂枝、大黄、当归、川乌、官桂、肉桂、草乌、地龙、僵蚕、赤芍、白芷、白蔹、白及、乳香、没药各60g，续断、防风、荆芥、五灵脂、木香、香橼、陈皮各30g，苏合油120g，麝香30g，菜油5000g。

[制法] 鲜白凤仙梗熬枯去渣，次日除乳香、没药、麝香、苏合油外，余药俱入锅煎枯，去渣滤净，秤准斤两，每500g油加黄丹210g（烘透），熬至滴水成珠，不粘指为度，撤下锅来，将乳香、没药、麝香、苏合油入锅搅和，半个月后可用。

[功用] 温经和阳，驱风散寒，调气活血，化痰通络。治一切阴证（如贴于背脊上第三脊骨处，可治疰痰）。

［用法］ 摊贴患处。

防风通圣散《宣明论方》

［组成］ 防风、荆芥、连翘、麻黄、薄荷、川芎、当归、白芍（炒）、白术、栀子、大黄（酒蒸）、芒硝各 15 g，石膏、黄芩、桔梗各 30 g，甘草 6 g，滑石 9 g，共研细末。

［功用］ 解表通里，散风清热，化湿解毒。治内郁湿热，外感风邪，表里同病，属于气血实者。

［用法］ 每服 6 g，开水送下。或用饮片，水煎服（剂量可用近代常用量）。

七 画

花蕊石散《普济方》

［组成］ 花蕊石 500 g，硫黄 120 g。

［制法］ 上药相拌匀。先用纸和胶泥固瓦罐子 1 个，内可容药，候泥干入药在内，密泥封口，纳焙笼内，焙令透热，便安在四方砖上，用炭一秤笼叠周匝，自巳、午时从下生火，令渐渐上彻，有坠下火，放火上，直至经宿，火令定，取出研细，以绢罗至细，盛于细瓷盒内。

［功用］ 化瘀止血，温阳散寒。外用治创伤出血。

［用法］ 治外伤，急于伤处撒药。内损血入脏腑，用童便入酒少许，煎热调服。

还少丹《洪氏集验方》

［组成］ 熟地、山药、山茱萸、枸杞子、牛膝、茯苓、杜仲、远志、五味子、石菖蒲、楮实、小茴香、巴戟天、肉苁蓉。

［制法］ 上药共研细末，炼蜜、枣肉为丸。

［功用］ 补肾养心，益阴壮阳。主治精血虚损，心肾不足，腰酸膝软，失眠健忘，耳鸣目暗及未老先衰，遗精阳痿。

［用法］ 每服 6~9 g，日服 2 次。亦可用饮片作汤剂，水煎服。

杞菊地黄丸《医级》

［组成］ 熟地、山茱萸、干山药、泽泻、茯苓、牡丹皮、枸杞子、菊花。

［功用］ 滋肾养肝，益精明目。主治肝肾阴虚而致的两眼昏花，视物不明；或眼睛干涩，迎风流泪。

［用法］ 炼蜜为丸，每丸重 15 g，每服 1 丸，每日 3 次；亦可用饮片作汤剂，水煎服。

连翘败毒散《古今医鉴》

［组成］ 羌活、独活、柴胡、前胡、枳壳、茯苓、荆芥、防风、桔梗、川芎、甘草、金银花、连翘、薄荷叶、生姜。

［功用］ 清热解毒，消散痈肿。主治痈疽、疔疮、乳痈，及一切无名肿毒，初期憎寒壮热，头痛拘急者。

［用法］ 水煎服。

苍附导痰丸《广嗣纪要》

［组成］ 苍术、香附、陈皮、天南星、枳壳、半夏、川芎、滑石、白茯苓、神曲。

［功用］ 燥湿化痰。男科常用于附睾炎、慢性前列腺炎、不育症、阴茎痰核等。

［用法］ 水煎服。

扶正攻毒方（袁少英经验方）

［组成］ 红芪、太子参、龟甲、山茱萸、阿胶、田七、白花蛇舌草、野葡萄根、蛇莓白术、茯苓、陈皮、菟丝子、半枝莲、全蝎、泽兰、甘草。

［功用］ 补气益血，扶正固本，解毒化瘀。用于男科肿瘤术后、梅毒后期等正气已伤、邪毒盛实之证。

龟龄集《全国中药成药处方集》

［组成］ 鹿茸、生地、大青盐、穿山甲、补骨脂、枸杞子、锁阳、人参、熟地、海马、急性子、丁香、朱砂、细辛、砂仁、地骨皮、天冬、牛膝、杜仲、淫羊藿、麻雀脑、蚕蛾、肉苁蓉、附子、红蜻蜓、甘草。

［功用］ 补肾壮阳。主治阳事不举，阴寒腹痛，腰膝酸软等。

［用法］ 上药共研细末，每服 1 g，日服 1~2 次，温开水送服。

补中益气汤《东垣十书》

［组成］ 黄芪 3 g，人参 0.9 g，炙甘草 1.5 g，归身、橘皮、升麻、柴胡各 0.6 g，白术 0.9 g。

［功用］ 补中益气。治疮疡元气亏损，肢体倦怠，饮食少思等。

［用法］ 水煎服。

补阳还五汤《医林改错》

［组成］ 黄芪、当归尾、赤芍、地龙、川芎、红花、桃仁。

［功用］ 补气，活血，通络。主治卒中后遗症，半身不遂，口眼歪斜，语言謇涩，口角流涎，下肢痿废，小便频数或遗尿不禁，苔白，脉缓。

八 画

固精丸《济生方》

［组成］ 肉苁蓉、阳起石、鹿茸、赤石脂、巴戟天、韭子、白茯苓、鹿角霜、龙骨、制附子。

［功用］ 补肾固精。主治下元虚损，精元不固，梦遗白浊。

［用法］ 水煎服。

苦参汤《疡科心得集》

［组成］ 苦参、蛇床子、白芷、金银花、菊花、黄柏、地肤子、石菖蒲。

［功用］ 祛风除湿，杀虫止痒。主治阴痒等瘙痒性皮肤病。

［用法］ 水煎服。

〔附〕苦参片

［组成］ 以苦参汤诸药制成片剂。

［功用］ 同苦参汤。

［用法］ 每服 3 片，每日 3 次。

苓桂术甘汤《金匮要略》

［组成］ 茯苓、桂枝、白术、炙甘草。

［功用］ 温化痰饮，健脾利湿。主治中阳不足之痰饮病，胸胁支满，目眩心悸，或短气而咳。

［用法］ 水煎服。

虎潜丸（《丹溪心法》）

[组成] 龟甲120g、黄柏、知母、熟地各90g、陈皮、白芍各60g、锁阳45g、虎骨（以狗骨代）、干姜各30g。（《医方集解》有当归、羊肉、牛膝）

[制法] 上药共研细末，酒糊丸或粥丸。

[功用] 益肾，强壮筋骨。治脱疽后期，腿足欠温者。

[用法] 每服9g，温开水送下。

知柏地黄汤（《医宗金鉴》）

[组成] 熟地、山茱萸、干山药、泽泻、茯苓、牡丹皮、知母、黄柏。

[功用] 滋阴降火。主治阴虚火旺而致的骨蒸劳热，虚烦盗汗，腰脊酸痛遗精等症。

[用法] 饮片作汤剂，水煎服，用量按原方比例酌减。

青麟丸（《中药成方配本》）

[组成] 大黄100g，黄柏250g，黄芩250g，猪苓250g，赤苓250g，泽泻250g，木通250g，车前子250g，薏苡仁250g，粉草薢250g，生侧柏250g，玄参250g，广皮250g，薄荷250g，制香附250g。

[制法] 上药除大黄外，煎汁去渣，将汁拌大黄蒸黑晒干，将蒸余之汁加黄酒2.5L，再拌大黄，蒸3小时晒干，将锅内余汁拌大黄，再晒干研末。每500g净粉用白蜜120g，炼熟化水泛丸，如椒目大，约成丸9500g。

[功用] 清热利湿。

[用法] 每次3g，每日2次，开水吞服。

金铃子散（《圣惠方》）

[组成] 金铃子、延胡索。

[功用] 疏肝泻热，理气止痛。治胃脘胸胁疼痛。

[用法] 原为散剂，现改作汤剂，水煎服。

金锁固精丸（《医方集解》）

[组成] 沙苑蒺藜（炒）、芡实（蒸）、莲须、龙骨（酥炙）、牡蛎（盐水煮一日一夜煅粉）各一两。

[功用] 补肾益精，固涩滑脱，交通心肾。

[用法] 莲子粉糊为丸。盐汤下。

《金匮》肾气丸（《金匮要略》）

[组成] 熟附子、桂枝、干地黄、山茱萸、山药、茯苓、泽泻、牡丹皮。

[功用] 温补肾阳。治腰膝酸软，畏寒肢冷，下半身常有冷感，少腹拘急，小便不利，或小便反多等肾阳虚证，男科常用于阳痿、性欲低下、不育症、前列腺增生症等。

[用法] 口服，每日2次，小蜜丸每次4~5g，大蜜丸每次1丸。或水煎服。

参附龙牡汤（《方剂学》）

[组成] 人参、附子、煅龙骨、煅牡蛎。

[功用] 回阳益气，敛汗固脱。治阳气暴脱，汗出肢冷，面色浮红，脉虚数或浮大无根。

[用法] 水煎服。

参附汤（《世医得效方》）

[组成] 人参、附子（炮）。

[功用] 回阳，益气，救脱。治阳气暴脱，上气喘急，汗出肢冷，头晕气短，面色苍白，脉微欲绝。

[用法] 水煎取汁，顿服。症情严重者，用量可酌加，并可日服2剂。

参苓白术散（《太平惠民和剂局方》）

[组成] 白扁豆450g（姜汁浸，去皮，微妙），人参（或党参）、白术、白茯苓、炙甘草、山药各600g，莲子肉、桔梗（炒令深黄色）、薏苡仁、缩砂仁各300g。

[功用] 健脾补气，和胃渗湿。治脾胃虚弱，饮食不消，或吐或泻，形体虚羸，四肢无力，胸脘不畅，脉虚而缓。

[用法] 用枣汤调服。

九 画

枸橘汤（《外科全生集》）

[组成] 枸橘、川楝子、秦艽、陈皮、防风、泽泻、赤芍、甘草。

[功用] 疏肝理气，化湿清热。治子痈睾丸肿痛。

[用法] 水煎服。

茴香橘核丸（《全国中药成药处方集》）

[组成] 茴香、橘核、海藻、昆布、川楝子、桃仁、厚朴、木通、枳实、延胡索、肉桂、木香、海带。

[功用] 软坚消肿，理气止痛。治小肠疝气，睾丸肿胀，偏有大小，或坚硬，或痛引脐腹。

[用法] 研为细末，酒糊为小丸，每日服1~2次，每次9g，空腹温酒或淡盐汤送下。

春泽汤（《证治准绳》）

[组成] 党参、猪苓、泽泻、白术、茯苓、桂枝。

[功用] 温阳益气，利水除饮。治中气不足，小便不利。亦治咳而遗尿。

[用法] 水煎服。

胃苓汤（《太平惠民合剂局方》）

[组成] 白术、桂枝、猪苓、泽泻、茯苓、苍术、厚朴、陈皮、甘草、生姜、大枣。

[功用] 通阳化气，健脾利水。化湿与利湿合用，治疗寒湿内阻，停饮夹食，腹痛水泻，小便不利等症。

[用法] 水煎取汁，分2次服。

栀子金花丸（《全国中药成药处方集》）

[组成] 大黄、天花粉、知母、黄连、黄芩、黄柏、栀子。

[功用] 清热泻火，解毒。治头晕目眩，鼻干出血，牙痛咽肿，口舌生疮。

[用法] 水煎服。

钩藤饮（《医宗金鉴》）

[组成] 钩藤、羚羊角、全蝎、人参、天麻、炙甘草。

[功用] 清热熄风，益气解痉。治小儿天钧，牙关紧闭，手足抽搐，惊悸壮热，头目仰视兼见气虚者。

[用法] 水煎服。

香砂六君子汤（《太平惠民和剂局方》）

[组成] 人参（或党参）、白术、茯苓、炙甘草、陈皮、半夏、木

香(或香附)、砂仁。

[功用] 和胃畅中。治脾胃虚弱,脘腹隐痛,或见胸闷嗳气,呕吐,或见肠鸣便溏等症。

[用法] 每日1剂,水煎取汁,分2次服。

香贝养荣汤(《医宗金鉴》)

[组成] 白术、人参、茯苓、陈皮、熟地、川芎、当归、贝母、香附、白芍、桔梗、甘草。

[功用] 补血养血,理气化痰。

[用法] 水煎服。

复元活血汤(《医学发明》)

[组成] 柴胡12g,天花粉12g,当归10g,红花8g,生甘草5g,炮山甲10g,大黄18g(酒浸),桃仁12g(酒浸)。

[功用] 活血祛瘀,疏肝通络。跌打损伤,瘀血留于胁下,疼痛不已。

[用法] 除桃仁外,锉如麻豆大,每服1两,水一半,酒半,同煎至七分,去滓,大温服之,食前,以利为度,得利痛减,不尽服。

独参汤(《景岳全书》)

[组成] 人参。

[功用] 大补元气。治疮疡有虚脱现象者。

[用法] 水煎服。

活络效灵丹(《医学衷中参西录》)

[组成] 当归、丹参、乳香、没药各五钱。

[功用] 活血祛瘀,通络止痛。本方可广泛用于各种瘀血阻滞之痛症,尤适合跌打损伤。

[用法] 上四味,作汤服。若为散剂,1剂分作4次服,温酒送下。

济生肾气丸(《济生方》)

[组成] 熟地160g,制山茱萸80g,牡丹皮60g,山药80g,茯苓120g,泽泻60g,肉桂20g,制附子20g,牛膝40g,车前子40g。

[制法] 以上10味药,粉碎成细粉,过筛,混匀。每100g粉末用炼蜜35～50g加适量的水泛丸,干燥,制成水蜜丸;或加炼蜜90～110g制成小蜜丸或大蜜丸,即得。

[功用] 温肾化气,利水消肿。

[用法] 口服,水蜜丸1次6g,小蜜丸1次9g,大蜜丸1次1丸,每日2～3次。

十 画

桂枝茯苓丸(《金贵要略》)

[组成] 桂枝、茯苓、牡丹皮、桃仁、芍药。

[功用] 活血化瘀,缓消癥块。治瘀血留结胞宫,妊娠胎动不安,漏下不止,血色紫黑晦暗,腹痛拒按等。

[用法] 研末,炼蜜为丸,每日服3～5g。

桂枝去芍药加蜀漆牡蛎龙骨救逆汤(《伤寒论》)

[组成] 桂枝、蜀漆、生姜、炙甘草、大枣、龙骨、牡蛎。

[功用] 温通心阳,镇惊安神,兼祛痰浊。治心阳虚衰,心

悸,惊狂,卧起不安。

[用法] 水煎服。

桂枝加龙骨牡蛎汤(《金匮要略》)

[组成] 桂枝、芍药、生姜、甘草、大枣、牡蛎、龙骨。

[功用] 调和营卫,滋阴和阳,镇纳固摄。主治虚劳心悸,汗多,男子失精或遗溺。

[用法] 水煎服。

桃红四物汤(《医宗金鉴》)

[组成] 当归、赤芍、生地、川芎、桃仁、红花。

[功用] 活血调经。治妇女月经不调,痛经,经前腹痛或经行不畅而有血块、色紫暗者,或由于血瘀所致的月经过多和延久淋漓不净,或由于瘀血所致的各种肿块形成。

[用法] 每日服1剂,水煎,分2次服。

桃红红花煎(《陈素庵妇科补解》)

[组成] 红花、当归、桃仁、香附、延胡索、赤芍、川芎、乳香、丹参、青皮、生地。

[功用] 行气活血。

[用法] 每日1剂,水煎,分2次服。

通窍活血汤(《医林改错》)

[组成] 赤芍、川芎、桃仁、老葱、生姜、红枣、麝香(绢包)。

[功用] 活血化瘀,通窍活络。治斑秃、酒渣鼻、荨麻疹(血瘀型)。

[用法] 水煎服。

通精煎(《实用中医男科手册》)

[组成] 丹参、莪术、川牛膝、归尾、桃仁、柴胡、生牡蛎、生黄芪。

[功用] 活血通精。用于不育症、性功能障碍、前列腺炎、附睾炎等。

[用法] 水煎服。

柴胡疏肝散(《景岳全书》)

[组成] 陈皮、柴胡、川芎、香附、枳壳、芍药、炙甘草。

[功用] 疏肝行气,和血止痛。主治肝郁气滞,胁肋疼痛,胸脘胀闷,寒热往来等。

[用法] 水煎服。

逍遥散(《太平惠民和剂局方》)

[组成] 柴胡、白芍、当归、白术、茯苓、炙草、生姜、薄荷。

[功用] 疏肝解郁,调和气血。治肝郁不舒,致成乳癖、失荣、瘰疬等证。

[用法] 水煎服。丸剂每次4.5g,每日2次,温开水送下。

消风散(《医宗金鉴》)

[组成] 荆芥、防风、当归、生地、苦参、苍术(炒)、蝉蜕、胡麻仁、牛蒡子(炒研)、知母(生)、石膏(煅)、甘草(生)、木通。

[功用] 散风,清热,凉血,理湿。治风疹块,疮疡因于风湿血热所致者。

[用法] 水煎服。

消疬丸(《外科真诠》)

[组成] 玄参、牡蛎(煅)、川贝母等分。

[制法] 米糊为丸,如梧桐子大。

[功用] 软坚化痰。治阴虚火旺所致之瘰疬。

[用法] 每服 9 g,温开水送下。

调肝散(《傅青主女科》)

[组成] 当归、白芍、阿胶、山茱萸、巴戟天、山药、甘草。

[功用] 调补肝肾。治肝肾阴血不足,经来量少,色淡,经行或经后小腹作痛,腰膝酸软;或有潮热,或耳鸣,脉细弱。

[用法] 水煎服,阿胶烊化。

益胃汤(《温病条辨》)

[组成] 沙参、麦冬、生地、炒玉竹、冰糖。

[功用] 益阴生津。治热病伤阴,烦热,口渴,咽燥,舌干少苔。

[用法] 水煎服。

十一画

乾灵胶囊(《实用中医男科手册》)

[组成] 山羊睾丸、雄蚕蛾、鹿角胶、鳖甲、龟甲、枸杞子。

[功用] 温补肾阳。用于性功能障碍、不育症、性器官发育不良等。

黄连上清丸(《验方》)

[组成] 黄连、黄柏、黄芩、栀子、桔梗、大黄、连翘、玄参、薄荷、川芎、白菊花。

[功用] 清热降火,散风利便。用于上焦积热,目赤咽痛,口舌生疮,心膈烦躁大便秘结,小便赤涩。

[用法] 每次 3～9 g,每日 1～2 次。

黄连解毒汤(《外台秘要》)

[组成] 黄连、黄芩、黄柏、栀子。

[功用] 泻火解毒。治一切实热火毒,三焦热盛之证,大热烦躁,口燥咽干,错语,不眠;或热病吐血,鼻衄;或热甚发斑,身热下痢,湿热黄疸;外科痈疽疔毒,小便黄赤,舌红苔黄,脉数有力。

[用法] 水煎服。

黄连阿胶汤(《伤寒论》)

[组成] 黄连、黄芩、芍药、阿胶、鸡子黄。

[功用] 养阴清热,除烦安神。主治阴虚火旺,心烦失眠。

[用法] 水煎服。

萆薢渗湿汤(《疡科心得集》)

[组成] 萆薢、薏苡仁、黄柏、赤苓、牡丹皮、泽泻、滑石、通草。

[功用] 清利湿热。治脚破烂、下肢丹毒及湿疮等证。

[用法] 水煎服。

萆薢分清饮(《丹溪心法》)

[组成] 益智仁、川萆薢、石菖蒲、乌药。

[功用] 温肾利湿,分清化浊。治下焦虚寒,湿浊下注,膏淋白浊。小便频数,混浊不清,白如米泔,稠如膏糊,舌淡苔白,脉沉。

[用法] 上锉,每服 15 g,水煎,入盐 0.5 g,食前服。亦可作汤剂,水煎服。

清营汤(《温病条辨》)

[组成] 犀角(磨粉冲服)、金银花、连翘、黄连、生地、玄参、竹叶心、丹参、麦冬。

[功用] 清营解毒,泻热养阴。治有头疽、发颐、丹毒等证有温邪内陷之象者。

[用法] 水煎服。

清精煎(《实用中医男科手册》)

[组成] 萆薢、红藤、丹参、白花蛇舌草、车前子、黄柏、知母、柴胡、制大黄、牡丹皮、王不留行、碧玉散。

[功用] 清利精室。用于前列腺炎、不育症、湿热型生殖泌尿系感染等。

[用法] 水煎服。

清肺饮(《医宗金鉴》)

[组成] 麦冬、天冬、知母、贝母、甘草、橘红、黄芩、桑白皮。

[功用] 清肺润燥,化痰止咳。治肺热咳嗽,咳痰不爽,舌苔黄腻。

[用法] 水煎服。

银黄片(《上海中成药临床实用手册》)

[组成] 金银花提取物、黄芩苷。

[功用] 清热解毒。治感冒发热,咽痛,鼻流黄稠涕,以及疮疖、脓肿等。

[用法] 两药比例为 5:4,制成片剂。每服 2 片,每日 3～4 次,温开水送服。也可改用金银花、黄芩饮片做汤剂水煎服,各药用量以常规剂量为准。

十二画

琼玉膏(《洪氏集验方》)

[组成] 人参、生地、白茯苓、白蜜。

[功用] 滋阴润肺,益气补脾。治肺阴亏损,虚劳干咳,咽燥咳血,肌肉消瘦,气短乏力等。

[用法] 上药制成膏。每服 6～9 g,早晚各 1 次,米酒或温开水调下。

强精煎(《实用中医男科手册》)

[组成] 炒蜂房、淫羊藿、肉苁蓉、当归、熟地、川续断、狗脊、锁阳、潼蒺藜、何首乌、制黄精、鹿角片。

[功用] 补肾强精。用于不育症、性功能障碍等。

[用法] 水煎服。

程氏萆薢分清饮(《医学心悟》)

[组成] 黄柏、石菖蒲、茯苓、白术、莲子心、丹参、车前子。

[功用] 清热利湿,分清别浊。主治赤白浊、淋病。

[用法] 水煎服。

舒肝溃坚汤(《医宗金鉴》)

[组成] 夏枯草、僵蚕(炒)、香附子(酒炒)、石决明(煅)、当归、白芍(醋炒)、陈皮、柴胡、川芎、穿山甲(炒)、红花、片姜黄、生甘草、灯心。

[功用] 疏肝解郁,行瘀散坚。治上石疽等证。

[用法] 水煎,空腹热服。

舒筋活血片(验方)

[组成] 蕲蛇肉、冰片、公丁香、朱砂、黄连、羌活、麝香、肉桂、牛黄、天竺黄。

[功用] 舒筋活络,祛风止痛。用于筋骨疼痛,拘挛麻木,腰膝无力。

[用法] 每次1丸,每日2次。孕妇忌服。

温胆汤(《三因极一病证方论》)

[组成] 半夏、竹茹、枳实、陈皮、炙甘草、茯苓、生姜、大枣。

[功用] 理气化痰,清胆和胃。治胆胃不和,痰热内扰。虚烦不眠,或呕吐呃逆,以及惊悸不宁,癫痫等证。

[用法] 水煎服。

犀黄丸(《外科证治全生集》)

[组成] 犀黄0.9g(用水牛角9g代替),麝香4.5g,乳香、没药各30g。

[制法] 上药共研为细末,用黄米饭30g,捣和为丸,如莱菔子大,晒干,备用。

[功用] 清热解毒,活血散结。治急性、慢性炎症,如丹毒、急性淋巴结炎、髂凹脓肿、肋软骨炎、急性附睾睾丸炎等,以及各种癌症、血栓闭塞性脉管炎(急性活动期或肢体坏疽者)、大动脉炎(急性活动期)、下肢深静脉血栓形成(湿热型和瘀结型)等。

[用法] 每服3～6g,每日2次。

十三画

暖肝煎(《景岳全书》)

[组成] 当归、枸杞子、小茴香、肉桂、乌药、沉香、茯苓、生姜。

[功用] 暖肝温肾,行气止痛。治肝肾阴寒,小腹疼痛,疝气等。

[用法] 水煎服。

疏肝解郁汤(《中医妇科治疗学》)

[组成] 香附、青皮、柴胡、郁金、丹参、川芎、红泽兰、延胡索、金铃炭。

[功用] 疏肝理气,活血调经。治肝郁气滞,经行不畅,色淡红,量少,间有血块,胸胁胀满,有时嗳气,舌苔黄,脉弦者。有时嗳气,舌苔黄,脉弦者。

[用法] 水煎服。

新消片(经验方)

[组成] 生雄黄1875g,生乳香、没药各1875g,丁香6875g。

[制法] 上药研粉,过100目筛,60℃干燥,轧片,每片含生药0.3g。

[功用] 祛瘀消肿,解毒止痛。治痈、流注、红丝疔、血栓性浅、深静脉炎、脱疽、附骨疽、流痰、瘰疬、皮肤结核、横痃等病。

[用法] 成人每次5片,每日2次,儿童减半,婴儿服1/3,饭后温开水吞服。服2周后,停服2周,即间隔2周。同时检验血白细胞计数总数下降至4×10^9/L以下者停止使用;年老、体弱、孕妇或肝肾有病变者忌服。

十四画以上

鳖甲煎丸(《金匮要略》)

[组成] 鳖甲、乌扇、黄芩、鼠妇、干姜、大黄、桂枝、石韦、厚朴、瞿麦、紫葳、阿胶、柴胡、蜣螂、芍药、牡丹、䗪虫、蜂巢、赤硝、桃仁、人参、半夏、葶苈子。

[制法] 取灶下灰1500g,黄酒5000g,浸灰内滤过取汁,煎鳖甲成胶状,其余22味共为细末,将鳖甲胶放入炼蜜中和匀为小丸。

[功用] 行气活血,祛湿化痰,软坚消癥。治疟疾日久不愈,胁下痞硬成块,结成疟母。以及癥积结于胁下,推之不移,腹中疼痛,肌肉消瘦,饮食减少,时有寒热,女子月经闭止等。

[用法] 每服3g,每日3次。

赞育丹(《景岳全书》)

[组成] 熟地250g(蒸,捣),白术(用冬术)250g,当归、枸杞子各180g,杜仲(酒炒)、仙茅(酒蒸1日)、巴戟天(甘草汤炒)、山茱萸、淫羊藿(羊脂拌炒)、肉苁蓉(酒洗,去甲)、韭子(炒黄)各120g,蛇床子(微炒)、附子(制)、肉桂各60g。

[功用] 填精益髓,温肾壮阳。治疗男子阳痿精衰,虚寒不育。

[用法] 上药研末,炼蜜为丸。每服9g,温开水送下。

主要参考书目

[1] 那彦群,叶章群,孙颖浩,等.中国泌尿外科疾病诊断治疗指南手册[M].2014版.北京:人民卫生出版社,2014.

[2] 王晓峰,朱积川,邓春华.中国男科疾病诊断治疗指南[M].2013版.北京:人民卫生出版社,2013.

[3] 王千秋,刘全忠,徐金华.性病传播临床诊疗与防治治疗[M].上海:上海科学技术出版社,2014.

[4] 陈志强.中医临床诊治·男科专病[M].3版.北京:人民卫生出版社,2013.

[5] 戚广崇.实用中医男科手册[M].上海:知识出版社,1995.

[6] 金之刚.实用中国男性学[M].北京:学苑出版社,1993.

[7] 戚广崇.袖珍中医男科处方手册[M].上海:文汇出版社,2001.

[8] 王启才.针灸治疗学[M].2版.北京:中国中医药出版社,2007.

[9] 沈雪勇.经络腧穴学[M].2版.北京:中国中医药出版社,2007.

[10] 陈达灿,范瑞强.皮肤性病科专病中医临床诊治[M].3版.北京:人民卫生出版社,2013.

[11] 王执中.针灸资生经[M].北京:人民卫生出版社,2007.

[12] 杜思敬.针灸摘英集[M].北京:人民卫生出版社,2007.

[13] 张智龙.针灸临床穴性类编精解[M].北京:人民卫生出版社,2009.

[14] 戚广崇.中医性医学研究与临床[M].上海:上海科学技术文献出版社,1994.

[15] 廖元兴,王照浩,杨秀强.性病的中西医诊治[M].成都:四川科学技术出版社,1992.

[16] 王富春.腧穴类编[M].2版.上海:上海科学技术出版社,2009.

[17] 伦新.单穴防病治病妙用[M].北京:人民卫生出版社,2006.

[18] 张善忱,张登部.针灸甲乙经腧穴重辑[M].济南:山东科学技术出版社,1982.

[19] 金维新.不孕症的诊断与中医治疗[M].北京:北京科学技术出版社,1992.

[20] 魏稼,高希言.各家针灸学说[M].北京:中国中医药出版社,2007.

[21] 王富春.实用针灸技术[M].北京:人民卫生出版社,2006.

[22] 山东中医学院.针灸甲乙经校释[M].北京:人民卫生出版社,1980.

[23] 戚广崇.中医不育症现代研究[M].上海:文汇出版社,2000.

[24] 吴富东.针灸医籍选读[M].2版.北京:中国中医药出版社,2007.

[25] 陆瘦燕.针灸论著医案选[M].北京:人民卫生出版社,2006.

[26] 陈以国,王淑娟,成泽东.针灸歌赋注释发挥[M].沈阳:辽宁科学技术出版社,2013.

[27] 图娅.针灸学笔记[M].北京:北京科学技术出版社,2006.

[28] 管宏钟,张选国.针灸学笔记图解[M].北京:化学工业出版社,2009.

[29] 高武.针灸聚英[M].北京:人民卫生出版社,2006.

[30] 戚广崇.男科简易疗法[M].台北:台湾调和出版社,1995.

[31] 张晋.针灸大成较释[M].北京:人民卫生出版社,2009.

[32] 靳瑞.针灸医籍选[M].上海:上海科学技术出版社,2009.

[33] 秦国政.中医男科学[M].北京:中国中医药出版社,2012.

[34] 朱震亨.丹溪心法[M].北京:人民卫生出版社,2007.

[35] 冷方南.中医男科临床治疗学[M].北京:人民军医出版社,2011.

[36] 陆德铭,陆金根.实用中医外科学[M].2版.上海:上海科学技术出版社,2010.

[37] 喻喜春.男科病针灸特色疗法[M].北京:人民军医出版社,2011.

[38] 李红军,黄宇烽.实用男科学[M].2版.北京:科学出

版社,2015.

[39] 陈秀华.中医传统特色疗法[M].北京:人民卫生出版社,2010.

[40] 孙秋华,陈佩仪.中医临床护理学[M].2版.北京:中国中医药出版社,2012.

[41] 程如海,李家庚.中国名方全书[M].北京:科学技术文献出版社,2005.

[42] 戚广崇.男性病外治法800种[M].上海:上海科技教育出版社,1999.

[43] 傅山.傅青主男女科[M].北京:学苑出版社,2006.

[44] 曹开镛.中医男科诊断治疗学[M].北京:中国医药科技出版社,2007.

[45] 徐福松.男科临证指要[M].北京:人民卫生出版社,2008.

[46] 邓春华,辛钟成,李宏军.男科病诊治学[M].广州:羊城晚报出版社,2004.

[47] 傅贞亮.黄帝内经灵枢析义[M].银川:宁夏人民出版社,1993.

[48] 张仲景.金匮要略[M].北京:中国中医药出版社,2003.

[49] 巢元芳.诸病源候论[M].沈阳:辽宁科学技术出版社,1997.

[50] 孙思邈.备急千金药方[M].沈阳:辽宁科学技术出版社,1997.

[51] NEVID J S, RATHUS S A, GREENE B.变态心理学[M].古峰,译.上海:华东师范大学出版社,2009.

[52] 袁少英,覃湛.古今男科临证实录丛书·男科病[M].北京:中国医药科技出版社,2013.

[53] 毕焕洲.中国性医学史[M].北京:中央编译出版社,2007.

[54] 曹开镛,戚广崇.中医男科研究与临床进展[M].上海:上海科学技术文献出版社,1995.

[55] 中国性科学百科全书编委会.中国性科学百科全书[M].北京:中国大百科全书出版社,1998.

[56] 葛洪.肘后备急方[M].王菌宁,点校.天津:天津科学技术出版社,2013.

[57] 徐福松.徐福松实用中医男科学[M].北京:中国中医药出版社,2009.

[58] 王琦.王琦男科学[M].郑州:河南科学技术出版社,1997.

[59] 高继甦.中医男科证治类萃[M].天津:天津科学技术出版社,1994.

[60] 凯查杜里安.性学观止[M].胡颖翀,译.北京:世界图书出版公司北京公司,2009.

[61] 袁少英.男科疾病针灸治疗撷萃[M].北京:人民卫生出版社,2017.